# MEMMLER

# El cuerpo humano.
# Salud y enfermedad

**11ª EDICIÓN**

**MEMMLER**

# El cuerpo humano.
# Salud y enfermedad

## 11ª EDICIÓN

**Barbara Janson Cohen**

**Jason James Taylor**

(colaborador)

Wolters Kluwer | Lippincott Williams & Wilkins
Health

Philadelphia • Baltimore • New York • London
Buenos Aires • Hong Kong • Sydney • Tokyo

Wolters Kluwer | Lippincott
Williams & Wilkins

Av. Príncep d'Astúries, 61, 8.º 1.ª
08012 Barcelona (España)
Tel.: 93 344 47 18
Fax: 93 344 47 16
e-mail: lwwespanol@wolterskluwer.com
*Traducción:*
Dr. Marco Antonio Tovar Sosa y
Lic. Leonora Véliz Salazar

Se han adoptado las medidas oportunas para confirmar la exactitud de la información presentada y describir la práctica más aceptada. No obstante, los autores, los redactores y el editor no son responsables de los errores u omisiones del texto ni de las consecuencias que se deriven de la aplicación de la información que incluye, y no dan ninguna garantía, explícita o implícita, sobre la actualidad, integridad o exactitud del contenido de la publicación. Esta publicación contiene información general relacionada con tratamientos y asistencia médica que no debería utilizarse en pacientes individuales sin antes contar con el consejo de un profesional médico, ya que los tratamientos clínicos que se describen no pueden considerarse recomendaciones absolutas y universales. El editor ha hecho todo lo posible para confirmar y respetar la procedencia del material que se reproduce en este libro y su copyright. En caso de error u omisión, se enmendará en cuanto sea posible. Algunos fármacos y productos sanitarios que se presentan en esta publicación sólo tienen la aprobación de la Food and Drug Administration (FDA) para un uso limitado al ámbito experimental. Compete al profesional sanitario averiguar la situación de cada fármaco o producto sanitario que pretenda utilizar en su práctica clínica, por lo que aconsejamos la consulta con las autoridades sanitarias competentes.

Editado en México por
Wolters Kluwer Health México, S.A. de C.V.
A subsidiary of the Wolters Kluwer Companies, Inc.
Cerro de Tuera, 27, col. Barrio Oxtopulco Universidad
Delegación Coyoacán
C.P. 04318, México, D.F.
Miembro de la Cámara Nacional de la Industria Editorial Mexicana Reg. N.º 3379

Composición: Eric Federico Aguirre Gómez
Impresión: R.R. Donnelley-Shenzhen
Impreso en: China

# Prefacio

El *cuerpo humano. Salud y enfermedad* es un libro de texto introductorio para profesionales de la salud y de enfermería que necesitan un conocimiento básico de anatomía y fisiología, de las interrelaciones entre estructura y función y de los efectos de las enfermedades sobre los diferentes aparatos y sistemas del cuerpo.

Al igual que ediciones previas, la undécima edición sigue siendo fiel a la visión original de Ruth Memmler. Diseñada para estudiantes de la salud y enfermería, las características y el contenido cumplen en forma específica con las necesidades de aquellos que inician su preparación en el área de atención a la salud y que cuentan con poca o ninguna información al respecto. Los objetivos principales de este libro son:

- Proporcionar conocimientos esenciales sobre la anatomía y la fisiología del ser humano y los efectos de las enfermedades con un nivel ideal de detalle en un lenguaje claro y fácil de entender.

- Ilustrar los conceptos analizados con representaciones anatómicas que muestren el nivel adecuado de detalle con precisión, simplicidad y elegancia y se integren con facilidad a la narrativa.

- Incorporar los descubrimientos científicos más recientes al material fundamental sobre el que se basa el texto clásico de Ruth Memmler.

- Incluir recursos pedagógicos diseñados para despertar el interés y aumentar la comprensión de los conceptos presentados.

- Enseñar la terminología anatómica y médica básica usada en el marco de la atención a la salud con la finalidad de preparar a los estudiantes para desempeñarse en forma eficiente en el área de atención a la salud de su preferencia.

- Presentar un paquete integral de enseñanza-aprendizaje que incluya todos los elementos necesarios para una experiencia de aprendizaje exitosa.

Esta revisión es el resultado directo de una profunda retroalimentación del mercado solicitada para conocer lo que más necesitan los maestros y estudiantes en este nivel. Pusimos gran atención a sus respuestas y los resultados que obtuvimos están integrados en muchas de las características de este libro y en los recursos disponibles en la página web. El texto en sí mismo ha sido revisado y actualizado donde resultó necesario para mejorar la organización del material y reflejar el pensamiento científico actual. Debido a que los dispositivos de aprendizaje visual también son importantes para los estudiantes en este nivel, se ha actualizado su extensa selección de ilustraciones con versiones mejoradas de las figuras que aparecieron en ediciones anteriores. Estas características se hacen presentes en los nuevos diseños que hacen que el contenido sea más fácil de usarse y más accesible que nunca. El nuevo paquete complementario incluye claves de aprendizaje para los estudiantes que les permiten mayor flexibilidad y eficiencia.

## Organización y estructura

Al igual que las ediciones anteriores, la undécima edición utiliza un abordaje de aparatos y sistemas para estudiar el cuerpo humano en condiciones normales y la forma en que se ve afectado por las enfermedades. El libro se divide en siete unidades, agrupando información relacionada y los aparatos y sistemas corporales de la siguiente manera:

- La unidad I, El cuerpo como un todo (caps. 1, 2, 3 y 4), se enfoca en la organización del cuerpo, la química básica para entender sus funciones, las células y sus funciones y los tejidos, glándulas y membranas.

- La unidad II, Enfermedad y la primera línea de defensa (caps. 5 y 6), presenta información sobre enfermedades, microorganismos que las producen y el sistema tegumentario, que constituye la primera línea de defensa del cuerpo contra lesiones y enfermedades.

- La unidad III, Movimiento y sostén (caps. 7 y 8), incluye los sistemas muscular y esquelético.

- La unidad IV, Coordinación y control (caps. 9, 10, 11 y 12), se enfoca en los sistemas nervioso, sensorial y endocrino.

- La unidad V, Circulación y defensa del organismo (caps. 13, 14, 15, 16 y 17), incluye la sangre, el corazón y las cardiopatías, los vasos sanguíneos y la circulación, el sistema linfático y el sistema inmunitario.

- La unidad VI, Energía: suministro y uso (caps. 18, 19, 20, 21 y 22), incluye el aparato respiratorio; el aparato digestivo; metabolismo, nutrición y control de la temperatura, líquidos corporales; y el sistema urinario.

- La unidad VII, Perpetuación de la vida (caps. 23, 24, y 25), abarca los aparatos reproductores masculino y femenino, el desarrollo y el nacimiento y la herencia y los trastornos hereditarios.

El glosario principal define los capítulos que aparecen en el capítulo con negritas. Un glosario adicional de partes de palabras constituye una herramienta de referencia que no sólo enseña terminología médica y anatómica de referencia, sino que también ayuda al estudiante a reconocer términos desconocidos. Los apéndices incluyen una variedad de información complementaria que será de gran utilidad para los estudiantes a medida que trabajan con el texto, lo que incluye respuestas a las preguntas de los puntos de revisión y acercamiento a las ilustraciones (apéndice 6) que aparecen en cada capítulo.

# Características pedagógicas

Cada capítulo contiene recursos pedagógicos que se han diseñado teniendo en mente a los estudiantes de ciencias de la salud y enfermería.

- **Objetivos de aprendizaje:** los objetivos del capítulo que aparece en la primera página del mismo ayudan al estudiante a organizar y jerarquizar el aprendizaje.

- **Términos clave escogidos:** la lista que acompaña los objetivos de aprendizaje presenta los términos más importantes que se abarcan en el capítulo.

- **La enfermedad en contexto (NUEVO en esta edición):** breves historias que abren el capítulo basadas en casos médicos que enganchan al lector al destacar información de los capítulos y mostrar cómo la enfermedad puede afectar el estado de equilibrio interno del cuerpo.

- **Puntos de revisión del capítulo:** preguntas breves al final de las secciones principales que ponen a prueba y refuerzan la memoria del estudiante sobre información clave en esta sección. Las respuestas aparecen en el apéndice 6.

- **Preguntas de acercamiento:** preguntas que incluyen las leyendas de figura para poner a prueba y reforzar la comprensión del estudiante sobre los conceptos presentados en las ilustraciones. Vienen en rojo para ubicarlas con mayor facilidad. Las respuestas aparecen en el apéndice 6.

- **Recuadros de interés especial:** cada capítulo contiene recuadros de interés especial que se enfocan en temas que enriquecen el contenido del capítulo. El libro incluye cinco tipos diferentes de recuadros:

  - **De vuelta a la enfermedad en contexto (NUEVA en esta edición):** recuadros que dan seguimiento al caso médico que abre cada capítulo y muestra la forma en que éste se relaciona con el material del capítulo y otra información en el libro.

  - **Una mirada de cerca:** proporciona detalles científicos adicionales sobre temas que aparecen o se relacionan con el capítulo.

  - **Perspectiva clínica:** se enfoca en las enfermedades y trastornos relevantes del capítulo y explora lo que ocurre en el cuerpo cuando la relación normal de estructura-función se ve interrumpida.

  - **Temas candentes:** se enfocan en tendencias e investigaciones actuales para reforzar la relación entre anatomía y fisiología y algunas notas periodísticas relacionadas que los estudiantes pudieran haber leído o escuchado.

  - **Mantenimiento de la salud:** ofrece información complementaria sobre temas de salud y bienestar.

- **Figuras:** las ilustraciones que se incluyen consisten en dibujos anatómicos a todo color, nuevos y revisados, con un nivel de detalle que refleja la información contenida en el texto, microfotografías, radiografías y otros estudios que dan a los estudiantes un adelanto de lo que posiblemente se encuentren en la práctica. En la web se incluyen ilustraciones adicionales.

- **Tablas:** las numerosas tablas en esta edición resumen conceptos clave e información en una forma fácil de revisar. Se pueden encontrar tablas adicionales con más resúmenes en el sitio web.

- **Números de figuras y de tablas en color:** los números de las figuras y las tablas aparecen en color a lo largo del texto, lo que ayuda al estudiante a encontrar de nuevo el sitio de lectura luego de consular una tabla o ilustración. Las llamadas de figura aparecen en color azul y las de tablas en color rojo.

- **Resumen:** presentado en forma ágil y clara, el resumen presenta una revisión concisa del contenido del capítulo, lo que ayuda en el estudio y preparación de los exámenes.

- **Preguntas para estudio y revisión:** estas preguntas se han revisado en detalle y se han organizado por jerarquías en tres niveles. (Nótese que las respuestas aparecen en la página web):

  - **Para fortalecer la comprensión:** incluye ejercicios de completar la frase, correspondencia y opción múltiple que ponen a prueba qué tanto se recuerda.

  - **Comprensión de conceptos:** incluye preguntas de respuesta breve (defina, describa, compare/contraste) que ponen a prueba y refuerzan la comprensión de conceptos.

  - **Pensamiento conceptual:** incluye preguntas breves que requieren el desarrollo de conceptos para promover las capacidades de pensamiento crítico. En esta edición se incluyen por primera vez preguntas de reflexión relacionadas con las historias de caso de La enfermedad en contexto.

# Material complementario para estudiantes

## thePoint

 Busque este icono a lo largo del libro para el material complementario pertinente que aparece en la página web.

Los recursos complementarios que aparecen en **thePoint** permiten a los estudiantes aprender más rápido, recordar más y tener más éxito. Los estudiantes podrán elegir entre las diferentes actividades y entre estos recursos podrán encontrar actividades de opción múltiple, falso o verdadero, identificación de estructuras y definiciones, además de resúmenes adicionales, imágenes complementarias e incluso animaciones en inglés. A lo largo de todo el texto, el icono que se mostró antes advierte a los estudiantes sobre la existencia de material complementario.

## Resumen

Esta undécima edición de *El cuerpo humano. Salud y enfermedad;* se basa en el éxito de las diez ediciones previas al ofrecer un texto claro y conciso en que se ha entretejido en forma precisa y estética el arte anatómico correspondiente. Hemos hecho todos los esfuerzos posibles por responder en forma cuidada y pensada a los comentarios de los revisores e instructores para ofrecer el nivel ideal de detalle que requieren los estudiantes que se preparan para una carrera en el área de la atención a la salud, las características pedagógicas que los apoyan y los recursos adicionales para proporcionar a los estudiantes un sistema integrado que les permita entender y utilizar su estilo de aprendizaje personal y a la larga tener éxito en sus estudios. Esperamos que esté de acuerdo con nosotros en que *El cuerpo humano. Salud y enfermedad;* responde a todas sus necesidades educativas.

# Revisores

Con agradecimiento reconocemos las generosas contribuciones de los revisores cuyos nombres
aparecen en la siguiente lista.

Kelsey Abrams
Student
Heritage High School
Littleton, Colorado

Diana Alagna
Instructor
Branford Hall Career Institute
Southington, Connecticut

Martin Alenduff
Instructor
Ivy Technical Community College
Columbus, Indiana

Christine Alger
Professor
SUNY at Stony Brook
Stony Brook, New York

Fara Amsalem
Instructor
International College
Naples, Florida

Darryl Anderson, MD
Medical Director
Medical Assisting Program
Plaza College
Jackson Heights, New York

Marty Arnson
Instructor
Gwinnett Area Technical Institute
Lawrenceville, Georgia

Judith Aronow
Instructor
Vermont Technical College
Randolph Center, Vermont

Dr. Joseph H. Balatbat
Vice-President of Academics Affairs
Sanford-Brown Institute
New York, New York

Gail A. Balser RN, BSN, MSN
Practical Nurse Instructor
Traviss Career Center
Lakeland, Florida

Kristen Blake-Bruzzini, PhD
Assistant Professor of Biology
College of Arts and Sciences
Maryville University
St. Louis, Missouri

Lynn Bolin
Instructor
Ohio Institute of Health Careers
Columbus, Ohio

Jackie Brittingham
Professor
Simpson College
Indianola, Iowa

Brendalyn Browner, RN, MSN
Assistant Department Chair, Nursing
Associate Professor
Georgia Perimeter College
Dunwoody, Georgia

Sheila Burcham
Instructor
Northwest Mississippi Community College
Senatobia, Mississippi

Naomi E. W. Carroll, PhD, RN
Professor, Health Information Technology
Austin Community College
Austin, Texas

Marianne Ciotti
Instructor
Lehigh Carbon Community College
Schnecksville, Pennsylvania

Sharon A. Coffey
Instructor
Huston Community College
Huston, Texas

W. Wade Cooper
Instructor
Shelton State Community College
Tuscaloosa, Alabama

Janie Corbitt, MLS, RN
Instructor, Allied Health Core
Central Georgia Technical College
Milledgeville, Georgia

Sarah Crum
Student
Lansdale School of Business
North Wales, Pennsylvania

Rachel J. Diehl, NR-CMA
Associate in Specialized Business Degree
Allied Health, Medical Assistant
Lansdale School of Business
North Wales, Pennsylvania

Georgiann Dudek
Instructor
Erie 2-Chautauqua-Cattaraugus BOCES
Angola, New York

Jason Egginton
Instructor
Sister Rosalind Schools and Clinics of
    Massage
St. Paul, Minnesota

Peter Embriano
Instructor
Fox Institute
West Hartford, Connecticut

Paul Enns, RN, BScN
Instructor
Assiniboine Community College
Brandon, Manitoba, Canada

Pamela A. Eugene, BAS, LRT, (R)
Associate Professor Health Sciences
Allied Health Division
Delgado Community College
New Orleans, Lousiana

Y. Everett
Student
Orlando Tech
Orlando, Florida

Janice H. Fortenberry, BS, MCS
Instructor of Human Anatomy and
    Physiology I and II
Science Division
Copiah-Lincoln Community College
Wesson, Mississippi

Rita Fulton, MS, MEd
Professor of Biology
Health Department
Belmont Technical College
St. Clairsville, Ohio

Carmen Gallien
Instructor
Louisiana Technical College
Louisiana

Mary Sue Gamroth
Instructor
Georgian College
Barrie, Ontario, Canada

David Gantt
Instructor
Georgia Campus - Philadelphia College
of Osteopathic Medicine
Suwanne, Georgia

Rosalind Giles-Pereira, RN, BSN
Instructor
School of Health and Human Services
Camosun College
Victoria, British Columbia, Canada

Candace Gioia
Instructor
Pinellas Technical Education Center
Clearwater, Florida

Meredyth Given
Instructor
Pearl River Community College
Poplarville, Mississippi

Sabina Grigoryan
Student Practical Nurse
Nova Scotia Community College
Halifax, Nova Scotia, Canada

Michael J. Harman MS
Professor of Biology
Lone Star College - North Harris
Houston, Texas

William Havins
Instructor
Albuquerque Technical Vocational
Institue
Albuquerque, New Mexico

Ann Henninger, PhD
Professor of Biology
Wartburg College
Waverly, Iowa

Liz Hoffman, MA Ed, CMA, (AAMA)
CPT, (ASPT)
Associate Dean of Health Science
Baker College of Clinton Township
Clinton Township, Michigan

Kathleen Holbrook, CMT
Director/Instructor
Andrews & Holbrook Training Corp.
Latham, New York

Ladeen Hubbell
Instructor
Pearl River Community College
Poplarville, Mississippi

Atanas Ignatov, PhD
Associate Professor
Logan College of Chiropractic
Chesterfield, Missouri

Shakila Jalili
Practical Nursing student year 1
Akerley Campus, Nova Scotia
Community College
Dartmouth, Nova Scotia, Canada

Linda M. Johnson, RN, MSN, MS
Nursing Instructor
City College of San Francisco
San Francisco, California

Ethel M. Jones, RN, EdS, DSN
Nursing Educator
H. Councill Trenholm State Technical
College
Montgomery, Alabama

Jackie Jones
Instructor
Delgado Community College - City Park
New Orleans, Louisiana

Marie Kelley
Professor
Our Lady of the Lake College
Baton Rogue, Louisiana

Beverly Kirk
Instructor
Northeast Mississippi Community College
Booneville, Mississippi

Tom Kober
Instructor
Cincinnati State Technical and Community
College
Cincinnati, Ohio

Megan Kowalski
Instructor
Northwest Business College - Chicago
Chicago, Illinois

Matthew A. Kreitzer, PhD
Associate Professor of Biology
Division of Natural Science and
Mathematics
Indiana Wesleyan University
Marion, Indiana

Laura Latoza
Student
Orlando Tech
Orlando, Florida

Celinda Kay Leach
Division Chair for the School of Health
Sciences
Ivy Tech Community College
Bloomington, Indiana

John J. Lepri, PhD
Associate Professor of Biology
The University of North Carolina at
Greensboro
Greensboro, North Carolina

Connie Lieseke, CMA (AAMA), PBT,
MLT(ASCP)
Medical Assisting Program Coordinator
Olympic College
Bremerton, Washington

Heather Longaphy
Student
Akerley Campus, Nova Scotia
Community College
Dartmouth, Nova Scotia, Canada

Samuel T. Lopez, DPT
Associate Professor of Exercise Science
University of Nebraska at Kearney
Kearney, Nebraska

Charlene Mac Donnell
Student
Nova Scotia Community College
Dartmouth, Nova Scotia, Canada

Claire Maday-Travis
Instructor
The Salter School
Worcester, Massachusetts

Christel Marschall
Professor
Science Department
Lansing Community College
Lansing, Michigan

Wilsetta McClain
Department Chair
Coding and Phlebotomy
Baker College
Auburn Hills, Michigan

Katherine McCulloch
Instructor
Lincoln Technical Institute
Mount Laurel/Edison, New Jersey

Leanne McKinzey
Student
Centennial College
Toronto, Ontario, Canada

Nonna Morozova
Instructor
ASA College
Brooklyn/Manhattan, New York

Cora Newcomb, GCHE, ABD, MEd,
PhD candidate
Professor
Medical Assistant Division
Technical College of the Lowcountry
Beaufort, South Carolina

David Newton
Professor
Dalton State College
Dalton, Georgia

Brian Nichols
Instructor
Lane Community College
Eugene, Oregon

Amy Obringer, PhD
Associate Professor of Biology
University of Saint Francis
Fort Wayne, Indiana

Eva Oltman, MEd, CPC, CMA
Professor/Division Chair of Allied Health
Jefferson Community and Technical College
Louisville, Kentucky

Stephen W. Perry, MS, MAR
Assistant Professor of Biology
Liberty University
Lynchburg, Virginia

Jennifer Pitcher
Student
Centennial College
Toronto, Ontario, Canada

Roberta L. Pohlman, PhD
Associate Professor of Biology
College of Science and Math
Wright State University
Dayton, Ohio

Merle D. Potter, NREMTP
EMS Educator/Flight Paramedic
Wyoming Medical Center/Wyoming Life
   Flight
Casper, Wyoming

Angela Powell
Student
Nova Scotia Community College
Dartmouth, Nova Scotia, Canada

Portia Resnick
Instructor
Somerset School of Massage Therapy
Piscataway, New Jersey

Holly Ressetar, PhD
Medical Course Coordinator
Department of Neurobiology and Anatomy
West Virginia University School of Medicine
Morgantown, West Virginia

Marshall Robb
Professor
William Woods University
Jefferson City/Columbia, Missouri

Kathy Sargent
Instructor
Ivy Tech Community College
Indianapolis, Indiana

Jenny Sarkovski
Student
Centennial College
Toronto, Ontario, Canada

Linda Scarborough, RN, CMA (AAMA),
   CPC, MSHA
Healthcare Management Technology
   Instructor
Lanier Technical College
Oakwood, Georgia

Rebecca Scheid
Instructor
Community College of Spokane
Spokane, Washington

Lorissa A. Sickmiller, BS, LMT,
   NCTMB
Instructor, Anatomy & Physiology
Institute of Therapeutic Massage
Ottawa, Ohio

Anne Simko, RN, BSN, MS
Department Head - LPN Program
Eli Whitney Technical School
Hamden, Connecticut

Alyssa Simonis
Student
Lansdale School of Business
North Wales, Pennsylvania

Richard Sims, MS
Adjunct Instructor of Biology
Jones County Jr. College
Ellisville, Mississippi

Doug Sizemore
Instructor
Bevill State Community College
Jasper, Alabama

Mitzie L. Sowell, PhD
Instructor
Pensacola Junior College
Pensacola, Florida

Amanda Smyth
Student
Lansdale School of Business
North Wales, Pennsylvania

Nita Stika, PhD, ABD
Professor
Concordia University Wisconsin
Mequon, Wisconsin

Kimberly Stone
Instructor
Heritage College
Denver, Colorado

Aleta Sullivan, PhD
Professor of Biology
Science, Mathematics and Business
   Department
Pearl River Community College
Poplarville, Mississippi

Eric L. Sun, PhD
Associate Dean and Professor of Biology
School of Arts and Sciences
Macon State College
Macon, Georgia

Tamara Thell
Instructor
Anoka Technical College
Anoka, Minnesota

Pamela Thinesen, MS
Biology Faculty
Century College
White Bear Lake, Minnesota

Anne Tiemann  RN, MS
Associate Professor and Program Chair
Massage Therapy and Medical Assisting
McIntosh College
Dover, New Hampshire

Sandi Tschritter, BA, CPhT
Director, Pharmacy Technician Program
Spokane Community College
Spokane, Washington

Laura Travis
Instructor
Tennessee Technology Center at
   Dickson
Dickson, Tennessee

Judy K. Ward  CMA(AAMA), PBT(ASCP),
   EMT-P
Medical Assisting Program Chair
School of Health Sciences
Ivy Tech Community College
Indianapolis, Indiana

Jamey Watson
Instructor
Lanier Technical College
Oakwood, Georgia

Henry C. Wormser, PhD
Professor of Medicinal Chemistry
Wayne State University
Eugene Applebaum College of Pharmacy
   and Health Sciences
Detroit, Michigan

Omyra M Vega, NRCMA
Associates in Allied Health
Lansdale School of Business
North Wales, Pennsylvania

# Reconocimientos

Es en esta página que tengo la oportunidad de agradecer a todas las personas talentosas que han ayudado en la preparación de esta undécima edición de *El cuerpo humano. Salud y enfermedad*. David Troy, Senior Acquisitions Editor, y Renee Thomas, Managing Editor, en Lippincott Williams and Wilkins, han guiado este proyecto con gran dedicación y habilidad de principio a fin. Jason Taylor revisó el manuscrito completo y me dio una variedad de buenos consejos en cuanto a su contenido y organización. También escribió las historias de casos de La enfermedad en contexto que dan vida a cada capítulo y unifican el texto. Kerry Hull revisó el manuscrito con un excelente ojo para los detalles y mucha disposición para analizar cualquier aspecto con nosotros hasta llegar a una decisión. Kerry también preparó la Guía de estudio con la ayuda de Molly Ward, Project Manager. Jennifer Clements, como siempre, me aconsejó sobre el programa de arte y estuvo a cargo de los archivos electrónicos del arte, ayudando a encontrar ilustraciones cuando hizo falta.

Quiero agradecer a todos los revisores, que aparecen en una lista aparte, quienes hicieron comentarios muy valiosos y detallados sobre el texto. Sus aportaciones y consejos en verdad guiaron todos los aspectos de esta nueva edición.

De nuevo, muchas gracias a Craig Durant y Dragonfly Media Group para ejecutar todas las revisiones necesarias a sus dibujos tan brillantes.

Y como siempre, gracias a mi esposo Matthew, que a la fecha es instructor de anatomía y fisiología, por sus consejos y contribuciones al texto.

Barbara Janson Cohen

# Tabla de contenido en breve

# Tabla de contenido

## Unidad VI Energía: suministro y uso

# El cuerpo como un todo

Esta unidad presenta los niveles básicos de organización dentro del cuerpo humano. Incluye una descripción de las unidades más pequeñas de vida, llamadas células. Las células similares se agrupan como tejidos, los cuales se combinan para formar órganos. A su vez, los órganos actúan a la par en diversos sistemas corporales, que en conjunto satisfacen las necesidades de todo el organismo. Dentro de esta unidad se incorpora un breve estudio general sobre química, la cual analiza la composición de toda la materia y su importancia para comprender la fisiología humana. Estos capítulos preparan al estudiante para el aprendizaje más detallado de los sistemas corporales individuales que se presenta en las unidades subsiguientes.

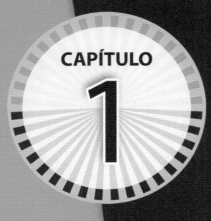

# Organización del cuerpo humano

## Términos clave escogidos

Dentro del capítulo, los siguientes términos, y otros en **negritas** dentro del capítulo, se definen en el Glosario

anabolismo
anatomía
ATP
catabolismo
célula
disecar
enfermedad
fisiología
gramo
homeostasis
litro
metabolismo
metro
órgano
patología
retroalimentación
sistema
tejido

## Objetivos de aprendizaje

Después de estudiar cuidadosamente este capítulo, será capaz de:

1. Definir los términos *anatomía*, *fisiología* y *patología*
2. Describir la organización del cuerpo, desde las sustancias químicas hasta el organismo completo
3. Enlistar los 11 sistemas corporales y comentar la función general de cada uno de ellos
4. Definir *metabolismo* y nombrar las dos fases del metabolismo
5. Explicar brevemente el papel del ATP en el cuerpo
6. Diferenciar entre líquidos extracelulares e intracelulares
7. Definir y dar ejemplos de homeostasis
8. Comparar la retroalimentación negativa con la retroalimentación positiva
9. Enlistar y definir los principales términos direccionales del cuerpo
10. Enlistar y definir los tres planos divisionales del cuerpo
11. Nombrar las subdivisiones de las cavidades dorsal y ventral
12. Nombrar y localizar las subdivisiones del abdomen
13. Nombrar las unidades básicas de longitud, peso y volumen en el sistema métrico
14. Definir los prefijos métricos *kilo-*, *centi-*, *mili-* y *micro-*

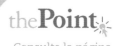

thePoint

Consulte la página web para el material complementario de este capítulo.

# La enfermedad en contexto

## El caso de Miguel: cuidados de urgencia y desequilibrio homeostático

Lugar —ciudad de México. Accidente vehicular. Masculino, de aproximadamente 20 años de edad. Los bomberos y la policía en la escena, "Médico 12. Responda canal 2."

"Médico 12 responde. En camino al accidente," Eduardo responde mientras su compañera, Lilia, enciende las luces de la sirena y pisa el acelerador. La ambulancia avanza sorteando el camino hasta el lugar del accidente automovilístico. Cuando llegaron a la escena, los oficiales de policía estaban dirigiendo el tránsito y los bomberos trabajaban en el vehículo. Lilia maniobra la ambulancia en posición para abrir las puertas traseras de la minivan. Ambos toman sus bolsas para traumatismo y se aproximan al accidente.

Eduardo se inclina hacia el hombre lesionado. "Mi nombre es Eduardo. Soy paramédico. Mi compañera y yo venimos a ayudarte. Voy a examinarte rápidamente y te vamos a sacar de aquí."

Lilia inspecciona el vehículo. "Al parecer el impacto lo elevó y envió hacia el volante. Por el impacto en el vidrio delantero considero que puede tener una lesión en la cabeza. La columna se aprecia encorvada, así que hay que descartar también una lesión en el tórax o abdomen."

"Esto coincide con mi valoración inicial", contesta Eduardo. "El paciente se llama Miguel. Tiene laceraciones en la cabeza y está desorientado. El tórax se ve bien, pero su cavidad abdominal podría tener problemas. Hay una contusión importante que va de la parte lumbar izquierda a la región umbilical —probablemente por el golpe en el volante. Cuando palpé su cuadrante superior izquierdo, se quejó de un dolor intenso."

Eduardo y Lilia inmovilizan cuidadosamente la columna vertebral de Miguel y, con ayuda de los bomberos, lo colocan en una camilla. Lilia le coloca una venoclisis con solución salina mientras Eduardo le practica un cuidadoso examen físico, desde la cabeza a los pies. La presión arterial de Miguel es muy baja y su frecuencia cardíaca muy elevada —ambos signos de urgencia cardiovascular. Además, no responde a las preguntas que le hace Eduardo.

Eduardo le comunica estos datos a Lilia mientras ella coloca a Miguel una mascarilla de oxígeno en la boca y nariz. "Está hipotenso y tiene taquicardia. Con el dolor que manifestó antes, los signos hacen sospechar una hemorragia intraabdominal. Debemos llevarlo de inmediato a un hospital de traumatología."

Eduardo depende de su comprensión de la anatomía y fisiología para ayudar al paciente y comunicarse con su compañera. Él sospecha que Miguel tiene una hemorragia interna y que su corazón trabaja con mayor intensidad para compensar la caída drástica de la presión arterial. Como se verá más adelante, esta crisis homeostática debe corregirse o los sistemas corporales de Miguel fallarán.

os estudios de la estructura y funciones normales del cuerpo son la base para todas las ciencias médicas. Es sólo mediante el entendimiento de lo normal que uno puede analizar qué se trastorna durante la enfermedad. Estos estudios ofrecen una apreciación para el diseño y equilibrio del cuerpo humano y en general para los organismos vivos.

## Estudios del cuerpo humano

El término científico para el estudio de la estructura corporal es **anatomía**. El sufijo *-tomía* en latín significa "corte", debido a que la forma básica de conocer el cuerpo humano es mediante cortes, o **disecciones**. **Fisiología** es el término para designar el estudio de cómo funciona el organismo, y se basa en el término en latín que significa "naturaleza". La anatomía y la fisiología están estrechamente ligadas —esto es, la estructura y la función están entrelazadas. Por ejemplo, el estómago tiene forma de bolsa debido a que almacena la comida durante la digestión. Las células en las capas del estómago están estrechamente estructuradas para evitar que los fuertes jugos gástricos dañen los tejidos subyacentes. Cualquier situación que altere la estructura normal o el funcionamiento corporal se considera una **enfermedad** y se estudia dentro de la ciencia llamada **patología**.

### Niveles de organización

Todos los seres vivientes están organizados desde niveles simples a más complejos (fig. 1-1). La materia viva se deriva de sustancias químicas simples. Estos elementos químicos están formados dentro de sustancias complejas que forman las **células** vivas —las unidades básicas de toda la vida. Los grupos especializados de células forman **tejidos**, y los tejidos pueden funcionar juntos como **órganos**. Los órganos a su vez trabajan en conjunto para el mismo propósito general de constituir los **sistemas** corporales. Todos los sistemas actúan en armonía para mantener al cuerpo como un organismo total.

**PUNTO DE REVISIÓN 1-1** ➤ Al estudiar el cuerpo humano, se puede concentrar en su estructura o en su función. ¿Cómo se les llama a estos dos estudios?

## Sistemas corporales

La mayoría de los estudios del cuerpo humano están organizados según los sistemas individuales, como se enlista abajo, los cuales se agrupan de acuerdo con sus funciones generales.

■ Protección, apoyo y movimiento
  ➤ **Sistema tegumentario.** La palabra *tegumento* significa piel. La piel con sus estructuras relacionadas se considera un sistema corporal por separado. Las

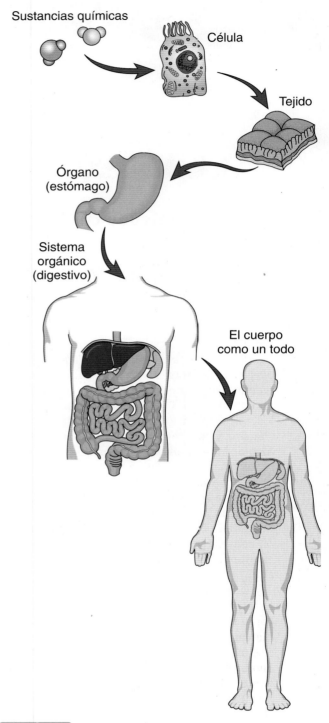

**Figura 1-1**   **Niveles de organización.** El órgano que se muestra es el estómago, el cual es parte del sistema digestivo.

estructuras asociadas con la piel incluyen pelo, uñas y glándulas sudoríparas y sebáceas.

➤ **Sistema esquelético.** El armazón básico del cuerpo es un sistema de 206 huesos y las articulaciones que los unen, lo que en forma colectiva se conoce como **esqueleto**.

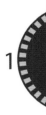

> **Sistema muscular.** Los músculos en este sistema se adhieren a los huesos y permiten el movimiento del esqueleto. Estos músculos esqueléticos también dan estructura al cuerpo, protegen los órganos y mantienen la postura. Los otros dos tipos de músculo son el músculo liso, presente en las paredes de órganos como el estómago y los intestinos, y el músculo cardiaco, que constituye la pared del corazón.

- Coordinación y control

> **Sistema nervioso.** El cerebro, la médula espinal y los nervios integran este complejo sistema por medio del cual se controla y se coordina el cuerpo. Los órganos de los sentidos especiales (ojos, oídos, papilas gustativas y órganos del olfato), junto con los receptores del dolor, tacto y otros sentidos generales, reciben estímulos del mundo exterior. Estos estímulos se convierten en impulsos que se transmiten al cerebro. El cerebro dirige las respuestas del cuerpo a estos estímulos externos, así como a los estímulos que se producen internamente. Las funciones más refinadas, como la memoria y el razonamiento, también ocurren en el cerebro.

> **Sistema endocrino.** Los órganos dispersos conocidos como glándulas endocrinas están agrupados y relacionados debido a que comparten funciones similares. Todas las glándulas producen sustancias especiales llamadas hormonas, las cuales regulan actividades como el crecimiento, la utilización de nutrimentos dentro de las células y la reproducción. Ejemplos de éstas son la tiroides, hipófisis y suprarrenales.

- Circulación

> **Sistema cardiovascular.** El corazón y los vasos sanguíneos constituyen el sistema que bombea la sangre a los tejidos, llevándoles nutrimentos, oxígeno y otras sustancias necesarias. Este sistema después acarrea materiales de desecho desde los tejidos hasta sitios en donde puedan ser eliminados.

> **Sistema linfático.** Los vasos linfáticos auxilian en la circulación y llevan líquidos desde los tejidos hacia la sangre. Los órganos linfáticos, como amígdalas, timo y bazo, pueden jugar un papel en la inmunidad, protegiendo contra enfermedades. El sistema linfático también ayuda en la absorción de las grasas digeridas por medio de vasos especiales localizados en el intestino. Al líquido que circula en el sistema linfático se le llama linfa. Juntos, los sistemas linfático y cardiovascular integran el sistema circulatorio.

- Nutrición y equilibrio de líquidos

> **Sistema respiratorio.** Este sistema incluye a los pulmones y a los conductos que entran y salen desde los pulmones. El propósito del sistema respiratorio es tomar aire y enviarlo a las regiones diseñadas para el intercambio gaseoso. El oxígeno pasa desde el aire hacia la sangre y es llevado a todos los tejidos por medio del sistema cardiovascular. De igual forma, el dióxido de carbono, un producto gaseoso de desecho, es tomado por la circulación desde los tejidos y enviado a los pulmones para ser expulsado.

> **Sistema digestivo.** Este sistema está compuesto por todos los órganos que participan en la toma de nutrimentos (alimentos), convirtiéndolos en una forma que las células puedan utilizar, y absorbiéndolos hacia la circulación. Los órganos del sistema digestivo incluyen la boca, esófago, estómago, intestino, hígado y páncreas.

> **Sistema urinario.** El propósito principal del sistema urinario es eliminar del cuerpo los productos de desecho y el exceso de líquidos. Los principales componentes de este sistema son los riñones, los uréteres, la vejiga y la uretra. (Algunos productos de desecho también son eliminados por los sistemas digestivo y respiratorio, así como por la piel.)

- Reproducción de la especie

> **Sistema reproductivo.** Este sistema incluye los órganos sexuales externos y las estructuras internas relacionadas con la reproducción de la especie.

El número de sistemas puede variar en diferentes listas. Algunas, por ejemplo, clasifican el sistema sensorial separado del sistema nervioso. Otras tienen entradas separadas para el sistema inmunitario, el cual protege al organismo de materia extraña y microorganismos invasores. El sistema inmunitario se identifica por su función más que por su estructura e incluye elementos tanto del sistema cardiovascular como linfático. Tenga en mente que, incluso si los sistemas se estudian como unidades separadas, están interrelacionados y deben cooperar para mantener la salud del individuo.

> thePoint. Visite **thePoint** para ver un recuadro que resume los sistemas corporales y sus funciones

## Metabolismo y su regulación

Todas las reacciones de apoyo para la vida que ocurren conjuntamente en los sistemas corporales constituyen el **metabolismo,** el cual puede dividirse en dos tipos de actividades:

- En el **catabolismo** hay sustancias complejas que se transforman hacia compuestos más simples (fig. 1-2). La transformación de los alimentos termina en sustancias químicas simples que constituyen energía para que las células puedan funcionar.

- En el **anabolismo** se usan compuestos simples para fabricar los materiales necesarios para el crecimiento, función y reparación de los tejidos. El anabolismo es la fase constructiva del metabolismo.

La energía obtenida de la transformación de los nutrimentos se utiliza para formar un compuesto que con frecuencia se denomina "moneda de energía". Tiene el largo nombre de **trifosfato de adenosina,** pero comúnmente se le conoce sólo como ATP. El capítulo 20 describe más detalles sobre el metabolismo y el ATP.

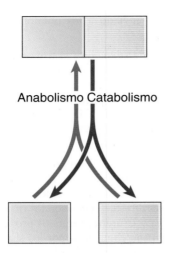

Anabolismo Catabolismo

**Figura 1-2** **Metabolismo.** En el catabolismo las sustancias se transforman dentro de sus bloques de construcción. En el anabolismo simple los componentes se transforman hasta sustancias más complejas.

## Homeostasis

La función corporal normal mantiene un estado de equilibrio interno, una característica importante de todos los seres vivos. Situaciones como la temperatura corporal, la composición de los líquidos corporales, la frecuencia cardíaca, el número de respiraciones y la presión arterial deben mantenerse dentro de límites normales para conservar la salud. (v. recuadro 1-1, Desequilibrio homeostático: cuando la retroalimentación falla.) Este estado constante dentro del organismo se llama **homeostasis**, lo cual literalmente significa "permanencia (*stasis*) de lo mismo (*homeo*)".

**EQUILIBRIO DE LÍQUIDOS** Nuestros cuerpos están compuestos de grandes cantidades de líquidos. La cantidad y composición de estos líquidos deben estar reguladas todo el tiempo. Un tipo de líquido baña a las células, lleva sustancias nutritivas hacia y desde las células, y transporta los nutrimentos dentro y fuera de ellas; se le llama **líquido extracelular** debido a que incluye todos los líquidos corporales que se encuentran fuera de la célula. Ejemplos de líquidos extracelulares son la sangre, linfa y los líquidos que se encuentran entre las células en los tejidos. Un segundo tipo de líquido, el **líquido intracelular**, está contenido dentro de las células. Los líquidos extracelulares e intracelulares constituyen casi 60 % del peso de un adulto normal. Los líquidos corporales se analizan con más detalle en el capítulo 21.

**RETROALIMENTACIÓN** El principal método para mantener la homeostasis es la **retroalimentación**, un sistema de control basado en la información que regresa a una fuente. Todos nosotros estamos habituados a obtener retroalimentación sobre el resultado de nuestras acciones y usamos esta información para regular nuestra conducta. Por ejemplo, las calificaciones de nuestros exámenes y tareas pueden inspirarnos a trabajar con más empeño si no son tan buenas o a "mantener un buen nivel" si resultan positivas.

La mayor parte de los sistemas de retroalimentación mantiene las condiciones corporales dentro de un marco de normalidad al corregir cualquier desviación hacia arriba o hacia abajo. Esta forma de retroalimentación se conoce como **retroalimentación negativa**, debido a que las acciones se revierten. Un ejemplo familiar de retroalimentación negativa es el termostato de la casa (fig. 1-3). Cuando la temperatura del hogar desciende, el termostato enciende el calentador y eleva la temperatura; cuando la casa llega a una temperatura límite, el calentador se apaga. En el cuerpo, un punto en el cerebro detecta cambios en la temperatura y desenca-

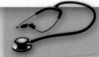

**Recuadro 1-1**    Perspectivas clínicas

### Desequilibrio homeostático: cuando la retroalimentación falla

Cada estructura corporal contribuye de diversas formas a la homeostasis, a menudo por medio de mecanismos de retroalimentación. Los sistemas nervioso y endocrino son particularmente importantes en la retroalimentación. Las señales eléctricas del sistema nervioso reaccionan con rapidez a los cambios en la homeostasis, mientras que las señales químicas del sistema endocrino (hormonas) reaccionan con más lentitud, pero durante un lapso mayor. Con frecuencia, ambos sistemas trabajan en conjunto para mantener la homeostasis.

Siempre y cuando la retroalimentación mantenga las situaciones dentro de límites normales, el cuerpo permanece sano, pero si la retroalimentación resulta incapaz de hacerlo, el organismo entra en un estado de *desequilibrio homeostático*. El desequilibrio moderado provoca alteraciones y enfermedades, mientras que en un grado intenso puede llevar a la muerte. En este sentido todos los trastornos y enfermedades pueden relacionarse con un desequilibrio homeostático.

Por ejemplo, los mecanismos de retroalimentación vigilan y mantienen estrechamente la presión arterial normal; cuando ésta se eleva, los mecanismos de retroalimentación negativos la disminuyen hasta límites normales. Si estos mecanismos fallan, se presenta la *hipertensión*

*arterial* (elevación de la presión arterial). La hipertensión daña además al sistema cardiovascular y, en caso de no tratarse, puede llevar a la muerte. Cuando hay hipertensión leve, los cambios en el estilo de vida sobre dieta, ejercicio y manejo del estrés pueden disminuir la presión en forma suficiente, mientras que la hipertensión intensa requiere tratamiento con medicamentos. Los distintos tipos de medicamentos antihipertensivos pueden ayudar para que los mecanismos de retroalimentación negativa disminuyan la presión arterial.

Los mecanismos de retroalimentación también regulan la temperatura corporal; cuando disminuye se desencadenan mecanismos de retroalimentación negativa para llevar de nuevo la temperatura a cifras normales, pero si estos procesos fallan y la temperatura continúa baja se presenta *hipotermia*. Sus principales efectos son escalofríos incontrolables, incoordinación, disminución de la frecuencia cardíaca y respiratoria y, si no se recibe tratamiento, incluso la muerte. Los cirujanos cardiovasculares recurren a la hipotermia como recurso durante la cirugía a corazón abierto. Al disminuir la temperatura se desacelera el corazón y disminuye el flujo sanguíneo, lo cual ayuda a crear un campo quirúrgico con poco movimiento y poca sangre.

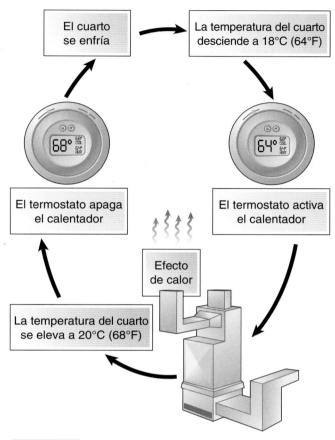

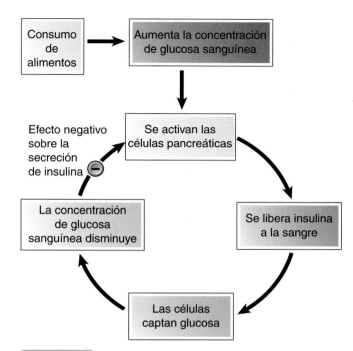

**Figura 1-5** **Retroalimentación negativa en el sistema endocrino.** La utilización de la glucosa regula la producción de insulina por medio de una retroalimentación negativa.

Algunas actividades involucran una **retroalimentación positiva**, en la cual una determinada acción promueve más de lo mismo. El proceso del nacimiento ejemplifica una retroalimentación positiva. A medida que inician las contracciones del parto, los músculos del útero se estiran; esto envía señales nerviosas a la hipófisis para que libere hormona oxitocina en el torrente sanguíneo. Esta hormona estimula aún más las contracciones del útero. En tanto las contracciones aumentan en intensidad, los músculos uterinos se estiran más, lo que provoca mayor liberación de oxitocina. Estas contracciones en escalada y la liberación de la hormona continúan hasta que nace el bebé. En una retroalimentación positiva, la actividad continúa hasta que el estímulo desaparece o alguna fuerza externa interrumpe la actividad. Las retroalimentaciones positiva y negativa se comparan en la figura 1-6.

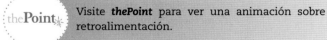

thePoint Visite **thePoint** para ver una animación sobre retroalimentación.

**Figura 1-3** **Retroalimentación negativa.** Un termostato casero ilustra cómo este tipo de retroalimentación mantiene la temperatura dentro de un rango adecuado.

dena mecanismos para enfriarlo o calentarlo si la temperatura está por arriba o por debajo del promedio de 37°C (98.6°F) (fig. 1-4).

En otro ejemplo, cuando aumenta la glucosa (azúcar) en la sangre, el páncreas secreta insulina, la cual hace que las células utilicen más glucosa. La captación elevada de glucosa y la subsecuente caída en la concentración de azúcar en la sangre sirven como señal para que el páncreas disminuya la secreción de insulina (fig. 1-5). Como resultado de la acción de la insulina, la secreción de ésta se revierte. Este tipo de retroalimentación autorregulatoria se usa en el sistema endocrino para mantener concentraciones adecuadas de hormonas, como se describe en el capítulo 12.

## Efectos del envejecimiento

Con la edad ocurren cambios graduales en todos los sistemas. Algunos de estos cambios, como las arrugas y el encanecimiento, son obvios. Otros, como la disminución en la función renal, pérdida de masa ósea y formación de depósitos dentro de los vasos sanguíneos, no son visibles. Sin embargo, estos cambios hacen a la persona más susceptible a lesiones y enfermedades. Los cambios

**Figura 1-4** **Retroalimentación negativa y temperatura corporal.** La temperatura corporal se mantiene a un nivel de 37°C mediante una retroalimentación negativa localizada en un punto del cerebro.

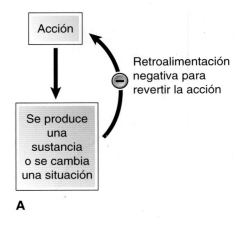

A

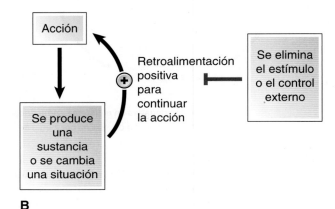

B

**Figura 1-6**  **Comparación de retroalimentación positiva y negativa. A)** En la retroalimentación negativa el resultado de una acción revierte la acción. **B)** En la retroalimentación positiva el resultado de una acción estimula aún más la acción. La retroalimentación positiva continúa hasta que se retira el estímulo o una fuerza externa interrumpe el ciclo.

debidos al envejecimiento se describen en los capítulos sobre los sistemas corporales.

**PUNTO DE REVISIÓN 1-2** ➤ El metabolismo se divide en una fase de descomposición y otra de construcción. ¿Cómo se les llama a estas dos fases?

**PUNTO DE REVISIÓN 1-3** ➤ ¿Qué tipo de sistema habitualmente mantiene la homeostasis?

# Direcciones en el cuerpo

Debido a que podría ser inconveniente e inexacto hablar de vendar la "parte suroeste" del tórax, hay términos universalmente aceptados para designar las posiciones y direcciones corporales. Por uniformidad, todas las descripciones asumen que el cuerpo está en la **posición anatómica**. En esta postura, el sujeto está erguido

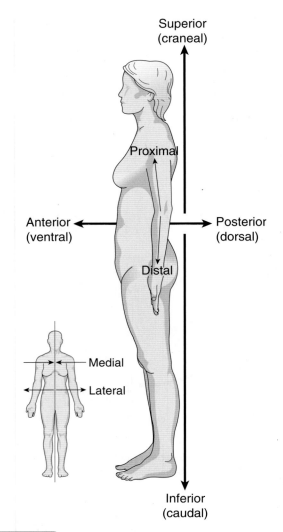

**Figura 1-7**  **Términos direccionales. [ACERCAMIENTO ➤** ¿Cuál es el nombre científico de la posición en la que las figuras permanecen de pie?]

de pie con la cara al frente, brazos a los lados con las palmas hacia adelante y los pies paralelos, como se muestra en la figura 1-7.

# Términos direccionales

Los principales términos para describir las direcciones del cuerpo son los siguientes (v. fig. 1-7):

- **Superior** es un término que significa arriba, o en una posición más alta. Lo contrario, **inferior**, significa abajo, o lo más abajo. El corazón, por ejemplo, es superior al intestino.

- **Ventral** y **anterior** tienen el mismo significado en el humano: se localiza hacia la superficie del abdomen o enfrente del cuerpo. Los términos opuestos, **dorsal** y **posterior**, se refieren a localizaciones cercanas a la espalda.

- **Craneal** significa cercano a la cabeza. **Caudal** es cercano a la región sacra de la columna vertebral (p. ej., donde se localiza la cola en los animales) o, en los humanos, en una dirección inferior.

■ **Medial** significa cercano a un plano imaginario que pasa a través de la línea media del cuerpo, dividiéndolo en una parte izquierda y otra derecha. **Lateral,** en contraste, significa apartado de la línea media, hacia un lado.

■ **Proximal** es lo cercano al origen de una estructura; **distal,** más allá de este punto. Por ejemplo, la parte del pulgar donde se une con la mano es la región proximal; la punta del pulgar es la región distal.

## Planos de división

A fin de visualizar las distintas estructuras internas y su relación entre ellas, los anatomistas dividen el cuerpo a lo largo de tres planos, cada uno de los cuales es un corte a través del cuerpo en diferentes direcciones (fig. 1-8).

■ **Plano frontal.** Si se hace un corte en línea con los oídos que después desciende a la mitad del cuerpo, puede apreciarse una sección anterior o ventral (frente), y una posterior o dorsal (atrás). A este plano también se le llama *plano coronal.*

■ **Plano sagital.** Si se cortara el cuerpo en dos, desde el frente hasta atrás, separándolo en una porción derecha y otra izquierda, el resultado serían secciones sagitales. Un corte exactamente debajo de la

línea media del cuerpo, separándolo en dos partes iguales, derecha e izquierda, es una sección **media sagital.**

■ **Plano transverso.** Si el corte se hiciera horizontalmente, a través de los otros dos planos, el cuerpo se dividiría en una parte superior (arriba) y una inferior (abajo). Un plano transverso también es llamado *plano horizontal.*

**CORTES O SECCIONES DE TEJIDO** Para describir cortes de tejido se usan algunos términos adicionales, cuando se les prepara para estudiarlos bajo el microscopio (fig. 1-9). Un corte transversal (v. figura) se hace perpendicularmente al eje largo del órgano, como el que se hace a un plátano para producir una pequeña rebanada redonda. Un corte longitudinal se hace en forma paralela al eje largo, como al cortar el plátano de punta a punta, como cuando se saca una rebanada para un *banana split.* Un corte oblicuo se hace en ángulo. El tipo de corte que se haga determinará lo que se verá en el microscopio, como se muestra en el vaso sanguíneo de la figura 1-9.

Estos mismos términos se usan para imágenes tomadas mediante técnicas como la tomografía computarizada o la resonancia magnética. (V. recuadro 1-2, Imágenes médicas: vistas sin hacer un corte.) En los estudios de imagen, el término sección transversal se usa con mayor frecuencia para indicar cualquier imagen bidimensional de una estructura

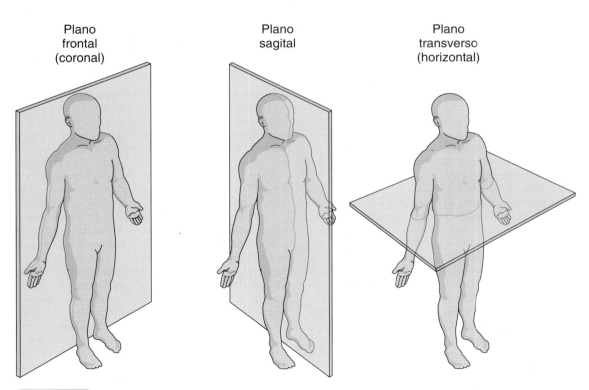

Plano frontal (coronal) — Plano sagital — Plano transverso (horizontal)

**Figura 1-8** **Planos de división.** [ACERCAMIENTO ➤ ¿Cuál plano divide el cuerpo en partes superior e inferior? ¿Cuál de ellos lo divide en partes anterior y posterior?]

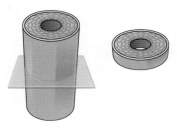
Corte transversal

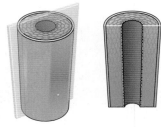
Corte longitudinal

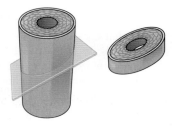
Corte oblicuo

**Figura 1-9**  **Cortes de tejido.**

interna obtenida por imagenología, como se muestra en la figura 1-10.

**PUNTO DE REVISIÓN 1-4** ➤ ¿Cuáles son los tres planos en los que puede cortarse el cuerpo humano? ¿Qué tipo de plano divide el cuerpo en dos partes iguales?

## Cavidades corporales

Internamente el cuerpo se divide en algunos espacios grandes, o cavidades, los cuales contienen los órganos. Las dos principales cavidades son la **cavidad dorsal** y la **cavidad ventral** (fig. 1-11).

### Cavidad dorsal

La cavidad dorsal tiene dos subdivisiones: la **cavidad craneal**, que contiene al cerebro, y la **cavidad espinal** (**canal**), que incluye a la médula espinal. Estas dos regiones forman un espacio continuo.

### Cavidad ventral

La cavidad ventral es más grande que la dorsal. Tiene dos subdivisiones principales, las cuales están separadas por el **diafragma**, un músculo que se usa durante la respiración. La **cavidad torácica**

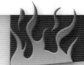

**Recuadro 1-2**    **Temas candentes**

## Imágenes médicas: vistas sin hacer un corte

Las tres técnicas de imagenología que han revolucionado a la medicina son la radiografía, la tomografía computarizada y la resonancia magnética. Mediante éstas, los médicos pueden "ver" dentro del cuerpo sin hacer un solo corte al paciente. Cada técnica es tan importante que sus inventores han recibido el premio Nobel.

La más antigua de ellas es la radiografía, en la cual un aparato emite rayos X (una forma de radiación) a través del cuerpo hasta una película especial (placa). Como en otras formas de radiación, los rayos X dañan a los tejidos, aunque los equipos modernos aplican dosis extremadamente bajas. A la imagen resultante se le llama radiografía. Las áreas oscuras indican dónde pasó la emisión a través del cuerpo y se mostró en la película, mientras que las áreas claras señalan en dónde no pasó la emisión. Los tejidos densos (huesos, dientes) absorben mayor cantidad de rayos X, evitando ser expuestos en la placa. Por ello, la radiografía habitualmente se usa para visualizar fracturas óseas y caries dentales, así como tejidos anormalmente densos, como tumores. La radiografía no ofrece imágenes nítidas de los tejidos blandos debido a que la mayor parte de la emisión los traspasa y expone la película, aunque el uso de un medio de contraste puede ayudar a que ciertas estructuras, como los vasos sanguíneos y órganos huecos, sean visibles. Por ejemplo, el sulfato de bario (el cual absorbe rayos X) recubre el tracto digestivo al ingerirse.

La tomografía computarizada se basa en la radiografía y también utiliza dosis muy bajas de radiación. Durante el estudio, una máquina gira en torno al paciente, emitiendo rayos X a través del cuerpo, encima de un detector; este último toma varias imágenes de la emisión y una computadora las arma dentro de secciones transversales, o "rebanadas". A diferencia de la radiografía convencional, la tomografía produce imágenes claras de estructuras blandas como el cerebro, hígado y pulmones. Habitualmente se usa para visualizar lesiones y tumores cerebrales, e incluso vasos sanguíneos cuando se aplica medio de contraste.

La resonancia magnética utiliza un fuerte campo magnético y ondas de radio. Hasta hoy no existen evidencias de que la resonancia magnética cause daño a los tejidos. La persona es introducida a una cámara que en su interior contiene un imán muy potente. Las moléculas en los tejidos blandos del paciente se alinean con el campo magnético dentro de la cámara. Cuando se emiten las ondas de radio hacia la región examinada llegan al tejido blando, las moléculas alineadas emiten energía que el aparato detecta, y una computadora convierte estas señales en una imagen. La resonancia magnética produce imágenes de tejidos blandos más nítidas que la tomografía computarizada y puede ofrecer detalles de vasos sanguíneos sin la ayuda de medios de contraste. La resonancia magnética puede visualizar lesiones y tumores del cerebro que pueden pasarse por alto cuando se obtiene una tomografía.

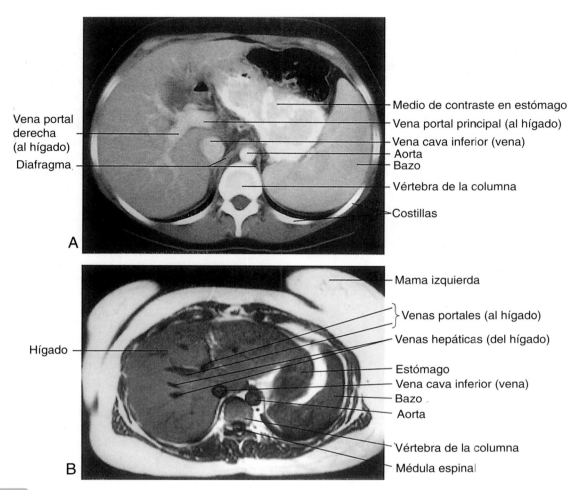

Vena portal derecha (al hígado)
Diafragma

Medio de contraste en estómago
Vena portal principal (al hígado)
Vena cava inferior (vena)
Aorta
Bazo
Vértebra de la columna
Costillas

**A**

Hígado

Mama izquierda
Venas portales (al hígado)
Venas hepáticas (del hígado)
Estómago
Vena cava inferior (vena)
Bazo
Aorta
Vértebra de la columna
Médula espinal

**B**

**Figura 1-10** **Secciones transversales en imágenes.** Imágenes tomadas a través del cuerpo hacia el hígado y bazo por medio de **A)** tomografía computarizada y **B)** resonancia magnética. (Reproducido con autorización de Erkonen WE. *Radiology 101: Basics and Fundamentals of Imaging.* Philadelphia: Lippincott Williams & Wilkins, 1998.)

se localiza en la parte superior (arriba) del diafragma. Contiene al corazón, los pulmones y a los grandes vasos que unen al corazón. El corazón está contenido en la cavidad pericárdica, formada por el saco pericárdico; los pulmones se encuentran en la cavidad pleural, formada por la pleura, que son las membranas que contienen a los pulmones (fig. 1-12). El **mediastino** es el espacio entre los pulmones, incluyendo los órganos y vasos contenidos en este espacio.

La **cavidad abdominopélvica** (v. fig. 1-11) se localiza inferior (abajo) al diafragma. Este espacio además está subdividido en dos regiones. La parte superior, la **cavidad abdominal**, contiene al estómago, la mayor parte del intestino, el hígado, la vesícula biliar, el páncreas y el bazo. La porción inferior, localizada en una línea imaginaria que cruza la parte alta de los huesos de la cadera, es la **cavidad pélvica**. Esta cavidad contiene la vejiga, el recto y las partes internas del sistema reproductivo.

**PUNTO DE REVISIÓN** 1-5 ➤ Hay dos cavidades corporales importantes, una posterior y otra anterior. Nombre estas cavidades.

**REGIONES DEL ABDOMEN** Es útil dividir al abdomen, para su examen y referencia, en nueve regiones (fig. 1-13).

Las tres regiones centrales, de superior a inferior, son:

- La **región epigástrica**, localizada en la parte inferior del esternón.

- La **región umbilical** alrededor del ombligo, comúnmente llamada de esa manera.

- La **región hipogástrica**, la más inferior de todas las regiones de la línea media.

Las regiones a la derecha e izquierda, de superior a inferior, son:

- Las **regiones del hipocondrio**, localizadas en la parte inferior de las costillas.

- Las **regiones lumbares**, las cuales se ubican a nivel de las regiones lumbares de la columna.

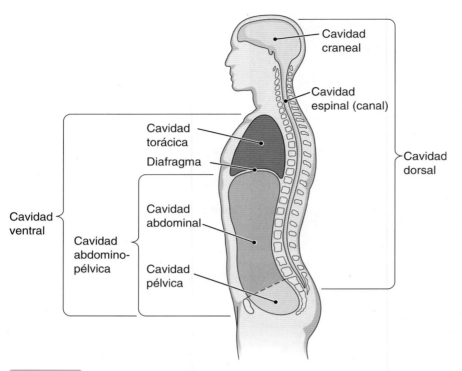

**Figura 1-11** **Cavidades corporales, vista lateral.** Se muestran las cavidades dorsal y ventral con sus subdivisiones. [**ACERCAMIENTO** ➤ ¿Qué cavidad contiene al diafragma?]

**PUNTO DE REVISIÓN 1-6** ➤ Nombre las tres regiones centrales y las tres regiones laterales izquierdas y derechas del abdomen.

- Las **regiones** ilíaca o **inguinal**, llamadas así por la cresta superior del hueso de la cadera y la región de la ingle, respectivamente.

En ocasiones se utiliza una división más simple aunque menos precisa de cuatro cuadrantes. Estas regiones son el cuadrante superior derecho, el cuadrante superior izquierdo, el cuadrante inferior derecho y el cuadrante inferior izquierdo (fig. 1-14).

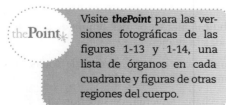

thePoint — Visite **thePoint** para las versiones fotográficas de las figuras 1-13 y 1-14, una lista de órganos en cada cuadrante y figuras de otras regiones del cuerpo.

## El sistema métrico

Ahora que usted tiene el marco para un estudio más profundo de la estructura y función del cuerpo, debe revisar el sistema métrico, ya que este recurso se utiliza para

todas las mediciones científicas. La industria farmacéutica y la de cuidados de la salud ya usan el sistema métrico, así que quien planee hacer una carrera en estas áreas debe estar familiarizado con éste.

El sistema métrico es como el sistema monetario de Estados Unidos. Ambos son sistemas decimales basados en múltiplos del número 10. Cien centavos equivalen a un dólar; 100 centímetros equivalen a un metro. Cada múltiplo en el sistema decimal está indicado por un prefijo:

Kilo = 1000
Centi = 1/100
Mili = 1/1000
Micro = 1/1,000,000

## Unidades de longitud

La unidad básica de longitud en el sistema métrico es el **metro** (m). Usando los prefijos anteriores, 1 kilómetro es igual a 1000 metros. Un centímetro es 1/100 de un metro; dicho de otra manera, hay 100 centímetros en 1 metro. Estados Unidos no ha cambiado su sistema métrico, como alguna vez se pensó. Con frecuencia las medidas de sus empaques, botellas y mercancías en general se ofrecen hoy en ambas escalas. Hay 2.5 centímetros (cm) o 25 milímetros (mm) en una pulgada, como se muestra en la figura 1-15. Algunos equivalentes que pueden ayudarle a valorar el tamaño de diversas partes del cuerpo son los siguientes:

1 mm = 0.04 pulgadas o 1 pulgada = 25 mm
1 cm = 0.4 pulgadas o 1 pulgada = 2.5 cm
1 m = 3.3 pies o 1 pie = 30 cm

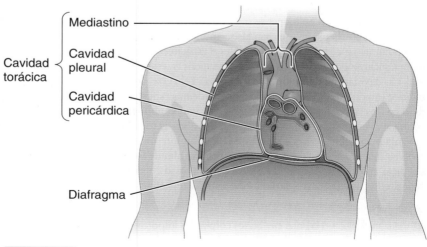

**Figura 1-12** **Cavidad torácica.** Se observa la cavidad pericárdica, la cual contiene al corazón, y la cavidad pleural, que incluye a los pulmones.

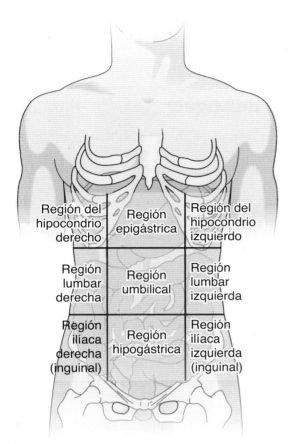

**Figura 1-13**    **Las nueve regiones del abdomen.**

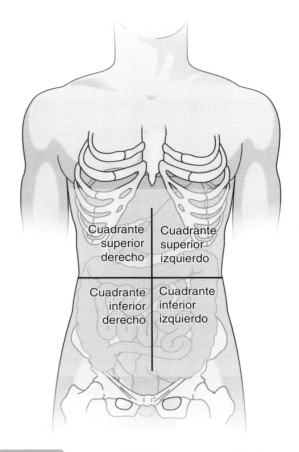

**Figura 1-14**    **Cuadrantes del abdomen.** Se muestran los órganos dentro de cada cuadrante.

## Unidades de peso

Para peso y volumen se usan los mismos prefijos que para medidas lineares. El **gramo** (g) es la unidad básica de peso. Treinta gramos son equivalentes a 1 onza y 1 kilogramo a 2.2 libras. Las dosis de medicamentos habitualmente se establecen en gramos o miligramos. Mil miligramos equivalen a 1 gramo; una dosis de 500 miligramos (mg) equivale a 0.5 gramos (g) y 250 mg es igual a 0.25 g.

## Unidades de volumen

Las dosis de medicamentos líquidos se calculan en unidades de volumen. La medida métrica básica para volumen es el **litro** (L). Hay 1000 mililitros (ml) en 1 litro. Un litro es un poco mayor que un cuarto de galón, 1 litro es igual a 1.06 cuartos de galón. Para cantidades más pequeñas se usa casi siempre el mililitro. Hay 5 ml en una cucharada de café y 15 ml en una cucharada sopera. Una onza líquida contiene 30 ml.

## Temperatura

La escala de temperatura Celsius (centígrados) se usa hoy en la mayoría de los países y por los científicos estadounidenses y se analiza en el Capítulo 20.

Un esquema de todas las medidas métricas frecuentes y sus equivalentes se muestra en el Apéndice 1. En el Apéndice 2 aparece una escala de conversión de temperatura de grados Celsius a Fahrenheit.

**PUNTO DE REVISIÓN 1-7** ➤ Enumere las unidades básicas de longitud, peso y volumen en el sistema métrico.

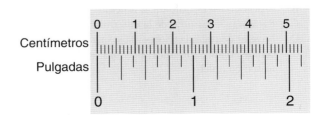

**Figura 1-15**    **Comparación de centímetros y pulgadas.**

# De vuelta a la enfermedad en contexto

## ➤ Terminología médica en la urgencia de Miguel

La radio cobró vida en el departamento de urgencias. "Esta es médica 12. Tenemos a Miguel. 21 años de edad. Tiene un traumatismo en la cabeza. El paciente recibe oxígeno y una solución IV mediante venoclisis. Hora prevista de llegada en 15 minutos."

Cuando llegan a la sala de urgencias, Lilia y Eduardo ingresan a su paciente inconsciente a la sala de traumatología. De inmediato el equipo de urgencias actúa. La enfermera mide los signos vitales mientras un flebotomista obtiene una muestra de sangre de las venas de Miguel, de la región antecubital, para realizar exámenes de laboratorio. El médico de urgencias le inserta una sonda endotraqueal en la faringe para mantener abierta su vía aérea, y después cuidadosamente examina la cavidad abdominopélvica.

"Presión arterial de 80 sobre 40. Frecuencia cardíaca de 146. Las respiraciones son superficiales y rápidas", dice la enfermera.

"Necesitamos elevar su presión arterial —instalemos una segunda IV con plasma. Su abdomen se palpa duro como tabla. Creo que puede tener una hemorragia aquí —necesitamos una ecografía", comenta el médico. La radióloga traslada el equipo de ecografía y lo pone en posición, colocando el transductor en el abdomen de Miguel. Ella de inmediato identifica la causa del traumatismo —sangre en el cuadrante superior derecho.

"Muy bien. Aquí tenemos un bazo roto", dice el doctor. "Llamen a cirugía, necesitamos operar de inmediato".

En este caso vimos que los profesionales de la salud hablan el mismo lenguaje: terminología médica. Al usar su Glosario y el Glosario de partes de las palabras (ambos localizados al final del texto), usted también puede aprender a hablar este lenguaje. En el Capítulo 16 se revisa nuevamente el caso de Miguel, y se muestra cómo el doctor le salvó la vida extirpándole el bazo, un importante órgano del sistema linfático.

# Resumen

I.   **ESTUDIOS DEL CUERPO HUMANO**
   A.   Anatomía — estudio de la estructura
   B.   Fisiología — estudio de la función
   C.   Patología — estudio de la enfermedad
   D.   Niveles de organización — sustancias químicas, células, tejidos, órganos, sistemas orgánicos, el organismo completo

II.   **SISTEMAS CORPORALES**
   A.   Sistema tegumentario — piel y estructuras relacionadas
   B.   Sistema esquelético — apoyo
   C.   Sistema muscular — movimiento
   D.   Sistema nerviosos — recepción de estímulos y control de las respuestas

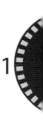

E. Sistema endocrino — producción de hormonas para la regulación del crecimiento, metabolismo y reproducción
F. Sistema cardiovascular — movimiento de la sangre para su transporte
G. Sistema linfático — ayuda en la circulación, inmunidad y absorción de grasas digeridas
H. Sistema respiratorio — recepción de oxígeno y eliminación de dióxido de carbono
I. Sistema digestivo — ingesta, transformación y absorción de nutrimentos
J. Sistema urinario — eliminación de desperdicios y agua
K. Sistema reproductivo — reproducción de la especie

III. **METABOLISMO Y SU REGULACIÓN**
A. Metabolismo — todas las reacciones químicas necesarias para sustentar la vida
   1. Catabolismo — transformación de sustancias complejas a simples; liberación de energía de los nutrimentos
      a. ATP (trifosfato de adenosina) — componente energético de las células
   2. Anabolismo — formación de materiales corporales
B. Homeostasis — estado estable de las condiciones corporales
   1. Equilibrio de líquidos
      a. Líquido extracelular — fuera de las células
      b. Líquido intracelular — dentro de las células
   2. Retroalimentación — regulación por retorno de la información dentro de un sistema
      a. Retroalimentación negativa — invierte una acción
      b. Retroalimentación positiva — promueve una actividad continua
C. Efectos del envejecimiento — cambios en todos los sistemas

IV. **DIRECCIONES CORPORALES**
A. Posición anatómica — erguido, palmas hacia afuera, cara al frente, pies paralelos
B. Términos direccionales
   1. Superior — arriba o más alto; inferior — abajo o más abajo
   2. Ventral (anterior) — hacia el abdomen o la superficie frontal; dorsal (posterior) — cercano a la superficie posterior
   3. Craneal — cercano a la cabeza; caudal — cercano al sacro
   4. Medial — hacia la línea media; lateral — hacia un lado
   5. Proximal — cercano al punto de origen; distal — alejado del punto de origen

C. Planos de división
   1. Divisiones corporales
      a. Sagital — desde el frente hacia atrás, dividiendo el cuerpo en una parte izquierda y otra derecha
         (1) Medio sagital — exactamente por debajo de la línea media
      b. Frontal (coronal) — de izquierda a derecha, dividiendo el cuerpo en una parte anterior y otra posterior
      c. Transversa — horizontalmente, dividiendo el cuerpo en una parte superior y otra inferior
   2. Cortes o secciones de tejidos
      a. Sección transversal — perpendicular al eje largo
      b. Sección longitudinal — paralela al eje largo
      c. Sección oblicua — en un ángulo

V. **CAVIDADES CORPORALES**
A. Cavidad dorsal — contiene las cavidades craneal y espinal, para el cerebro y la médula espinal
B. Cavidad ventral
   1. Torácica — cavidad del tórax
      a. Dividida de la cavidad abdominal por el diafragma
      b. Contiene al corazón y los pulmones
      c. Mediastino — espacio entre los pulmones y los órganos contenidos en este espacio
   2. Abdominopélvica
      a. Abdominal — región superior que contiene al estómago, la mayor parte del intestino, el páncreas, el hígado, el bazo y otros
      b. Pélvica — región inferior que contiene los órganos reproductivos, la vejiga y el recto
      c. Nueve regiones del abdomen
         (2) Central — epigástrica, umbilical, hipogástrica
         (3) Lateral (derecha e izquierda) — del hipocondrio, lumbar, ilíaca (inguinal)
      d. Cuadrantes — el abdomen dividido en cuatro regiones

VI. **EL SISTEMA MÉTRICO** — Basado en múltiplos de 10
A. Prefijos — indica múltiplos de 10
   1. Kilo – 1000 veces
   2. Centi – 1/100 (0.01)
   3. Mili – 1/1000 (0.001)
   4. Micro – 1/1,000,000 (0.000001)
B. Unidades de longitud — el metro es la unidad básica
C. Unidades de peso — el gramo es la unidad básica
D. Unidades de volumen — el litro es la unidad básica
E. Temperatura — medida en escala Celsius (centígrados)

# Preguntas para estudio y revisión

## PARA FORTALECER LA COMPRENSIÓN

### Complete las frases

1. Los tejidos pueden funcionar juntos como _____.
2. Las glándulas que producen hormonas pertenecen al sistema _____.
3. Los ojos se localizan _____ a la nariz.
4. La función corporal normal mantiene un estado de equilibrio interno llamado _____.
5. La unidad básica de volumen en el sistema métrico es el _____.

### Correspondencia > Relacione cada enunciado numerado con la frase que más se aproxime de las enlistadas con letra.

___ 6. Uno de dos sistemas que controlan y coordinan a otros sistemas

___ 7. Sistema que lleva las sustancias necesarias a los tejidos corporales

___ 8. Sistema que convierte los alimentos en una forma que pueda ser usada por las células

___ 9. Cavidad que contiene al hígado

___ 10. Cavidad que contienen a la vejiga

a. Sistema nervioso
b. Cavidad abdominal
c. Sistema cardiovascular
d. Cavidad pélvica
e. Sistema digestivo

### Opción múltiple

___ 11. El estudio de la estructura corporal normal es
   a. Homeostasis
   b. Anatomía
   c. Fisiología
   d. Patología

___ 12. Los líquidos contenidos dentro de la célula se llaman
   a. Intracelulares
   b. Ventrales
   c. Extracelulares
   d. Dorsales

___ 13. Al tipo de retroalimentación en el cual una acción promueve más de la misma se le llama
   a. Homeostasis
   b. Biorretroalimentación
   c. Retroalimentación positiva
   d. Retroalimentación negativa

___ 14. La cavidad que contiene al mediastino es la
   a. Dorsal
   b. Ventral
   c. Abdominal
   d. Pélvica

___ 15. El pie se localiza _____ a la rodilla.
   a. Superior
   b. Inferior
   c. Proximal
   d. Distal

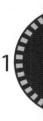

## COMPRENSIÓN DE CONCEPTOS

**16.** Compare y contraste los estudios de anatomía y fisiología. ¿Es prudente estudiar unos sin los otros?

**17.** Enliste en secuencia los niveles de organización en el cuerpo, de lo más simple a lo más complejo. Dé un ejemplo de cada nivel.

**18.** Compare y contraste la anatomía y fisiología del sistema nervioso con las del sistema endocrino.

**19.** ¿Qué es el ATP? ¿Qué tipo de actividad metabólica libera la energía que se usa para producir ATP?

**20.** Compare y contraste los líquidos intracelulares con los extracelulares.

**21.** Explique cómo se mantiene en el cuerpo un estado interno de equilibrio.

**22.** Enliste las subdivisiones de las cavidades dorsal y ventral. Nombre algunos órganos que se encuentran en cada subdivisión.

## PENSAMIENTO CONCEPTUAL

**23.** El cuerpo humano está organizado desde niveles muy simples a otros más complejos. Con esto en mente, describa por qué una enfermedad a nivel químico puede afectar la función de un sistema orgánico.

**24.** En el caso de Miguel, los paramédicos y el médico de urgencias sospecharon que la hipotensión y taquicardia del paciente eran consecuencia de una hemorragia intraabdominal. Tomando en cuenta su conocimiento sobre retroalimentación negativa, analice por qué la frecuencia cardiaca de Miguel aumentó al descender su presión arterial.

**25.** En el caso de Miguel, los paramédicos y el equipo de urgencias le aplicaron varios litros de solución salina y plasma en el sistema cardiovascular. ¿Cómo pudo la aplicación de estos líquidos IV estabilizar la presión de Miguel?

**26.** En el caso de Miguel, los paramédicos descubrieron una contusión en la piel sobre la región lumbar izquierda y la región umbilical. Miguel también se quejó de un dolor intenso en el cuadrante superior izquierdo. Localice usted estas regiones en su propio cuerpo y explique por qué es importante para los profesionales de la salud utilizar la terminología médica cuando se describe el cuerpo humano.

# Química, materia y vida

## Objetivos de aprendizaje

Después de estudiar cuidadosamente este capítulo, usted será capaz de:

1. Definir un elemento
2. Describir la estructura de un átomo
3. Diferenciar entre moléculas y compuestos
4. Explicar por qué el agua es tan importante para el cuerpo
5. Definir *mezcla*; enlistar los tres tipos de mezclas y dar un ejemplo de cada una de éstas
6. Diferenciar entre uniones iónicas y covalentes
7. Definir un electrólito
8. Definir los términos *ácido*, *base* y *sal*
9. Explicar cómo los números sobre la escala del pH se relacionan con la acidez y alcalinidad
10. Definir *amortiguador* y explicar cómo los amortiguadores son importantes en el organismo
11. Definir *radiactividad* y citar varios ejemplos de cómo se usan las sustancias radiactivas en medicina
12. Enlistar tres características de los compuestos orgánicos
13. Nombrar los tres tipos principales de compuestos orgánicos y los bloques de construcción de cada uno de ellos
14. Definir *enzima*; describir cómo actúa

## Términos clave escogidos

Los siguientes términos, y otros que aparecen en **negritas** dentro del capítulo, se definen en el Glosario

ácido
alcali
amortiguador
átomo
base
carbohidrato
catalizador
coloide
compuesto
desnaturalización
electrólito
electrón
elemento
enzima
grasa
ion
isótopo
lípido
molécula
neutrón
pH
proteína
protón
química
radiactivo
sal
solución
suspensión
valencia

**the Point**

Consulte la página web para el material complementario de este capítulo.

# La enfermedad en contexto

> ## El caso de Margarita: el papel de la química en las ciencias de la salud

"Ay," suspiró Ángela y entró al estacionamiento. La ola de calor estaba en su segunda semana y ya le había fastidiado. Este fenómeno también había empezado a cobrar algunas víctimas en la ciudad, en especial entre jóvenes y viejos. Mientras Ángela caminaba hacia el hospital, repasó su jornada en la UCI del día anterior. Una paciente en particular aparecía en su mente, tal vez porque a la enfermera le recordaba a su propia abuela.

La paciente, Margarita Rodríguez, una viuda de 78 años de edad, vivía sola en su departamento de Bogotá, Colombia. El día anterior su nieta, quien la visita cada lunes para llevarle algo de despensa, la encontró colapsada en el piso, débil y confusa. Su nieta llamó a una ambulancia y Margarita fue llevada al servicio de urgencias. Según su expediente médico, Margarita presentaba piel reseca y enrojecida, la cavidad oral deshidratada y lengua con pliegues. Estaba confundida y desorientada. También registró presión arterial baja (hipotensión) y frecuencia cardiaca elevada (taquicardia). Todos estos eran signos clásicos de deshidratación, una deficiencia grave de agua. Al faltar agua, un compuesto integrado por dos átomos de hidrógeno covalentemente unidos a un átomo de oxígeno ($H_2O$), el cuerpo de Margarita fue incapaz de realizar los procesos metabólicos esenciales y sus tejidos y órganos perdieron el equilibrio homeostático. El sistema nervioso central es particularmente sensible a los cambios en el volumen líquido, lo cual se manifestó en Margarita con síntomas neurológicos.

Aunque fue difícil obtener una muestra de sangre de las venas colapsadas de Margarita, los estudios confirmaron el diagnóstico inicial. Sus concentraciones de electrólitos estaban desequilibradas —sobre todo la de sodio en sangre, que estaba muy elevada, condición que se denomina hipernatremia. El hematócrito de Margarita también estaba por arriba de lo normal —un signo que indica que el volumen de agua en su sangre era muy bajo. Esta disminución en el volumen sanguíneo tuvo graves consecuencias para su sistema cardiovascular; su presión arterial cayó, lo cual forzó al corazón a latir con mayor fuerza para enviar adecuadamente sangre a los tejidos.

El equipo de urgencias instaló una venoclisis en el antebrazo de la paciente, administrándole una solución de dextrosa (otro nombre para el carbohidrato monosacárido llamado glucosa) al 5 %, a una velocidad de 500 ml por hora. Se le colocó una sonda en la uretra para permitir que drenara la orina desde la vejiga. Una vez que se estabilizó, se le trasladó a la UCI para su recuperación.

Ángela depende de su conocimiento de química para entender los signos y síntomas que observa en sus pacientes. Conforme lea el capítulo 2, recuerde que una buena comprensión de la química que se presenta en estas líneas le ayudará a entender la anatomía y fisiología de las células, tejidos y sistemas orgánicos que se analizarán en los capítulos subsecuentes.

El mayor entendimiento de los organismos vivos proviene de la **química**, la ciencia que trata la composición y propiedades de la materia. El conocimiento de la química y los cambios químicos ayuda a entender el funcionamiento normal y anormal del cuerpo. La digestión de alimentos en el tracto digestivo, la producción de orina por los riñones, la regulación de la respiración y todas las otras actividades corporales están implícitas en los principios de la química. Los diversos medicamentos que se usan para tratar a las enfermedades son sustancias químicas. La química se utiliza para el desarrollo de fármacos y para entender sus acciones en el organismo.

Para ofrecer algunas claves respecto a la importancia de la química en las ciencias de la vida, este capítulo describe brevemente elementos, átomos y moléculas, compuestos y mezclas, las cuales son formas fundamentales de la materia.

## Elementos

La materia es cualquier cosa que ocupa un espacio, esto es, los materiales con los cuales está conformado todo el universo. Los elementos son las sustancias con las cuales está compuesta la materia. Los alimentos que comemos, la atmósfera, el agua —todo lo que nos rodea y todo lo que podemos ver y tocar— está hecho con elementos. Hay 92 elementos que ocurren en forma natural. (Veinte elementos adicionales han sido creados en el laboratorio.) Los ejemplos de elementos incluyen diversos gases, como hidrógeno, oxígeno y nitrógeno; líquidos, como el mercurio que se usa en los barómetros y otros instrumentos científicos; y muchos sólidos, como hierro, aluminio, oro, plata y zinc. El grafito (la llamada "mina" del lápiz), el carbón de piedra, el carbón vegetal y los diamantes son formas diferentes del elemento carbono.

Los elementos pueden identificarse por sus nombres o sus símbolos químicos, los cuales son abreviaturas de sus nombres modernos o en latín. Cada elemento también se identifica por su propio número, el cual se basa en su estructura y sus subunidades o átomos. La tabla periódica es un esquema usado por los químicos para organizar y describir los elementos. El apéndice 3 muestra la tabla periódica y da información acerca de su uso. La tabla 2-1 enlista algunos elementos que se encuentran en el cuerpo humano, junto con sus funciones.

## Átomos

Las subunidades de los elementos son los **átomos**. Son las unidades completas más pequeñas de la materia. No pueden ser descompuestas o cambiadas por ninguna otra forma por medios químicos o físicos. Estas subunidades son tan pequeñas que millones de ellas podrían caber en la punta de un lápiz.

**ESTRUCTURA ATÓMICA** A pesar de que el átomo es una partícula tan diminuta, se ha estudiado con gran cuidado y se ha encontrado que tiene una estructura definitiva. Al centro del átomo se encuentra el núcleo, el cual contiene partículas eléctricas con carga positiva llamadas **protones** y partículas no cargadas llamadas **neutrones**. Juntos, los protones y neutrones, contribuyen al peso casi total del átomo.

En la órbita exterior del núcleo se encuentran los **electrones** (fig. 2-1). Estas partículas casi sin peso tienen carga negativa. Los electrones determinan la forma en que el átomo reacciona a nivel químico. Los protones y electrones del átomo siempre son iguales en número, de modo que el átomo es eléctricamente neutral.

El **número atómico** de un elemento es igual al número de protones que están presentes en el núcleo de cada uno de sus átomos. Debido a que el número de protones es igual que el

| Tabla 2-1 | Algunos elementos químicos frecuentes* | |
|---|---|---|
| Nombre | Símbolo | Función |
| Oxígeno | O | Parte del agua; necesario para metabolizar nutrimentos para la energía |
| Carbono | C | Base de todos los compuestos orgánicos; en el dióxido de carbono, el gas de desecho del metabolismo |
| Hidrógeno | H | Parte del agua; participa en el metabolismo de la energía y el equilibrio acidobásico |
| Nitrógeno | N | Presente en todas las proteínas, ATP (el compuesto de energía) y ácidos nucleicos (ADN y ARN) |
| Calcio | Ca | Parte de los huesos y dientes; necesario para la contracción muscular, conducción del impulso nervioso y coagulación de la sangre |
| Fósforo | P | Ingrediente activo en el compuesto ATP almacenador de energía; parte de los huesos y dientes; en la membrana celular y ácidos nucleicos |
| Potasio | K | Conducción del impulso nervioso; contracción muscular; equilibrio de agua y acidobásico |
| Sulfuro | S | Parte de muchas proteínas |
| Sodio | Na | Activo en el equilibrio del agua, conducción del impulso nervioso y la contracción muscular |
| Cloro | Cl | Activo en el equilibrio de agua y acidobásico; se encuentra en el ácido gástrico |
| Hierro | Fe | Parte de la hemoglobina, el compuesto que lleva oxígeno en los eritrocitos |

*Los elementos se enlistan en orden decreciente por peso en el cuerpo.

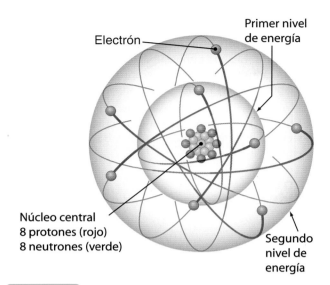

**Representación del átomo de oxígeno.** Ocho protones y ocho neutrones están estrechamente unidos en el núcleo central. Los ocho electrones orbitan alrededor del núcleo, dos en el primer nivel de energía y seis en el segundo. [**ACERCAMIENTO** ➤ ¿Cómo se compara el número de protones de este átomo con el número de electrones?]

número de electrones, el número atómico también representa el número de electrones que giran alrededor del núcleo. Cada elemento tiene un número atómico específico. No hay dos elementos que compartan el mismo número. En la Tabla Periódica de los Elementos (v. apéndice 3), el número atómico se localiza en la parte superior del cuadro de cada elemento.

Los protones con carga positiva mantienen a los electrones con carga negativa en órbita alrededor del núcleo por medio de cargas opuestas sobre las partículas. Así, los protones con carga positiva (+) atraen a los electrones con carga negativa (-).

**PUNTO DE REVISIÓN 2-1** ➤ ¿Qué son los átomos?

**PUNTO DE REVISIÓN 2-2** ➤ ¿Cuáles son los tres tipos de partículas que se encuentran en los átomos?

**NIVELES DE ENERGÍA** Un electrón del átomo orbita a distancias específicas desde el núcleo en regiones llamadas niveles de energía. El primer nivel de energía, el más cercano al núcleo, puede sostener sólo dos electrones. El segundo nivel, el siguiente en distancia alejado del núcleo, puede sostener ocho electrones. Los niveles más distantes de energía pueden sostener más de ocho electrones, pero son estables (no reactivos) cuando tienen ocho.

Los electrones en el nivel de energía más lejano del núcleo dan al átomo sus características químicas. Si el nivel de energía más externo tiene más de cuatro electrones, pero menos de su capacidad de ocho, el átomo habitualmente completa este nivel ganando electrones. En el proceso, adquiere una carga negativa debido a que tiene más electrones que protones. El átomo de oxígeno ilustrado en la figura 2-1 tiene seis electrones en su segundo nivel, el más externo. Cuando el oxígeno entra en reacciones químicas gana dos electrones, como cuando reacciona con el

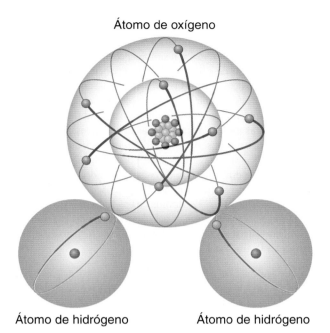

**Formación de agua.** Cuando reacciona el oxígeno, se requieren dos electrones para completar el nivel de energía más externo, como se muestra en esta reacción con hidrógeno para formar agua. [**ACERCAMIENTO** ➤ ¿Cuántos átomos de hidrógeno se unen con un átomo de oxígeno para formar agua?]

hidrógeno para formar agua (fig. 2-2). El átomo de oxígeno entonces tiene dos electrones más que protones. Si el nivel de energía más externo tiene menos de cuatro electrones, el átomo habitualmente los pierde. Al hacer esto adquiere una carga positiva debido a que entonces tiene más protones que electrones.

En las reacciones químicas, el número de electrones perdidos o ganados por los átomos de un elemento se llama **valencia** de este elemento (de una palabra en latín que significa "fuerza"). El nivel de energía más externo, el cual determina las propiedades combinadas del elemento, es el nivel de valencia. La valencia se registra como un número con el símbolo + o -, para indicar ya sea que se perdieron o ganaron electrones en las reacciones químicas. Recuerde que los electrones llevan una carga negativa, así que cuando un átomo gana electrones adquiere una carga negativa y cuando los pierde sucede lo contrario —adquiere una carga positiva. Por ejemplo, la valencia del oxígeno, el cual gana dos electrones en las reacciones químicas, se registra como $O^{2-}$.

## Moléculas y compuestos

Una **molécula** se forma cuando dos o más átomos se unen con base en sus estructuras de electrones. Una molécula puede estar compuesta de átomos similares —la molécula de oxígeno está hecha de dos átomos idénticos— pero es más frecuente que una molécula esté conformada con átomos de dos o más elementos distintos. Por ejemplo, una molécula de agua ($H_2O$) contiene un átomo de oxígeno (O) y dos átomos de hidrógeno (H) (v. fig. 2-2).

A las sustancias integradas con dos o más elementos distintos se les llama **compuestos**. Las moléculas son las subunidades más pequeñas de un compuesto. Cada molécula de un compuesto contiene los elementos que configuran ese compuesto en la relación adecuada. Algunos compuestos están integrados de pocos elementos en una combinación simple. Por ejemplo, las moléculas del gas monóxido de carbono (CO) contienen un átomo de carbono (C) y uno de oxígeno (O). Otros compuestos tienen moléculas muy grandes y complejas. Tal complejidad es característica de muchos compuestos encontrados en los organismos vivientes. Por ejemplo, ciertas moléculas proteínicas tienen miles de átomos.

Es interesante observar cuán diferente es un compuesto de otro respecto a sus constituyentes. Por ejemplo, una molécula de agua líquida está formada de oxígeno e hidrógeno, los cuales son gases. Otro modelo es el azúcar glucosa ($C_6H_{12}O_6$), cuyos constituyentes incluyen 12 átomos de gas hidrógeno, seis átomos de gas oxígeno y seis átomos del elemento sólido carbono. Los componentes gaseosos y el carbono sólido en forma alguna se asemejan a la glucosa.

**PUNTO DE REVISIÓN 2-3** ➤ ¿Qué son las moléculas?

## La importancia del agua

El agua es el compuesto más abundante en el organismo; ninguna planta o animal, incluyendo al humano, puede vivir sin ella. El agua es de importancia crítica en todos los procesos fisiológicos en los tejidos corporales. Una deficiencia de agua, o deshidratación, puede representar una grave amenaza para la salud. El agua acarrea sustancias a y desde las células y hace posible los procesos esenciales de absorción, intercambio, secreción y excreción. ¿Cuáles son algunas de las propiedades del agua que la hacen el medio ideal para las células vivas?

■ El agua puede disolver distintas sustancias en grandes cantidades. Por ello, se le denomina el **diluyente universal**. Muchos de los materiales necesarios para el cuerpo, como los gases, minerales y nutrimentos, se disuelven en agua para ser llevados de un lugar a otro. Sustancias como las sales, que se mezclan o disuelven en agua, se describen como hidrófilas (afines al agua); otras, como las grasas, que repelen y no se disuelven en el agua, se llaman hidrófobas (que "temen al agua").

■ El agua es estable como líquido a temperaturas usuales; no se congela hasta que la temperatura baja de 0 °C

(32 °F) y no hierve hasta alcanzar 100 °C (212 °F). Tal estabilidad ofrece un medio constante para las células vivientes. El agua también puede usarse para distribuir calor a través del cuerpo y enfriar el cuerpo por la evaporación del sudor desde la superficie corporal.

■ El agua participa en las reacciones químicas del cuerpo. Se requiere en forma directa en el proceso de digestión y en muchas de las reacciones metabólicas que ocurren en las células.

**PUNTO DE REVISIÓN 2-4** ➤ ¿Cuál es el compuesto más abundante del cuerpo?

## Mezclas: soluciones y suspensiones

No todos los elementos o compuestos combinan químicamente cuando se juntan. El aire que respiramos en forma cotidiana es una mezcla de gases, sobre todo nitrógeno, oxígeno y dióxido de carbono, junto con porcentajes pequeños de otras sustancias. Los constituyentes en el aire mantienen su identidad, aunque las proporciones de cada uno pueden variar. El plasma sanguíneo es una mezcla en la que varios compuestos conservan su identidad. Los diversos compuestos valiosos en el plasma permanecen como entidades separadas con sus propias características. A tales combinaciones se les llama **mezclas** —combinaciones de dos o más sustancias (tabla 2-2).

A la mezcla que se forma cuando una sustancia se disuelve en otra se le llama **solución**. Un ejemplo es el agua salada. En una solución, las sustancias componentes no pueden ser distinguidas unas de otras y permanecen distribuidas uniformemente de principio a fin; esto es, la mezcla es homogénea. La sustancia que disuelve, que en el cuerpo es el agua, es el **soluto**. La sustancia disuelta, la sal en el caso del agua salada, es el soluto. Una **solución acuosa** es aquella en la que el agua es el solvente. La solución acuosa de glucosa, sales o ambas, se usa para tratamientos líquidos intravenosos.

En algunas mezclas, la sustancia distribuida en el material de fondo no se disuelve y se separa a menos que la mezcla se agite constantemente. Este tipo de mezcla no uniforme o heterogénea se conoce como **suspensión**. Las partículas en una sus-

| **Tabla 2-2** | **Mezclas** | |
|---|---|---|
| Tipo | Definición | Ejemplo |
| Solución | Mezcla homogénea formada cuando una sustancia (soluto) se disuelve en otra (solvente) | Sal de mesa (NaCl) disuelta en agua; azúcar de mesa (sacarosa) disuelta en agua |
| Suspensión | Mezcla heterogénea en la que una sustancia se dispersa en otra, pero que se separan a menos que se mezclen constantemente | Glóbulos rojos (eritrocitos) en el plasma sanguíneo; leche de magnesia |
| Coloide | Mezcla heterogénea en la que el material suspendido permanece distribuido en forma constante debido a su pequeño tamaño y las cargas opuestas de sus partículas | Plasma sanguíneo; citosol |

pensión están separadas del material en el cual se dispersan y se aíslan debido a que son grandes y pesadas. Algunos ejemplos de suspensiones son la leche de magnesia, las pinturas gelatinosas que se aplican con el dedo y, en el cuerpo, los glóbulos rojos (eritrocitos) suspendidos en el plasma sanguíneo.

Algunos otros tipos de mezclas son importantes en la función corporal. Ciertos compuestos orgánicos forman **coloides**, en los cuales las moléculas no se disuelven aunque permanecen distribuidas uniformemente en el material suspendido. Las partículas tienen cargas eléctricas que se repelen unas a otras y las moléculas son demasiado pequeñas para permanecer en la suspensión. El líquido que llena las células (citosol) es una suspensión coloide, como el plasma sanguíneo.

Muchas mezclas son complejas, con propiedades de soluciones, suspensiones y suspensiones coloidales. El plasma sanguíneo tiene compuestos disueltos, que lo hacen una solución. Los glóbulos rojos y otros elementos formes dan a la sangre la propiedad de una suspensión. Las proteínas en el plasma le confieren la propiedad de una suspensión coloide. La leche con chocolate tiene también estas tres propiedades.

**PUNTO DE REVISIÓN 2-5** ➤ Tanto las soluciones como las suspensiones son tipos de mezclas. ¿Cuál es la diferencia entre éstas?

# Uniones químicas

Cuando se analizó la estructura del átomo, se mencionó que los protones con carga positiva (+) se localizan en el núcleo y un número igual de electrones orbitantes con carga negativa (-) neutralizan los protones (fig. 2-3 A). Sin embargo, los átomos interactúan para alcanzar un número estable de electrones en el nivel de energía más externo. Estas interacciones químicas alteran la neutralidad de los átomos y forman una unión entre ellos. En las reacciones químicas los electrones pueden ser transferidos de un átomo a otro o pueden ser compartidos entre átomos.

## Uniones iónicas

Cuando los electrones son transferidos de un átomo a otro, el tipo de unión que se forma se denomina **unión iónica**. Por ejemplo, el átomo de sodio tiende a perder el electrón solo en su capa más externa (fig. 2-3 B), dejando una capa externa con un número estable de electrones (8). Al remover un electrón solo del átomo de sodio queda un protón más que los electrones, y entonces el átomo tiene una red de carga positiva sencilla. El átomo de sodio en esta forma tiene el símbolo $Na^+$. Un átomo o grupo de átomos con una carga positiva o negativa se llama **ion**. Cualquier ion con carga positiva es un **catión**.

De manera alterna, los átomos pueden ganar electrones de modo que haya más electrones que protones. El cloro, que tiene siete electrones en su nivel de energía más externo, tiende a ganar un electrón para llenar el nivel a su capacidad. Por ello, un átomo de cloro está negativamente cargado ($Cl^-$) (v. fig. 2-3 B). (Los químicos se refieren a esta forma de carga del cloro como *cloruro*.) Cualquier ion con carga negativa es un **anión**.

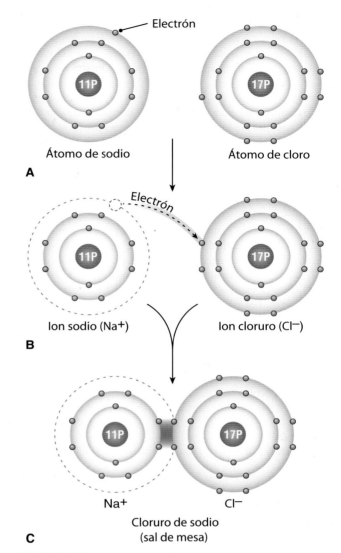

**Figura 2-3** **Unión iónica. A)** Un átomo de sodio tiene 11 protones y 11 electrones. Un átomo de cloro tiene 17 protones y 17 electrones. **B)** Un átomo de sodio cede un electrón a un átomo de cloro para formar una unión iónica. El átomo de sodio tiene ahora 11 protones y 10 electrones, lo que da como resultado la carga positiva de uno. El cloro adquiere una carga negativa por uno, con 17 protones y 18 electrones. **C)** El ion sodio ($Na^+$) es atraído al ion cloro ($Cl^-$) para forma el compuesto cloruro de sodio (sal de mesa).

Imagine un átomo de sodio que tiene contacto con un átomo de cloro. El átomo de cloro gana un electrón del átomo de sodio, formando una unión iónica. Los dos nuevos iones formados ($Na^+$ y $Cl^-$), debido a sus cargas opuestas, se atraen uno a otro para producir el compuesto cloruro de sodio, la sal de mesa común (fig. 2-3 C).

**ELECTRÓLITOS** Sustancias iónicamente unidas que cuando se convierten en solución se separan por la carga de sus partículas. A los compuestos formados por uniones iónicas que liberan iones cuando están en una solución se les llama electrólitos. En la práctica, el término *electrólitos* también se usa para referirse a los mismos iones en los líquidos corporales. Los electrólitos incluyen diversas sales, como el cloruro de sodio y el cloruro de potasio. También incluyen ácidos y bases, que son los encargados de la acidez o alcalinidad de los líquidos corporales, como se describe más adelante en este capítulo. Los electrólitos deben estar presentes en cantidades exactamente iguales en el líquido que contiene la célula (líquido intracelular) y en el exterior de ésta (líquido extracelular), o puede haber efectos muy peligrosos, ya que se impide que las células corporales funcionen en forma adecuada.

**IONES EN EL CUERPO** En los líquidos corporales se encuentran muchos iones. Los iones de calcio ($Ca^{2+}$) son necesarios para la coagulación de la sangre, la contracción de músculos y la salud del tejido óseo. Los iones de bicarbonato ($HCO_3^-$) se necesitan para la regulación de la acidez y alcalinidad de los líquidos corporales. Una situación normalmente estable del organismo, la homeostasis, está influenciada por iones.

Debido a que los iones son partículas cargadas, las soluciones electrolíticas pueden conducir una corriente eléctrica. Los registros de corrientes eléctricas en los tejidos son indicadores valiosos del funcionamiento o malfuncionamiento de tejidos y órganos. El **electrocardiograma** y el **electroencefalograma** son trazados gráficos de la corriente eléctrica generada por el músculo cardíaco y el encéfalo, respectivamente (v. caps. 10 y 14).

**PUNTO DE REVISIÓN 2-6** ➤ ¿Qué pasa cuando un electrólito entra en una solución?

## Uniones covalentes

Aunque las uniones iónicas forman compuestos químicos, un gran número de compuestos se forman por otro tipo de unión química. Esta unión no incluye el intercambio de electrones, pero los comparte entre los átomos en la molécula y por ello se le llama **unión covalente**. Este nombre proviene del prefijo *co-*, que significa "junto" y *valencia*, que se refiere a los electrones incluidos en las reacciones químicas entre átomos. En una molécula con unión covalente, los electrones valentes orbitan alrededor de ambos átomos, haciéndolos estables. Las uniones covalentes pueden incluir la compartición de uno, dos o tres pares de electrones entre átomos.

En algunas moléculas con unión covalente, los electrones se comparten por igual, como en el caso de la molécula de hidrógeno ($H_2$) y otras compuestas de átomos idénticos (fig. 2-4). Los electrones también pueden ser compartidos equitativamente en algunas moléculas compuestas de diferentes átomos, por ejemplo, el metano ($CH_4$). Si los electrones son compartidos de manera equitativa al formar una molécula, las cargas eléctricas se distribuyen con uniformidad alrededor de los átomos y la unión se califica como *unión covalente no polar*; esto es, ninguna parte de la molécula es más negativa o positiva que cualquier otra parte de la molécula. Con mayor frecuencia, los electrones se sostienen más estrechamente a un átomo que a otro, como en el caso del agua ($H_2O$), lo que se muestra en la figura 2-2. En una

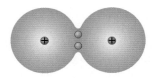

Molécula de hidrógeno ($H_2$)

**Figura 2-4** **Unión covalente no polar.** Los electrones incluidos en la unión de una molécula de hidrógeno son igualmente compartidos entre los dos átomos de hidrógeno. Los electrones orbitan de manera uniforme alrededor de los dos. **[ACERCAMIENTO ➤** ¿Cuántos electrones son necesarios para completar el nivel de energía de cada átomo de hidrógeno?]

molécula de agua, los electrones compartidos están más cercanos al oxígeno en cualquier momento, haciendo que la región de la molécula sea más negativa. A estas uniones se les llama *uniones covalentes polares*, porque una parte de la molécula es más negativa y una parte es más positiva a la vez.

Cualquiera que estudie química biológica (bioquímica) está interesado en las uniones covalentes debido a que el carbono, el elemento base de la química orgánica, forma uniones covalentes con gran variedad de elementos. Por ello, los compuestos que son característicos de los seres vivientes son compuestos con unión covalente. Para una descripción de otros tipos de uniones, véase el recuadro 2-1, Uniones de hidrógeno: fortaleza en los números.

**PUNTO DE REVISIÓN 2-7** ➤ ¿Cómo se forma una unión covalente?

## Compuestos: ácidos, bases y sales

Un **ácido** es una sustancia química capaz de donar un ion hidrógeno ($H^+$) a otra sustancia. Un ejemplo usual es el ácido clorhídrico que se encuentra en los jugos gástricos:

$$HCl \rightarrow H^+ + Cl^-$$
(ácido clorhídrico)  (ion hidrógeno)  (ion cloruro)

Una **base** es una sustancia química que suele tener un ion hidróxido ($OH^-$), el cual puede aceptar un ion hidrógeno. A la base también se le conoce como álcali. El hidróxido de sodio, que libera ion hidróxido en solución, es ejemplo de una base:

$$NaOH \rightarrow Na^+ + OH^-$$
(hidróxido de sodio)  (ion sodio)  (ion hidróxido)

Una reacción entre un ácido y una base produce una sal, como el cloruro de sodio:

$$HCl + NaOH \rightarrow NaCl + H_2O$$

## Escala pH

Entre mayor sea la concentración de iones hidrógeno en una solución, más grande será la acidez de tal solución. Entre mayor sea la concentración de ion hidróxido ($OH^-$), más grande será la alcali-

**Recuadro 2-1** Una mirada de cerca

## Uniones de hidrógeno: fortaleza en los números

En contraste con las uniones covalentes, que agrupan a los átomos, las uniones de hidrógeno agrupan a las moléculas. Las uniones de hidrógeno son más débiles que las uniones iónicas o covalentes —de hecho, sirven más como "atracción" entre moléculas. Mientras que las uniones iónicas y covalentes se basan en la transferencia o compartición de electrones, las uniones de hidrógeno forman puentes entre dos moléculas. Se forma una unión de hidrógeno cuando un átomo de hidrógeno ligeramente positivo es atraído hacia un átomo ligeramente negativo en otra molécula. Aunque se cree que la unión sencilla de hidrógeno es débil, muchas uniones de hidrógeno entre dos moléculas pueden ser fuertes.

Las uniones de hidrógeno mantienen unidas a las moléculas de agua, con el átomo de hidrógeno ligeramente positivo en una molécula que atrae a un átomo de oxígeno ligeramente negativo en el otro lado. Muchas de las propiedades únicas del agua se deben a su capacidad para formar uniones de hidrógeno. Por ejemplo, las uniones de hidrógeno mantienen el agua líquida en un amplio rango de temperaturas, lo cual confiere un medio constante para las células corporales.

Las uniones de hidrógeno se forman no sólo entre moléculas sino también entre grandes moléculas. Las uniones de hidrógeno entre regiones de la misma molécula hacen que se doblen y enro-

llen en una forma específica, como en el proceso que crea la estructura tridimensional de las proteínas. Debido a que la estructura de la proteína determina su función en el cuerpo, las uniones de hidrógeno son esenciales para la actividad proteínica.

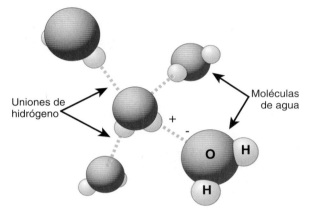

Uniones de hidrógeno

Moléculas de agua

**Uniones de hidrógeno.** Las uniones que aquí se muestran mantienen unidas a las moléculas de agua.

nidad de tal solución. Con base en los cambios en el equilibrio de iones en la solución, mientras la concentración de iones hidrógeno aumenta, la concentración de iones hidróxido disminuye. En forma inversa, mientras la concentración de iones hidróxido aumenta, la concentración de iones hidrógeno disminuye.

La acidez y la alcalinidad se indican mediante unidades pH, que representan las concentraciones relativas de iones hidrógeno e hidróxido en una solución. Las unidades pH se enlistan en una escala del 0 al 14, en la que el 0 es lo más ácido y el 14 lo más básico (fig. 2-5). Un pH de 7.0 es neutro. A un pH de 7.0, la solución tiene un número igual de iones hidrógeno e hidróxido. El agua pura tiene pH de 7.0. Las soluciones que tienen menos de 7.0 son ácidas; aquellas por arriba de 7.0 son alcalinas (básicas).

Debido a que la escala pH se basa en múltiplos de 10, cada unidad pH en la escala representa un cambio de 10 (por 10) en el número de iones hidrógeno e hidróxido presentes. Una solución que registra 5.0 en la escala tiene 10 veces el número de iones hidrógeno que otra que registra 6.0. La solución con pH 5.0 también tiene una décima parte del número de iones hidróxido que la solución con pH 6.0. Una solución con pH de 9.0 tiene una décima parte de iones hidrógeno y 10 veces el número de iones hidróxido que una que registra 8.0. Por ello, entre más bajo es el pH, mayor será la acidez, y mientras más alto sea éste, mayor será la alcalinidad.

La sangre y otros líquidos corporales están cercanos a la neutralidad, aunque son ligeramente alcalinos, con un rango

de pH de 7.35 a 7.45. La orina tiene en promedio un pH de 6.0, aunque puede variar desde 4.6 a 8.0, dependiendo de las condiciones orgánicas y la dieta. La figura 2-5 muestra el pH de algunas sustancias comunes.

Debido a que los líquidos corporales se localizan en el extremo alcalino de la neutralidad, el cuerpo puede estar en un estado de relativa acidez incluso si el pH no cae por debajo de 7.0. Por ejemplo, si el pH cae por debajo de 7.35 pero es mayor de 7.0, esto se considera un estado de acidez conocido como *acidosis*. Por ello, dentro de este reducido margen, la acidez fisiológica difiere de la acidez que define la escala de pH.

Un aumento en el pH por arriba de 7.45 se denomina *alcalosis*. Cualquier desviación en la lectura del pH por arriba o por debajo del rango normal puede ser peligrosa e incluso mortal.

## Amortiguadores (*buffers*)

Para que una persona esté sana debe existir un delicado equilibrio entre los estrechos márgenes de acidez y alcalinidad de sus líquidos corporales. Este estado químico de equilibrio se mantiene en gran parte por la presencia de **amortiguadores** (*buffers*). Las sustancias químicas que sirven como amortiguadores forman un sistema que evita cambios agudos en la concentración del ion hidrógeno y con ello mantiene un pH relativamente constante. Los amortiguadores son importantes para mantener una estabilidad del pH en los líquidos corpora-

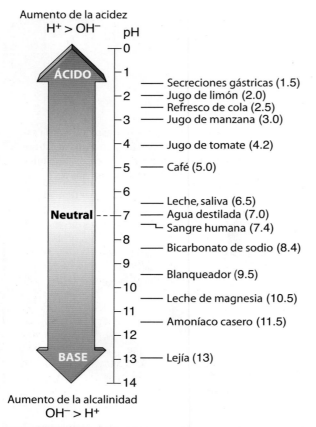

Aumento de la acidez
H⁺ > OH⁻

Aumento de la alcalinidad
OH⁻ > H⁺

**Figura 2-5**    **Escala de pH.** El grado de acidez o alcalinidad se muestra en unidades pH. Esta escala señala el pH de algunas sustancias comunes. **[ACERCAMIENTO ➤** ¿Qué pasa con la cantidad de ion hidróxido (OH-) presente en una solución cuando la cantidad de ion hidrógeno (H⁺) aumenta?]

les. Para más información acerca de líquidos corporales, pH y amortiguadores, consulte el capítulo 21.

**PUNTO DE REVISIÓN 2-8** ➤ La escala de pH se utiliza para medir la acidez o alcalinidad de los líquidos. ¿Qué cifra es neutral en esta escala? ¿Qué tipo de compuesto se mide más bajo que su número? ¿Y más alto?

**PUNTO DE REVISIÓN 2-9** ➤ ¿Qué es un amortiguador?

# Isótopos y radiactividad

Los elementos pueden existir en diversas formas, a cada una de las cuales se le llama **isótopo**. Estas formas son similares en el número de protones y electrones, pero difieren en sus pesos atómicos debido a la diferencia en número de sus neutrones en el núcleo. Por ejemplo, la forma más frecuente de oxígeno tiene 8 protones y 8 neutrones en el núcleo, lo que le da al átomo un peso atómico de 16 unidades de masa atómica; sin embargo, hay algunos isótopos de oxígeno con sólo 6.7 neutrones en el núcleo y otros con 9 a 11 neutrones. Los isótopos de oxígeno tienen un rango en peso de 14 a 19 unidades de masa atómica.

Algunos isótopos son estables y mantienen características constantes. Otros se desintegran (se deshacen) y desprenden rayos de partículas atómicas. A tales isótopos se les llama **radiactivos**. Estos elementos radiactivos pueden ocurrir en forma natural, como es el caso de isótopos de elementos muy pesados como el radio y el uranio. Otros pueden ser producidos en forma artificial al colocar los átomos de elementos más ligeros, no radiactivos, en aceleradores que aplastan sus núcleos en conjunto.

## Uso de isótopos radiactivos

Los rayos emitidos por algunos elementos radiactivos, también llamados *radioisótopos*, se usan en el tratamiento del cáncer debido a que tienen la capacidad de penetrar y destruir tejidos. La radioterapia (tratamiento con radiación) se administra por medio de aparatos capaces de liberar partículas destructoras de tumores. La sensibilidad de las células jóvenes, que se dividen en un cáncer en crecimiento, permite una destrucción selectiva de estas células anormales con un daño mínimo a las células normales. Los instrumentos modernos de radiación producen enormes cantidades de energía (en rangos de millones de electrones-volt) y pueden destruir incluso cánceres profundos sin causar reacciones graves en la piel.

En el tratamiento con radiación, un isótopo radiactivo, como el cobalto 60, se sella en un cilindro de acero inoxidable y se monta sobre un brazo o grúa. Entonces se dirigen haces de radiactividad a través de una pequeña ventana hacia el área tratada. También se usan implantes que contienen isótopos radiactivos en forma de agujas, semillas o tubos para el tratamiento de distintos tipos de cáncer.

Además de sus valores terapéuticos, la radiación se usa en forma amplia para el diagnóstico. Los rayos X penetran los tejidos y producen una imagen de su interior sobre una placa fotográfica. El yodo radiactivo y otros "marcadores" que se toman por vía oral o son inyectados al torrente sanguíneo, se usan para diagnosticar alteraciones de algunos órganos, como la glándula tiroides (v. recuadro 2-2, Marcadores radiactivos: la medicina se hace nuclear). El personal de salud debe tomar rigurosas precauciones para protegerse a sí mismos y a sus pacientes cuando utilizan radiación para diagnóstico o tratamiento, debido a que los rayos pueden destruir tejidos tanto enfermos como sanos.

**PUNTO DE REVISIÓN 2-10** ➤ Algunos isótopos son estables; otros se desintegran y desprenden rayos de partículas atómicas. ¿Qué palabra se usa para describir los isótopos que desprenden radiación?

# Química de la materia viva

De los 92 elementos que existen en la naturaleza, sólo 26 se encuentran en los seres vivos. La mayoría son elementos de peso ligero. No todos están presentes en grandes cantidades. El hidrógeno, oxígeno, carbono y nitrógeno constituyen el 96 % del peso corporal (fig. 2-6). Nueve elementos adicionales —calcio, sodio, potasio, fósforo, sulfuro, cloro, magnesio, hierro y yodo— constituyen 4 % restante de los elementos

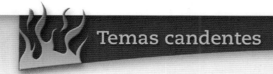

**Recuadro 2-2** **Temas candentes**

## Marcadores radiactivos: la medicina se hace nuclear

Al igual que la radiografía, la tomografía computarizada, y la resonancia magnética, la **medicina nuclear** ofrece una opción no invasiva de mirar el interior del cuerpo. Al ser una excelente herramienta diagnóstica, la medicina nuclear muestra no sólo detalles estructurales sino también información acerca del funcionamiento corporal. La medicina nuclear puede diagnosticar cáncer, accidente vascular cerebral y cardiopatías, antes que cualquiera de las técnicas que sólo ofrecen información estructural.

La medicina nuclear utiliza **radioisótopos**, sustancias radiactivas que son absorbidas por órganos específicos. Por ejemplo, el yodo radiactivo se usa para visualizar la glándula tiroides, la cual absorbe más yodo que cualquier otro órgano. Después de que el paciente ingiere, inhala o recibe por inyección un radioisótopo, un dispositivo llamado cámara gamma detecta al radioisótopo en el órgano estudiado y produce una imagen, la cual se usa para establecer un diagnóstico. Los radioisótopos se desintegran y eliminan por medio de la orina o heces, por lo que salen del cuerpo sin demora. La exposición del paciente a radiación en la medicina nuclear se considera menor a la que se produce con las radiografías o la tomografía computarizada.

Existen tres técnicas de medicina nuclear: la **tomografía por emisión de positrones**, PET), la **gammagrafía ósea** y la **prueba de esfuerzo cardiaco con talio**. La PET con frecuencia se utiliza para evaluar la actividad cerebral al medir el uso de glucosa radiactiva por parte del cerebro. La PET puede revelar tumores cerebrales, ya que las células tumorales con frecuencia son metabólicamente más activas que las células normales y por ello absorben más radioisótopos. La gammagrafía ósea detecta radiación de un radioisótopo absorbido por el tejido óseo a un índice metabólico anormalmente elevado, como en un tumor óseo. La prueba de esfuerzo cardíaco con talio se usa para diagnosticar enfermedad cardíaca (cardiopatía). Un técnico en medicina nuclear inyecta al paciente con talio radiactivo y una cámara gamma delinea el corazón durante el ejercicio y el reposo. Al comparárseles, los dos grupos de imágenes ayudan a evaluar el flujo de sangre en el corazón trabajando o "estresado".

---

del cuerpo. Los 13 restantes, incluyendo zinc, selenio, cobre, cobalto, cromo y otros, están presentes en cantidades extremadamente bajas y totalizan 0.1 % del peso corporal.

## Compuestos orgánicos

Los compuestos químicos que caracterizan a los seres vivos se llaman **compuestos orgánicos**. Todos ellos contienen el elemento **carbono**. Debido a que el carbono puede combinarse con una gran variedad de elementos e incluso puede unirse a otros átomos de carbono para formar cadenas largas, la mayoría de los compuestos orgánicos consiste de moléculas grandes y complejas. La fécula contenida en las papas, la grasa de los tejidos, las hormonas y muchos fármacos son ejemplos de compuestos orgánicos. Estas grandes moléculas con frecuencia se forman a partir de moléculas más simples llamadas *elementos constitutivos*, los cuales se unen en cadenas largas.

Los principales tipos de compuestos orgánicos son los carbohidratos, los lípidos y las proteínas. (Otra categoría, los ácidos nucleicos, importantes en funciones celulares, se analizan en el cap. 3.) Todos estos compuestos orgánicos contienen carbono, hidrógeno y oxígeno como ingredientes principales.

Los carbohidratos, los lípidos y las proteínas, además de los minerales y las vitaminas, deben ser parte de una dieta normal. Estos compuestos se detallan en los capítulos 19 y 20.

**PUNTO DE REVISIÓN 2-11** ➤ ¿En dónde se encuentran los compuestos orgánicos?

**PUNTO DE REVISIÓN 2-12** ➤ ¿Qué elemento es la base de la química orgánica?

**CARBOHIDRATOS** Las unidades básicas de los carbohidratos son azúcares simples o **monosacáridos** (fig. 2-7 A). La **glucosa**, azúcar simple que circula en la sangre como nutrimento para las células, es ejemplo de un monosacárido. Dos azúcares simples pueden unirse para formar un **disacárido** (fig. 2-7 B), como es el caso de la sacarosa, o azúcar de mesa. Los carbohidratos más complejos, o **polisacáridos**

Oxígeno 65 %

Carbono 18.5 %

Hidrógeno 9.5 %

Nitrógeno 3 %

Otros 4 %

**Figura 2-6** **Composición química del cuerpo por peso.**

**Glucosa** (dextrosa)

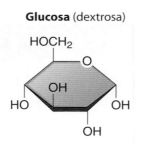

**A** Monosacárido

**Sacarosa** (azúcar de mesa)

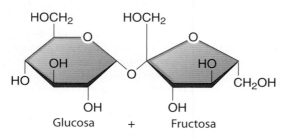

Glucosa + Fructosa

**B** Disacárido

**Glucógeno**

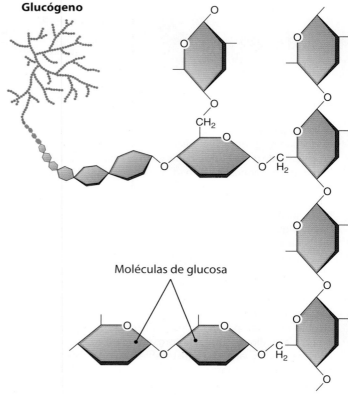

Moléculas de glucosa

**C** Polisacárido

**Figura 2-7** **Ejemplos de carbohidratos.** Un monosacárido **A)** es un azúcar simple. Un disacárido **B)** consiste de dos azúcares simples unidos, mientras que un polisacárido **C)** son varios azúcares simples unidos en cadenas. [**ACERCAMIENTO** ➤ ¿Cuáles son los elementos constitutivos de disacáridos y polisacáridos?]

(fig. 2-7 C), consisten de varios azúcares simples unidos con múltiples cadenas laterales. Ejemplos de polisacáridos son la fécula, que se fabrica en las células vegetales, y el glucógeno, una forma de almacenamiento de glucosa que se encuentra en las células del hígado y del músculo esquelético. Los carbohidratos en forma de azúcares y almidones son fuentes alimentarias importantes de energía.

**LÍPIDOS** Los **lípidos** son una clase de compuestos orgánicos que se encuentran en el cuerpo humano como grasa. Las grasas aíslan el cuerpo y protegen a los órganos internos. Además, las grasas son la forma principal en la que se almacena energía.

Las grasas simples se producen a partir de una sustancia llamada **glicerol**, comúnmente conocida como glicerina, en combinación con ácidos grasos (fig. 2-8 A). Un ácido graso se fija a cada uno de los tres átomos de carbono en el glicerol y estas grasas simples se describen como **triglicéridos**. Los **fosfolípidos** son lípidos complejos que contienen el elemento fósforo. Entre otras funciones, los fosfolípidos constituyen una parte importante de la membrana que rodea a las células vivas. Los **esteroides** son lípidos que contienen anillos de átomos de carbono; incluyen al **colesterol**, otro componente de las membranas celulares (fig. 2-8 B), a las hormonas esteroides, como el cortisol, producido por la glándula suprarrenal,

y a las hormonas sexuales, como la testosterona producida por los testículos, y los estrógenos y progesterona, producidos por los ovarios.

**PROTEÍNAS** Todas las **proteínas** contienen, además de carbono, hidrógeno y oxígeno, el elemento **nitrógeno**. También pueden contener sulfuro o fósforo. Las proteínas son los materiales estructurales del cuerpo y se encuentran en el músculo, hueso y tejido conjuntivo. También constituyen los pigmentos que dan color al pelo, los ojos y la piel. Son las proteínas las que hacen diferente a cada individuo.

Las proteínas están compuestas por elementos constitutivos llamados **aminoácidos** (fig. 2-9 A). Aunque en el cuerpo hay sólo cerca de 20 aminoácidos distintos, puede producirse un gran número de proteínas al unirse moléculas de diferentes tamaños en diversas combinaciones.

Cada aminoácido contiene un grupo ácido (COOH) y otro amino ($NH_2$), la parte de la molécula que contiene el nitrógeno. Muchos aminoácidos se unen para formar un polipéptido, el cual se configura con una forma especial. La cadena polipéptida se enrosca dentro de una hélice y puede entonces plegarse o doblarse dentro de sí misma. También pueden plegarse varias cadenas entre sí (v. fig. 2-9 B). La forma global de una proteína es importante para su función, como se puede apreciar en la actividad de las enzimas.

Glicerol

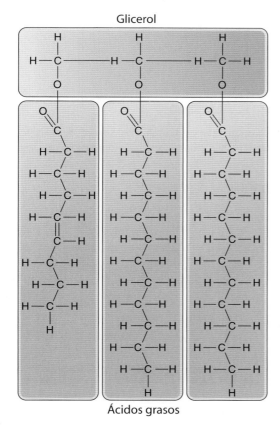

Ácidos grasos

**A** **Triglicérido (una grasa simple)**

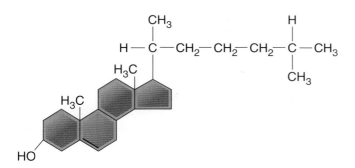

**B** **Colesterol (un esteroide)**

**Figura 2-8** **Lípidos. A)** Un triglicérido, una grasa simple, contiene glicerol combinado con tres ácidos grasos. **B)** El colesterol es un tipo de esteroide, un lípido que contiene anillos de átomos de carbono. **[ACERCAMIENTO ➤** ¿Cuántos átomos de carbono contiene el glicerol?]

**PUNTO DE REVISIÓN 2-13** ➤ ¿Cuáles son las tres principales categorías de compuestos orgánicos?

**ENZIMAS** Las **enzimas** son proteínas esenciales para el metabolismo. Sirven como **catalizadoras** en cientos de reacciones que se producen en el interior de las células. Sin estas catalizadoras, que aumentan la velocidad de las reac-

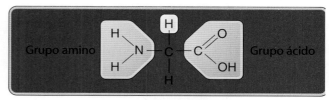

Aminoácido simple

**A**

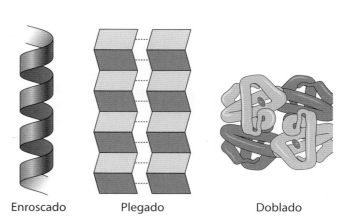

Enroscado      Plegado      Doblado

**B**

**Figura 2-9** **Proteínas. A)** Los aminoácidos son elementos constitutivos de las proteínas. **B)** Algunas formas de proteínas. **[ACERCAMIENTO ➤** ¿Qué parte de un aminoácido contiene nitrógeno?]

ciones químicas, el metabolismo no se produciría al ritmo que requiere la vida. Debido a que cada enzima funciona sobre una sustancia específica, o **sustrato,** y tiene sólo una función química específica, se requieren de diferentes enzimas. Como cualquier catalizador, las enzimas forman parte de reacciones sólo de manera temporal; no se consumen o cambian por la reacción. Por tanto, se requieren en muy pequeñas cantidades. Muchas de las vitaminas y minerales necesarios en la dieta son partes de enzimas.

La forma de una enzima es importante en su acción. Su forma debe coincidir con la del sustrato o sustratos con los que la enzima se combina, parecido a como una llave se ajusta a una cerradura. Este mecanismo llamado "llave-cerradura" se ilustra en la figura 2-10. Las condiciones rigurosas, como temperaturas o pH extremos, pueden alterar la forma de una enzima y con ello suspender su acción. La alteración de cualquier proteína que haga que no funcione más se conoce como **desnaturalización.** Este fenómeno siempre resulta dañino para las células.

A menudo es fácil reconocer el nombre de las enzimas debido a que, con pocas excepciones, terminan con el sufijo –*asa.* Ejemplos de ello: lipasa, proteasa y oxidasa. La primera parte del nombre suele referirse a la sustancia que actúa o al tipo de reacción en la que la enzima está relacionada.

**PUNTO DE REVISIÓN 2-14** ➤ Las enzimas son proteínas que actúan como catalizadores. ¿Qué son los catalizadores?

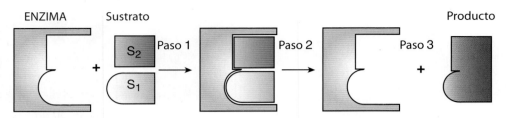

**Figura 2-10** **Diagrama de la acción de una enzima.** La enzima se combina con el sustrato 1 ($S_1$) y el sustrato 2 ($S_2$). Una vez que se ha formado un nuevo producto a partir de los sustratos, la enzima se libera sin cambios. **[ACERCAMIENTO ➤** ¿Cómo se compara la forma de la enzima antes de la reacción con su forma posterior?]

thePoint  Visite **thePoint** para ver una animación sobre enzimas.

## De vuelta a la enfermedad en contexto

### ➤ Margarita: de nuevo en equilibrio

"Buenos días Sra. Rodríguez. ¿Cómo se siente hoy?" preguntó Ángela.

"Mucho mejor, gracias," contestó Margarita. "Estoy muy agradecida de que mi nieta me haya encontrado a tiempo."

"Yo también me alegro," dijo Ángela. "Con la onda de calor que hemos tenido, la deshidratación es un grave problema. Las personas mayores son en especial sensibles a la deshidratación debido a que con la edad hay una disminución en la proteína del músculo, la cual contiene un poco de agua; además aumenta la grasa corporal, y ésta no tiene agua. Por ello, los adultos mayores no tienen la reserva de agua que tienen los jóvenes. Sin embargo," continuó diciendo Ángela, "al parecer usted está recuperándose. Sus electrólitos están regresando a la normalidad, y su presión arterial y frecuencia cardíaca son normales. El aumento en su producción de orina me indica que los demás órganos también se están recuperando."

"¿Eso quiere decir que ya me pueden quitar el suero?" preguntó Margarita.

"Bueno, déjeme verificar primero con su doctor," contestó Ángela, "pero cuando le retiren el suero tendremos que asegurarnos que usted tome suficientes líquidos."

Al final de esa larga jornada Ángela fue a los vestidores para cambiarse de ropa. Al cerrar su casillero recordó de nuevo a Margarita. Le asombró que la química pudiera haber causado un enorme impacto sobre todo el cuerpo de la paciente. Tomó su botella de agua, le dio un largo sorbo y salió a la calle a enfrentarse al calor abrasador.

En este caso, confirmamos que los profesionales de la salud deben tener un gran conocimiento de la química para entender cómo trabaja el organismo —en condiciones de salud o enfermedad. A medida que usted aprenda más acerca del cuerpo humano, puede regresar a este capítulo cuando le resulte necesario. Para más información acerca de los elementos que integran cada molécula simple dentro del cuerpo, véase el apéndice 3: Tabla Periódica de los Elementos, al final de este libro.

# Resumen

I. **ELEMENTOS** —Sustancias de las cuales está hecha toda la materia
   A. Átomos —subunidades de elementos
      1. Estructura atómica
         a. Protones —partículas con carga positiva en el núcleo
         b. Neutrones —partículas no cargadas en el núcleo
         c. Electrones —partículas con carga negativa en los niveles de energía alrededor del núcleo
      2. Niveles de energía —órbitas que mantienen a los electrones a distancias específicas del núcleo
         a. Valencia —número de electrones perdidos o ganados en las reacciones químicas

II. **MOLÉCULAS Y COMPUESTOS**
   A. Moléculas —combinaciones de dos o más átomos
   B. Compuestos —sustancias compuestas de diferentes elementos
   C. La importancia del agua —solvente; estable; esencial para el metabolismo
   D. Mezclas: soluciones y suspensiones
      1. Mezclas —combinación de dos o más sustancias
      2. Solución —sustancia (soluto) que se distribuye en forma uniforme en un solvente (p. ej., la sal en el agua); homogénea
      3. Suspensión —material compuesto de una mezcla con una base fija (p. ej., los glóbulos rojos en el plasma); heterogénea
      4. Coloide —partículas no disueltas pero que permanecen suspendidas (p. ej., citosol)

III. **UNIONES QUÍMICAS**
   A. Uniones iónicas —formadas por la transferencia de electrones desde un átomo a otro
      1. Electrólitos
         a. Sustancias con unión iónica
         b. Separados en solución dentro de partículas cargadas (iones); catión positivo y anión negativo
         c. Conducen corriente eléctrica
      2. Los iones en los líquidos corporales son importantes para un adecuado funcionamiento
   B. Uniones covalentes —formadas por compartición de electrones entre átomos
      1. No polar —compartición equitativa de electrones (p. ej., gas hidrógeno, $H_2$)
      2. Polar —compartición desigual de electrones (p. ej., agua, $H_2O$)

IV. **COMPUESTOS: ÁCIDOS, BASES Y SALES**
   A. Ácidos —donan iones hidrógeno
   B. Bases —aceptan iones hidrógeno
   C. Sales —formadas por la reacción entre ácido y base
   D. Escala pH
      1. Medida de la acidez o alcalinidad de una solución
      2. La escala va de 0 hasta 14
         a. 7 es neutral; por debajo de 7 es ácido; por arriba de 7 es alcalino (base)
   E. Amortiguador —mantiene el pH constante en una solución

V. **ISÓTOPOS Y RADIACTIVIDAD**
   A. Isótopos—formas de un elemento que difieren en pesos atómicos (número de neutrones)
      1. El isótopo radiactivo emite rayos de partículas atómicas
   B. Uso de isótopos radiactivos
      2. Tratamiento del cáncer
      3. Diagnóstico —marcadores, rayos X

VI. **QUÍMICA DE LA MATERIA VIVA**
   A. Compuestos orgánicos —todos contienen carbonos
      1. Carbohidratos (p. ej., azúcares, almidones); hechos con azúcares simples (monosacáridos)
      2. Lípidos (p. ej., grasas, esteroides); grasas hechas de glicerol y ácidos grasos
      3. Proteínas (p. ej., materiales estructurales, enzimas); hechas de aminoácidos
         a. Enzimas —catalizadores orgánicos

# Preguntas para estudio y revisión

## PARA FORTALECER LA COMPRENSIÓN

*Complete las frases*

**1.** Las unidades básicas de los elementos son _____.

**2.** El número atómico es el número de_____ en el núcleo del átomo.

**3.** Una mezcla de solutos disueltos en un solvente se llama _____.

**4.** La sangre tiene un pH de 7.35 a 7.45. El jugo gástrico tiene un pH de 2.0. El líquido más alcalino es _____.

**5.** A las proteínas que catalizan reacciones metabólicas se les llama _____.

*Correspondencia* > Relacione cada enunciado numerado con la frase que más se aproxime de las enlistadas con letra.

___ **6.** Un carbohidrato simple, como la glucosa

___ **7.** Un carbohidrato complejo, como el glucógeno

___ **8.** Un componente importante de las membranas celulares

___ **9.** Una hormona, como los estrógenos

___ **10.** Un elemento constitutivo básico de las proteínas

**a.** Polisacárido

**b.** Fosfolípido

**c.** Esteroide

**d.** Aminoácido

**e.** Monosacárido

*Opción múltiple*

___ **11.** Los glóbulos rojos que "flotan" en el plasma son un ejemplo de una mezcla llamada
**a.** Compuesto
**b.** Suspensión
**c.** Coloide
**d.** Solución

___ **12.** El compuesto más abundante en el cuerpo es
**a.** Carbohidratos
**b.** Proteínas
**c.** Lípidos
**d.** Agua

___ **13.** Un compuesto que libera iones cuando está en solución se llama
**a.** Solvente
**b.** Electrólito
**c.** Anión
**d.** Coloide

___ **14.** Una sustancia química capaz de donar iones de hidrógeno a otras sustancias se llama
**a.** Ácido
**b.** Base
**c.** Sal
**d.** Catalizador

___ **15.** Los compuestos orgánicos siempre contienen el elemento
**a.** Oxígeno
**b.** Carbono
**c.** Nitrógeno
**d.** Fósforo

## COMPRENSIÓN DE CONCEPTOS

**16.** Compare y contraste los siguientes términos:

   **a.** Elemento y átomo

   **b.** Molécula y compuesto

   **c.** Protón, neutrón y electrón

   **d.** Anión y catión

   **e.** Unión iónica y unión covalente

   **f.** Ácido y base

**17.** ¿Cuáles son algunas de las propiedades del agua que la hacen un medio ideal para las células vivas?

**18.** Explique la importancia de los iones en la estructura y función del cuerpo humano.

**19.** ¿Qué es el pH? Analice el papel de los amortiguadores para mantener la homeostasis de pH en el cuerpo.

**20.** Compare y contraste los carbohidratos y proteínas.

**21.** Describa tres diferentes tipos de lípidos.

**22.** Defina el término *enzima* y analice la relación existente entre estructura y función enzimáticas.

## PENSAMIENTO CONCEPTUAL

**23.** Con base en su entendimiento de ácidos y álcalis fuertes, ¿por qué el cuerpo debe mantener un pH cercano al neutral?

**24.** ¿Por qué necesitamos de enzimas, cuando suele usarse el calor para acelerar las reacciones químicas?

**25.** En el caso de Margarita, ella estaba hipotensa al llegar al hospital. Explique la relación entre la deshidratación y la baja presión arterial.

**26.** También en el caso de Margarita, se aplicó una solución acuosa de dextrosa al 5 % para rehidratarla. Mencione el soluto y el solvente de esta solución.

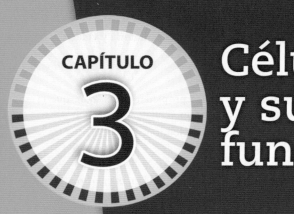

# CAPÍTULO 3

# Células y sus funciones

## Términos clave escogidos

Los siguientes términos, y otros que aparecen en **negritas** dentro del capítulo, se definen en el Glosario

ARN
cáncer
citología
citoplasma
cromosoma
difusión
DNA
endocitosis
fagocitosis
gen
interfase
isotónico
membrana plasmática
micrómetro
microscopio
mitocondria
mitosis
mutación
núcleo
nucleótido
organelo
ósmosis
ribosoma
transporte activo

## Objetivos de aprendizaje

Después de estudiar cuidadosamente este capítulo, será capaz de:

1. Enlistar tres tipos de microscopios que se usan para estudiar células
2. Describir la función y composición de la membrana plasmática
3. Describir el citoplasma de la células, incluyendo el nombre y función de sus principales organelos
4. Describir la composición, localización y función del ADN en la célula
5. Comparar la función de los tres tipos de ARN en las células
6. Explicar brevemente cómo las células producen proteínas
7. Mencionar y describir en forma sucinta las etapas de la mitosis
8. Definir ocho métodos por los cuales las sustancias entran y dejan las células
9. Explicar qué pasaría si las células se colocaran en una solución con concentraciones iguales o distintas a las de los líquidos celulares
10. Definir *cáncer*
11. Enlistar varios factores de riesgo para cáncer

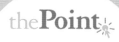

the**Point**

Consulte la página web para el material complementario de este capítulo

# La enfermedad en contexto

> ## El caso de Jaime: enfermedad cardíaca desde la perspectiva celular

El timbre sonó, señalando el final del tercer cuarto del juego de baloncesto, y las Águilas Doradas perdían por 10 puntos. Jaime golpeó el suelo con enojo —él no quería perder ante un grupo de contadores. Como era costumbre, debía mejorar su juego para poder compensar el resto del partido.

La actitud de Jaime en la cancha de baloncesto reflejaba lo que era él fuera de ésta. Trabajaba largas jornadas y mostraba poca tolerancia con quien no pudiera seguir su ritmo. Mucha gente lo consideraba un hombre exitoso —posee una hermosa casa y tiene un automóvil lujoso. Sin embargo, el cuerpo de Jaime no va de acuerdo con su estilo de vida; tiene sobrepeso, está fuera de forma y presenta presión arterial elevada. Sus vasos sanguíneos necesitaban alimentar sus células grasas (llamadas adipocitos), lo que hace que su corazón tenga que bombear con mayor intensidad para obligar a la sangre a entrar en los vasos. Debido a que la mayoría de sus células musculares cardíacas habían perdido su capacidad para replicarse a sí mismas (un proceso llamado mitosis), respondían sintetizando más proteínas contráctiles. Esto permitió a su músculo cardíaco contraerse con mayor fuerza, aunque a consecuencia de ello se engrosaron las paredes del corazón, lo cual, a largo plazo, hizo disminuir la eficacia del órgano.

La hipertensión arterial no era el único problema en el sistema cardiovascular de Jaime. El colesterol que consumía de una dieta rica en grasas le había formado "tapones," llamados placas, en las paredes de muchos de sus vasos sanguíneos. En su corazón, las placas grasosas se habían abultado dentro de las arterias coronarias, obstruyendo el flujo de sangre que llegaba a sus células del músculo cardíaco. Con los años, las arterias coronarias de Jaime habían compensado esta falta de oxígeno y nutrimentos por medio del surgimiento de nuevas ramas vasculares que rodeaban a las bloqueadas —puentes naturales, fabricados por el fenómeno de mitosis, los cuales restablecieron el flujo de sangre a las células cardíacas. En el mejor de los casos, el corazón de Jaime recibía apenas oxígeno y nutrimentos suficientes para cumplir con su función de enviar sangre a los tejidos. Ese día del juego de baloncesto, Jaime impuso a su corazón una demanda inusualmente elevada y empezó a tener dificultades para mantener el paso.

El timbre sonó de nuevo, señalando el inicio del último cuarto de juego. Con gran esfuerzo, Jaime ganó el salto inicial y su equipo comenzó a acercarse hacia la canasta de sus rivales. Él corría por el centro cuando cayó al suelo, sujetándose fuertemente el pecho; su sistema cardiovascular no era capaz de cumplir con las demandas que le hacía el músculo cardíaco. Jaime estaba sufriendo un ataque al corazón.

Como se verá más adelante, la deficiencia de oxígeno causó un daño irreparable a las células musculares cardíacas de Jaime. Al revisar el capítulo 3, tenga en cuenta que los fenómenos a nivel celular tienen repercusiones sobre la estructura y función de los tejidos, órganos e incluso el cuerpo en su totalidad.

## La función de las células

La **célula** es la unidad básica de toda la vida. Es la estructura más simple que muestra todas las características de vida, incluyendo organización, metabolismo, respuesta, homeostasis, crecimiento y reproducción. De hecho, es posible que una célula viva en forma independiente de otras células. Ejemplos de algunas de vida independiente son los microorganismos microscópicos, como los protozoarios y las bacterias, algunos de los cuales producen enfermedades. En un organismo multicelular, las células constituyen todos los tejidos. Todas las actividades del cuerpo humano, que está compuesto por billones de células, son resultado de las actividades de células individuales. Las células producen

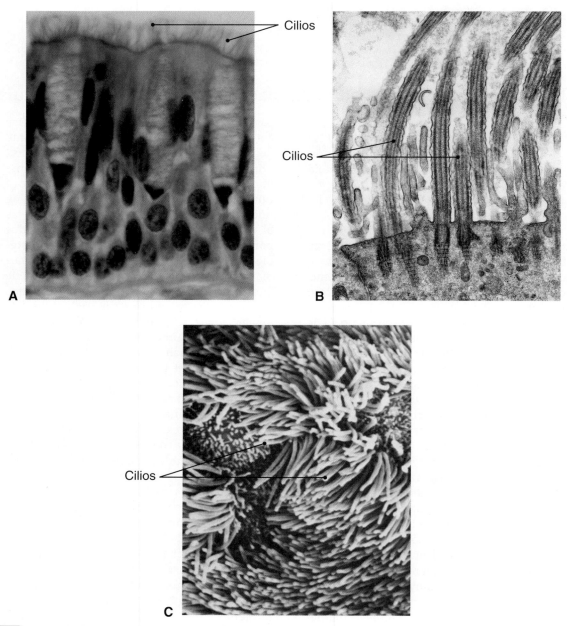

**Figura 3-1** **Cilios fotografiados con tres microscopios distintos A)** Cilios (proyecciones tipo pelo) en células que recubren la tráquea, vistos a la amplificación más alta, con un microscopio óptico compuesto (1000X) **B)** Cilios en el recubrimiento bronquial, vistos con un microscopio electrónico de transmisión. A esta amplificación mucho mayor se aprecian los componentes internos **C)** Cilios sobre células que recubren la trompa de Falopio, como se aprecia con este microscopio de barrido electrónico (7000X). Puede apreciarse una vista tridimensional. (A, reimpreso con autorización de Cormack DH, *Essential Histology*, 2ª ed. Philadelphia: Lippincott Williams & Wilkins, 2001; B, reimpreso con autorización de Quinton P, Martinez R, eds. *Fluid and Electrolyte Transport in Exocrine Glands in Cystic Fibrosis*. San Francisco: San Francisco Press, 1982; C, reimpreso con autorización de Hafez ESE. *Scanning Electron Microscopic Atlas of Mammalian Reproduction*. Tokyo: Igaku Shoin, 1975.)

**[ACERCAMIENTO ➤** ¿Cuál microscopio muestra la estructura más interna de los cilios? ¿Cuál muestra los cilios en tercera dimensión?**]**

todos los materiales fabricados dentro del organismo. El estudio de las células se llama **citología**.

> thePoint  Visite ***thePoint*** o para ver fotografías de la célula vista con microscopio electrónico

## Microscopios

Los contornos de las células fueron vistos por vez primera en tejidos de plantas secas, hace casi 350 años. Sin embargo, el estudio de su estructura interna mejoró al diseñarse el **microscopio**, un instrumento amplificador indispensable para examinar estructuras que no son visibles para el ojo humano. Las lentes para microscopio que se usaron a finales del siglo XVII fueron después reemplazados por el **microscopio óptico compuesto**, el cual se utiliza aún en la mayoría de los laboratorios. Este instrumento, que puede amplificar un objeto hasta 1000 veces, tiene dos lentes y usa una luz visible para iluminación. Un microscopio mas potente, el **microscopio electrónico de transmisión**, utiliza un haz de electrones en lugar de luz visible y puede ampliar una imagen hasta un millón de veces. Otro tipo de microscopio, el **microscopio de barrido electrónico**, no tiene tanta potencia (100,000×) y sólo muestra características de la superficie, pero ofrece imágenes tridimensionales del objeto. La figura 3-1 muestra algunas estructuras celulares vistas con cada uno de estos microscopios. Las estructuras son cilios—proyecciones cortas semejantes a pelo que se salen de las células y mueven los líquidos próximos. La unidad métrica usada para medición con microscopios es el **micrómetro**, antes llamado micrón. Esta unidad representa 1/1000 de un milímetro y se simboliza con la letra griega mu (μ), como μm.

Los científicos, antes de examinar células y tejidos bajo el microscopio, los colorean con sustancias especiales llamadas **tinciones** que ayudan a apreciar mejor los detalles. Estas tinciones producen la variedad de colores que se observan en las fotografías de células y tejidos tomadas mediante microscopios.

## Estructura celular

Al igual que la gente puede tener aspectos diferentes pero puntos en común —por ejemplo, dos ojos, una nariz y una boca— todas las células comparten ciertas características. Consulte la figura 3-2, que describe algunas de las partes que son comunes para la mayoría de las células animales. La tabla 3-1 resume información acerca de las principales partes de la célula.

## Membrana plasmática

El límite externo de la célula es la **membrana plasmática**, antes conocida como la *membrana celular* (fig. 3-3). La membrana plasmática no sólo encierra el contenido celular, sino también participa en muchas actividades de la célula, como el crecimiento, la reproducción y las interacciones entre células, y es especialmente importante para regular lo que entra y sale de ella. La sustancia principal de esta membrana es una doble capa de moléculas de lípidos, descrita como bicapa. Debido a que estos lípidos contienen el elemento fósforo se les llama **fosfolípidos**. Algunas moléculas de colesterol, otro tipo de lípido, se localizan entre los fosfolípidos. El colesterol fortalece a la membrana.

Diversas proteínas flotan dentro de la bicapa de lípidos. Algunas de estas proteínas se extienden a lo largo de la

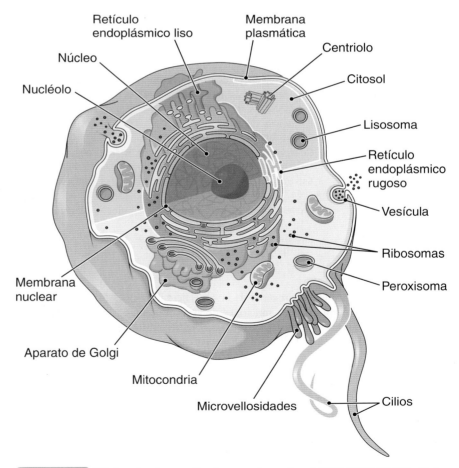

**Figura 3-2** **Célula animal generalizada, en corte seccional. [ACERCAMIENTO** ➤ ¿Qué está anexo al retículo endoplásmico que lo hace ver rugoso? ¿Cómo se le llama al líquido que es parte del citoplasma?]

| Tabla 3-1 | Partes de la célula | |
|---|---|---|
| **Nombre** | **Descripción** | **Función** |
| Membrana plasmática | Capa externa de la célula; compuesta principalmente de lípidos y proteínas | Encierra el contenido de la célula; regula lo que entra y sale de la célula; participa en muchas actividades, como el crecimiento, reproducción e interacciones entre células |
| Microvellosidades | Extensiones cortas de la membrana celular | Absorben material dentro de la célula |
| Núcleo | Organelo grande y oscuro, cercano al centro de la célula y compuesto de ADN y proteínas | Contiene los cromosomas, las unidades de herencia que dirigen todas las actividades celulares |
| Nucléolo | Pequeño cuerpo en el núcleo; compuesto de ARN, ADN y proteínas | Produce ribosomas |
| Citoplasma | Suspensión coloidal que llena la célula desde la membrana nuclear a la membrana plasmática | Sitio de muchas actividades celulares; consiste de citosol y organelos |
| Citosol | Parte líquida del citoplasma | Rodea a los organelos |
| Retículo endoplásmico | Red de membranas dentro del citoplasma. El retículo endoplásmico rugoso tiene ribosomas adheridos; el retículo endoplásmico liso no los tiene. | El retículo endoplásmico rugoso ordena proteínas y las forma dentro de compuestos más complejos; el retículo endoplásmico está relacionado con la síntesis de lípidos |
| Ribosomas | Pequeños cuerpos en el citoplasma o adheridos al retículo endoplásmico; compuestos de ARN y proteínas | Producen proteínas |
| Mitocondria | Organelos grandes que contienen membranas plegadas | Convierte energía a partir de nutrimentos dentro del ATP |
| Aparato de Golgi | Capas de membranas | Produce compuestos que contienen proteínas; ordena y prepara estos compuestos para transportarlos a otras partes de la célula o fuera de ésta |
| Lisosomas | Pequeños sacos de enzimas digestivas | Sustancias digestivas en el interior de la célula |
| Peroxisomas | Organelos adheridos a la membrana que contienen enzimas | Desintegran sustancias peligrosas |
| Vesículas | Pequeños sacos unidos a la membrana en el citoplasma | Almacenan y mueven materiales en bloques, dentro y fuera de la célula |
| Centriolos | Cuerpos de forma redonda (habitualmente dos) cercanos al núcleo | Ayudan a separar los cromosomas durante la división celular |
| Proyecciones de superficie | Estructuras que se extienden a partir de las células | Mueven la célula o los líquidos alrededor de la célula |
| Cilios | Proyecciones cortas, semejantes a pelos, que surgen de la célula | Mueven los líquidos alrededor de la célula |
| Flagelo | Extensión larga, con apariencia de látigo, que surge de la célula | Mueve la célula |

membrana, y otras se localizan cerca de la superficie interior o exterior de la membrana. Las funciones de estas proteínas se darán a conocer en capítulos posteriores, pero se enlistan junto con sus funciones (tabla 3-2):

■   Canales —poros en la membrana que permiten que entren o salgan sustancias específicas. Ciertos iones viajan a través de los canales en la membrana.

■   Transportadores —trasladan sustancias de un lado a otro de la membrana. Por ejemplo, la glucosa es llevada al interior de las células por medio de transportadores.

■   Receptores —puntos de inserción para materiales que llegan a la célula en la sangre o líquidos tisulares. Por

ejemplo, algunas hormonas deben adherirse a receptores sobre la superficie celular antes de actuar sobre la célula, como se describe en el capítulo 12 (sistema endocrino).

■   Enzimas —participan en reacciones que ocurren en la membrana plasmática.

■   Enlazadores —dan estructura a la membrana y ayudan a que las células se adhieran unas con otras.

■   Marcadores de identidad celular —proteínas únicas para las células de cada individuo. Son importantes en el sistema inmunitario y son factor en el trasplante de tejidos de una persona a otra.

Los carbohidratos están presentes en pequeñas cantidades en la membrana plasmática, combinados ya sea con proteínas (gluco-

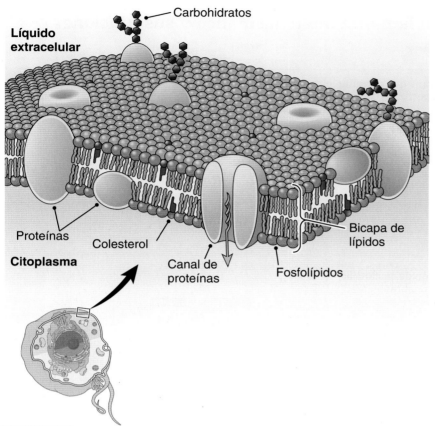

Líquido extracelular

Carbohidratos

Proteínas

Colesterol

Citoplasma

Canal de proteínas

Fosfolípidos

Bicapa de lípidos

**Figura 3-3** **Membrana plasmática.** Esta ilustración muestra el concepto actual de su estructura. **[ACERCAMIENTO ➤** ¿Cuántas capas constituyen la sustancia principal de la membrana plasmática?**]**

proteínas) o con lípidos (glucolípidos). Estos carbohidratos ayudan a las células a reconocerse entre ellas y a que se mantengan unidas.

En algunas células, la membrana plasmática se desdobla en pequeñas proyecciones múltiples llamadas microvellosidades, las cuales aumentan el área de superficie de la membrana, permitiéndole una mayor absorción de materiales desde el medio celular, de manera similar a una esponja que absorbe agua. Las microvellosidades se encuentran sobre las células que recubren al intestino delgado, desde donde promueven la absorción de alimentos digeridos hacia la circulación. También se les encuentra en las células de los riñones, de donde reabsorben materiales que han sido filtrados fuera de la sangre.

**PUNTO DE REVISIÓN** **3-3** ➤ El límite externo de la célula es una membrana compleja. ¿Cuál es la principal sustancia de esta membrana y cuáles son los tres tipos de materiales que se encuentran en su interior?

## Núcleo

Al igual que el cuerpo tiene diferentes órganos para desempeñar funciones especiales, la célula contiene estructuras especializadas para realizar tareas distintas. Estas estructuras son los **organelos**, palabra que significa "pequeños órganos". El más grande de los organelos es el **núcleo**.

Al núcleo con frecuencia se le llama *el centro de control* de la célula debido a que contiene los **cromosomas**, las unidades filiformes de la herencia que se pasan de los padres a su descendencia. Esta información contenida en los cromosomas gobierna todas las actividades de la célula, como se describirá más adelante en este capítulo. La mayor parte del tiempo los cromosomas se distribuyen holgadamente a lo largo del núcleo, dando uniformidad al organelo y su apariencia oscura cuando se tiñe y se examina bajo el microscopio (v. fig. 3-2). Sin embargo, cuando se divide la célula, los cromosomas se cierran y ofrecen una apariencia filiforme.

Dentro del núcleo hay un pequeño glóbulo llamado **nucléolo**, palabra que significa "pequeño núcleo." Su trabajo es armar ribosomas, pequeños cuerpos exteriores al núcleo que están relacionados con la producción de proteínas.

## Citoplasma

Los organelos restantes son parte del **citoplasma**, el material que llena la célula desde la membrana nuclear a la membrana plasmática. La parte líquida del citoplasma es el **citosol**, una suspensión de agua que contiene nutrimentos, minerales, enzimas y otros materiales especializados. Aquí se describen los principales organelos (v. tabla 3-1).

El **retículo endoplásmico** es una red de membranas localizada entre la membrana nuclear y la membrana plasmática. Su nombre significa literalmente "red" (retículo) "dentro del citoplasma" (endoplásmico), pero para simplificarlo, casi siempre se le denomina simplemente como **RE**. En algunas áreas el RE parece tener una superficie plana y se le describe como *RE liso*. Este tipo de retículo endoplásmico se relaciona con la síntesis de lípidos. En otras partes tiene una superficie gruesa y asimétrica, lo cual hace que se le llame *retículo endoplásmico rugoso*. La textura del RE rugoso se debe a unos pequeños cuerpos llamados **ribosomas**, que se adhieren a su superficie. Los ribosomas son necesarios para la producción de proteínas, como se describe más adelante; están adheridos al RE o se encuentran libres en el citoplasma.

**PUNTO DE REVISIÓN** **3-4** ➤ ¿Qué son los organelos celulares?

**PUNTO DE REVISIÓN** **3-5** ➤ ¿Por qué se le llama al núcleo el centro de control de la célula?

 **thePoint** Visite *thePoint* para ver una animación sobre las funciones de las proteínas en la membrana plasmática

## Tabla 3-2 — Proteínas en la membrana plasmática y sus funciones

| Tipo de proteína | Función | Ilustración |
|---|---|---|
| Canales | Poros en la membrana que permiten el paso de sustancias específicas, como los iones | |
| Transportadores | Trasladan sustancias, como la glucosa, a través de la membrana | |
| Receptores | Permiten la adhesión de sustancias, como las hormonas, a la membrana | |
| Enzimas | Participan en reacciones en la superficie de la membrana | |
| Enlazadores | Dan estructura a la membrana y ayudan a que las células se adhieran unas con otras | |
| Marcadores de identidad celular | Proteínas únicas para las células de cada individuo; son importantes en el sistema inmunitario y en el trasplante de tejidos de una persona a otra | |

Las **mitocondrias** son grandes organelos en forma redonda o de frijol, con membranas plegadas en su interior. Dentro de la mitocondria la energía de los nutrimentos se convierte en energía para la célula en forma de ATP. La mitocondria es la "central de energía" de la célula. Las células activas, como las del músculo o los espermatozoides, requieren gran cantidad de energía y por ello tienen gran número de mitocondrias.

Otro organelo en una célula típica es el **aparato de Golgi** (también llamado complejo de Golgi), una pila de sacos membranosos relacionados con el ordenamiento y modificación de proteínas, las cuales empaquetan para exportarlas desde la célula.

Varios tipos de organelos tienen la apariencia de pequeños sacos en el citoplasma; estos incluyen a los **lisosomas**, que contienen enzimas digestivas. Los lisosomas eliminan de la célula materiales extraños y de desecho. También se les relaciona con la destrucción de células viejas y dañadas, función necesaria para reparar y remodelar los tejidos. Los **peroxisomas** tienen enzimas que destruyen sustancias peligrosas producidas durante el metabolismo (v. recuadro 3-1, Lisosomas y peroxisomas: reciclaje celular). Las **vesículas** son pequeños sacos rodeados de membranas que se usan para almacenaje. Pueden ser usados para mover materiales dentro o fuera de la célula, como se describe más adelante.

Los **centriolos** son cuerpos con forma redonda cercanos al núcleo que actúan en la división celular. Ayudan a organizar a la célula y dividen los contenidos de ésta durante este proceso.

## Organelos de superficie

Algunas células tienen estructuras que se proyectan desde su superficie y se usan para el movimiento. Los **cilios** son pequeñas proyecciones semejantes a pelos que se agitan, creando movimientos de los líquidos que rodean a la célula. Por ejemplo, las células que revisten los conductos del tracto respiratorio tienen cilios que retiran impurezas del sistema. Las células ciliadas en el aparato reproductivo femenino mueven los óvulos a lo largo de la trompa de Falopio hacia el útero.

Las extensiones largas y filiformes de la célula se denominan **flagelos**. El único tipo de célula en el cuerpo humano que tiene un flagelo es el espermatozoide; cada uno de ellos tiene un flagelo que lo impulsa hacia el óvulo en el aparato reproductivo de la mujer.

## Diversidad celular

Aunque todas las células tienen similitudes fundamentales, de manera individual pueden variar en su composición, forma y tamaño, según su función. El tamaño celular promedio es de 10 a 15 μm, aunque su rango va de 7 μm de los glóbulos rojos, a 200 μm o más de las células musculares.

La forma de la célula guarda relación con su función (fig. 3-4). Una neurona (célula nerviosa) tiene fibras largas que transmiten energía eléctrica de un lugar a otro en el sistema nervioso. Las células en sus capas superficiales tienen una forma modificada que cubre y protege a los tejidos que están debajo. Los glóbulos rojos son pequeños y redondos, lo cual les permite deslizarse a lo largo de los vasos sanguíneos delgados. También tienen una fina membrana externa que permite el paso de gases dentro y fuera de la célula. A medida que los glóbulos rojos maduran, pierden su núcleo y la mayoría de los otros organelos, lo que les permite acarrear cantidades importantes de oxígeno.

Aparte de cilios y flagelos, la mayoría de las células humanas tiene todos los organelos antes descritos. Sin embargo, éstos pueden variar en número. Por ejemplo, las células productoras de lípidos tienen cuantiosos RE lisos. Las células que secretan proteínas tienen muchos ribosomas y un notable aparato de Golgi. Todas las células activas tienen muchas mitocondrias para producir el ATP necesario para la energía.

**PUNTO DE REVISIÓN 3-6** ➤ ¿Cuáles son los dos tipos de organelos que se utilizan para el movimiento, y qué apariencia tienen?

# Síntesis de proteínas

Debido a que las moléculas de proteínas juegan un papel indispensable en la estructura y función del organismo, es necesario identificar las sustancias celulares que dirigen la producción de proteínas. Como se señaló antes, las unidades hereditarias que gobiernan a la célula son los cromosomas en el núcleo.

---

**Recuadro 3-1** 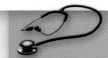 Perspectivas clínicas

## Lisosomas y peroxisomas: reciclaje celular

Dos organelos que juegan un papel vital en la eliminación y reciclaje son los lisosomas y los peroxisomas. Los **lisosomas** contienen enzimas que desdoblan carbohidratos, lípidos, proteínas y ácidos nucleicos. Estas poderosas enzimas deben mantenerse dentro del lisosoma debido a que digerirían la célula si se escaparan. En un proceso llamado **autofagia**, la célula usa lisosomas para reciclar estructuras celulares con seguridad, fusionando y desintegrando organelos externos. Los componentes digeridos regresan al citoplasma para ser reciclados. Los lisosomas también reducen material extraño, al igual que las células llamadas **fagocitos** engullen bacterias y usan lisosomas para destruirlas. La célula también puede usar lisosomas para digerirse a sí misma durante la **autólisis**, una parte normal del desarrollo. Las células que no crecen lo suficiente deben ser "autodestruidas" liberando enzimas lisosómicas dentro de su propio citoplasma.

Los **peroxisomas** son pequeños sacos membranosos que semejan lisosomas, pero contienen diferentes tipos de enzimas. Rompen sustancias tóxicas que pueden entrar a la célula, como drogas y alcohol, pero su función más importante es desdoblar radicales libres. Estas sustancias son subproductos de reacciones metabólicas normales, pero pueden matar a la célula si no son neutralizadas por los peroxisomas.

Si los lisosomas o peroxisomas son incapaces de cumplir su función, surgen alteraciones. En la enfermedad de Tay-Sachs, los lisosomas de las células nerviosas pierden una enzima que desdobla cierto tipo de lípidos. Estos lípidos se forman dentro de las células, causando disfunción que lleva a daño cerebral, ceguera y muerte. La enfermedad también puede presentarse si los lisosomas y peroxisomas funcionan cuando no deben hacerlo. Algunos investigadores creen en este caso que hay una enfermedad autoinmunitaria, en la cual el cuerpo desarrolla una respuesta inmunitaria a sus propias células. Los fagocitos engullen a las células y los lisosomas las destruyen. Además, las células también pueden autodestruirse por medio del fenómeno llamado autólisis. La artritis reumatoide es un ejemplo de ello.

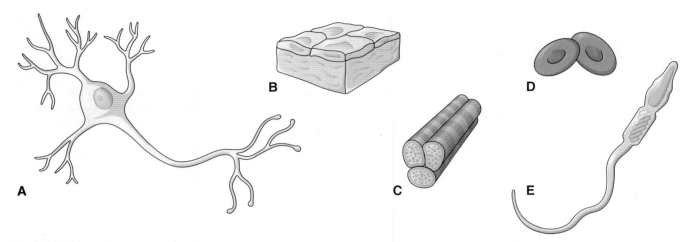

**Figura 3-4** **Diversidad celular**. Las células varían en su estructura según su función **A)** Una neurona tiene largas extensiones que recogen y transmiten impulsos eléctricos **B)** Las células epiteliales cubren y protegen el tejido subyacente **C)** Las células del músculo tienen fibras que producen contracción **D)** Los glóbulos rojos pierden la mayoría de sus organelos, lo cual les permite maximizar su capacidad de transporte de oxígeno, y tener una forma pequeña y redonda que les posibilita deslizarse a través de los vasos sanguíneos **E)** Un espermatozoide es pequeño y ligero, y se mueve mediante un flagelo. **[ACERCAMIENTO ➤** ¿Cuál de las células mostradas cubriría mejor una gran superficie?]

Cada cromosoma a su vez se divide en múltiples subunidades llamadas **genes** (v. fig. 3-5). Estos genes llevan los mensajes para el desarrollo de características hereditarias particulares, como el color de los ojos, la textura del pelo o el tipo sanguíneo, y esto lo hacen dirigiendo la producción de proteínas en la célula.

## Ácidos nucleicos: ADN y ARN

Los genes son segmentos definidos de la sustancia química orgánica compleja que constituye los cromosomas, una sustancia llamada **ácido desoxirribonucleico**, o **ADN**. El ADN está compuesto de subunidades llamadas **nucleótidos** (v. fig. 3-5) Un compuesto relacionado, el **ácido ribonucleico**, o **ARN**, el cual participa en la síntesis de proteínas pero no es parte de los cromosomas, también está compuesto de nucleótidos. Hay cuatro diferentes nucleótidos en el ADN y cuatro en el ARN, pero sólo tres de ellos son comunes para ambos. Tanto el ADN como el ARN tienen nucleótidos que contienen los componentes adenina (A), guanina (G) y citosina (C), pero el ADN tiene un nucleótido que contiene timina (T), mientras que el ARN contiene uracilo (U). La tabla 3-3 compara la estructura y función del ADN y ARN.

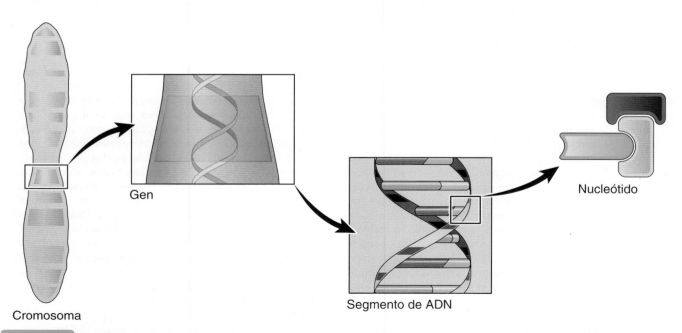

**Figura 3-5** **Subdivisiones de un cromosoma**. Un gen es una región definida de un cromosoma. El cromosoma completo está compuesto de DNA. Los nucleótidos son los elementos constitutivos del ADN.

| Tabla 3-3 | Comparación de ADN y ARN | |
|---|---|---|
| | **ADN** | **ARN** |
| **Localización** | Casi en todo el núcleo | Casi en todo el citoplasma |
| **Composición** | Los nucleótidos contienen adenina (A), guanina (G), citosina (C) o timina (T)<br>Azúcar: desoxirribosa | Los nucleótidos contienen adenina (A), guanina (G), citosina (C) y uracilo (U)<br>Azúcar: ribosa |
| **Estructura** | Hélice bicatenaria formada por pares de nucléotidos A-T; G-C | Monocatenaria |
| **Función** | Integra los cromosomas, unidades de herencia que controlan todas las actividades celulares; dividido en genes que llevan los códigos nucleótidos para la producción de proteínas | Produce proteínas de acuerdo con los códigos nucleótidos que lleva el ADN; tres tipos: ARN mensajero (ARNm), ARN ribosómico (ARNr) y ARN de transferencia (ARNt) |

Al analizar un paso más allá en la estructura de los ácidos nucleicos, cada nucleótido está compuesto de tres unidades:

- Un azúcar, la cual en el ARN es la ribosa y en el ADN es la desoxirribosa (que es una una ribosa con un átomo de oxígeno menos)

- Una porción que contiene fósforo, es decir, un fosfato

- Una parte que contiene nitrógeno, conocida como base de nitrógeno (la A, G, C, T o U, antes señaladas)

El azúcar y el fosfato se alternan para formar una larga cadena a la cual se adhieren las bases de nitrógeno. Esta variación en las bases de nitrógeno es la causa de las diferencias en los cinco diferentes nucleótidos.

**ADN** La mayor parte del ADN en la célula está organizado dentro de los cromosomas en el interior del núcleo (una pequeña cantidad de ADN está en la mitocondria localizada en el citoplasma). La figura 3-6 muestra la sección de un cromosoma e ilustra que el ADN existe como una cadena doble (bicatenaria). Al visualizar la molécula completa como una escalera, las unidades de azúcar y fosfato de los nucleótidos constituyen los "rieles laterales" de la escalera y las bases de nitrógeno proyectadas a estos rieles laterales son los "escalones" de estas escaleras. Las dos cadenas de ADN están apareadas de acuerdo con la identidad de las bases de nitrógeno en los nucleótidos. El nucléotido adenina (A) siempre se aparea con el nucléotido timina (T); el nucléotido guanina (G) siempre hace pareja con el nucléotido citosina (C). Las dos cadenas de ADN se mantienen unidas por medio de enlaces débiles (uniones de hidrógeno; v. recuadro 2-1). Las cadenas dobles se enrollan dentro de una espiral, lo que da al ADN el nombre descriptivo de *doble hélice*.

El mensaje del ADN que constituye los genes individuales está contenido en el patrón variable de los cuatro nucleótidos localizados en la cadena. Los nucleótidos son como cuatro letras en un alfabeto que pueden ser combinadas de distintas formas para crear palabras variadas. Las palabras representan los aminoácidos que se usan para producir proteínas, y una larga serie de vocablos constituye un gen. Entonces, cada gen se codifica para la pro-

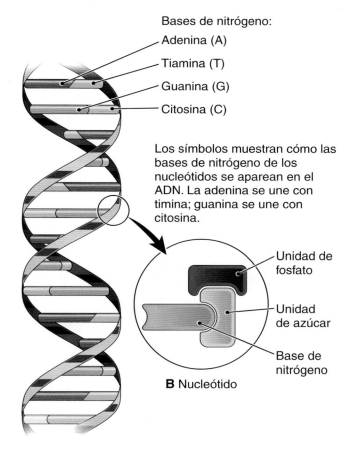

Bases de nitrógeno:
- Adenina (A)
- Tiamina (T)
- Guanina (G)
- Citosina (C)

Los símbolos muestran cómo las bases de nitrógeno de los nucleótidos se aparean en el ADN. La adenina se une con timina; guanina se une con citosina.

Unidad de fosfato

Unidad de azúcar

Base de nitrógeno

**B** Nucleótido

**A** ADN

**Figura 3-6**    **Estructura del ADN. A)** Esta representación esquemática de un segmento de cromosoma muestra las dobles cadenas de ácido nucleico torcidas en una doble hélice. **B)** Cada unidad estructural, o nucleótido, consiste de una unidad de fosfato y una de azúcar adheridas a una base de nitrógeno. La unidad de azúcar en el ADN es la desoxirribosa. Hay cuatro distintos nucleótidos en el ADN. Su distribución "deletrea" las instrucciones genéticas que controlan todas las actividades de la célula. **[ACERCAMIENTO ►** Dos de los nucleótidos del ADN (A y G) son más grandes en tamaño que los otros dos (T y C). ¿Qué relación tiene el tamaño de los pares de nucleótidos con sus acciones?**]**

ducción de aminoácidos dentro de una proteína celular específica. Recuerde que todas las enzimas son proteínas, y las enzimas son esenciales para todas las reacciones celulares. Por ello, el ADN es la información genética maestra de la célula.

En el marco de las observaciones sobre diversidad celular, usted podría preguntarse cómo las diferentes células del organismo pueden variar en apariencia y función aún cuando tengan la misma cantidad y el mismo tipo de ADN. La respuesta a esta incógnita es que sólo las porciones del ADN en una determinada célula están activas todo el tiempo. En algunas células las regiones del ADN pueden activarse o no, por ejemplo, mediante la influencia de hormonas. Sin embargo, en tanto las células se diferencian durante su desarrollo y se vuelven más especializadas, hay regiones del ADN que están permanentemente cerradas, lo que produce variaciones en los diferentes tipos celulares. Los científicos hoy se percatan que el control de la acción del ADN a lo largo de la vida de la célula es un tema muy complejo que involucra no sólo al ADN en sí mismo, sino también a las proteínas.

**PUNTO DE REVISIÓN 3-7** ➤ ¿Cuáles son los elementos constitutivos de los ácidos nucleicos?

**PUNTO DE REVISIÓN 3-8** ➤ ¿Qué categoría de compuestos codifica el ADN en la célula?

**FUNCIÓN DEL ARN** La constitución genética es sólo una guía. La información que contiene debe ser interpretada por acciones apropiadas y el ARN es la sustancia necesaria para tomar estos pasos. El ARN es muy similar al ADN, excepto que existe como una cadena sencilla de nucleótidos y tiene el nucleótido uracilo (U) en lugar del nucleótido timina (T). Por ello, cuando el ARN se aparea con otra molécula de ácido nucleico para producir proteínas, como se explica más adelante, la adenina (A) se une al uracilo (U) en el ARN en lugar de la timina (T).

Detalles más precisos sobre la síntesis de proteínas van más allá del enfoque de este libro, sin embargo se ofrece una descripción muy sencilla e ilustraciones del proceso. Todo inicia con la transferencia de información del ADN al ARN en el núcleo, un proceso conocido como *transcripción* (fig. 3-7). Antes de que inicie la transcripción, el ADN rompe las uniones débiles y las desenrolla en cadenas sencillas; entonces se forma una cadena apareada de ARN junto a una de las cadenas de ADN, por medio del proceso de apareamiento de nucleótidos. (Por ejemplo, si las cadenas de ADN leen CGAT, el mRNA leerá GCUA. Recuerde que el ARN tiene una U en lugar de una T, para unirse a la A.) Cuando se completa, este ARN mensajero (ARNm) abandona el núcleo y viaja al ribosoma en el citoplasma (fig. 3-8). Recuerde que los ribosomas son el sitio de síntesis de proteínas en la célula.

Los ribosomas están compuestos de un tipo de ARN llamado ARN ribosómico (ARNr) y proteínas. En los ribosomas, el mensaje genético entonces contenido dentro del ARNm se decodifica para producir aminoácidos dentro de

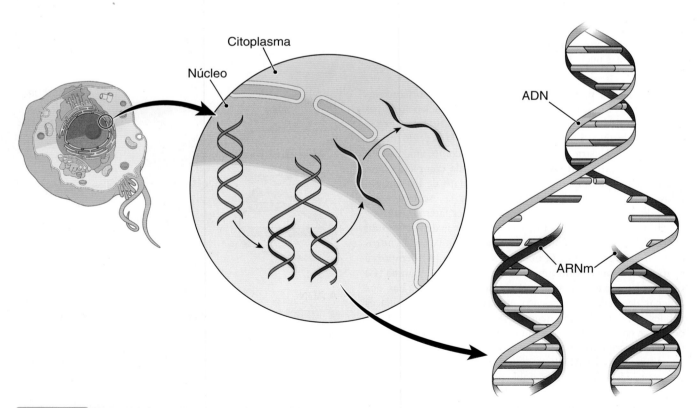

**Figura 3-7** **Transcripción.** En el primer paso de las síntesis de proteínas, el código del ADN es transcrito dentro del ARN mensajero (ARNm) por medio de un apareamiento de nucleótidos. Se muestra una representación visual magnificada de los ácidos nucleicos durante la transcripción y cómo se forma el ARNm según el patrón nucleótido del ADN. Observe que la adenina (A, en rojo) en las uniones del ADN se une con el uracilo (U, en color café) en el ARN.

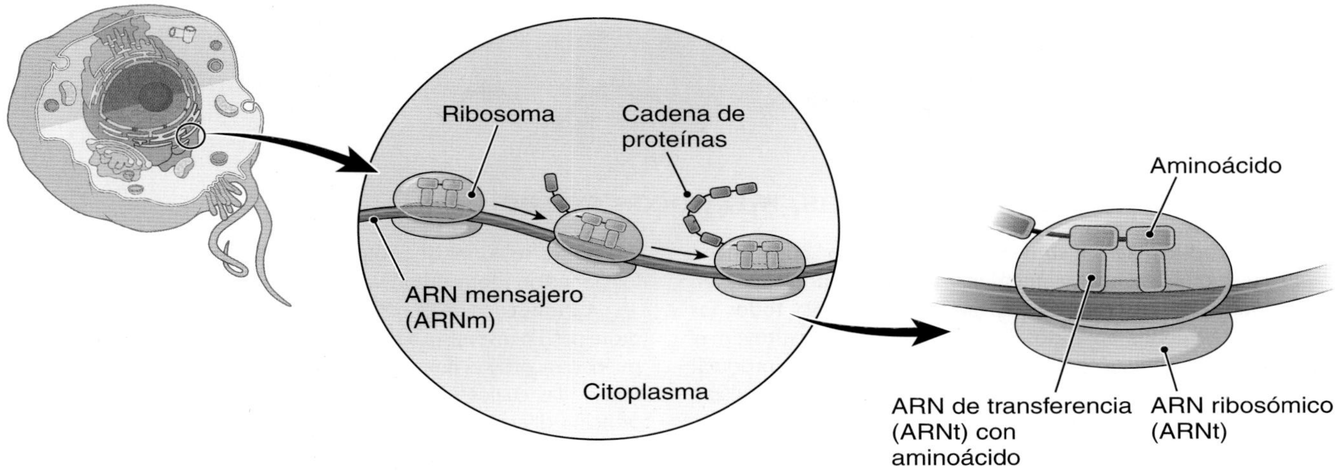

**Figura 3-8** **Traducción**. En la síntesis de proteínas, el ARN mensajero (ARNm) viaja a los ribosomas en el citoplasma. La información en el ARNm se codifica para la producción de proteínas a partir de aminoácidos. Las moléculas de ARN de transferencia (ARNt) llevan aminoácidos a los ribosomas para producir cada proteína.

largas cadenas que forman proteínas; a este proceso se le llama *traducción*. Este paso final requiere un tercer tipo de ARN, el ARN de transferencia (ARNt), que son pequeñas moléculas presentes en el citoplasma (v. fig. 3-8).

Cada ARN de transferencia transporta un aminoácido específico que puede ser añadido a una cadena de proteínas. Un código nucleótido en cada ARNt determina si será o no añadido un aminoácido. Después de que se forma una cadena de aminoácidos, debe ser enroscada y doblada en la forma apropiada para esa proteína, como se comentó en el capítulo 2. La tabla 3-4 resume información sobre los distintos tipos de ARN. Vea también el recuadro 3-2, Proteómica: tantas proteínas, tan pocos genes.

**PUNTO DE REVISIÓN 3-9** ➤ ¿Cuáles son los tipos de ARN que son activos en la síntesis de proteínas?

## División celular

Para su crecimiento, restauración y reproducción, las células deben multiplicarse para aumentar su número. Las células que forman las de tipo sexual (ovario y espermatozoide) se dividen por medio del proceso llamado *meiosis*, el cual corta el número de cromosomas a la mitad para preparar la unión del óvulo con el espermatozoide en la fertilización. Si no se lleva a cabo esta reducción previa, el número de cromosomas en la descendencia sería constantemente el doble. El proceso de meiosis se analiza en el capítulo 23. Todas las

otras células corporales, conocidas como *células somáticas*, se dividen por medio del proceso de mitosis; en éste, que se describe posteriormente, cada célula madre original se convierte en dos células hijas idénticas.

Antes de que ocurra la mitosis, la información genética (ADN) en la célula madre debe ser replicada (duplicada), de modo que cada una de las dos nuevas células hijas recibe un conjunto completo de cromosomas. Por ejemplo, una célula humana que se divide por mitosis debe producir dos células con 46 cromosomas cada una, el mismo número de cromosomas que están presentes en la célula madre original. El ADN se replica durante la **interfase**, el estado en la vida de la célula entre una mitosis y la siguiente. Durante esta fase el ADN se desenrolla de su forma de doble cadena, y cada cadena se aparea con otra de nucleótidos de acuerdo con su patrón de apareo A-T, G-C. Hay entonces dos cadenas, cada una idéntica a la doble hélice original. Las cadenas se mantienen unidas en una región llamada *centrómero*, hasta que se separan durante la mitosis. Una célula típica vive en interfase la mayoría de su ciclo y sólo un periodo relativamente breve en mitosis. Por

| Tabla 3-4 | ARN |
|---|---|
| **Tipos** | **Función** |
| ARN mensajero (ARNm) | Se produce sobre una cadena de ADN en el núcleo y transcribe el código del nucleótido; se mueve al citoplasma y se adhiere al ribosoma |
| ARN ribosómico (ARNr) | Con las proteínas constituye los ribosomas, los sitios de síntesis de proteínas en el citoplasma; se relaciona con proceso de traducir el mensaje genético dentro de una proteína |
| ARN de transferencia (ARNt) | Actúa con otras formas de ARN para traducir el código genético dentro de la proteína; cada molécula de ARNt porta un aminoácido que puede ser usado para producir una proteína en el ribosoma |

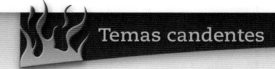

**Recuadro 3-2** · Temas candentes

## Proteómica: tantas proteínas, tan pocos genes

Para producir las distintas proteínas que constituyen el cuerpo, las células siguen instrucciones codificadas en los genes de los cromosomas. En forma colectiva, todos los diferentes genes en todos los cromosomas constituyen el **genoma**. Los genes contienen las instrucciones para producir proteínas, mientras que las proteínas por sí mismas realizan las funciones del organismo.

Los científicos estudian hoy el **proteoma** humano —todas las proteínas que pueden ser expresadas en una célula— para tratar de entender la estructura y función de las proteínas. A diferencia del genoma, el proteoma cambia según las actividades y necesidades de la célula. En el 2003, después de un decenio de actividad científica intensa, los investigadores trazaron un mapa del genoma humano completo y concluyeron que contiene 35,000 genes, mucho menos de los que originalmente habían supuesto. ¿Cómo este número relativamente pequeño de genes codi-

fica tantos millones de proteínas? Concluyeron entonces que los genes no representan la historia completa.

La transcripción genética es sólo el inicio de la síntesis de proteínas. En respuesta a las condiciones de la célula, las enzimas pueden recortar el nuevo ARNm transcrito en varias partes, cada una de las cuales puede usar un ribosoma para producir una proteína diferente. Después de que se produce cada proteína, las enzimas pueden modificar aún más las cadenas de aminoácidos para producir proteínas distintas. Otras moléculas ayudan a las nuevas proteínas formadas para que se plieguen en formas precisas e interactúen unas con otras, lo que da como resultado nuevas variantes. De esta forma, mientras un gen puede codificar una proteína específica, las modificaciones posteriores a la transcripción genética pueden producir muchas más proteínas únicas. Queda aún mucho por descubrir respecto al proteoma, pero los científicos confían que las investigaciones futuras traerán nuevas técnicas para detectar y tratar diversas enfermedades.

ejemplo, una célula que se reproduce cada 20 horas pasa sólo 1 hora en mitosis y el resto en interfase.

**PUNTO DE REVISIÓN 3-10** ➤ ¿Qué debe pasar al ADN en una célula antes de que ocurra la mitosis? ¿Durante qué estado de la vida de la célula ocurre esto?

**thePoint** Visite **thePoint** para ver una microfotografía de un cromosoma replicado

## Etapas de la mitosis

Aunque la mitosis es un proceso continuo, pueden apreciarse varios cambios en la división celular durante sus cuatro etapas (fig. 3-9).

■ En la **profase** las dobles cadenas de ADN vuelven a su organización espiral estrechamente enrollada y pueden observarse bajo el microscopio como cromosomas oscuros, tipo espiral. El nucléolo y la membrana nuclear empiezan a desaparecer. En el citoplasma los dos centriolos se mueven hacia los polos opuestos de la célula y una estructura en forma de huso hecha de fibras delgadas empieza a formarse entre ellos.

■ En la **metafase** los cromosomas se alinean a lo largo del centro (ecuador) de la célula, adheridos a las fibras en huso.

■ En la **anafase** el centrómero se divide y los cromosomas duplicados se separan y empiezan a moverse hacia los extremos opuestos de la célula.

■ Mientras continúa la mitosis dentro de la **telofase**, aparece una membrana alrededor de cada grupo de cromosomas separados, formando dos nuevos núcleos.

También durante la telofase, la membrana plasmática se comprime para dividir a la célula. La sección media entre las dos áreas se hace progresivamente más pequeña, hasta que, finalmente, la célula se divide en dos. Hay ahora dos nuevas células, o células hijas, cada una de ellas exactamente con el mismo tipo y cantidad de ADN que la célula madre. En muy pocos tipos de células, por ejemplo las células del músculo esquelético, éstas no se dividen por sí mismas mediante división nuclear. En estos casos, tras varias mitosis, se produce una célula gigante única con varios núcleos. Este patrón es extremadamente raro en células humanas.

Durante la mitosis todos los organelos, excepto aquellos que son necesarios para el proceso de división, desaparecen en forma temporal. Después de que se divide la célula, estos organelos reaparecen en cada célula hija. También durante este momento los centriolos suelen replicarse en preparación para la siguiente división celular.

Las células corporales difieren en la velocidad a la cual se reproducen. Algunas, como las células nerviosas y musculares, dejan de dividirse en algún momento de su desarrollo y si mueren no son reemplazadas; permanecen en interfase. Otras, como las células sanguíneas, espermatozoides y células de la piel, se multiplican rápidamente para reemplazar aquellas destruidas por lesiones, enfermedad o envejecimiento natural. Las células que se multiplican con lentitud pueden ser estimuladas para dividirse cuando un tejido se lesiona, como sucede en una fractura de hueso.

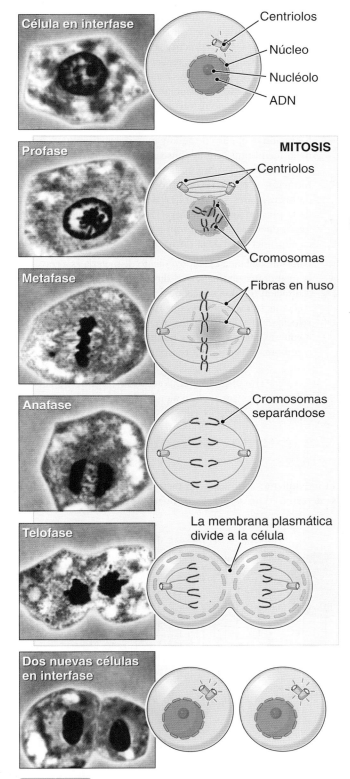

**Figura 3-9** **Etapas de la mitosis.** Cuando no está dividiéndose, la célula está en interfase. Está célula se muestra sólo como ejemplo. No es una célula humana, la cual tiene 46 cromosomas. (Microfotografías reimpresas con autorización de Cormack DH. *Essential Histology*, 2ª ed. Philadelphia: Lippincott Williams & Wilkins, 2001.) **[ACERCAMIENTO ▶** Si la célula original mostrada tuviera 46 cromosomas, ¿cuántos cromosomas tendría cada nueva célula hija?]

Las células inmaduras que mantienen su capacidad para dividirse y maduran en caso necesario se conocen como **células madre** (v. recuadro 4-1 en el cap. 4). Por ejemplo, todas las células sanguíneas se producen de células madre en la médula ósea. Algunos investigadores, en el laboratorio, han estimulado células madre para dividirlas en distintos tipos, pero estos estudios son controversiales. Aunque un día podrá ser posible usar tales células para reemplazar otras lesionadas por enfermedad, algunas personas consideran estos estudios poco éticos.

**PUNTO DE REVISIÓN 3-11** ➤ ¿Cuáles son las cuatro etapas de la mitosis?

Visite **thePoint** para ver una animación del *ciclo celular y mitosis*

## Movimiento de sustancias a través de la membrana plasmática

La membrana plasmática sirve como una barrera entre la célula y su ambiente. No obstante, los nutrimentos, oxígeno y muchas otras sustancias deben ser tomados por la célula y los productos de desecho deben ser eliminados. Algunas sustancias pueden ser intercambiadas entre la célula y su ambiente a través de la membrana plasmática. Por ello, a la membrana plasmática se le describe de una forma simple como **semipermeable**. Es permeable, o transitable, para algunas moléculas pero intransitable para otras. Algunas partículas, por ejemplo las proteínas, son demasiado grandes para viajar a través de la membrana sin ayuda.

La capacidad de la sustancia para viajar a través de la membrana se basa en varios factores. El tamaño molecular es el principal factor que determina el paso a través de la membrana, aunque también son importantes la solubilidad y la carga eléctrica. El agua, una pequeña molécula, por lo general puede penetrar la membrana con facilidad. Sin embargo, los nutrimentos deben fragmentarse en pequeñas moléculas por medio de la digestión, para poder atravesar la membrana plasmática. Por ejemplo, las enzimas digestivas convierten la sacarosa (azúcar de mesa) en glucosa y fructosa, moléculas más pequeñas que entran a la célula y sirven como fuentes de energía.

Hay diversos procesos físicos que intervienen en los intercambios a través de la membrana plasmática. Una forma de clasificar estos procesos es según requieran o no de energía celular.

### Movimiento que no requiere energía celular

El adjetivo *pasivo* describe el movimiento a través del cual la membrana plasmática no requiere gasto de energía por parte de la célula. Los mecanismos pasivos dependen de la energía interna de las partículas en movimiento o de la aplicación de ciertas fuentes externas de energía. Estos métodos incluyen:

■ **Difusión** es el movimiento constante de partículas de una región con concentraciones relativamente altas a otra con concentraciones bajas. De manera similar a parejas que bailan en un salón atestado de gente, buscando espacios libres para no golpear o ser golpeados por otras parejas, las sus-

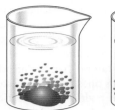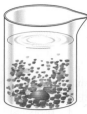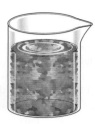

**Figura 3-10** **Difusión de un sólido en un líquido.** Las moléculas del sólido tienden a esparcirse de manera uniforme en todo el líquido hasta que se disuelven.

tancias se difunden a través de áreas disponibles hasta que su concentración es igual en todas partes —esto es, alcanzan un equilibrio (fig. 3-10). Este movimiento de altas a bajas concentraciones usa la energía interna de las partículas y no requiere energía celular, al igual que un trineo se mueve desde lo alto de una colina hacia abajo por la pendiente nevada. Se dice que las partículas siguen su *gradiente de concentración* desde un punto alto hasta el más bajo.

Cuando las sustancias se difunden a través de una membrana, como la membrana plasmática intacta, su paso se limita a aquellas partículas lo bastante pequeñas para pasar a través de espacios entre moléculas en la membrana, como se muestra con un ejemplo a gran escala en la figura 3-11. En el organismo, los materiales solubles, como los nutrimentos, electrólitos, gases y materiales de desecho, se mueven en forma constante dentro y fuera de las células por medio de difusión.

■ **Ósmosis** es un tipo especial de difusión. El término se aplica específicamente a la difusión de agua a través de una membrana semipermeable. Las moléculas de agua se mueven, de manera predecible, de una parte donde hay más de ellas hacia otra en la que hay menos; esto es, el solvente (las moléculas de agua) se mueve de un área con menor concentración de *soluto* a otra con mayor concentración de *soluto* (fig. 3-12).

Para un fisiólogo que estudia el flujo del agua a través de membranas, como en el intercambio de líquidos a través de capilares en la circulación, es útil conocer la dirección en la cual fluirá el agua y a qué velocidad se moverá. Una medida de la fuerza que controla la ósmosis se denomina *presión osmótica*. Esta fuerza puede ser medida, como se ilustra en la figura 3-13 aplicando suficiente fuerza a la superficie de un líquido

para detener el flujo intrínseco del agua por ósmosis. La presión necesaria para contrarrestar la ósmosis es la presión osmótica. En la práctica, el término presión osmótica se usa para describir la tendencia de una solución para atraer agua a su interior. Esta fuerza está directamente relacionada a la concentración: mientras mayor sea la concentración de la solución, mayor será su tendencia para atraer agua a su interior.

■ **Filtración** es el paso de agua y materiales disueltos a través de la membrana, como consecuencia de una fuerza mecánica ("empuje") sobre un lado (fig. 3-14). Un ejemplo de filtración en el cuerpo es el movimiento de materiales fuera de los capilares y dentro de los tejidos mediante la fuerza de la presión arterial (v. cap. 15). Otro ejemplo ocurre en los riñones cuando se filtran materiales fuera de la sangre en el primer paso de la formación de orina (v. cap. 22).

■ **Difusión facilitada** es el movimiento de materiales a través de la membrana plasmática en dirección del gradiente de concentración (de una concentración más alta a una más baja) mediante transportadores que mueven el material a una alta velocidad (fig. 3-15). La glucosa, el azúcar que es la principal fuente de energía para las células, se mueve a través de la membrana plasmática por medio de difusión facilitada.

thePoint Visite *thePoint* para ver una animación sobre osmosis y presión asmótica.

## Movimiento que requiere energía celular

El movimiento a través de la membrana que requiere energía se describe como *activo*. Estos métodos incluyen:

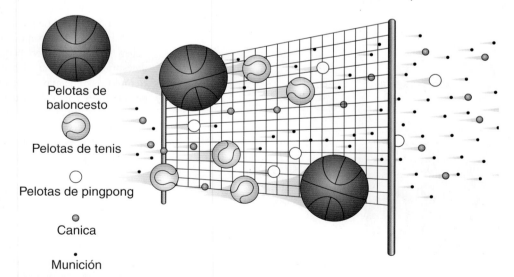

Pelotas de baloncesto

Pelotas de tenis

Pelotas de pingpong

Canica

Munición

**Figura 3-11** **Difusión a través de una membrana semipermeable.** En este ejemplo, los objetos grandes (pelotas de baloncesto y pelotas de tenis) no pueden pasar a través de la red, mientras que las más pequeñas (pelotas de pingpong, canicas, municiones) sí lo hacen. En el cuerpo humano las grandes partículas en la sangre, como las proteínas y las células sanguíneas, no pueden pasar a través de las paredes de los capilares, mientras que las partículas pequeñas, como los nutrimentos, electrólitos o gases, sí pueden. **[ACERCAMIENTO ➤**Si este dibujo representara la difusión en el cuerpo, ¿qué sería la red?**]**

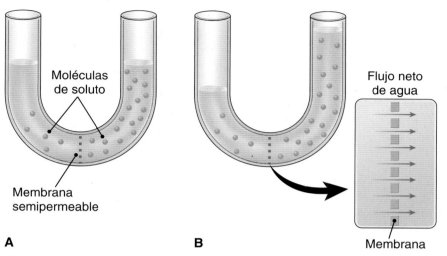

necesitaría para subir un trineo a la cima de una colina. También requiere proteínas en la membrana plasmática que actúan como **transportadoras** de las partículas.

Este proceso de transporte activo es una función importante de la membrana celular viva. Por ejemplo, los sistemas nervioso y muscular dependen del transporte activo de iones de sodio, potasio y calcio para una adecuada función. Los riñones también pueden llevar a cabo un transporte activo al regular la composición de la orina. Por medio de un transporte activo, la célula puede tomar lo que necesita de los líquidos que le rodean y remover materiales. Debido a que la membrana plasmática puede realizar un transporte activo, se le ha descrito con mucho detalle, no simplemente como semipermeable, sino como **selectivamente permeable**; regula lo que puede entrar y salir con base en las necesidades de la célula.

Hay varios métodos activos para mover grandes cantidades de material dentro o fuera de la célula; se agrupan como **transporte en masa**, debido a las cantidades de material movido, o **transporte vesicular**, porque para su proceso son necesarios pequeños sacos o vesículas.

**Figura 3-12** **Demostración simple de ósmosis.** Las moléculas de soluto se muestran en amarillo. Todos los solventes (en azul) están compuestos por moléculas de agua. **A)** Dos soluciones con diferentes concentraciones de soluto están separadas por una membrana semipermeable. El agua puede fluir a través de la membrana, pero el soluto no. **B)** El agua fluye dentro de la solución más concentrada, elevando el nivel del líquido en ese lado. **[ACERCAMIENTO ➤** ¿Qué pasaría en este sistema si el soluto pudiera pasar a través de la membrana?**]**

■ **Transporte activo.** La membrana plasmática tiene la capacidad de mover pequeñas partículas de soluto dentro o fuera de la célula, de manera opuesta a la dirección en la cual éstas normalmente fluyen por difusión —esto es, la membrana las mueve contra el gradiente de concentración desde una parte en la que están a condiciones hasta cierto punto bajas a otra en la que están en altas concentraciones. Debido a que este movimiento va contra el flujo natural de las partículas, requiere energía, como la que se

■ **Endocitosis** es un término que describe el movimiento en masa de materiales dentro de la célula. Hay dos ejemplos:

> En la **fagocitosis**, partículas relativamente grandes son engullidas por la membrana plasmática y movidas al interior de la célula (fig. 3-16). Ciertos glóbulos blancos llevan a cabo la fagocitosis para librar al organismo de material extraño y células muertas. El material llevado al interior de la célula por medio de fagocitosis primero es cercado en una vesícula producida por la membrana plasmática y después es destruido por los lisosomas.

thePoint Visite **thePoint** para ver una micrografía electrónica de la pinocitosis.

> En la **pinocitosis** la membrana plasmática engulle gotas de líquido. Esta es una forma para que las grandes mo-

**Figura 3-13** **Presión osmótica.** La presión osmótica es la fuerza necesaria para detener el flujo de agua por la ósmosis. La presión sobre la superficie del líquido en el lado B contrarresta el flujo osmótico de agua del lado A al lado B. **[ACERCAMIENTO ➤** ¿Qué pasaría con la presión osmótica si la concentración de soluto aumentara en el lado B de este sistema?**]**

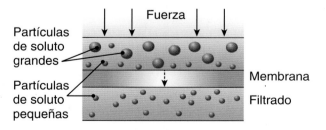

**Figura 3-14** **Filtración.** Una fuerza mecánica empuja una sustancia a través de una membrana; a pesar de que la membrana lo impide, las partículas pueden pasar con base en su tamaño. Las partículas pequeñas atraviesan la membrana y aparecen en la solución filtrada (filtrado).

léculas de proteína en suspensión viajen en la célula. La palabra *pinocitosis* significa "célula bebiendo."

■ En la **exocitosis** la célula extrae materiales en vesículas (fig. 3-17). Un ejemplo de exocitosis es la exportación de neurotransmisores desde las neuronas (los neurotransmisores son sustancias químicas que controlan la actividad del sistema nervioso).

Los métodos de transporte antes mencionados se resumen en la tabla 3-5.

**PUNTO DE REVISIÓN 3-12** ➤ Las sustancias son movidas constantemente dentro y fuera de las células a través de la membrana plasmática. ¿Qué tipos de movimiento no requieren energía celular, y qué otros tipos sí la necesitan?

## Cómo afecta la ósmosis a las células

Como se mencionó antes, el agua suele moverse con facilidad a través de la membrana celular. Por tanto, para que se mantenga un equilibrio líquido normal, el líquido externo de todas las células debe tener la misma concentración de las sustancias disueltas (solutos) que los líquidos en el interior de las células (fig. 3-18). Si esto no sucede, el agua se moverá con rapidez dentro o fuera de la célula por medio de ósmosis. Las soluciones con concentraciones iguales a la concentración del

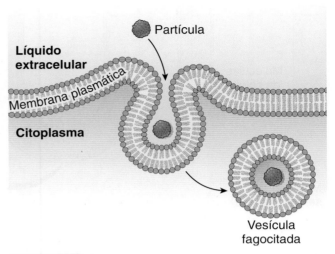

**Figura 3-16** **Fagocitosis.** La membrana plasmática circunda una partícula del líquido extracelular. Entonces, la membrana se rompe, formando una vesícula que acarrea la partícula al interior del citoplasma. **[ACERCAMIENTO ➤** ¿Qué organelo es factible que ayude a destruir una partícula tomada por medio de fagocitosis?**]**

citoplasma se denominan **isotónicas.** Los líquidos tisulares y el plasma sanguíneo son isotónicos para las células corporales. Las soluciones comerciales que son isotónicas para las células y por tanto pueden ser usadas para reemplazar líquidos corporales, incluyen sal al 0.9 %, o **salina normal**, y 5 % de dextrosa (glucosa).

Una solución que es menos concentrada que el líquido intracelular se conoce como **hipotónica.** Con base en los principios ya explicados de la ósmosis, una célula que se coloca en una solución hipotónica extrae agua en "oleadas" y puede desbordarse. Cuando un glóbulo rojo extrae agua y se desborda de esta forma, se dice que la célula fue sometida a **hemólisis.** Si una célula se coloca en una solución **hipertónica**, la cual es más concentrada que el líquido celular, pierde agua de los líquidos que la rodean y se contrae, proceso que se conoce como **crenación** (v. fig. 3-18).

El equilibrio líquido es una faceta importante de la homeostasis y debe ser regulado en forma adecuada para mantenerse sano. Uno puede imaginarse en qué dirección se mueve el agua a través de la membrana plasmática si se recuerda el dicho "el agua sigue a la sal", y la sal significa material disuelto (soluto). La cantidad total y la distribución de los líquidos corporales se analizan en el capítulo 21. La tabla 3-6 resume los efectos de diferentes concentraciones de soluciones en las células.

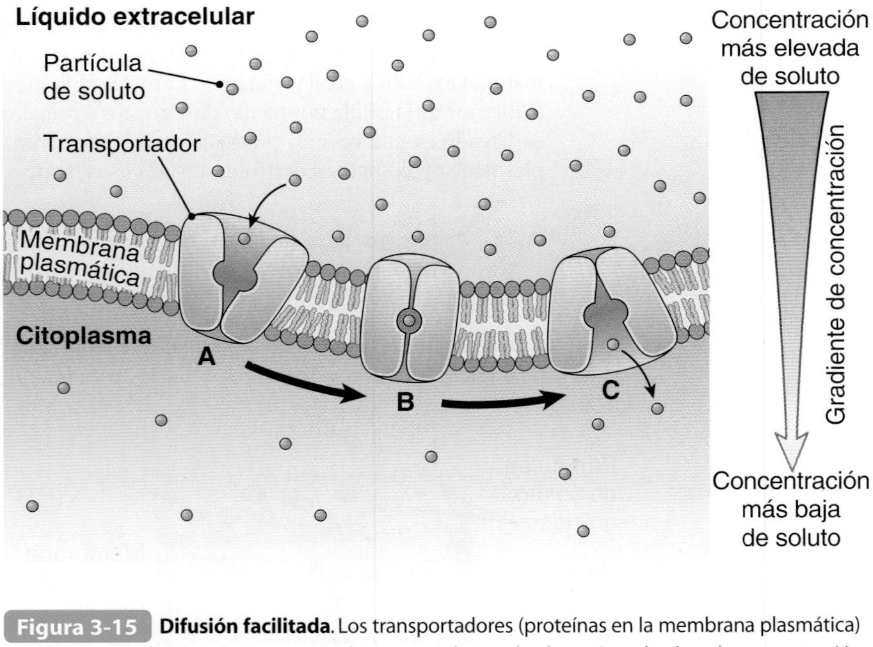

**Figura 3-15** **Difusión facilitada.** Los transportadores (proteínas en la membrana plasmática) mueven partículas de solutos a través de una membrana desde un área de elevada concentración a otra de baja concentración. **A)** Una partícula de soluto entra al transportador. **B)** El transportador cambia su forma. **C)** El transportador libera la partícula de soluto en el otro lado de la membrana. **[ACERCAMIENTO ➤** ¿Cómo afectaría un cambio en el número de transportadores el movimiento de un soluto por medio de difusión facilitada?**]**

3

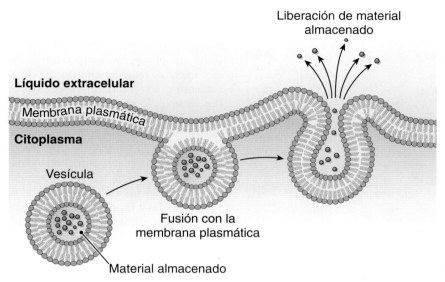

Liberación de material
almacenado

Líquido extracelular

Membrana plasmática

Citoplasma

Vesícula

Fusión con la
membrana plasmática

Material almacenado

**Figura 3-17** **Exocitosis.** Una vesícula se fusiona con la membrana plasmática, que entonces se rompe y libera su contenido.

**PUNTO DE REVISIÓN 3-13** ➤ La concentración de líquidos en y alrededor de las células es importante en la homeostasis. ¿Qué término describe un líquido que tiene la misma concentración que el líquido dentro de la célula (líquido intracelular)?
¿Qué tipo de líquido es menos concentrado? ¿Y más concentrado?

## Envejecimiento celular

Conforme las células se multiplican a lo largo de la vida ocurren cambios que pueden causarles daño e incluso la muerte. Sustancias dañinas conocidas como *radicales libres*, producidas en el curso del metabolismo normal, pueden lesionar a las células, a menos que estos materiales sean destruidos. El capítulo 20 trata el tema de radicales libres con mayor detalle. Los lisosomas pueden deteriorarse al paso de los años, liberando enzimas que pueden dañar a la célula. La alteración de los genes, o **mutación**, es un acontecimiento natural en el proceso de la división celular y aumenta por la exposición a sustancias dañinas y radiación en el ambiente. Las mutaciones suelen dañar a la célula y pueden provocar cáncer.

| Tabla 3-5 | **Transporte de membrana** | |
|---|---|---|
| Proceso | Definición | Ejemplo |
| **No requiere energía celular (pasiva)** | | |
| Difusión | Movimiento aleatorio de partículas con el gradiente de concentración (desde la concentración más elevada a la más baja) hasta que alcanza su equilibrio | Movimiento de nutrimentos, electrólitos, gases, desechos y otros materiales solubles dentro y fuera de las células |
| Ósmosis | Difusión de agua a través de una membrana semipermeable | Movimiento de agua a través de la membrana plasmática |
| Filtración | Movimiento de materiales a través de una membrana mediante una fuerza mecánica | Movimiento de materiales fuera de la sangre mediante la fuerza de la presión arterial |
| Difusión facilitada lulas | Movimiento de materiales a través de la membrana plasmática por el gradiente de concentración, usando transportadores para acelerar el proceso | Movimiento de glucosa en el interior de las cé- |
| **Requiere energía celular** | | |
| Transporte activo | Movimiento de materiales a través de la membrana plasmática contra el gradiente de concentración, usando transportadores | Transporte de iones (p. ej., $Na^+$, $K^+$, $Ca^{2+}$) en los sistemas nervioso y muscular |
| Endocitosis | Transporte de grandes cantidades de materiales dentro de la célula por medio de vesículas | Fagocitosis —ingestión de grandes partículas, como cuando los glóbulos blancos toman materiales de desecho; también la pinocitosis— ingesta de líquidos |
| Exocitosis | Transporte de grandes cantidades de materiales fuera de la célula por medio de vesículas | Liberación de neurotransmisores desde las neuronas |

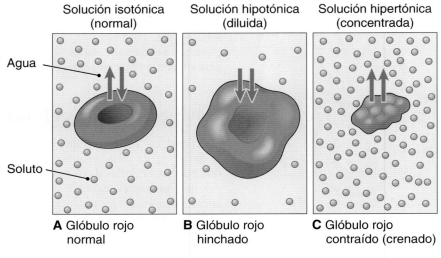

Agua

Soluto

**A** Glóbulo rojo normal

**B** Glóbulo rojo hinchado

**C** Glóbulo rojo contraído (crenado)

→ Dirección del movimiento osmótico de agua

**Figura 3-18** **Efecto de la ósmosis sobre las células.** El agua se mueve a lo largo de la membrana celular de un glóbulo rojo, en soluciones con tres distintas concentraciones de soluto. **A)** La solución isotónica (normal) tiene la misma concentración que el líquido celular y el agua se mueve dentro y fuera de la célula en la misma proporción. **B)** Una célula colocada en una solución hipotónica (más diluida) absorbe agua a su interior, haciendo que se dilate y probablemente sea sometida a hemólisis (desbordamiento). **C)** La solución hipertónica (más concentrada) extrae agua de la célula, haciendo que se contraiga, un efecto conocido como crenación. **[ACERCAMIENTO** ➤ ¿Qué pasaría a los glóbulos rojos si la sangre que se pierde por una herida se reemplazara sólo con agua?**]**

A medida que una persona envejece, la actividad global de las células corporales se vuelve pausada. Un ejemplo de este cambio es la desaceleración del proceso de reparación. Por ejemplo, una fractura ósea toma bastante más tiempo en sanar en una persona mayor que en una joven.

Una teoría sobre el envejecimiento sostiene que las células están programadas para dividirse sólo cierto número de veces antes de morir. Como apoyo a esta teoría está el hecho de que las células tomadas de un grupo de personas jóvenes se dividen más veces cuando crecen en un labora-torio que las células similares tomadas de un grupo de personas mayores. Esta muerte celular programada, conocida como *apoptosis*, es parte natural del crecimiento y remodelación antes del nacimiento en los embriones en desarrollo. Por ejemplo, la apoptosis remueve células de los esbozos embrionarios de los miembros para el desarrollo de dedos de manos y pies. La apoptosis también es necesaria en la reparación y remodelación de los tejidos a lo largo de la vida. Las células sujetas al desgaste natural se ven sometidas a la apoptosis y son reemplazadas. Por ejemplo, las células que recubren el tracto digestivo son removidas y reemplazadas cada dos a tres días. Este "suicidio celular" es un proceso ordenado y genéticamente programado. Los genes "suicidas" codifican enzimas que destruyen células con rapidez sin dañar a las células vecinas. Los fagocitos se encargan de eliminar a las células muertas.

## Células y cáncer

Ciertas mutaciones (cambios) en el material genético de una célula pueden hacer que se reproduzca sin control. Las células que en condiciones normales se multiplican con rapidez, como las células epiteliales, es más factible que sufran transformaciones que las hagan lentas. Si estas células alteradas no mueren en forma natural o son destruidas por el sistema inmunitario, continúan multiplicándose y pueden esparcirse (metástasis) a otros tejidos, produciendo **cáncer**. Las células cancerosas forman tumores, los cuales interfieren con las funciones normales, interviniendo células y robándoles nutrimentos. En el capítulo 4 hay más detalles sobre los diversos tipos de tumores.

| Tabla 3-6 | Soluciones y sus efectos sobre las células | | |
|---|---|---|---|
| **Tipo de solución** | **Descripción** | **Ejemplos** | **Efecto sobre las células** |
| Isotónica | Tiene la misma concentración de sustancias disueltas que el líquido en la célula | 0.9 % de sal (salina normal); 5 % de dextrosa (glucosa) | Ninguna; la célula en equilibrio con su ambiente |
| Hipotónica | Tiene una concentración más baja de sustancias disueltas que el líquido en la célula | Menos de 0.9 % de sal o 5 % de dextrosa | La célula toma agua, se hincha y puede desbordarse; los glóbulos rojos se ven sometidos a hemólisis |
| Hipertónica | Tiene una concentración más alta de sustancias disueltas que el líquido en la célula | Más de 0.9 % de sal o 5 % de dextrosa | La célula pierde agua y se encoge; la célula se ve sometida a crenación |

## De vuelta a la enfermedad en contexto

### ➤ El problema de Jaime continúa con un coágulo

Consideremos lo que pasó en el organismo de Jaime cuando se fatigó en exceso durante el juego de baloncesto: su frecuencia cardíaca aumentó con rapidez para impulsar sangre alrededor de la placa de grasa que tenía formada en el interior de la arteria coronaria. Incapaz de resistir la elevada presión dentro de la arteria, la placa se rompió y estimuló a las plaquetas para que formaran un coágulo en el vaso dañado. Por desgracia para Jaime, este coágulo evitó que millones de células del músculo cardíaco recibieran sangre rica en oxígeno. Sin oxígeno, las mitocondrias celulares no pueden producir ATP; sin el ATP, las proteínas contráctiles en las células no pueden contraerse. En cuestión de minutos las células del músculo cardíaco que estaban por debajo de la corriente al coágulo dejaron de contraerse, lo que forzó a Jaime a entrar a un ritmo irregular. Esta alteración disminuyó en forma espectacular el volumen de sangre que bombea el corazón. Las células cerebrales, llamadas neuronas, también dependen de oxígeno para producir ATP, y sin el flujo sanguíneo adecuado empezaron a dejar de funcionar, lo que provocó que Jaime perdiera la conciencia.

En el interior de las células del músculo cardíaco de Jaime, que sufrían por falta de oxígeno, la pérdida de ATP generó otras graves consecuencias. Los transportadores de proteínas insertos en las membranas plasmáticas de las células dejaron de funcionar. Sin estos transportadores, las células no fueron capaces de regular su concentración de solutos. En poco tiempo, el citoplasma de las células se hizo hipertónico a los líquidos tisulares circundantes. Tras del gradiente osmótico, el agua extracelular entró a las células musculares del corazón, haciendo que se desbordaran y murieran. Jaime tiene un grave problema.

En este caso, vimos que los fenómenos en el interior de las células del músculo cardíaco de Jaime afectaron a todo el organismo. Su comprensión de la estructura y función celulares le ayudará a entender la estructura y función de los tejidos, órganos y finalmente el cuerpo por entero. Sin una ayuda inmediata, las posibilidades de supervivencia de Jaime son limitadas. El caso de estudio del Capítulo 14, El corazón y las enfermedades del corazón, le introducirá a ciertas técnicas médicas que salvarán la vida de Jaime.

## Factores de riesgo para cáncer

Las causas del cáncer son complejas e incluyen interacciones entre factores celulares y el ambiente. Debido a que el cáncer puede requerir un largo tiempo para desarrollarse, con frecuencia resulta difícil identificar su causa o causas. Ciertos elementos aumentan las posibilidades de desarrollar la enfermedad y se les considera factores de riesgo; entre éstos se incluyen:

- **Herencia.** Algunos tipos de cáncer ocurren con mayor frecuencia en ciertas familias que en otras, lo que indica que hay cierta predisposición genética para el desarrollo del cáncer.

- **Sustancias químicas.** Hoy se sabe que algunas sustancias químicas industriales y ambientales aumentan el riesgo de cáncer. Cualquier sustancia química que cause cáncer se llama **carcinógena**. Los carcinógenos más usuales en nuestra sociedad son los que se encuentran en el cigarrillo. También hay carcinógenos, tanto naturales como añadidos, en los alimentos. Ciertos medicamentos también son carcinógenos.

- **Radiación ionizante.** Algunos tipos de radiación pueden producir daño al ADN celular y causar cáncer; éstos incluyen rayos X, rayos de sustancias radiactivas y rayos ultravioletas. Por ejemplo, estos últimos se reciben por exposición al sol y son muy dañinos para la piel.

- **Irritación física.** La irritación continua, como el contacto de una boquilla caliente de pipa sobre los labios, incrementa la división celular y por tanto aumenta el riesgo de una mutación.

- **Dieta.** Se ha encontrado que las dietas altas en grasa y calorías totales se relacionan con una ocurrencia elevada de ciertos tipos de cáncer. Una ausencia general de fibra y cantidades insuficientes de frutas y verduras en la dieta pueden hacer susceptible a una persona a desarrollar cáncer del sistema digestivo.

- **Virus.** Se han relacionado con cáncer de hígado, sangre (leucemias), tejido linfático (linfomas) y cuello uterino.

# Resumen

I. **LA FUNCIÓN DE LAS CÉLULAS**
   A. Unidad básica de vida
   B. Muestra todas las características de vida —organización, metabolismo, respuesta, homeostasis, crecimiento, reproducción

II. **MICROSCOPIOS**
   A. Tipos
      1. Microscopio óptico compuesto
      2. Microscopio electrónico de transmisión —amplifica hasta 1 millón de veces
      3. Microscopio electrónico de barrido —ofrece imágenes tridimensionales
   B. Micrómetro —unidad métrica habitualmente usada para medidas microscópicas (μm)
   C. Tinciones —colorantes usados para visualizar mejor las células bajo el microscopio

III. **ESTRUCTURA CELULAR**
   A. Membrana plasmática —regula lo que entra y sale de la célula
      1. Fosfolípido con doble capa que contiene proteínas, carbohidratos y colesterol
         a. Proteínas —canales, transportadores, receptores, enzimas, enlazadores, marcadores de identidad celular
   B. Núcleo
      1. Control central de la célula
      2. Contiene los cromosomas (unidades de herencia)
      3. Contiene los nucléolos, los cuales producen ribosomas
   C. Citoplasma —suspensión coloidal que contiene a los organelos
      1. Citosol —porción líquida
      2. Organelos —estructuras con funciones especiales
         a. RE (retículo endoplásmico), ribosomas, mitocondria, aparato de Golgi, lisosomas, peroxisomas, vesículas, centriolos
         b. Cilios, flagelos —organelos de superficie usados para el movimiento

IV. **SÍNTESIS DE PROTEÍNAS**
   A. Ácidos nucleicos —ADN y ARN
      1. Compuestos de nucleótidos
         a. Cada nucleótido tiene azúcar, fosfato y base de nitrógeno
         b. Las bases de nitrógeno varían, dando cinco nucleótidos

2. ADN
   a. Lleva el mensaje genético
   b. Localizado casi por completo en el núcleo
   c. Compuesto de nucleótidos que contienen adenina (A), guanina (G), citosina (C), timina (T)
   d. Doble cadena pareada de A-T, G-C y enroscada dentro de una hélice
3. Función del ARN
   a. Cadena sencilla de nucleótidos que contiene A, G, C o uracilo (U)
   b. Localizado en el citoplasma
   c. Traduce el mensaje del ADN en proteínas
   d. Tres tipos
      (1) ARN mensajero (ARNm) —transcribe el mensaje del ADN
      (2) ARN ribosómico (ARNr) —produce los ribosomas, el sitio de la síntesis de proteínas
      (3) ARN de transferencia (ARNt) —lleva aminoácidos para convertirlos en proteínas

V. **DIVISIÓN CELULAR**
   A. Meiosis —forma las células sexuales (óvulo y espermatozoide)
      1. Divide el número de cromosomas a la mitad
   B. Mitosis—división de células somáticas (del cuerpo)
      1. Los cromosomas se replican primero (al doble) durante la interfase
      2. La célula se divide en dos células hijas idénticas
   C. Estados de la mitosis —profase, metafase, anafase, telofase

VI. **MOVIMIENTO DE SUSTANCIAS A TRAVÉS DE LA MEMBRANA PLASMÁTICA**
   A. Movimiento que no requiere energía celular (pasivo)
      1. Difusión —las moléculas se mueven de un área de alta concentración a otra de menor concentración
      2. Ósmosis —difusión de agua a través de una membrana semipermeable
         a. Presión osmótica —medida de la tendencia de una solución para atraer agua
      3. Filtración —movimiento de materiales a través de la membrana plasmática bajo una presión mecánica
      4. Difusión facilitada —movimiento de materiales con la ayuda de transportadores en la membrana plasmática

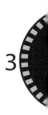

3

B. Movimiento que requiere energía celular (activo)
   1. Transporte activo
      a. Movimiento de partículas de soluto de un área de baja concentración a otra de más alta concentración
      b. Requiere transportadores
   2. Endocitosis —movimiento de cantidades importantes de material dentro de la célula, en vesículas
      a. Fagocitosis —absorción de grandes partículas
      b. Pinocitosis —ingesta de gotas de líquido
   3. Exocitosis —movimiento de grandes cantidades de materiales fuera de la célula, en vesículas
C. Cómo la ósmosis afecta a las células
   1. Solución isotónica —la misma concentración que los líquidos celulares; la célula permanece igual
   2. Solución hipotónica —concentración menor a la de los líquidos celulares; las células se distienden y pueden ser sometidas a hemólisis (estallan)

3. Solución hipertónica —concentración mayor a la de los líquidos celulares; las células son sometidas a crenación (se contraen)

ENVEJECIMIENTO CELULAR
A. Ocurren mutaciones (cambios) en los genes
B. Disminuye la actividad celular
C. Apoptosis —muerte celular programada

VIII. CÉLULAS Y CÁNCER
A. Cáncer
   1. Crecimiento incontrolado de células
   2. Diseminación (metástasis) a otros tejidos
B. Factores de riesgo de cáncer
   1. Hereditarios
   2. Sustancias químicas —carcinógenos
   3. Radiación ionizante
   4. Irritación física
   5. Dieta
   6. Virus

# Preguntas para estudio y revisión

## PARA FORTALECER LA COMPRENSIÓN

*Complete las frases*

**1.** La parte de la célula que regula lo que entra o sale es la _____.

**2.** Los distintos segmentos del ADN que codifican para proteínas específicas se llaman _____.

**3.** El citosol y los organelos constituyen _____.

**4.** Si la Solución A tiene más soluto y menos agua que la Solución B, entonces la Solución A es ____ a la Solución B.

**5.** Los mecanismos que requieren energía para mover sustancias a través de la membrana plasmática se llaman mecanismos de transporte _____.

*Correspondencia* > Relacione cada enunciado numerado con la frase que corresponda enlistada con letra.

___ **6.** Aquí se lleva a cabo la duplicación del ADN

___ **7.** El ADN es enrollado estrechamente dentro de los cromosomas

___ **8.** Los cromosomas se alinean a lo largo del ecuador de la célula

___ **9.** Los cromosomas se separan y se mueven hacia los extremos opuestos de la célula

___ **10.** La membrana celular se separa, dividiendo a la célula en dos nuevas células hijas

**a.** Metafase
**b.** Anafase
**c.** Telofase
**d.** Interfase
**e.** Profase

*Opción múltiple*

___ **11.** El principal componente de la membrana plasmática es
  **a.** Fosfolípido
  **b.** Colesterol
  **c.** Carbohidrato
  **d.** Proteína

___ **12.** El ATP se sintetiza en
  **a.** Núcleo
  **b.** Aparato de Golgi
  **c.** Retículo endoplásmico
  **d.** Mitocondria

___ **13.** La transcripción de la cadena ADN TGAAC debería producir una cadena de ARNm con la secuencia
  **a.** CAGGU
  **b.** ACTTG
  **c.** CAGGT
  **d.** ACUUG

___ **14.** Las células somáticas se dividen por el proceso llamado
  **a.** Mitosis
  **b.** Meiosis
  **c.** Crenación
  **d.** Hemólisis

___ **15.** El movimiento de solutos de una región de alta concentración a otra de baja concentración se llama
  **a.** Exocitosis
  **b.** Difusión
  **c.** Endocitosis
  **d.** Ósmosis

## COMPRENSIÓN DE CONCEPTOS

**16.** Enliste los componentes de la membrana plasmática y diga la función de cada uno.

**17.** Compare y contraste los siguientes componentes celulares:
  **a.** Microvellosidades y cilios
  **b.** Núcleo y nucléolo
  **c.** RE rugoso y RE liso
  **d.** lisosoma y peroxisoma
  **e.** ADN y ARN
  **f.** Cromosoma y gen

**18.** Describa la función de cada una de los siguientes elementos en la síntesis de proteínas: ADN, nucleótido, ARN, ribosomas, RE rugoso y aparato de Golgi.

**19.** Enliste y defina seis métodos por los cuales los materiales cruzan la membrana plasmática. ¿Cuál de ellos requiere energía celular?

**20.** ¿Por qué se define a la membrana plasmática como selectivamente permeable?

**21.** ¿Qué le pasaría a un glóbulo rojo si se colocara en una solución salina al 5.0 %? ¿Y en agua destilada?

**22.** Analice la relación entre mutación genética y cáncer. Enliste factores de riesgo relacionados con el cáncer.

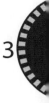

## PENSAMIENTO CONCEPTUAL

**23.** El tabaquismo paraliza los cilios de las células que recubren el tracto respiratorio. Explique los efectos de ello sobre la función del sistema respiratorio.

**24.** En el caso clínico de la *Enfermedad en contexto*, las células del músculo cardíaco de Jaime se adaptaron a su estilo de vida poco saludable, sintetizando más proteínas contráctiles. Empezando con lo que pasa en el núcleo, describa el proceso de producción de proteínas contráctiles.

**25.** En el caso de Jaime, vimos que los cambios a nivel celular a la larga pueden afectar a todo el organismo. Explique por qué.

**26.** La insuficiencia renal provoca una acumulación de desechos y agua en la sangre. Un procedimiento llamado hemodiálisis remueve estas sustancias de la sangre. Durante este procedimiento la sangre del paciente pasa por una membrana semipermeable dentro del aparato de diálisis. Los desechos y agua de la sangre se difunden a través de la membrana hacia el líquido de diálisis en el otro lado. Con base en esta información, compare la concentración osmótica de la sangre con aquella del líquido de diálisis.

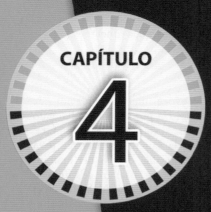

# CAPÍTULO 4

# Tejidos, glándulas y membranas

## Objetivos de aprendizaje

Después de estudiar cuidadosamente este capítulo, será capaz de:

1. Nombrar los cuatro principales grupos de tejidos y señalar la localización y características generales de cada uno de ellos
2. Describir la diferencia entre glándulas exocrinas y endocrinas, y dar ejemplos de ellas
3. Dar ejemplos de tejidos conjuntivos circulantes, generalizados y estructurales
4. Describir tres tipos de membranas epiteliales
5. Enlistar varios tipos de membranas de tejido conjuntivo
6. Explicar las diferencias entre tumores benignos y malignos y dar varios ejemplos de cada uno de estos tipos
7. Enlistar algunos signos de cáncer
8. Enlistar seis métodos para el diagnóstico de cáncer
9. Describir tres métodos tradicionales de tratamiento del cáncer

## Términos clave escogidos

Los siguientes términos, y otros que aparecen en **negritas** dentro del capítulo, se definen en el Glosario

adiposo
areolar
benigno
cartílago
colágeno
endocrino
epitelio
estadificación
exocrino
fascia
histología
maligno
matriz
membrana
metástasis
mielina
mucosa
neoplasia
neuroglia
neurona
parietal
quimioterapia
serosa
visceral

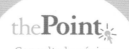

the**Point**

Consulte la página web para el material complementario de este capítulo

# La enfermedad en contexto

> ## El caso de Benjamín: cómo la falla de un tejido afecta a todo el organismo

"Cof, cof, cof!" Alicia se despertó con un sobresalto. *No de nuevo*, pensó incorporándose torpemente de la cama y dirigiéndose al cuarto de Benjamín, su bebé. Durante los últimos días, el niño de dos años ha estado enfermo por una aparente infección respiratoria. Esto no es raro en él —ha padecido ya varios cuadros infecciosos respiratorios y con frecuencia está congestionado; todo ello lo ha registrado sistemáticamente su madre. Sin embargo, a últimas fechas ha estado más preocupada por el niño, a raíz de que lo lleva a una guardería y se ha percatado que su hijo tiene una talla menor en comparación con otros pequeños de su edad, y nota que no participa igual que el resto del grupo en sesiones de juegos. *Lo llevaré mañana al médico*, piensa Alicia sentada en una silla mecedora junto al bebé, al tiempo que le da suaves palmaditas en la espalda.

En la clínica, el médico del niño lo examina con cuidado. Al nacer, Benjamín fue un niño más pequeño y de menor talla que lo normal, a pesar de que su madre menciona que siempre tuvo buen apetito. Sus infecciones respiratorias recurrentes también son causa de preocupación. Además, Alicia le informa que el niño tiene evacuaciones frecuentes, malolientes y oleosas (con grasa). La siguiente pregunta del médico pone en guardia a Alicia: "cuando usted besa a su hijo, ¿le sabe más salado de lo que podría esperarse?" El doctor no se sorprende cuando ella le dice que sí. "Necesito hacerle unos exámenes para poder hacer un diagnóstico correcto", dice. "Mientras tanto, le prescribiré algunos antibióticos para su infección respiratoria."

Unos días más tarde, el doctor de Benjamín revisa su expediente y los resultados de sus exámenes. Las pruebas de sudor revelan que las glándulas sudoríparas de Benjamín excretan concentraciones anormalmente elevadas de sal. Las radiografías de tórax y senos nasales muestran evidencias de infección bacteriana y un engrosamiento de la membrana epitelial que recubre los conductos respiratorios del niño. Los exámenes de sangre también indican que Benjamín tiene deficiencia de varias vitaminas liposolubles. Ante estas evidencias, el médico está listo para dar un diagnóstico. El pequeño paciente tiene fibrosis quística.

La fibrosis quística se debe a la mutación de un gen que codifica un canal proteínico en la membrana plasmática de ciertos tipos de células. Aunque la enfermedad afecta algunas células de sólo uno de los cuatro tipos de tejidos (el epitelio), sus consecuencias se aprecian en varios órganos y sistemas, en especial en el respiratorio y digestivo. Más adelante en este capítulo aprenderemos sobre las implicaciones de esta enfermedad tisular.

Los tejidos son grupos de células similares en estructura, acomodados de acuerdo con un patrón característico, y especializados para la realización de tareas específicas. Al estudio de los tejidos se le llama **histología**. Esta materia muestra que la forma, arreglo y composición de las células en diferentes tejidos es la razón de sus propiedades.

Los tejidos en nuestro organismo pueden compararse con los distintos materiales usados para construir un edificio. Piense por un momento en la gran variedad de materiales para la construcción que se utilizan según cada necesidad —madera, piedra, acero, cemento, material aislante y otros. Cada uno de éstos tiene distintas propiedades, pero en conjunto contribuyen a formar una sola construcción. Lo mismo puede decirse de los tejidos. Para leer acerca del origen de los diferentes tejidos, véase el recuadro 4-1, Células madre: tanto potencial.

## Clasificación de los tejidos

Los cuatro grupos principales de tejidos son los siguientes:

- El **tejido epitelial** cubre superficies, recubre cavidades y forma glándulas.
- El **tejido conjuntivo** apoya y forma el armazón de todas las partes del cuerpo.
- El **tejido muscular** se contrae y produce movimiento.
- El **tejido nervioso** conduce impulsos nerviosos.

Este capítulo se concentra sobre todo en los tejidos conjuntivo y epitelial; los tejidos muscular y nervioso reciben más atención en capítulos posteriores.

## Tejido epitelial

El tejido epitelial, o **epitelio**, forma una cubierta que protege el cuerpo. Es el tejido principal de la capa externa de la piel. También forma membranas, conductos y el recubrimiento de cavidades corporales y órganos huecos de los tractos digestivo, respiratorio y urinario.

### Estructura del tejido epitelial

Las células epiteliales están estrechamente envueltas para proteger mejor a los tejidos subyacentes o formar barreras entre sistemas. Las células varían en forma y arreglo según su función. El tejido epitelial se clasifica con base en sus características. Por su forma, las células pueden describirse de la siguiente manera:

- **Escamosas** —planas e irregulares
- **Cuboides** —cuadradas
- **Cilíndricas** —largas y estrechas

Las células pueden estar organizadas en una capa única, en cuyo caso se les describe como **simples** (fig. 4-1). El epitelio simple funciona como una delgada barrera a través de la cual los materiales pueden pasar con facilidad. Por ejemplo, el epitelio simple permite la absorción de materiales de la mucosa del tracto digestivo hacia la sangre y permite el paso de oxígeno de la sangre hacia los tejidos corporales. Las áreas sujetas a desgaste natural y que requieren protección están cubiertas con células epiteliales en múltiples capas, formación que se denomina **estratificada** (fig. 4-2). Si las células están escalonadas de tal manera que parece que

**Recuadro 4-1** **Temas candentes**

### Células madre: tanto potencial

Al menos 200 diferentes tipos de células se encuentran en el cuerpo humano, cada una de las cuales tiene su propia estructura y función. Todas se originan de precursoras especializadas llamadas **células madre**, las cuales poseen dos importantes características: pueden dividirse de manera repetida y tienen el potencial de convertirse en células especializadas.

Las células madre son de dos tipos. Las **células madre embrionarias**, que se encuentran en los primeros embriones, son la fuente de todas las células de cuerpo y tienen el potencial de diferenciarse en cualquier tipo de célula. Las **células madre adultas**, que se encuentran en bebés, niños e incluso adultos, son células madre que permanecen en el cuerpo después del nacimiento y pueden diferenciarse sólo en unas cuantos tipos de células. Ayudan en el crecimiento y la reparación tisular. Por ejemplo, en la médula ósea, estas células pueden diferenciarse en glóbulos rojos, mientras que en la piel se diferencian en nuevas células dérmicas después de sufrir un corte o rasguño.

Las aplicaciones potenciales a la salud de la investigación sobre células madre son muchas. En un futuro cercano,

el trasplante de estas células podrá usarse para reparar tejidos dañados y para tratar enfermedades como la diabetes, el cáncer, las cardiopatías, la enfermedad de Parkinson y las lesiones de la médula espinal. Estas investigaciones también pueden ayudar a explicar cómo se desarrollan las células y por qué algunas evolucionan en forma anormal, provocando defectos congénitos y cáncer. Los científicos también pueden usar las células madre para probar fármacos antes de usarlos en animales y humanos.

Sin embargo, la investigación sobre células madre es controversial. Algunos aducen que no es ético usar células madre embrionarias debido a que se obtienen de fetos abortados u óvulos fertilizados *in vitro*. Otros aseguran que estas células de todas formas serían desechadas y tienen el potencial de mejorar vidas. Una posible solución para el uso de células madre es recurrir a las de tipo adulto; sin embargo, éstas son menos abundantes y carecen del potencial de las células madre embrionarias para diferenciarse; por ello, se necesitan más estudios para hacer viable esta opción.

tienen múltiples capas aunque en realidad no sea así, se les llama *seudoestratificadas*. Los términos para ambas formas y arreglos se usan para describir el tejido epitelial. Por ello, una capa única de células planas e irregulares podría ser descrita como *epitelio escamoso simple*, mientras que el tejido con varias capas de las mismas células podría calificarse como *epitelio escamoso estratificado*.

Algunos órganos, como la vejiga urinaria, pueden variar mucho en tamaño de acuerdo con su función. Estos órganos están recubiertos con **epitelio de transición**, el cual es capaz de expandirse ampliamente, pero volver a su tamaño original una vez que la tensión desaparece —o cuando, en este caso, la vejiga urinaria se vacíe.

## Funciones especiales del tejido epitelial

Algunos tejidos epiteliales producen secreciones, incluyendo **moco** (un líquido claro y pegajoso), jugos digestivos, sudor y otras sustancias. El aire que respiramos pasa sobre el epitelio que cubre los conductos respiratorios. Las **células caliciformes** secretoras de moco, llamadas así por su forma, se encuentran diseminadas entre las células epiteliales seudoestratificadas (fig. 4-3 A). Las células epiteliales también tienen delgadas proyecciones similares a pelos, llamadas **cilios**. En conjunto, el moco y los cilios ayudan a atrapar restos de polvo y otras partículas extrañas que podrían llegar a los pulmones y dañarlos. El tracto digestivo está recubierto con epitelio cilíndrico simple que también contiene células caliciformes. Secretan moco que protege el revestimiento de los órganos digestivos (fig. 4-3 B).

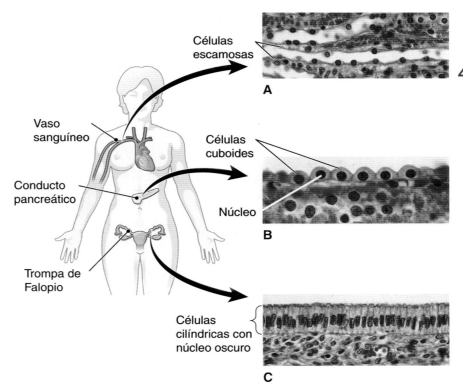

**Figura 4-1** **Tejido epitelial simple. A)** El escamoso simple tiene células planas, irregulares, con núcleo plano. **B)** Las células cuboides son de forma cuadrada, con núcleo redondo. **C)** Las células cilíndricas son largas y estrechas, con núcleo ovoide. (Reimpreso con autorización de Cormack DH. *Essential Histology*, 2$^{nd}$ ed. Philadelphia: Lippincott Williams & Wilkins, 2001.) **[ACERCAMIENTO ➤** ¿Cuántas capas tienen estas células epiteliales?]

> the**Point** Visite *thePoint* para una gráfica sobre el tejido epitelial.

El epitelio se repara a sí mismo con rapidez después de una lesión. En regiones del cuerpo sujetas a desgaste natural, como la piel, el interior de la boca y la mucosa del tracto intestinal, las células epiteliales se reproducen con frecuencia, reemplazando el tejido dañado. Ciertas áreas del epitelio que forman la capa externa de la piel son capaces de modificarse a sí mismas para obtener una mayor fortaleza cada vez que se ven sometidas a un desgaste natural extraordinario; el crecimiento de callosidades es un buen ejemplo de esta respuesta.

## Glándulas

Las células activas de muchas glándulas son epiteliales. Una glándula es un órgano especializado que produce una sustancia que es enviada a otras partes del organismo. Las glándulas originan estas secreciones a partir de materiales extraídos de la sangre. Las glándulas se dividen en dos categorías, según cómo liberan sus secreciones:

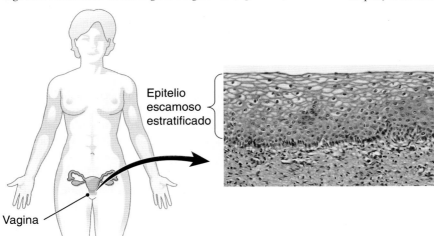

**Figura 4-2** **Epitelio escamoso estratificado**. Las células están dispuestas en varias capas. (Reimpreso con autorización de Cormack DH. *Essential Histology*, 2$^{nd}$ ed. Philadelphia: Lippincott Williams & Wilkins, 2001.)

■ **Glándulas exocrinas,** que tienen conductos o canales para llevar las secreciones fuera de la glándula. Los conductos pueden llevar las secreciones a otros órganos o cavidades, o incluso a la superficie corporal. Estas sustancias actúan en un área limitada cercana a su origen. Ejemplos de glándulas exocrinas incluyen las del tracto gastrointestinal que secretan jugos digestivos, las glándulas sebáceas (de grasa) de la piel y las lagrimales, que producen lágrimas. Éstas y otras glándulas exocrinas se analizan en los capítulos respectivos de cada sistema.

En estructura, una glándula exocrina puede consistir de un solo tipo de célula, como las células caliciformes que secretan moco en los tractos digestivo y respiratorio. Sin embargo, la mayoría están compuestas de múltiples células en distintos arreglos (fig. 4-4). Pueden ser tubulares, en una forma convencional simple, o en formación ramificada, como se encuentran en el tracto digestivo. También pueden estar enroscadas, como las glándulas sudoríparas de la piel. Pueden tener forma de bolsa, como las glándulas sebáceas de la piel, o formaciones compuestas de tubos y sacos, como las glándulas salivales de la boca.

■ Las **glándulas endocrinas** no secretan a través de conductos, sino directamente dentro de los líquidos de tejidos vecinos. La mayoría de estas secreciones se absorbe en el torrente sanguíneo, el cual las lleva a todo el cuerpo. Estas secreciones, llamadas **hormonas,** tienen efectos sobre tejidos específicos conocidos como *tejidos blanco.* Las glándulas endocrinas tienen una extensa red de vasos sanguíneos. También conocidas como *glándulas de secreción interna* o *aductales,* incluyen a la hipófisis, tiroides, suprarrenales y otras que se describen con mayor detalle en el capítulo 12.

**PUNTO DE REVISIÓN 4-1** ➤ El epitelio se clasifica según la forma de sus células. ¿Cuáles son los tres tipos básicos?

**PUNTO DE REVISIÓN 4-2** ➤ Las glándulas se clasifican según secreten por medio de conductos o directamente dentro del líquido que les rodea y en el torrente sanguíneo. ¿Cuáles son estas dos categorías de glándulas?

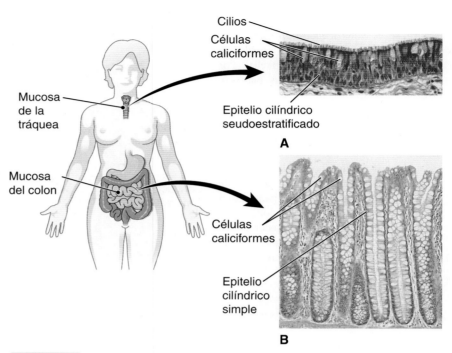

**Figura 4-3** **Características especiales de los tejidos epiteliales. A)** La mucosa de la tráquea muestra cilios y células caliciformes que secretan moco. **B)** La mucosa del intestino tiene células caliciformes. (Reimpreso con autorización de Cormack DH. *Essential Histology,* 2ⁿᵈ ed. Philadelphia: Lippincott Williams & Wilkins, 2001.)

## Tejido conjuntivo

El tejido de soporte en todas partes del cuerpo es el conjuntivo. Está tan extensa y ampliamente distribuido que si fuéramos capaces de disolver todos los tejidos excepto el conjuntivo, aún podríamos reconocer el contorno completo del cuerpo. El tejido conjuntivo tiene grandes cantidades de material inerte entre las células. Esta sustancia intercelular de fondo, o **matriz,** contiene diversas cantidades de agua, fibras y minerales.

Los histólogos, especialistas en el estudio de los tejidos, tienen muchas formas de clasificar al tejido conjuntivo, con base en su estructura o función. Aquí describimos los distintos tipos según su distribución y función, y los enlistamos en orden ascendente de dureza.

■ El tejido conjuntivo circulante tiene una consistencia líquida; sus células están suspendidas en un medio líquido. Los dos tipos son la sangre, la cual circula en los vasos sanguíneos (fig. 4-5), y la linfa, un líquido derivado de la sangre que circula en los vasos linfáticos. Los capítulos 13 y 16 presentan más información sobre el tejido conjuntivo circulante.

■ El tejido conjuntivo generalizado tiene amplia distribución. Apoya y protege estructuras. Una parte se sostiene en forma laxa junto a una matriz semilíquida. Una parte es densa y contiene muchas fibras. Las células llamadas **fibroblastos** producen las distintas fibras en todo el tejido conjuntivo. (El sufijo *–blasto* se refiere a una célula joven y activa). Ejemplos de estructuras compuestas de este tejido conjuntivo denso son los tendones, ligamentos y las cápsulas (cubiertas) que rodean a ciertos órganos.

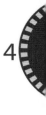

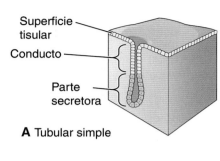

Superficie tisular

Conducto

Parte secretora

**A** Tubular simple

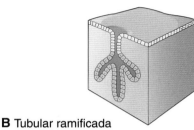

**B** Tubular ramificada

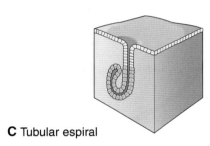

**C** Tubular espiral

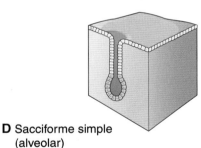

**D** Sacciforme simple (alveolar)

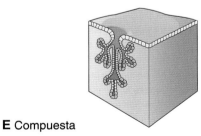

**E** Compuesta

**Figura 4-4** **Algunos tipos de estructura de glándulas exocrinas.** **A)** Tubular simple, como las que se encuentran en el intestino. **B)** Tubular ramificada, como las del estómago. **C)** Tubular espiral, como en las glándulas sudoríparas de la piel. **D)** Sacciforme simple (en forma de saco, o alveolar), como las glándulas sebáceas de la piel. **E)** Compuesta, con sacos y conductos, como las glándulas salivares.

■ El tejido conjuntivo estructural se relaciona sobre todo con el esqueleto. Algunos ejemplos son los cartílagos, que tienen una consistencia muy firme, y el tejido óseo, que es más duro debido a los minerales que tiene en su matriz.

Los tejidos conjuntivos generalizados y estructurales se describen con mayor amplitud más adelante.

thePoint ✦ Visite **thePoint** para la animación del *Flujo sanguíneo del miocardio.*

**PUNTO DE REVISIÓN 4-3** ➤ Los tejidos conjuntivos varían según la composición del material localizado entre las células. ¿Cuál es el nombre general de este material intercelular?

## Tejido conjuntivo generalizado

Este tejido se encuentra en todo el organismo y es menos específico en su función que otros tipos. Existe en dos formas: laxo y denso.

El tejido conjuntivo laxo, como su nombre lo indica, tiene una consistencia suave o semilíquida. Los tipos son:

■ **Tejido areolar**, que recibe su nombre por una palabra que significa "espacio", debido a su composición abierta (v. fig. 4-5 B). Contiene células y fibras en una matriz suave y gelatinosa. Este tejido se halla en las membranas, alrededor de vasos y órganos, entre músculos y bajo la piel. Es el tipo más común de tejido conjuntivo.

■ El **tejido adiposo** contiene células (adipocitos) capaces de almacenar grandes cantidades de grasa (v. fig. 4-5 C). La grasa en este tejido es una reserva de energía para el cuerpo. El tejido adiposo también es un aislante de calor, como el que se encuentra en las capas internas de la piel, y es un relleno protector para órganos y articulaciones.

El tejido conjuntivo denso es más firme y se caracteriza por las abundantes fibras que le brindan fuerza y flexibilidad. El tipo principal de fibra en éste y en otros tejidos conjuntivos es el **colágeno**, una proteína blanquecina flexible. (V. recuadro 4-2, Colágeno: el andamiaje del cuerpo.) Los diferentes tipos varían por las principales fibras que contienen y la forma en que están dispuestas:

■ El **tejido conjuntivo denso irregular** tiene sobre todo fibras de colágeno en una disposición aleatoria. Este tejido constituye las membranas fibrosas que cubren varios órganos, como se describe después en este capítulo. Las formas particularmente fuertes forman cápsulas resistentes alrededor de algunos órganos, como los riñones, hígado y ciertas glándulas.

■ El **tejido conjuntivo denso regular** también tiene fibras de colágeno, pero en forma regular y alineación paralela, como los hilos de un cable. Este tejido puede tirar en una dirección. Algunos ejemplos son los **tendones** tipo cordón, los cuales conectan a los músculos con los huesos, y los **ligamentos**, que enlazan huesos con otros huesos (fig. 4-6 A).

- El **tejido conjuntivo elástico** tiene muchas fibras elásticas que le permiten alargarse y luego volver a su longitud original. Este tejido se encuentra en las cuerdas vocales, conductos respiratorios y las paredes de los vasos sanguíneos.

## Tejido conjuntivo estructural

Los tejidos conjuntivos estructurales están relacionados sobre todo con el esqueleto y son más fuertes y sólidos que todos los otros grupos.

**CARTÍLAGO** Debido a su fuerza y flexibilidad, el cartílago es un material estructural que proporciona reforzamiento. También absorbe los choques y brinda una superficie de conexión que disminuye la fricción entre partes movibles, como las articulaciones. Las células que producen cartílago son los condrocitos, un nombre derivado de la raíz griega *condro*, que significa "cartílago" y *cito*, que significa "célula." Hay tres formas de cartílago:

- **Cartílago hialino**, un material traslúcido resistente, popularmente llamado cartílago, que cubre los bordes de los huesos largos (v. fig. 4-6 B). El cartílago hialino también constituye la punta de la nariz y refuerza la laringe ("caja sonora") y la tráquea ("tubo aéreo").

- El **fibrocartílago** es firme y rígido, y se encuentra entre las vértebras (segmentos) de la columna, en la articulación anterior entre los huesos púbicos de la cadera, y en la articulación de la rodilla.

- El **cartílago elástico** puede volver a su forma y posición original después de combarse. Un lugar en que es fácil observar las propiedades del cartílago elástico es en la parte externa de la oreja. También se localiza en la laringe.

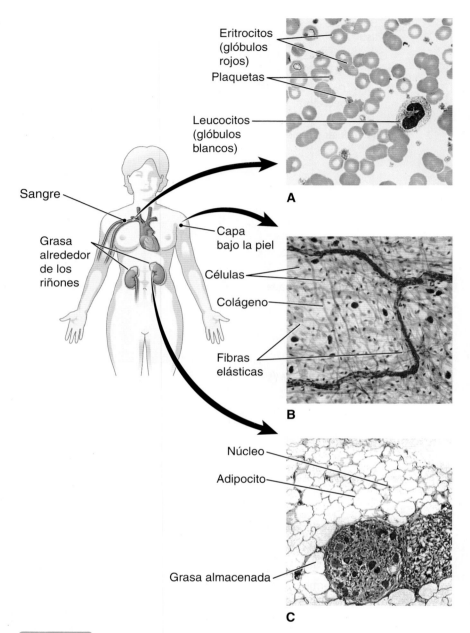

**Figura 4-5** **Tejido conjuntivo circulante y generalizado (laxo). A)** Este frotis sanguíneo muestra diversas células en una matriz líquida. **B)** Tejido conjuntivo areolar, una mezcla de células y fibras en una matriz gelatinosa **C)** El tejido adiposo se muestra aquí rodeado de tejido glandular teñido de oscuro. La imagen indica áreas donde se almacena grasa y núcleos en el borde de las células. (A, reimpreso con autorización de McClatchey KD. *Clinical Laboratory Medicine*. 2nd ed. Baltimore: Lippincott Williams & Wilkins, 2001; B, reimpreso con autorización de Cormack DH. *Essential Histology*. 2nd ed. Philadelphia: Lippincott Williams & Wilkins, 2001; C, reimpreso con autorización de Mills SE. *Histology for Pathologists*, 3th ed. Philadelphia: Lippincott Williams & Wilkins, 2006.) **[ACERCAMIENTO➤** ¿Cuál de estos tejidos tiene más fibras? ¿Cuál de ellos está modificado para almacenarse?**]**

**PUNTO DE REVISIÓN 4-4** ➤ El tejido conjuntivo se caracteriza por la presencia de fibras. ¿De qué proteína están hechas las principales fibras del tejido conjuntivo?

**HUESO** El tejido que integra los huesos, llamado tejido óseo, es muy similar al cartílago en su estructura celular (v. fig. 4-6 C). De hecho, el esqueleto del feto en sus primeras etapas de desarrollo está constituido casi completamente por cartílago. Este tejido se impregna en

**Recuadro 4-2** Una mirada de cerca

## Colágeno: el andamiaje del cuerpo

La proteína más abundante en el organismo, que constituye casi 25 % de las proteínas totales, es el colágeno. Su nombre, derivado de la palabra griega que significa "pegamento", revela su papel como la principal proteína estructural en el tejido conjuntivo.

Los fibroblastos secretan moléculas de colágeno dentro de la matriz que les rodea, donde las moléculas son entonces ensambladas dentro de fibras. Estas fibras dan a la matriz su fortaleza y flexibilidad. La gran fuerza de tensión de las fibras de colágeno las hace más fuertes que las fibras de acero del mismo tamaño, y su flexibilidad les confiere elasticidad sobre los tejidos que las contienen. Por ejemplo, el colágeno en la piel, hueso, tendones y ligamentos, resiste fuerzas de tracción, mientras que el colágeno que se encuentra en el cartílago articular y entre las vértebras resiste la compresión. Con base en su estructura de aminoácidos, hay por lo menos 19 tipos de colágeno, cada uno de los cuales le confiere una propiedad distinta al tejido conjuntivo que lo contiene.

El arreglo de fibras de colágeno en la matriz revela mucho acerca de la función del tejido. En la piel y membranas que cubren los músculos y órganos, las fibras de colágeno están dispuestas en forma irregular, con fibras que corren en todas direcciones. El resultado es un tejido que puede resistir fuerzas de tensión en distintas trayectorias. En los tendones y ligamentos las fibras de colágeno tienen una disposición paralela, formando fuertes hilos en forma de cuerdas que pueden resistir fuerzas de tracción longitudinales. En el tejido óseo las fibras de colágeno con disposición en malla favorecen los depósitos de sales de calcio dentro del tejido, lo cual le confiere al hueso fuerza y cierta flexibilidad.

Las diversas propiedades del colágeno también son evidentes en la preparación de un postre de gelatina. Esta golosina es un extracto de colágeno producido con huesos animales hervidos y otros tejidos conjuntivos. En agua caliente es un líquido viscoso, pero al enfriarse forma un gel semisólido.

forma gradual con sales de calcio y fósforo, que le dan al hueso su solidez y dureza características. Las células que forman el hueso se llaman **osteoblastos**, un nombre que combina la raíz que significa hueso (*osteo*), con la palabra *blasto*, que se interpreta como célula inmadura. Conforme estas células evolucionan, se les llama después **osteocitos**. Dentro del tejido óseo hay nervios y vasos sanguíneos. Un tipo especializado de tejido, la médula ósea, está inserto dentro de los huesos. La médula ósea contenida en ciertas regiones óseas produce células sanguíneas. El capítulo 7 presenta más información sobre los huesos.

**PUNTO DE REVISIÓN 4-5** ▸ El tejido conjuntivo es el material de apoyo y protección presente en todo el cuerpo. ¿Cuáles son ejemplos de tejido conjuntivo circulante, generalizado y estructural?

## Tejido muscular

El tejido muscular está diseñado para producir movimientos por contracción de sus células, las cuales se llaman **fibras musculares** debido a que la mayoría de ellas son alargadas y filiformes. Si se desmenuza un pedazo de carne bien cocida, pueden apreciarse pequeños grupos de estas fibras musculares. Por lo general el tejido se clasifica de la siguiente manera:

- **Músculo esquelético**, el cual funciona con los tendones y huesos para mover el cuerpo (fig. 4-7 A). Este tipo de tejido se describe como **músculo voluntario** debido a que puede contraerse por voluntad propia. Las células en el músculo esquelético son muy grandes y es notable que tienen núcleos múltiples y un patrón de estrechamientos oscuros y brillantes descritos como **estriaciones**. A este tipo de músculo se le llama también músculo estriado. El capítulo 8 tiene más detalles sobre músculos esqueléticos.

- El **músculo cardíaco**, el cual forma la masa de las paredes del corazón, es conocido también como **miocardio** (v. fig. 4-7 B). Este músculo produce las contracciones regulares conocidas como *latidos cardíacos*. El músculo cardiaco se describe como **músculo involuntario** debido a que suele contraerse con independencia de la voluntad del individuo. La mayoría del tiempo no estamos concientes de sus acciones. El músculo cardíaco tiene células ramificadas y membranas especializadas entre las células con apariencia de líneas oscuras bajo el microscopio. Su nombre técnico es *discos intercalados*. El corazón y el músculo cardíaco se analizan en el capítulo 14.

- El **músculo liso** también es un músculo involuntario (v. fig. 4-7 C). Forma las paredes de los órganos huecos en las cavidades ventrales, incluyendo estómago, intestinos, vesícula biliar y vejiga urinaria. Todos estos órganos son conocidos como vísceras, por lo que el músculo liso en ocasiones se denomina *músculo visceral*. El músculo liso también se encuentra en las paredes de muchas estructuras tubulares, como en los vasos sanguíneos y los conductos que llevan orina desde los riñones. En cada pelo del cuerpo hay un músculo liso adherido en su base. La contracción

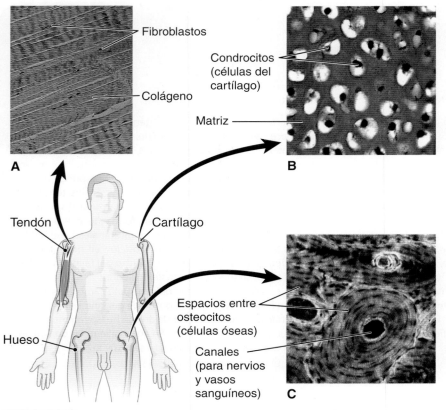

A

Fibroblastos

Colágeno

Condrocitos (células del cartílago)

Matriz

B

Tendón

Cartílago

Hueso

Espacios entre osteocitos (células óseas)

Canales (para nervios y vasos sanguíneos)

C

**Figura 4-6** **Tejido conjuntivo generalizado (denso) y estructural. A)** Tejido conjuntivo fibroso. En los tendones y ligamentos, las fibras de colágeno están dispuestas en la misma dirección. **B)** En el cartílago, las células (condrocitos) están insertas en una matriz firme. **C)** El hueso es el tejido conjuntivo más duro. Las células (osteocitos) están incluidas dentro de una matriz dura. (A y B, reimpreso con autorización de Mills SE. *Histology for Pathologists*, 3<sup>th</sup> ed. Philadelphia: Lippincott Williams & Wilkins, 2006; C, reimpreso con autorización de Gartner LP, Hiatt JL. *Color Atlas of Histology*, 4<sup>th</sup> ed. Baltimore: Lippincott Williams & Wilkins, 2005.)

de estos músculos provoca la situación llamada coloquialmente *carne de gallina*. Las células del músculo liso tienen un tamaño típico y están afiladas en cada borde. No son estriadas y tienen un solo núcleo por célula. Las estructuras que contienen músculo liso se analizan en los capítulos de varios sistemas corporales.

En caso de lesiones, el tejido muscular, como el tejido nervioso, se repara a sí mismo con poca o nula dificultad. Cuando se lesiona, el tejido muscular con frecuencia es reemplazado por tejido conjuntivo.

**PUNTO DE REVISIÓN 4-6** ➤ ¿Cuáles son los tres tipos de tejido muscular?

# Tejido nervioso

El cuerpo humano está constituido por innumerables estructuras, cada una de las cuales contribuye a la acción de todo el organismo. Esta agregación de estructuras puede compararse a una gran corporación. Para que todos los trabajadores en la corporación coordinen sus esfuerzos, debe haber un control cen-

tral, como un presidente o director. En el organismo, este agente central es el **cerebro** (fig. 4-8 A). Cada estructura corporal está en comunicación directa con el cerebro por medio de su propio equipo de "cables," llamados **nervios** (v. fig. 4-8 B). Los nervios incluso de las partes más remotas del cuerpo se juntan y alimentan de un gran cable troncal llamado **médula espinal**, el cual a su vez se conecta al mecanismo central del cerebro. Aquí, los mensajes y órdenes se transmiten las 24 horas del día. Algunos nervios, los nervios craneales, se conectan directamente con el cerebro sin pasar por la médula espinal. Este sistema de control completo, incluyendo al cerebro, está compuesto por tejido nervioso.

## La neurona

La unidad básica del tejido nervioso es la **neurona**, o célula nerviosa (fig. 4-8 C). Una neurona consiste de un cuerpo celular nervioso más pequeñas ramas de la célula llamadas *fibras*. Un tipo de fibra, la **dendrita**, suele ser corta y generar ramas similares a los árboles. Esta clase de fibras lleva mensajes en forma de impulsos nerviosos al cuerpo de las células nerviosas. Una fibra única, el **axón**, lleva impulsos lejos del cuerpo celular nervioso. Las neuronas pueden ser largas; sus fibras llegan a extenderse a lo largo de varios metros. Un **nervio** es un haz de cordones de estas fibras de células nerviosas, unidas mediante tejido conjuntivo (v. fig. 4-8 B).

Igual que los cables se aíslan para evitar un corto circuito, algunos axones están aislados y protegidos por un recubrimiento de material llamado **mielina**. Los grupos de fibras mielinizadas forman la "sustancia blanca," denominada así por el color de la mielina, la cual es semejante a la grasa en apariencia y consistencia.

Sin embargo, no todas las neuronas tienen mielina; algunos axones están desmielinizados, como las dendritas y cuerpos celulares. Estas áreas se aprecian de color gris. Debido a que la capa externa del cerebro tiene grandes cantidades de cuerpos celulares y fibras desmielinizadas, a este órgano se le llama popularmente *sustancia gris*, aunque su interior está compuesto de sustancia blanca (v. fig. 4-8 A).

## Neuroglia

El tejido nervioso está sostenido y protegido por células especializadas llamadas **neuroglia** o *células de neuroglia*, cuyo nombre proviene de la raíz griega *glia*, que significa "pegamento". Algunas de estas células protegen al cerebro de sustancias dañinas; otras lo libran de cuerpos extraños y restos celulares; otras más forman la cubierta de mielina que rodea a los axones. Sin embargo éstos no transmiten impulsos nerviosos.

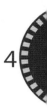

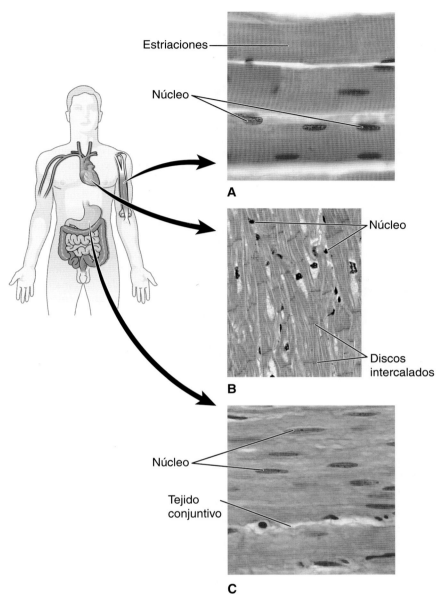

**Figura 4-7** **Tejido muscular. A)** Las células de tejido muscular tienen bandas (estriaciones) y múltiples núcleos. **B)** El músculo cardiaco constituye la pared del corazón. **C)** El músculo liso se encuentra en órganos blandos y en vasos. (A y C, reimpreso con autorización de Cormack DH. *Essential Histology*. 2<sup>nd</sup> ed. Philadelphia: Lippincott Williams & Wilkins, 2001; B, reimpreso con autorización de Gartner LP, Hiatt JL. *Color Atlas of Histology*, 4<sup>th</sup> ed. Baltimore: Lippincott Williams & Wilkins, 2005.)

# Membranas

Las membranas son delgadas láminas de tejido. Sus propiedades son diversas: algunas son frágiles, otras resistentes; unas son transparentes y otras opacas (es decir, no puede verse a través de éstas). Las membranas pueden cubrir una superficie, pueden dividir dos partes, recubrir un órgano hueco o cavidad corporal, o bien sujetar a un órgano. Pueden contener células que secretan lubricantes para facilitar el movimiento de órganos, como el corazón y los pulmones, y el movimiento de las articulaciones. A continuación se describen las membranas epiteliales y las membranas de tejido conjuntivo.

## Membranas epiteliales

Se le llama **membrana epitelial** a aquella cuya superficie externa está constituida por epitelio. Sin embargo, por debajo de ella hay una capa de tejido conjuntivo que fortalece a la membrana, y en algunos casos, bajo ésta, un estrato delgado de músculo liso. Las membranas epiteliales están constituidas por células activas estrechamente apiñadas que producen lubricantes y protegen a los tejidos más internos de la invasión de microorganismos. Las membranas epiteliales son de varios tipos:

- **Membranas serosas** que recubren las paredes de cavidades corporales y están plegadas dentro de la superficie de órganos internos, formando su capa más externa.

- Las **membranas mucosas** envuelven los conductos y otros espacios abiertos a la parte externa del cuerpo.

- Las **membranas cutáneas**, a menudo llamadas **piel**, tienen una capa más externa de epitelio. Esta membrana es compleja y se analiza con detalle en el capítulo 6.

En los capítulos 9 y 10 puede encontrarse un análisis más detallado acerca del tejido nervioso y el sistema nervioso.

**PUNTO DE REVISIÓN 4-7** ➤ ¿Cuál es la unidad celular básica del sistema nervioso y cuál es su función?

**PUNTO DE REVISIÓN 4-8** ➤ ¿Cuáles son las células de apoyo no conductoras del llamado sistema nervioso?

**MEMBRANAS SEROSAS** Recubren las cavidades corporales ventrales cerradas y no se comunican con la parte exterior del cuerpo. Secretan un escaso lubricante acuoso, conocido como líquido seroso, que permite a los órganos moverse con una fricción mínima. El delgado epitelio de las membranas serosas es un tipo de tejido liso y brillante llamado **mesotelio**. A la membrana por sí misma se le conoce como **serosa**.

Hay tres tipos de membranas serosas:

- La **pleura**, o **pleuras** envuelven la cavidad torácica y cubren cada pulmón.

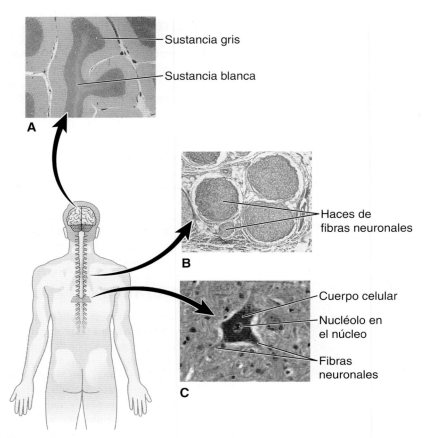

torácica (tórax) y el pericardio parietal envuelve el saco fibroso (el pericardio fibroso) que contiene al corazón (v. fig. 4-9).

Debido a que los órganos internos son conocidos como *vísceras*, la porción de la membrana serosa adherida a un órgano es la **capa visceral**. El pericardio visceral se encuentra sobre la superficie cardíaca, y cada superficie pulmonar está cubierta por pleura visceral. Las partes del peritoneo que cubren órganos en el abdomen se denominan según su órgano relacionado. La capa visceral en nuestro ejemplo del globo está en contacto directo con el puño.

Las capas parietal y visceral de una membrana serosa están en contacto directo con una cantidad mínima de lubricante entre ellas. La región entre las dos capas forma un **espacio potencial**, esto es, que resulta *posible* que exista ahí un espacio, aunque esto no suele ocurrir así. Sólo si se acumulan sustancias entre estas capas, o cuando un proceso inflamatorio produce cantidades excesivas de líquido, hay un espacio real.

**MEMBRANAS MUCOSAS** Las membranas mucosas son llamadas así porque producen una sustancia espesa y pegajosa llamada **moco**. Estas membranas forman una gran capa continua en los sistemas digestivo, respiratorio, urinario y reproductivo, los cuales están interconectados con la parte externa del cuerpo. Varían un poco en cuanto a su estructura y función. Las células que recubren las cavidades nasales y los conductos respiratorios están provistas de finas extensiones con apariencia de pelo, llamadas *cilios*, que se describieron en el capítulo 3. Los cilios microscópicos se mueven como oleadas para expulsar a las secreciones. De esta forma, cuerpos extraños como las bacterias, polvo y otras impurezas, son atrapados en el moco y se evita así que entren a los pulmones y causen daño. El epitelio ciliado también se encuentra en ciertos conductos del aparato reproductivo tanto masculino como femenino.

Las membranas mucosas que recubren al tracto digestivo tienen funciones especiales. Por ejemplo, la membrana mucosa del estómago protege a los tejidos más profundos de la acción de los poderosos jugos digestivos. Si por alguna causa se lesiona una parte de esta membrana, los jugos empiezan a digerir una parte del estómago mismo —esto sucede en casos de úlceras pépticas. Las membranas mucosas localizadas a lo largo del sistema digestivo están diseñadas para absorber nutrimentos, los cuales después son transportados en la sangre hasta las células.

El sustantivo **mucosa** también se refiere a la membrana mucosa de un órgano.

**Figura 4-8**   **Tejido nervioso. A)** Tejido cerebral. **B)** Corte transversal de un nervio. **C)** Una neurona, o célula nerviosa. (Reimpreso con autorización de Cormack DH. *Essential Histology.* 2nd ed. Philadelphia: Lippincott Williams & Wilkins, 2001.)

- El **pericardio seroso** forma parte de un saco que envuelve al corazón, el cual está localizado en el tórax entre los pulmones.

- El **peritoneo** es la membrana serosa más grande. Envuelve las paredes de la cavidad abdominal, cubre los órganos del abdomen y da forma y protección a las estructuras que se encuentran en su interior (v. fig. 19-3 en cap. 19).

Las membranas serosas están dispuestas de tal forma que una porción integra la cubierta de una cavidad cerrada, mientras que la otra se repliega para cubrir la superficie del órgano contenido en tal cavidad. La interrelación entre un órgano y la membrana serosa que lo rodea puede visualizarse al imaginar un puño metido dentro de un gran globo suave (fig. 4-9). El puño sería el órgano y la membrana serosa que lo rodea es el globo, con dos capas, una interna en donde está el puño y la externa que queda fuera. Aunque constituida por dos capas, cada membrana serosa es continua.

La porción de la membrana serosa adherida a la pared de la cavidad o saco se conoce como **capa parietal**; la palabra *parietal* se refiere a una pared. En el ejemplo anterior, la capa parietal está representada por la capa más externa del globo. La pleura parietal recubre la cavidad

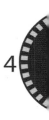

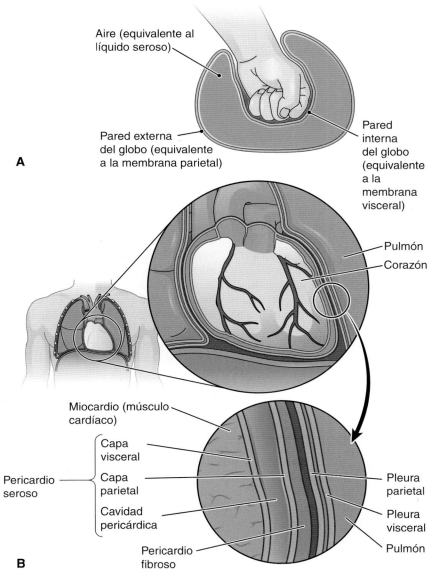

Aire (equivalente al líquido seroso)

Pared externa del globo (equivalente a la membrana parietal)

**A**

Pared interna del globo (equivalente a la membrana visceral)

Pulmón
Corazón

Miocardio (músculo cardíaco)

Pericardio seroso
Capa visceral
Capa parietal
Cavidad pericárdica

Pleura parietal
Pleura visceral
Pulmón

Pericardio fibroso

**B**

**Figura 4-9** **Organización de las membranas serosas. A)** Un órgano se ajusta dentro de una membrana serosa como un puño cerrado dentro de un globo. **B)** La capa externa de una membrana serosa es la capa parietal. La capa interna es la capa visceral. El pericardio fibroso refuerza al pericardio parietal.

**PUNTO DE REVISIÓN 4-9** ➤ Las membranas epiteliales tienen una capa externa de epitelio. ¿Cuáles son los tres tipos de membranas epiteliales?

## Membranas de tejido epitelial

La siguiente lista es un repaso de membranas que contienen tejido conjuntivo sin epitelio. Estas membranas se describen con mayor detalle en los siguientes capítulos.

■ Las **membranas sinoviales** son delgadas membranas de tejido conjuntivo que recubren las cavidades articulares. Secretan un lubricante que disminuye la fricción entre los bordes de los huesos, con lo que permiten un libre movimiento de las articulaciones. Las membranas sinoviales también recubren a las pequeñas almohadillas adjuntas a las articulaciones, llamadas **bolsas o bursas.**

■ Las **meninges** son las múltiples cubiertas membranosas que cubren al cerebro y a la médula espinal.

Se llama **fascia** a las bandas u hojas fibrosas que sostienen y apoyan a los órganos en su sitio. La fascia se encuentra en dos regiones:

■ La **fascia superficial** es la capa continua que se encuentra debajo de la piel y contiene el tejido adioposo (grasa) que protege a los tejidos del cuerpo y la piel. Este tejido también se llama *fascia subcutánea,* porque se localiza debajo de la piel.

■ La **fascia profunda** cubre, separa y protege los músculos esqueléticos.

Finalmente, hay membranas cuyos nombres inician con el prefijo *peri-* porque están alrededor de los órganos:

■ El **pericardio fibroso** forma la cavidad que encierra al corazón, la cavidad pericárdica. En conjunto, a este saco fibroso y a las membranas pericárdicas serosas descritas antes se les conoce como pericardio (v. fig. 4-9 B).

■ El **periostio** es la membrana que contiene al hueso.

■ El **pericondrio** es la membrana que rodea al cartílago.

## Membranas y enfermedad

Estamos familiarizados con muchas enfermedades que afectan en forma directa a las membranas; éstas van desde el resfriado común, en el cual hay una inflamación de la mucosa nasal, hasta alteraciones incluso mortales como la **peritonitis**, una infección del peritoneo, consecuencia de la rotura del apéndice y otros percances en la región abdominal.

Aunque las membranas suelen ayudar a prevenir la diseminación de una infección de una región a otra del organismo, en ocasiones actúan como vías por las cuales viaja la enfermedad. En términos generales, las membranas epiteliales al parecer tienen más resistencia a las infecciones que los estratos compuestos de tejido conjuntivo. Sin embargo, una resistencia atenuada puede permitir la transmisión de una infección a lo largo de cualquier membrana. Por ejemplo, las infecciones de la garganta pueden migrar por medio de las membranas mucosas a otras partes del tracto respiratorio superior e incluso a los senos y oídos. En las mujeres, una infección puede trasladarse desde las trompas de Falopio y espacios del sistema reproductivo hasta la cavidad peritoneal (v. fig. 23-14 en cap. 23).

Las enfermedades del tejido conjuntivo (o colágeno), como el **lupus eritematoso sistémico** y la **artritis reumatoide** pueden afectar diversas partes del organismo debido a que el colágeno es la mayor proteína intercelular en el tejido conjuntivo sólido. En el lupus eritematoso se ven afectadas las membranas serosas, como la pleura, pericardio y peritoneo. En la artritis reumatoide se inflama la membrana sinovial, y en las articulaciones el cartílago se ve reemplazado gradualmente por tejido conjuntivo fibroso.

## Tumores benignos y malignos

Por diversas razones, el patrón normal de desarrollo de las células y tejidos puede alterarse por un crecimiento descontrolado de células que no tienen propósito alguno en el organismo. Cualquier crecimiento anormal de células se llama **tumor**, o **neoplasia**. Si el tumor está confinado a una región local y no se extiende es **benigno**, pero si alcanza a los tejidos vecinos o a partes más lejanas del cuerpo, se le llama tumor **maligno**. El término general para cualquier tipo de tumor maligno es el de **cáncer**. Al proceso de diseminación de células tumorales se le denomina **metástasis**.

Los tumores se encuentran en todo tipo de tejidos, pero ocurren con mayor frecuencia en aquellos que se reparan a sí mismos con rapidez, de manera específica en los tejidos epiteliales y conjuntivos.

## Tumores benignos

Los tumores benignos, al menos hasta cierto punto, no son peligrosos por sí mismos; no se diseminan. Sus células permanecen unidas y con frecuencia se encapsulan, esto es, están rodeados por una membrana contenedora. Las células en un tumor benigno son muy similares en apariencia a las células normales de las cuales se derivan (fig. 4-10 A, B). Crecen como una masa simple dentro de un tejido, por lo que son candidatos a una extirpación quirúrgica completa. Desde el punto de vista médico, se describen como un crecimiento *in situ*, lo que significa que están confinados a su lugar de origen y no invaden otros tejidos o se diseminan a otros sitios. Sin embargo, algunos pueden ser peligrosos; pueden crecer dentro de un órgano, aumentar su tamaño y provocar un daño mecánico importante. Por ejemplo, un tumor cerebral benigno puede matar a una persona tanto como uno maligno, debido a que crece en un área y comprime tejidos cerebrales vitales. Algunos ejemplos de tumores benignos son los siguientes (observe que la mayoría de los nombres terminan con el sufijo *–oma*, que significa "tumor").

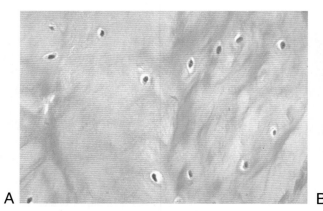

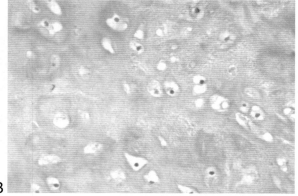

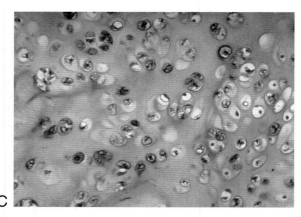

**Figura 4-10**    **Tumores benignos y malignos. A)** Cartílago normal. **B)** Un condroma benigno se asemeja mucho al cartílago normal. **C)** Condrosarcoma óseo. El tumor está compuesto de condrocitos malignos, los cuales tienen formas raras y núcleos anormales. (A y B, reimpresos con autorización de Rubin E, Farber JL. *Pathology*, 3rd ed. Philadelphia: Lippincott Williams & Wilkins, 1999; C, reimpreso de Bullough PG, Vigorita VJ. *Atlas of Orthopaedic Pathology*. New York: Gower Medical Publishing, 1984. Con autorización de Elsevier.)

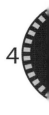

- **Papiloma**—tumor que crece en el epitelio como una masa proyectada. Un ejemplo son las verrugas.

- **Adenoma**—tumor epitelial que se desarrolla en y a expensas de las glándulas (*adeno* significa "glándula").

- **Lipoma**—tumor del tejido conjuntivo que se origina del tejido graso (adiposo).

- **Osteoma**—tumor del tejido conjuntivo que se origina en los huesos.

- **Mioma**—tumor del tejido muscular. Es raro en los músculos voluntarios, pero frecuente en algunos tipos de músculos involuntarios, sobre todo en el útero (matriz). Sin embargo, cuando se localiza en el útero suele llamarse *fibroide*.

- **Angioma**—tumor que por lo general está compuesto de pequeños vasos sanguíneos o linfáticos; un ejemplo son los lunares.

- **Nevo**—pequeño tumor dérmico que puede aparecer en diversos tejidos. Algunos nevos son conocidos como molas; algunos son angiomas. Por lo general, estos tumores son inocuos, pero pueden volverse malignos.

- **Condroma**—tumor de las células del cartílago que puede permanecer dentro del cartílago o desarrollarse sobre su superficie, como en las articulaciones (v. fig. 4-10 B).

## Tumores malignos

Los tumores malignos, al contrario de los benignos, pueden causar la muerte sin importar en dónde se presenten. Las células malignas son distintas en apariencia de sus células madre y son incapaces de funcionar en forma normal (v. fig. 4-10 C). Aún más, los tumores malignos crecen con mayor rapidez que los benignos. La palabra *cáncer* significa "cangrejo" y esto es bastante descriptivo: un cáncer estira sus tenazas hasta los tejidos vecinos. Las células cancerosas también se diseminan por medio de la sangre o la linfa (otro líquido circulante) y cuando llegan a otros sitios forman nuevos crecimientos (secundarios) o **metástasis**.

Los tumores malignos se clasifican en dos categorías principales, según se originen de tejido epitelial o conjuntivo:

- **Carcinoma.** Este tipo de cáncer se origina en el epitelio y es la forma más frecuente de cáncer. Los sitios usuales del carcinoma son la piel, boca, pulmones, mamas, estómago, colon, próstata y útero. Los carcinomas suelen extenderse por medio del sistema linfático (v. cap. 16).

- **Sarcoma.** Este es un cáncer de tejido conjuntivo y por tanto puede encontrarse en cualquier parte del cuerpo. Sus células por lo general llegan a la sangre y producen metástasis a los pulmones. En la figura 4-10 C se muestran las células de un condrosarcoma, un tumor que surge de células del cartílago.

Los cánceres del sistema nervioso, el sistema linfático y la sangre se clasifican en forma distinta, según las células de las cuales se originan, así como por otras características clínicas. Un **neuroma** es un tumor que surge de un nervio. Sin embargo, debido a que el tejido nervioso no se multiplica a lo largo de la vida, es un tipo de cáncer raro. Por lo general, un tumor del sistema nervioso se origina del tejido de sostén (neuroglia) del encéfalo o médula espinal, y se le llama **glioma**. Una neoplasia maligna del tejido linfático se denomina **linfoma** y un cáncer de glóbulos blancos se conoce como **leucemia**.

**PUNTO DE REVISIÓN 4-10** ➤ ¿Cuál es la diferencia entre un tumor benigno y otro maligno?

## Síntomas del cáncer

Todo el mundo debe estar familiarizado con ciertos signos que pueden indicar cáncer temprano y debe informar estos datos a su médico para realizar una investigación más detallada. Los primeros signos pueden incluir una hemorragia o flujo inusual, indigestión persistente, ronquera o tos crónica, cambios en el color o tamaño de un lunar, una úlcera que no cura en un tiempo razonable, presencia de una protuberancia inusual, placas blanquecinas en el interior de la boca o manchas blancas en la lengua. Los síntomas tardíos del cáncer incluyen pérdida de peso y dolor. Muchos casos son ahora diagnosticados en los exámenes sistemáticos y son parte del examen físico tradicional.

## Diagnóstico de cáncer

La mejoría en los métodos de detección de cáncer permite un tratamiento más temprano y exitoso. Estos métodos incluyen las siguientes opciones:

- **Estudio microscópico** de tejidos o células extirpadas del cuerpo. La **biopsia** es la remoción de tejido vivo con la finalidad de examinarlo al microscopio. Los especímenes pueden obtenerse por medio de agujas (por aspiración de un líquido); por la toma de una muestra, por ejemplo de la piel; por un endoscopio (un tubo con iluminación) que se introduce por una cavidad corporal; o por extirpación quirúrgica (excisión). En algunos casos pueden examinarse los líquidos en busca de células cancerosas, ya que estas células con frecuencia están rodeadas de líquidos. El ejemplo más frecuente de este tipo de estudio citológico es el Papanicolaou, para buscar cáncer del cuello uterino. También pueden estudiarse los líquidos pleurales y peritoneales en busca de células cancerosas.

- La **radiografía** se vale de los rayos X para obtener imágenes de estructuras internas. Una aplicación usual de este método es la mamografía, un estudio radiológico de las mamas (senos). Los radiólogos pueden examinar otras estructuras como los pulmones, el sistema nervioso y el digestivo por medio de este método, aunque con frecuencia recurren a los medios de contraste para visualizar cambios en los tejidos blandos.

- **Ecografía** (ultrasonido) es el uso de ondas de sonido de alta frecuencia reflejadas para diferenciar diversos tipos de tejidos.

- **Tomografía computarizada** es el uso de rayos X para producir una imagen bidimensional de algunas partes del cuerpo, como el cerebro (v. fig. 10-12 A en el cap. 10).

■ La **resonancia magnética** es el uso de campos magnéticos y ondas radiales para mostrar cambios en los tejidos blandos.

■ La **tomografía por emisión de positrones** muestra la actividad dentro de un órgano por interpretación computarizada de la radiación emitida tras la administración de una sustancia radiactiva, como la glucosa. Este método se usa para diagnosticar tumores pulmonares y encefálicos, entre otros.

**NUEVOS MÉTODOS DE DIAGNÓSTICO** Los exámenes para marcadores tumorales son los enfoques más novedosos para el diagnóstico de cáncer. Los marcadores tumorales son sustancias, como las hormonas, enzimas u otras proteínas, producidas en escala mayor a los valores normales por medio de las células cancerosas. Los laboratorios pueden detectar estos marcadores en las células o en líquidos corporales, como la sangre. El método más usado de éstos es el (antígeno específico para próstata), una proteína producida en grandes cantidades por los tumores prostáticos. Otros son el CA 125 para cáncer de ovario, fetoproteína α para cáncer de hígado, (antígeno carcinoembrionario) para cánceres digestivos y de mama, y los antígenos CD (proteínas) para cánceres linfáticos y sanguíneos. Aunque los marcadores tumorales con frecuencia se producen en cantidades muy pequeñas para ser detectados en las primeras etapas de la enfermedad, los médicos los usan para vigilar la respuesta al tratamiento.

En algunos casos, el cáncer puede estar ligado a cambios en la constitución genética de la persona. En estos pacientes, un cierto tipo de cáncer "es común en la familia" y entonces la persona debe ser examinada genéticamente para confirmar si tiene predisposición para desarrollar esta enfermedad. La relación más clara entre genética y cáncer se ha establecido en un pequeño porcentaje de cánceres de mama.

**ESTADIFICACIÓN** Los oncólogos (especialistas en cáncer) utilizan estudios diagnósticos para un proceso llamado estadificación, el cual es un procedimiento para establecer el extensión de la diseminación tumoral, tanto en su sitio original como en otras localizaciones (metástasis). La **estadificación** es importante para seleccionar y evaluar el tratamiento y predecir la evolución de la enfermedad. El método usado con mayor frecuencia para la estadificación es el sistema TNM. Estas letras indican el tumor primario (T), ganglios linfáticos (*nodes*) regionales (N) y metástasis distante (M). Con base en los resultados TNM, un estadio se clasifica con números romanos, del I al IV, según la gravedad asignada. Los cánceres de sangre, tejido linfático y sistema nervioso se clasifican por otros métodos.

## Tratamiento del cáncer

Primero se describen algunos tratamientos estándares para el cáncer, seguidos de las estrategias o enfoques más novedosos. Observe que pueden combinarse varios tipos de tratamiento. Por ejemplo, la quimioterapia sola o acompañada de radioterapia puede preceder a la cirugía, o la cirugía puede realizarse antes de administrar otros tratamientos.

**CIRUGÍA** Los tumores benignos por lo general pueden ser removidos por completo por medio de cirugía. Los tumores malignos no pueden ser tratados con tanta facilidad. Si se remueve el tejido canceroso, siempre existe la posibilidad de dejar células malignas ocultas que vuelven a desarrollarse. Si estas células han producido metástasis (se han diseminado) a sitios distantes, el pronóstico será menos favorable.

El rayo **láser** es un dispositivo que produce un haz de luz altamente concentrado e intenso. Se utiliza para destruir tumores o como aparato cortante para remover un crecimiento tumoral. Las ventajas más importantes del láser son su capacidad para coagular sangre y evitar hemorragias, y la posibilidad de dirigir con exactitud un haz de luz concentrado para atacar células peligrosas, sin dañar a las células normales.

Otros métodos para destruir tejido canceroso incluyen electrocirugía, la cual utiliza corriente de alta frecuencia; criocirugía, que aplica frío extremo generado por nitrógeno líquido; y quimiocirugía, que emplea sustancias químicas.

**RADIACIÓN** En ocasiones, la cirugía es precedida o seguida por radiación. La radioterapia se administra con aparatos de rayos X o la colocación de pequeñas cantidades de material radiactivo dentro de los órganos afectados. Estos materiales pueden tener forma de agujas, cuentas, semillas u otros dispositivos. Algunas sustancias radiactivas pueden ser administradas por inyección o por vía oral. La radiación destruye a las células cancerosas que se multiplican con rapidez, causando un daño menor a aquellas normales con división más lenta. Un objetivo de la radioterapia es enfocar con precisión el haz radiactivo para atenuar el daño a las estructuras normales.

**QUIMIOTERAPIA** El término quimioterapia se usa en forma genérica para el tratamiento con fármacos, pero en realidad se aplica para el tratamiento del cáncer por medio de agentes **antineoplásicos**. Estos medicamentos, que actúan en forma selectiva sobre células con crecimiento activo, son más eficaces cuando se administran combinados. Ciertos tipos de leucemia, varios cánceres del sistema linfático y otras formas de cáncer con frecuencia responden bien con esta opción terapéutica. Los investigadores siguen desarrollando nuevos fármacos y combinaciones más eficaces. Aunque los agentes antineoplásicos son más tóxicos para las células tumorales que para las células normales, también dañan a estas últimas, por lo que deben administrarse con cuidado por profesionales de la salud familiarizados con las complicaciones que estas sustancias pueden causar. Los pacientes que reciben estos fármacos, debido a su débil estado general, pueden desarrollar infecciones oportunistas; esto es, infecciones que se presentan en una persona que ha sido debilitada por la enfermedad.

**NUEVAS ESTRATEGIAS PARA EL TRATAMIENTO DEL CÁNCER** El sistema inmunológico actúa para proteger al cuerpo en contra de células anormales e indeseables, una categoría que incluye a las células tumorales. La **inmunoterapia** consiste en la administración de sustancias que estimulan al sistema inmunológico en su totalidad, o vacunas preparadas en forma específica contra un tumor para controlar su crecimiento. En ciertos tipos de cáncer de mama se han usado anticuerpos para bloquear los sitios del receptor para un factor que estimula el crecimiento tumoral.

Algunos cánceres, como el de mama, testículo y próstata, son estimulados por las hormonas para crecer con rapidez.

Pueden entonces usarse sustancias para contrarrestar a las hormonas o a los receptores estimulantes, a fin de restringir el crecimiento de estos tejidos.

Para que un tumor se establezca por sí mismo, deben desarrollarse nuevos vasos sanguíneos que nutran a estas células en desarrollo con nutrimentos y oxígeno. Se han hecho algunos ensayos para bloquear el crecimiento tumoral impidiendo el proceso de angiogénesis (desarrollo de vasos sanguíneos).

**PUNTO DE REVISIÓN 4-11** ➤ ¿Cuáles son las tres estrategias habituales para el tratamiento del cáncer?

## Tejidos y envejecimiento

Con la edad, los tejidos pierden elasticidad y el colágeno se hace menos flexible. Estos fenómenos son más notables en la piel, aunque también ocurren cambios internos. Por ejemplo, los vasos sanguíneos disminuyen su capacidad para expandirse. El menor suministro de sangre y un metabolismo disminuido hacen que sea más lento el proceso de curación. Los tendones y ligamentos se expanden, lo que hace que la postura se encorve y haya inestabilidad articular. Los huesos pueden perder sales de calcio, haciéndose quebradizos y propensos a las fracturas. Al envejecer, los músculos y otros tejidos se desgastan y pierden

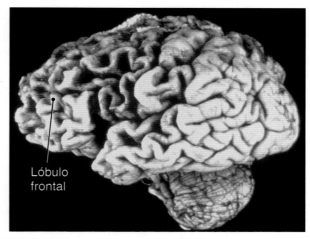

**Figura 4-11** **Atrofia del cerebro**. El tejido cerebral tiene espacios estrechos y largos entre los cortes de tejido, sobre todo en el lóbulo frontal. (Reimpreso con autorización de Okazaki H, Scheithauer BW. *Atlas of Neuropathology*. New York: Gower Medical Publishing, 1988. Con autorización del autor.)

células, un proceso llamado *atrofia* (fig. 4-11). Los cambios que se aplican a órganos y sistemas específicos se describen en capítulos posteriores.

## De vuelta a la enfermedad en contexto

### ➤ La fibrosis quística de Benjamín

Los padres de Benjamín se impresionaron cuando el médico diagnosticó fibrosis quística a su hijo de dos años. Su preocupación inmediata fue, desde luego, por su hijo. El doctor les aseguró que con un tratamiento adecuado el niño podría llevar una vida relativamente normal y que en el futuro podría haber nuevas alternativas de tratamiento e incluso la cura. Les insistió que no debían culparse por la enfermedad del niño. La fibrosis quística es una enfermedad hereditaria —ambos padres de Benjamín portaban un gen defectuoso en su ADN, y existía la posibilidad de que ambos hubieran transmitido copias a Benjamín. Como resultado de ello, el pequeño no era capaz de sintetizar un canal de proteínas que se encuentra en las membranas plasmáticas de las células glandulares exocrinas. En condiciones normales, este canal regula el movimiento del cloruro dentro de la célula. Debido a que los canales no funcionaban en las células epiteliales de Benjamín, el cloruro era atrapado fuera de las células. Los iones de cloruro con carga negativa atraían a los iones de sodio con carga positiva que se encuentran en el líquido extracelular. Estos dos iones forman la sal, el cloruro de sodio, el cual se pierde en grandes cantidades en el sudor de las personas con fibrosis quística.

Aunque aún no se conoce la causa, la función anormal de los canales de cloruro hace que las glándulas epiteliales en muchos órganos produzcan un moco espeso y pegajoso. En los pulmones, este moco provoca problemas para respirar, inflamación e infección bacteriana. El moco espeso también disminuye la capacidad de los intestinos delgado y grueso para absorber nutrimentos, lo que desencadena pérdida de peso, crecimiento insuficiente y deficiencia de vitaminas. Este problema se complica por un daño al páncreas, lo cual evita la producción de enzimas digestivas esenciales.

Durante este caso hemos visto que un canal de membrana defectuoso en las células epiteliales de Benjamín tiene muchos efectos sobre todo el organismo. En capítulos posteriores aprenderemos acerca de los distintos órganos, recordando que cada estructura y función están estrechamente relacionadas a la condición de sus tejidos constituyentes. La fibrosis quística es una enfermedad hereditaria. El caso de estudio del capítulo 25, Herencia y enfermedades hereditarias, hará que Alicia aprenda más acerca de la enfermedad de Benjamín.

# Resumen

I. **CLASIFICACIÓN DE LOS TEJIDOS** —tejido epitelial, tejido conjuntivo, tejido muscular, tejido nervioso

II. **TEJIDO EPITELIAL** —cubre superficies; recubre cavidades, órganos y conductos
   A. Células —escamosas, cuboides, cilíndricas
   B. Disposición —simple o estratificada
   C. Funciones especiales
      1. Produce secreciones, p. ej., moco, jugos digestivos, sudor
      2. Filtra impurezas por medio de cilios
   D. Glándulas —las células activas son células epiteliales
      1. Exocrinas
         a. Secretan por medio de conductos
         b. Ejemplos: glándulas digestivas, glándulas lagrimales, sudoríparas y glándulas sebáceas de la piel
      2. Endocrinas
         a. Secretan dentro de líquidos corporales y en el torrente sanguíneo
         b. Producen hormonas

III. **TEJIDO CONJUNTIVO** —da apoyo, une y forma la estructura del cuerpo
   A. Circulante —matriz líquida; viaja en vasos
      1. Sangre
      2. Linfa
   B. Generalizado —ampliamente distribuido; no especializado
      1. Laxo —células y fibras en matriz semilíquida
         a. Areolar —en membranas, alrededor de vasos y órganos, bajo la piel
         b. Adiposo —almacena grasa; aislador, amortiguador, reserva de energía
      2. Denso —con muchas fibras (p. ej., colágeno, elástico) compuesto por fibroblastos
         a. Irregular —fibras no organizadas; en membranas, cápsulas
         b. Regular —fibras en alineación paralela; en tendones, ligamentos
         c. Elástico —las fibras pueden expandirse y regresar a su forma; en cuerdas vocales, conductos respiratorios, paredes de vasos sanguíneos
   C. Estructural —sobre todo relacionado con el esqueleto
      1. Cartílago
         a. Fuerte y flexible
         b. Amortigua y absorbe los golpes
         c. Producido por condrocitos
         d. Tipos

         (1) Hialino —cubre el borde de los huesos, constituye la punta de la nariz, refuerza laringe y tráquea
         (2) Fibrocartílago —en ciertas articulaciones
         (3) Elástico —en la oreja, laringe
      2. Hueso
         a. La matriz contiene sales minerales
         b. Células
            (1) Osteoblastos —producen hueso
            (2) Osteocitos —células óseas maduras

IV. **TEJIDO MUSCULAR** —se contrae para producir movimiento
   A. Tipos
      1. Músculo esquelético —voluntario; mueve al esqueleto
      2. Músculo cardíaco —involuntario; forma la parte principal del corazón
      3. Músculo liso —involuntario; forma órganos viscerales

V. **TEJIDO NERVIOSO**
   A. Neurona —célula nerviosa
      1. Cuerpo celular —contiene núcleo
      2. Dendrita —fibra que lleva impulsos hacia el cuerpo celular
      3. Axón —fibra que lleva impulsos fuera del cuerpo celular
         a. Mielina —material graso que aísla algunos axones
            (1) Fibras mielinizadas —constituyen la materia blanca
            (2) Células y fibras desmielinizadas —constituyen la materia gris
   B. Neuroglia —apoya y protege al sistema nervioso

VI. **MEMBRANAS** —delgadas láminas de tejido
   A. Membranas epiteliales —capa exterior del epitelio
      1. Membrana serosa —secreta líquido acuoso
         a. Capa parietal —recubre la cavidad corporal
         b. Capa visceral —cubre órganos internos
         c. Ejemplos —pleura, pericardio, peritoneo
      2. Membrana mucosa
         a. Secreta moco
         b. Recubre los conductos o espacios abiertos al exterior (p. ej., tracto respiratorio, digestivo o reproductivo)
      3. Membrana cutánea —la piel
   B. Membranas de tejido conjuntivo
      1. Membrana sinovial —cubre la cavidad articular
      2. Meninges —alrededor del cerebro y médula espinal

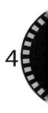

3. Fascia —bajo la piel y alrededor de los músculos
4. Pericardio —alrededor del corazón; periostio —alrededor del hueso; pericondrio —alrededor del cartílago

C. Membranas y enfermedad —pueden confinar infecciones, aunque pueden ser la vía de diseminación

**VII. TUMORES BENIGNOS Y MALIGNOS** —el tumor (neoplasia) es resultado de un crecimiento descontrolado de células

A. Tumor benigno —localizado
B. Tumor maligno —invade tejidos y produce metástasis (diseminaciones) a otros lugares
1. Carcinoma —se origina del epitelio
2. Sarcoma —cáncer del tejido conjuntivo
3. Otros —cánceres del sistema nervioso, sistema linfático, sangre

C. Síntomas del cáncer —sangrado, indigestión persistente, ronquera o tos, cambios en los lunares, protuberancia, úlceras que no curan, dolor, pérdida de peso

D. Diagnóstico de cáncer
1. Estudio microscópico (biopsia para obtener muestra), ecografía, tomografía, resonancia magnética, tomografía por emisión de positrones
   a. También exámenes sanguíneos en busca de marcadores, pruebas genéticas
2. Estadificación —clasificación con base en el tamaño del tumor y la extensión de la invasión

E. Tratamiento del cáncer
1. Extirpación quirúrgica
2. Radiación
3. Quimioterapia —fármacos
4. Otros —inmunoterapia, hormonas, inhibidores de la formación de vasos sanguíneos

**VIII. TEJIDOS Y ENVEJECIMIENTO**

# Preguntas para estudio y revisión

## PARA FORTALECER LA COMPRENSIÓN

*Complete las frases*

**1.** Un grupo de células similares dispuestas en un patrón característico se llama _____.

**2.** Las glándulas que secretan sus productos directamente en la sangre se llaman glándulas _____.

**3.** El tejido que apoya y forma la estructura del cuerpo se llama tejido _____.

**4.** Un tumor que está confinado a un área local y no se extiende es un tumor _____.

**5.** La extirpación de un tejido vivo con el propósito de realizar un examen microscópico se llama _____.

*Correspondencia* > Relacione cada enunciado numerado con la frase que corresponda enlistada con letra.

___ **6.** Membrana alrededor del corazón

___ **7.** Membrana alrededor de cada pulmón

___ **8.** Membrana alrededor del hueso

___ **9.** Membrana alrededor del cartílago

___ **10.** Membrana alrededor de órganos abdominales

**a.** Pericondrio

**b.** Pericardio

**c.** Peritoneo

**d.** Periostio

**e.** Pleura

*Opción múltiple*

___ **11.** El epitelio compuesto por una capa sencilla de células largas y estrechas se llama

    **a.** Epitelio cuboide simple

    **b.** Epitelio cilíndrico simple

    **c.** Epitelio cuboide estratificado

    **d.** Epitelio cilíndrico estratificado

___ **12.** Los tendones y ligamentos son ejemplos de

    **a.** Tejido conjuntivo areolar

    **b.** Tejido conjuntivo laxo

    **c.** Tejido conjuntivo denso regular

    **d.** Cartílago

___ **13.** Un tejido compuesto por células estriadas largas con núcleos múltiples es el

    **a.** Tejido muscular liso

    **b.** Tejido muscular cardíaco

    **c.** Tejido muscular esquelético

    **d.** Tejido nervioso

___ **14.** Un haz de fibras de células nerviosas unidas a tejido conjuntivo se llama

    **a.** Dendrita

    **b.** Axón

    **c.** Nervio

    **d.** Mielina

___ **15.** Todos los siguientes son tipos de membranas epiteliàles, excepto

    **a.** Membrana cutánea

    **b.** Membrana mucosa

    **c.** Membrana serosa

    **d.** Membrana sinovial

## COMPRENSIÓN DE CONCEPTOS

**16.** Explique cómo se clasifica el epitelio y analice al menos tres funciones de este tipo de tejido.

**17.** Compare la estructura y función de las glándulas exocrinas y endocrinas y dé dos ejemplos de cada una de ellas.

**18.** Describa las funciones del tejido conjuntivo. Nombre dos tipos de fibras que se encuentran en el tejido conjuntivo y analice cómo afecta su presencia a la función tisular.

**19.** Compare y contraste los tres distintos tipos de tejido muscular.

**20.** Compare las membranas serosas y mucosas.

**21.** Describa las diferencias entre un tumor benigno y un tumor maligno.

**22.** Defina el término *cáncer* y nombre algunos de sus primeros síntomas. ¿Cómo se diagnostica el cáncer? ¿Cómo se trata?

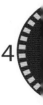

**PENSAMIENTO CONCEPTUAL**

**23.** La exposición prolongada al humo del tabaco causa daño al epitelio ciliado que recubre partes del tracto respiratorio. Analice la implicación de este daño.

**24.** El oído medio está conectado a la garganta por un conducto llamado trompa de Eustaquio (auditiva). Todo está recubierto por una membrana mucosa continua. Tomando en cuenta estos datos, describa porqué una infección de garganta (faringitis) puede llevar a una infección del oído (otitis media).

**25.** En la fibrosis quística, la producción de un moco espeso y pegajoso da como resultado trastornos pulmonares y digestivos. ¿Cuáles son las funciones normales del moco en el organismo?

**26.** En el caso de Benjamín, un canal de proteínas anormal tuvo efectos generalizados. Otra enfermedad hereditaria, la osteogénesis imperfecta, se caracteriza por la síntesis de una fibra anormal de colágeno. ¿Qué tipo de tejido podría ser el más afectado por esta alteración? Enliste algunos posibles síntomas de esta enfermedad.

# Enfermedad y la primera línea de defensa

El primer capítulo de esta unidad analiza la desviación de la normalidad, la cual es la base de la enfermedad. Después de un análisis general de distintos tipos de enfermedades, el capítulo se concentra en las de tipo infeccioso y los microorganismos que las causan, incluyendo bacterias, virus, hongos, protozoarios y parásitos. Otras formas de enfermedad se analizan en capítulos dedicados a sistemas corporales individuales. La piel es la primera defensa contra las infecciones, microorganismos y otras fuentes de lesiones. Las propiedades y funciones de la piel se comentan en el segundo capítulo de esta unidad.

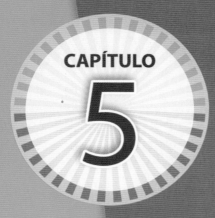

# CAPÍTULO 5

# Enfermedad y microorganismos que producen enfermedades

## Términos clave escogidos

Los siguientes términos, y otros que aparecen en **negritas** dentro del capítulo, se definen en el Glosario

agudo

antisepsia

asepsia

crónico

desinfección

diagnóstico

enfermedad

epidémico

espora

esterilización

etiología

fisiopatología

helminto

infección intrahospitalaria (nosocomial)

infección oportunista

microorganismo

patógeno

prion

pronóstico

signo

síndrome

síntoma

sistémico

terapia

toxina

vector

## Objetivos de aprendizaje

Después de estudiar cuidadosamente este capítulo, será capaz de:

1. Definir *enfermedad* y enlistar siete categorías de enfermedades
2. Enlistar siete causas que predisponen a la enfermedad
3. Definir la terminología usada para describir y tratar una enfermedad
4. Definir *medicina complementaria y alternativa*; citar varios campos de práctica alternativa o complementaria
5. Explicar formas por las cuales los microorganismos pueden ser transmitidos de un hospedador a otro
6. Enlistar cuatro tipos de microorganismos estudiados en microbiología y dar las características de cada uno de ellos
7. Enlistar algunas enfermedades causadas por cada tipo de microorganismo
8. Definir *flora normal* y explicar su valor
9. Describir los tres tipos de bacterias según su forma
10. Enlistar varias enfermedades causadas por lombrices en humanos
11. Dar algunas razones actuales para el surgimiento y diseminación de los microorganismos
12. Describir varias medidas de Salud Pública que se toman para prevenir la propagación de enfermedades
13. Diferenciar *esterilización*, *desinfección* y *antisepsia*
14. Describir técnicas incluidas como parte de las precauciones para sustancias corporales
15. Enlistar algunos agentes antimicrobianos y describir cómo actúan
16. Describir varios métodos usados para identificar microorganismos en el laboratorio

**thePoint**

Consulte la página web para el material complemantario de este capítulo.

# La enfermedad en contexto

> ## El caso de María: cuando atacan los patógenos

El hombre que compartía el ascensor con María Sánchez lucía terrible —ojos llorosos, nariz con moco líquido, y una apariencia enfermiza y decaída. Cuando se abrieron las puertas del ascensor, y el hombre camino hacia éstas, soltó un estruendoso estornudo. "Disculpe", dijo, y el elevador se cerró detrás de él. *Si yo estuviera así de enferma, estaría en cama*, pensó María. Ella aún no lo sabía, pero pronto estaría así.

El pasajero dejó algo detrás de sí al salir del elevador: gotitas microscópicas de moco y agua provenientes de su nariz quedaron flotando en el aire. Dentro de cada gota había miles de microorganismos, llamados virus, capaces de enfermar gravemente a María. Ella inhaló muchas de estas gotas cargadas de gérmenes hasta su sistema respiratorio mientras esperaba que el elevador llegara al piso deseado. Salió de ahí sin percatarse que su cuerpo ya había sido invadido.

El calor húmedo del tracto respiratorio de María fue un medio perfecto para este microorganismo. Cuando un virus llega al tejido epitelial que recubre la garganta, las extensiones proteínicas que protruyen desde la superficie se ajustan sin problema en los receptores de la célula epitelial, lo que estimula la endocitosis del virus. Habiendo entonces "abierto la cerradura" sobre la membrana plasmática de la célula, el virus se introduce en ella y se prepara para la segunda fase de su ataque.

Poco después de penetrar a la célula, el virus libera su ARN, el cual es transportado hacia el núcleo de la célula. Incapaz de reconocer al ARN viral como extraño, el núcleo lo transcribe dentro de un ARN mensajero viral. De regreso al citoplasma, este nuevo ARN es trasladado dentro de proteínas virales a los ribosomas. Algunas de estas proteínas son combinadas con ARN viral para producir nuevos virus. Otros toman por asalto la maquinaria de la célula del hospedador para producir más componentes virales.

Desde que entró a la célula epitelial hace 24 horas, el virus ha secuestrado exitosamente ARN celular y la síntesis proteínica. ¡La célula se ha convertido en una fábrica productora de virus! Con la célula casi exhausta, los nuevos virus que llenan su citoplasma salen a infectar nuevos hospedadores. Aunque al final se libra del patógeno, la célula no tiene más recursos que ofrecer y muere.

El cuerpo de María ha sido invadido por el virus de la gripe. En este capítulo, aprenderemos más acerca de los virus, así como de otras enfermedades causadas por microorganismos. Más adelante, en este caso veremos cómo el cuerpo de María lidia con estos visitantes indeseables.

La enfermedad puede definirse como una alteración de la estructura o función de una parte, órgano o sistema. Los efectos de una enfermedad pueden ser sentidos por una persona u observados por otros. Las enfermedades pueden tener causas conocidas o desconocidas y mostrar variaciones marcadas en cuanto a la gravedad y efectos sobre un individuo.

## Categorías de enfermedades

Las enfermedades se clasifican en diversas categorías distintas, pero en ocasiones sobrepuestas. Éstas incluyen las siguientes:

■ **Infección.** Se cree que los microorganismos infectantes juegan un papel al menos en la mitad de todas las enfermedades humanas. Ejemplos de enfermedades causadas por microorganismos infecciosos son los resfriados, el sida, la faringoamigdalitis por estreptococo, la tuberculosis y la intoxicación alimentaria. Los microorganismos también pueden contribuir a trastornos más complejos, como las úlceras gástricas y ciertas formas de enfermedades cardíacas. En este capítulo se analizan las enfermedades infecciosas. Otras formas de enfermedades antes mencionadas se analizan en capítulos posteriores.

■ **Enfermedades degenerativas.** Son trastornos que involucran degeneración tisular (descomposición) en cualquier sistema orgánico. Como ejemplos están la distrofia muscular, cirrosis del hígado, enfermedad de Alzheimer, osteoporosis y artritis. Algunas son hereditarias, esto es, son transmitidas por los padres a través de sus células reproductivas. Otras más se deben a infecciones, lesiones, drogadicción o el desgaste natural de los tejidos. En algunos casos, como en la esclerosis múltiple, se desconoce aún su causa.

■ **Alteraciones nutricionales.** La mayoría de las personas está familiarizada con las enfermedades debidas a pérdidas en la dieta de vitaminas esenciales, minerales, proteínas y otras sustancias necesarias para conservar la salud: el escorbuto se debe a falta de vitamina C; el beriberi a pérdida de tiamina; el raquitismo a pérdida de calcio para el desarrollo de huesos; el kwashiorkor, una alteración propia de niños en países pobres, se debe a carencia de proteínas. Esta categoría incluye también problemas causados por ingesta excesiva de sustancias, como alcohol, vitaminas, minerales o proteínas, y al consumo exagerado de calorías que lleva a la obesidad (v. caps. 19 y 20).

■ **Trastornos metabólicos.** Éstos incluyen cualquier alteración de las reacciones involucradas en el metabolismo celular, como diabetes, gota (trastorno de las articulaciones), enfermedades digestivas y disfunciones hereditarias. Las hormonas regulan muchas reacciones metabólicas. Las glándulas productoras de hormonas y las enfermedades causadas por exceso o deficiencia hormonal son temas del capítulo 12. Los errores hereditarios del metabolismo producen cambios genéticos que afectan las enzimas. Las bases de la herencia se describen en el capítulo 25.

■ **Trastornos inmunológicos.** Están relacionados con el sistema que nos protege contra las enfermedades infecciosas (v. cap. 17). Algunas deficiencias en el sistema inmunoló-

gico son hereditarias; otras, como el sida, son resultado de una infección. Esta categoría también incluye alergias, en las que el sistema inmunitario sobreactúa, y las enfermedades autoinmunitarias, que ocurren cuando el sistema inmunitario reacciona en contra de sus propios tejidos. Ejemplos de enfermedades autoinmunitarias son la artritis reumatoide, esclerosis múltiple y lupus eritematoso sistémico.

■ **Neoplasias.** La palabra *neoplasia* significa "nuevo crecimiento" y se refiere al cáncer y otros tipos de tumores. Éstos fueron descritos en el capítulo 4.

■ **Trastornos psiquiátricos.** La psiquiatría es el campo de la medicina que se especializa en el tratamiento de las enfermedades mentales. El cerebro y el sistema nervioso como un conjunto se analizan en los capítulos 9 y 10. Sin embargo, observe que en ocasiones resulta imposible separar factores físicos de mentales en cualquier análisis sobre enfermedades.

## Causas predisponentes de enfermedad

Otros factores que participan en la producción de una enfermedad se conocen como **causas predisponentes**. Aunque una causa predisponente puede no ser por sí misma lo que desencadene la enfermedad, aumenta la posibilidad de que una persona enferme. Los siguientes son ejemplos de causas predisponentes:

■ **Edad.** Los tejidos se degeneran al paso de los años, volviéndose menos activos y capaces de realizar las funciones normales. La declinación puede acelerarse por el desgaste natural de la vida, por infecciones frecuentes o lesiones repetidas. La edad también puede ser un factor en la incidencia de enfermedades específicas. Por ejemplo, el sarampión es más frecuente en niños que en adultos. Otras enfermedades pueden ser más frecuentes en adultos jóvenes o gente de mediana edad.

■ **Género.** Ciertas enfermedades son más características en un género que en otro. Los varones son más susceptibles a la cardiopatía temprana, mientras que las mujeres son más propensas a desarrollar diabetes del adulto y enfermedades autoinmunitarias.

■ **Herencia.** Algunos individuos heredan una "tendencia" para adquirir ciertas enfermedades —sobre todo diabetes, alergias y ciertos tipos de cánceres.

■ **Condiciones y hábitos de vida.** Las personas que por lo general tienen problemas para dormir o ponen poca atención a su dieta y al ejercicio son altamente vulnerables a las enfermedades. La drogadicción, el alcoholismo y el tabaquismo también pueden mermar la vitalidad y predisponer a las enfermedades. El hacinamiento y las malas condiciones salubres predisponen a las epidemias.

■ **Trastorno emocional.** Algunos trastornos físicos tienen origen en las alteraciones emocionales, el estrés y la ansiedad de la vida diaria. Algunos dolores de cabeza y la llamada "indigestión nerviosa" son ejemplos de esto.

■ **Daño físico y químico.** Las lesiones que causan quemaduras, heridas, fracturas o daño aplastante a los tejidos predisponen a infección y degeneración. Algunas sustancias químicas que pueden ser venenosas, carcinógenas o nocivas si se exponen en exceso están presentes en compuestos con plomo (pinturas), pesticidas, solventes, monóxido de carbono y otros contaminantes del aire, así como en gran variedad de toxinas ambientales. La exposición a radiactividad se relaciona con una mayor incidencia de cáncer. Muchas de las llamadas "enfermedades ocupacionales" se deben a la exposición en el trabajo a sustancias peligrosas. Por ejemplo, la inhalación de polvo de carbón y otros tipos de polvos o fibras causan daño pulmonar entre los mineros. Los metales y toxinas pueden desencadenar reacciones dérmicas y la exposición a pesticidas y otras sustancias químicas para la agricultura se ha relacionado con trastornos neurológicos y cáncer.

■ **Enfermedades preexistentes.** Cualquier enfermedad previa, en especial una alteración crónica como la hipertensión arterial o la diabetes, aumenta las posibilidades de adquirir otra enfermedad.

**PUNTO DE REVISIÓN 5-1** ➤ ¿Qué es una enfermedad?

**PUNTO DE REVISIÓN 5-2** ➤ ¿Cuál es la definición de una causa predisponente de enfermedad?

## El estudio de las enfermedades

El enfoque moderno del estudio de las enfermedades enfatiza la estrecha relación de cada aspecto patológico y fisiológico de la enfermedad y la necesidad de entender estos fundamentos en el tratamiento. El término usado para este estudio combinado en las ciencias médicas es la **fisiopatología**.

Las bases de las ciencias médicas son las disciplinas de la física y la química. El conocimiento de estas dos ciencias es esencial para tener una cabal comprensión del proceso de la vida.

### Terminología de las enfermedades

El estudio de la causa de cualquier enfermedad, o la teoría de su origen, es la **etiología**. Las enfermedades con frecuencia se clasifican sobre las bases de su gravedad y duración, de la siguiente forma:

■ **Agudas.** Estas enfermedades son relativamente graves, pero por lo general duran poco tiempo.

■ **Crónicas.** Con frecuencia son menos graves, pero es factible que sean continuas o reincidan durante largos periodos.

■ **Subagudas.** Estas enfermedades son intermedias entre agudas y crónicas, no siendo tan graves como las agudas ni durando tanto como las crónicas.

Un término para describir las enfermedades sin causa conocida es **idiopática**, una palabra compuesta por la raíz griega *idio–*, que significa "que se origina por sí misma." Estas enfermedades son de origen desconocido y tampoco tienen explicación. Una **enfermedad yatrógena** es resultado de los efectos adversos de un tratamiento, incluyendo el manejo médico o quirúrgico. La raíz griega *iatro–* se relaciona con un médico o una medicina.

Algunos especialistas de la salud estudian las enfermedades en la población, una ciencia conocida como **epidemiología**. Recogen información sobre la distribución geográfica de una enfermedad y su tendencia para presentarse en un género, grupo de edad o raza, con mayor o menor frecuencia que en otra. Algunos datos estadísticos que ellos estudian son:

■ **Incidencia,** el número de nuevos casos de una enfermedad que aparecen en una determinada población, durante un periodo específico.

■ **Prevalencia,** la frecuencia global de una enfermedad en un determinado grupo, esto es, el número de casos de una enfermedad presentes en una población determinada durante un periodo específico o en un momento en particular.

■ **Tasa de mortalidad,** el porcentaje de la población que fallece de una determinada enfermedad, dentro de un periodo estipulado.

Si mucha gente en una determinada región adquiere una cierta enfermedad al mismo tiempo, se dice que esta enfermedad es **epidémica.** Por ejemplo, las epidemias de gripe ocurren hoy en forma periódica y las epidemias de viruela y peste bubónica ocurrieron en tiempos remotos. Si en una región una determinada enfermedad se encuentra con una extensión baja pero continua, se dice que esta alteración es **endémica** en esa área. El resfriado común es endémico en las poblaciones humanas. Una enfermedad que es prevalente a lo largo de todo un país o continente, o incluso en todo el mundo, se dice que es **pandémica.** El sida representa hoy una pandemia en ciertas partes del globo (v. recuadro 5-1).

thePoint ➤ Visite *thePoint* para consultar una gráfica que resume los términos relacionados con enfermedades.

**PUNTO DE REVISIÓN 5-3** ➤ ¿Cuáles son las dos ciencias médicas involucradas en cualquier estudio de las enfermedades?

**PUNTO DE REVISIÓN 5-4** ➤ ¿Qué es una enfermedad transmisible?

## Tratamiento y prevención de las enfermedades

Para tratar a un paciente, el médico debe hacer primero un **diagnóstico**, esto es, llegar a una conclusión acerca de la naturaleza o identidad de la enfermedad. Para hacer esto, el clínico debe conocer los **síntomas**, los cuales son las manifestaciones de la enfermedad que siente el paciente, y los **signos**, que son la evidencia (manifestaciones objetivas) que el médico u otras personas del equipo de salud pueden observar. Muchas enfermedades causan diversos efectos y afectan a más de un sistema orgánico. A un grupo característico de signos y síntomas que acompañan a una enfermedad se le llama **síndrome**. Algunos trastornos complejos incluso tienen un "síndrome" en sus nombres, como el síndrome de Down, síndrome premenstrual, sida y otros.

**Recuadro 5-1** Una mirada de cerca

## Los CDC: hacen que la gente esté más segura y sana

Los Centros para el Control y Prevención de las Enfermedades (*Centers for Disease Control and Prevention*, CDC) en Atlanta, Georgia, son los encargados de proteger y mejorar la salud de la población estadounidense —en casa y fuera de ésta. Establecidos en 1946, los CDC se han convertido en líderes mundiales en la lucha contra enfermedades infecciosas con un papel creciente que incluye hoy el control y prevención de enfermedades crónicas como cáncer, cardiopatías y síncopes. Los CDC también resguardan al público de los riesgos ambientales como enfermedades transmitidas por el agua, emergencias ambientales, terrorismo biológico y químico y peligros en casa y el trabajo. Además, los CDC ofrecen educación como guías para la salud informada y decisiones en el estilo de vida.

Los CDC tienen como premisa "gente sana en un mundo sano —a través de la prevención". Durante el decenio de 1940, los nuevos CDC se unieron a oficinas locales y estatales en la lucha contra el paludismo. En el siguiente decenio participaron en la lucha contra la poliomielitis, la cual fue eliminada de

Estados Unidos y el resto del mundo. En 1960, conjuntaron esfuerzos con la Organización Mundial de la Salud para erradicar en todo el mundo la viruela, y en el decenio de 1970 identificaron al microorganismo causal de la enfermedad de los Legionarios. En el decenio de 1980, los CDC publicaron el primer caso de sida e iniciaron una intensa investigación sobre esta enfermedad, la cual continúa hasta nuestros días. Durante el decenio de 1990 identificaron con rapidez la cepa de hantavirus que causó una enfermedad pulmonar grave y en ocasiones mortal en personas del suroeste de Estados Unidos, e investigaron un brote de virus mortal de Ébola en Zaire. Hoy día los CDC trabajan con laboratorios de todo Estados Unidos para identificar y controlar los microorganismos que causan la enfermedad del Nilo Occidental y la gripe.

Los CDC emplean a 8500 personas en oficinas estatales, federales y extranjeras. Trabajan en más de 170 ocupaciones, incluyendo información para la salud, ciencia del laboratorio y microbiología.

---

Con frecuencia, los médicos solicitan pruebas de laboratorio para ayudarse a establecer el diagnóstico; los métodos habituales incluyen estudios de imagenología, de sangre o de tejidos extirpados por medio de biopsia. Un **pronóstico** es una predicción de la probable evolución de la enfermedad con base en las condiciones del paciente y el conocimiento del médico sobre la enfermedad (*pronóstico* viene del griego *gnosis*, que significa "conocimiento").

Las enfermeras y otros profesionales de la salud juegan un papel muy importante en el proceso diagnóstico al observar con cuidado los signos, registrarlos y organizar la información del paciente acerca de sus síntomas, e informar después de todo ello al médico. Una vez que se conoce la alteración del paciente, el clínico prescribe un esquema de tratamiento, llamado **terapia** (o tratamiento). La recomendación puede incluir fármacos, cirugía, radiación, asesoría, terapia física u ocupacional y muchas otras medidas, solas o combinadas. Las disposiciones específicas en el curso de un tratamiento incluyen aquellas recomendadas por la enfermera y otras personas del equipo de salud, bajo la vigilancia del médico.

## Medicina complementaria y alternativa

El término *medicina complementaria y alternativa* se refiere a los métodos de prevención de enfermedades y tratamiento que pueden ser usados junto con o en lugar de las prácticas médicas modernas. Muchos de estos enfoques no tradicionales tienen una larga historia en las filosofías y prácticas ancestrales. Algunos ejemplos de prácticas complementarias y alternativas son:

- **Naturopatía**, una filosofía de ayudar a la gente a que se cure a sí misma por medio de estilos de vida saludables.

- **Quiropráctica**, un campo que utiliza la manipulación para corregir desalineaciones y tratar alteraciones musculoesqueléticas.

- **Acupuntura**, método chino ancestral en donde se insertan agujas finas en puntos específicos del cuerpo para aliviar el dolor o con fines curativos.

- **Biorretroalimentación**, la cual enseña a la gente a controlar sus respuestas involuntarias, como los latidos cardíacos y la presión arterial, por medio de aparatos electrónicos que vigilan los cambios y ofrecen información acerca de la salud de la persona.

El ejercicio, los masajes, el yoga, la meditación, la asesoría nutricional y otras prácticas de promoción para la salud también se incluyen en este apartado.

Los Institutos Estadounidenses de Salud (NIH, *U.S. National Institutes of Health*) han establecido el Centro Nacional para Medicina Complementaria y Alternativa para estudiar el valor de estas terapias.

**REMEDIOS HERBOLARIOS** El uso de remedios derivados de plantas ha aumentado en los países industrializados en los últimos años. Muchos productos herbolarios son usados como fármacos industriales, aunque son medidos, purificados y con frecuencia modificados, en lugar de ser usados en forma natural. Han surgido cuestionamientos acerca de la pureza, seguridad, dosis y eficacia de los remedios herbolarios, pero hasta hoy no han sido probados en forma tan rigurosa como los fármacos tradicionales. El gobierno estadounidense no examina o regula los remedios herbolarios, y no hay requerimientos para que se informe sobre sus posibles efectos adversos. Sin embargo, existen restricciones sobre las afirmaciones que pueden hacer los fabricantes de estos productos en cuanto a sus atributos sobre la salud y la *Food and Drug Administration* (FDA) puede retirar del mercado aquellos productos que conllevan demasiados riesgos para la salud a las dosis recomendadas. La Oficina de Suplementos Dietéticos en Estados Unidos apoya y coordina las investigaciones sobre preparaciones herbolarias.

## Prevención de enfermedades

En años recientes, médicos, enfermeras y otros profesionales de la salud han tomado mayores responsabilidades para la prevención de enfermedades. A lo largo de la historia de la medicina, el objetivo del médico ha sido curar a los pacientes de enfermedades existentes. Sin embargo, el concepto moderno de prevención busca detener la enfermedad antes de que se manifieste —mantener bien a las personas por medio de la promoción de la salud. Las áreas de mejoría incluyen el cese del tabaquismo, mejorar la dieta, controlar el peso y practicar ejercicio adecuado. Existe un gran número de organizaciones destinadas a promover la salud, que van desde la Organización Mundial de la Salud (OMS) a un nivel internacional, a la práctica privada, gobiernos y programas de salud comunitaria. En Estados Unidos los CDC juegan un papel importante en el estudio de las enfermedades (v. recuadro 5-1). Hay una responsabilidad creciente en todas las personas relacionadas con el cuidado de la salud para educar a los pacientes en el mantenimiento total de su bienestar, tanto físico como mental.

**PUNTO DE REVISIÓN 5-5** ➤ Un médico utiliza signos y síntomas para identificar una enfermedad. ¿Cómo se le llama a esta identificación?

# Enfermedades infecciosas

Una causa predominante de enfermedad en humanos es la invasión del organismo por **microorganismos** infecciosos. La palabra *organismo* significa "cualquier cosa que tenga vida"; y *micro* significa "muy pequeño". Esto es, un microorganismo es un ser viviente pequeño, muy diminuto para poder ser visto por el simple ojo humano. Otros términos usados para los microorganismos son *microbios* o *gérmenes*. A un microbio, u otro microorganismo, que vive sobre o dentro de un **hospedador** vivo y a expensas de éste, se le llama **parásito**.

Aunque muchos microorganismos son inofensivos para el humano, y muchos son benéficos, otros causan enfermedades, esto es, son **patógenos**. Cualquier enfermedad causada por un microorganismo es **patógena**. Si el organismo es invadido por patógenos, con efectos adversos, la condición se llama **infección**. Si esta infección está restringida a un área relativamente pequeña del cuerpo, es local; una infección general o **sistémica** es aquella que afecta a todo el organismo. Las infecciones sistémicas por lo general se esparcen por la sangre.

Una infección que se presenta debido a que el hospedador está deprimido (debilitado) por otra enfermedad se describe como **infección oportunista**. Por ejemplo, la gente con sistemas inmunitarios deprimidos, como aquellos que tienen sida, se infectan con microorganismos que no suelen ser dañinos.

**MODOS DE TRANSMISIÓN** Una enfermedad **transmisible** es aquella que puede ser transmitida de una persona a otra; es contagiosa o "se pega". Los microorganismos pueden ser transmitidos de un hospedador infectado a otro por contacto directo o indirecto. Por ejemplo, los hospedadores humanos infectados pueden transferir sus microorganismos directamente a otros individuos al tocarlos, saludarlos de mano, besarlos o por medio de relaciones sexuales. Pueden infectar de manera indirecta a través de objetos, como ropa de cama, juguetes, alimentos y trastos de cocina.

La atmósfera es un portador de microorganismos. Aunque los microbios no pueden volar, viven en el polvo del aire. En cuartos cerrados, las gotitas cargadas de gérmenes esparcidas al estornudar, toser o incluso durante las conversaciones normales contaminan la atmósfera. Los insectos y otras plagas pueden depositar material infectante en los alimentos, piel o ropas. Los patógenos también se diseminan por plagas como ratas, ratones, pulgas, piojos, las moscas y los mosquitos. Las mascotas pueden ser una fuente indirecta de algunas infecciones.

El piquete de un insecto puede introducir microorganismos infecciosos al organismo. Un insecto u otro animal que transmite un microorganismo productor de enfermedades se llama **vector**. El hacinamiento y las malas condiciones sanitarias aumentan la diseminación de microorganismos por todos estos mecanismos. (V. recuadro 5-2, Los hechos fríos acerca del resfriado común.)

**PORTALES DE ENTRADA Y SALIDA** Hay diversas vías a través de las cuales los microorganismos pueden entrar al cuerpo: la piel, el tracto respiratorio y el aparato digestivo, así como los sistemas urinario y reproductivo. Estos portales de entrada también pueden servir como vías de salida, haciendo que se disemine la infección. Por ejemplo, las secreciones de los aparatos respiratorio e intestinal pueden esparcir infecciones a través del aire, por contaminación de las manos y por contaminación de alimentos o depósitos de agua.

El control de las infecciones incluye el romper la "cadena de infección" por medio de la cual los microorganismos se diseminan en la población. El control microbiano se analiza posteriormente en este capítulo.

thePoint ⟩ Visite *thePoint* para ver gráficas e ilustraciones sobre transmisión de enfermedades.

**PUNTO DE REVISIÓN 5-6** ➤ ¿Cuál es la interrelación entre un parásito y un hospedador?

**PUNTO DE REVISIÓN 5-7** ➤ ¿Qué término describe a cualquier microorganismo causante de una enfermedad?

**Recuadro 5-2**

# Mantenimiento de la salud

## Los hechos fríos acerca del resfriado común

Cada año, cerca de mil millones de estadounidenses presentan síntomas del resfriado común —nariz tapada, estornudos, tos y dolor de cabeza. Aunque la mayoría de los casos es leve y por lo general dura cerca de una semana, los resfriados son la principal causa de visitas al médico y días de ausencia al trabajo y a la escuela.

Los resfriados se deben a una infección viral de las membranas mucosas del aparato respiratorio superior. Se conocen más de 200 tipos distintos de virus que causan síntomas de resfriado. Mientras que la mayoría de los casos ocurre en invierno, los investigadores creen que el clima frío no aumenta el riesgo de contagiarse; la incidencia tal vez sea más alta en invierno porque la gente pasa más tiempo en lugares cerrados, lo cual aumenta la posibilidad de que el virus se propague de una persona a otra.

Los resfriados se contagian básicamente por contacto de una superficie contaminada. Cuando una persona infectada tose o estornuda, expulsa al aire pequeñas gotas de líquido llenas de partículas virales. Al estornudar directamente al aire

se esparcen cientos de miles de partículas virales alrededor de varios metros. Según la temperatura y humedad, estas partículas pueden vivir de 3 a 6 horas, y las personas que tocan las superficies contaminadas llevan estas partículas a las manos.

Para ayudar a prevenir la transmisión de resfriados virales:

- Evite el contacto estrecho con alguien que estornuda o tosa.
- Lávese las manos con frecuencia para remover cualquier partícula viral que haya recogido.
- Evite tocarse o frotarse los ojos, nariz o boca con las manos contaminadas.
- Limpie las superficies contaminadas con desinfectante.

Hoy día no hay un medicamento que cure el resfriado común y los disponibles sólo alivian los síntomas. Debido a que esta enfermedad es causada por virus no son útiles los antibióticos. Descansar y tomar líquidos abundantes son las mejores medidas para recuperarse.

---

**PUNTO DE REVISIÓN 5-8** ➤ ¿Cuáles son algunas vías de entrada y salida para los microorganismos?

# Microbiología —el estudio de los microorganismos

Los microorganismos son formas de vida simples, por lo general unicelulares. El grupo incluye a las bacterias, los virus, hongos, protozoarios y algas. El estudio de estos microorganismos microscópicos es la **microbiología**. Los microorganismos incluidos en el estudio de la microbiología, junto con sus especialidades, se enlistan a continuación y se presentan en la tabla 5-1:

- Las **bacterias** son microorganismos unicelulares primitivos que se desarrollan en una gran variedad de ambientes. El estudio de las bacterias, tanto benéficas como causantes de enfermedades, es la **bacteriología**. El grupo incluye a rickettsias y clamidias, las cuales son bacterias muy pequeñas que se multiplican dentro de células vivas.

- Los **virus** son agentes extremadamente pequeños que se multiplican sólo dentro de células vivas. La **virología** es el estudio de los virus.

- Los **hongos** representan un grupo que incluye hongos y mohos. La **micología** es el estudio de los hongos (la raíz *mico-* se refiere a los hongos).

- Los **protozoarios** son seres unicelulares. Su estudio es la **protozoología**. Aunque el término *parasitología* es el estudio de los parásitos en general, en la práctica suele referirse al estudio de protozoarios y lombrices (helmintos).

- Las **algas** son plantas acuáticas multicelulares muy simples o unicelulares. Su estudio es la **ficología**. Estos organismos en raras ocasiones causan enfermedades y por ello no se describen en este capítulo.

A pesar del hecho de que este análisis se centra sobre patógenos, casi todos de los microorganismos son inofensivos para los humanos e incluso son esenciales para la continuidad de toda la vida en el planeta. Las algas, plantas unicelulares, producen una gran proporción del oxígeno que respiramos y son alimento para los animales acuáticos. Por medio de las acciones de los microorganismos, los animales y plantas muertos se descomponen y transforman en sustancias que enriquecen el suelo. Las aguas residuales se hacen inofensivas por los microorganismos. Varios grupos bacterianos transforman el nitrógeno de la atmósfera en una forma en la que las plantas puedan usarlo, un proceso llamado *fijación de nitrógeno*. Los agricultores aprovechan esta capacidad permitiendo al suelo estar en barbecho (sin arar) de modo que los microorganismos puedan reabastecer el nitrógeno en la tierra. Ciertas bacterias y hongos producen los antibióticos que protegen nuestra salud. Otros producen los productos fermentados que hacen nuestras vidas más disfrutables, como la cerveza, el vino, los quesos y el yogurt.

## Flora normal

Tenemos una población de microorganismos que suele crecer sobre y dentro de nuestros cuerpos; vivimos en equi-

| Tabla 5-1 | Microorganismos estudiados en microbiología | | |
|---|---|---|---|
| **Tipo de microorganismo** | **Nombre de la rama de estudio** | **Características del microorganismo** | **Ejemplos representativos** |
| Bacteria | Bacteriología | Microorganismo simple, unicelular. Crece en diversos ambientes. Sin núcleo verdadero y muchos organelos. | Bacteria |
| Virus | Virología | Compuesto de ácido nucleico (ADN y ARN) y proteínas. Puede reproducirse sólo en el interior de células vivas —parásitos intracelulares obligados | Virus |
| Hongo | Micología | Microorganismo muy simple, tipo planta no verde. Sus formas de célula simple son hongos; sus formas de filamentos son mohos. | Hongo |
| Protozoarios | Protozoología | Unicelular, microorganismos tipo animal. | Protozoario |
| Algas | Ficología | Plantas acuáticas simples. No son parásitos. | Alga |

librio con ellos y constituyen nuestra **flora normal**. Estas colonias son benéficas debido a que excluyen y previenen el crecimiento de otras variedades peligrosas de microorganismos; algunos de éstos, que suelen ser inofensivos, pueden volverse patógenos si se destruye la flora normal, como sucede con la administración de antibióticos que actúan sobre una gran variedad de microorganismos.

**PUNTO DE REVISIÓN 5-9 >** ¿Cuáles son las categorías de microorganismos que estudia la microbiología?

**PUNTO DE REVISIÓN 5-10 >** ¿Qué término se aplica a los microorganismos que viven normalmente en o sobre el cuerpo?

## Bacterias

Las bacterias son organismos unicelulares que se cuentan entre las formas más primitivas de vida sobre la Tierra. Son únicas en tanto que su material genético no está contenido en una membrana, esto es, no tienen un núcleo verdadero. También carecen de la mayoría de organelos que tienen las células de plantas y animales. Pueden verse sólo con un microscopio; de 10 a 1000 bacterias (dependiendo de la especie) podrían, si se alinearan, ocupar la cabeza de un alfiler. Al colorear las células con tinciones puede hacerse más visible su estructura y ello revela información acerca de sus propiedades.

Las bacterias se encuentran en todas partes: en la tierra, en aguas termales, en el hielo polar y en el interior de plantas y animales. Sus necesidades de agua, nutrimentos, oxígeno, temperatura y otros factores varían ampliamente según la especie. Algunas son capaces de realizar fotosíntesis, como lo hacen las plantas; otras deben obtener nutrimentos orgánicos, como los animales. Otras más, denominadas **anaerobias**, pueden crecer sin oxígeno; en contraste, las **aerobias** necesitan del oxígeno. Algunas bacterias se describen como **anaerobias facultativas**; éstas utilizan oxígeno si hay disponible, pero son capaces de crecer sin este elemento. Un ejemplo de anaerobia facultativa es un microorganismo intestinal, *Escherichia coli*.

Algunas bacterias producen formas resistentes llamadas **endosporas**, que pueden tolerar largos periodos de aridez u otras condiciones adversas (fig. 5-1). Debido a que estas endosporas son llevadas fácilmente por el aire y son resistentes a los métodos habituales de desinfección, los microorganismos patógenos que las forman son en especial peligrosos. Observe que es usual abreviar la palabra endospora por sólo "espora", pero estas estructuras son por completo distintas en forma y propósito cuando se trata de hongos o plantas. Ejemplos de especies formadoras de esporas son los gérmenes que causan el tétanos, el botulismo (una forma mortal de intoxicación por alimentos) y el ántrax (carbunco).

Muchos tipos de bacterias son capaces de nadar con rapidez por medio de apéndices filiformes llamados **flagelos** (fig. 5-2), los cuales están localizados alrededor de la célula, en uno o en ambos bordes. Las estructuras cortas tipo flagelo se denominan **pili** (pelos) y ayudan a la bacteria a deslizarse a lo largo de superficies sólidas. Los pelos también ayudan a las bacterias a sujetarse en superficies, como en la superficie de un líquido para obtener oxígeno, y a pegarse a otra bacteria para intercambiar información genética, proceso llamado *conjugación*.

> thePoint  Visite *thePoint* para observar una micrografía electrónica que muestra flagelos y pili.

Las bacterias representan al grupo más grande de patógenos. No es de sorprender que estas bacterias patógenas se sientan más en casa dentro del clima corporal del humano. Cuando las condiciones de vida son adecuadas, lo microorganismos se reproducen por división binaria (división celular simple). Según las especies y las condiciones de crecimiento, las células pueden dividirse cada 20 minutos, o bien cada 24 horas. Cuando se multiplican con rapidez, las poblaciones crecen a velocidades increíbles. Sólo 10 células dividiéndose a cada 20 minutos pueden transformarse en una colonia de más de 40,000 en 4 horas. Imagine que esta

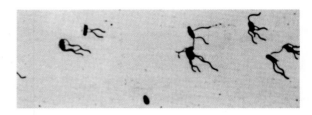

**Figura 5-2**  **Flagelos.** Las bacterias usan estos apéndices filiformes para nadar. (Reimpreso con autorización de Koneman EW, Alien SD, Janda WM y cols. *Color Atlas and Textbook of Diagnostic Microbiology*, 5th ed. Philadelphia: Lippincott Williams & Wilkins, 1997.)

actividad ocurre en una herida o en un plato de comida que se deja en un día de campo, sin refrigeración.

Contamos con gran número de defensas naturales que protegen nuestro cuerpo en contra de microorganismos dañinos; éstas incluyen barreras físicas, como la piel y las membranas mucosas, y el sistema inmunológico, descrito en el capítulo 17. Si las bacterias logran derrotar a estas defensas pueden causar daño de dos maneras: produciendo venenos, o **toxinas**, o entrando a los tejidos corporales, reproduciéndose dentro de ellos. La tabla 1 en el apéndice 5 enlista algunas bacterias patógenas y las enfermedades que causan.

**PUNTO DE REVISIÓN 5-11** ➤ ¿Cuáles son las llamadas formas de resistencia bacteriana?

**FORMA Y DISPOSICIÓN DE LAS BACTERIAS** Hay tantos tipos distintos de bacterias que resulta complicado clasificarlas. Para fines de esta obra las agrupamos de manera simple y sencilla con base en su forma y disposición, tal cual se observan al microscopio:

- **Cocos.** Estas células son redondas y se aprecian con una distribución característica (fig. 5-3). Las que se disponen en pares se llaman **diplococos**. Aquellas que se distribuyen en cadenas, como un collar, se llaman **estreptococos**. Un tercer grupo, que se observa en grandes conglomerados, se conoce como **estafilococos**. Entre las enfermedades causadas por los diplococos están la gonorrea y la meningitis; los estreptococos y estafilococos son causantes de una amplia variedad de infecciones, incluyendo neumonía, fiebre reumática y fiebre escarlatina.

- **Bacilos.** Estas células son delgadas barras rectas (fig. 5-4), aunque algunas tienen forma de puro, con bordes redondeados. Todas las bacterias formadoras de endosporas son bacilos. Las enfermedades causadas por bacilos incluyen tétanos, difteria, tuberculosis, fiebre tifoidea y enfermedad de los Legionarios.

- **Bacilos curvos**, los cuales incluyen varias categorías:

  - **Vibriones**, son bacilos cortos con una ligera curvatura, como una coma (fig. 5-5 A). El cólera es causado por un vibrión.

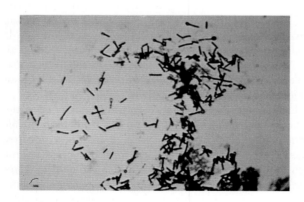

**Figura 5-1**  **Endosporas.** Estas bacterias tienen endosporas que son visibles como un engrosamiento claro en los bordes de las células. (Reimpreso con autorización de Koneman EW, Alien SD, Janda WM y cols. *Color Atlas and Textbook of Diagnostic Microbiology*, 5th ed. Philadelphia: Lippincott Williams & Wilkins, 1997.)

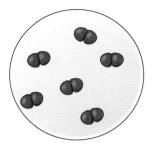

**A** Diplococos

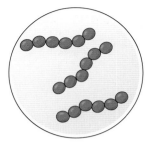

**B** Estreptococos

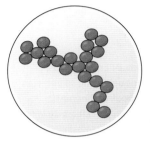

**C** Estafilococos

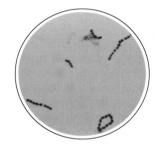

**D** Estreptococo, microfotografía

**Figura 5-3** **Cocos, bacterias redondas (tinción de Gram). A)** Diplococos, cocos en pares. **B)** Estreptococos, cocos en cadena. **C)** Estafilococos, cocos en racimo. **D)** Estreptococo teñido y visto bajo el microscopio. (D, Reimpreso con autorización de Koneman EW, Alien SD, Janda WM y cols. *Color Atlas and Textbook of Diagnostic Microbiology*, 5th ed. Philadelphia: Lippincott Williams & Wilkins, 1997.) **[ACERCAMIENTO** ➤¿Qué palabra describe la forma y disposición de las células en la figura D?**]**

> **Espirilas,** son células largas en forma ondular, que semejan un sacacorchos.

> Las **espiroquetas** son similares a las espirilas, pero son capaces de realizar movimientos ondulantes y zigzagueantes (v. fig. 5-5 B, C). La sífilis es una in-

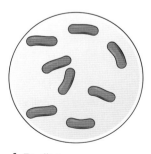

**A** Bacilos

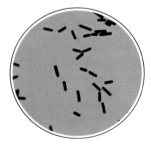

**B** Bacilos, microfotografía

**Figura 5-4** **Bacilos. (A)** Los bacilos son bacterias en forma de bastón. **(B)** Bacilos teñidos y vistos bajo el microscopio. (B, Reimpreso con autorización de Koneman EW, Alien SD, Janda WM y cols. *Color Atlas and Textbook of Diagnostic Microbiology*, 5th ed. Philadelphia: Lippincott Williams & Wilkins, 1997.)

fección causada por espiroquetas. Las espiroquetas sifilíticas entran al cuerpo en el punto de contacto, por lo general a través de la piel de los genitales o las membranas mucosas. Después se introducen al flujo sanguíneo y producen una infección generalizada. (V. la tabla 1 en apéndice 5 que incluye un resumen de las tres etapas de la sífilis.)

Una espiroqueta también es causa de la enfermedad de Lyme, la cual ha aumentado en Estados Unidos desde su primera aparición a principios del decenio de 1960. A las personas que pasean en o cerca de zonas boscosas se les aconseja que vistan ropa protectora que les cubra los tobillos. Deben examinar sus cuerpos para ver si no tienen la garrapata que transmite la enfermedad.

**OTRAS BACTERIAS** Los miembros de los géneros *Rickettsia* y *Chlamydia* se clasifican como bacterias, aunque se considera que son más pequeñas que éstas. Estos microorganismos sólo pueden existir dentro de otras células vivas. Debido a que existen a expensas de sus hospedadores, son parásitos; se les considera *parásitos intracelulares obligados* debido a que deben vivir dentro de células vivas.

Las rickettsias son causantes de varias enfermedades graves en el humano, como el tifus y la fiebre exantemática de las Montañas Rocosas. En casi todos los casos estos organismos son transmitidos por piquetes de insectos, como piojos, garrapatas y pulgas. En la tabla 1 del apéndice 5 se enlistan algunas enfermedades frecuentes transmitidas por rickettsias.

Las clamidias son más pequeñas que las rickettsias. Causan tracoma (una infección grave de los ojos que puede causar ceguera), fiebre del loro o psitacosis, linfogranuloma venéreo (infección transmitida por vía sexual) y algunas enfermedades respiratorias (v. tabla 1 en apéndice 5).

**DENOMINACIÓN DE LAS BACTERIAS** Como se acostumbra al nombrar plantas y animales, las denominaciones de las bacterias incluyen un nombre genérico, escrito con una letra mayúscula, y el nombre de la especie, con minúscula, ambas en itálicas. Los nombres de género o especie pueden ser tomados del nombre del descubridor del organismo, como *Escherichia*, nombre tomado de Theodor Escherich, o *Rickettsia*, por Howard T. Rickkets. Otros criterios consideran la forma (p. ej., el género *Staphylococcus*, *Bacillus*), la enfermedad que causa (p. ej., *S. pneumoniae*, que causa neumonía; *N. meningitidis*, causal de meningitis), su hábitat (*S. epidermidis*, que se desarrolla en la piel) o sus características de crecimiento. *S. pyogenes* produce pus, y las colonias de *S. aureus*, con base en la palabra en latín que significa oro, tienen un color amarillo dorado. Para nombrar subgrupos como el tipo, subtipo, cepa o variedad, se utiliza información más específica.

**PUNTO DE REVISIÓN 5-12** ➤ ¿Cuáles son las tres formas básicas de las bacterias?

## Virus

Aunque las bacterias parecen pequeñas, resultan enormes si se les compara con los **virus** (fig. 5-6). Los virus son compa-

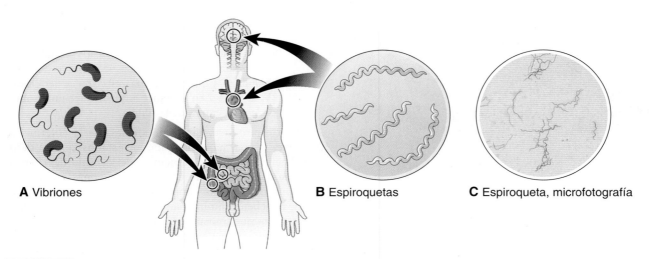

**Figura 5-5** **Bacilos curvos. A)** Vibriones, microorganismos en forma de coma. Un vibrión causa el cólera asiático. **B)** Espiroquetas, microorganismos en forma de espiral que tienen movimientos ondulantes. Una espiroqueta causa la sífilis. **C)** Espiroquetas que se aprecian bajo el microscopio. (C, Reimpreso con autorización de Koneman EW, Alien SD, Janda WM y cols. *Color Atlas and Textbook of Diagnostic Microbiology*, 5th ed. Philadelphia: Lippincott Williams & Wilkins, 1997.) **[ACERCAMIENTO ➤** ¿Qué característica indica en las células de la figura A que son capaces de moverse?**]**

rables en tamaño con grandes moléculas, pero al contrario de otras moléculas, contienen material genético y son capaces de reproducirse. Los virus son tan pequeños que no pueden observarse con el microscopio óptico, sino sólo con el electrónico. Debido a su pequeño tamaño y las dificultades relacionadas con su desarrollo en el laboratorio, no fueron bien estudiados sino hasta mediados del siglo xx.

Los virus tienen algunas propiedades fundamentales de los organismos vivos, pero no son celulares ni tienen sistema enzimático. Consisten de un centro de ácido nucleico, ya sea ADN o ARN, rodeado por una capa de proteínas (fig. 5-7). Al igual que las rickettsias o clamidias, sólo se desarrollan dentro de células vivas —son parásitos intracelulares obligados. Sin embargo, a diferencia de estos otros microorganismos, no son sensibles a los agentes antibacterianos (antibióticos) y deben ser tratados con fármacos antivirales.

Los virus se clasifican según el tipo de ácido nucleico que contienen —ADN o ARN— y si su ácido nucleico es de una sola cadena o doble (bicatenario). Además se agrupan de acuerdo con la enfermedad que producen, de las cuales hay un buen número —sarampión, poliomielitis, hepatitis, varicela y el catarro común, por nombrar unas cuantas. El **sida** es una grave infección viral que se analiza en el capítulo 17. El virus causal del sida y otros virus representativos se enlistan en la tabla 2 del apéndice 5.

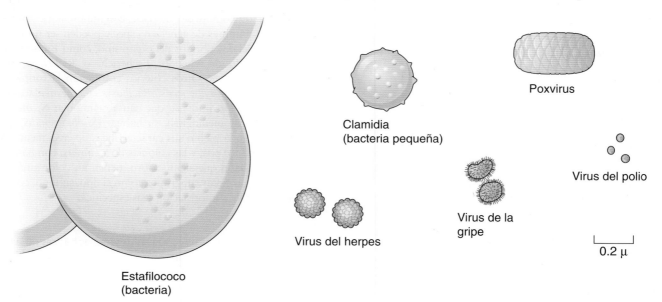

**Figura 5-6** **Comparación del tamaño de los virus.** Se muestra una clamidia y un estafilococo como referencia.

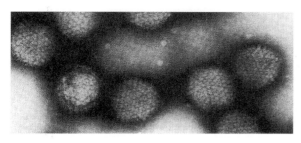

**Figura 5-7** **Estructura de los virus.** Observe la disposición regular de unidades en la cubierta proteínica. Amplificado × 234,000. (Reimpreso con autorización de Koneman EW, Alien SD, Janda WM y cols. *Color Atlas and Textbook of Diagnostic Microbiology*, 5<sup>th</sup> ed. Philadelphia: Lippincott Williams & Wilkins, 1997.)

Los virus se clasifican de acuerdo con el lugar en donde fueron aislados (Hanta, Ébola, Nilo occidental), los síntomas que causan (virus de fiebre amarilla, el cual causa ictericia; virus de la hepatitis, que provoca inflamación del hígado), el hospedador (virus de inmunodeficiencia humana, gripe porcina) o el vector que lo porta (fiebre de garrapatas de Colorado).

**AGENTES INFECCIOSOS MÁS PEQUEÑOS QUE LOS VIRUS** Los virus fueron considerados los agentes infecciosos más pequeños hasta el descubrimiento de dos gérmenes aún más pequeños y simples. Los **priones** son partículas infecciosas compuestas exclusivamente de proteínas (el nombre proviene de la palabra en inglés *proteinaceous infectious agent*, agente infeccioso proteináceo). Los investigadores han relacionado a los priones con varias enfermedades mortales en humanos y animales. Son de muy lento desarrollo y difíciles de destruir y producen degeneración esponjosa del tejido cerebral, descrita como *encefalopatía espongiforme*. Algunas patologías causadas por priones son la enfermedad de Creutzfeldt-Jacob en humanos; la encefalopatía espongiforme bovina, también llamada "enfermedad de las vacas locas", una variante de la que afecta a los humanos; y la tembladera en ovejas. Algunas enfermedades causadas por priones se describen en la tabla 3 del apéndice 5.

En contraste, los **viroides** están compuestos de ARN solo, sin cubierta proteínica. También son parásitos intracelulares, pero sólo se les ha relacionado con enfermedades en plantas.

**PUNTO DE REVISIÓN 5-13** ➤ ¿Cómo difieren los virus de las bacterias?

## Hongos

Los **hongos** verdaderos son un gran grupo de organismos simples similares a las plantas. Sólo unos cuantos tipos son patógenos. Aunque los hongos son mucho más grandes y complicados que las bacterias, son una forma simple de vida. Difieren de las grandes plantas en que carecen del pigmento verde llamado clorofila, la cual permite a la mayoría de plantas usar la energía de la luz solar para producir sus alimentos. Al igual que las bacterias, los hongos crecen mejor en la oscuridad, en lugares húmedos. A los hongos unicelulares se les llama simplemente **hongos**; las formas vellosas, filamentosas, se conocen como **moho** (fig. 5-8). El moho se reproduce en distintas formas, incluyendo la división celular simple y por la producción de múltiples esporas reproductivas. Los hongos se reproducen por división celular simple y también pueden formar brotes que surgen como nuevas células. Ejemplos frecuentes de los hongos son los champiñones, los bejines, el moho negro del pan y las levaduras usadas para hornear y fermentar.

**ENFERMEDADES MICÓTICAS** Las enfermedades causadas por hongos se llaman infecciones **micóticas** (*mico* significa "hongo"). Ejemplos de éstas son el pie de atleta y las tiñas. Tipos frecuentes de tiñas son la *Tinea capitis*, que afecta el cuero cabelludo, y la *Tinea corporis*, que puede desarrollarse en cualquier superficie corporal sin pelo.

Un hongo tipo levadura que puede infectar a hospedadores deprimidos es la *Candida*. Ésta es habitante normal de la boca y el aparato digestivo, pero en pacientes susceptibles puede producir lesiones en la piel, una infección bucal llamada *algodoncillo*, molestias digestivas, o inflamación de la vagina (vaginitis).

Aunque los hongos causan pocas enfermedades sistémicas, algunas de éstas pueden ser muy peligrosas y difíciles de curar. Puede producirse neumonía por la inhalación

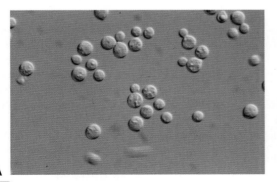
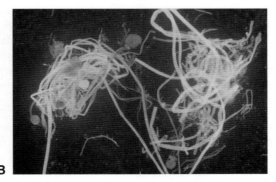

**Figura 5-8** **Hongos. A)** Hongos. Algunos de estos hongos unicelulares germinan para formar nuevas células. **B)** Moho, formas filamentosas de hongos. (A, Reimpreso con autorización de LWW's Organism Central [CD-ROM para Windows]. Philadelphia: Lippincott Williams & Wilkins, 2001; B, Reimpreso con autorización de Koneman EW, Alien SD, Janda WM y cols. *Color Atlas and Textbook of Diagnostic Microbiology*, 5<sup>th</sup> ed. Philadelphia: Lippincott Williams & Wilkins, 1997.)

de esporas micóticas contendidas en partículas de polvo. En pacientes con sida o con depresión del sistema inmunológico, un hongo atípico, *Pneumocystis jiroveci* (hasta hace poco llamado *P. carinni*) provoca una neumonía antes rara (la neumonía por *Pneumocystis*). La tabla 4 en el apéndice 5 enlista enfermedades micóticas típicas.

## Protozoarios

Con los **protozoarios** analizaremos el único grupo de microbios que pueden ser descritos como tipo animal. Aunque son organismos unicelulares, son mucho más grandes que las bacterias (fig. 5-9).

Los protozoarios se encuentran en el suelo de todo el mundo y en casi cualquier cuerpo de agua, desde un pasto mojado, un charco de lodo e incluso el mar. Hay cuatro tipos principales de protozoarios:

- **Amebas.** Una ameba (también se le llama *amiba*) es una masa irregular de citoplasma que se impulsa a sí misma extendiendo una parte de su célula (un seudópodo o "falso pie") para extenderse por completo. La disentería amebiana es causada por un patógeno de este grupo (v. fig. 5-9 A, B).

- **Ciliados.** Este tipo de protozoarios está cubierto con finos pelos llamados cilios, que producen una acción ondulante para impulsarlo.

- **Flagelados.** Estos organismos son impulsados por unos largos filamentos filiformes llamados flagelos. Uno de este grupo, el **tripanosoma**, causa la enfermedad del sueño africana, la cual se transmite por la mosca tsetsé (v. fig. 5-9 C, D). *Giardia* es un protozoario flagelado que contamina los depósitos de agua en todo el mundo. Infecta el tracto intestinal, causando diarrea. La enfermedad, giardiosis, es la patología transmitida por el agua más frecuente en Estados Unidos.

- **Esporozoarios.** Se les conoce también como **apicomplexans**. En contraste con otros protozoarios, los esporozoarios no pueden impulsarse a sí mismos. Son parásitos obligados, incapaces de desarrollarse fuera del hospedador. Los miembros del género *Plasmodium* causan el paludismo (v. fig. 5-9 E, F). Estos protozoarios, transportados por un mosquito vector, causan muchas enfermedades graves en el trópico, provocando más de un millón de muertes cada año. El esporozoario *Cryptosporidium* es un patógeno oportunista que causa diarrea intensa y prolongada en pacientes con sida y otros con trastornos en su sistema inmunológico.

La tabla 5 del apéndice 5 presenta una lista de los protozoarios patógenos, con la enfermedad que provocan.

**PUNTO DE REVISIÓN 5-14** ➤ ¿Qué grupo de microorganismos es el más parecido a un animal?

## Lombrices parásitas

Muchas especies de lombrices, también llamadas **helmintos**, son parásitos con hospedadores humanos. El estudio de estas lombrices, en especial de las lombrices parásitas, se llama **helmintología**. Mientras que a la invasión de cualquier forma de microorganismo por lo general se le llama *infección*, la presencia de lombrices parásitas en el organismo se denomina *infestación* (fig. 5-10). Aunque las lombrices pueden verse a simple vista, se requiere del microscopio para estudiar sus huevecillos o formas larvarias.

### Nematodos

Muchas de las lombrices parasitarias del humano se clasifican como nematodos, y la más grande de ellas, *Ascaris*, es una de las más frecuentes (v. fig. 5-10 A). Esta lombriz prevalece en muchas partes de Asia, donde se halla principalmente en su forma larvaria. En Estados Unidos se encuentra con frecuencia entre niños (de 4 a 12 años) en áreas rurales con climas cálidos.

thePoint ✦ Visite *thePoint* para ver fotografías de nematodos.

*Ascaris* es una lombriz larga, amarillo-blanquizca, puntiaguda en ambos extremos. Puede infestar los pulmones o los intestinos, produciendo obstrucción intestinal si se desarrolla en gran número. Los huevecillos producidos por la lombriz adulta se depositan con las heces (excretas) en el suelo. Estos huevecillos son muy resistentes; pueden vivir en la tierra durante climas fríos o calientes y muy secos, y no se destruyen ni siquiera con antisépticos fuertes. Las nuevas lombrices se desarrollan dentro de los huevecillos y después llegan al aparato digestivo del hospedador que ingiere alimentos contaminados. La infestación por *Ascaris* puede diagnosticarse por medio de un examen sencillo de heces.

Otra infestación frecuente, sobre todo en niños, es la de **oxiuros** (*Enterobius vermicularis*), la cual también es difícil de controlar y eliminar. Las lombrices promedian 12 mm de longitud y habitan en el intestino grueso. La hembra adulta se mueve hasta fuera de la vecindad del ano y deposita miles de huevecillos. Con frecuencia, al rascarse, el niño transporta estos huevecillos de su región anal a la boca. En el aparato digestivo del hospedador estos huevecillos se desarrollan hasta formar nuevas lombrices adultas, y con ello reinicia la infestación. Un niño también puede infestar a otros por este medio. Además, los huevecillos de oxiuros que son expelidos del cuerpo constituyen una amenaza debido a que pueden vivir en el ambiente durante varios meses. Para tratar esta infestación debe tenerse paciencia y seguir cuidadosamente las instrucciones del médico. Deben lavarse las manos, mantener cortas las uñas de las manos y evitar chuparse los dedos.

Los **anquilostomas duodenales** (o uncinaria americana) son parásitos que habitan en el intestino delgado. Son peligrosos debido a que succionan sangre del hospedador, cau-

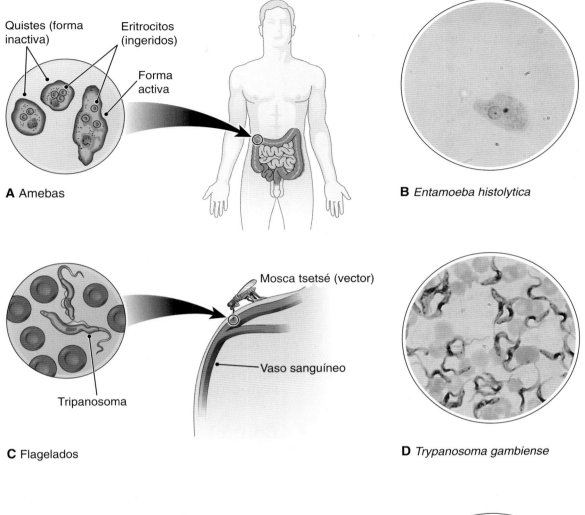

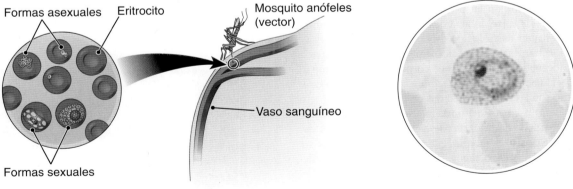

**A** Amebas

**B** *Entamoeba histolytica*

**C** Flagelados

**D** *Trypanosoma gambiense*

**E** Esporozoarios

**F** *Plasmodium vivax*

**Figura 5-9** **Algunos protozoarios parásitos. A)** Amebas. **B)** *Entamoeba histolytica,* causante de disentería amebiana, se aprecia al microscopio. **C)** Flagelados. El tripanosoma causa el mal del sueño africano. **D)** Muestra sanguínea en la que se aprecian tripanosomas bajo el microscopio. **E)** Esporozoarios. *Plasmodium vivax* causa el paludismo. **F)** Un glóbulo rojo amplificado con un parásito, visto al microscopio. (B, D, F, Reimpreso con autorización de Koneman EW, Alien SD, Janda WM y cols. *Color Atlas and Textbook of Diagnostic Microbiology*, 5ᵗʰ ed. Philadelphia: Lippincott Williams & Wilkins, 1997.) **[ACERCAMIENTO ➤** ¿Por qué los parásitos en la figura E se describen como intracelulares? ¿Cuál es el papel de los vectores que se muestran en C y E?**]**

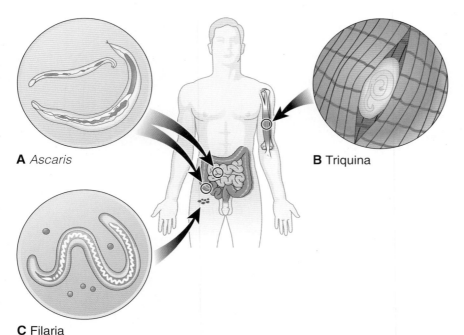

**A** *Ascaris*

**B** Triquina

**C** Filaria

**Nematodos parásitos comunes. A)** *Ascaris* infesta el aparato digestivo. **B)** La triquina se transmite en la carne y enquista en los músculos. **C)** La filaria puede causar elefantiasis. **[ACERCAMIENTO ➤** ¿Qué tipo de tejido muscular se muestra en la figura B?**]**

sándole una intensa anemia (deficiencia de sangre), por lo que el paciente se vuelve lento, tanto física como mentalmente. La mayoría de los casos se hacen susceptibles a diversas infecciones crónicas debido a la bajísima resistencia resultante de la pérdida de sangre.

Anquilostoma duodenal deposita miles de huevecillos, los cuales se distribuyen en el suelo por heces contaminadas. Los huevecillos se desarrollan en pequeñas larvas, las cuales son capaces de penetrar la piel intacta de los pies descalzos. Entran a la sangre y llegan hasta los pulmones y el aparato respiratorio superior, para a la larga alcanzar el aparato digestivo. El manejo adecuado de los desechos corporales, la atención a la sanidad y el uso de calzado en regiones donde el suelo está contaminado son las mejores medidas de prevención.

El pequeño ascáride **triquina** no se transmite por las heces, sino a través de la carne de cerdo y de animales de caza, como el oso y el jabalí. Las pequeñas lombrices se transforman en quistes, o sacos, dentro de los músculos de estos animales (fig. 5-10 B). Si se come la carne mal cocida, los jugos digestivos del hospedador disuelven los quistes y las lombrices se liberan en el intestino. En uno o dos días, las hembras se aparean y liberan huevecillos. Cuando surgen las larvas, viajan a los músculos del hospedador, donde vuelven a enquistarse. Esta enfermedad es la **triquinosis**.

El piquete de algunos insectos, como moscas y mosquitos, transmite el pequeño gusano filiforme llamado filaria, que produce la **filariosis** (v. fig. 5-10 C). Los gusanos crecen en gran número, causando diversas alteraciones. Si obstruyen los vasos linfáticos se produce un trastorno llamado **elefantiasis**, en el que las extremidades inferiores, el escroto, mamas y otras áreas se hinchan exageradamente (fig. 5-11). La filariosis

es más frecuente en regiones tropicales y subtropicales, como el sur de Asia y en muchas de las islas del Pacífico sur.

## Platelmintos

Algunos platelmintos semejan grandes listones, mientras que otros tienen la forma de una hoja. Los cestodos pueden alcanzar una longitud en el tracto intestinal desde 1.5 hasta 15 metros (fig. 5-12 A, B). Se transmiten por medio de alimentos mal cocinados e infectados, lo que incluye carnes rojas, de cerdo y pescado. Al igual que la mayoría de las lombrices parásitas intestinales, el sistema reproductivo de los platelmintos está altamente desarrollado, por lo que cada lombriz produce un gran número de huevecillos, los cuales contaminan alimentos, agua y la tierra. Los platelmintos con forma de hoja, conocidos como *trematodos*, pueden invadir varias partes del cuerpo, incluyendo la sangre, los pulmones, el hígado y los intestinos (v. fig. 5-12 C).

**PUNTO DE REVISIÓN 5-15** ➤ ¿Cómo se llama al estudio de las lombrices?

# Control microbiano

Como resultado de los programas de inmunización y el desarrollo de antibióticos se había postulado que para mediados del siglo XX las enfermedades infecciosas podrían haberse eliminado. Ciertamente, la viruela fue erradicada en todo el mundo desde 1980, pero hoy es claro que estamos muy lejos de alcanzar este objetivo y que las enfermedades infecciosas han aumentado debido a varios factores, entre los que se cuentan:

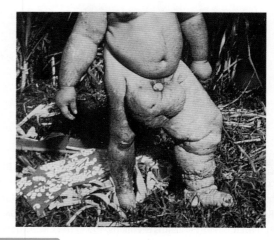

**Filariosis.** La fotografía muestra un crecimiento masivo (elefantiasis) del escroto y pierna izquierda. (Reimpreso con autorización de Rubin E, Farber JL. Pathology, 3rd ed. Philadelphia: Lippincott Williams & Wilkins, 1999.)

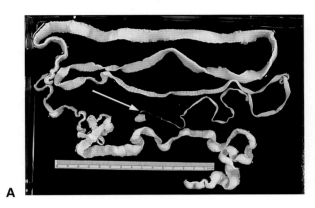

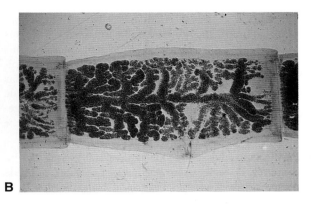

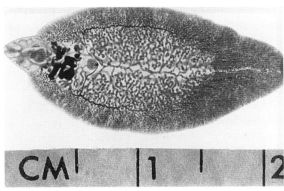

**Figura 5-12** **Platelmintos. A)** Los cestodos pueden medir más de 9 metros de longitud. La flecha muestra el sitio de adhesión tipo cabeza. **B)** Segmentos de un cestodo. **C)** Un trematodo. (Reimpreso con autorización de Koneman EW, Alien SD, Janda WM y cols. *Color Atlas and Textbook of Diagnostic Microbiology*, 5th ed. Philadelphia: Lippincott Williams & Wilkins, 1997.)

■ Aumento de la población mundial, con mayor hacinamiento de personas en las ciudades y malas condiciones sanitarias. Estas situaciones aumentan la diseminación de microorganismos por contacto directo, a través del aire y por plagas.

■ Interferencia con el hábitat animal, que ha generado mayor contacto entre humanos y animales, lo que permite la diseminación de patógenos animales a los humanos. Algunos organismos que han hecho este intercambio incluyen al VIH, que causa el sida, el cual se originó en chimpancés; el virus del Nilo occidental, de pájaros; el síndrome respiratorio agudo grave, que probablemente provino de pequeños mamíferos salvajes consumidos como alimento; y varias cepas de gripe.

■ Aumento de los viajes, en especial los aéreos, los cuales pueden diseminar un microorganismo infeccioso en todo el mundo en un solo día. El síndrome respiratorio agudo grave se extendió con rapidez de China a otros países en la primavera de 2003.

■ Los avances médicos que mantienen viva a la gente por más tiempo, pero en un estado débil, sujetos a infecciones oportunistas.

■ Cambios en el manejo de alimentos que permiten que sean almacenados, procesados y empacados para largas distancias, a gran escala, en ocasiones con una vigilancia inadecuada.

Debido a su gran variedad y adaptabilidad, casi es seguro que no haya en el mundo un lugar naturalmente libre de microorganismos. Una excepción es el interior de los tejidos corporales normales. Sin embargo, las superficies y conductos que se comunican hacia el exterior, como la boca, garganta, cavidades nasales e intestino grueso, albergan un gran número de microbios tanto inofensivos como potencialmente patógenos. Si las defensas naturales de una persona funcionan sin problemas, puede portar gran número de microbios sin daño alguno; sin embargo, si su resistencia está atenuada, puede presentarse una infección. Aunque hoy se dispone de muchas vacunas que protegen contra diversas enfermedades, los habitantes de regiones pobres no tienen acceso a éstas. La falta de inmunización, aunada a una resistencia disminuida por una nutrición deficiente o la presencia de otras enfermedades, hacen más susceptible al hospedador.

## Microbios y Salud Pública

Todas las sociedades establecen e implementan medidas encaminadas a proteger la salud de sus pobladores. La mayoría de estas disposiciones se diseñan para prevenir la diseminación de microorganismos infecciosos. Algunos ejemplos de consideraciones fundamentales de Salud Pública son las siguientes:

■ **Eliminación de aguas residuales y basura.** En el pasado, cuando la gente eliminaba los desechos de sus casas, "desperdigándolos", simplemente arrojándolos por la ventana, fueron inevitables las grandes epidemias. Las prácticas modernas indican desviar las aguas residuales a plantas procesadoras en las que ciertos microbios inofensivos destruyen a los patógenos. El "sedimento" resultante, no infeccioso, produce un excelente fertilizante.

■ **Purificación del agua.** El agua potable que se ha contaminado con aguas residuales no tratadas puede contener patógenos tan peligrosos como bacilos tifoideos, virus de polio y hepatitis, y amebas disentéricas. El proceso de filtración por lo general purifica el agua municipal y se vigila en forma constante que esté libre de microbios. Los desechos industriales y químicos, como fibras de asbesto, ácidos y detergentes —de casas e industrias— y pesticidas usados en la agricultura, complican el problema de obtener agua pura bebible.

■ **Prevención de contaminación de alimentos.** Diversas leyes nacionales, estatales y locales buscan prevenir brotes de enfermedades por alimentos contaminados. Algunas enfermedades de animales (p. ej., tuberculosis y tularemia) pueden pasar al humano a través de los alimentos, y la comida es también un reservorio natural para muchos patógenos peligrosos. Algunos de los microorganismos que causan intoxicación alimentaria son el bacilo del botulismo (*Clostridium botulinum*) que se desarrolla en latas de alimento mal selladas, el estafilococo (*Staphylococcus aureus*) y especies de *Salmonella* transmitidas por huevos, aves de corral y productos lácteos. En años recientes una variedad del por lo general inofensivo bacilo intestinal *Escherichia coli* (*E. coli* 0157:H7) ha causado brotes de intoxicación alimentaria por carne mal cocida y su producción. Para mayor información véase la tabla 1

del apéndice 5. La mayoría de las ciudades tiene regulaciones sanitarias que exigen, entre otras cosas, la inspección periódica obligatoria de establecimientos que manejan alimentos.

■ **Pasteurización de la leche.** La leche se comercializa libre de patógenos por pasteurización, un proceso en el que la leche es hervida a 63 °C (145 °F) durante 30 minutos y después se enfría con rapidez antes de ser empacada. En ocasiones se aplican temperaturas un poco mayores para acortar el tiempo del proceso, con buenos resultados. El procedimiento completo de pasteurización, incluyendo el enfriamiento y empaque, se completa en un sistema cerrado, sin exposición alguna al aire. La leche aun pasteurizada contiene microbios, pero ninguno peligroso. La pasteurización también se usa para conservar bebidas y productos lácteos.

## Métodos de asepsia

En la práctica de la medicina, la cirugía, la enfermería y otros campos de la salud se siguen procedimientos especiales para reducir o eliminar el desarrollo de microorganismos patógenos. El término *sepsis* se refiere a la presencia de microorganismos patógenos (o sus toxinas) en la sangre o tejidos; **asepsia** es lo opuesto —una condición en la que no hay patógenos. Los procedimientos diseñados para acabar, remover o prevenir el desarrollo de microbios se llaman *métodos asépticos*.

Hay varios términos que designan a las prácticas de asepsia. Con frecuencia se confunden unas con otras. Algunos de los términos usados con mayor frecuencia y sus definiciones son los siguientes (fig. 5-13):

■ **Esterilización.** Esterilizar un objeto significa eliminar *todo* microorganismo vivo sobre éste. En los quirófanos y salas de parto, el equipo de salud mantiene el ambiente lo más estéril posible, incluyendo la ropa y el

| Esterilización | Desinfección | Antisepsis |
|---|---|---|
| Autoclave | Ejemplos:<br>Blanqueador clorado<br>Amoníaco<br>Fenol | Ejemplos:<br>Alcohol<br>Peróxido de hidrógeno<br>Jabón antibacteriano |

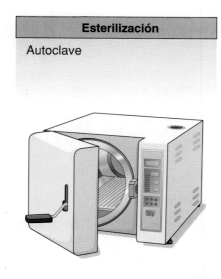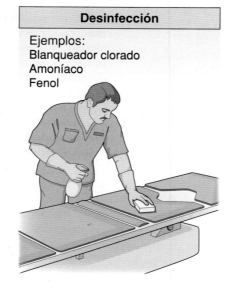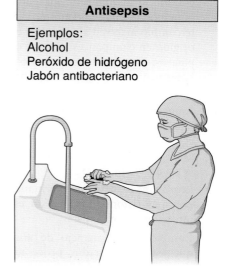

**Figura 5-13** **Métodos asépticos.**

equipo que usa el personal. El método de esterilización más usual es el empleo de vapor a presión en **autoclave**. También se usa calor seco. El óxido de etileno es un gas que se usa para esterilizar suministros y equipo que no pueden ser sometidos a altas temperaturas. La mayoría de los patógenos pueden ser eliminados por exposición al agua hirviendo durante 4 minutos. Sin embargo, el tiempo y temperatura requeridos para asegurar la destrucción de todos los microorganismos formadores de esporas es mucho mayor que los usados para eliminar a la mayoría de patógenos.

- **Desinfección.** La desinfección se refiere a cualquier medida que elimina todos los patógenos (excepto esporas), aunque no necesariamente mata todos los microbios inofensivos. Casi todos los **desinfectantes** (agentes desinfectantes) son sustancias químicas que pueden ser aplicadas directamente a las superficies inertes. Son ejemplos de éstos los compuestos de cloro, como el blanqueador casero, y los compuestos con fenol y con mercurio. Los productos desinfectantes comerciales contienen más de un agente químico a fin de eliminar diversos microorganismos. Otros dos términos para agentes eliminadores de bacterias, sinónimos de desinfectantes, son **bactericida** y **germicida**, sustancias que eliminan bacterias y gérmenes.

- **Antisepsia.** Este término se refiere a cualquier proceso en el que los patógenos no son necesariamente eliminados pero se previene su reproducción, un estado llamado **bacteriostasis** (*stasis* significa "estado permanente"). Los **antisépticos** son menos potentes que los desinfectantes y son seguros de usar en tejidos vivos. Ejemplos de éstos son el alcohol, las soluciones de yodo orgánico y el peróxido de hidrógeno.

## Técnicas de control de infecciones

En el decenio de 1980, la inquietud por la propagación de infecciones transmitidas por la sangre, como la hepatitis B y el VIH, llevaron al desarrollo de técnicas de aislamiento y contención para el manejo de sangre y otros líquidos corporales que pudieran contenerla. Hoy, estas *precauciones universales* se han extendido a todas las sustancias orgánicas que tienen el potencial de estar infectadas y se les conoce como *precauciones para sustancias corporales* o *aislamiento de sustancias corporales*. Según estas guías establecidas por los CDC, el personal de salud debe poner barreras ante cualquier contacto con sustancias orgánicas húmedas, membranas mucosas o piel no intacta, ya sea que haya o no sangre a la vista, y sin importar el diagnóstico del paciente. Deben usarse guantes en cada contacto con pacientes y cambiarse en caso necesario. Las cubiertas protectoras, como los cubrebocas, los protectores para ojos, los protectores faciales o la ropa repelente de líquidos deben usarse durante los procedimientos que tienen el potencial de generar aspersiones de sangre o líquidos corporales. La ropa sucia, la basura y otros desechos deben ser manejados como contaminantes y eliminarse en forma adecuada. Las agujas y otros instrumentos cortantes deben manejarse con precaución y confinarse en recipientes a prueba de punciones. Para evitar el riesgo de lesiones por aguja **las agujas no deben ser encapuchadas después de ser usadas.** En circunstancias en la que es necesario encapucharla, la aguja debe deslizarse dentro del capuchón con una mano o con la ayuda de un dispositivo especial.

Se han instituido precauciones adicionales de aislamiento para infecciones que se diseminan por el aire, como tuberculosis, rubéola y síndrome respiratorio agudo grave; para aquellas que se transmiten por gotitas o contacto directo; y para infecciones causadas por microorganismos resistentes a los antibióticos. Estas medidas incluyen mantener al paciente en un cuarto aislado y en contacto limitado con personas, aire circulante filtrado y protección del personal de salud con ropa adecuada.

**LAVADO DE MANOS** Este procedimiento es la medida más importante para evitar la propagación de una infección en todas sus formas. Por medio del lavado inmediato al contacto con el paciente o a cualquier secreción corporal, se controla bien la infección. Las precauciones habituales incluyen lavado de manos después de quitarse los guantes, ya que hay una rápida proliferación de bacterias dentro de los guantes; estos últimos no sustituyen al lavado de manos debido a que pueden tener pequeños defectos, como desgarros, y las manos pueden contaminarse al quitárselos.

**OSHA** La Administración para la Salud Ocupacional y la Salud (*Occupational Safety and Health Administration*, OSHA) es una agencia estadounidense que ha establecido estándares mínimos de salud y seguridad para la protección en contra de materiales infectados, con base en las guías de los CDC, y ha impuesto estas regulaciones. Los empleadores de instalaciones de salud deben ofrecer a sus trabajadores el equipo y material necesarios para evitar la exposición a materiales infectados.

**PUNTO DE REVISIÓN 5-16** ➤ Se han ensayado prácticas asépticas para eliminar patógenos. ¿Cuáles son los tres niveles de asepsia?

**PUNTO DE REVISIÓN 5-17** ➤ ¿Cuál es la medida más importante para evitar la propagación de una infección?

## Agentes antimicrobianos

Los antimicrobianos (antiinfecciosos) son fármacos que actúan para aniquilar o inhibir a los microorganismos infecciosos. Incluyen sustancias antibacterianas, antivirales, antimicóticas y antiparasitarias, las cuales interfieren con los procesos metabólicos vitales que los agentes infectantes necesitan para sobrevivir o reproducirse. Un medicamento que actúa sobre las lombrices intestinales es un antihelmíntico o vermífugo. El término *antibiótico*, en su sentido más general, se refiere a cualquier sustancia que actúa en contra de un organismo vivo, pero el término es más usual sólo para fármacos que actúan contra bacterias.

## ANTIBIÓTICOS (AGENTES ANTIBACTERIANOS) Un
**antibiótico** es una sustancia producida por células vivas y que tiene el poder de eliminar o detener el crecimiento de las bacterias. La mayoría de los antibióticos proviene de hongos (mohos) y bacterias de la tierra. La penicilina, el primer antibiótico ampliamente usado, se produce con un moho azul común, *Penicillium*. Con frecuencia, los fármacos derivados de la penicilina pueden ser reconocidos por el sufijo -*cilina* en el nombre. Otros hongos que producen un gran número de antibióticos son miembros del grupo *Cephalosporium*. La bacteria *Streptomyces* produce algunos antibióticos usados con frecuencia; sus nombres a menudo terminan con el sufijo -*micetina*.

El desarrollo de los antibióticos ha ofrecido incalculables beneficios a la humanidad. Desde que la penicilina salvó miles de vidas en los campos de batalla de la Segunda Guerra Mundial en el decenio de 1940, los antibióticos han sido considerados medicamentos milagrosos. Sin embargo, el entusiasmo por su uso ha hecho surgir otros efectos indeseables.

Un peligro para el uso de antibióticos es el desarrollo de infecciones oportunistas. Como usted lo sabe ahora, existe una flora normal de microorganismos en el cuerpo que compite con los patógenos. Los antibióticos, sobre todo aquellos que eliminan una amplia variedad de bacterias (antibióticos de amplio espectro), aniquilan también a estos competidores y permiten la proliferación de los patógenos. Por ejemplo, los antibióticos con frecuencia destruyen la flora normal de la vagina y favorecen entonces el desarrollo de infecciones por hongos.

El amplio uso de antibióticos ha dado como resultado, en la selección natural de los patógenos, que éstos sean hoy resistentes a tales medicamentos. Bajo estas circunstancias las bacterias incluso pueden transferir genes resistentes de una célula a otra. Algunas cepas de microorganismos habituales, como estreptococos, estafilococos, neumococos, *E. coli* y tuberculosis, son resistentes a la mayoría de los antibióticos (v. apéndice 5, enfermedades causadas por estos microorganismos).

Hoy, la prevalencia de patógenos resistentes a los antibióticos es un grave problema en los hospitales. Estos microorganismos causan infecciones que no responden a los fármacos. En Estados Unidos, 5 % de pacientes con cuidados agudos intra hospitalarios contraen una o más de estas infecciones. Los ancianos y personas muy débiles son más susceptibles a estas infecciones **nosocomiales** (adquiridas en el hospital; la palabra *nosocomio* viene de la raíz griega que significa hospital). Algunas cepas que hoy provocan infecciones nosocomiales son *Staphylococcus aureus* resistente a meticilina y enterococos resistentes a vancomicina.

Cuando se manejan antibióticos es importante completar el esquema de tratamiento a fin de garantizar la destrucción de todos los patógenos, caso contrario las células más resistentes sobrevivirán y se desarrollarán en gran número, generando cepas que no mueren ante este antibió-

tico. De igual forma, los pacientes no deben presionar a su médico para que les prescriba antibióticos cuando no sea necesario, como es el caso del resfriado común y la gripe.

Las compañías farmacéuticas están capacitadas para sintetizar nuevos antibióticos. De igual forma, el uso de estos fármacos combinados puede ayudar a eliminar las bacterias causales de infección. En términos generales, podemos revertir la potencial resistencia usando estos fármacos con cautela. En el campo se usan hoy grandes dosis de antibióticos para controlar las infecciones entre animales de granja y mejorar la productividad. Por ello, algunas personas compran alimentos libres de antibióticos. Hay evidencias de que la sensibilidad a un determinado fármaco reaparece cuando una población bacteriana deja de exponerse a ésta.

**PUNTO DE REVISIÓN 5-18** ➤ ¿Qué es un antibiótico?

**AGENTES ANTIVIRALES** No existen muchos fármacos antivirales, y cada uno de ellos tiene un rango limitado de acción. Estos agentes funcionan de alguna de estas formas:

■ Bloqueando la eliminación de la cubierta proteínica del virus después que entra a la célula, como en el tratamiento de la influenza por virus A.

■ Bloqueando la producción de ácido nucleico del virus, como lo hace el fármaco AZT (zidovudina). Los inhibidores de la transcriptasa inversa empleados para tratar infecciones por VIH bloquean la enzima necesaria para que el ARN viral funcione en la célula del hospedador.

■ Bloqueando las enzimas necesarias para integrar y liberar nuevas partículas de virus, como lo hace el indinavir, uno de los llamados *inhibidores de la proteasa*, que se prescriben en infección por VIH.

Debe destacarse que los virus mutan con rapidez y se vuelven resistentes a estos fármacos, y ninguno de éstos puede eliminar las infecciones latentes (inactivas en forma temporal). En el tratamiento del sida suelen combinarse estos fármacos.

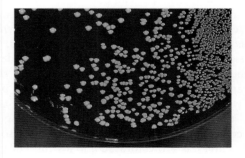

**Figura 5-14** **Colonias aisladas de bacterias que crecen en un medio sólido.** Cada colonia contiene todas las características genéticas de la primera célula. (Reimpreso con autorización de Koneman EW, Alien SD, Janda WM y cols. *Color Atlas and Textbook of Diagnostic Microbiology*, 5.ᵗʰ ed. Philadelphiia: Lippincott Williams & Wilkins, 1997.)

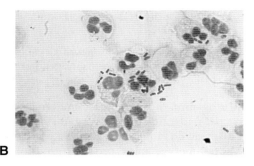

**Figura 5-15** **Bacterias con tinción de Gram. A)** Diplococo grampositivo. **B)** Bacilos gramnegativos entre glóbulos blancos en un sedimento urinario. (Reimpreso con autorización de Koneman EW, Alien SD, Janda WM y cols. *Color Atlas and Textbook of Diagnostic Microbiology*, 5th ed. Philadephia: Lippincott Williams & Wilkins, 1997.)

# Identificación de patógenos en el laboratorio

La enfermera, médico o laboratorista con frecuencia obtiene muestras de pacientes para identificar bacterias u otros microorganismos. Las muestras estudiadas con mayor frecuencia son la sangre, el líquido raquídeo, las heces, la orina y el esputo (expectoración), además del frotis de otras áreas. Se usan hisopos para tomar muestras de la nariz, la garganta, los ojos y el cuello uterino, así como de úlceras de otras partes infectadas. El personal de salud debe colocar una etiqueta en la muestra del paciente en la que se indique su nombre, una identificación adecuada, fuente de la muestra, nombre del médico, fecha y hora; debe enviarse al laboratorio de inmediato.

## Aislamiento bacteriano y pruebas

En el laboratorio las células bacterianas se desarrollan en cultivos que contienen sustancias llamadas **medios**, como un caldo nutriente o agar que la bacteria puede utilizar como alimento. Después los microorganismos son aislados, esto es, separados de otras células en la muestra, a menudo centrifugando los cultivos sobre la superficie de un medio sólido. Las células aisladas entonces se multiplican para formar colonias separadas (clones) sobre la superficie del medio (fig. 5-14). El técnico de laboratorio realiza entonces diversas pruebas para identificar al microorganismo obtenido de la muestra. En este momento, se analiza la sensibilidad del microbio a varios antibióticos que pueden usarse para tratar la infección. Al procedimiento completo se le llama cultivo y sensibilidad.

## Técnicas de tinción

Uno de los métodos usados más a menudo para iniciar el proceso de identificación involucra el examen de las células al microscopio; para poder hacerlas visibles mediante este aparato, primero deben ser teñidas con tinciones de colores, las cuales se aplican al fino frotis del cultivo colocado sobre una laminilla. El procedimiento usado con mayor frecuencia es la **tinción de Gram** (fig. 5-15). Se aplica un colorante púrpura azulado (como violeta de genciana) y después una solución tenue de yodo. Dentro de ciertos microorganismos esto hace una combinación que no se destiñe, de modo tal que el lavado con alcohol no remueve la tinción. Se dice entonces que estas bacterias son *grampositivas* y se observan púrpura azuladas bajo el microscopio (fig. 15 A). Ejemplos son el estafilococo y el estreptococo patógenos; los cocos causan ciertos tipos de neumonía y los bacilos producen difteria, tétanos y ántrax. Se dice que otros microorganismos son *gramnegativos* debido a que se puede remover el color con un solvente. Son teñidos para poderse visualizar, por lo general con tinte rojo (v fig. 5-15 B). Ejemplos de gramnegativos son los diplococos que causan gonorrea y meningitis epidémica, y el bacilo que produce fiebre tifoidea, neumonía y un tipo de disentería. El bacilo colónico (*E. coli*) que suele encontrarse en el intestino también es gramnegativo, así como el vibrión del cólera. ¿Podría usted identificar en la figura 5-3 cuáles de los microorganismos son gramnegativos y cuáles grampositivos?

Otra tinción usada para identificar microorganismos es la **tinción acidorresistente**. Después de ser teñido con un colorante rojizo (carbolfucsina), al frotis se le añade ácido. La mayoría de las bacterias pierde su color con rapidez al recibir el ácido, aunque los microorganismos causales de tuberculosis y otras células acidorresistentes retienen el color rojo. Las células negativas deben entonces ser teñidas con una tinción distinta, por lo general una azul.

Algunos microorganismos, como las espiroquetas de la sífilis y las rickettsias, no se tiñen con ninguna de las tinciones usuales; debe recurrirse a técnicas especiales para identificarlas.

## Otros métodos de identificación

Además de los distintos procedimientos de tinción, las técnicas de laboratorio para identificar bacterias incluyen:

■ Observar las características de desarrollo de los cultivos en medios líquidos y sólidos.

■ Estudiar las necesidades de oxígeno de las células.

■ Observar la capacidad de la bacteria para utilizar (fermentar) varios carbohidratos (azúcares).

- Analizar las reacciones a diversas sustancias químicas de prueba.
- Estudiar las bacterias por pruebas serológicas (inmunológicas) con base en la reacción antígeno-anticuerpo (v. cap. 17).

Los laboratorios usan hoy técnicas modernas de análisis genético para identificar microorganismos tomando en cuenta sus ácidos nucleicos. Usan la reacción en cadena de la polimerasa para producir múltiples copias del ADN único o secuencias de ARN de un microorganismo. Estas secuencias se identifican entonces por los llamados métodos de "huellas genéticas." Las pruebas genéticas son más rápidas y económicas que los procedimientos estándares de cultivo y pueden ser usadas directamente sobre la muestra del paciente. Se ha usado la reacción en cadena de la polimerasa para identificar el agente infeccioso de enfermedades como sida, hepatitis y enfermedad de Lyme y para identificar patógenos que provocan enfermedades emergentes como la del Nilo Occidental y el síndrome respiratorio agudo grave. Los epidemiólogos usan la reacción en cadena de la polimerasa para identificar la fuente y vigilar la proliferación de infecciones en una población, gracias a que pueden diagnosticar a las personas infectadas con la misma cepa de un microorganismo.

**PUNTO DE REVISIÓN 5-19** ➤ Una forma de identificar microorganismos es examinarlos bajo el microscopio. Antes del examen, las células son coloreadas para poder observarse. ¿Cómo se les llama a estos colorantes para células?

## De vuelta a la enfermedad en contexto

### ➤ María se colapsa ante el virus de la gripe

María Sánchez se ve muy mal —ojos llorosos, rinorrea y una apariencia decaída, enferma. Todavía ayer se sentía bien, pero hoy se siente tan fatigada que le cuesta trabajo levantarse de la cama. Tiene fiebre, escalofríos y una tos que le deja dolorida la garganta. María empezó a sentir los efectos del virus de la gripe que habían invadido la capa epitelial de su tracto respiratorio hace tres días.

Muchos de los síntomas locales de María se debían al virus. Sus ojos llorosos y rinorrea fueron resultado del escape de líquido extracelular desde ciertos orificios de las capas de membrana mucosa de su aparato respiratorio —¡orificios resultantes de la muerte y desprendimiento de millones de células epiteliales! Sin estas células ciliadas María no fue capaz de mover el líquido extracelular dentro y fuera de su tracto respiratorio, por lo que en forma periódica tosía en un esfuerzo por conseguirlo. Los síntomas sistémicos de María obedecían, en gran parte, al contraataque de su cuerpo contra el virus. Debido a que el virus actúa con mayor eficiencia a una temperatura corporal cercana a la normal, la fiebre hace disminuir la replicación del virus. Su fatiga ayudó también a combatir al virus. Al permanecer en cama su cuerpo fue capaz de conservar la energía que el sistema inmunológico podría utilizar en contra del virus. En pocos días su organismo habrá vencido al microbio y ella se recuperará por completo.

Durante este caso vimos que el virus de la gripe que invadió el cuerpo de María está diseñado para secuestrar sus células epiteliales y forzarlas a que produzcan nuevos virus. El cuerpo de María también está diseñado para combatir al virus. En el capítulo 17, Defensas corporales, inmunidad y vacunas, visitaremos de nuevo a María y aprenderemos cómo la inmunización puede protegerla de la gripe en el futuro.

# Resumen

I. **CATEGORÍAS DE ENFERMEDAD**—infección, enfermedad degenerativa, alteración nutricional, trastorno metabólico, alteración inmunitaria, neoplasias y trastornos psiquiátricos.
   A. Causas predisponentes de enfermedad—edad, género, herencia, condiciones y hábitos de vida, perturbación emocional, daño físico y químico, enfermedad preexistente

II. **EL ESTUDIO DE LA ENFERMEDAD**—fisiopatología
   A. Terminología de las enfermedades
      1. Etiología—estudio del origen o causa
      2. Términos relacionados con la gravedad y duración
         a. Aguda—grave, de corta duración
         b. Crónica—menos grave, de larga duración
         c. Subaguda—intermedia, entre aguda y crónica
      3. Idiopática—de causa desconocida
      4. Yatrógena—resulta de efectos adversos del tratamiento
      5. Epidemiología—estudio de las enfermedades en la población
         a. Estadística
            (1) Incidencia—número de nuevos casos en una población durante un periodo específico
            (2) Prevalencia—número de casos en una población en un periodo determinado
            (3) Tasa de mortalidad—porcentaje de la población que fallece por una enfermedad dentro de un periodo determinado
         b. Categorías
            (1) Epidémica—diseminación en una determinada región
            (2) Endémica—que se encuentra en la población a un nivel bajo, pero constante
            (3) Pandémica—prevalente en todo un país o en el mundo

III. **TRATAMIENTO Y PREVENCIÓN DE LAS ENFERMEDADES**
   A. Diagnóstico—determinación de la naturaleza de una enfermedad
      1. Síntoma—cambio en la función del cuerpo, percibido por el paciente
      2. Signo—cambio en la función corporal, observable por otros
      3. Síndrome—grupo de signos y síntomas que caracterizan a una enfermedad
   B. Pronóstico—predicción de la evolución probable de la enfermedad
   C. Terapia—curso del tratamiento

D. Medicina complementaria y alternativa—métodos de prevención o tratamiento de enfermedades, usados junto o en lugar de prácticas médicas modernas tradicionales—p.ej., naturopatía, quiropráctica, acupuntura, biorretroalimentación
      1. Remedios herbolarios—productos derivados de plantas
   E. Prevención de enfermedades—eliminación de las causas potenciales de una enfermedad

IV. **ENFERMEDADES INFECCIOSAS**
   A. Parásito—organismo que vive sobre o dentro de un hospedador, a expensas de éste
   B. Patógeno—microorganismo causal de enfermedad
   C. Infección—invasión por patógenos con efectos adversos
      1. Local—pequeña región
      2. Sistémico—generalizado; suele diseminarse por la sangre
   D. Infección oportunista—tiene lugar en un hospedador debilitado
   E. Infección transmisible—puede pasar de persona a persona; es contagiosa
   F. Modos de transmisión
      1. Contacto directo
      2. Indirecto—tocar objetos, por aire, plagas
         a. Vector—animal que transfiere microorganismos de un hospedador a otro
      3. Portales de entrada y salida—piel, sistemas respiratorio, digestivo, urinario y reproductivo

V. **MICROBIOLOGÍA—EL ESTUDIO DE LOS MICROORGANISMOS**
   A. Flora normal—población de microorganismos que suelen desarrollarse sobre o dentro del cuerpo
   B. Bacterias
      1. Ciertas características
         a. Necesidades de oxígeno—aerobias, anaerobias, anaerobias facultativas
         b. Endosporas—formas resistentes
         c. Flagelos—se usan para nadar
         d. Pelos—cortos, filiformes; se usan para adherirse
      2. Forma y disposición
         a. Cocos—redondos
            (1) Diplococo—pares
            (2) Estreptococo—cadenas
            (3) Estafilococo—racimos
         b. Bacilos—bastones rectos; algunos producen endosporas

    c.  Bacilos curvos
      (1)  Vibriones—en forma de coma
      (2)  Espirilos—en espiral u ondulante
      (3)  Espiroquetas—espirales flexibles
  3.  Otras bacterias—parásitos intracelulares obligados
    a.  Rickettsia
    b.  Clamidia
C.  Virus
  1.  Contienen sólo ácido nucleico y proteína
  2.  Parásitos intracelulares obligados
  3.  Agentes infecciosos más pequeños que los virus:
    a.  Priones—contienen sólo proteína; causan enfermedades cerebrales de evolución lenta
    b.  Viroides—contienen sólo ARN
D.  Hongos—organismos simples, tipo plantas
  1.  Hongo—célula sencilla
  2.  Moho—filamentosa
E.  Protozoarios—célula sencilla -organismo tipo animal
  1.  Amebas—disentería
  2.  Ciliados
  3.  Flagelados—enfermedad del sueño africana, giardiosis
  4.  Esporozoarios (apicomplexan)—paludismo, infección por *Cryptosporidium*

VI.  **LOMBRICES PARASITARIAS (HELMINTOS)**
  A.  Nematodos
    1.  *Ascaris*
    2.  Oxiuros
    3.  Anquilostoma duodenal
    4.  Triquina—transmitida por carne mal cocida
    5.  Filaria—causa filariosis (elefantiasis)
  B.  Platelmintos
    1.  Cestodos
    2.  Trematodos

VII.  **CONTROL MICROBIANO**
  A.  Surgimiento y proliferación de microorganismos —factores relacionados al crecimiento poblacional, tecnología
  B.  Microbios y Salud Pública
    1.  Eliminación de aguas residuales y basura
    2.  Purificación de agua
    3.  Prevención de la contaminación de alimentos
    4.  Pasteurización de la leche

  C.  Métodos asépticos
    1.  Esterilización—eliminación de todos los microorganismos
    2.  Desinfección—destrucción de todos los patógenos (excepto endosporas); bactericida
    3.  Antisepsia—eliminación de patógenos o prevención de su desarrollo (bacteriostasis); seguro para el tejido vivo
  D.  Técnicas de control de la infección
    1.  Precauciones con las sustancias corporales (aislamiento de la sustancia)
      a.  Asumir que todos los líquidos corporales tienen el potencial de ser infecciosos
      b.  Barreras—guantes, cubrebocas, protección de ojos, ropa especial
      c.  Lavado de manos meticuloso
      d.  OSHA—Administración de Seguridad Ocupacional y Salud
  E.  Agentes antimicrobianos—interfieren con el metabolismo esencial
    1.  Antibióticos—Agentes antibacteriales
      a.  Desventajas—infecciones oportunistas, resistencia bacteriana, infecciones nosocomiales (intrahospitalarias)
    2.  Antivirales—bloquean la eliminación de la capa proteínica, la producción de ácido nucleico, la integración y la liberación de nuevos virus

VIII.  **IDENTIFICACIÓN DE PATÓGENOS EN EL LABORATORIO**
  A.  Recolección de muestras; identificación adecuada y envío inmediato al laboratorio
  B.  Aislamiento de bacterias y pruebas
  C.  Técnicas de tinción (p. ej., de Gram, acidorresistente)
  D.  Otros métodos de identificación
    1.  Características de crecimiento
    2.  Necesidades de oxígeno
    3.  Fermentación
    4.  Reacciones a pruebas químicas
    5.  Pruebas serológicas (inmunológicas)
    6.  Análisis genético
      a.  La reacción en cadena de la polimerasa duplica los ácidos nucleicos únicos
      b.  Segmentos identificados para "huella genética"

## Preguntas para estudio y revisión

### PARA FORTALECER LA COMPRENSIÓN

*Complete las frases*

1. Una dieta inadecuada puede producir alteraciones _____ como escorbuto o raquitismo.

2. El estudio de la causa de cualquier enfermedad o la teoría de su origen es _____.

3. Una infección _____ ataca a un individuo debilitado por otra enfermedad.

4. Las infecciones micóticas son causadas por _____.

5. Ciertos mohos y bacterias del suelo que producen sustancias que eliminan bacterias se llaman _____.

*Correspondencia* > Relacione cada enunciado numerado con la frase que corresponda enlistada con letra.

___ **6.** Microorganismos que causan neumonía, difteria y sífilis

___ **7.** Microorganismos que causan sida, hepatitis y el resfriado común

___ **8.** Microorganismos que causan pie de atleta, tiña y candidosis

___ **9.** Microorganismos que causan disentería amebiana, giardiosis y paludismo

___ **10.** Organismos que causan oxiurosis, triquinosis y filariosis

**a.** Protozoarios

**b.** Helmintos

**c.** Virus

**d.** Hongos

**e.** Bacterias

*Opción Múltiple*

___ **11.** La incidencia de enfermedad cardíaca temprana es mayor en varones que en mujeres. Una causa predisponente de ello al parecer es
   **a.** Edad
   **b.** Género
   **c.** Herencia
   **d.** Condiciones y hábitos de vida

___ **12.** Un síndrome se define como
   **a.** Una enfermedad acompañada por un grupo característico de signos y síntomas
   **b.** Una enfermedad diseminada
   **c.** Enfermedad que no es aguda ni crónica
   **d.** Enfermedad transmisible

___ **13.** Las estructuras que permiten a ciertas bacterias moverse a lo largo de superficies sólidas se llaman
   **a.** Endosporas
   **b.** Flagelos
   **c.** Pelos
   **d.** Vibriones

___ **14.** ¿Cuáles de los siguientes protozoarios son parásitos obligados?
   **a.** Amebas
   **b.** Flagelados
   **c.** Esporozoarios
   **d.** Ciliados

___ **15.** Un antibiótico debería ser prescrito sólo para una infección
   **a.** Fúngica
   **b.** Viral
   **c.** Parasitaria
   **d.** Bacteriana

### COMPRENSIÓN DE CONCEPTOS

**16.** Explique las diferencias en los términos de cada uno de los siguientes pares:
   **a.** Agudo y crónico
   **b.** Epidémico y endémico
   **c.** Síntoma y signo
   **d.** Hospedador y parásito
   **e.** Patógeno y vector

**17.** Enliste cinco portales que los patógenos pueden usar para entrar o salir del cuerpo.

**18.** Clasifique las bacterias en tres grupos, con base en sus necesidades de oxígeno, y en otros tres grupos tomando en cuenta su forma.

**19.** ¿Cómo difieren las rickettsias y clamidias de otras bacterias en tamaño y hábitos de vida? Nombre algunas enfermedades causadas por rickettsias y clamidias.

**20.** ¿Cuál es la diferencia entre un virus y un prion?

**21.** Explique cómo una enfermedad infecciosa puede surgir y extenderse a través de un país y el mundo entero.

Nombre algunas medidas de salud pública que pueden prevenir los brotes de enfermedades.

**22.** ¿Por qué se siguen las precauciones universales? ¿Qué medidas se incluyen en el uso de las normas de precaución?

## PENSAMIENTO CONCEPTUAL

**23.** Mientras usted se encuentra en un programa de intercambio en el trópico surge un brote de cólera epidémico en toda el área donde trabaja. De las mil personas que viven ahí, 100 de ellas contraen la enfermedad y 10 fallecen en un mes. ¿Cuál es la incidencia en porcentaje y la tasa de mortalidad del cólera durante este periodo? ¿Qué precauciones debe usted tomar para disminuir el riesgo de contraer esta enfermedad bacteriana?

**24.** El Sr. Garrido está en el hospital con quemaduras intensas en más de la mitad de su cuerpo. Su cuadro indica un seguimiento muy estrecho de medidas asépticas. Describa tres procedimientos usados en las instalaciones de cuidados de salud para asegurar la asepsia. ¿Qué tipo de infección podría contraer el Sr. Garrido durante su larga estancia en el hospital?

**25.** Usted labora en un laboratorio y le solicitan un cultivo de bacterias de una muestra de expectoración de un paciente. Usted realiza el frotis de las bacterias en una laminilla y le aplica tinción de Gram. El examen al microscopio revela células púrpura azuladas dispuestas en cadenas. ¿Qué bacterias cree usted que son? ¿Qué enfermedad podría tener el paciente? ¿Qué tipo de tratamiento farmacológico debería prescribirse?

**26.** En el caso de María, ¿cuál fue el portal de entrada del virus? Para evitar que María propague el virus a otras personas, ¿qué técnica de control infeccioso podría recomendarse?

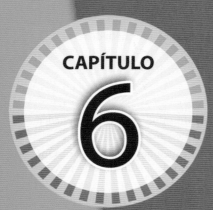

# CAPÍTULO 6

# La piel en la salud y en la enfermedad

## Términos clave escogidos

Los siguientes términos, y otros que aparecen en **negritas** dentro del capítulo, se definen en el Glosario

alopecia
cicatriz
dermatitis
dermis
epidermis
eritema
estrato
exfoliación
lesión
melanina
músculo erector del pelo
queloide
queratina
sebáceo
sebo
subcutáneo
sudoríparo
tegumento

## Objetivos de aprendizaje

Después de estudiar cuidadosamente este capítulo, será capaz de:

1. Nombrar y describir las capas de la piel
2. Describir el tejido subcutáneo
3. Dar la localización y funcionamiento de las estructuras accesorias de la piel
4. Enlistar las principales funciones de la piel
5. Resumir la información que obtendrá mediante la observación de la piel
6. Enlistar las principales afecciones de la piel

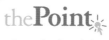

the**Point**

Consulte la página web para el material complementario de este capítulo.

# La enfermedad en contexto

## ▶ El caso de Pablo: piel dañada por el sol

"Un momento," dijo Pablo al mirar su imagen en el espejo mientras recortaba su barba después de rasurarse. Notó un pequeño nódulo a un lado de la ventana izquierda de su nariz. La protuberancia era básicamente rosada con un borde blanco perlado, que no le dolió al tocarla. *Nunca lo había visto antes. Probablemente es sólo un barro o quizá un pequeño quiste*, pensó, aunque no pudo evitar recordar las muchas horas que había pasado navegando como niño en competencias en la costa. *Sé que la exposición al sol no es buena para la piel, e incluso es dañina, y no tuve precaución de ponerme algún bloqueador solar. Incluso si en algún momento lo hice, de todas formas se me cayó al navegar*, concluyó. Pablo terminó de rasurarse y decidió que aquella lesión probablemente no tenía importancia.

A pesar de sus intentos por olvidar la protuberancia, Pablo estaba preocupado. En los siguientes días mostró la pequeña masa, redonda, a mucha gente para que le diera su opinión. Nadie le respondió cuando les preguntaba, "¿qué crees que es?" Cuando después de varias semanas no apreció cambio alguno, excepto quizá una pequeña depresión en el centro de la masa, su temor le hizo solicitar una cita con el dermatólogo.

"Bueno Pablo, no estoy seguro. Podría ser nada, pero será mejor que hagamos una revisión extensa", dijo el Dr. Jiménez. "Podría ser una lesión benigna, pero tenemos que estar seguros de que no es un pequeño cáncer de piel. Este es un sitio muy frecuente para esta lesión. Los carcinomas de células basales y células escamosas surgen de las células epiteliales subyacentes de la piel, en especial de las zonas expuestas al sol. Los rayos solares UV pueden dañar al ADN, haciendo que las células se dividan con mayor rapidez de lo normal, lo que da como resultado un crecimiento atípico. Los carcinomas de células basales y células escamosas son las formas más frecuentes de cáncer, pero por lo general son completamente tratables. Extirparemos esto y lo enviaremos al laboratorio de patología para ver de qué se trata." Pablo dejó el consultorio del Dr. Jiménez con un pequeño vendaje sobre el sitio de la excisión, una receta para una pomada y la indicación de que llamase en tres días.

El dermatólogo de Pablo sospechó que tenía cáncer de piel —una alteración que afecta al sistema tegumentario. En este capítulo aprenderemos que la piel es sólo una parte del sistema. Al final de la revisión volveremos a visitar a Pablo para conocer el diagnóstico final de esta lesión en su nariz.

a piel es un sistema que puede inspeccionarse por completo sin necesidad de cirugía o equipo especial. La piel no sólo ofrece claves acerca de su propia salud, sino que refleja el estado de otros sistemas del cuerpo. Aunque la piel podría verse simplemente como una membrana que envuelve al cuerpo, es mucho más compleja que las otras membranas epiteliales descritas en el capítulo 4.

La piel está relacionada con estructuras accesorias, conocidas también como apéndices, las cuales incluyen glándulas, pelo y uñas. Junto con los vasos sanguíneos, nervios y órganos sensoriales, la piel y sus estructuras asociadas forman el **sistema tegumentario**. Este nombre proviene de la palabra *tegumento*, que significa "cubierta". El término *cutáneo* también se refiere a la piel. Las funciones de este sistema se analizan más adelante, después de la descripción de su estructura.

> the**Point** Visite ***thePoint*** para consultar una gráfica que resume las estructuras de la piel.

## Estructura de la piel

La piel consiste de dos capas (fig. 6-1):

- La **epidermis**, que es la porción más externa, la cual se subdivide en otras dos capas llamadas **estratos**. La epidermis está compuesta por completo de células epiteliales y no tiene vasos sanguíneos.

- La **dermis**, o piel verdadera, tiene una estructura de tejido conjuntivo y contiene muchos vasos sanguíneos, terminaciones nerviosas y glándulas.

La figura 6-2 es una fotografía de la piel vista al microscopio y muestra las capas y algunas estructuras accesorias.

## Epidermis

La epidermis es la porción superficial de la piel, en donde las células más externas se pierden de manera constante por el desgaste natural del cuerpo. Debido a que no contiene vasos sanguíneos, sus células se nutren por capilares localizados en la dermis subyacente. Se producen nuevas células epidérmicas en la capa más profunda, la cual está contigua a la dermis. Las células en esta capa, el **estrato basal**, o **estrato germinativo**, se dividen de manera constante para producir células hijas, las cuales son entonces empujadas hacia la superficie de la piel. Conforme las células epidérmicas mueren por una

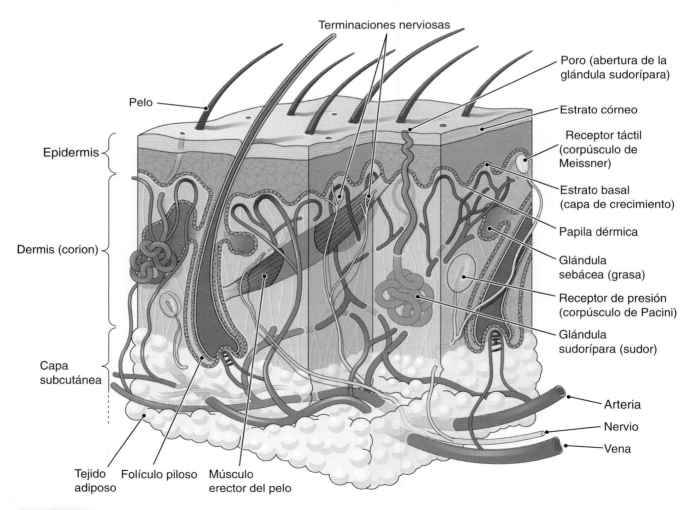

Terminaciones nerviosas

Pelo

Epidermis

Dermis (corion)

Capa subcutánea

Tejido adiposo    Folículo piloso    Músculo erector del pelo

Poro (abertura de la glándula sudorípara)

Estrato córneo

Receptor táctil (corpúsculo de Meissner)

Estrato basal (capa de crecimiento)

Papila dérmica

Glándula sebácea (grasa)

Receptor de presión (corpúsculo de Pacini)

Glándula sudorípara (sudor)

Arteria

Nervio

Vena

**Figura 6-1** **Corte transversal de la piel.**

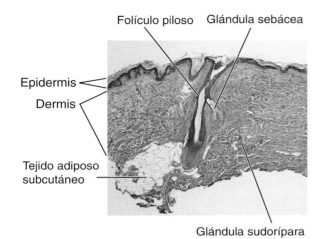

Folículo piloso   Glándula sebácea

Epidermis

Dermis

Tejido adiposo subcutáneo

Glándula sudorípara

**Figura 6-2** **Vista microscópica de la piel.** Se muestran las capas de tejido y algunas estructuras accesorias. (Reimpreso con autorización de Cormack DH, *Essential Histology*, 2nd ed. Philadelphia: Lippincott Williams & Wilkins, 2001.)

pérdida gradual de alimentación, se ven sujetas a cambios. Básicamente su citoplasma es reemplazado por una gran cantidad de proteínas llamada **queratina**, la cual engrosa y protege a la piel (fig. 6-3).

Para cuando las células epidérmicas se acercan a la superficie, se hacen más planas, llenas con queratina y callosas, formando la capa superior de la epidermis, el **estrato córneo**, el cual es una capa protectora y es más prominente en la piel gruesa que en la piel delgada. Las células en la superficie se pierden de manera constante y se reemplazan con las de abajo, en especial en áreas de la piel que son sujetas al desgaste natural, como en el cuero cabelludo, cara, plantas de los pies y palmas de las manos. Aunque este proceso de **exfoliación** ocurre en forma natural todo el tiempo, muchas compañías de cosméticos venden productos para

6

Queratina en el estrato córneo

Epidermis

Dermis

Estrato basal

**Figura 6-3** **Porción superior de la piel.** Las capas de queratina en el estrato córneo son visibles en la superficie. Debajo hay capas de epitelio escamoso estratificado que constituyen los restos de la epidermis. (Reimpreso con autorización de Cormack DH, *Essential Histology*, 2nd ed. Philadelphia: Lippincott Williams & Wilkins, 2001.)

promover la exfoliación, presumiblemente para "dar vida" y "refrescar" la piel.

Entre el estrato basal y el estrato córneo hay capas adicionales de epitelio estratificado que varían en número y cantidad, dependiendo del grosor de la piel.

Las células en la capa más profunda de la epidermis producen **melanina**, un pigmento oscuro que da color a la piel y la protege de los dañinos rayos solares. Las células que producen este pigmento son los **melanocitos**. A las placas irregulares de melanina se les conoce como *pecas*.

## Dermis

La **dermis**, la llamada "piel verdadera," tiene una estructura de tejido conjuntivo elástico y está bien provista de vasos sanguíneos y nervios. Debido a su elasticidad la piel puede estirarse, incluso en forma espectacular como en el embarazo, con poco daño resultante. La mayoría de las estructuras accesorias de la piel, incluyendo las glándulas sudoríparas, sebáceas y el pelo, se localiza en la dermis y puede extenderse dentro de la capa subcutánea debajo de la piel.

El grosor de la dermis también varía en distintas áreas. Algunos sitios, como la planta de los pies y las palmas de las manos, están cubiertos con capas muy gruesas de piel, mientras que otros, como los párpados, tienen capas delgadas y finas. (V. recuadro 6-1, Piel delgada y gruesa: comprendiendo sus diferencias.)

Hay porciones de la dermis que se extienden hacia arriba, dentro de la epidermis, permitiendo que los vasos sanguíneos estén más cerca de las células superficiales (v. figs. 6-1 y 6-2). Estas extensiones, o **papilas dérmicas**, pueden apreciarse en la superficie de la piel gruesa, como en las puntas de los dedos de manos y pies; forman un patrón distintivo de surcos que ayudan a evitar que la piel resbale, por ejemplo, al tomar un objeto. Los patrones inalterables de estos surcos son hereditarios. Debido a que son únicos para cada persona, las huellas de pies y manos se usan como identificación.

**PUNTO DE REVISIÓN 6-1** ➤ La piel y todas sus estructuras asociadas conforman un sistema corporal. ¿Cómo se le llama a este sistema?

**PUNTO DE REVISIÓN 6-2** ➤ La piel por sí misma está compuesta de dos capas. Desde la parte más superficial a la más profunda, ¿cuáles son los nombres de estas dos capas?

## Capa subcutánea

La dermis descansa en una **capa subcutánea**, que en ocasiones se le llama hipodermis o fascia superficial (v. fig. 6-1). Esta capa conecta a la piel con los músculos de la superficie. Consiste de tejido conjuntivo laxo y grandes cantidades de

### Piel delgada y gruesa: comprendiendo sus diferencias

La piel es el órgano más grande del cuerpo, y pesa alrededor de 4 kg. Aunque parece uniforme en su estructura y función, su grosor varía, desde menos de 1 mm que cubre los párpados hasta más de 5 mm en la espalda. Muchas de las diferencias funcionales entre las regiones dérmicas reflejan el grosor de la epidermis y no necesariamente el grosor de toda la piel. Con base en el grosor epidérmico la piel puede clasificarse como **gruesa** (cerca de 1 mm) o **delgada** (alrededor de 0.1 mm).

Las áreas del cuerpo expuestas a desgaste natural importante (palmas de las manos, punta de los dedos y base de los pies y dedos) están cubiertas con piel gruesa. Se componen de un estrato córneo grueso y una capa adicional que no tiene la piel delgada, el estrato lúcido; ambos estratos hacen que la piel gruesa sea resistente a la abrasión. La piel gruesa también se caracteriza por surcos epidérmicos (p. ej., las huellas de los dedos) y numerosas glándulas sudoríparas, aunque tiene poco pelo y glándulas sebáceas (grasas). Estas adaptaciones hacen que la piel gruesa que cubre las manos y los pies sea eficaz para asir o prensar. La dermis de la piel gruesa también contiene muchos receptores sensoriales, lo que brinda a manos y pies un sentido del tacto superior.

La piel delgada cubre áreas del cuerpo no sometidas con tanto rigor al desgaste natural. Tiene un estrato córneo muy delgado y no incluye estrato lúcido. Aunque la piel delgada no tiene surcos epidérmicos y menos receptores sensoriales que la piel gruesa, tiene varias funciones especializadas que la piel gruesa no realiza. La piel delgada está cubierta con pelo, el cual ayuda a evitar la pérdida de calor del cuerpo. De hecho, el pelo está más densamente distribuido en la piel que cubre regiones con grandes pérdidas de calor —la cabeza, axilas (sobacos) e ingles. La piel delgada también contiene numerosas glándulas sebáceas, que la hacen flexible y libre de grietas que podrían permitir la entrada de microorganismos.

tejido adiposo (graso). La grasa sirve como un aislante y provisión de reserva de energía. Los fascículos continuos de fibras elásticas conectan al tejido subcutáneo con la dermis, por lo que no hay una clara demarcación entre ambos.

Los vasos sanguíneos que proveen a la piel de nutrimentos y oxígeno y ayudan a regular la temperatura corporal viajan a través de la capa subcutánea. Este tejido también es rico en nervios y terminaciones nerviosas, incluyendo aquellos que proporcionan impulsos nerviosos hacia y desde la dermis y epidermis. El grosor de la capa subcutánea varía en diferentes partes del cuerpo; la más delgada está en los párpados y la más gruesa en el abdomen.

**PUNTO DE REVISIÓN 6-3** ➤ ¿Cuál es la composición de la capa subcutánea?

## Estructuras accesorias de la piel

El sistema tegumentario incluye algunas estructuras relacionadas con la piel —glándulas, pelos y uñas— que no sólo protegen a la piel, sino también tienen funciones más generalizadas.

### Glándulas sebáceas (grasa)

Las **glándulas sebáceas** tienen una estructura en forma de saco, y su secreción oleosa, el **sebo**, lubrica la piel y el pelo, y evita la resequedad. Los conductos de las glándulas sebáceas se abren dentro de los folículos pilosos (fig. 6-4 A).

Los bebés nacen con una cubierta producida por estas glándulas que semeja al queso crema; esta secreción se llama **vérnix caseosa**, que significa literalmente "barniz tipo queso". Las glándulas sebáceas modificadas, las **glándulas de Meibomio**, se localizan en las pestañas y producen una secreción que lubrica los ojos.

Los barros o comedones consisten de una mezcla de sebo seco y queratina que puede acumularse en las aberturas de las glándulas sebáceas. Si estas glándulas se infectan se produce una espinilla o grano. Si una glándula sebácea se obstruye, puede formarse un saco de sebo acumulado que crece en forma gradual de tamaño. Este saco se denomina **quiste sebáceo**. Por lo general no resulta difícil extirpar este quiste por medio de un bisturí.

### Glándulas sudoríparas (sudor)

Las **glándulas sudoríparas**, o glándulas del sudor, son estructuras enroscadas, en forma de tubo, localizadas en la dermis y el tejido subcutáneo (v. fig. 6-4 B). La mayoría de las glándulas sudoríparas actúa para refrescar al cuerpo. Liberan sudor, o transpiración, que atrae el calor de la piel y lo evapora como humedad en la superficie. Estas glándulas sudoríparas tipo **ecrino** están distribuidas en toda la piel. Cada glándula tiene una parte secretora y un conducto excretor que se extiende directamente a la superficie y se abre en un poro (v. fig. 6-1). Debido a que el sudor contiene pequeñas cantidades de sales disueltas y otros desechos, además de agua, estas glándulas también tienen una función excretora menor.

En un número reducido, las glándulas sudoríparas **apocrinas** se localizan principalmente en las axilas (so-

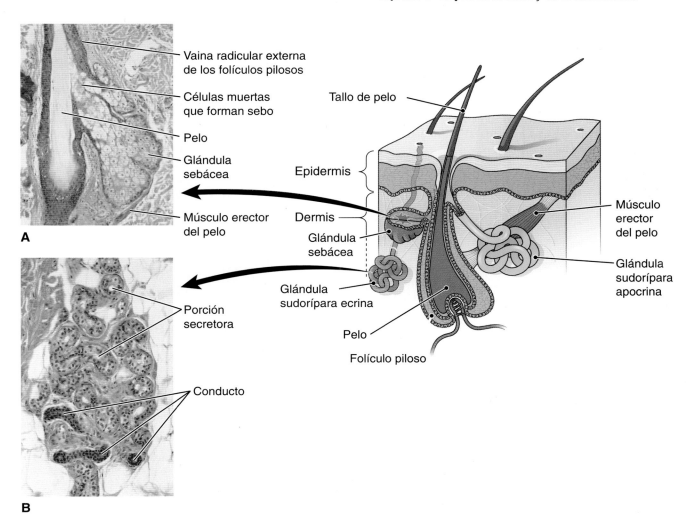

**A**

**B**

**Figura 6-4** **Porción de piel que muestra glándulas asociadas y pelo. A)** Glándula sebácea (grasa) y su folículo piloso asociado. **B)** Glándula sudorípara ecrina (reguladora de temperatura). (A y B, Reimpresas con autorización de Cormack DH, *Essential Histology*, 2$^{nd}$ ed. Philadelphia: Lippincott Williams & Wilkins, 2001.) [ACERCAMIENTO ➤ ¿Cómo secretan las glándulas sebáceas y las sudoríparas ecrinas al exterior? ¿De qué tipo de epitelio están hechas las glándulas sudoríparas?]

bacos) y región inguinal. Estas glándulas se activan en la pubertad y liberan sus secreciones por medio de folículos pilosos en respuesta a estrés emocional y estimulación sexual. Las glándulas apocrinas liberan cierto material celular en sus secreciones. El olor corporal se produce por la acción de bacterias que descomponen estos materiales celulares orgánicos.

Varios tipos de glándulas asociadas con la piel son glándulas sudoríparas modificadas. Estas son las **glándulas ceruminosas**, que se encuentran en el canal auditivo y producen cera del oído o **cerumen**; las **glándulas ciliares** en los bordes de los párpados; y las **glándulas mamarias**.

**PUNTO DE REVISIÓN 6-4** ➤ Algunas glándulas de la piel producen una secreción grasosa llamada sebo. ¿Cuál es el nombre de estas glándulas?

**PUNTO DE REVISIÓN 6-5** ➤ ¿Cuál es el nombre científico de las glándulas del sudor?

## Pelo

Casi todo el cuerpo está cubierto de pelo, el cual en la mayoría de las áreas es suave y fino. Las regiones sin pelo son las palmas de las manos, plantas de los pies, labios, pezones y partes de las áreas genitales externas. El pelo está compuesto principalmente por queratina y es inerte. Sin embargo, cada pelo se desarrolla de células vivas localizadas en un bulbo en la base del **folículo piloso**, una vaina de tejido epitelial y conjuntivo que contiene al pelo (v. fig. 6-4). Los melanocitos en esta región añaden pigmento al pelo en desarrollo. Los distintos tonos de melanina confieren los diferentes colores de pelo que hay en la población. La parte del pelo que se proyecta por arriba de la piel es el **tallo**; la porción por debajo de la piel es la **raíz**.

Anexa a la mayoría de los folículos pilosos hay una delgada banda de músculos involuntarios (v. fig. 6-1). Cuando este músculo se contrae, el cabello se eriza, "poniendo la carne de gallina". El nombre de este músculo es **erector del pelo**. Esta respuesta no es de importancia en el humano, pero en los animales crea una capa en la piel que les ayuda a conservar el calor. Cuando el músculo erector se contrae, se presiona la glándula sebácea asociada al folículo piloso, lo que libera el sebo que lubrica la piel.

**PUNTO DE REVISIÓN 6-6** ➤ Cada pelo se desarrolla dentro de una vaina. ¿Cómo se le llama a ésta?

## Uñas

Las uñas protegen a los dedos de manos y pies y también ayudan a prensar pequeños objetos con las manos. Están hechas con una dura queratina producida por células que se originan en la capa externa de la epidermis (estrato córneo) (fig. 6-5). Las nuevas células se forman continuamente en

una región de rápido crecimiento (matriz de la uña) localizada por debajo del borde, una porción llamada **raíz de la uña**. El resto de la **placa ungueal** descansa sobre un **lecho ungueal** de tejido epitelial. El color de la dermis por debajo del lecho ungueal puede verse a través de la misma uña. La pálida **lúnula**, que literalmente significa "pequeña luna", se aprecia más clara en el borde proximal de la uña debido a que descansa sobre la región de crecimiento rápido más gruesa. La **cutícula**, una extensión del estrato córneo, sella el espacio entre la placa ungueal y la piel localizada por arriba de la raíz.

Las uñas de manos y pies reflejan la salud de la persona. Los cambios en las uñas, incluyendo color anormal, grosor, forma o textura (p. ej., surcos o roturas) ocurren en alteraciones crónicas como enfermedades de corazón, enfermedad vascular periférica, desnutrición y anemia.

**thePoint** Visite *thePoint* para revisar algunas de estas alteraciones.

# Funciones de la piel

Aunque la piel tiene diversas funciones, las siguientes son las cuatro principales:

- Protección contra las infecciones
- Defensa ante la deshidratación (resequedad)
- Regulación de la temperatura corporal
- Almacén de información sensorial

## Protección contra las infecciones

La piel intacta forma una barrera básica contra la invasión de patógenos. Las células del estrato córneo forman un patrón entrelazado que resiste la penetración. Las células superficiales son removidas en forma continua, a fin de retirar por acción mecánica a los patógenos. La rotura de esta barrera, como sucede en las heridas o quemaduras, propicia la infección de los tejidos profundos. La piel también protege contra las toxinas bacterianas (venenos) y ciertas sustancias químicas del ambiente.

## Defensa ante la deshidratación

Tanto la queratina en la epidermis como el sebo oleoso liberado en la superficie de la piel desde las glándulas sebáceas ayudan a mantener impermeable la piel y evitan la pérdida de agua por evaporación.

## Regulación de la temperatura corporal

Tanto el equilibrio por exceso de calor como la protección ante el frío son funciones importantes de la piel. Es un hecho que la mayoría del flujo sanguíneo de la piel está relacionada con la regulación de la temperatura. En condiciones frías, los vasos de la piel se contraen (se estrechan) para disminuir el flujo sanguíneo a la superficie y atenuar la pérdida de calor. La piel se vuelve vi-

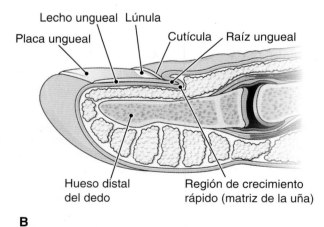

Borde libre  Placa ungueal  Lúnula  Cutícula

**A**

Lecho ungueal  Lúnula
Placa ungueal
Cutícula  Raíz ungueal

Hueso distal del dedo  Región de crecimiento rápido (matriz de la uña)

**B**

**Figura 6-5** **Estructura de la uña. A)** Fotografía de una uña, vista superior. **B)** Corte medio sagital de la punta de un dedo. (A, Reimpreso con autorización de Bickley LS. *Bates' Guide to Physical Examination and History Taking*, 8th ed. Philadelphia: Lippincott Williams & Wilkins, 2003.)

siblemente pálida bajo estas circunstancias. Los vasos especiales que conectan en forma directa las arterias y venas en la piel de las orejas, la nariz y otros lugares proporcionan el volumen de flujo sanguíneo necesario para prevenir el enfriamiento.

Para enfriar el cuerpo, la piel forma una gran superficie que irradia el calor del cuerpo al ambiente que le rodea. Cuando los vasos sanguíneos se dilatan (se expanden), se lleva más sangre a la superficie, de modo que el calor se disipa.

El otro mecanismo para enfriar el cuerpo incluye a las glándulas sudoríparas, como ya se comentó. La evaporación de la transpiración extrae calor de la piel. Una persona se siente molesta en un clima húmedo y caliente porque en ese ambiente no puede evaporar agua de su piel con tanta facilidad. Un deshumidificador hace que uno se sienta confortable incluso cuando la temperatura es elevada.

Como en el caso de diversas funciones corporales, la regulación de la temperatura es compleja e involucra algunos centros cerebrales.

## Almacén de información sensorial

Debido a sus múltiples terminaciones nerviosas y otros receptores especiales, la piel puede considerarse como uno de los principales órganos sensoriales. Las terminaciones nerviosas libres detectan dolor y cambios moderados de la temperatura. Otros tipos de receptores sensoriales en la piel responden a un toque suave y a la presión profunda. La figura 6-1 muestra algunas terminaciones nerviosas libres, un receptor del tacto (corpúsculo de Meissner) y un receptor de presión profunda (corpúsculo de Pacini) en un corte de la piel.

Muchos de los reflejos que permiten a los humanos ajustarse al ambiente inician como reflejos sensoriales desde la piel. Como cualquier parte del cuerpo, la piel actúa con el cerebro y la médula espinal para realizar estas importantes funciones.

## Otras actividades de la piel

Las sustancias pueden ser absorbidas a través de la piel en cantidades limitadas. Por ejemplo, algunos fármacos como los estrógenos, otros esteroides, los anestésicos y los medicamentos para controlar el trastorno por movimiento (cinetosis) pueden ser absorbidos por medio de parches colocados en la piel. (V. recuadro 6-2, Parches medicados: sin pastillas que tragar.) Sin embargo, la mayoría de las pomadas que se aplican en la piel sólo trata alteraciones locales. Incluso la medicación inyectada en los tejidos subcutáneos se absorbe muy lentamente.

A través de la piel hay una mínima excreción. El agua y los electrólitos (sales) se excretan en la transpiración (sudor). Algunos desechos que contienen nitrógeno se eliminan a través de la piel, pero incluso en estado de enfermedad, la cantidad de productos de desecho excretados por la piel es mínima.

La vitamina D, necesaria para el desarrollo y mantenimiento del tejido óseo, es producida en la piel bajo los efectos de la radiación ultravioleta de los rayos solares.

Observe que la piel humana no "respira". Los poros de la epidermis sirven sólo como salidas para la transpiración de las glándulas sudoríparas y el sebo (grasa) de las glándulas sebáceas. No se utilizan para el intercambio de gases.

---

**Recuadro 6-2**  Perspectivas clínicas

### Parches medicados: sin pastillas que tragar

Para la mayoría de las personas, las pastillas son una forma conveniente de tomar una medicación, pero para otras tienen sus desventajas. Las pastillas deben ser tomadas a intervalos regulares para asegurar una dosis consistente, y deben ser digeridas y absorbidas dentro del torrente sanguíneo antes de que empiecen a funcionar. Para aquellos con dificultades para tragar o digerir las pastillas los **parches transdérmicos (TD)** ofrecen una alternativa eficaz a la medicación por vía oral.

Los parches TD liberan una dosis consistente de la medicación que se difunde a un ritmo constante a través de la piel hasta el flujo sanguíneo. No hay un esquema cotidiano que se deba seguir, nada que tragar ni molestias gástricas. Los parches TD también pueden liberar medicación en pacientes inconscientes, quienes de otra forma requerirían la vía intravenosa; se utilizan en tratamientos de restitución hormonal, en cardiopatías, para manejar el dolor y para suprimir el trastorno de mareo por movimiento. Los parches con nicotina también se usan como parte de los programas para descontinuar el tabaquismo.

Los parches TD deben utilizarse con cuidado. La difusión del fármaco a través de la piel no es rápida, por lo que es importante saber cuánto tiempo debe colocarse antes de que sea eficaz. También es aconsejable saber cuánto tiempo persisten los efectos del medicamento después de haber retirado el parche. Debido a que el cuerpo continúa absorbiendo lo que ya se ha difundido en la piel, al retirarse el parche no necesariamente se retira el medicamento. De igual forma, el calor elevado puede aumentar la absorción del fármaco hasta concentraciones peligrosas.

Un avance reciente en los parches TD es la **iontoforesis**. Con base en el principio de que cargas iguales se repelen unas a otras, este método usa una corriente eléctrica leve para mover fármacos iónicos a través de la piel. Se usa un pequeño dispositivo eléctrico adherido al parche para "empujar" a través de la piel las moléculas del fármaco con carga positiva, y una corriente negativa para presionar las que tienen carga negativa. Aun cuando se usan muy bajos niveles de electricidad, la gente con marcapasos no debe utilizar parches iontoforéticos. Otra desventaja es que sólo pueden mover fármacos iónicos a través de la piel.

**PUNTO DE REVISIÓN 6-7 ➤** ¿Cuáles mecanismos (2) se usan para regular la temperatura a través de la piel?

# Observación de la piel

¿Qué puede decirnos la piel? ¿Qué indican su color, textura y otros atributos? ¿Tiene algún daño? Un observador astuto puede aprender mucho de ello. De hecho, la primera indicación de una enfermedad sistémica grave (como la sífilis) puede ser un trastorno de la piel.

## Color

El color de la piel depende de varios factores, incluyendo los siguientes:

- Cantidad de pigmento en la epidermis
- Volumen de sangre circulante en los vasos sanguíneos superficiales
- Composición de la sangre circulante, incluyendo:
  - > Cantidad de oxígeno
  - > Concentración de hemoglobina
  - > Presencia de bilis, compuestos de plata u otras sustancias químicas

**PIGMENTO** El principal pigmento de la piel, como ya hemos dicho, es la **melanina**. Este pigmento se encuentra también en el pelo, la capa central del ojo, el iris y ciertos tumores. La melanina es común en todas las razas, pero la gente con piel más oscura tiene mayor cantidad en sus tejidos. La melanina en la piel ayuda a proteger en contra del daño por radiación ultravioleta solar. Por ello, la exposición al sol produce un aumento normal en este pigmento, una respuesta llamada *bronceado*.

En ocasiones hay un aumento anormal en la cantidad de melanina, lo cual ocurre tanto en áreas localizadas como en toda la superficie corporal. Por ejemplo, las manchas difusas de pigmentación pueden ser características de ciertos trastornos endocrinos. En el **albinismo**, un trastorno hereditario que afecta la producción de melanina, falta pigmento en la piel, el pelo y los ojos.

Otro pigmento que imprime color a la piel es el caroteno, que se obtiene de zanahorias, naranjas y otras verduras amarillas. El caroteno se almacena en el tejido graso y en la piel. La hemoglobina (el pigmento que da color a la sangre) también es visible y puede verse a través de los vasos de la dermis.

**DECOLORACIÓN** La **palidez** es la lividez de la piel, con frecuencia causada por un flujo sanguíneo reducido o disminución en la hemoglobina, como ocurre en los casos de anemia. La palidez se aprecia con más facilidad en los labios, lechos ungueales y membranas mucosas. El **rubor** es el enrojecimiento de la piel, con frecuencia relacionado con fiebre. Los signos de rubor se aprecian más en la cara y el cuello.

Cuando no hay suficiente oxígeno en la sangre circulante, la piel puede tomar un tono azuloso llamado **cianosis** (fig. 6-6 A). Es un síntoma de insuficiencia cardíaca y problemas respiratorios, como el asma o la obstrucción respiratoria.

La decoloración amarillenta de la piel puede deberse a cantidades excesivas de pigmentos biliares, sobre todo bilirrubina, en la sangre (fig. 6-6 B). (La bilis es una sustancia producida por el hígado, que ayuda en la digestión de grasas; v. cap. 19.) Esta alteración, llamada **ictericia** (de la palabra griega que significa "amarillo"), puede ser síntoma de algunas alteraciones, incluyendo:

- Un tumor que comprima el colédoco o un cálculo dentro del conducto, que obstruiría el flujo biliar dentro del intestino delgado
- Inflamación del hígado (hepatitis), por lo general causada por virus
- Ciertas enfermedades sanguíneas en las que los glóbulos rojos se destruyen con rapidez (hemolizados)
- Inmadurez del hígado. La ictericia neonatal (del recién nacido) ocurre cuando el hígado no está aún capacitado para procesar la bilirrubina (pigmento biliar). La mayoría de estos casos se corrige a sí mismos sin tratamiento más o menos en una semana, aunque esta forma de ictericia puede ser tratada mediante exposición a una luz fluorescente especial que ayuda al organismo a eliminar la bilirrubina.

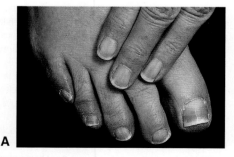
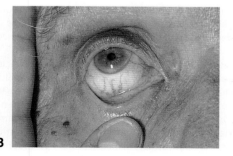

**A**    **B**

**Figure 6-6** **Decoloración de la piel. A)** La cianosis es una decoloración azulosa provocada por falta de oxígeno. Aquí se observan los dedos de los pies en comparación con los dedos normales de la mano. **B)** La ictericia es una decoloración amarillenta causada por pigmentos biliares en la sangre. (Reimpreso con autorización de Bickley LS. *Bates'Guide to Physical Examination and History Taking*, 8th ed. Philadelphia: Lippincott Williams & Wilkins, 2003.)

**[ACERCAMIENTO ➤** ¿Qué color se relaciona con la cianosis? ¿Qué color con la ictericia?**]**

Otra posible causa de decoloración con piel amarillenta es el consumo excesivo de zanahorias y otras verduras de color intenso. Esta alteración se conoce como **carotenemia**.

Ciertos tipos de envenenamiento crónico pueden causar una decoloración gris o parda de la piel. En la enfermedad de Addison (disfunción de las glándulas suprarrenales) hay un color broncíneo peculiar. Muchas otras alteraciones causan decoloración de la piel, pero su análisis rebasa el enfoque de este capítulo.

**PUNTO DE REVISIÓN 6-8** ➤ ¿Cuáles son los pigmentos que imparten color a la piel?

## Lesiones

Una **lesión** es cualquier herida o daño local al tejido. Al examinar lesiones en la piel es importante observar su tipo, disposición y localización. Las lesiones pueden ser planas o elevadas, o extenderse más allá de la superficie de la piel.

**LESIONES SUPERFICIALES** Una lesión superficial con frecuencia se denomina **exantema** o, si es elevada, **erupción**. Los exantemas pueden ser localizados, como los del pañal, o generalizados, como en el sarampión y otras enfermedades sistémicas. Con frecuencia estas lesiones se acompañan de **eritema**, o enrojecimiento de la piel. Los siguientes son términos usados para describir las lesiones superficiales de la piel:

- **Mácula** —mancha que puede ser deprimida o elevada. Las máculas son típicas del sarampión y descriptivas de las pecas (fig. 6-7 A).

- **Pápula** —área firme, elevada, como en algunas etapas de la varicela y en la segunda fase de la sífilis (v. fig. 6-7 B). Un barro es una pápula. A una gran pápula firme se le llama **nódulo**.

- **Vesícula** —ampolla o pequeño saco lleno de líquido como los que se presentan en la varicela o erupciones del herpes zoster (v. fig. 6-7 C). Otro término que se aplica a la vesícula es **ampolla**.

- **Pústula** —vesícula llena con pus. Las pústulas se desarrollan cuando las vesículas se infectan (v. fig. 6-7 B).

**LESIONES PROFUNDAS** Puede producirse una lesión de la piel más profunda por una lesión superficial o ser causada por un **traumatismo**, esto es, una herida o lesión. Debido a que tales roturas pueden infectarse, las heridas deben tratarse para evitar la entrada de patógenos y toxinas a los tejidos más profundos y líquidos corporales. Las lesiones profundas de la piel incluyen las siguientes:

- **Excoriación** —rasguño en la piel

- **Laceración** —herida áspera, aguda, hecha por desgarramiento de la piel

- **Úlcera** —llaga relacionada con desintegración y muerte del tejido (fig. 6-8 A)

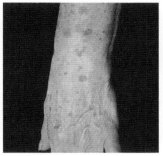
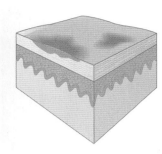

**A** Mácula

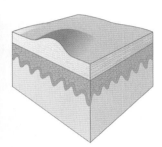

**B** Pápula

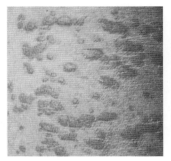

**C** Vesícula

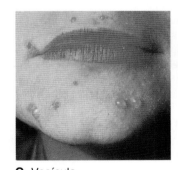
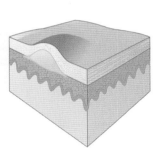

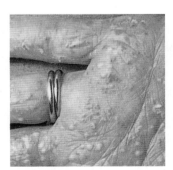
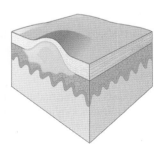

**D** Pústula

**Figura 6-7** **Lesiones superficiales. A)** Máculas sobre la superficie dorsal de la mano, muñeca y antebrazo. **B)** Pápulas en la rodilla. **C)** Vesículas en la barba. **D)** Pústulas en la palma de la mano. (Fotografías reimpresas con autorización de Bickley LS. *Bates' Guide to Physical Examination and History Taking*, 8th ed. Philadelphia: Lippincott Williams & Wilkins, 2003. Dibujos de línea reimpresos con autorización de Cohen BJ. *Medical Terminology*, 5th ed. Philadelphia: Lippincott Williams & Wilkins, 2008.)

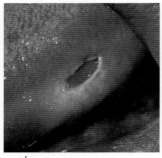

**A** Úlcera

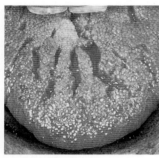

**B** Fisuras

**Figura 6-8** **Lesiones profundas. A)** Úlcera de lengua. **B)** Fisuras de lengua. (Fotografías reimpresas con autorización de Langlais RP, Miller CS. *Color Atlas of Common Oral Diseases*, 3rd ed. Philadelphia: Lippincott Williams & Wilkins, 2002. Dibujos de línea reimpresos con autorización de Cohen BJ. *Medical Terminology*, 5th ed. Philadelphia: Lippincott Williams & Wilkins, 2008.)

■ **Fisura** —grieta en la piel. Por ejemplo, el pie de atleta puede producir fisuras. Las fisuras de la lengua pueden ser variaciones normales de su superficie (v. fig. 6-8 B), pero también pueden aparecer en los labios o lengua como resultado de una lesión o enfermedad.

**PUNTO DE REVISIÓN 6-9** ➤ ¿Qué es una lesión?

## Quemaduras

Casi todas las quemaduras son causadas por contacto con objetos calientes, explosiones o escaldadura por líquidos calientes. También pueden ser causadas por descargas eléctricas, contacto con sustancias químicas peligrosas o abrasión. Las quemaduras se valoran por la profundidad del daño que causan y el porcentaje del área de superficie corporal afectada. La profundidad del daño tisular se clasifica de la siguiente manera:

■ **Dermicosuperficial** —afecta a la epidermis y quizá una parte de la dermis. El tejido está enrojecido y puede haber ampollas, como en el caso de las quemaduras por sol.

■ **Dermicoprofunda** —afecta la epidermis y partes de la dermis. El tejido está ampolloso y roto, con una superficie supurante. Sus causas incluyen escaldaduras y exposición al fuego.

■ **Subdérmica** —afecta toda la piel y en ocasiones al tejido subcutáneo y también tejidos subyacentes. El tejido está roto, seco o pálido, o calcinado. Estas lesiones pueden requerir trasplantes de piel y se pueden perder dedos o miembros completos.

La clasificación anterior reemplaza al viejo sistema de calificar a las quemaduras como de primero, segundo y tercer grado, según la profundidad del tejido dañado.

La medida de superficie corporal involucrada en una quemadura puede calcularse por medio de la **regla de los nueves**, en la que a las áreas de superficie se les asignan porcentajes en múltiplos de nueve (fig. 6-9). El método más exacto de Lund y Browder divide el cuerpo en pequeñas áreas y estima la proporción de área de superficie corporal en que cada una contribuye.

La infección es una complicación frecuente de las quemaduras, ya que la piel, una defensa importante contra la invasión de microorganismos, está dañada. Las complicaciones respiratorias pueden deberse a inhalación de humo o sustancias químicas tóxicas y presentarse problemas circulatorios por la pérdida de líquidos y electrólitos. El tratamiento de las quemaduras incluye cuidados respiratorios, administración de líquidos, cuidado de las heridas y control del dolor. Los pacientes deben ser vigilados ante posibles complicaciones circulatorias, infecciones y signos de estrés postraumático.

**QUEMADURA SOLAR** Los rayos solares pueden causar cambios químicos y biológicos en la piel. Al exponerse al sol, la piel primero se enrojece (eritematosa) y después se inflama y

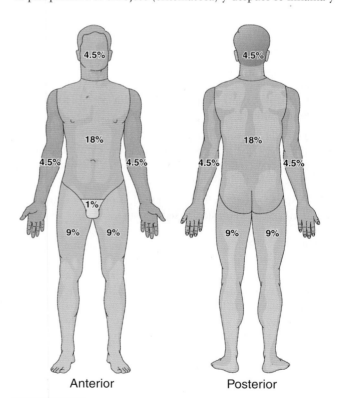

**Figura 6-9** **Regla de los nueves.** Este método se utiliza para calcular los porcentajes de área de superficie corporal en el tratamiento de las quemaduras.

# De vuelta a la enfermedad en contexto

## Carcinoma de células escamosas

Pablo estuvo inquieto durante los tres días previos a la llamada que haría al consultorio del dermatólogo. *¿Qué pasará si tengo cáncer de piel? Incluso si es tratable, ¡puedo tener una cicatriz y una huella en el centro de la cara!* Finalmente, él llamó y supo por el Dr. Jiménez que, en efecto, tenía un pequeño carcinoma de células escamosas.

"Le recomiendo que consulte al Dr. Morales, un cirujano local que se especializa en un procedimiento que le garantiza la extirpación de todas las células anormales," le dijo el médico. "La cirugía de Mohs se realiza por etapas; en la primera el cirujano extirpa la lesión visible y después revisa con microscopio para estar seguro de que los márgenes del tejido extirpado estén libres de células cancerosas. Si no lo están, se quita más tejido, por grados, hasta que los márgenes estén limpios."

Por fortuna, el Dr. Morales tuvo que repetir sólo una vez el procedimiento de patología después de la primera intervención para asegurar su éxito. Pablo regresó a casa reconfortado después de algunas horas. El Dr. Morales estaba confiado de que Pablo estaba libre del cáncer y que la cicatriz sería mínima. "Hagamos una cita de seguimiento cuando retire los puntos y usted lo podrá ver por sí mismo," le dijo.

Esa noche Pablo le contó a su esposa lo que le dijo el doctor, así como algunas instrucciones adicionales. "Debo ver a mi dermatólogo con regularidad cada seis meses, ya que puedo estar predispuesto a este tipo de carcinomas." Pablo no pudo evitar el daño inicial, pero puede prevenir lesiones mayores a su piel al usar bloqueadores solares con frecuencia. El médico también le aconsejó que se cubriera de los rayos solares y evitara su exposición intensa. "Ahora que lo pienso," dijo Pablo a su esposa, "también son buenos consejos para ti".

En este caso vimos el efecto carcinógeno del daño solar sobre el sistema tegumentario. (Para revisar el tema de neoplasias y malignidad, refiérase de nuevo a los caps. 3 y 4.) Por desgracia para Pablo, los efectos del daño solar no se limitan sólo a la piel. En el capítulo 11, *El sistema sensorial*, revisaremos cómo la exposición al sol puede afectar también a otros sistemas.

---

ampolla. El sol puede causar intensas quemaduras que pueden llevar a enfermedades graves.

La exposición excesiva a la radiación ultravioleta (UV) de los rayos solares causa mutaciones genéticas en las células de la piel que interfieren con los mecanismos de reparación, y ello puede causar cáncer. También provoca envejecimiento prematuro de la piel en forma de arrugas, decoloración ("manchas de la edad" o "manchas hepáticas") y una textura "correosa". Debe comentarse que la radiación de las cabinas de bronceado no es más segura que los rayos solares.

## Reparación tisular

La regeneración tisular verdadera posterior a una lesión ocurre sólo en áreas que tienen células activas dividiéndose o células que pueden ser activadas para dividirse por la lesión. Específicamente, estos tejidos son el epitelial y el conjuntivo. Incluso entre los tejidos conjuntivos, la reparación ocurre con gran lentitud en tejidos que no son muy activos desde el punto de vista metabólico, por ejemplo en el cartílago. El tejido muscular y el nervioso, que dejan de dividirse a edades tempranas, por lo general no se reparan a sí mismos, aunque ciertos tipos pueden realizar una regeneración mínima. Cuando los tejidos musculares y nerviosos se lesionan suelen ser reemplazados por tejido conjuntivo.

La reparación de una herida o lesión dérmica inicia después de que la sangre coagula y se forma una costra en la superficie para proteger al tejido subyacente. Desde los capilares dañados crecen nuevas ramas de los vasos dentro del tejido lesionado. Los fibroblastos (células productoras de fibras) producen colágeno para cerrar el hueco de la herida. Una gran herida requiere un crecimiento extenso de nuevo tejido conjuntivo, el cual se desarrolla en el interior de la misma lesión. Este nuevo tejido forma una **escara**, también llamada **cicatriz**.

Después que la capa superior de epitelio se ha regenerado, se libera la costra. La escara de tejido subyacente puede continuar entonces para mostrarse en la superficie como una línea blanca. El tejido cicatrizal es fuerte pero no flexible como el tejido normal y no funciona como el tejido que reemplaza. Al suturar (coser) y cerrar los bordes de una herida limpia, como se hace en el caso de las heridas quirúrgicas, se disminuye la cantidad de tejido conjuntivo necesario para reparar y con ello se reduce el tamaño de la cicatriz resultante.

El exceso de producción de colágeno en la formación de una escara puede resultar en una cicatriz **queloide**, una masa tipo tumoral o un área elevada sobre la superficie dérmica. No es peligrosa, pero puede ser removida por motivos estéticos.

La curación de una herida se ve afectada por:

- Nutrición —una dieta completa y equilibrada proporciona los nutrimentos necesarios para la regeneración celular. Todas las vitaminas y minerales son importantes, en especial la vitamina A y C, necesarias para el colágeno.

- Suministro de sangre —la sangre lleva oxígeno y nutrimentos a los tejidos y también recoge materiales de desecho y toxinas (venenos) que pueden formarse durante el proceso de curación. Los glóbulos blancos atacan a las bacterias que invaden el sitio de la herida. Una circulación deficiente, como ocurre en el caso de la diabetes, retrasa la curación.

- Infección —la contaminación prolonga la inflamación e interfiere con la formación de materiales necesarios para la reparación de la herida.

- Edad —por lo general, la curación es más lenta en ancianos debido a que tienen una tasa más pausada de reemplazo celular. Las personas mayores también pueden tener una respuesta inmunitaria disminuida a la infección.

**PUNTO DE REVISIÓN** `6-10` ➤ ¿Qué tipos de tejidos (2) se reparan a sí mismos con mayor facilidad?

thePoint ⬦ Visite *thePoint* para ver una animación de la cicatrización de heridas.

## Efectos del envejecimiento sobre el sistema tegumentario

Conforme la gente envejece, le aparecen arrugas o "patas de gallo" alrededor de los ojos y boca, que denotan una falta de grasa y colágeno en los tejidos subyacentes. La dermis se hace más delgada y la piel transparente y con menos elasticidad, un efecto que a veces se llama "piel de pergamino". La formación de pigmentos disminuye con la edad. Sin embargo, puede haber áreas localizadas de alta pigmentación en la piel, con formación de manchas parduzcas ("manchas hepáticas"), en especial en partes expuestas al sol (p. ej., el dorso de las manos). Disminuye la circulación en la dermis, de modo que la piel blanca luce pálida.

El pelo no se reemplaza con tanta rapidez como antes y se vuelve ralo en la cabeza y el resto del cuerpo. Al disminuir la producción de melanina, el pelo se vuelve gris o blanco. La textura del pelo cambia conforme la raíz se hace menos densa, y al igual que la piel, se hace más opaco en relación a que se reduce la producción de sebo.

Las glándulas sudoríparas disminuyen en número, de tal forma que hay menos transpiración y se reduce la capacidad para soportar el calor. Las personas mayores también son más sensibles al frío debido a que tienen menos grasa en la piel y mala circulación. Las uñas de las manos se hacen escamosas, quebradizas o desarrollan surcos, y las de los pies se decoloran o se engruesan en forma anormal.

## Cuidados de la piel

Los factores más importantes para el cuidado de la piel son aquellos que aseguran una buena salud en general. Una alimentación y circulación adecuadas son vitales para mantener sana la piel. El aseo regular remueve la suciedad y las células muertas y sustenta el ambiente ligeramente ácido que inhibe el crecimiento bacteriano. El lavado cuidadoso de las manos con agua y jabón, con atención especial a las áreas bajo las uñas, es una medida simple que reduce la propagación de enfermedades.

La piel requiere protección de la exposición continua al sol, a fin de prevenir el envejecimiento prematuro y los cambios cancerosos. La aplicación apropiada de bloqueadores solares antes y durante el tiempo que se expone uno al sol, en especial después de nadar, puede evitar el daño a la piel. También es importante limitar la exposición al sol durante las horas más intensas de luz y cubrirse con ropa protectora.

## Alteraciones de la piel

Las alteraciones dérmicas van desde daños superficiales simples, como acné y exantemas, hasta problemas más profundos que pueden llevar a una enfermedad sistémica.

### Dermatitis

**Dermatosis** es un término general para referirse a cualquier enfermedad de la piel. La inflamación de la piel se llama **dermatitis**. Puede deberse a muchos tipos de irritantes, como el

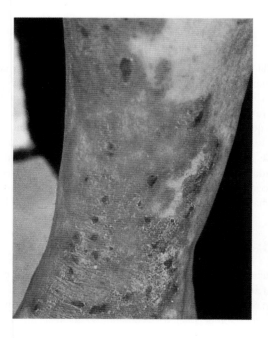

**Figura 6-10** **Dermatitis atópica (eccema).** En la fotografía se aprecian rasguños (excoriaciones). (Reimpreso con autorización de Bickley LS. *Bates' Guide to Physical Examination and History Taking*, 8th ed. Philadelphia: Lippincott Williams & Wilkins, 2003.)

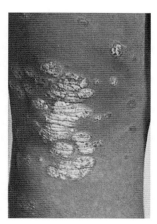

**Figura 6-11** **Psoriasis**. Se aprecian las escamas plateadas superficiales. (Reimpreso con autorización de Bickley LS. *Bates' Guide to Physical Examination and History Taking*, 8th ed. Philadelphia: Lippincott Williams & Wilkins, 2003.)

aceite del zumaque venenoso o la hiedra, detergentes y ácidos fuertes, álcalis u otras sustancias químicas. Retirar con rapidez el irritante es el método más eficaz para prevenir y tratar la dermatitis. Un lavado intenso tan pronto como sea posible después de un contacto con sustancias irritantes puede prevenir la aparición de erupciones pruriginosas.

**DERMATITIS ATÓPICA** La dermatitis atópica o **eccema** se caracteriza por una comezón intensa e inflamación de la piel (fig. 6-10). Las áreas afectadas muestran enrojecimiento (eritema), ampollas (vesículas), lesiones similares a granos (pápulas), formación de escamas y costras de la superficie. El rascado (excoriación) de la piel puede producir una infección bacteriana secundaria. La dermatitis atópica suele ocurrir durante la infancia y hay recurrencias de episodios agudos a lo largo de la vida. La piel puede ser excesivamente sensible a muchos jabones, detergentes, telas ásperas o al sudor. La persona con dermatitis atópica también puede tener otras alteraciones alérgicas, como fiebre del heno, asma y alergias alimentarias.

## Psoriasis

La psoriasis es un crecimiento excesivo crónico de la epidermis que produce grandes áreas bien delineadas, rojizas (eritematosas) y planas (placas), cubiertas con escamas platinadas (fig. 6-11). Se desconoce la causa de esta enfermedad crónica y recurrente, pero en ocasiones se encuentra un patrón hereditario y un trastorno inmunológico. La psoriasis se trata con corticoesteroides tópicos y exposición a la luz ultravioleta (UV).

**PUNTO DE REVISIÓN 6-11** ➤ ¿Cuál es la diferencia entre dermatosis y dermatitis?

## Cáncer

El carcinoma de piel es la forma más frecuente de cáncer en Estados Unidos. La exposición al sol predispone al desarrollo de esta alteración, la cual es más usual entre personas de tez blanca y que viven en climas cálidos, donde la exposición al sol es constante y puede ser intensa.

Los carcinomas de células basales y escamosas surgen en la epidermis y por lo general aparecen en la cara, cuello y manos (fig. 6-12 A, B)). La detección y tratamiento tempranos suelen permitir su curación, aunque el carcinoma de células escamosas tiene propensión a la metástasis.

El **melanoma** es un tumor maligno de melanocitos (células formadoras de melanina). Este tipo de cáncer se origina de un **nevo**, un lunar o mancha de nacimiento de cualquier parte del cuerpo (v. fig. 6-12 C). En contraste con un lunar normal, el cual tiene una forma uniformemente redonda y bordes bien definidos, el melanoma puede ser irregular. Otros signos del melanoma son el cambio de color o un color disparejo, así como un aumento en el tamaño del lunar. Un factor predisponente para el melanoma es una quemadura solar intensa, ampulosa, aunque estos cánceres pueden aparecer en áreas no expuestas al sol, como las plantas de los pies, entre los dedos de manos y pies, y en las membranas mucosas.

**PUNTO DE REVISIÓN 6-12** ➤ ¿Cuál es el nombre del cáncer de células productoras del pigmento de la piel?

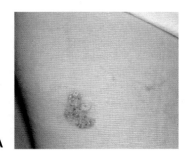 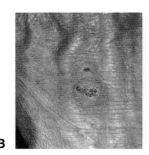 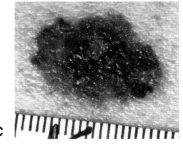

**A** **B** **C**

**Figura 6-12** **Cáncer de piel**. **A)** Carcinoma de células basales. **B)** Carcinoma de células escamosas. **C)** Melanoma maligno. (A, Reimpreso con autorización de Goodheart HP. *Goodheart's Photoguide of Common Skin Disorders; Diagnosis and Management*, 2nd ed. Philadelphia: Lippincott Williams & Wilkins, 2003; B, Reimpreso con autorización de Bickley LS. *Bates' Guide to Physical Examination and History Taking*, 8th ed. Philadelphia: Lippincott Williams & Wilkins, 2003; C, Reimpreso con autorización de Rubin E, Farber JL. *Pathology*, 3rd ed. Philadelphia: Lippincott Williams & Wilkins, 1999.)

## Acné y otras infecciones de la piel

El **acné** es una alteración de las glándulas sebáceas (grasas) conectadas con los folículos pilosos. El tipo común, llamado **acné vulgar**, se presenta entre personas entre los 14 y 25 años de edad. La infección toma la forma de espinillas, las cuales suelen tener puntos negros. El acné por lo general es más intenso en la adolescencia, cuando ciertas glándulas endocrinas que controlan las secreciones sebáceas están bastante activas.

**IMPÉTIGO** El **impétigo** es un trastorno agudo contagioso producido por estafilococos o estreptococos, que puede ser tan grave que causa la muerte en recién nacidos. Se presenta como lesiones ampulosas que se llenan de pus y contienen millones de bacterias virulentas. Es más frecuente entre niños pobres y desnutridos. Las personas afectadas por esta enfermedad pueden reinfectarse a sí mismas o infectar a otros.

**INFECCIONES VIRALES** Un virus que afecta la piel es el **virus del herpes simple**, el cual causa la formación de vesículas acuosas (herpes labial) en la piel y membranas mucosas. El herpes tipo I causa lesiones alrededor de la nariz y boca; el tipo II es causante de las infecciones genitales (v. tabla 2 en el apéndice 5).

El **herpes zoster** se presenta en adultos y se debe al mismo virus que causa la varicela. La infección sigue las vías nerviosas, produciendo pequeñas lesiones sobre la piel. Pueden observarse lesiones vesiculares a lo largo del trayecto de un nervio. El dolor, la sensibilidad exagerada y el prurito (comezón) son los síntomas frecuentes que pueden prolongarse hasta un año. El tratamiento oportuno con medicamentos antivirales disminuye la gravedad de la enfermedad.

Un **mezquino**, o **verruga**, es un pequeño tumor causado por el virus del papiloma humano. Las verrugas pueden aparecer en cualquier parte del cuerpo, incluyendo la región genital y las plantas de los pies (verruga plantar). Pueden extirparse con tratamiento químico o quirúrgico. Por lo general benignas, las verrugas se han relacionado con cáncer, sobre todo las verrugas genitales del cuello uterino

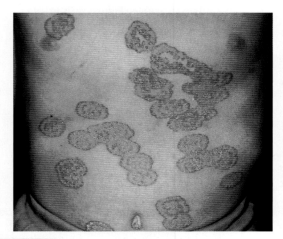

**INFECCIONES MICÓTICAS** Los hongos son microorganismos tipo planta, no verdes, que pueden causar infecciones superficiales de la piel. Estas infecciones micóticas superficiales, a menudo conocidas como tiña del cuerpo, pueden aparecer en la cara, cuerpo, cuero cabelludo, manos o pies (fig. 6-13). Cuando surgen en los pies a la infección se le llama **pie de atleta**, que es un crecimiento micótico favorecido por la humedad de la transpiración. Las infecciones micóticas de las uñas suelen deberse al uso de uñas postizas o de acrílico, ya que la humedad que se produce bajo estas circunstancias favorece el crecimiento de hongos.

Las infecciones micóticas son difíciles de tratar. Los medicamentos antimicóticos tópicos pueden ser eficaces, pero con frecuencia el paciente debe tomar además medicación por vía oral.

**PUNTO DE REVISIÓN 6-13** ➤ ¿Cuáles virus afectan a la piel?

**PUNTO DE REVISIÓN 6-14** ➤ ¿Qué causa la tiña del cuerpo?

## Alopecia (calvicie)

La **alopecia**, o calvicie, puede deberse a diversos factores. El tipo más común, conocido como patrón de calvicie masculino, es una expresión de herencia y edad; está influenciado por hormonas sexuales masculinas. La aplicación tópica de minoxidil (fármaco que se prescribe para controlar la presión arterial) produce crecimiento del pelo en este tipo de calvicie. La alopecia también puede ser resultado de una enfermedad sistémica, como diabetes descontrolada, trastornos de la tiroides o la desnutrición. En tales casos, el control de la enfermedad resulta en un nuevo crecimiento del pelo. Hay una larga lista de fármacos que se han relacionado con la calvicie, incluyendo los medicamentos para quimioterapia por cáncer.

## Alergia y otros trastornos inmunológicos

La **alergia**, también conocida como hipersensibilidad, es una respuesta inmunitaria desfavorable a una sustancia que por lo general no es dañina para la mayoría de la gente (v. cap. 17). Los alimentos, los fármacos, los cosméticos y diversas sustancias industriales pueden provocar respuestas alérgicas en algunas personas. Con frecuencia la piel se ve involucrada en estas respuestas, y muestra inflamación, exantemas, vesículas u otras formas de erupciones, por lo general acompañadas de **prurito** intenso, o comezón.

La **urticaria** es una reacción alérgica caracterizada por la aparición temporal de parches rojizos elevados conocidos como *ronchas*.

**ENFERMEDADES AUTOINMUNITARIAS** Una enfermedad autoinmunitaria es resultado de una reacción inmunológica a los propios tejidos de la persona. Las siguientes alteraciones que involucran a la piel se cree que son causa, al menos de manera parcial, de reacciones autoinmunitarias.

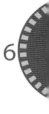

El **pénfigo** se caracteriza por la formación de ampollas en la piel y membranas mucosas debido a una separación de las células epidérmicas de las capas del tejido subyacente. La rotura de estas lesiones deja áreas más profundas de la piel desprotegidas contra infecciones y pérdida de líquido, como en el caso de las quemaduras. El pénfigo es mortal, a menos que sea tratado con métodos de supresión del sistema inmunológico.

El **lupus eritematoso** es una enfermedad autoinmunitaria crónica e inflamatoria del tejido conjuntivo. La forma más extendida de la enfermedad, el lupus eritematoso sistémico, afecta la piel y otros órganos. La forma discoide involucra sólo a la piel; se presenta como pápulas burdas, elevadas, con tinte violáceo, que por lo general se circunscriben a la cara y el cuero cabelludo. Puede haber también un exantema en alas de mariposa a lo largo de la nariz y las mejillas, que se describe como exantema malar. Las lesiones dérmicas del lupus empeoran con la exposición a la radiación ultravioleta de la luz solar. El lupus eritematoso sistémico es más prevalente en mujeres y tiene una alta incidencia entre asiáticas y de raza negra, en comparación con otros grupos.

La **esclerodermia** es una enfermedad de origen desconocido que consiste en una producción exagerada de colágeno, con engrosamiento y tensión de la piel. También se afectan las glándulas sudoríparas y los folículos pilosos. Los signos tempranos de esclerodermia incluyen entumecimiento, dolor y hormigueo ante la exposición al frío debido a la constricción de los vasos sanguíneos en los dedos de manos y pies. Los síntomas dérmicos aparecen primero en los antebrazos y alrededor de la boca. Los órganos internos se ven afectados en una forma difusa de esclerodermia llamada esclerosis sistémica.

## Úlceras por decúbito

Las **úlceras por decúbito** son lesiones dérmicas que aparecen donde el cuerpo se apoya sobre piel que cubre proyecciones óseas, como en la columna, talón, codos o cadera. La presión interrumpe la circulación, lo que lleva a ulceración y muerte del tejido. La mala salud, la desnutrición, la edad, la obesidad y las infecciones contribuyen al desarrollo de estas úlceras.

Las lesiones al principio se aprecian como enrojecimiento de la piel. Si se ignoran, pueden penetrar la piel y el músculo subyacente, extendiéndose incluso al hueso, y tardan meses en sanar.

Las almohadillas o colchones para aliviar la presión, el aseo regular y el secado de la piel, los cambios de posición frecuentes y una buena nutrición ayudan a evitar estas lesiones. Estos métodos preventivos resultan mejores que el tratamiento de las úlceras ya instaladas.

Otros términos usados para las úlceras por decúbito son *úlceras por presión* y *llagas*. Ambos términos se refieren al hecho de estar acostado, pero las úlceras por decúbito pueden aparecer en cualquier persona con movimiento limitado, no sólo en quienes están confinados a una cama.

**PUNTO DE REVISIÓN 6-15** ➤ ¿Cuáles son las alteraciones autoinmunitarias que afectan la piel?

 the**Point** Visite **thePoint** para encontrar una ilustración de lupus eritematoso sístematico.

# Resumen

### I. ESTRUCTURA DE LA PIEL

A. Epidermis —capa superficial de la piel
  1. Estrato basal (estrato germinativo)
    a. Produce nuevas células
    b. Los melanocitos producen melanina —pigmento oscuro
  2. Estrato córneo
    a. Capa superficial de células muertas
    b. Contiene queratina
B. Dermis (piel verdadera)
  1. Capa más profunda de la piel
  2. Tiene vasos sanguíneos y estructuras accesorias
C. Capa subcutánea
  1. Bajo la piel
  2. Hecho de tejido conjuntivo y tejido adiposo (grasa)

### II. ESTRUCTURAS ACCESORIAS DE LA PIEL

A. Glándulas sebáceas (grasa)
  1. Liberan sebo —lubrica la piel y el pelo
B. Glándulas sudoríparas (sudor)
  1. Tipo ecrina
    a. Controlan la temperatura corporal
    b. Con amplia distribución
    c. Ventilan directamente a la superficie
  2. Tipo apocrina
    a. Responden al estrés
    b. En las axilas e ingles
    c. Excretan a través del folículo piloso
C. Pelo
  1. Se desarrolla en el folículo piloso (vaina)
  2. Células activas en la base del folículo

D. Uñas
   1. Crecen desde la matriz hasta el borde proximal

III. **FUNCIONES DE LA PIEL**
A. Protección contra las infecciones —barrera
B. Protección contra la deshidratación —la queratina y el sebo hacen impermeable a la piel
C. Regulación de la temperatura corporal —suministro de sangre y glándulas sudoríparas
D. Almacén de información sensorial —receptores en la piel
E. Otras actividades de la piel —absorción, excreción, producción de vitamina D

IV. **OBSERVACIÓN DE LA PIEL**
A. Color
   1. Pigmento —sobre todo melanina, también caroteno, hemoglobina
   2. Decoloración —palidez, rubor, cianosis, ictericia
B. Lesiones —herida o daño local
   1. Lesiones superficiales (exantema, erupción)
      a. Mácula (mancha), pápula (firme, elevada), vesícula (ampolla), pústula (llena de pus)
   2. Lesiones más profundas
      b. Excoriación (rasguño), laceración (desgarro), úlcera (llaga), fisura (grieta)
C. Quemaduras
   1. Valorar la profundidad del daño y medida del área de superficie corporal dañada
   2. Quemadura solar —factor de riesgo para cáncer de piel y causa de envejecimiento prematuro de la piel

V. **REPARACIÓN TISULAR**
   1. Requiere células activamente divisibles
   2. Más sencilla en los tejidos epitelial y conjuntivo

   3. Forma escaras con material fibroso (cicatrices)
   4. Influida por la nutrición, suministro de sangre, infección, edad

VI. **EFECTOS DEL ENVEJECIMIENTO SOBRE EL SISTEMA TEGUMENTARIO**

VII. **CUIDADO DE LA PIEL**
A. Buena nutrición
B. Limpieza
C. Protección solar

VIII. **ALTERACIONES DE LA PIEL**
A. Dermatitis—inflamación
   1. Dermatitis atópica (eccema)
B. Psoriasis
C. Cáncer
   1. Carcinoma de células basales
   2. Carcinoma de células escamosas
   3. Melanoma —cáncer de melanocitos
D. Acné y otras infecciones dérmica
   1. Acné —trastorno de las glándulas sebáceas relacionado con un aumento de las secreciones endocrinas
   2. Impétigo —infección de lactantes y niños
   3. Infecciones virales —herpes virus, herpes zoster, virus del papiloma humano
   4. Infecciones micóticas —tiña (tiña corporal)
E. Alopecia —calvicie
F. Alergia y otras alteraciones inmunitarias
   1. Alergia —hipersensibilidad
      a. Urticaria (ronchas)
   2. Alteraciones autoinmunitarias —pénfigo, lupus eritematoso, esclerodermia
G. Úlceras por decúbito (úlceras por presión, llagas)
   1. Causadas por presión en la piel sobre el hueso

# Preguntas para estudio y revisión

## PARA FORTALECER LA COMPRENSIÓN

### Complete las frases

**1.** Las células del estrato córneo contienen grandes cantidades de una proteína llamada _____.

**2.** Las glándulas sudoríparas localizadas en las axilas y las ingles se llaman glándulas_____.

**3.** El nombre del músculo que eleva el pelo es _____.

**4.** Un pigmento oscuro que protege a la piel de los rayos ultravioleta se llama _____.

**5.** Un término médico que significa "cicatriz" es _____.

### Correspondencia > Relacione cada enunciado numerado con la frase que corresponda enlistada con letra.

___ **6.** Sensibilidad de la piel caracterizada por una intensa comezón e inflamación

___ **7.** Infección viral que sigue el trayecto de un nervio, produciendo pequeñas lesiones sobre la piel que está encima

___ **8.** Comezón intensa de la piel

___ **9.** Reacción alérgica que se caracteriza por la aparición de ronchas

___ **10.** Enfermedad crónica de la piel que presenta áreas rojizas planas cubiertas con escaras platinadas

**a.** Urticaria

**b.** Prurito

**c.** Herpes zoster

**d.** Psoriasis

**e.** Eccema

### Opción múltiple

___ **11.** La epidermis es _____a la dermis.

**a.** Superficial
**b.** Profunda
**c.** Lateral
**d.** Media

___ **12.** El acné es una infección de una

**a.** Glándula sudorípara
**b.** Glándula sebácea
**c.** Glándula ceruminosa
**d.** Glándula de Meibomio

___ **13.** El término médico para la calvicie es

**a.** Alopecia
**b.** Pénfigo
**c.** Verruga
**d.** Dermatitis

___ **14.** La acumulación de pigmentos biliares en la sangre provoca

**a.** Palidez
**b.** Cianosis
**c.** Ictericia
**d.** Carotenemia

___ **15.** Los carcinomas de células basales y escamosas son cánceres de

**a.** Células epidérmicas
**b.** Células dérmicas
**c.** Melanocitos
**d.** Gasa subcutánea

## COMPRENSIÓN DE CONCEPTOS

**16.** Compare y contraste la epidermis, dermis e hipodermis. ¿Cómo se reemplazan las células más externas de la epidermis?

**17.** ¿Cuáles son las cuatro funciones más importantes de la piel?

**18.** Describa la localización y función de dos tipos de glándulas dérmicas.

**19.** Describa los fenómenos relacionados con la curación de heridas en la piel.

**20.** ¿Qué cambios pueden ocurrir en la piel durante el envejecimiento?

**21.** ¿Cuál es la diferencia entre los términos *dermatosis* y *dermatitis*? Enliste ejemplos de irritantes que pueden provocar dermatitis.

**22.** Analice algunas formas de evitar y controlar el pie de atleta.

**23.** ¿Qué es una úlcera de decúbito? Enliste las dos mejores medidas para prevenir la úlcera de decúbito?

## PENSAMIENTO CONCEPTUAL

**24.** La piel es el órgano más grande del cuerpo. Explique por qué es un órgano.

**25.** ¿Recuerda el caso del Sr. Garrido en el capítulo anterior? Él sufrió quemaduras subdérmicas en sus piernas al tratar de hacer una fogata con gasolina. Después que el Sr. Garrido es informado que necesitará trasplante de piel, él le pregunta por qué su propia piel no puede regenerarse por sí sola. ¿Cómo respondería usted esta pregunta del Sr. Garrido? Usando la regla de nueves, calcule el porcentaje de superficie corporal que tiene afectado el Sr. Garrido.

**26.** En el caso de Pablo, el daño solar le provocó cáncer de piel. ¿Qué capa fue la más afectada? ¿Por qué esta capa es más propensa a volverse cancerosa?

# UNIDAD III
# Movimiento y sostén

Esta unidad analiza los sistemas esquelético y muscular, los cuales trabajan en conjunto para ejecutar movimientos y sostener y proteger órganos vitales. Abarca las funciones adicionales del sistema esquelético, que son albergar el tejido formador de sangre y almacenar algunos minerales. El capítulo sobre músculos describe las características de todos los tipos de músculos y se concentra en aquellos adheridos al esqueleto y en la forma en que funcionan. Los músculos esqueléticos principales se nombran y localizan, y se describen sus funciones.

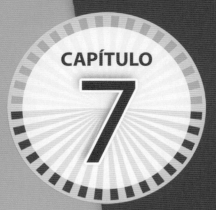

# CAPÍTULO 7

# El esqueleto: huesos y articulaciones

## Objetivos de aprendizaje

Después de estudiar cuidadosamente este capítulo, será capaz de:

1. Enlistar las funciones de los huesos
2. Describir la estructura de un hueso largo
3. Diferenciar entre hueso compacto y hueso esponjoso con respecto a su estructura y localización
4. Diferenciar entre médula roja y amarilla respecto a su función y localización
5. Nombrar los tres diferentes tipos de células en el hueso y describir las funciones de cada una de ellas
6. Explicar qué tan largo crece un hueso
7. Nombrar y describir varias marcas encontradas en los huesos
8. Enlistar los huesos en el esqueleto axoideo
9. Explicar el propósito de las fontanelas en los bebés
10. Describir las curvas normales de la columna y explicar su propósito
11. Enlistar los huesos en el esqueleto apendicular
12. Comparar la estructura de la pelvis femenina y la masculina
13. Describir cinco tipos de alteraciones óseas
14. Nombrar y describir ocho tipos de fracturas
15. Describir cómo cambia el esqueleto con la edad
16. Describir los tres tipos de articulaciones
17. Describir la estructura de las articulaciones sinoviales y dar seis ejemplos de éstas
18. Demostrar seis tipos de movimientos que ocurren en las articulaciones sinoviales
19. Describir cuatro tipos de artritis
20. Enlistar algunas causas de dolor de espalda (lumbalgia)
21. Describir métodos usados para corregir articulaciones enfermas

## Términos clave escogidos

Los siguientes términos, y otros que aparecen en **negritas** dentro del capítulo, se definen en el Glosario

anfiartrosis
articulación
artritis
artroplastia
artroscopio
bursa
circunducción
diáfisis
diartrosis
endostio
epífisis
esqueleto
fontanela
osteoblasto
osteocito
osteoclasto
osteona
osteopenia
osteoporosis
periostio
resorción
sinartrosis
sinovial

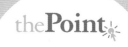

Consulte la página web para el material complementario de este capítulo.

# La enfermedad en contexto

> ## El caso de Reynaldo: un fémur de futbolista fracturado

"Hernández lanzó un pase profundo para anotación. ¡García hizo una magnífica atrapada! Oh, un golpe sucio del número 34." Los espectadores gritaron de alegría por la recepción abierta. En el terreno de juego, Reynaldo García sintió que algo estaba mal en su cadera. De hecho, él pensó que había escuchado el hueso que se rompía. De inmediato el entrenador y el personal médico se dieron cuenta que Reynaldo necesitaba ayuda. Y no pasó mucho tiempo para que lo trasladaran en ambulancia hasta un centro hospitalario cercano al estadio.

En el hospital, el equipo de urgencias examinó a Reynaldo. Su pierna lesionada se apreciaba más corta que la otra y estaba aducida y con rotación lateral —todos los signos de una fractura de cadera. Una radiografía confirmó las sospechas de los médicos: Reynaldo había sufrido una fractura intertrocantérea de su fémur derecho. Hubiera ameritado cirugía, pero para su fortuna la línea de fractura se extendió desde el trocánter mayor al trocánter menor, sin afectar a la cabeza femoral. Esto significaba que el riego de sangre a la cabeza del fémur no estaba alterado, de modo que la cirugía podría ser más sencilla.

En el quirófano, el equipo de cirugía aplicó tracción a la pierna derecha de Reynaldo, halándola hasta colocar los bordes del fémur proximal en la posición anatómica (confirmándolo mediante rayos X). Entonces, el cirujano ortopedista realizó una incisión, desde la punta del trocánter mayor, distalmente, a lo largo de la cara lateral de la pierna, por la piel, grasa subcutánea y el músculo lateral extenso. Después de exponer el fémur proximal, el cirujano taladró y colocó un tornillo de titanio a través del trocánter mayor, cuello y cabeza femoral. Después colocó una placa de titanio sobre el tornillo y la sujetó a la diáfisis femoral con otros cuatro tornillos. Confiado de que los bordes rotos del fémur estaban ya firmemente sujetos entre sí, el cirujano cerró la herida con suturas y engrapó la piel. Reynaldo fue llevado a la sala de recuperación.

El equipo quirúrgico alineó con éxito los bordes fracturados del fémur de Reynaldo. Ahora el cuerpo del paciente iniciará su proceso de curación. En este capítulo aprenderemos más acerca de huesos y articulaciones. Más adelante también veremos cómo el sistema esquelético de Reynaldo puede repararse a sí mismo.

El esqueleto es una estructura fuerte en la cual está construido el cuerpo. Más que el cimiento de una construcción, el esqueleto es tan fuerte que apoya y protege las estructuras corporales. El tejido óseo es el más denso de todos los tejidos descritos en el capítulo 4. Los huesos actúan con los músculos para generar movimientos en las articulaciones. Los huesos y articulaciones, junto con el tejido conjuntivo de sostén, forman el sistema esquelético.

# Huesos

Los huesos tienen diversas funciones, varias de las cuales no son tan evidentes al mirar el esqueleto:

- Sirven como estructura firme para todo el cuerpo

- Protegen partes muy delicadas, como el cerebro y la médula espinal

- Sirven como palancas con los músculos adjuntos para producir movimiento

- Almacenan sales de calcio, las cuales pueden reabsorberse hacia la sangre en caso de que se requieran

- Producen células sanguíneas (en la médula ósea)

## Estructura ósea

La estructura ósea de todo el cuerpo, conocida como el **esqueleto** (fig. 7-1) consiste de 206 huesos. Se divide en una porción central, el esqueleto axoideo, y las extremidades, las cuales constituyen el esqueleto apendicular. Los huesos individuales en estas dos divisiones serán descritos en detalle en este capítulo. Los huesos del esqueleto pueden tener diversas formas. Pueden ser planos (costillas, cráneo), cortos (carpianos de la muñeca, tarsianos del tobillo) o irregulares (vértebras, huesos faciales). Sin embargo, la forma más familiar es el **hueso largo**, el tipo de hueso que constituye casi todo el esqueleto de brazos y piernas. La larga columna estrecha o tallo de este tipo de hueso se llama **diáfisis**. Al centro de la diáfisis se encuentra la **cavidad medular**, la cual contiene a la médula ósea. El hueso largo tiene también dos bordes irregulares, uno proximal y una **epífisis** distal (fig. 7-2).

**TEJIDO ÓSEO** Los huesos no son inertes. Aun cuando se piensa que los espacios entre las células del tejido óseo están permeadas con depósitos pétreos de sales de calcio, los huesos por sí mismos son mucho más vivos. Los huesos son órganos, con su propio sistema de vasos sanguíneos, vasos linfáticos y nervios.

Hay dos tipos de tejido del hueso, también llamado **tejido óseo**. Un tipo es el **hueso compacto**, el cual es duro y denso (fig. 7-3). Este tejido constituye el eje principal del hueso largo y la capa externa de otros huesos. Las células en este tipo de hueso se localizan en anillos de tejido óseo alrededor de un **canal nutricio** que contiene nervios y vasos sanguíneos. Las células óseas viven en espacios (lagunas) entre los anillos y se extienden hacia fuera dentro de pequeños canales radiantes, por lo que pueden estar en contacto con

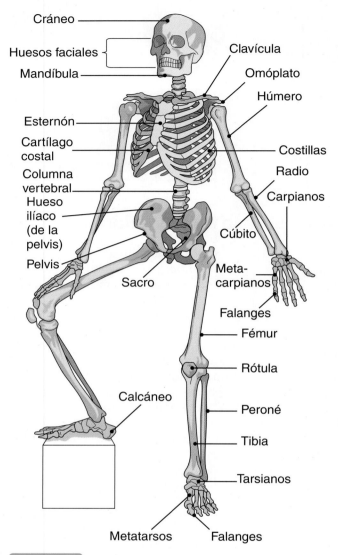

**Figura 7-1** **El esqueleto.** El esqueleto axoideo se muestra en amarillo; el apendicular, en azul.

células vecinas. Cada unidad en forma anular (de anillo) con su canal central conforma un **sistema nutricio**, también conocido como **osteona** (v. fig. 7-3B). Formando un canal a lo largo del hueso, de un lado hacia el otro del eje, hay múltiples **canales perforados** (de Volkmann), que también albergan vasos y nervios.

El segundo tipo de tejido óseo, llamado **hueso esponjoso** o **hueso reticulado**, tiene más espacios que el hueso compacto. Se compone de un entramado de pequeñas placas óseas llenas con médula ósea. El hueso esponjoso se encuentra en las epífisis (bordes) de los huesos largos y al centro de otros huesos. La figura 7-4 muestra una fotografía tanto de hueso compacto como de tejido esponjoso en un corte de hueso.

**PUNTO DE REVISIÓN** **7-1** ➤ Un hueso largo tiene un eje largo, estrecho,

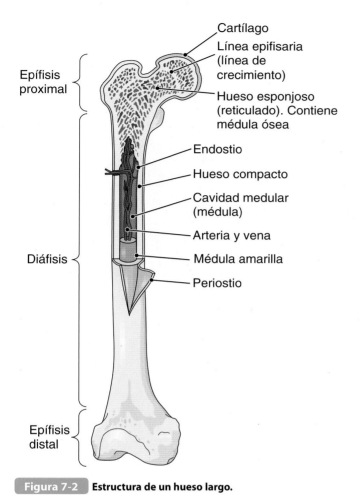

Cartílago

Línea epifisaria (línea de crecimiento)

Hueso esponjoso (reticulado). Contiene médula ósea

Epífisis proximal

Endostio

Hueso compacto

Cavidad medular (médula)

Arteria y vena

Médula amarilla

Periostio

Diáfisis

Epífisis distal

**Figura 7-2**   **Estructura de un hueso largo.**

7

membrana más delgada, el **endostio**, recubre la cavidad de la membrana ósea; contiene también células que ayudan en el crecimiento y reparación del tejido óseo.

## Crecimiento y reparación óseos

Durante el desarrollo temprano, el esqueleto embrionario está compuesto en un principio casi todo por cartílago. (Partes del cráneo se desarrollan a partir de tejido conjuntivo fibroso). La conversión de cartílago a hueso, un proceso llamado **osificación**, inicia durante el segundo y tercer mes de la vida embrionaria. En este periodo las células productoras de hueso, llamadas **osteoblastos**, se activan. Al principio empiezan a producir la **matriz**, la cual es el material localizado entre las células. Esta sustancia intercelular contiene grandes cantidades de **colágeno**, una proteína fibrosa que da fuerza y elasticidad al tejido. Después, con la ayuda de enzimas, se depositan compuestos de calcio dentro de la matriz.

Una vez que este material intercelular se endurece, las células permanecen encerradas dentro de la laguna (en espacios pequeños) en la matriz. Estas células, llamadas entonces **osteocitos**, están vivas y mantienen la matriz ósea existente, pero no producen nuevo tejido óseo. Cuando el hueso se ha remodelado o reparado en etapas posteriores de la vida se desarrollan nuevos osteoblastos a partir de células madre, en el endostio y periostio.

En el desarrollo óseo se encuentra otro tipo de glóbulo blanco (monocito). Estos **osteoclastos**, grandes y multinucleados, son los encargados del proceso de **reabsorción**, el cual representa la descomposición del tejido óseo. La reabsorción es necesaria para la remodelación y reparación óseas, como ocurre durante el crecimiento y después de una lesión. El tejido óseo también se reabsorbe cuando sus minerales almacenados son requeridos por el organismo.

Tanto la formación como la reabsorción del tejido óseo son reguladas por hormonas. La vitamina D promueve la absorción de calcio desde el intestino. Otras hormonas involucradas en estos procesos se producen por glándulas en el cuello. La calcitonina de la glándula tiroides promueve la captación de calcio en el tejido óseo. La hormona paratiroidea (PTH) de las glándulas paratiroides, en la parte posterior de la tiroides, causa reabsorción ósea y liberación de calcio dentro de la sangre. Estas hormonas se analizan con mayor detalle en el capítulo 12.

y dos bordes irregulares. ¿Cuál es el nombre científico de este eje y los bordes del hueso largo?

**PUNTO DE REVISIÓN 7-2** ➤ ¿Cuáles son los dos tipos de tejido óseo y dónde se encuentra cada uno de ellos?

**MÉDULA ÓSEA** El hueso contiene dos tipos de médula. La **médula roja** se encuentra en los bordes de los huesos largos y al centro de otros (v. fig. 7-2). La médula roja produce células sanguíneas. La **médula amarilla** se encuentra principalmente en las cavidades centrales de los huesos largos; se compone de grasa.

**MEMBRANAS ÓSEAS** Los huesos están cubiertos en su superficie externa (excepto en la región articular) por una membrana llamada **periostio** (v. fig. 7-2). La capa interna de esta membrana contiene células (osteoblastos) que son esenciales en la formación del hueso, no sólo durante el crecimiento, sino en la curación de heridas. Los vasos sanguíneos y linfáticos en el periostio juegan un papel importante en la nutrición del tejido óseo. Las fibras nerviosas en el periostio hacen su aparición cuando se sufre una fractura o se recibe un golpe, como en la tibia. Una

**PUNTO DE REVISIÓN 7-3** ➤ ¿Cuáles son los tres tipos de células encontradas en el hueso y cuál es el papel de cada una de ellas?

**FORMACIÓN DE HUESOS LARGOS** En un hueso largo la transformación de cartílago hacia hueso inicia en el centro del eje, durante el desarrollo fetal. Cerca del momento del nacimiento los centros secundarios formadores de hueso, o **placas epifisarias**, se desarrollan en los bordes de los huesos (v. fig. 7-2 y 7-4). Los huesos largos continúan creciendo en longitud en estos centros por medio de calcificación de nuevo cartílago, a lo largo de la infancia y hasta el final de la adolescencia. Finalmente, al inicio del segundo decenio de vida los

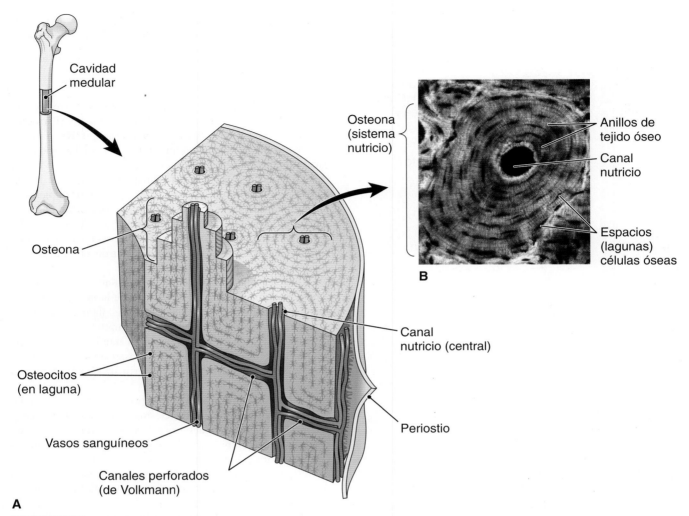

**Figura 7-3** **Tejido óseo compacto. A)** Este corte muestra osteocitos (células óseas) dentro de osteonas (sistemas nutricios). También exhibe los canales que penetran el tejido. **B)** Vista microscópica del hueso compacto en un corte cruzado (× 300) que muestra una osteona completa. En el tejido vivo los osteocitos (células óseas) habitan en espacios (lagunas) y se extienden hacia fuera dentro de canales que irradian desde estos espacios. (B, Reimpreso con autorización de Gartner LP, Hiatt JL. *Color Atlas of Histology*, 4th ed. Baltimore: Lippincott Williams & Wilkins, 2005.)

huesos dejan de crecer en longitud. Cada placa epifisaria se endurece y se ve en las radiografías como una línea delgada, la línea epifisaria, en el borde del hueso. Los médicos pueden evaluar el crecimiento futuro de un hueso por la apariencia de estas líneas mediante radiografías.

Conforme el hueso crece en longitud, el eje se remodela para ensancharse mientras la cavidad central de la médula aumenta su tamaño. Por ello, las alteraciones en la forma del hueso se debería la adición de tejido óseo a ciertas superficies y su reabsorción en otras.

Los procesos de reabsorción ósea y formación del hueso continúan a lo largo de la vida, con mayor actividad en algunas partes que en otras, según los huesos estén sujetos al desgaste natural o a lesiones. Los huesos de los niños pequeños son relativamente flexibles debido a que contienen una gran proporción de cartílago y están sujetos a una formación ósea activa. Por tanto, estos huesos son más débiles y frágiles. La gente mayor también tiene capacidad mermada para formar

la estructura proteínica en la que se depositan las sales de calcio. Las fracturas en los ancianos sanan con lentitud debido a esta disminución en el metabolismo óseo.

 Visite **thePoint** para ver la animación *Crecimiento óseo*, que muestra el proceso de crecimiento en un hueso largo.

**PUNTO DE REVISIÓN 7-4** ➤ Al transformarse el esqueleto del embrión de cartílago a hueso, la matriz intercelular se endurece. ¿Qué compuestos se depositan en la matriz para que se esto suceda?

**PUNTO DE REVISIÓN 7-5** ➤ Después del nacimiento, los huesos largos continúan creciendo en longitud en los centros secundarios. ¿Cómo se les llama a estos centros?

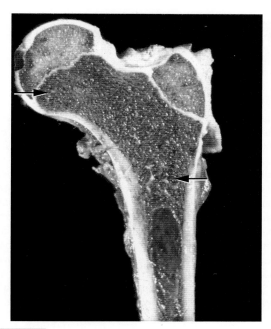

## Impresiones óseas

Además de su forma general, los huesos tienen otras características distintivas, o **marcas óseas**. Estas marcas incluyen áreas elevadas o depresiones, las cuales ayudan a formar articulaciones, o sirven como puntos para la inserción de los músculos, y varios orificios, que permiten el paso de nervios y vasos sanguíneos. Algunas de estas características de identidad se describen a continuación.

### PROYECCIONES

- **Cabeza** —borde redondeado en forma de joroba, separado del resto del hueso por una región delgada, el cuello.

- **Apófisis** —gran proyección del hueso, como la parte superior del cúbito, que crea el codo.

- **Cóndilo** —proyección redondeada; la pequeña proyección por arriba del cóndilo es un epicóndilo.

- **Cresta** —un borde distintivo o reborde, con frecuencia grueso, como en la parte superior de la cadera.

- **Apófisis espinosa** —proyección afilada desde la superficie del hueso, como la apófisis espinosa del omóplato (paleta del hombro).

### DEPRESIONES U ORIFICIOS

- **Foramen** —orificio o agujero que permite pasar un vaso o un nervio a través o entre los huesos.

- **Seno** —espacio aéreo que se encuentra en algunos huesos del cráneo.

- **Fosa** —depresión sobre una superficie ósea.

- **Meato** —un canal corto o pasaje, como el canal en el hueso temporal del cráneo que lleva al oído interno.

Ejemplos de estas y otras impresiones pueden apreciarse en los huesos ilustrados en este capítulo. Para saber cómo pueden usarse estas marcas en medicina, véase recuadro 7-1, Puntos de referencia: valorando con los dedos.

**PUNTO DE REVISIÓN 7-6** ➤ Los huesos tienen gran número de proyecciones, depresiones y orificios. ¿Cuáles son las funciones de estas marcas?

thePoint Visite **thePoint** para ver las marcas óseas en una ilustración de todo el esqueleto.

## Huesos del esqueleto axoideo

El esqueleto puede dividirse en dos grupos principales de huesos (v. fig. 7-1):

- El **esqueleto axoideo** consiste de 80 huesos e incluye la estructura ósea de la cabeza y el tronco.

- El **esqueleto apendicular** consiste de 126 huesos y forma la estructura de las **extremidades** (miembros), hombros y cadera.

Primero se describirá el esqueleto axoideo y después el apendicular. La tabla 7-1 ofrece una guía de todos los huesos incluidos en este análisis.

### Estructura del cráneo

La estructura ósea de la cabeza, llamada **cráneo**, se subdivide en dos partes: el cráneo y la porción facial. Consulte las figuras 7-5 a la 7-8, las cuales muestran distintas imágenes del cráneo, mientras estudia las siguientes descripciones. La clasificación de los huesos por colores ayuda a identificarlos y a apreciar el cráneo en distintas posiciones.

**CRÁNEO** Esta cámara redondeada que contiene al encéfalo está compuesta por ocho distintos huesos craneales.

- El **hueso frontal** forma la frente, el piso anterior del cráneo y el piso de la órbita ocular (cuenca). Los **senos frontales** (espacios aéreos) se comunican con las cavidades nasales (v. figs. 7-7 y 7-8). Estos senos y otros cercanos a la nariz se describen como **senos paranasales**.

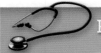
## Puntos de referencia: valorando con los dedos

La mayoría de las estructuras corporales se ubica por debajo de la piel, ocultas al ojo, excepto durante la disección. Una técnica llamada **puntos de referencia** permite al personal de salud localizar estructuras ocultas en forma simple y fácil. Las prominencias óseas, o puntos de referencia, pueden palparse (sentirse) por debajo de la piel y sirven para localizar otras estructuras internas. Los puntos de referencia se usan durante el examen médico y las cirugías, cuando se aplican inyecciones y en muchos otros procedimientos clínicos. El borde inferior del esternón, la apófisis xifoides, es un punto de referencia para aplicar reanimación cardiopulmonar.

Practique esta técnica palpando algunas de las prominencias óseas. Puede sentir la articulación entre la mandíbula y el hueso temporal del cráneo (la articulación temporomandibular), anterior al canal auditivo, cuando usted mueve la mandíbula inferior de arriba hacia abajo. Sienta la escotadura en el esternón (hueso del pecho) entre las clavículas. Aproximadamente 4 cm por debajo

de esta escotadura puede palparse una protuberancia, llamada ángulo esternal. Esta prominencia es un punto de referencia importante debido a que su localización marca el lugar en donde la tráquea se divide para enviar aire a ambos pulmones. Mueva sus dedos lateralmente al ángulo esternal para palpar las segundas costillas, importantes puntos de referencia para localizar el corazón y los pulmones. Sienta la prominencia ósea más lateral del hombro, la apófisis acromion del omóplato. Dos a tres dedos por debajo de este punto es el sitio correcto para inyectar el músculo deltoides del hombro. Coloque sus manos en las caderas y palpe la cresta ilíaca del hueso coxal. Mueva sus manos hacia adelante hasta alcanzar el borde anterior de la cresta, la espina ilíaca superior anterior. Sienta la parte ósea de la pelvis con la que se sienta. Ésta es la tuberosidad del isquion; ésta y la espina ilíaca superior anterior son puntos de referencia para localizar sitios seguros para inyectar la región glútea.

---

- Los dos huesos **parietales** forman la mayor parte del techo y las paredes laterales del cráneo.

- Los dos huesos **temporales** forman parte de los lados y una porción de la base del cráneo. Cada uno contiene a los **senos mastoideos**, así como al canal auditivo, el tímpano y las partes media e interna del oído. La **apófisis mastoides** del hueso temporal se proyecta hacia abajo, inmediatamente detrás de la parte externa del oído. Contiene las células aéreas mastoideas y es sitio de inserción muscular.

- El **etmoides** es un hueso ligero y frágil localizado entre los ojos (v. fig. 7-7). Forma una parte de la pared media de la órbita ocular, una porción pequeña del piso craneal y la mayor parte del techo de la cavidad nasal. Contiene varios espacios aéreos y algunos de los senos paranasales. Una extensión descendente de este hueso, delgada y en forma de placa (la placa perpendicular), forma gran parte del tabique nasal, que es la línea media divisoria de la nariz (v. fig. 7-5 A).

- El hueso **esfenoides**, cuando se ve desde arriba, semeja a un murciélago con las alas extendidas. Descansa en la base del cráneo anterior a los huesos temporales y forma parte de la órbita ocular. El esfenoides contiene una depresión en forma de silla de montar, la **silla turca**, que sujeta y protege a la glándula hipófisis (v. fig. 7-7).

- El hueso **occipital** forma la parte posterior del cráneo y una parte de su base. El **agujero occipital**, localizado en la base del hueso occipital, es una gran abertura a través de la cual la médula espinal se comunica con el cerebro (v. figs. 7-6 y 7-7).

Las uniones de los huesos craneales son articulaciones planas, inmóviles, conocidas como **suturas** (v. fig. 7-5). Algunas de las principales suturas craneales son:

- La sutura coronal une al hueso frontal con los dos parietales a lo largo del plano coronal.

- La sutura escamosa (parietotemporal) acopla el hueso temporal con el parietal sobre la superficie lateral del cráneo (su nombre obedece a la parte plana del cráneo).

- La sutura lambdoidea ensambla el hueso occipital con los parietales en el cráneo posterior (su nombre se debe a su parecido con la letra griega lambda).

- La sutura sagital une los dos huesos parietales a lo largo de la línea media superior del cráneo, en su plano sagital (v. fig. 7-5 C).

**HUESOS FACIALES** La porción facial del cráneo se compone de 14 huesos (v. fig. 7-5):

- La **mandíbula**, o hueso mandibular inferior, es el único hueso movible del cráneo.

- Los dos **maxilares** se fusionan en la línea media para formar la mandíbula superior, incluyendo la parte anterior del paladar duro (techo de la boca). Cada maxilar contiene un gran espacio aéreo, llamado **seno maxilar**, que se comunica con la cavidad nasal.

- Los dos huesos **malares**, uno de cada lado, forman las prominencias de las mejillas.

- Dos delgados **huesos nasales** se ubican lado a lado, para formar el puente de la nariz.

| Tabla 7-1 | Huesos del esqueleto | |
| --- | --- | --- |
| **Región** | **Huesos** | **Descripción** |
| **Esqueleto axoideo** | | |
| Cráneo | | |
| Cráneo | Huesos craneales (8) | Cámara que contiene al encéfalo; alberga el oído y forma parte de la órbita ocular |
| Porción facial | Huesos faciales (14) | Forman la cara y cámaras para órganos sensoriales |
| Hioides | | Hueso en forma de U debajo de la mandíbula; sirve de soporte a los músculos |
| Huesecillos | Huesos del oído (3) | Transmiten ondas sonoras en el oído interno |
| Tronco | | |
| Columna vertebral | Vértebras (26) | Contienen a la médula espinal |
| Tórax | Esternón | Hueso anterior del tórax |
| | Costillas (12 pares) | Contienen los órganos del tórax |
| **Esqueleto apendicular** | | |
| División superior | | |
| Cintura escapular | Clavícula | Anterior; entre el esternón y el omóplato |
| | Omóplato | Posterior; ancla músculos que mueven el brazo |
| Extremidad superior | Húmero | Hueso proximal del brazo |
| | Cúbito | Hueso medio del antebrazo |
| | Radio | Hueso lateral del antebrazo |
| | Carpianos (8) | Huesos de la muñeca |
| | Metacarpianos (5) | Huesos de la palma de la mano |
| | Falanges (14) | Huesos de los dedos |
| División inferior | | |
| Pelvis | Hueso coxal (2) | Une el sacro y el cóccix de la columna vertebral para formar la pelvis ósea |
| Extremidad inferior | Fémur | Hueso de la pierna |
| | Rótula | Rodilla |
| | Tibia | Hueso medio de la pierna |
| | Peroné | Hueso lateral de la pierna |
| | Huesos tarsianos (7) | Huesos del tobillo |
| | Metatarsianos (5) | Huesos del dorso del pie |
| | Falanges (14) | Huesos de los dedos del pie |

7

- Los dos **huesos lagrimales**, cada uno del tamaño de una uña, forman la pared media anterior de cada cavidad orbital.

- El **vómer**, con aspecto de una pala de arado, forma la parte anterior del tabique nasal (v. fig. 7-5 A).

- Los **huesos palatinos** integran la parte posterior del paladar duro (v. figs. 7-6 y 7-8).

- Los dos **cornetes nasales inferiores** se extienden horizontalmente a lo largo de la pared lateral (al lado) de las cavidades nasales. Los cornetes superior y medio son partes del hueso etmoides (v. figs. 7-5 A y 7-8).

Además de los huesos craneales y faciales, hay tres huesos pequeños, o **huesecillos**, en cada oído medio (v. cap. 11) y, por debajo de la mandíbula (inferior), un hueso en forma de herradura o U, llamado el **hueso hioides**, al cual están sujetos la lengua y otros músculos (v. fig. 7-5 B).

Los orificios en la base del cráneo proporcionan espacios para la entrada y salida de muchos vasos sanguíneos, nervios y otras estructuras. Las proyecciones y depresiones óseas (fosas) sirven para la inserción de músculos. Algunos sitios protegen delicadas estructuras, por ejemplo, la órbita ocular y la parte del hueso temporal que cubre al oído interno. Los senos dan claridad y sirven como cámaras de resonancia para la voz (esto explica por qué su voz suena mejor cuando usted habla que cuando la oye grabada).

**CRÁNEO INFANTIL** El cráneo de los lactantes tiene partes en las que la formación ósea está incompleta, dejando las llamadas **fontanelas** (fig. 7-9). Estas regiones flexibles hacen que el cráneo pueda comprimirse y cambiar

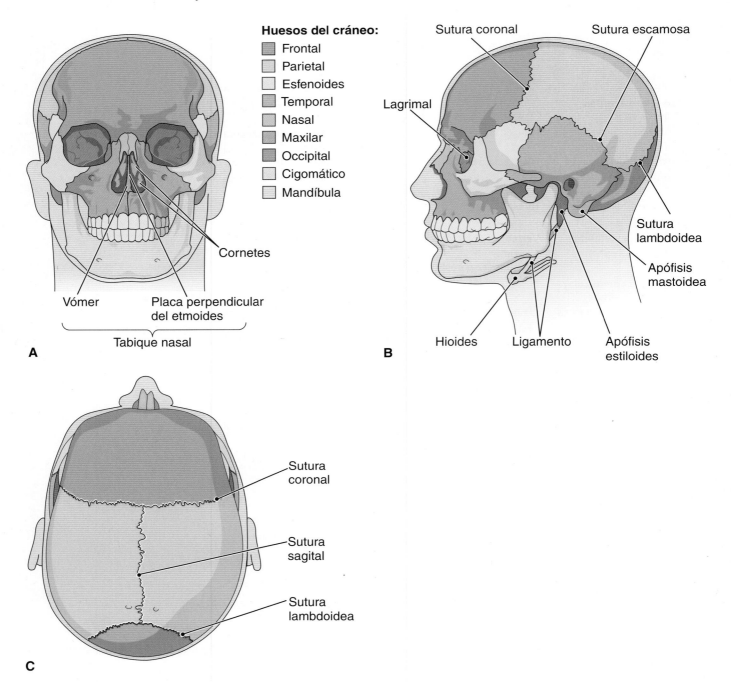

**Huesos del cráneo:**
- Frontal
- Parietal
- Esfenoides
- Temporal
- Nasal
- Maxilar
- Occipital
- Cigomático
- Mandíbula

Cornetes

Vómer

Placa perpendicular del etmoides

Tabique nasal

**A**

Sutura coronal

Sutura escamosa

Lagrimal

Sutura lambdoidea

Apófisis mastoidea

Hioides   Ligamento   Apófisis estiloides

**B**

Sutura coronal

Sutura sagital

Sutura lambdoidea

**C**

**Figura 7-5** **El cráneo. A)** Vista anterior. **B)** Vista lateral izquierda. **C)** Vista superior. [ **ACERCAMIENTO** ➤ ¿Qué tipo de articulación es la que se encuentra entre los huesos del cráneo?]

de forma durante el parto. También permiten el rápido crecimiento del cerebro durante la infancia. Aunque hay varias fontanelas, la más grande e identificable está cerca del frente del cráneo en la unión de los dos huesos parietales y el frontal. La fontanela anterior se cierra hasta que el niño tiene 18 meses.

Visite **thePoint** para ver más imagenes de la parte anterior y posterior de la cabeza y el cuello.

## Estructura del tronco

Los huesos del tronco incluyen la columna, o **columna vertebral**, y los huesos del pecho, o **tórax**.

**COLUMNA VERTEBRAL**   Esta cubierta ósea para la médula espinal está hecha de una serie de huesos con forma irregular. En el niño son 33 o 34, pero debido a las fusiones que ocurren posteriormente en la parte baja de la columna, en la etapa adulta por lo general quedan

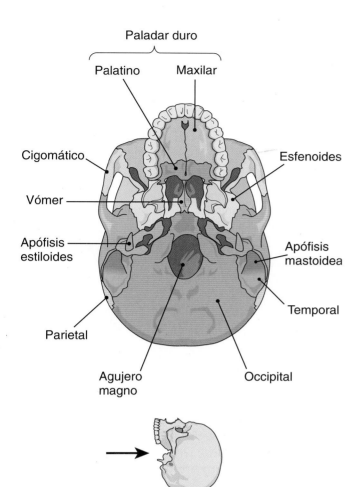

Paladar duro

Palatino    Maxilar

Cigomático

Esfenoides

Vómer

Apófisis estiloides

Apófisis mastoidea

Parietal

Temporal

Agujero magno

Occipital

**Figura 7-6** **El cráneo, vista inferior.** La mandíbula (mandíbula inferior) ha sido removida. **[ ACERCAMIENTO** ➤ ¿Cuáles huesos (2) integran cada lado del paladar duro? **]**

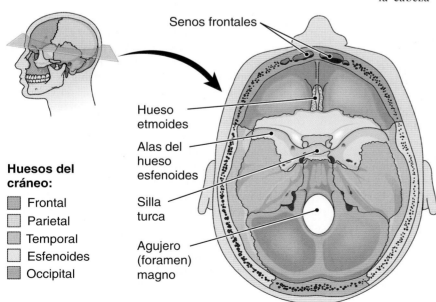

Senos frontales

**Huesos del cráneo:**

- ⬜ Frontal
- ⬜ Parietal
- ⬜ Temporal
- ⬜ Esfenoides
- ⬜ Occipital

Hueso etmoides

Alas del hueso esfenoides

Silla turca

Agujero (foramen) magno

**Figura 7-7** **Piso del cráneo, vista superior.** Se observan las superficies internas de algunos de los huesos craneales. **[ ACERCAMIENTO** ➤ ¿Qué es un foramen? **]**

26 huesos separados en la columna. Las figuras 7-10 y 7-11 muestran la columna vertebral en su aspecto lateral y anterior.

Las **vértebras** tienen **cuerpo** en forma de tambor (al centro) localizado en su proyección anterior (hacia el frente) que le sirve como contrapeso; los discos de cartílago entre los cuerpos vertebrales absorben la tensión y proporcionan flexibilidad (v. fig. 7-11). En el centro de cada vértebra hay un gran orificio, o foramen. Cuando todas las vértebras se unen en serie por medio de fuertes bandas de tejido conjuntivo (ligamentos), estos espacios forman el conducto vertebral, un cilindro óseo que protege a la médula espinal. La proyección posterior (hacia atrás) del arco óseo que circunda a la médula espinal es la **apófisis espinosa**, la cual suele palparse justo bajo la piel de la espalda. A cada lado, proyectándose lateralmente, se encuentran las **apófisis transversas**. Estas apófisis son puntos de fijación para músculos. Cuando se observa en su cara lateral, uno puede ver que la columna vertebral tiene una serie de **agujeros intervertebrales**, formados entre las vértebras en los puntos en que se juntan, por medio de los cuales los nervios espinales surgen de la médula espinal (v. fig. 7-10).

Los huesos de la columna vertebral se denominan y numeran de su parte superior a la inferior, según su localización. Hay cinco grupos:

- Las siete **vértebras cervicales** (C1 a C7), que se localizan en el cuello (v. fig. 7-11). La primera vértebra, llamada **atlas**, sostiene la cabeza (fig. 7-12). (Esta vértebra recibe su nombre del personaje mitológico que fue capaz de sostener al mundo en sus manos.) Cuando uno inclina la cabeza, el cráneo se balancea sobre el atlas en el hueso occipital. La segunda vértebra cervical, el **axis** (v. fig. 7-12), sirve como un pivote cuando la cabeza voltea de un lado al otro. Tiene una parte superior en forma de diente, la **apófisis odontoides**, que se proyecta dentro del atlas como un punto pivote. La ausencia de un cuerpo en estas vértebras les permite movimientos adicionales. Sólo las vértebras cervicales tienen un orificio en la apófisis transversa de cada lado (v. fig. 7-11). Estos **agujeros transversos** acomodan vasos sanguíneos y nervios que sirven a la cabeza y cuello.

- Las 12 **vértebras dorsales** (D1 a D12), se localizan en el tórax. Son más grandes y fuertes que las cervicales y cada una tiene una gran apófisis espinosa que apunta hacia abajo (v. fig. 7-11). Los bordes posteriores de los 12 pares de costillas se unen a estas vértebras.

- Las cinco **vértebras lumbares** (L1 a L5), se ubican en la región lumbar.

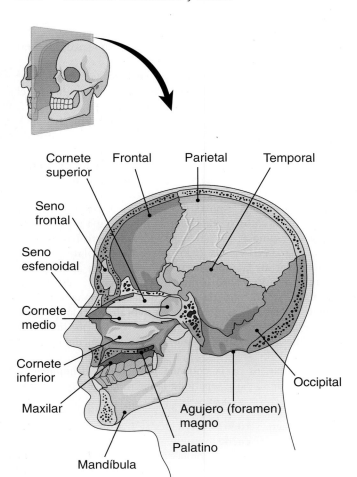

**Figura 7-8** El cráneo, vista sagital.

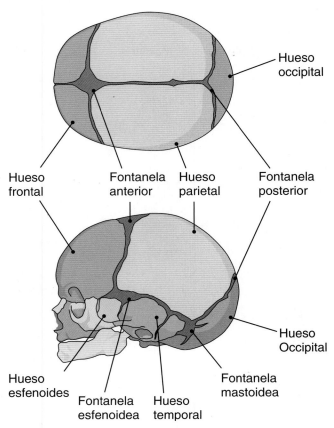

**Figura 7-9** Cráneo de un lactante, que muestra las fontanelas.
[ **ACERCAMIENTO** ➤ ¿Cuál es la fontanela más grande? ]

Son más grandes y densas que las vértebras superiores a ellas y pueden soportar más peso (v. fig. 7-11). Sus apófisis son más cortas y gruesas.

■ Las cinco **vértebras sacras** son huesos separados en el niño. Con el tiempo se fusionan para formar un hueso único, llamado **sacro**, en el adulto. Acuñado entre los dos huesos de la cadera, el sacro completa la parte posterior de la pelvis ósea.

■ En el niño, las **vértebras coccígeas** consisten de cuatro o cinco delgados huesos. Más tarde se fusionan para formar un solo hueso, el **cóccix**, o rabadilla, en el adulto.

**Curvas de la columna** Cuando se ve de lado, la columna vertebral presenta cuatro curvas, que corresponden a los cuatro grupos de vértebras (v. fig. 7-10). En el feto, la columna entera es cóncava hacia adelante (curvas alejadas del observador que mira al feto), como se aprecia en la figura 7-13. Esta es la curva primaria.

Cuando un lactante empieza a asumir la postura erecta, se desarrollan las curvas secundarias. Estas curvas son convexas (curvas hacia el observador). La curva cervical aparece cuando el bebé sostiene su cabeza hacia arriba, alrededor de los tres meses de edad; la curva lumbar surge cuando el niño empieza a caminar. Las curvas torácicas y sacras permanecen como curvas primarias. Estas curvas de la columna vertebral

proporcionan algo de la elasticidad y flexibilidad esenciales para el balance y el movimiento.

**TÓRAX** Los huesos del tórax forman una jaula en forma de cono (fig. 7-14). Los doce pares de **costillas** integran las barras de esta estructura, que se completa por el frente con el **esternón**. Estos huesos envuelven y protegen al corazón, pulmones y otros órganos contenidos en el tórax.

La parte superior del esternón es el **manubrio**, con forma de T, que se une lateralmente por su lado izquierdo y derecho con una clavícula (v. fig. 7-1). El punto en el manubrio donde se une con las clavículas puede verse en la figura 7-14 como la escotadura clavicular. En su proyección lateral, el manubrio se une a los bordes anteriores del primer par de costillas. El **cuerpo** del esternón es largo y en forma de pala. Se une a cada lado con las costillas 2 a 7 En el sitio donde el manubrio se junta con el cuerpo del esternón hay una ligera elevación, el **ángulo esternal**, el cual puede palparse fácilmente como punto de referencia superficial.

En los jóvenes, el borde inferior del esternón tiene una pequeña punta de cartílago, que se convierte en hueso en la edad adulta; se le conoce como **apófisis xifoidea**. Se utiliza como punto de referencia para la reanimación cardiopulmonar, para localizar la región a comprimir en el pecho.

Las 12 costillas están conectadas en su proyección posterior, a cada lado, con la columna vertebral. Sin embargo, las variaciones en la conexión anterior de estos delgados huesos curvos se clasifican de la siguiente forma:

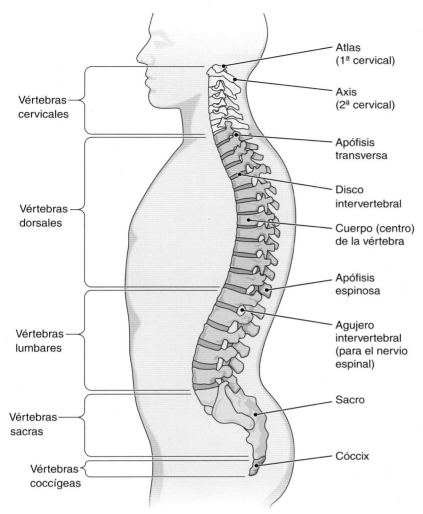

Atlas
(1ª cervical)

Axis
(2ª cervical)

Apófisis
transversa

Disco
intervertebral

Cuerpo (centro)
de la vértebra

Apófisis
espinosa

Agujero
intervertebral
(para el nervio
espinal)

Sacro

Cóccix

Vértebras
cervicales

Vértebras
dorsales

Vértebras
lumbares

Vértebras
sacras

Vértebras
coccígeas

**Figura 7-10** **Columna vertebral, vista lateral izquierda. [ ACERCAMIENTO** ➤ Desde la proyección anterior, ¿cuáles grupos de vértebras forman una curva convexa? ¿Cuáles forman una curva cóncava? ]

- **Costillas verdaderas,** los primeros siete pares, son aquellas que se unen directamente al esternón por medio de extensiones individuales llamadas **cartílagos costales.**

- **Costillas falsas,** son los cinco pares restantes. De éstas, los pares 8, 9 y 10 se unen al cartílago de la costilla de arriba. Los últimos dos pares no tienen unión anterior y se les conoce como **costillas flotantes.**

Los espacios entre costillas, llamados **espacios intercostales,** contienen músculos, vasos sanguíneos y nervios.

thePoint Visite **thePoint** para ver más ilustraciones del esqueleto del torso.

**PUNTO DE REVISIÓN 7-7** ➤ El esqueleto axoideo consiste de huesos del cráneo y el tronco. ¿Cuáles huesos constituyen el esqueleto del tronco?

**PUNTO DE REVISIÓN 7-8** ➤ ¿Cuáles son las 5 regiones de la columna vertebral?

# Huesos del esqueleto apendicular

El esqueleto apendicular se divide en dos partes: la superior y la inferior. La división superior en cada lado incluye hombro, brazo (entre hombro y codo), antebrazo (entre codo y muñeca), muñeca, mano y dedos. La división inferior incluye cadera (parte de la cintura pélvica), muslo (entre cadera y rodilla), la pierna (entre rodilla y tobillo), tobillo, pie y dedos.

## División superior del esqueleto apendicular

Los huesos de la división superior pueden dividirse en dos grupos, la cintura escapular y las extremidades superiores.

**CINTURA ESCAPULAR** La cintura escapular consiste de dos huesos (fig. 7-15):

- La **clavícula,** que es un hueso delgado con dos leves curvas. Se une con el esternón en sentido anterior y con el omóplato lateralmente, y ayuda a sostener al hombro. Debido a que con frecuencia recibe toda la fuerza de caída sobre los brazos extendidos o contusiones del hombro, es el hueso que con mayor frecuencia se fractura.

- El **omóplato,** o escápula, se muestra en su aspecto anterior y posterior en la figura 7-15. La **espina** del omóplato está en la parte posterior que puede palparse detrás del hombro, en la parte superior de la espalda. Los músculos que mueven el brazo se sujetan a fosas (depresiones) conocidas como **fosa supraespinosa** y **fosa infraespinosa,** superior e inferior a la espina escapular. El **acromion** es la apófisis que une la clavícula. Puede palparse como el punto más alto del hombro. Por debajo del acromion hay una cavidad poco profunda, la **cavidad glenoidea,** que forma una articulación con el hueso del brazo (húmero). Al centro de la cavidad glenoidea está la **apófisis coracoides,** a la cual se conectan músculos.

**EXTREMIDAD SUPERIOR** A la extremidad superior también se le conoce como el miembro superior, o simple-

7

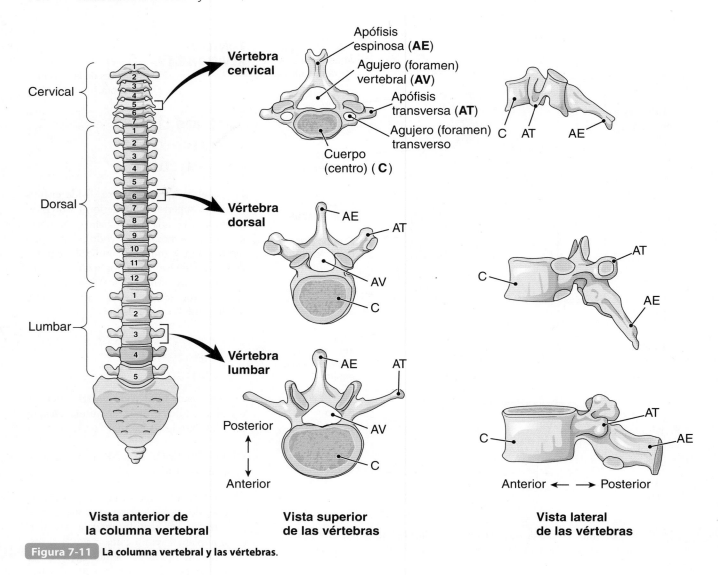

**Figura 7-11**  La columna vertebral y las vértebras.

mente el brazo, aunque técnicamente el brazo es sólo la región entre el hombro y el codo. La región entre el codo y la muñeca es el antebrazo. La extremidad superior consiste de los siguientes huesos:

- El hueso proximal es el **húmero**, o hueso del brazo (fig. 7-16). La cabeza del húmero forma una articulación con la cavidad glenoidea del omóplato. El borde distal tiene una proyección a cada lado, los **epicóndilos** medio y lateral, a los cuales se adhieren tendones, y una porción media en forma de polea, la **tróclea**, que forma una articulación con el cúbito del antebrazo.

- Los huesos del antebrazo son el **cúbito** y el **radio**. En la posición anatómica, el cúbito descansa sobre el lado medio del antebrazo en línea con el dedo meñique, y el radio descansa lateralmente, por arriba del pulgar (fig. 7-17). Cuando el antebrazo descansa sobre el dorso, con la palma hacia arriba o adelante, los dos huesos están paralelos; cuando el antebrazo está inclinado, con la palma hacia abajo o atrás, el

borde distal del radio rota alrededor del cúbito, de tal forma que los ejes de ambos huesos se cruzan (fig. 7-18). En esta posición se observa una proyección distal (la apófisis estiloides) del cúbito, en la parte externa de la muñeca.

- El borde proximal del cúbito tiene el **olécranon** mayor, que forma el punto del codo (v. fig. 7-17). La tróclea del húmero distal se une con la **escotadura troclear** profunda del cúbito, lo que permite al codo hacer el movimiento tipo bisagra. A esta depresión cubital, debido a su forma profunda de media luna, también se le conoce como escotadura semilunar (fig. 7-19).

- La muñeca contiene pequeños **huesos carpianos** dispuestos en dos líneas de cuatro. Los nombres de estos ocho diferentes huesos se enlistan en la figura 7-20.

- Los cinco **huesos metacarpianos** constituyen la estructura de la palma de cada mano. Sus bordes distales redondeados forman los nudillos.

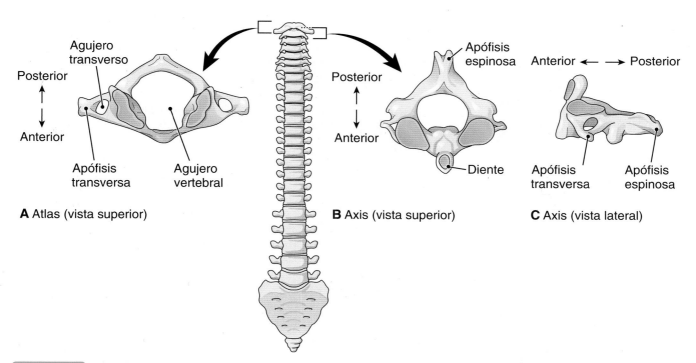

Posterior ↕ Anterior

Agujero transverso

Apófisis transversa

Agujero vertebral

**A** Atlas (vista superior)

Posterior ↕ Anterior

Apófisis espinosa

Diente

**B** Axis (vista superior)

Anterior ←→ Posterior

Apófisis transversa

Apófisis espinosa

**C** Axis (vista lateral)

**Figura 7-12** **Las primeras dos vértebras cervicales. A)** El atlas (primera vértebra cervical), vista superior. **B)** El axis (segunda vértebra cervical), vista superior. **C)** El axis, vista lateral.

■ Hay 14 **falanges** o huesos de los dedos en cada mano, dos para el pulgar y tres para el resto de los dedos. A cada uno de éstos se le llama **falange**. Se le identifican como el primero, o proximal, el cual está adjunto al metacarpo; el segundo, o medio; y el tercero, o distal. Observe que el pulgar tiene sólo dos falanges, una proximal y otra distal (v. fig. 7-20).

the**Point** Visite **thePoint** para ver más figuras del esqueleto de la extremidad superior.

## División inferior del esqueleto apendicular

Los huesos de la división inferior se clasifican en dos grupos, la pelvis y la extremidad inferior.

**HUESOS PÉLVICOS** La cadera, o **hueso coxal**, inicia su desarrollo como tres huesos separados que más tarde se fusionan (fig. 7-21). Estos huesos individuales son:

■ El **ilion** forma la parte superior, acampanada. La **cresta ilíaca** es el borde curvado a lo largo del límite superior del ilion. A ambos lados de la cresta hay dos proyecciones óseas. La más prominente es la **espina ilíaca anterior superior**, la cual suele usarse como punto de referencia superficial para diagnóstico y tratamiento.

■ El **isquion** es la parte más baja y fuerte. La **espina isquiática,** en la parte posterior del límite pélvico, se usa como punto de referencia durante el parto, para indicar el progreso de la parte de presentación (habitualmente la cabeza del niño) por debajo del canal de nacimiento. Por debajo de esta espina está la gran **tuberosidad isquiática**, la cual ayuda a sostener el peso del tronco cuando una persona está sentada. Uno se puede sentir esta proyección isquiática cuando está sentado mucho tiempo sobre una superficie dura.

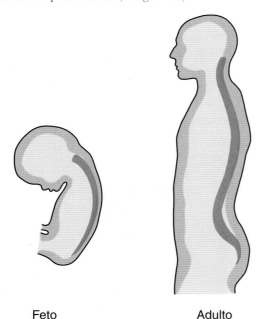

Feto                    Adulto

**Figura 7-13** **Curvas de la columna**. Compare el feto (*izquierda*) con el adulto (*derecha*).

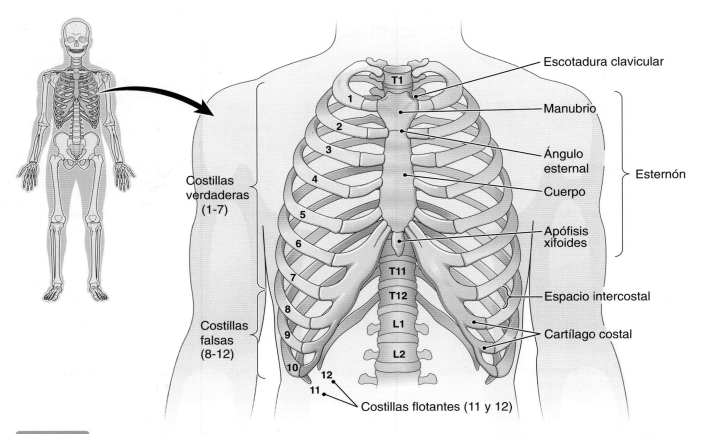

**Figura 7-14** **Huesos del tórax, vista anterior.** Los primeros siete pares de costillas son costillas verdaderas; los pares 8 al 12 son falsas costillas, de las cuales a los últimos dos pares también se les llama costillas flotantes. [ **ACERCAMIENTO** ➤ ¿A qué huesos se adhieren los cartílagos costales? ]

El **pubis** forma la parte anterior del hueso coxal. La articulación formada por la unión de los dos huesos de la cadera en su proyección anterior se llama **sínfisis púbica**. Esta articulación se hace más flexible al final del embarazo, a fin de permitir el paso de la cabeza del niño durante el parto.

Partes de los tres huesos pélvicos contribuyen a la formación del **acetábulo**, el conector interno que sostiene la cabeza del fémur (hueso del muslo) para formar la articulación de la cadera.

Los agujeros más grandes de todo el cuerpo se encuentran cerca de la parte anterior de cada hueso de la cadera, a

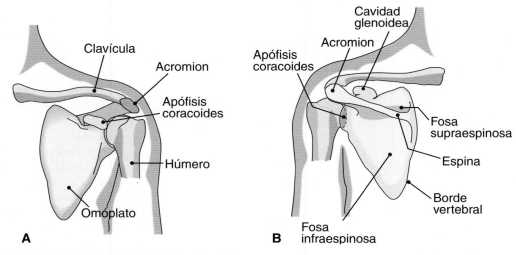

**Figura 7-15** **La cintura escapular y el omóplato. A)** Huesos de la cintura escapular, vista anterior izquierda. **B)** Omóplato izquierdo, vista posterior. [ **ACERCAMIENTO** ➤ ¿Qué significa el prefijo *supra*? ¿Y el prefijo *infra*? ]

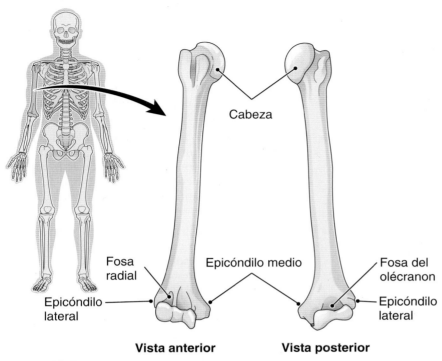

**Vista anterior**       **Vista posterior**

Cabeza

Fosa radial

Epicóndilo medio

Fosa del olécranon

Epicóndilo lateral

Epicóndilo lateral

**Figura 7-16** **El húmero derecho.**

Los dos huesos coxales se unen para formar la pelvis, un fuerte cinturón óseo que se completa en su parte posterior por el sacro y el cóccix de la columna. La pelvis sostiene el tronco y los órganos del abdomen bajo, o cavidad pélvica, incluyendo la vejiga urinaria, los órganos reproductores y partes del intestino.

La pelvis femenina está adaptada para el embarazo y el parto (fig. 7-22). Algunos puntos que diferencian la pelvis femenina de la masculina incluyen:

- Es más ligera en peso.
- Los huesos ilíacos son más anchos y abocardados.
- El arco púbico, el ángulo anterior entre los huesos púbicos, es más ancho.
- La abertura pélvica es más ancha y redondeada.
- El diámetro inferior, el orificio pélvico, es más grande.
- El sacro y el cóccix son más cortos y menos curvados.

ambos lados de la sínfisis púbica. Cada abertura está parcialmente cubierta por una membrana y se le llama el **agujero obturador** (v. fig. 7-21).

**EXTREMIDAD INFERIOR** La extremidad inferior también se conoce como el miembro inferior, o sim-

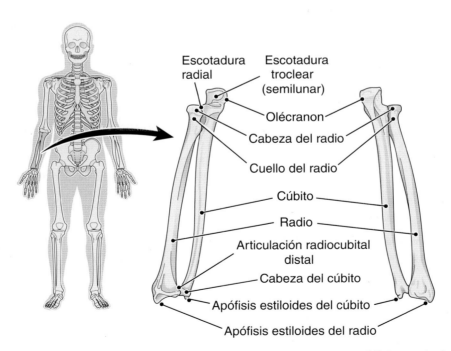

Escotadura radial

Escotadura troclear (semilunar)

Olécranon

Cabeza del radio

Cuello del radio

Cúbito

Radio

Articulación radiocubital distal

Cabeza del cúbito

Apófisis estiloides del cúbito

Apófisis estiloides del radio

**Vista anterior**       **Vista posterior**

**Figura 7-17** **Radio y cúbito del brazo derecho.** [ **ACERCAMIENTO** ➤ ¿Cuál es el hueso lateral del antebrazo? ]

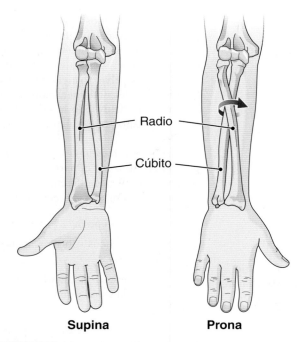

**Figura 7-18** **Movimientos del antebrazo.** Cuando la palma está en posición supina (hacia adelante), el radio y el cúbito están paralelos. Cuando está en posición prona (hacia abajo o volteada), el radio cruza sobre el cúbito.

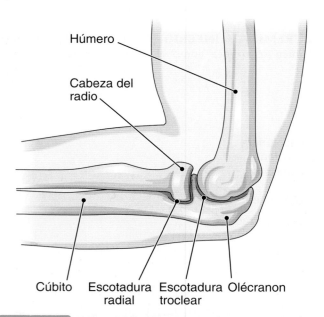

**Figura 7-19** **Codo izquierdo, vista lateral. [ACERCAMIENTO ➤** ¿Cuál parte de qué hueso forma la prominencia ósea del codo? **]**

plemente la pierna, aunque técnicamente la pierna es sólo la región entre la rodilla y el tobillo. La parte de la extremidad entre la cadera y la rodilla es el muslo. La extremidad inferior consiste de los siguientes huesos:

- El **fémur**, el hueso del muslo, es el más largo y fuerte del cuerpo. En su aspecto proximal tiene una gran cabeza

en forma de bola que se une con el hueso coxal (fig. 7-23). La gran proyección lateral contigua a la cabeza del fémur es el **trocánter mayor**, que se utiliza como punto de referencia superficial. El **trocánter menor**, una pequeña protuberancia, se localiza en la parte media. Sobre la superficie posterior hay un largo reborde central, la **línea áspera**, donde se insertan los músculos de la cadera.

- La **rótula** (v. fig. 7-1) está empotrada en el tendón del largo músculo anterior del muslo, el cuádriceps femoral, donde se cruza la articulación de la rodilla. Es un ejemplo de **hueso sesamoideo**, un tipo de hueso que se desarrolla dentro de un tendón o una cápsula articular.

- Hay dos huesos en la pierna (fig. 7-24). En su parte media (sobre el lado del ortejo mayor), la **tibia** o espinilla, que es el hueso más largo y con gran soporte de peso. Tiene una cresta afilada anterior que se palpa en la superficie de la pierna. En su aspecto lateral, el delgado **peroné** no llega a la articulación de la rodilla; por ello, no soporta peso. El **maléolo medio** es una proyección de arriba hacia abajo en el borde distal de la tibia; forma una prominencia sobre la cara interna del tobillo. El **maléolo lateral**, en el borde distal del peroné, forma una prominencia sobre la cara externa del tobillo. La mayoría de la gente cree que estas proyecciones son "huesos del tobillo", cuando en realidad son parte de la tibia y el peroné.

- La estructura del pie es similar a la de la mano. Sin embargo, el pie sostiene el peso del cuerpo, por lo que es más fuerte y menos móvil que la mano. Hay siete **huesos tarsianos** relacionados con el tobillo y el pie. Se mencionan e ilustran en la figura 7-25. El más grande de ellos es el **calcáneo**, o hueso del talón.

- Cinco **huesos metatarsianos** forman la estructura del empeine, y la cabeza de estos huesos forma el cuerpo del pie (v. fig. 7-25).

- Las **falanges** de los dedos de los pies son contraparte de los dedos de las manos. Hay tres de éstas en cada dedo, excepto en el dedo gordo, el cual tiene sólo dos.

**PUNTO DE REVISIÓN** **7-9** ➤ ¿Qué división del esqueleto consiste de los huesos de la cintura escapular, cadera y extremidades?

thePoint ⟶ Visite **thePoint** para ver más figuras del esqueleto pélvico y de las extremidades.

# Alteraciones de los huesos

Los trastornos de los huesos incluyen enfermedades metabólicas, en las cuales hay deficiencia de formación ósea normal o exceso de pérdida de tejido óseo; tumores; infecciones; y

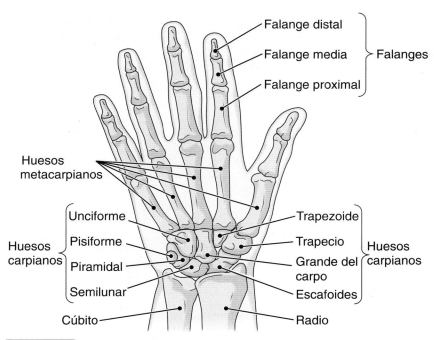

**Figura 7-20**  **Huesos de la mano derecha, vista anterior.**

disminución en la proteína ósea. Hay una mayor degradación del tejido óseo sin aumento en el depósito de nuevo hueso por los osteoblastos (fig. 7-26). Por ello, los huesos se vuelven frágiles y se rompen con facilidad, lo cual sucede con frecuencia en la columna, pelvis y huesos largos.

Aunque todos perdemos tejido óseo al envejecer, esta pérdida es más aparente en las mujeres posmenopáusicas, al parecer por una declinación de los estrógenos. Las etapas iniciales de pérdida ósea involucran una disminución de la densidad ósea por debajo de las concentraciones promedio, una situación conocida como **osteopenia**. Se dispone de muchos tratamientos para la osteopenia, pero los expertos médicos no concuerdan en cuándo dar el tratamiento y en la mejor opción terapéutica. Hoy, la terapia de reemplazo hormonal es cuestionable, debido a que algunos estudios a largo plazo han puesto en duda la seguridad y eficacia de la mayoría de los fármacos usados con esta intención. Se dispone también de medicamentos no hormonales que disminuyen la reabsorción ósea e incluso promueven el desarrollo de nuevo tejido óseo. Con relación a medidas no farmacológicas, el aumento en el consumo de calcio a lo largo de la vida retrasa el inicio y disminuye la gravedad de esta alteración. Los ejercicios con apoyo de peso, como levantamiento de peso y caminatas enérgicas, también son importantes para estimular el crecimiento de tejido óseo. (V. recuadro 7-2, Tres pasos hacia un esqueleto fuerte y sano.)

problemas estructurales, como malformaciones o fracturas. Muchas de estas alteraciones óseas pueden ser diagnosticadas por estudios radiológicos.

## Alteraciones metabólicas

La **osteoporosis** es un trastorno de la formación ósea en la que hay una falta de depósitos normales de sales de calcio y

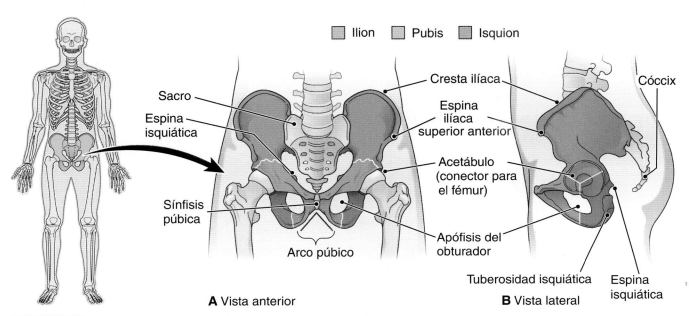

**Figura 7-21**  **Los huesos pélvicos. A)** Vista anterior. **B)** Vista lateral; se muestran las uniones de los tres huesos pélvicos que forman el acetábulo.
**[ ACERCAMIENTO ➤** ¿A qué hueso se le llama coloquialmente el "hueso del asiento"? **]**

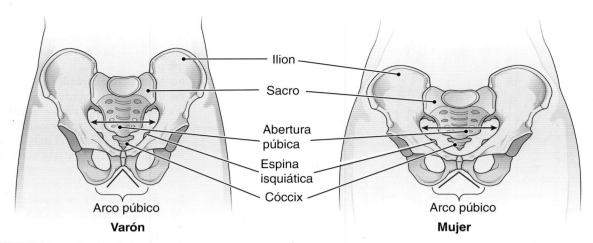

**Figura 7-22** **Comparación de la pelvis del varón y la mujer, vista anterior**. Observe el amplio ángulo del arco púbico y la ancha abertura pélvica en la mujer. De igual forma el ilion es más grande y acampanado; el sacro y el cóccix son más cortos y menos curvos.

Los cambios en el hueso pueden ser vigilados por medio de pruebas radiográficas de densidad mineral ósea para determinar una posible pérdida de masa ósea. Sin embargo, no está clara la correlación entre densidad ósea y el riesgo de fracturas entre mujeres posmenopáusicas.

Otras alteraciones que pueden llevar a osteoporosis incluyen deficiencias nutricionales; desuso, como en una parálisis o inmovilización por enyesado; y un exceso de esteroides por una glándula suprarrenal.

El metabolismo anormal del calcio puede provocar diversos trastornos óseos. En uno de ellos, llamado enferme-

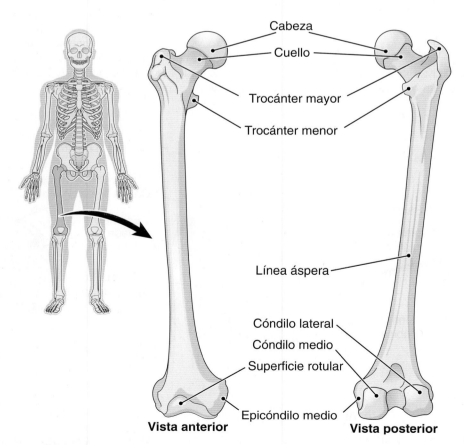

**Figura 7-23** **El fémur derecho (hueso del muslo).**

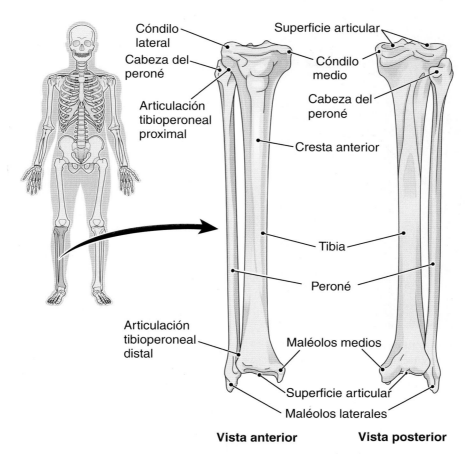

**Vista anterior**   **Vista posterior**

**Figura 7-24** **Tibia y peroné de la pierna derecha.** [ ACERCAMIENTO ➤ ¿Cuál es el hueso medio de la pierna? ]

dad de Paget u **osteítis deformante,** los huesos se ven sometidos a periodos de pérdida de calcio seguidos por lapsos de depósito exagerado de sales de calcio. Como resultado,

Peroné — Tibia

Maléolo lateral — Maléolo medio

Huesos tarsianos { Cuboides — Astrágalo } Huesos tarsianos
Cuneiformes — Calcáneo
Escafoides

Huesos metatarsianos

Falanges

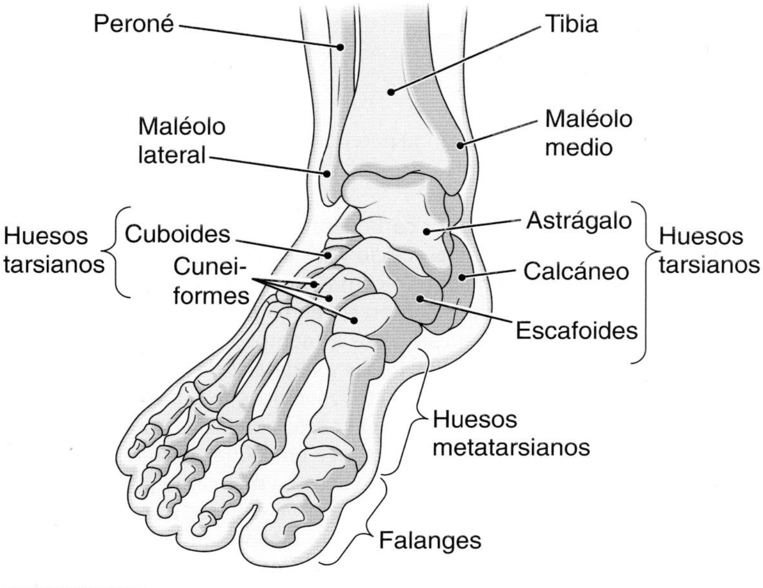

**Figura 7-25** **Huesos del pie derecho.** [ ACERCAMIENTO ➤ ¿Cuál hueso tarsiano es el hueso del talón? ]

los huesos se deforman. Hasta hoy la causa y curación se desconocen. Los huesos también se pueden descalcificar debido al efecto de un tumor de la glándula paratiroides (v. cap. 12).

En la **osteomalacia,** el tejido óseo se suaviza debido a una falta de formación de sales de calcio. Sus posibles causas incluyen deficiencia de vitamina D, enfermedades renales, hepáticas y ciertas alteraciones intestinales. Cuando la osteomalacia se presenta en niños la enfermedad se llama **raquitismo.** Esta alteración suele deberse a una deficiencia de vitamina D y fue frecuente entre niños de siglos pasados, quienes consumían dietas deficientes y tenían poca exposición a los rayos solares. El raquitismo afecta los huesos y sus placas de crecimiento, haciendo que el esqueleto se suavice y deforme.

## Tumores

Los **tumores** o neoplasias que se desarrollan en el tejido óseo pueden ser benignos, como el caso de ciertos quistes, o malignos, como los **osteosarcomas** y **condrosarcomas.** El osteosarcoma ocurre con mayor frecuencia en personas jóvenes en una región de crecimiento óseo, en especial alrededor de la rodilla. El condrosarcoma surge en el car-

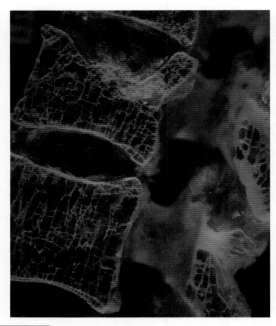

**Figura 7-26** **Osteoporosis.** Corte de la columna vertebral que muestra pérdida de tejido óseo y fractura por compresión de una vértebra (arriba). (Reimpreso con autorización de Rubin E, Farber JL. *Pathology*, 3rd ed. Philadelphia: Lippincott Williams & Wilkins, 1999.)

tílago y suele aparecer a la mitad de la vida. En pacientes ancianos, los tumores de otros sitios con frecuencia se metastatizan (se extienden) hasta los huesos, con más frecuencia a la columna.

## Infecciones

La **osteomielitis** es una inflamación del hueso causada por bacterias **piógenas** (productoras de pus). Estos microorganismos pueden llegar al hueso a través del torrente sanguíneo o por medio de una lesión en la que la piel se haya roto. La infección puede permanecer localizada o extenderse a lo largo del hueso hasta afectar la médula y el periostio.

Antes del advenimiento de los antibióticos, las infecciones óseas eran resistentes al tratamiento y el pronóstico para la gente con este tipo de infecciones era malo. Hoy existen pocos casos debido a que muchas infecciones transmitidas por la sangre se previenen o tratan tempranamente y no evolucionan hasta afectar a los huesos. Si las infecciones óseas se tratan con oportunidad, la posibilidad de curación es excelente.

La **tuberculosis** puede propagarse a los huesos, en especial a los largos de las extremidades, de la muñeca y del tobillo. La tuberculosis de la columna se llama **enfermedad de Pott**. Las vértebras infectadas se debilitan y pueden colapsarse, produciendo dolor, deformación y presión sobre la médula espinal. Los antibióticos pueden controlar la enfermedad si las cepas involucradas no son resistentes a los fármacos y el hospedador no está debilitado por otras enfermedades.

## Alteraciones estructurales

Las anomalías en las curvas de la columna se conocen como **curvaturas de la columna** (fig. 7-27) e incluyen:

- **Cifosis,** una exageración de la curva torácica, que suele conocerse como "joroba"
- **Lordosis,** una curvatura lumbar excesiva, que en ocasiones se llama "hiperlordosis"

---

**Recuadro 7-2**  **Mantenimiento de la salud**

## Tres pasos hacia un esqueleto fuerte y sano

El esqueleto es el armazón del cuerpo. Soporta y protege a los órganos internos, ayuda a producir movimiento y origina células sanguíneas. El hueso también almacena casi todo el calcio del cuerpo, liberándolo en la sangre cuando se requiere para procesos como la transmisión nerviosa, la contracción muscular y la coagulación de la sangre. Una nutrición adecuada, el ejercicio y un estilo de vida saludable pueden ayudar al esqueleto a realizar todas estas funciones esenciales.

Una dieta bien balanceada proporciona los nutrimentos y energía necesarios para unos huesos fuertes y sanos. El calcio y el fósforo confieren fuerza y rigidez. Las proteínas suministran los aminoácidos necesarios para producir colágeno, el cual da flexibilidad al tejido óseo, y la vitamina C ayuda a estimular la síntesis de colágeno. Los alimentos ricos tanto en calcio como en fósforo incluyen productos lácteos, pescados, frijoles y vegetales de hoja verde. La carne es una fuente excelente de proteínas, mientras que los frutos cítricos son ricos en vitamina C. La vitamina D ayuda al sistema digestivo a absorber calcio

dentro del torrente sanguíneo, poniéndolo a disposición de los huesos. Los alimentos ricos en vitamina D incluyen pescado, hígado y huevos.

Cuando los líquidos corporales se vuelven demasiado ácidos, los huesos liberan calcio y fosfato, contrarrestando este efecto. Tanto el magnesio como el potasio ayudan a regular el pH de los líquidos corporales; el magnesio ayuda también al hueso a absorber calcio. Los alimentos ricos en magnesio y potasio incluyen frijoles, papas y vegetales de hoja verde. Los plátanos y los productos lácteos son ricos en potasio.

Al igual que el músculo, el hueso se debilita con el desuso. El ejercicio consistente promueve un esqueleto más fuerte y denso, al estimularlo para que absorba más calcio y fosfato de la sangre, reduciendo así el riesgo de osteoporosis. Un estilo de vida saludable incluye evitar el tabaquismo y el consumo excesivo de alcohol, los cuales disminuyen el calcio óseo e inhiben el crecimiento del hueso. Las concentraciones elevadas de cafeína en la dieta también pueden robar calcio al esqueleto.

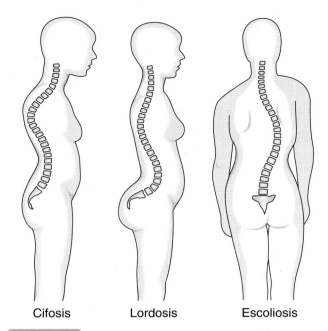

Cifosis          Lordosis          Escoliosis

**Figura 7-27** **Anormalidades de las curvas de la columna.**

■ **Escoliosis,** una curvatura lateral de la columna vertebral.

La escoliosis es la alteración más frecuente. En casos extremos puede causar compresión de órganos internos. Ocurre en el periodo de rápido crecimiento de la adolescencia, más en niñas que en niños. El diagnóstico y el tratamiento tempranos producen buenos resultados.

thePoint Visite ***thePoint*** para ver más fotografías de escoliosis y otras curvaturas de la columna.

El **paladar hendido** es una deformidad congénita en la que hay una abertura en el techo de la boca debida a la unión fallida de los huesos maxilares. Un bebé que nace con este defecto tiene dificultades para ser alimentado debido a que la boca se comunica por arriba con la cavidad nasal y por ello succiona más aire que alimento. Por lo general se practica una cirugía para corregir esta alteración.

El **pie plano** es un trastorno frecuente en el que los tendones y ligamentos que apoyan el arco largo del pie están débiles y la curva del arco se aplana (v. fig. 7-25). Este arco suele ayudar a absorber el impacto, distribuye el peso del cuerpo y ayuda para caminar. El pie plano se produce por exceso de peso o mala postura o ser resultado de una falla hereditaria en la formación del arco. Puede causar dificultades o dolor al caminar. Para su tratamiento es útil un arco de soporte en el calzado.

## Fracturas

Una **fractura** es el rompimiento de un hueso, a menudo causado por un traumatismo (fig. 7-28). Casi cualquier hueso puede fracturarse, con suficiente fuerza. Estas lesiones se clasifican de la siguiente manera:

■ **Fractura cerrada** —fractura ósea simple sin herida abierta.

■ **Fractura abierta** —un hueso quebrado que protruye a través de la piel o en una herida externa.

■ **Fractura en rama verde** —un lado del hueso está roto y el otro está doblado. Es la más común en niños.

■ **Fractura impactada** —los bordes rotos del hueso están trabados unos con otros.

■ **Fractura conminuta** —hay más de una línea de fractura y el hueso está astillado o aplastado.

■ **Fractura espiral** —el hueso se tuerce hacia un lado. Es relativamente frecuente en accidentes de esquí.

■ **Fractura transversa** —la fractura va en línea recta a través del hueso.

■ **Fractura oblicua** —el rompimiento ocurre en un ángulo que cruza el hueso.

El paso más importante en los primeros auxilios de las fracturas es evitar el movimiento de las partes afectadas. La protección con un entablillado simple posterior a una cuidadosa valoración de la situación, dejándola tanto como sea posible "en el estado en que se encuentra" y solicitar la ayuda de un experto, son las medidas más seguras. Las personas que han sufrido lesiones en la espalda pueden estar sujetas a un daño grave de la médula espinal si no son transporta-

7

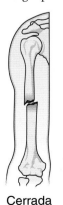 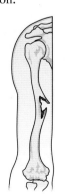 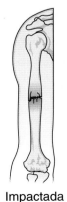 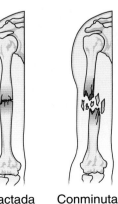 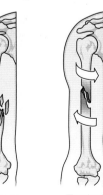 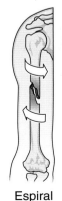 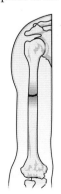 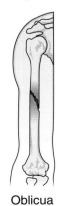 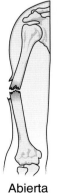

Cerrada     Abierta     En rama verde     Impactada          Conminuta     Espiral     Transversa     Oblicua

**Figura 7-28** **Tipos de fracturas.**

das cuidadosa y correctamente en una tabla o puerta rígida. Si el personal de rescate o paramédicos entrenados pueden llegar a la escena del accidente, la gente no capacitada no debe entrometerse. Si no hay sangrado externo, el cubrir a la persona con mantas puede ayudarle a combatir el choque. Los primeros auxilios deben dirigirse de inmediato a controlar la hemorragia.

## Cambios esqueléticos en el envejecimiento

El proceso de envejecimiento incluye cambios importantes en todos los tejidos conjuntivos, incluyendo al hueso. Hay una pérdida de sales de calcio y una disminución en la cantidad de proteínas formadas en el tejido óseo. La disminución de colágeno en hueso y tendones, ligamentos y piel contribuye a la rigidez que con frecuencia experimenta la gente mayor. El tejido muscular también se pierde a lo largo de la vida adulta. Por ello, hay una tendencia a disminuir el ejercicio que es tan importante para mantener el tejido óseo.

Los cambios en la columna vertebral llevan a una pérdida de altura con la edad. Se pierden cerca de 1.2 cm cada 20 años, iniciando a los 40 años de edad, debido sobre todo a un adelgazamiento de los discos intervertebrales (entre los cuerpos de las vértebras). Incluso las vértebras pueden perder altura en edades avanzadas. Los cartílagos costales (costillas) se calcifican y se hacen menos flexibles y el tórax puede disminuir en diámetro, de 2 a 3 cm, sobre todo en su parte inferior.

## Las articulaciones

Una **articulación** es un área de empalme o unión entre dos o más huesos. Las articulaciones se clasifican en tres tipos principales con base en el material que existe entre los huesos colindantes. También pueden clasificarse según el grado de movimiento permitido (tabla 7-2):

■ **Articulación fibrosa (sinfibrosis).** Los huesos en este tipo de articulación se mantienen juntos por medio de tejido conjuntivo fibroso. Un ejemplo son las **suturas** entre los huesos del cráneo. Este tipo de articulación es inmóvil y se le llama **sinartrosis.**

■ **Articulación cartilaginosa.** Los huesos en este tipo de articulación están conectados por cartílago. Un ejemplo son los huesos púbicos de la pelvis —la sínfisis púbica— y las articulaciones entre las vértebras. Este tipo de articulación es ligeramente móvil y se le conoce como **anfiartrosis.**

■ **Articulación sinovial.** Los huesos en este tipo de articulación tienen una zona potencial entre ellos, llamada **cavidad articular,** la cual contiene una pequeña can-

| Tabla 7-2 | **Articulaciones** | | |
|---|---|---|---|
| **Tipo** | **Movimiento** | **Material entre los huesos** | **Ejemplos** |
| Fibrosa | Inmóvil (sinartrosis) | Sin cavidad articular; tejido conjuntivo fibroso entre los huesos | Suturas entre los huesos craneales |
| Cartilaginosa | Ligeramente móvil (anfiartrosis) | Sin cavidad articular; cartílago entre los huesos | Sínfisis púbica; articulaciones entre las vértebras |
| Sinovial | Libremente móvil (diartrosis) | La cavidad articular contiene líquido sinovial | Articulaciones deslizantes, en bisagra, en pivote, condiloideas, en silla de montar y esféricas |

tidad de un líquido espeso e incoloro. Este lubricante, el **líquido sinovial**, semeja a un huevo blanco crudo (*ov* es la raíz, significa "huevo") y es secretado por la membrana que reviste a la cavidad articular. La articulación sinovial se mueve libremente y se llama **diartrosis**. Casi todas las articulaciones son sinoviales; a continuación se describen con más detalle.

**PUNTO DE REVISIÓN 7-10 ➤** ¿Cuáles son los tres tipos de articulación que se clasifican según el tipo de material existente entre los huesos contiguos?

## Más acerca de articulaciones sinoviales

Los huesos en las articulaciones libremente móviles se mantienen unidos por medio de **ligamentos**, bandas de tejido conjuntivo fibroso. Ligamentos adicionales refuerzan y ayudan a estabilizar las articulaciones en varios puntos (fig. 7-29 A). También, para fuerza y protección, hay una **cápsula articular** de tejido conjuntivo que circunda cada articulación y es continua con el periostio de los huesos (v. fig. 7-29 B). Las superficies óseas en las articulaciones libremente móviles están protegidas por una delgada capa de cartílago hialino llamado **cartílago articular** (v. fig. 7-29 B). Algunas articulaciones complejas pueden tener cartílago entre los huesos que actúan como almohadilla, por ejemplo, en las rodillas, los meniscos medios semilunares y los meniscos laterales (fig. 7-30). También puede haber grasa alrededor de la articulación que sirve como amortiguador.

Cerca de algunas articulaciones hay pequeños sacos llamados **bursas** (o bolsas), los cuales se encuentran llenos de líquido sinovial (v. fig. 7-30) y descansan en áreas sujetas a tensión; facilitan el movimiento sobre y alrededor de las articulaciones. A la inflamación de una bursa, como resultado de una lesión o irritación, se le llama **bursitis**.

**TIPOS DE ARTICULACIONES SINOVIALES** Las articulaciones sinoviales se clasifican según el tipo de movimiento que permiten realizar, como se describe e ilustra en la tabla 7-3. En orden de rango creciente de movimiento, son:

- Articulaciones deslizantes
- En bisagra
- En pivote
- Condiloideas

- En silla de montar
- Esféricas (enartrosis)

**MOVIMIENTO EN LAS ARTICULACIONES SINOVIALES** La principal función de las articulaciones con movimiento libre es permitir cambios en la posición y proporcionar movimiento. Estos movimientos se identifican para describir cambios en la posición de partes del cuerpo (fig. 7-31). Por ejemplo, hay cuatro tipos de movimiento angular, o movimiento que cambia el ángulo entre los huesos, como se enlista en la siguiente página:

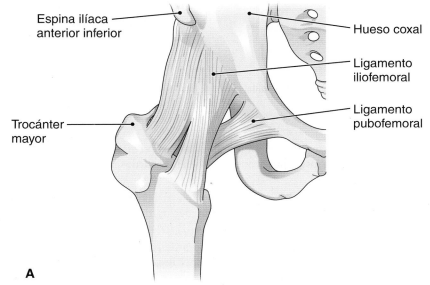

Espina ilíaca
anterior inferior

Hueso coxal

Ligamento
iliofemoral

Ligamento
pubofemoral

Trocánter
mayor

**A**

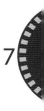

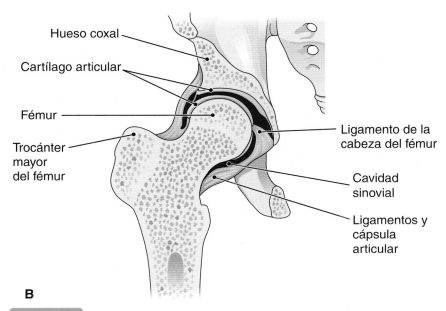

Hueso coxal

Cartílago articular

Fémur

Trocánter
mayor
del fémur

Ligamento de la
cabeza del fémur

Cavidad
sinovial

Ligamentos y
cápsula
articular

**B**

**Figura 7-29** **Estructura de una articulación sinovial. A)** Vista anterior de la articulación de la cadera que muestra los ligamentos que refuerzan y estabilizan a la articulación. **B)** Corte frontal a través de la articulación de la cadera derecha, que muestra estructuras protegidas.

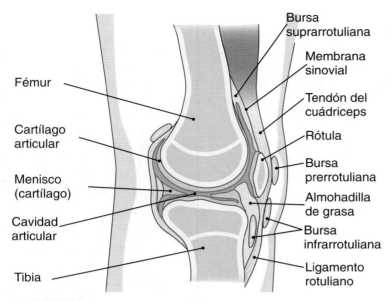

Figura 7-30 **Articulación de la rodilla, corte sagital.** También se muestran las estructuras protegidas.

- **Flexión** es un movimiento de doblez que disminuye el ángulo entre los huesos, como cuando se doblan los dedos para cerrar la mano.

- **Extensión** es un movimiento que aumenta el ángulo entre los huesos, como el estiramiento de los dedos para abrir la mano.

- **Abducción** es un movimiento hacia afuera de la línea media del cuerpo, como cuando se eleva el brazo a la altura del hombro.

- **Aducción** es un movimiento hacia la línea media del cuerpo, como cuando se lleva el brazo de nuevo a su posición original a un lado del cuerpo.

Una combinación de estos movimientos angulares permite ejecutar un movimiento llamado **circunducción**. Para realizar esta acción, párese con el brazo extendido y dibuje un gran círculo imaginario en el aire. Observe la combinación suave de flexión, abducción, extensión y aducción que hace posible la circunducción.

La **rotación** se refiere al giro o vuelta de un hueso sobre su propio eje, como el movimiento de la cabeza de un lado a otro para decir "no", o rotar el antebrazo para poner la palma hacia arriba y abajo.

Hay movimientos especiales que son característicos del antebrazo y el tobillo:

- **Supinación** es el acto de girar la palma de la mano hacia arriba o adelante; en la **pronación** se gira la palma hacia abajo o atrás.

- **Inversión** es el acto de voltear la planta del pie hacia adentro, de tal forma que se encuentre con el pie opuesto; en la **eversión** se voltea la planta hacia afuera, alejada del cuerpo.

- En la **dorsiflexión**, el pie se inclina hacia arriba en el tobillo, estrechando el ángulo entre la pierna y la parte superior del pie; en la **flexión plantar**, los dedos del pie se dirigen hacia abajo, como en el ballet, flexionando el arco del pie.

**PUNTO DE REVISIÓN 7-11** ➤ ¿Cuál es el tipo de articulación más libremente móvil?

## Trastornos de las articulaciones

Las articulaciones están sujetas a ciertos trastornos mecánicos. Una **dislocación** (**luxación**) es una alteración de las partes de una articulación. Las articulaciones esféricas, las cuales tienen el rango más amplio de movimiento, también tienen gran tendencia a dislocarse. La articulación del hombro es la que con más frecuencia se disloca. Un **esguince** es la torcedura de una articulación con rotura o desgarramiento de los ligamentos. También puede haber lesiones del cartílago dentro de la articulación, en su mayoría en la rodilla.

**HERNIA DE DISCO** Los discos localizados entre las vértebras de la columna consisten de un anillo externo de cartílago fibroso y una masa central llamada núcleo pulposo. En el caso de la **hernia de disco**, esta masa central protruye a través de un anillo cartilaginoso externo debilitado, dentro del canal medular (fig. 7-32). El disco herniado o "deslizado" hace presión sobre la médula espinal o los nervios raquídeos, causando con frecuencia espasmos en la espalda o dolor a lo largo del nervio ciático, que viaja por la pierna —una molestia llamada ciática. En ocasiones es necesario eliminar el disco y fusionar las vértebras afectadas. Técnicas recientes permiten a los cirujanos extirpar sólo una porción específica del disco.

**ARTRITIS** La forma más frecuente de alteración de las articulaciones es la **artritis**, que significa "inflamación de las articulaciones." Hay diferentes tipos de artritis, incluyendo las siguientes:

- **Osteoartritis**, también conocida como enfermedad articular degenerativa; suele ocurrir en personas mayores como resultado del desgaste natural. Aunque parece ser resultado natural del envejecimiento, pueden contribuir algunos factores como la obesidad y traumatismos repetidos. La osteoartritis ocurre sobre todo en articulaciones que se usan para soportar peso, como las caderas, las rodillas y la columna vertebral. Involucra degeneración del cartílago articular, el cual se desarrolla de hueso nuevo en los bordes de las articulaciones (fig. 7-33). Los cambios degenerativos incluyen formación de espolones óseos en los bordes de las superficies articulares, engrosamiento de la membrana sinovial, atrofia del cartílago y calcificación de los ligamentos.

- **Artritis reumatoide.** Es una alteración deformante que se caracteriza por inflamación articular de las manos,

## Tabla 7-3 Articulaciones sinoviales

| Tipo de articulación | Tipo de movimiento | Ejemplo |
| --- | --- | --- |
| Deslizante | Las superficies óseas se deslizan unas sobre otras | Articulaciones en la muñeca y tobillos (figs. 7-20 y 7-25) |
| En bisagra | Permite movimientos en una dirección, cambiando el ángulo de los huesos en la articulación | Articulación del codo; articulaciones entre falanges y dedos de manos y pies (figs. 7-19, 7-20 y 7-25) |
| En pivote | Permite la rotación alrededor del largo del hueso | Articulación entre la primera y segunda vértebra cervical; articulación en los bordes proximales del radio y cúbito (figs. 7-10 y 7-19) |
| Condiloidea | Permite el movimiento en dos direcciones | Articulación entre el metacarpiano y la primera falange del dedo (fig. 7-20); articulación entre el hueso occipital y el cráneo y la primera vértebra cervical (atlas) (fig. 7-10) |
| En silla de montar | Similar a la condiloidea, pero con superficies articulares más profundas | Articulación entre la muñeca y el hueso metacarpiano del pulgar (fig. 7-20) |
| Esférica | Permite el movimiento en muchas direcciones alrededor de un punto central. Da la mayor libertad de movimiento | El hombro y la articulación de la cadera (figs. 7-15 y 7-29) |

pies y cualquier otra parte, como resultado de una inflamación y crecimiento excesivo de las membranas sinoviales y otros tejidos articulares. El cartílago articular se destruye en forma gradual, y la cavidad articular desarrolla adherencias —esto es, las superficies tienden a pegarse— de tal forma que las articulaciones se hacen rígidas y finalmente pierden su función. Se desconoce la causa exacta de la artritis reumatoide. Sin embargo, la enfermedad comparte varias características con otras alteraciones autoinmunitarias, en las cuales se producen anticuerpos que atacan los propios tejidos del cuerpo. Está claro el papel de la susceptibilidad here-

dada. El tratamiento incluye reposo, ejercicio apropiado y medicamentos que disminuyen el dolor y la inflamación. Dan buen resultado la remoción de anticuerpos específicos de la sangre y la administración de fármacos que suprimen la producción anormal de anticuerpos.

■ **Artritis séptica (infecciosa).** Se presenta cuando una bacteria se extiende y afecta el tejido articular, por lo general por vía sanguínea. Las bacterias introducidas durante procedimientos médicos invasivos, inyección de drogas u otros medios pueden asentarse en las articulaciones. Hay diversos microorganismos que pueden causarla, incluyendo *Streptococcus*, *Staphylococcus* y

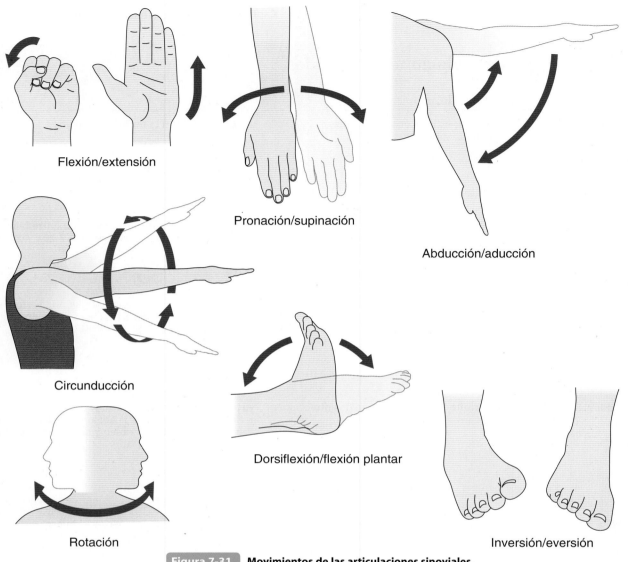

Flexión/extensión

Pronación/supinación

Abducción/aducción

Circunducción

Dorsiflexión/flexión plantar

Rotación

Inversión/eversión

Figura 7-31  Movimientos de las articulaciones sinoviales.

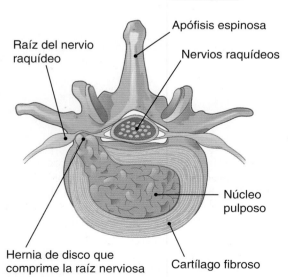

Raíz del nervio raquídeo

Apófisis espinosa

Nervios raquídeos

Núcleo pulposo

Hernia de disco que comprime la raíz nerviosa

Cartílago fibroso

Figura 7-32  **Hernia de disco**. La porción central (núcleo pulposo) de un disco intervertebral protruye a través del aro exterior de cartílago y hace presión sobre el nervio raquídeo. (Reimpreso con autorización de Cohen BJ. *Medical Terminology*, 5th ed. Philadelphia: Lippincott Williams & Wilkins, 2008.)

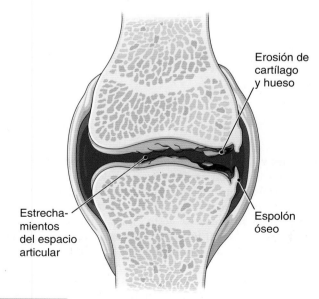

Erosión de cartílago y hueso

Estrecha-mientos del espacio articular

Espolón óseo

Figura 7-33  **Cambios articulares en la osteoartritis**. El lado izquierdo muestra los cambios iniciales con descomposición del cartílago y estrechamiento del espacio articular. El lado derecho señala la progresión de la enfermedad, con pérdida del cartílago y formación de espolones óseos.

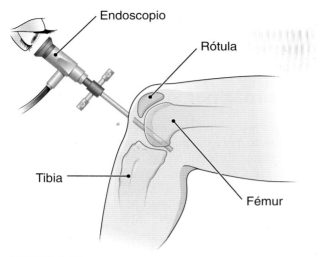

**Figura 7-34** **Examen artroscópico de la rodilla.** El endoscopio se inserta entre proyecciones en el borde del fémur, para ver la parte posterior de la rodilla. (Reimpreso con autorización de Cohen BJ. *Medical Terminology*, 5th ed. Philadelphia: Lippincott Williams & Wilkins, 2008.)

especies de *Neisseria*. Las articulaciones y los huesos, por sí mismos, están sujetos al ataque de tuberculosis y el resultado puede ser una destrucción gradual del hueso, cerca de la articulación.

■ La **gota** es un tipo de artritis debida a una alteración metabólica. El ácido úrico es un producto del metabolismo y suele excretarse por la orina. Si hay una sobreproducción de ácido úrico, o por alguna razón no se excreta en cantidad suficiente, el ácido úrico acumulado forma cristales que se depositan como masas alrededor de las articulaciones y en otras áreas. Como resultado, la articulación se inflama y se vuelve extremadamente dolorosa. Puede afectarse cualquier articulación, pero una de las más frecuentes es la del dedo gordo del pie. La mayoría de los pacientes gotosos son varones adultos que ya llegaron a la mitad de la vida.

**LUMBALGIA** La lumbalgia es otra molestia común. Algunas de sus causas se enlistan a continuación:

■ Enfermedades de las vértebras, como infecciones o tumores, y en ancianos, osteoartritis o atrofia ósea (adelgazamiento extremo) posterior a una enfermedad prolongada y falta de ejercicio.

■ Trastornos de los discos intervertebrales, en especial los de la región lumbar baja. El dolor puede ser muy intenso, con espasmos musculares y extensión de las molestias a lo largo del nervio ciático de la pierna.

■ Alteraciones de las vértebras bajas o de los ligamentos y otras estructuras de apoyo.

■ Trastornos que afectan los órganos abdominopélvicos o los que están situados por detrás del peritoneo (como los riñones). En algunas ocasiones se debe a variaciones en la posición del útero.

■ Torceduras en la articulación lumbosacra (en donde la región lumbar se une con el sacro) o en la articulación sacroilíaca (unión del sacro con el ilion de la pelvis).

La lumbalgia puede prevenirse poniendo atención a los movimientos y manteniendo una buena postura. Es importante que la espalda por sí misma no se use para cargar. Un peso a ser levantado debe acercarse al cuerpo y las piernas deben ser las que levanten el peso. Un programa adecuado de ejercicio y el control de peso también son importantes.

**PUNTO DE REVISIÓN 7-12** ➤ ¿Cuál es el tipo de trastorno articular más frecuente?

## Corrección articular

Los médicos pueden examinar las articulaciones dañadas desde afuera e incluso arreglarlas quirúrgicamente por medio de un ligero instrumento llamado **artroscopio**, un tipo de endoscopio (fig. 7-34). Gracias a las técnicas artroscópicas los cirujanos ortopedistas (especialistas en el tratamiento de alteraciones musculoesqueléticas) pueden tratar o reemplazar ligamentos y extirpar o rediseñar cartílago con una invasión mínima. Las cantidades anormales de líquido que se acumulan en una cavidad articular, como resultado de una lesión, pueden drenarse por medio de un procedimiento llamado **artrocentesis**.

Si la degeneración articular es grave y han fallado medidas conservadoras, como medicamentos, fisioterapia y pérdida de peso, puede ser necesaria una **artroplastia**, o reemplazo articular. Se han realizado exitosamente millones de estas cirugías para restaurar la función en casos de lesión, artritis y otras enfermedades óseas degenerativas crónicas. Los reemplazos más usuales son de cadera y rodillas, aunque también se intervienen articulaciones de los hombros, codos, muñeca, mano, tobillo y pie.

Las prótesis (artificiales) articulares, fuertes, no tóxicas y resistentes a la corrosión están hechas de plástico, cerámica o aleaciones metálicas y se colocan en su sitio mediante tornillos o pegamento. Algunas están diseñadas para promover el crecimiento del hueso dentro de ellas, para ayudar en la fijación. Máquinas controladas por computadora producen hoy articulaciones individualizadas. Hasta hace poco la artroplastia se practicaba rara vez en gente joven, debido a que las prótesis tenían una vida de aproximadamente 10 años; los métodos actuales han aumentado este periodo a 20 años o más, por lo qué las artroplastias requieren muy pocos reemplazos.

7

# De vuelta a la enfermedad en contexto

## ➤ La fractura de Reynaldo empieza a sanar por sí misma

"Doctor, ¿qué posibilidad tengo de que mi pierna sane lo suficiente para jugar fútbol de nuevo? —preguntó Reynaldo. "Bueno," respondió el médico, "va a pasar algún tiempo para que puedas atrapar balones de nuevo, pero una vez que tu cadera sane, estará mejor que nueva."

El cirujano sabía que aun antes de que la cirugía alineara sus bordes rotos, el fémur de Reynaldo ya había empezado a sanar por sí mismo. Inmediatamente después de que ocurriera la lesión en el campo de fútbol, se formó un coágulo sanguíneo alrededor de la fractura. Uno o dos días más tarde los mensajeros químicos dentro del coágulo estimularon a los vasos sanguíneos del periostio y endostio para invadir al coágulo, llevando células de tejido conjuntivo con ellos. En las siguientes semanas, fibroblastos y condroblastos en el coágulo secretaron colágeno y cartílago, convirtiéndolo en un callo suave. Mientras tanto, los macrófagos retiraron los restos del coágulo sanguíneo y los osteoclastos digirieron el tejido óseo muerto. Poco después, los osteoblastos en el callo lo convirtieron en un hueso esponjoso, llamado callo óseo. Meses después de la lesión, los osteoclastos y osteoblastos actuaron en conjunto para remodelar las capas externas del callo óseo y convertirlo en un hueso compacto, lo que dio como resultado una reparación incluso más fuerte que el tejido óseo original en el fémur de Reynaldo.

Durante este caso vimos cómo los huesos fracturados se arreglaron usando tornillos y placas. También apreciamos que el cuerpo tiene sus propios "cirujanos ortopedistas" —células como los osteoblastos y osteoclastos, las cuales pueden diseñar una reparación ósea incluso más fuerte que la original. Aunque el sistema esquelético de Reynaldo ha empezado a curarse por sí mismo, aún no está fuera de riesgo. En el capítulo 15 un coágulo sanguíneo pone en riesgo la vida de Reynaldo.

# Resumen

I.  **HUESOS**
    A.  Principales funciones
        1.  Servir como sostén del cuerpo
        2.  Proteger órganos
        3.  Servir como palancas para el cuerpo
        4.  Almacenar sales de calcio
        5.  Formar células sanguíneas
    B.  Estructura ósea
        1.  Hueso largo
            a.  Diáfisis —tallo
            b.  Epífisis —borde
        2.  Tejido óseo
            a.  Compacto —en el tallo de huesos largos; en otros huesos, fuera
            b.  Esponjoso (reticulado) —en los bordes de huesos largos; en el centro de otros
        3.  Médula ósea
            a.  Roja —en el hueso esponjoso
            b.  Amarilla —en la cavidad central de los huesos largos
        4.  Membranas óseas —contienen células formadoras de hueso
            a.  Periostio —cubre el hueso
            b.  Endostio —recubre la cavidad medular
    C.  Crecimiento y regeneración ósea
        1.  Células óseas
            a.  Osteoblastos —células formadoras de hueso
            b.  Osteocitos —células óseas maduras que mantienen al hueso
            c.  Osteoclastos —células que desintegran (reabsorben) hueso; derivados de monocitos, tipo de glóbulos blancos
        2.  Formación de un hueso largo —empieza en el centro del tallo y continúa en la placa epifisaria
    D.  Marcadores óseos
        1.  Proyecciones —cabeza, apófisis, cóndilo, cresta, espina
        2.  Depresiones y orificios —foramen, senos, fosas, meatos

II.  **HUESOS DEL ESQUELETO AXOIDEO**
    A.  Estructura del cráneo
        1.  Cráneo —frontal, parietal, temporal, etmoides, esfenoides, occipital
        2.  Huesos faciales —mandíbula, maxilar, cigomático, nasal, lagrimal, vómer, palatino, cornete nasal inferior
        3.  Otros —huesecillos (del oído), hioides
        4.  Huesos del lactante —fontanelas (membranas)
    B.  Estructura del tronco
        1.  Columna vertebral —divisiones: cervical, torácica, lumbar, sacra, coccígea
            a.  Curvas
                (1)  Torácica y sacra —cóncava, primaria
                (2)  Cervical y lumbar —convexa, secundaria
        2.  Tórax
            a.  Esternón —manubrio, cuerpo, xifoides
            b.  Costillas
                (1)  Verdaderas —primeros siete pares
                (2)  Falsas —los restantes cinco pares, incluyendo dos costillas flotantes

III.  **HUESOS DEL ESQUELETO APENDICULAR**
    A.  División superior
        1.  Cintura escapular —clavícula, omóplato
        2.  Extremidad superior —húmero, cúbito, radio, carpianos, metacarpianos, falanges
    B.  División inferior
        1.  Huesos pélvicos —hueso coxal (hueso de la cadera); ilion, isquion, pubis
            a.  La pelvis femenina más ligera, amplia y redondeada que la del varón
        2.  Extremidad inferior —fémur, peroné, tibia, rótula, tarsianos, metatarsianos, falanges

IV.  **ALTERACIONES DE LOS HUESOS**
    A.  Metabólicas —osteoporosis, osteopenia, osteítis deformante, osteomalacia, raquitismo
    B.  Tumores
    C.  Infecciones —osteomielitis, tuberculosis (en la columna se le llama enfermedad de Pott)
    D.  Alteraciones estructurales —curvaturas de la columna, paladar hendido, pie plano
    E.  Fracturas —cerradas, abiertas, en rama verde, impactadas, conminutas, espirales, transversas, oblicuas
    F.  Cambios con el envejecimiento —pérdida de sales de calcio, disminución en la producción de colágeno, adelgazamiento de los discos intervertebrales, pérdida de la flexibilidad

V.  **ARTICULACIONES**
    A.  Tipos de articulaciones
        1.  Fibrosas —inmóviles (sinartrosis)
        2.  Cartilaginosas —ligeramente móviles (anfiartrosis)
        3.  Sinoviales —libremente móviles (diartrosis)
    B.  Más acerca de articulaciones sinoviales
        1.  Estructura de las articulaciones sinoviales
            a.  Cavidad articular —contiene líquido sinovial
            b.  Ligamentos —mantienen unida a la articulación
            c.  Cápsula articular —fortalece y protege a la articulación
            d.  Cartílago articular —cubre los bordes de los huesos

7

e. Bursa —sacos llenos de líquidos, contiguos a la articulación; amortigua y protege a las articulaciones y tejidos que le rodean

2. Tipos de articulaciones sinoviales —deslizantes, en bisagra, en pivote, condiloideas, en silla de montar, esféricas

3. Movimientos de las articulaciones sinoviales
   a. Angular —flexión, extensión, abducción, aducción
   b. Circular —circunducción, rotación
   c. Especial en el antebrazo —supinación, pronación
   d. Especial en el tobillo —inversión, eversión, dorsiflexión, flexión plantar

C. Trastornos de las articulaciones
   1. Dislocaciones (luxaciones) y esguinces
   2. Hernia de disco —la porción central de los discos intervertebrales se proyecta a través del cartílago externo
   3. Artritis —osteoartritis, artritis reumatoide, artritis infecciosa, gota
   4. Lumbalgia

D. Corrección articular
   1. Artroscopio —endoscopio usado para examinar y tratar articulaciones
   2. Artroplastia —reemplazo de una articulación

# Preguntas para estudio y revisión

## PARA FORTALECER LA COMPRENSIÓN

### Complete las frases

**1.** Al tallo de un hueso largo se le llama _____.

**2.** La unidad estructural de hueso compacto es _____.

**3.** La médula ósea roja produce _____.

**4.** Los huesos están cubiertos por una membrana de tejido conjuntivo llamada _____.

**5.** La matriz ósea es producida por _____.

### Correspondencia > Relacione cada enunciado numerado con la frase que corresponda enlistada con letra.

___ **6.** Proyección ósea redonda

___ **7.** Protuberancia ósea afilada

___ **8.** Un orificio a través de un hueso

___ **9.** Depresión ósea

___ **10.** Cavidad ósea llena de aire

**a.** Cóndilo

**b.** Foramen

**c.** Fosa

**d.** Seno

**e.** Espina

### Opción múltiple

___ **11.** ¿En cuál de los siguientes huesos se encuentra la apófisis mastoidea?

**a.** Hueso occipital
**b.** Fémur
**c.** Hueso temporal
**d.** Húmero

___ **12.** Una exageración anormal de la curva torácica se llama

**a.** Cifosis
**b.** Lordosis
**c.** Osteítis deformante
**d.** Enfermedad de Pott

___ **13.** Un hueso fracturado en astillas o aplastado con múltiples fracturas se dice que tiene una fractura _____.

**a.** Abierta
**b.** Impactada
**c.** Conminuta
**d.** En rama verde

___ **14.** Una articulación que tiene movimiento libre se llama _____.

**a.** Artrótica
**b.** Anfiartrótica
**c.** Diartrótica
**d.** Sinartrótica

___ **15.** ¿Cuál de las siguientes articulaciones sinoviales describe a la cadera?

   **a.** Deslizante
   **b.** En bisagra
   **c.** En pivote
   **d.** Esférica

## COMPRENSIÓN DE CONCEPTOS

**16.** Enliste cinco funciones del hueso y describa cómo la estructura de un hueso largo permite llevar a cabo cada una de estas funciones.

**17.** Explique las diferencias entre los términos en cada uno de los siguientes pares:

   **a.** Osteoblasto y osteocito
   **b.** Periostio y endostio
   **c.** Hueso compacto y hueso esponjoso
   **d.** Epífisis y diáfisis
   **e.** Esqueleto axoideo y esqueleto apendicular

**18.** Analice el proceso de formación de un hueso largo durante el desarrollo fetal y la infancia. ¿Qué papel juega la reabsorción en la formación del hueso?

**19.** Enumere los huesos de:

   **a.** Cráneo y cara
   **b.** Cavidad torácica, columna vertebral y pelvis
   **c.** Miembros superiores e inferiores

**20.** Comprare y contraste la osteoporosis, osteomalacia y osteomielitis.

**21.** Nombre tres efectos del envejecimiento sobre el sistema esquelético.

**22.** ¿Cuáles son las similitudes y diferencias entre osteoartritis, artritis reumatoide y gota?

**23.** Distinga entre los términos en cada uno de los siguientes pares:

   **a.** Flexión y extensión
   **b.** Abducción y aducción
   **c.** Supinación y pronación
   **d.** Inversión y eversión
   **e.** Circunducción y rotación
   **f.** Dorsiflexión y flexión plantar

7

## PENSAMIENTO CONCEPTUAL

**24.** Los cuerpos vertebrales son mucho más grandes en la parte baja de la espalda que en el cuello. ¿Cuál es el significado funcional de estas diferencias estructurales?

**25.** Alejandro, un niño de nueve años, es ingresado en el servicio de urgencias con una fractura cerrada del fémur derecho. Las radiografías muestran que la fractura cruzó la placa epifisaria distal. ¿Qué resulta preocupante para el equipo tratante de Alejandro acerca de la localización de esta lesión?

**26.** En el caso clínico, Reynaldo se presentó con tres signos típicos de fractura de cadera —acortamiento, aducción y rotación lateral del miembro afectado. ¿Qué causa estos signos? (OJO —el esqueleto es parte del sistema musculoesquelético.)

**27.** En el caso de Reynaldo, él se fracturó el borde proximal del fémur derecho, un componente integral de la cadera. Nombre las alteraciones articulares a las que Reynaldo tiene mayor riesgo a corto y a largo plazo.

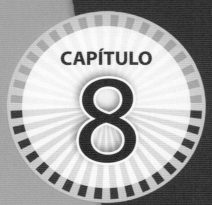

# CAPÍTULO 8

# El sistema muscular

## Términos clave escogidos

Los siguientes términos, y otros que aparecen en **negritas** dentro del capítulo, se definen en el Glosario

acetilcolina
ácido láctico
actina
antagonista
bursitis
déficit de oxígeno
espasmo
fascículo
fuerza motriz
glucógeno
inserción
mialgia
mioglobina
miosina
neurotransmisor
origen
sinapsis
sinergia
tendón
tono
unidad motora
unión neuromuscular

## Objetivos de aprendizaje

Después de estudiar cuidadosamente este capítulo, será capaz de:

1. Comparar los tres tipos de tejido muscular
2. Detallar tres funciones del músculo esquelético
3. Describir brevemente cómo se contraen los músculos esqueléticos
4. Enlistar las sustancias necesarias para la contracción del músculo y describir la función de cada una de ellas
5. Definir el término *déficit de oxígeno*
6. Describir tres compuestos almacenados en el músculo que son necesarios para producir energía y activar a las células musculares
7. Citar los efectos del ejercicio sobre los músculos
8. Comparar contracciones isotónicas e isométricas
9. Explicar cómo funcionan los músculos en pares para producir movimiento
10. Comparar las funciones de los músculos y los huesos a nivel de sistemas
11. Explicar cómo se nombra a los músculos
12. Enlistar algunos de los principales músculos en cada grupo muscular y describir la función primordial de cada uno de ellos
13. Referir cómo cambian los músculos al envejecer
14. Enlistar los principales trastornos musculares

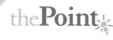

Consulte la página web para el material complementario de este capítulo.

# La enfermedad en Contexto

## ➤ El caso de Susana: un misterio muscular

El doctor Morales revisó el expediente de su paciente y se encaminó hacia el consultorio para atenderla. Susana Pérez tenía 26 años de edad, tez blanca y, según su historia clínica, estaba relativamente sana. "Hola Susana. Ha pasado algún tiempo desde su última visita. ¿En qué puedo ayudarle?" preguntó el médico.

"Probablemente estoy haciendo una tormenta en un vaso de agua," dijo Susana. "Pero he tenido algunas molestias raras que me preocupan. Desde hace dos semanas he notado que mi mano derecha ha perdido fuerza. El otro día no pude sostener mi taza de café. Además, he tenido algunos problemas al caminar. No me he caído ni nada por el estilo, pero me siento desequilibrada."

Con base en la descripción que hace Susana de sus síntomas, el Dr. Morales sospechó inicialmente un problema del sistema muscular. Le revisó la fuerza de las manos y notó que la mano derecha era más débil que la izquierda —algo inusual dado que ella era diestra. Comparó ambas manos y observó una ligera atrofia de los músculos flexores del antebrazo derecho. Examinó varios de sus reflejos y notó que la respuesta en sus bíceps braquiales y cuádriceps femorales era exagerada en sus extremidades derechas. Realizó con Susana unas sencillas pruebas de coordinación, como pedirle que se tocara la nariz y se parara en un solo pie. Al igual que en los intentos anteriores, ella pareció mostrar más dificultades con las tareas del lado derecho. "¿Ha tenido dolor u hormigueo en sus brazos o piernas recientemente?" preguntó el doctor.

"¡Sí!" respondió Susana. "De hecho, anoche sentí un calambre en mi pierna derecha que fue tan doloroso que tuve que bajarme de la cama y caminar. Y también los dedos de mis manos me hormiguean intermitentemente desde hace algunos días."

El Dr. Morales supo de inmediato que el problema de Susana no se limitaba sólo a su sistema muscular. Al parecer también estaba afectado su sistema nervioso.

El conocimiento del Dr. Morales sobre la estructura y función del sistema muscular le ayuda a diagnosticar trastornos clínicos. En este capítulo usted aprenderá acerca del tejido muscular y la relación que tiene con el tejido nervioso. Al final del tema encontrará más datos acerca del trastorno de Susana.

# Tipos de músculo

Como se mencionó en el capítulo 4, hay tres tipos de tejido muscular: liso, cardíaco y músculo esquelético. Después de una breve descripción de éstos (tabla 8-1), el capítulo se enfoca en el músculo esquelético, el cual ha sido el más estudiado.

## Músculo liso

El músculo liso conforma las paredes de órganos huecos, así como también de vasos sanguíneos y conductos respiratorios. Se mueve de manera involuntaria y produce los movimientos en forma de olas de la peristalsis, que mueven sustancias a través de un sistema. El músculo liso también puede regular el diámetro de una abertura, como el hueco central de los vasos sanguíneos, o produce contracciones de órganos huecos, como el útero. Las fibras de músculo liso (células) tienen terminación en filo en cada borde y un núcleo central único. Las células se aprecian lisas bajo el microscopio debido a que no contienen bandas visibles, o **estrías**, presentes en otros tipos de células musculares. El músculo liso puede contraerse en respuesta a un impulso nervioso, estimulación hormonal, estiramiento y otros estímulos. El músculo se contrae y relaja lentamente y puede permanecer contraído durante un largo periodo.

## Músculo cardíaco

El músculo cardíaco, también involuntario, forma la pared del corazón y produce la acción pulsante de este órgano. Las células del músculo cardíaco son estriadas, como las del músculo esquelético; difieren en tener un núcleo por célula e interconexiones ramificadas. Las membranas entre las células son especializadas para permitir impulsos eléctricos que via-

jan rápidamente a través de ellas, de modo que las contracciones puedan ser mejor coordinadas. Estas membranas tienen la apariencia de líneas oscuras entre las células (v. tabla 8-1) y se llaman discos intercalados, debido a que están "insertos entre" las células. Los impulsos eléctricos que producen contracciones musculares cardíacas se generan dentro del mismo músculo, pero pueden ser modificados por estímulos nerviosos y hormonales.

## Músculo esquelético

Bajo el microscopio, las células del músculo esquelético se ven intensamente estriadas. La disposición de espirales de proteína dentro de la célula que produce estas estriaciones se describe más adelante. Las células son muy largas y cilíndricas y tienen múltiples núcleos por célula. Durante su desarrollo, el núcleo de estas células se divide varias veces por mitosis, sin división de los contenidos celulares, lo que da como resultado una gran célula multinucleada (con varios núcleos). Estas células, al estimularse, pueden contraerse como una gran unidad. El sistema nervioso estimula al músculo esquelético para contraerse y el tejido por lo general se contrae y relaja rápidamente. Debido a que tiene un control consciente, al músculo esquelético se le considera como voluntario.

Se le llama músculo esquelético debido a que la mayoría de estos músculos está anexa a huesos y produce movimiento en las articulaciones. Hay algunas excepciones; por ejemplo, los músculos de la pared abdominal están parcialmente adheridos a otros músculos, y los músculos de la expresión facial se adhieren a la piel. Los músculos esqueléticos constituyen la mayor cantidad de tejido muscular del cuerpo y representan 40% del peso corporal total. Este sistema muscular está compuesto por más de 600 músculos esqueléticos individuales. Aunque cada uno es una estructura distinta, suelen actuar en grupos para ejecutar movimientos corporales.

| Tabla 8-1 | Comparación de los diferentes tipos de músculos | | |
|---|---|---|---|
| | Liso | Cardíaco | Esquelético |
| Localización | Paredes de órganos huecos, vasos, conductos respiratorios | Pared del corazón | Anexos a los huesos |
| Características celulares | Terminación en filo en cada borde, redes ramificadas, no estriado | Redes ramificadas; membranas especiales (discos intercalados) entre las células; núcleo único; ligeramente estriado | Largo y cilíndrico; multinucleado; intensamente estriado |
| Control | Involuntario | Involuntario | Voluntario |
| Acción | Produce peristalsis; se contrae y relaja lentamente; puede sostener la contracción | Bombea sangre fuera del corazón; se excita por sí mismo, pero está influenciado por el sistema nervioso y las hormonas | Produce movimiento en las articulaciones; es estimulado por el sistema nervioso; se contrae y relaja con rapidez |

# El sistema muscular

Las tres funciones primarias de los músculos esqueléticos son:

- Movimiento del esqueleto. Los músculos están adheridos al hueso y se contraen para cambiar su posición en la articulación.

- Mantenimiento de la postura. Una contracción parcial constante del músculo, conocida como **tono muscular**, mantiene al cuerpo en posición. Algunos de los músculos que participan en mantener la postura son los grandes músculos de las piernas, espalda, cuello y hombros, así como los del abdomen.

- Producción de calor. Los músculos generan la mayoría del calor necesario para mantener el cuerpo a 37°C (98.6°F). El calor es un producto natural del metabolismo celular del músculo. Cuando nos enfriamos los músculos pueden impulsar su producción de calor por medio de pequeñas y rápidas contracciones llamadas escalofríos.

## Estructura de un músculo

Al formar músculos completos, las fibras musculares individuales están dispuestas en manojos, o **fascículos**, que se mantienen juntos por tejido conjuntivo fibroso (fig. 8-1, tabla 8-2). La capa más profunda de este tejido conjuntivo, el **endomisio**, rodea las fibras individuales en los fascículos. Alrededor de cada fascículo hay una capa de tejido conjuntivo llamada **perimisio**. El músculo entero está contenido en una membrana de tejido conjuntivo, el **epimisio**, el cual forma la capa más interna de la **fascia profunda**, la membrana dura y fibrosa que contiene al músculo. (Observe que a todas estas capas se les denomina con prefijos que describen su posición, además de la raíz *mio*, que significa "músculo.") Todas estos tejidos de apoyo se combinan para formar el **tendón**, la banda de tejido conjuntivo que une un músculo al hueso (v. fig. 8-1).

## Células musculares en acción

Los impulsos nerviosos que llegan desde el cerebro y la médula espinal estimulan las fibras musculares esqueléticas (v. cap. 9). Debido a que estos impulsos viajan lejos del sistema nervioso central (SNC), se describen como impulsos **motores** (en contraste con los impulsos sensoriales que viajan hacia el SNC), y las neuronas (células nervio-sas) que llevan estos impulsos se describen como neuronas motoras. Conforme las neuronas contactan al músculo, sus axones (fibras) se ramifican para servir a unos cuantos cientos de células musculares individuales, o en algunos casos, a más de mil (fig. 8-2).

El estímulo de una neurona sola y todas las fibras musculares abarca una **unidad motora**. Las pequeñas unidades motoras se utilizan para la coordinación fina, como los movimientos del ojo. Las unidades motoras más grandes sirven para mantener la postura o para movimientos más amplios, como caminar, nadar o jugar tenis.

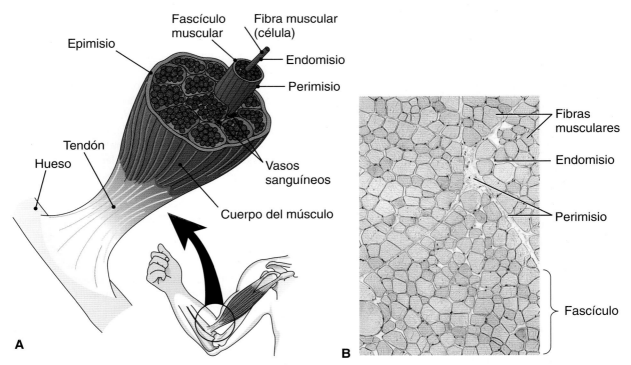

**Figura 8-1** **Estructura del músculo esquelético. A)** Estructura de un músculo que muestra el tendón que se adhiere a un hueso. **B)** Al microscopio, se aprecia tejido muscular. Se observan partes de varios fascículos cubiertas con tejido conjuntivo. (B, Reimpreso con autorización de Gartner LP, Hiatt JL. *Color Atlas of Histology*, 3rd ed. Philadelphia: Lippincott Williams & Wilkins, 2000.) **[ ACERCAMIENTO** ➤¿Cuál es la capa más interna de tejido conjuntivo en un músculo? ¿Qué capa de tejido conjuntivo rodea un fascículo de fibras musculares? **]**

| Tabla 8-2 | Capas de tejido conjuntivo en el músculo esquelético | |
|---|---|---|
| **Nombre de la capa** | **Localización** | |
| Endomisio | Rodea cada fibra muscular individual | |
| Perimisio | Alrededor de fascículos (haces) de fibras musculares | |
| Epimisio | En torno al músculo entero; forma la capa más interna de la fascia profunda | |

**UNIÓN NEUROMUSCULAR** El punto en el cual una fibra nerviosa contacta una célula muscular se llama **unión neuro-muscular** (fig. 8-3). Es aquí donde se libera de la neurona una sustancia química llamada **neurotransmisor**, que estimula a la fibra muscular. El neurotransmisor específico liberado es la **acetilcolina**, que se abrevia ACh, el cual también se encuentra en otras partes del cuerpo. En esta unión ocurren diferentes fenómenos y es importante conocerlos para entender la acción del músculo.

La unión neuromuscular es ejemplo de una **sinapsis**, un punto de comunicación entre células. Entre las células hay un estrecho espacio, la **hendidura sináptica**, a través de la cual deben viajar los neurotransmisores. Hasta que es liberado, el neurotransmisor se almacena en pequeños sacos membranosos, llamados vesículas, en las terminaciones de la fibra nerviosa. Una vez liberado, el neurotransmisor cruza la hendidura sináptica y se adhiere a receptores, los cuales son proteínas incorporadas en la membrana de la célula muscular. La membrana forma múltiples pliegues en este punto que aumentan el área de superficie y mantienen un número máximo de receptores. A las células del músculo con membrana se les conoce como **placa motriz**.

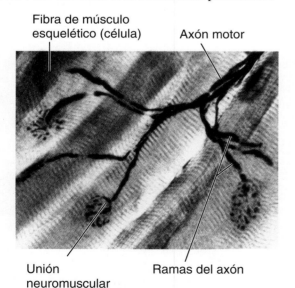

Fibra de músculo esquelético (célula)

Axón motor

Unión neuromuscular

Ramas del axón

**Figura 8-2** **Estimulación nerviosa del músculo esquelético.** Un axón motor se ramifica para estimular múltiples fibras musculares (células). El punto de contacto entre la neurona y la célula muscular es la unión neuromuscular. (Reimpreso con autorización de Cormack DH. *Essential Histology*, 2nd ed. Philadelphia: Lippincott Williams & Wilkins, 2001.)

Las fibras musculares, al igual que las células nerviosas, tienen la propiedad de la **excitabilidad**; esto es, transmiten corriente eléctrica a lo largo de la membrana plasmática. Cuando el músculo es estimulado en la unión neuromuscular, se genera un impulso eléctrico que se extiende con rapidez a lo largo de la membrana celular muscular. A esta onda expansiva de corriente eléctrica se le llama **potencial de acción**, debido a que hace que la célula muscular entre en acción. El capítulo 9 ofrece más información sobre sinapsis y el potencial de acción.

**PUNTO DE REVISIÓN 8-3** ➤ Los músculos son activados por el sistema nervioso. ¿Cómo se llama la sinapsis especial en donde una célula nerviosa hace contacto con una célula muscular?

**PUNTO DE REVISIÓN 8-4** ➤ ¿Qué neurotransmisor participa en la estimulación de las células del músculo esquelético?

thePoint | Visite **thePoint** para la animación La *unión neuro-muscular y los neurotransmisores.*

**CONTRACCIÓN** Otra importante propiedad del tejido muscular es la **contractilidad**. Esta es una capacidad de la fibra muscular para acortarse y cambiar su forma, haciéndose gruesa. Estudios de química muscular y la observación de células bajo el poderoso microscopio electrónico han brindado un concepto de cómo funcionan las células musculares.

Estos estudios revelan que cada fibra de músculo esquelético contiene muchos hilos, o filamentos, compuestos por dos tipos de proteínas, llamadas **actina** y **miosina**. Los filamentos hechos de actina son delgados y claros; los de miosina son gruesos y oscuros. Los filamentos se encuentran en haces alternos dentro de la célula muscular (fig. 8-4). Estas son los filamentos de bandas alternas de actina clara y miosina gruesa que dan al músculo esquelético su apariencia estriada. También dan una perspectiva de lo que ocurre cuando el músculo se contrae.

Observe que los filamentos de actina y miosina se imbrican cuando se juntan, al igual que los dedos se superponen cuando usted entrelaza los dedos. A la subunidad contráctil de músculo esquelético se le llama **sarcómera**. Consisten de una banda de filamentos de miosina y filamentos de actina en cada lado de ellas (v. fig. 8-4). Durante el movimiento, los filamentos de miosina se "acoplan" a los filamentos de actina en la región en que coinciden, por medio de diversas extensiones con apariencia de remos llamadas cabezas de miosina. De esta forma, las cabezas de miosina forman anexos entre los filamentos de actina y miosina, que se denominan puentes intercelulares.

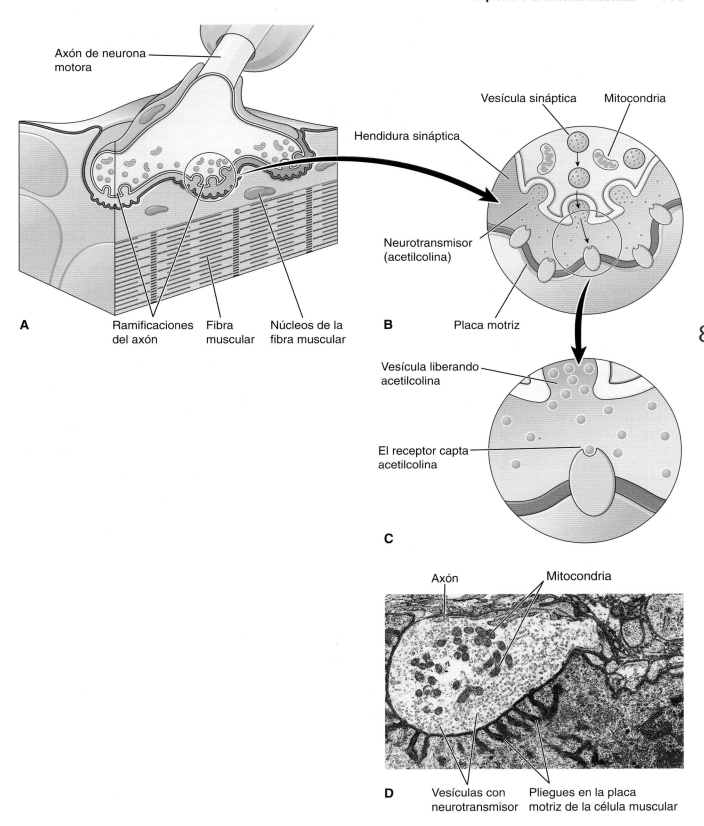

Axón de neurona motora

Ramificaciones del axón

Fibra muscular

Núcleos de la fibra muscular

**A**

Hendidura sináptica

Vesícula sináptica

Mitocondria

Neurotransmisor (acetilcolina)

Placa motriz

**B**

Vesícula liberando acetilcolina

El receptor capta acetilcolina

**C**

Axón

Mitocondria

**D**

Vesículas con neurotransmisor

Pliegues en la placa motriz de la célula muscular

**Figura 8-3** **Unión neuromuscular. A)** El borde ramificado de una neurona motora hace contacto con la membrana de una fibra muscular (célula). **B)** Acercamiento de una unión neuromuscular que muestra la liberación de un neurotransmisor (acetilcolina) dentro de la hendidura sináptica. **C)** La acetilcolina se adhiere a receptores en la placa motriz, cuyos pliegues aumentan el área de superficie. **D)** Fotografía de microscopio electrónico de la unión neuromuscular. (Cortesía de A. Sima.)

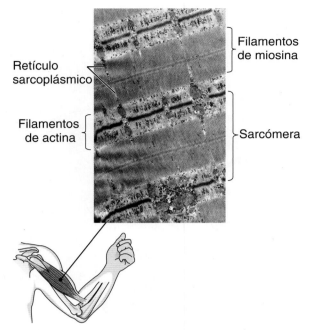

Filamentos de miosina

Retículo sarcoplásmico

Sarcómera

Filamentos de actina

**Figura 8-4** **Fotografía de microscopio electrónico de la célula del músculo esquelético (×6500).** La actina es la banda clara y la miosina la banda oscura. La línea oscura en la banda de actina marca puntos en donde los filamentos de actina se mantienen unidos. Sarcómera es una subunidad contráctil del músculo esquelético. El retículo sarcoplásmico es el retículo endoplásmico de las células musculares. (Microfotografía reimpresa con autorización de Mills SE. *Histology for Pathologists*, 3rd ed. Philadelphia: Lippincott Williams & Wilkins, 2006.)

Al usar la energía del ATP para movimientos repetidos, las cabezas de miosina, como los remos de un bote en el agua, empujan y juntan todas las bandas de actina dentro de cada sarcómera. Conforme los filamentos se juntan y se entrecruzan, la fibra muscular se contrae, haciéndose más corta y gruesa. La figura 8-5 muestra en un corte cómo se contrae un músculo. Una vez que se forman puentes intercelulares, las cabezas de miosina mueven hacia adelante los filamentos de actina, entonces se desprenden y vuelven a su posición para otro "golpe de fuerza". Observe que los filamentos aumentan su traslape conforme la célula se contrae. (En realidad, no todas las cabezas de miosina se mueven al mismo tiempo. Casi la mitad se mueve hacia adelante a la vez y el resto se prepara para otro movimiento.) Durante la contracción cada sarcómera se hace más corta, aunque los filamentos individuales no varían su longitud. Como en una baraja, al juntar las cartas el conjunto se hace más pequeño, pero las cartas no cambian su longitud.

**PUNTO DE REVISIÓN 8-5** ➤ ¿Cuáles son las dos propiedades de las células musculares necesarias para responder a un estímulo?

**PUNTO DE REVISIÓN 8-6** ➤ ¿Cuáles son los filamentos que interactúan para producir la contracción muscular?

**EL PAPEL DEL CALCIO** Además de actina, miosina y ATP, se requiere calcio para la contracción muscular. Permite la formación de puentes intercelulares entre la actina y la miosina de tal modo que pueda iniciar la acción deslizante de los filamentos. Cuando los músculos están en reposo, dos proteí-

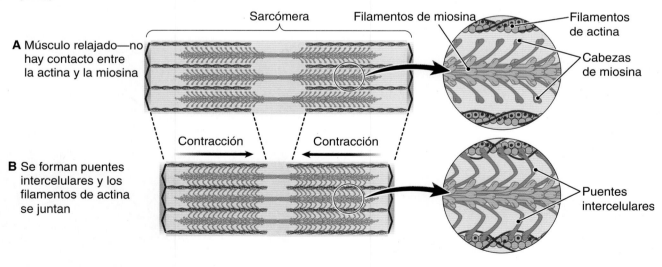

Sarcómera

Filamentos de miosina

Filamentos de actina

**A** Músculo relajado—no hay contacto entre la actina y la miosina

Cabezas de miosina

Contracción  Contracción

**B** Se forman puentes intercelulares y los filamentos de actina se juntan

Puentes intercelulares

**C** Los puentes intercelulares regresan a su posición normal, fijándose a nuevos sitios

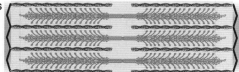

**Figura 8-5** **Mecanismo de deslizamiento de filamentos en la contracción del músculo esquelético. A)** El músculo se relaja y no hay contacto entre los filamentos de actina y miosina. **B)** La forma de puentes intercelulares y los filamentos de actina se juntan conforme las fibras musculares se contraen. **C)** Los puentes intercelulares regresan a su posición original y se adhieren a nuevos sitios para preparar otro estirón sobre los filamentos de actina, para una nueva contracción. [ **ACERCAMIENTO** ➤ ¿Los filamentos de actina o miosina cambian en longitud cuando se produce la contracción? ]

nas adicionales llamadas **troponina** y **tropomiosina** bloquean sitios de los filamentos de actina en donde pueden formarse puentes intercelulares (fig. 8-6). Cuando el calcio se adhiere a la troponina, estas proteínas se mueven a un lado, para descubrir los puntos de unión. En los músculos en reposo no hay calcio debido a que se encuentra almacenado dentro del re-tículo endoplásmico de las células, el cual, en los músculos, se llama **retículo sarcoplásmico**. El calcio es liberado dentro del citoplasma sólo cuando la célula es estimulada por una fibra nerviosa. Los músculos se relajan cuando cesa la estimulación nerviosa y el calcio entonces es bombeado de nuevo al interior del retículo sarcoplasmático, quedando listo para la siguiente contracción.

El siguiente es un resumen de los fenómenos que suceden durante la contracción muscular:

1. Se libera acetilcolina (ACh) de la terminación neuronal dentro de la hendidura sináptica en la unión neuromuscular.

2. La ACh se une a la placa motriz del músculo y produce un potencial de acción.

3. El potencial de acción viaja al retículo sarcoplásmico

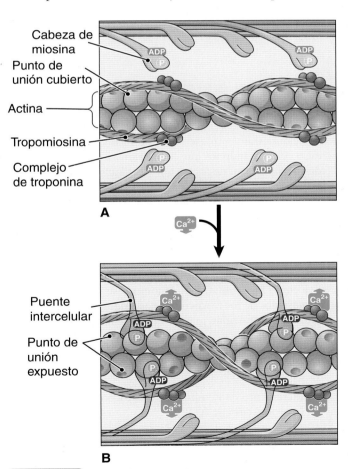

**Cabeza de miosina**

**Punto de unión cubierto**

**Actina**

**Tropomiosina**

**Complejo de troponina**

**A**

$Ca^{2+}$

**Puente intercelular**

**Punto de unión expuesto**

**B**

**Figura 8-6** **Papel del calcio en la contracción muscular. A)** La troponina y tropomiosina cubren los puntos de unión en donde pueden formarse puentes de unión entre actina y miosina. **B)** El calcio desvía la troponina y tropomiosina de los puntos de unión, de forma que puedan formarse los puentes intercelulares.

4. El retículo sarcoplásmico libera calcio dentro del citoplasma.

5. El calcio desvía troponina y tropomiosina de tal forma que se exponen los sitios de unión sobre actina.

6. La miosina dirige la unión a la actina, formando puentes intercelulares.

7. La miosina reúne filamentos de actina dentro de las sarcómeras y la célula se acorta.

8. Se usa ATP para desprender cabezas de miosina y regresarlas a su posición para otro "golpe de fuerza".

9. El músculo se relaja cuando cesa la estimulación y el calcio es impulsado de vuelta hacia el retículo sarcoplásmico.

El recuadro 8-1, Contracción muscular y energía, tiene detalles adicionales sobre la contracción del músculo esquelético.

## Fuentes de energía

Como se mencionó antes, toda la contracción muscular requiere energía en la forma de ATP. La fuente de esta energía es la oxidación (a menudo llamada "combustión") de nutrimentos dentro de las células.

Para producir ATP, las células musculares deben tener una fuente adecuada de oxígeno y glucosa u otros nutrimentos utilizables. La sangre circulante lleva en forma constante estas sustancias a las células, aunque las células musculares almacenan también una pequeña reserva que se usa conforme se va requiriendo, durante el ejercicio extenuante, por ejemplo. Los siguientes compuestos almacenan oxígeno, energía o nutrimentos en las células musculares:

- La **mioglobina** almacena oxígeno adicional. Este compuesto es similar a la hemoglobina de la sangre, pero se localiza específicamente en las células musculares, como lo indica la raíz *mio* en su nombre.

- El **glucógeno** guarda glucosa adicional. Es un polisacárido hecho de múltiples moléculas de glucosa y puede desdoblarse a glucosa cuando lo requieren las células musculares.

- El **fosfato de creatina** almacena energía. Es un compuesto similar al ATP, en el que hay un elevado enlace de energía que se libera al romperse. Esta energía se usa para fabricar ATP para la contracción muscular, cuando la célula muscular ha gastado su ATP.

**PUNTO DE REVISIÓN 8-7** ➤ ¿Qué mineral es necesario para permitir que interactúen la actina y la miosina?

**PUNTO DE REVISIÓN 8-8** ➤ Las células musculares obtienen energía de la oxidación de los nutrimentos para la contracción. ¿Qué compuesto se forma en la oxidación que proporciona la energía para la contracción?

**CONSUMO DE OXÍGENO** Durante la mayoría de las actividades cotidianas, los tejidos reciben oxígeno y los músculos pueden funcionar en forma aerobia. No obstante, en la

## Recuadro 8-1 · Una mirada de cerca

### Contracción muscular y energía

Cuando pensamos en la contracción muscular, imaginamos los músculos en movimiento de un corredor, pero en realidad la contracción muscular ocurre a nivel microscópico dentro de las partes funcionales de la sarcómera: los filamentos gruesos y delgados.

Los filamentos gruesos están compuestos de múltiples moléculas de miosina, cada una con la forma de palos de golf enredados con las cabezas de miosina que se proyectan hacia el centro de la sarcómera (v. fig. 8-6). Cada cabeza de miosina puede unir ATP y convertirlo en ADP y una molécula de fosfato, la cual permanece adherida. La energía química liberada durante esta reacción carga la cabeza de miosina, capacitándola para funcionar.

Las moléculas de actina de los filamentos delgados se enredan como dos cuentas de hilos. Cada "cuenta" tiene un sitio de unión de miosina, aunque las dos proteínas regulatorias, troponina y tropomiosina, cubren los sitios de unión cuando el músculo está en reposo. Cuando el calcio desvía estas proteínas de los sitios de unión ocurre el siguiente ciclo de acciones:

1. Las cabezas de miosina cargadas se adhieren a las moléculas de actina y forman puentes intercelulares entre los filamentos gruesos y delgados.

2. Usando su energía almacenada, las cabezas de miosina empujan a los delgados filamentos hacia el centro de la sarcómera, liberando el ADP y moléculas de fosfato.

3. Nuevas moléculas de ATP se unen a las cabezas de miosina, haciendo que se desprendan de la actina y rompan los puentes intercelulares.

4. Las cabezas de miosina convierten el ATP en ADP y fosfato, con lo cual se recargan.

Después de la muerte, los músculos entran en un estado de rigidez conocido como *rigor mortis*. Este fenómeno ilustra el papel crucial del ATP en la contracción muscular. Poco después de morir, las células musculares comienzan a degradarse. Escapa calcio del citoplasma y los filamentos musculares se deslizan juntos. Sin embargo, el metabolismo se detiene y no hay ATP para desacoplar los filamentos, los cuales permanecen cerrados en un estado de contracción. El *rigor mortis* dura al menos 24 h, desvaneciéndose gradualmente conforme las enzimas descomponen los filamentos musculares.

---

actividad extenuante una persona puede ser incapaz de respirar con rapidez el oxígeno necesario para estos músculos. Al principio la mioglobina, el glucógeno y el fosfato de creatina almacenados en los tejidos cumplen con las elevadas demandas, pero el ejercicio continuo consume estas reservas.

Durante un breve periodo, la glucosa puede ser usada de manera anaerobia, esto es, sin el beneficio del oxígeno. Este proceso anaerobio genera ATP con rapidez y permite la mayor magnitud de actividad que de otra forma no sería posible —por ejemplo, una carrera veloz en lugar de un trote. Sin embargo, el metabolismo anaerobio es ineficiente; no produce tanto ATP como lo hace el metabolismo en presencia de oxígeno. También, cuando se usa este metabolismo alterno, se acumula en las células un ácido orgánico llamado **ácido láctico**. El metabolismo anaerobio puede continuar sólo hasta que la acumulación de ácido láctico hace que el músculo se fatigue.

Los músculos que operan en forma anaerobia se encuentran en un estado de **déficit de oxígeno**. Después de detener el ejercicio, la persona procede a tomar oxígeno extra mediante respiraciones rápidas (jadeo), hasta compensar por completo el déficit; esto es, debe tomarse suficiente oxígeno para convertir el ácido láctico en otras sustancias que puedan metabolizarse más tarde. Además, deben reponerse el glucógeno, la mioglobina y el fosfato de creatina que estaban almacenados en las células. Al lapso que sigue a un ejercicio vigoroso durante el cual se requiere oxígeno extra se le llama periodo de recuperación de consumo de oxígeno.

**PUNTO DE REVISIÓN 8-9** ➤ Cuando los músculos trabajan sin oxígeno, se produce una sustancia que causa fatiga muscular. ¿Cuál es su nombre?

### Efectos del ejercicio

El ejercicio regular produce diversos cambios en el tejido muscular; estos corresponden a los tres componentes del ejercicio: estiramiento, ejercicio aeróbico y entrenamiento de resistencia. Cuando los músculos están estirados se contraen con mayor fuerza, de forma que los filamentos pueden interactuar sobre una mayor longitud. El estiramiento también ayuda al equilibrio y promueve la flexibilidad en las articulaciones. El ejercicio aeróbico, esto es, aquel que aumenta el consumo de oxígeno, como correr, andar en bicicleta o nadar, mejora la condición física. El entrenamiento de resistencia, como el levantamiento de pesas, hace que las células musculares aumenten de tamaño, una situación que se conoce como hipertrofia. Este fenómeno se puede apreciar en los músculos de los fisicoculturistas. Algunos de los cambios en el tejido muscular que llevan a mejorar la condición y fortaleza incluyen:

- Aumento en el número de capilares, los cuales llevan más sangre a las células

- Incremento en el número de mitocondrias, que elevan la producción de ATP

- Elevación de las reservas de mioglobina, glucógeno y fosfato de creatina, para mejorar la condición física

Un programa de ejercicios debe incluir los tres métodos —estiramiento, ejercicio aeróbico y entrenamiento de resistencia— con periodos de calentamiento y enfriamiento antes y después del ejercicio. Este tipo de programa variado se describe como entrenamiento cruzado (*cross training*) o entrenamiento con intervalos.

Además de afectar al tejido muscular por sí mismo, el ejercicio causa algunos cambios sistémicos. La **vasodilatación**, o ampliación en el diámetro de los vasos sanguíneos, que ocurre durante el ejercicio, permite que la sangre fluya con mayor facilidad al tejido muscular. Con el trabajo continuo se bombea más sangre de regreso al corazón. La mayor carga temporal del corazón fortalece al miocardio y mejora su circulación. Con el entrenamiento de ejercicio, las cavidades cardíacas crecen en forma gradual para acomodar más sangre. El latido cardíaco de un atleta entrenado en reposo es menor que el del promedio, debido a que el corazón puede funcionar con mayor eficiencia.

El ejercicio regular también mejora la eficacia respiratoria. La circulación en los capilares que rodean a los alvéolos (sacos de aire) aumenta y ello hace que mejore el intercambio gaseoso. La distribución más eficiente y el uso de oxígeno retrasan el inicio del déficit de oxígeno. Incluso el ejercicio moderado tiene beneficios adicionales sobre el control de peso, fortalecimiento de los huesos, disminución de la presión arterial y riesgo de sufrir ataques cardíacos. Los efectos del ejercicio sobre el cuerpo se estudian en las áreas de la medicina deportiva y fisiología del ejercicio. El recuadro 8-2, Esteroides anabólicos: ¿ganar a cualquier costo?, tiene información sobre cómo afectan los esteroides a los músculos.

### Tipos de contracciones musculares

El **tono** muscular se refiere a un estado de contracción parcial del músculo, que es normal incluso cuando el músculo no trabaja. El mantenimiento de este tono, o **tonos**, se debe a la acción del sistema nervioso que mantiene a los músculos en un estado constante listos para actuar. Los músculos que se usan poco pronto se vuelen fofos, débiles y pierden su tono.

Además de las contracciones parciales a cargo del tono muscular, hay dos tipos de contracciones de las que depende el cuerpo:

- En las **contracciones isotónicas,** el tono o tensión dentro del músculo permanece igual, pero el músculo con una contracción completa produce movimiento; esto es, se realiza la función. El levantamiento de pesas, caminata, carrera y cualquier otra actividad en la que los músculos se hagan más cortos y gruesos (abultándose) representan contracciones isotónicas.

- En las **contracciones isométricas** no hay cambios en la longitud del músculo, pero aumenta la tensión muscular. Al empujar contra una fuerza inamovible se produce una contracción isométrica. Por ejemplo, si se empujan las palmas de las manos una contra otra no hay movimiento, pero puede sentirse el aumento en la tensión de los músculos de los brazos.

La mayoría de los movimientos corporales involucran una combinación de contracciones tanto isotónicas como isométricas. Por ejemplo, al caminar algunos músculos se contraen isotónicamente para impulsar el cuerpo hacia adelante, pero al mismo tiempo, otros músculos se contraen en forma isométrica para mantener el cuerpo en su posición.

## Mecanismos de movimiento muscular

La mayoría de los músculos tienen dos o más puntos de fijación al esqueleto. El músculo se adhiere al hueso en cada borde por medio de una extensión similar a una cuerda, el llamado **tendón** (fig. 8-7). Todo el tejido conjuntivo interno y alrededor del músculo se fusiona para formar el tendón, el cual se adhiere directamente al periostio del hueso (v. fig. 8-1). En algunos casos una amplia hoja llamada **aponeurosis** puede fijar los músculos a los huesos o a otros músculos.

Al mover los huesos, el borde del músculo se sujeta a una parte más libre del esqueleto, y el otro borde se fija a una parte relativamente estable. A la inserción menos movible (más fija) se

---

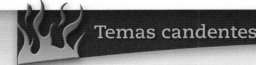

**Recuadro 8-2** Temas candentes

## Esteroides anabólicos: ¿ganar a cualquier costo?

Los esteroides anabólicos imitan los efectos de la testosterona, la hormona sexual masculina, al promover el metabolismo y estimular el crecimiento. Estas sustancias se prescriben legalmente para promover la regeneración muscular y evitar la atrofia por falta de uso después de una cirugía. Sin embargo, algunos atletas también los compran de forma ilegal, usándolos para aumentar el tamaño y fuerza musculares y mejorar la resistencia.

Cuando se usan indebidamente para mejorar el desempeño atlético, las dosis necesarias son elevadas y causan graves efectos adversos. Aumentan el colesterol sanguíneo, lo cual lleva a aterosclerosis, enfermedad cardíaca, insuficiencia renal y accidente vascular cerebral. Los esteroides dañan el hígado, haciéndolo más susceptible a enfermedades y cáncer, y suprimen el sistema inmunológico, lo cual aumenta el riesgo de infecciones y cáncer. En los varones, los esteroides provocan impotencia, atrofia testicular, disminución en el número de espermatozoides, infertilidad y el desarrollo de características sexuales femeninas, como en los senos (ginecomastia). En las mujeres, los esteroides desestabilizan la ovulación y menstruación, y producen características sexuales masculinas, como atrofia de los senos, agrandamiento del clítoris, aumento del vello corporal y voz grave. En ambos géneros, los esteroides aumentan el riesgo de calvicie y, sobre todo en los varones, causan cambios en el estado de ánimo, depresión y violencia.

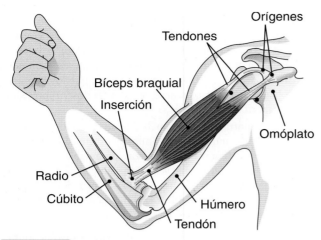

Tendones

Orígenes

Bíceps braquial

Inserción

Omóplato

Radio

Cúbito

Húmero

Tendón

**Figura 8-7** **Fijaciones musculares a los huesos.** Se muestran tres puntos—dos orígenes y una inserción. **[ ACERCAMIENTO** ➤ La contracción del bíceps braquial, ¿produce flexión o extensión en el codo?**]**

le llama el **origen**; el anexo a la parte del cuerpo que el músculo pone en acción se llama **inserción**. Cuando se contrae un músculo, jala ambos puntos de fijación, acercando la inserción más movible hacia el origen y por tanto causando el movimiento de esta parte del cuerpo. La figura 8-7 muestra la acción del bíceps braquial (en la parte superior del brazo) al flexionar el brazo en el codo. La inserción sobre el radio del antebrazo es llevada al origen del omóplato de la cintura escapular.

**PUNTO DE REVISIÓN** `8-10` ➤ Los músculos están fijados a los huesos por medio de tendones: uno adherido a la parte menos movible del esqueleto, y otro a la porción móvil. ¿Cuáles son los nombres de estos dos puntos de fijación?

## Los músculos trabajan juntos

Muchos de los músculos esqueléticos funcionan en pares. Un movimiento es realizado por un músculo llamado **agonista**; el músculo que produce un movimiento opuesto al del agonista se conoce como **antagonista**. Claramente, para cualquier movimiento el antagonista debe relajarse cuando el agonista se contrae. Por ejemplo, cuando el bíceps braquial al frente del brazo se contrae para flexionarlo, el tríceps braquial en el reverso debe relajarse; cuando el tríceps braquial se contrae para extender el brazo, el bíceps braquial debe relajarse. Además de los agonistas y antagonistas, también hay músculos que balancean partes del cuerpo o asisten a los agonistas. Estos músculos "auxiliares" son llamados **sinérgicos**, debido a que trabajan con los agonistas para realizar un movimiento.

Como los músculos trabajan juntos, las acciones están coordinadas para realizar movimientos complejos. Durante el desarrollo, el sistema nervioso debe empezar en forma gradual a coordinar los movimientos. Por ejemplo, un niño que aprende a caminar o a escribir usa músculos innecesarios al principio o no puede usar los apropiados cuando se requiere.

**PUNTO DE REVISIÓN** `8-11` ➤ Los músculos trabajan juntos para producir movimiento. ¿Cuál es el nombre del músculo que produce un movimiento en contraste con el músculo que produce un movimiento opuesto?

## Palancas y mecánica corporal

La mecánica corporal apropiada ayuda a conservar la energía y libra de la tensión y fatiga; en contraste, algunas alteraciones como la lumbalgia —una molestia frecuente— puede ser preludio de una mecánica alterada. La mecánica corporal tiene especial relevancia para los trabajadores de la salud, quienes con frecuencia deben mover pacientes y manejar incómodos equipos. El mantener los segmentos corporales en correcta alineación también afecta a los órganos vitales que son sostenidos por el esqueleto.

Si ha cursado la materia de física recordará el tema de palancas. Una palanca simplemente es una barra rígida que se mueve en torno de un punto o pivote fijo, el punto de apoyo. Hay tres clases de palancas, las cuales difieren sólo en la localización del punto de apoyo (PA), el esfuerzo (E) o fuerza, y la resistencia (R), el peso o carga. En una palanca de primer grado, el PA se localiza entre la resistencia y el esfuerzo; un columpio o unas tijeras son ejemplo de esta palanca (fig. 8-8). La palanca de segundo grado tiene la resistencia localizada entre el punto de apoyo y el esfuerzo; una carretilla o un colchón levantado en un borde ilustran este tipo (fig. 8-8 B). En la palanca de tercer grado el esfuerzo está entre la resistencia y el punto de apoyo. Un fórceps o unas pinzas son ejemplos de este tipo de palanca. El esfuerzo se aplica en el centro del instrumento, entre el punto de apoyo, donde las piezas se unen, y la resistencia en la punta.

El sistema musculoesquelético puede ser considerado un sistema de palancas, en el que los huesos son las palancas, la articulación el punto de apoyo y la fuerza es aplicada por el músculo. Un ejemplo de palanca de primer grado en el cuerpo es el uso de músculos de la nuca para levantar el peso de la cabeza en la articulación localizada entre el hueso occipital del cráneo y la primera vértebra cervical (atlas) (v. fig. 8-8). Una palanca de segundo grado se ejemplifica al levantar el propio peso con los talones (punto de apoyo), usando los músculos de la pantorrilla.

Sin embargo, en el cuerpo hay pocos ejemplos de palancas de primero y segundo grados. La mayoría de palancas en los sistemas corporales es de tercer grado. Un músculo suele insertarse sobre una articulación y ejerce fuerza entre el punto de apoyo y la resistencia. Esto es, el punto de apoyo está por detrás tanto del punto de esfuerzo como del peso. Como se muestra en la figura 8-8 C, cuando el bíceps braquial flexiona el antebrazo en el codo, el músculo ejerce su fuerza en su inserción sobre el radio. El peso de la mano y el antebrazo crean una resistencia y el punto de apoyo es la articulación del codo, el cual está detrás del punto de esfuerzo.

Al entender y aplicar el conocimiento de palancas a la mecánica corporal, el profesional de la salud puede mejorar sus habilidades para realizar diversas maniobras y procedimientos clínicos.

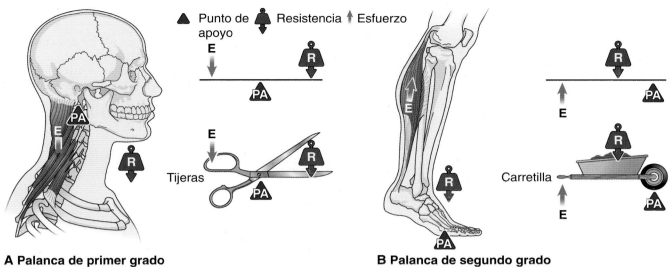

A **Palanca de primer grado**

B **Palanca de segundo grado**

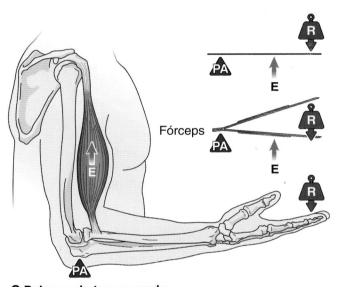

C **Palanca de tercer grado**

**Figura 8-8**    **Palancas.** Se muestran las tres clases de palancas junto con las herramientas y ejemplos anatómicos que ilustran cada tipo. R, resistencia (peso); E, esfuerzo (fuerza); PA, punto de apoyo (punto pivote).

**PUNTO DE REVISIÓN 8-12** ➤ Los músculos y huesos trabajan juntos como sistemas de palanca. De las tres clases de palancas, ¿cuál de ellas representa la acción de la mayoría de los músculos?

## Grupos de músculos esqueléticos

El estudio de los músculos se hace en forma simple agrupándolos según la región corporal. El conocer cómo se llaman los músculos también ayuda a recordarlos. Hay distintas características que se usan para nombrar a los músculos, incluyendo las siguientes:

- Localización, por el nombre del hueso más cercano, por ejemplo, o por la posición, como el lateral, medio, interno o externo
- Tamaño, usando términos como máximo, mayor, menor, largo o corto
- Forma, como circular (orbicular), triangular (deltoides) o trapezoide (trapecio)
- Dirección de las fibras, incluyendo recto (recto) o angulado (oblicuo)
- Número de cóndilos (puntos de inserción), como se indica en el sufijo –*ceps*, como en bíceps, tríceps y cuádriceps
- Acción, como en flexor, extensor, aductor, abductor o elevador

Con frecuencia, se usa más de una característica para nombrarlos. Consulte las figuras 8-9 y 8-10 para estudiar las localizaciones y funciones de los músculos esqueléticos superficiales e intente descifrar las bases de cada nombre. Aunque se describen en singular, la mayoría de los músculos se presenta en ambos lados del cuerpo.

## Músculos de la cabeza

Los principales músculos de la cabeza son los de la expresión facial y de la masticación (fig. 8-11, tabla 8-3).

Los músculos de la expresión facial incluyen los que se encuentran alrededor de los ojos y labios, en forma anular,

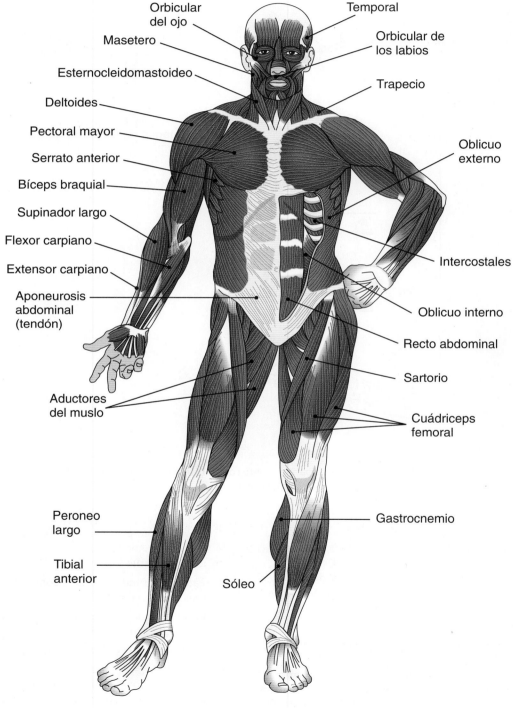

Vista anterior

**Figura 8-9**  **Músculos superficiales, vista anterior.** La estructura relacionada se pone entre paréntesis.

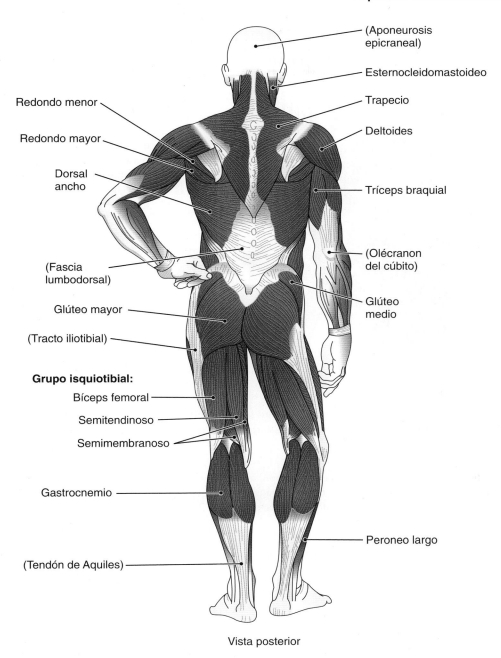

(Aponeurosis
epicraneal)

Esternocleidomastoideo

Trapecio

Deltoides

Tríceps braquial

(Olécranon
del cúbito)

Glúteo
medio

Redondo menor

Redondo mayor

Dorsal
ancho

(Fascia
lumbodorsal)

Glúteo mayor

(Tracto iliotibial)

**Grupo isquiotibial:**

Bíceps femoral

Semitendinoso

Semimembranoso

Gastrocnemio

(Tendón de Aquiles)

Peroneo largo

Vista posterior

**Figura 8-10** **Músculos superficiales, vista posterior**. La estructura relacionada se pone entre paréntesis.

---

llamados **músculos orbiculares**, debido a su forma (piense en una "órbita"). El músculo que rodea cada ojo se llama **orbicular del ojo**, mientras que el músculo de los labios es el **orbicular de los labios**. Desde luego, estos músculos tienen sus antagonistas. Por ejemplo, el **elevador superior de los párpados**, es el antagonista del orbicular del ojo.

Uno de los músculos más grandes de la expresión forma la parte carnosa de la mejilla y se llama **buccinador**. Usado para silbar o soplar, en ocasiones se le llama músculo del trompetista. Es fácil delinear otros músculos de expresión facial: por ejemplo, los antagonistas del orbicular de los labios pueden producir una sonrisa, una

risa de escarnio o una mueca. Hay varios músculos del cuero cabelludo que elevan los párpados o permiten fruncir el ceño.

Hay cuatro pares de músculos para la masticación, los cuales se insertan en la mandíbula y la mueven. El más grande es el **temporal**, el cual se encuentra arriba del oído, y el **masetero**, en el ángulo del maxilar.

La lengua tiene dos grupos de músculos; el primero, los **músculos intrínsecos**, se localiza por completo dentro de la lengua. El segundo grupo, los **músculos extrínsecos**, se origina fuera de la lengua. Debido a que la lengua tiene muchos músculos puede tener una flexibilidad extraordina-

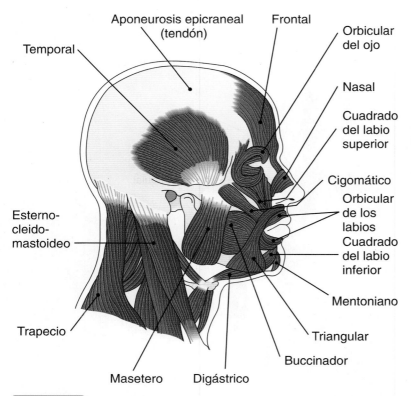

**Figura 8-11**   **Músculos de la cara.** Cada estructura relacionada se marca entre paréntesis. **[ ACERCAMIENTO ▶**¿Cuál de los músculos de esta ilustración debe su nombre al hueso que tiene cerca? **]**

## Músculos del cuello

Los músculos del cuello tienden a tener forma de cinta y se extienden vertical y oblicuamente en varias capas y en forma compleja (fig. 8-11, tabla 8-3). El que se menciona con mayor frecuencia es el **esternocleidomastoideo** o esternomastoideo. Este fuerte músculo se extiende por arriba desde el esternón a través del cuello lateral hasta la apófisis mastoidea. Cuando los músculos izquierdo y derecho trabajan en conjunto, inclinan la cabeza sobre el pecho (flexión). Al trabajar por separado, cada músculo inclina y rota la cabeza para orientar la cara hacia el lado opuesto del músculo. Si la cabeza está fija anormalmente en esa posición, se dice que la persona sufre **tortícolis**, o "cuello torcido"; esta alteración puede deberse a una lesión o espasmo del músculo.

Una parte del músculo trapecio (descrito más adelante) se localiza en la parte posterior del cuello, donde sostiene la cabeza erguida (extensión). Otros grandes músculos son los extensores principales de cabeza y cuello.

## Músculos de las extremidades superiores

Los músculos de las extremidades superiores incluyen los que determinan la posición del hombro, los músculos anterior y posterior que mueven el brazo y los músculos que mueven el antebrazo y la mano.

**MUSCULOS QUE MUEVEN AL HOMBRO Y AL BRAZO** La posición del hombro depende en gran medida del grado de contracción del **trapecio**, un músculo triangular que cubre la parte posterior del cuello y se extiende a través de la parte posterior del hombro para insertarse en la clavícula y el omóplato (fig. 8-10, tabla 8-4). Los músculos trapecios permiten elevar los hombros y echar-

ria y realizar diferentes funciones. Considere los complicados movimientos necesarios para hablar, masticar y tragar. La figura 8-11 muestra algunos otros músculos de la cara.

 Visite **thePoint** para más figuras de la musculatura de la cabeza y el cuello.

| **Tabla 8-3** | **Músculos de la cabeza y cuello*** | |
|---|---|---|
| Nombre | Localización | Función |
| Orbicular del ojo | Rodea al párpado | Cierra los ojos |
| Elevador palpebral superior (músculo profundo; no se muestra) | Órbita posterior al párpado superior | Abre los ojos |
| Orbicular de los labios | Rodea a la boca | Cierra los labios |
| Buccinador | Parte carnosa de la mejilla | Nivela las mejillas; ayuda al comer, silbar o soplar instrumentos de viento |
| Temporal | Arriba y cerca de la oreja | Cierra la mandíbula |
| Masetero | En el ángulo del maxilar | Cierra la mandíbula |
| Esternocleidomastoideo | A lo largo de la parte lateral del cuello, a la apófisis mastoidea | Flexiona la cabeza; la rota hacia el lado opuesto del músculo |

*Estos y otros músculos de la cara se muestran en la figura 8-11

los hacia atrás. La parte superior de cada trapecio también puede extender la cabeza y girarla de un lado a otro.

El **dorsal ancho** es el músculo más amplio de la espalda y la parte lateral del tronco. Se origina en la columna vertebral en la parte media y baja, y cubre la mitad inferior de la región torácica, formando la parte posterior de la axila (sobaco). Las fibras de cada músculo convergen en un tendón que se inserta sobre el húmero. El dorsal ancho extiende con fuerza el brazo, llevándolo hacia atrás, como por ejemplo en la natación.

El **pectoral mayor** se localiza a cada lado de la porción superior del tórax (v. fig. 8-9). Este músculo sale del esternón, las costillas superiores y la clavícula, y forma la "pared" anterior de la axila; se inserta sobre la porción superior del húmero. El pectoral mayor flexiona y aduce el brazo, jalándolo a través del tórax.

El **serrato anterior** está por debajo de la axila, sobre la parte lateral del tórax. Se origina sobre la octava o novena costilla, en los lados lateral y anterior del tórax, y se inserta en el omóplato, del lado de las vértebras. El serrato anterior mueve el omóplato hacia adelante cuando, por ejemplo, se empuja algo. También ayuda a levantar el brazo por arriba del nivel horizontal.

El **deltoides** cubre la articulación del hombro y es el que le da la redondez a la parte superior del brazo, por debajo del hombro (v. figs. 8-9 y 8-10). Este músculo lleva el nombre por su forma triangular, que asemeja la letra griega delta. El deltoides suele usarse como sitio para las inyecciones. Surge de la cintura escapular (clavícula y omóplato) y sus fibras convergen para insertarse sobre la superficie lateral del húmero. Su contracción aduce el brazo, elevándolo en forma lateral a la posición horizontal.

La articulación del hombro permite un amplio rango de movimientos. Esta libertad de desplazamiento es factible debido a que el húmero se ajusta dentro de un conector poco profundo, la cavidad glenoidea del omóplato. Esta articulación requiere el apoyo de cuatro músculos profundos y sus tendones, que integran el **manguito rotador**. Los cuatro músculos son el supraespinoso, infraespinoso, redondo menor (teres minor) y subescapular. En ciertas actividades, como la natación, golf, tenis o lanzamiento de una bola de beisbol, los músculos del manguito rotador pueden lesionarse, incluso desgarrarse, y requerir cirugía para corregirlos.

thePoint Visite **thePoint** para más ilustraciones de los músculos que mueven el hombro y el brazo y para los del manguito rotador.

| Tabla 8-4 | Músculos de las extremidades superiores* | |
| --- | --- | --- |
| **Nombre** | **Localización** | **Función** |
| Trapecio | Parte posterior del cuello y espalda alta, a la clavícula y omóplato | Eleva el hombro y lo retrae; extiende la cabeza |
| Dorsal ancho | Espalda media y baja, al húmero | Extiende y aduce el brazo por detrás de la espalda |
| Pectoral mayor | Parte superior y anterior del tórax, al húmero | Flexiona y aduce el brazo a través del tórax; tira el hombro hacia adelante y abajo |
| Serrato anterior | Inferior a la axila sobre la parte lateral del tórax, al omóplato | Mueve el omóplato hacia adelante; ayuda en la elevación del brazo, para golpear o empujar hacia adelante |
| Deltoides | Cubre la articulación del hombro, a la parte lateral del húmero | Abduce el brazo |
| Bíceps braquial | Parte anterior del brazo, a lo largo del húmero, al radio | Flexiona el antebrazo y el codo y pone hacia arriba la mano |
| Braquial anterior | Posterior al bíceps braquial; se inserta en la articulación anterior del codo | Flexor principal del antebrazo |
| Supinador largo | Antebrazo anterior desde el borde distal del húmero al borde distal del radio | Flexiona el antebrazo y el codo |
| Tríceps braquial | Parte anterior del brazo, al cúbito | Extiende el antebrazo para alinear la extremidad superior |
| Grupo del flexor carpiano | Antebrazo anterior, a la mano | Flexiona la mano |
| Grupo del extensor carpiano | Antebrazo posterior, a la mano | Extiende la mano |
| Grupo del flexor común de los dedos | Antebrazo anterior, a los dedos | Flexiona los dedos |
| Grupo del extensor común de los dedos | Antebrazo posterior, a los dedos | Extiende los dedos |

*Estos y otros músculos de las extremidades superiores se muestran en las figuras 8–9, 8–10, y 8–12.

## MÚSCULOS QUE MUEVEN AL ANTEBRAZO Y A LA MANO

El **bíceps braquial**, localizado en la parte anterior del brazo, a lo largo del húmero, es el músculo que suele mostrarse cuando uno quiere "flexionar los músculos" para mostrar la fuerza (fig. 8-12 A). Se inserta sobre el radio y flexiona el antebrazo. Es el supinador de la mano. El **braquial anterior** se localiza posterior al bíceps braquial con inserción distal sobre la articulación anterior del codo. Flexiona el antebrazo en todas las posiciones, sostiene la flexión y estabiliza la extensión lenta del antebrazo.

Otro flexor del antebrazo en el codo es el **supinador largo**, un músculo prominente del antebrazo que se origina distal al húmero y se inserta distal al radio.

El **tríceps braquial**, localizado en la parte posterior del brazo, se inserta en el olécranon del cúbito (fig. 8-12 B). Fortalece el brazo, por ejemplo, al bajar un peso con el brazo flexionado. También es importante al empujar, debido a que convierte el brazo y antebrazo en una potente barra.

La mayoría de los músculos que mueven la mano y los dedos se origina del radio y el cúbito (v. fig. 8-12). Algunos se insertan en los huesos carpianos de la muñeca, mientras que otros tienen largos tendones que cruzan la muñeca y se insertan sobre los huesos de la mano y los dedos.

El **músculo flexor carpiano** y el **extensor carpiano** permiten realizar varios movimientos de la mano. Los músculos que producen movimientos de los dedos son los músculos **extensores** y **flexores de los dedos**. El nombre de estos músculos puede incluir huesos cercanos, su acción, o longitud, por ejemplo, longus por largo y brevis por corto.

Los grupos de músculos especiales en las partes carnosas de la mano realizan los complejos movimientos que se hacen con los dedos y el pulgar. La libertad de movimiento del pulgar ha sido una de las capacidades más útiles para la raza humana.

thePoint · Visite **thePoint** para más ilustraciones de los músculos que mueven el antebrazo y la mano.

## Músculos del tronco

Los músculos del tronco incluyen aquellos relacionados con la respiración, los delgados músculos del abdomen y los del piso pélvico. El siguiente análisis también incluye los músculos profundos de la espalda que apoyan y mueven la columna vertebral.

### MÚSCULOS DE LA RESPIRACIÓN

El músculo más importante relacionado con el acto de respirar es el **diafragma**. Este músculo en forma de bóveda forma la división entre la cavidad torácica por arriba, y la cavidad abdominal por debajo (fig. 8-13). Cuando se contrae el diafragma, la parte central en forma de bóveda es empujada hacia abajo, por lo que la cavidad torácica se agranda desde arriba hacia abajo.

Los **músculos intercostales** están conectados y llenan los espacios entre las costillas. Los intercostales internos y externos van en ángulos en direcciones opuestas. La contracción de los músculos intercostales eleva las costillas y por tanto agranda la cavidad torácica de un lado a otro, y en dirección anterior a posterior. La mecánica de la respiración se describe en el capítulo 18.

**PUNTO DE REVISIÓN 8-13** ➤ ¿Cuál es el músculo más importante en la respiración?

### MÚSCULOS DEL ABDOMEN Y LA PELVIS

La pared abdominal tiene tres capas de músculos que se extienden desde

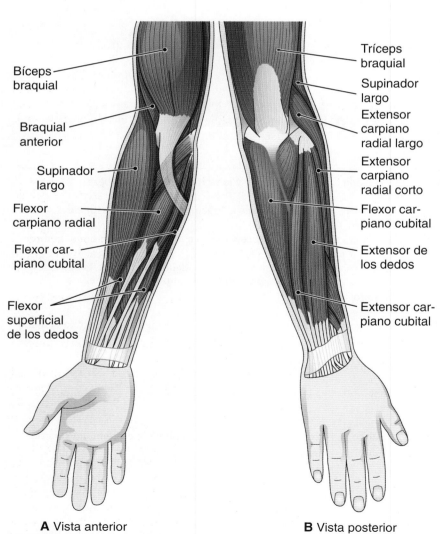

Bíceps braquial
Braquial anterior
Supinador largo
Flexor carpiano radial
Flexor carpiano cubital
Flexor superficial de los dedos

Tríceps braquial
Supinador largo
Extensor carpiano radial largo
Extensor carpiano radial corto
Flexor carpiano cubital
Extensor de los dedos
Extensor carpiano cubital

**A** Vista anterior    **B** Vista posterior

**Figura 8-12** **Músculos que mueven el antebrazo y la mano.**

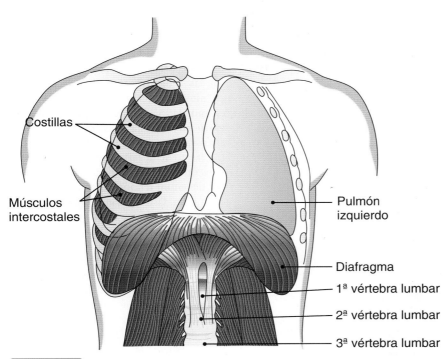

Costillas

Músculos
intercostales

Pulmón
izquierdo

Diafragma

1ª vértebra lumbar

2ª vértebra lumbar

3ª vértebra lumbar

**Figura 8-13** **Músculos de la respiración.** También se muestran estructuras relacionadas.

8

## MÚSCULOS INTERNOS DE LA ESPALDA

Los músculos internos de la espalda, que actúan sobre la columna vertebral, son gruesas masas verticales que descansan sobre el trapecio y el dorsal ancho. Los músculos **erectores espinales** constituyen un gran grupo localizado entre el sacro y el cráneo; extienden la columna y la mantienen en una posición erguida. Los músculos pueden tensionarse al levantar objetos pesados si la columna se flexiona al mismo tiempo. Al realizar un levantamiento se debe doblar la cadera y las rodillas en lugar de los músculos del muslo y los glúteos.

Los músculos más internos en el área lumbar extienden la columna vertebral en esa región. Estos músculos no se muestran en las figuras.

## Músculos de las extremidades inferiores

Los músculos en las extremidades inferiores, entre los más largos y fuertes del cuerpo, se especializan en la locomoción y el equilibrio. Incluyen aquellos que mueven el muslo y la pierna y los que controlan el movimiento de los pies.

**MÚSCULOS QUE MUEVEN AL MUSLO Y A LA PIERNA** El **glúteo mayor**, que forma la parte carnosa de las nalgas, es relativamente grande en los humanos debido a la función de apoyo que cumple cuando la persona está en posición erecta (fig. 8-10, tabla 8-6). Este músculo extiende el muslo y es importante al caminar y correr. El **glúteo medio**, que está parcialmente cubierto por el glúteo mayor, abduce el muslo. Este es uno de los sitios que se usan para las inyecciones intramusculares.

El **psoas ilíaco** surge desde el íleon y los cuerpos de las vértebras lumbares; cruza la articulación anterior de la cadera para insertarse sobre el fémur (fig. 8-16 A). Es un poderoso flexor del muslo y ayuda a mantener el tronco echado hacia atrás cuando se está en posición erecta.

Los **músculos aductores** se localizan en la parte media del muslo. Surgen del pubis y el isquion y se insertan en el fémur; presionan a los muslos para mantenerse juntos, como cuando se presiona una silla de montar con las rodillas al cabalgar un caballo. Incluyen al **aductor largo** y el **aductor mayor**.

El **sartorio** es un músculo largo y estrecho que inicia en la espina ilíaca, cambia de dirección hacia abajo y en medio a través de todo el muslo, y termina en la superficie media superior de la tibia. Se le llama el músculo del sastre debido a que se utiliza al cruzar las piernas al estilo de los sastres, quienes en el pasado cruzaban las piernas al sentarse en el suelo. El **recto interno** se extiende desde el hueso púbico a la parte media de la tibia. Aduce el muslo en la cadera y flexiona la pierna en la rodilla.

la espalda (dorsalmente) y a los lados (lateralmente) hacia el frente (ventralmente) (fig. 8-14, tabla 8-5). Se trata de los **oblicuos externos** sobre el exterior, los **oblicuos internos** al centro, y el **transverso abdominal** hacia adentro. El tejido conjuntivo de estos músculos se extiende en sentido anterior y rodea al **recto abdominal** de la pared abdominal anterior. Las fibras de estos músculos, así como sus extensiones de tejido conjuntivo (aponeurosis), corren en distintas direcciones, semejando capas de madera laminada, lo que confiere fortaleza a la pared abdominal. La unión en el punto medio de las aponeurosis forma una región blanquecina llamada **línea alba**, que es un punto de referencia abdominal importante. Se extiende de la punta del esternón a la articulación púbica (v. fig. 8-14).

Estos cuatro pares de músculos abdominales actúan en conjunto para proteger los órganos internos y comprimen la cavidad abdominal al toser, vaciar la vejiga (orinar) y los intestinos (defecar), estornudar, vomitar y durante el parto. Los dos músculos oblicuos y el recto abdominal ayudan a flexionar el tronco hacia adelante y a los lados.

El piso pélvico, o **perineo**, tiene su propia forma de diafragma, similar a un plato poco profundo. Uno de los principales músculos de este diafragma pélvico es el **elevador del ano**, que actúa sobre el recto y con ello ayuda en la defecación. Los músculos superficiales y profundos del perineo femenino se muestran en la figura 8-15, junto con algunas estructuras relacionadas.

**PUNTO DE REVISIÓN 8-14** ➤ ¿Qué característica estructural confiere fortaleza a los músculos de la pared abdominal?

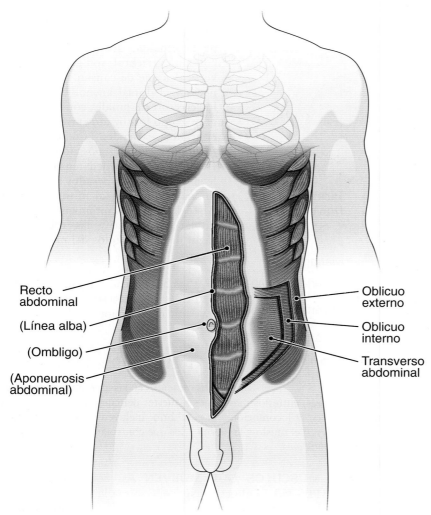

Recto
abdominal

(Línea alba)

(Ombligo)

(Aponeurosis
abdominal)

Oblicuo
externo

Oblicuo
interno

Transverso
abdominal

**Figura 8-14** **Músculos de la pared abdominal.** Se eliminó el tejido superficial del lado derecho para mostrar las estructuras internas. Las estructuras relacionadas se indican entre paréntesis.

La parte anterior y lateral del fémur está cubierta por el **cuádriceps femoral**, un músculo largo que tiene cuatro cabeceras de origen. Las partes individuales son las siguientes: en el centro, cubriendo el muslo anterior, el **recto femoral**; en cada lado, el **vasto medial oblicuo** y el **vasto lateral**; más adentro en el centro, el **vasto intermedio**. Uno de estos músculos (recto femoral) se origina del íleon, y los otros tres del fémur, aunque los cuatro tienen un tendón común de inserción en la tibia. Usted puede recordar que este es el tendón que encierra la cubierta de la rodilla, o rótula. Este músculo extiende la pierna, como cuando se patea un balón. El vasto lateral también es sitio para inyecciones intramusculares.

El tracto iliotibial (IT) es una banda gruesa de fascia que cubre los músculos laterales del muslo. Se extiende desde el íleon de la cadera a la parte superior de la tibia y refuerza la fascia del muslo (fascia lata) (v. fig. 8-16).

Los **músculos isquiotibiales** se localizan en la parte posterior del muslo (v. fig. 8-16 B). Sus tendones pueden palparse detrás de la rodilla y descienden para insertarse sobre la tibia y el peroné. Los isquiotibiales flexionan la pierna sobre el muslo, como al arrodillarse. De manera individual, desde una posición lateral hacia el centro, son el **bíceps femoral**, el **semimembranoso** y el **semitendinoso**. El nombre de estos músculos se refiere a los tendones localizados en la parte posterior de la rodilla, en los cuales cada uno de estos músculos se inserta sobre la pierna.

| Tabla 8-5 | Músculos del tronco* | |
|---|---|---|
| **Nombre** | **Localización** | **Función** |
| Diafragma | División en forma de bóveda entre la cavidad torácica y la cavidad abdominal | La bóveda desciende para que la cavidad torácica se agrande desde arriba hacia abajo |
| Intercostales | Entre las costillas | Elevan las costillas y agrandan la cavidad torácica |
| Músculos de la pared abdominal: Oblicuo externo Oblicuo interno Transverso abdominal Recto abdominal | Pared abdominal anterior y lateral | Comprimen la cavidad abdominal y expelen sustancias del cuerpo; flexionan la columna vertebral |
| Elevador del ano | Piso pélvico | Ayuda en la defecación |
| Erector espinal (interno; no se muestra) | Grupo de músculos internos verticales entre el sacro y el cráneo | Extienden la columna vertebral para producir la posición erguida |

*Estos y otros músculos del tronco se muestran en las figuras 8-13, 8-14 y 8-15.

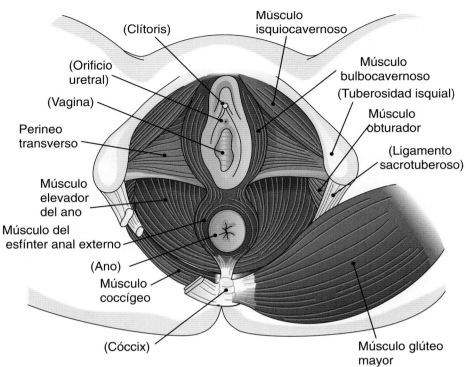

**Figura 8-15** **Músculos del perineo femenino (piso pélvico).** Las estructuras relacionadas se indican entre paréntesis.

## Tabla 8-6    Músculos de las extremidades inferiores*

| Nombre | Localización | Función |
|---|---|---|
| Glúteo mayor | Glúteo superficial, al fémur | Extiende el muslo |
| Glúteo medio | Glúteo interno, al fémur | Abduce el muslo |
| Psoas ilíaco | Cruza anterior a la articulación de la cadera, al fémur | Flexiona el muslo |
| Grupo aductor (p. ej., aductor largo, aductor mayor) | Medial al muslo, hacia el fémur | Aducen el muslo |
| Sartorio | Cambia de dirección hacia abajo del muslo e íleon, hacia la tibia | Flexiona el muslo y pierna (para sentarse con las piernas cruzadas) |
| Recto interno | Hueso púbico a la superficie media de la tibia | Aduce el muslo a la cadera; flexiona la pierna en las rodillas |
| Cuádriceps femoral: Recto femoral Vasto medial oblicuo Vasto lateral Vasto intermedio (interno; no se muestra) | Muslo anterior, a la tibia | Extienden la pierna |
| Grupo isquiotibial: Bíceps femoral Semimembranoso Semitendinoso | Muslo posterior, a la tibia y el peroné | Extienden la pierna |
| Gastrocnemio | Pantorrilla de la pierna, al calcáneo, insertándose en el tendón de Aquiles | Flexiona la planta del pie hacia el tobillo (como al andar de puntillas) |
| Soleo | Interno en la parte posterior de la pierna, al gastrocnemio | Flexiona la planta del pie hacia el tobillo |
| Tibial anterior | Anterior y lateral a la espinilla, al pie | Dorsiflexión del pie (como al caminar con los talones); invierte el pie (planta hacia adentro) |
| Peroneo largo | Pierna lateral, al pie | Voltea hacia afuera el pie (planta hacia afuera) |
| Grupo flexor de los dedos del pie | Parte posterior de la pierna y el pie, a la superficie inferior de los huesos de los dedos del pie | Flexionan los dedos de los pies |
| Grupo extensor de los dedos del pie | Superficie anterior de los huesos de la pierna, a la superficie superior de los dedos de los pies | Extienden los dedos de los pies |

*Estos y otros músculos de las extremidades inferiores se muestran en las figuras 8-16 y 8-17.

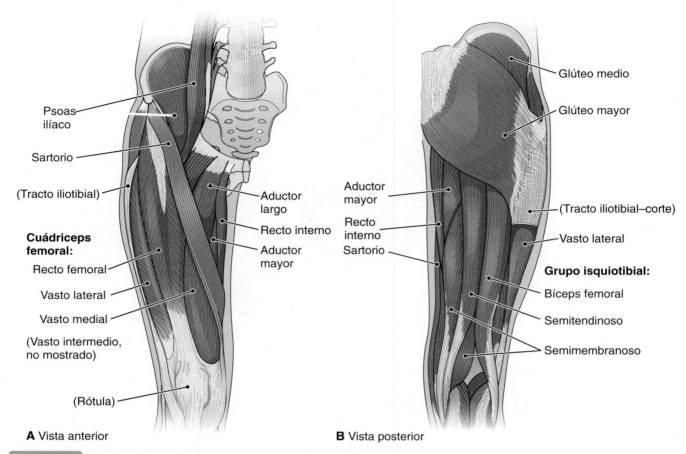

Psoas
ilíaco

Sartorio

(Tracto iliotibial)

**Cuádriceps
femoral:**

Recto femoral

Vasto lateral

Vasto medial

(Vasto intermedio,
no mostrado)

(Rótula)

Aductor
largo

Recto interno

Aductor
mayor

**A** Vista anterior

Glúteo medio

Glúteo mayor

Aductor
mayor

Recto
interno

Sartorio

(Tracto iliotibial–corte)

Vasto lateral

**Grupo isquiotibial:**

Bíceps femoral

Semitendinoso

Semimembranoso

**B** Vista posterior

**Figura 8-16** **Músculos del muslo.** Las estructuras relacionadas se indican entre paréntesis.

**MÚSCULOS QUE MUEVEN AL PIE** El **gastrocnemio** es el músculo principal del talón (su nombre significa "estómago de la pierna") (fig. 8-17). Se le ha llamado también el músculo de los dedos de las bailarinas debido a que se usa para pararse de puntillas. Termina cerca del talón en un cordón prominente llamado **tendón de Aquiles** (v. fig. 8-17 B), el cual se conecta al calcáneo (hueso del talón). El tendón de Aquiles es el más largo del cuerpo. Según la mitología griega, la región por arriba del talón era el único lugar en el que Aquiles era vulnerable, y si se corta este tendón, resulta imposible caminar. El soleo es un músculo plano interior al gastrocnemio. También se inserta por medio del tendón de Aquiles y, al igual que el gastrocnemio, flexiona el pie en el tobillo.

Otro músculo de la pierna que actúa sobre el pie es el **tibial anterior**, localizado sobre la región anterior de la pierna (v. fig. 8-17 A). Este músculo realiza la función opuesta al gastrocnemio. Al caminar sobre los talones se usa el tibial anterior para elevar el resto del pie fuera del piso (dorsiflexión). Este músculo también se encarga de la inversión del pie. El músculo para la eversión del pie es el **peroneo largo**, también llamado fibular largo, y se localiza en la parte lateral de la pierna. Este tendón largo del músculo cruza bajo el pie y forma una ligadura suspensoria que apoya el arco transverso (metatarsiano).

Los dedos de los pies, como los de las manos, están provistos de músculos flexores y extensores. Los tendones de los extensores se localizan en la parte superior del pie y se insertan sobre la superficie superior de las falanges (huesos de los pies). Los tendones flexores de los dedos cruzan la planta del pie y se insertan sobre la superficie inferior de las falanges.

thePoint Visite **thePoint** para más imágenes de los músculos que mueven la extremidad inferior.

# Efectos del envejecimiento sobre los músculos

Al iniciar los 40 años de edad hay una pérdida gradual de células musculares, que resulta en una disminución en el tamaño de cada músculo individual. También hay pérdida de fuerza, sobre todo en los músculos extensores, como el sacroespinal largo, cercano a la columna vertebral; esto causa la apariencia de "doblez inclinada" de una joroba (cifosis), que en las mujeres se llama *joroba de viuda*. En ocasiones hay una tendencia a doblar (flexionar) la cadera y las rodillas. Además de causar los cambios antes señalados en la columna vertebral (v. cap. 7), estos efectos sobre los músculos extensores provocan una dis-

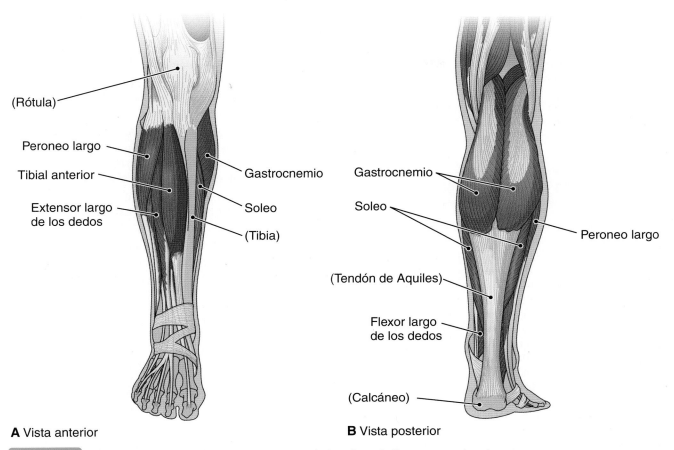

**A** Vista anterior

**B** Vista posterior

**Figura 8-17** **Músculos que mueven al pie.** Las estructuras relacionadas se indican entre paréntesis.

minución marcada sobre la altura de la persona añosa. La actividad y el ejercicio a lo largo de la vida retrasan y disminuyen estos efectos indeseables del envejecimiento. Incluso entre los ancianos, el ejercicio de resistencia, como el levantamiento de pesas, aumenta la fuerza y función de los músculos.

## Trastornos musculares

Un **espasmo** es una contracción muscular súbita e involuntaria, con frecuencia dolorosa. Al espasmo de los músculos viscerales se le llama **cólico**, un buen ejemplo del cual es el espasmo del músculo intestinal que se conoce como *dolor de estómago*. El espasmo también ocurre en los músculos esqueléticos. Si se presenta en series, esta alteración se denomina **ataque** o **convulsión**.

Los calambres son contracciones musculares intensas y dolorosas, sobre todo de la pierna y el pie. Es más factible que se presenten después de una intensa actividad física. Los calambres que ocurren durante el sueño o el descanso se llaman *calambres de posición recostada*.

Las **torceduras** son lesiones musculares frecuentes debidas a un uso excesivo o estiramiento exagerado. En las torceduras hay dolor, rigidez e inflamación, con mayor frecuencia en la espalda baja o cuello. También pueden afectarse los codos

u hombros. El calambre doloroso en la pierna es muy intenso y rebelde cuando se debe a una torcedura, por lo general de los cuádriceps del muslo.

Los **esguinces** son más graves que las torceduras e implican un desgarramiento de los ligamentos que rodean a una articulación, por lo general como resultado de un movimiento articular excesivo. En casos graves el ligamento puede desprenderse totalmente del hueso. El tobillo es un sitio habitual de esguinces, como cuando se "dobla", esto es, cuando el pie gira hacia adentro y el peso del cuerpo fuerza una inversión excesiva en la articulación. Las rodillas son otro sitio frecuente para este tipo de lesión. El dolor e inflamación que acompañan al esguince pueden atenuarse si se aplica de inmediato una bolsa de hielo, lo que constriñe algunos de los pequeños vasos sanguíneos y disminuye el sangrado interno.

La **atrofia** es un desgaste o disminución en el tamaño de un músculo cuando no puede ser usado, como cuando una extremidad es colocada en yeso después de una fractura.

## Enfermedades musculares

La **distrofia muscular** es un grupo de alteraciones en las que hay deterioro de los músculos que aún conservan intacta su función nerviosa. Estos trastornos progresan en diferentes grados. El tipo más común, que se encuentra con mayor frecuencia en niños varones, provoca debilidad y parálisis. La muerte es resultado de una debilidad del músculo cardíaco o parálisis de los músculos respiratorios. La esperanza de vida es alrededor de los 20 años para el tipo más común de distrofia muscular, y de los 40 años para los otros tipos. Los progresos hacia tratamientos definitivos para algunas formas de esta enfermedad pueden ser factibles ahora que los científicos han identificado los defectos genéticos que las causan.

> *thePoint* Visite **thePoint** para ver ilustraciones que muestran los efectos de la distrofia muscular.

La **miastenia grave** se caracteriza por una fatiga muscular crónica que lleva a menguar la fuerza. Afecta a los adultos e inicia con los músculos de la cabeza. La caída de los párpados (ptosis) es un signo temprano habitual. Esta enfermedad se debe a un defecto de la transmisión, en la unión neuromuscular.

El término **mialgia** significa "dolor muscular"; **miositis** es un término que indica una inflamación real del tejido muscular. **Fibrositis** significa "inflamación de los tejidos conjuntivos" y se refiere en particular a los relacionados con músculos y articulaciones. Por lo general, estas alteraciones aparecen combinadas con **fibromiositis**, la cual puede ser aguda, con dolor intenso durante los movimientos, o crónica. En ocasiones la aplicación de calor, junto con masaje y reposo, alivia los síntomas.

El **síndrome de fibromialgia** se relaciona con dolores musculares generalizados, aumento de la sensibilidad y rigidez, junto con fatiga y trastornos del sueño. Se diagnostica con dificultad y se desconoce su causa, aunque puede ser una enfermedad autoinmunitaria en la que el sistema inmunitario reacciona negativamente a sus propios tejidos. El tratamiento puede incluir un programa controlado de ejercicios y la prescripción de analgésicos, relajantes musculares o antidepresivos.

## Alteraciones de estructuras relacionadas

La **bursitis** es una inflamación de una bursa (o bolsa), un saco lleno de líquido que atenúa la fricción entre los tejidos y el hueso. Algunas bursas se comunican con articulaciones; otras se relacionan estrechamente con músculos. En ocasiones se desarrollan bursas en forma espontánea, como respuesta a una fricción repetida. La bursitis puede ser muy dolorosa, con inflamación y limitación de movimiento. Algunos ejemplos de bursitis son los siguientes:

- **Bursitis del olécranon** —inflamación de la bursa sobre el punto del codo (olécranon). También se le conoce como codo del estudiante, ya que puede deberse a las largas horas en que los codos están inclinados al estudiar.

- **Bursitis isquial** —frecuente entre personas que deben estar sentadas durante largos periodos, como los taxistas y camioneros.

- **Bursitis prepatelar** —inflamación de la bursa anterior de la rótula. Esta forma de bursitis se encuentra entre personas que deben estar de rodillas; hace mucho tiempo se le llamó *rodilla de las sirvientas*.

- **Bursitis subdeltoide** y **bursitis subacromial** —aparecen en la región del hombro y son con mucho las formas más frecuentes de bursitis.

Para el alivio del dolor en la bursitis, en algunos casos puede inyectarse un anestésico local, corticoesteroides o ambos. Los **juanetes** son crecimientos que suelen encontrarse en la base y la parte media del dedo gordo. En términos generales, la presión constante provoca el desarrollo de una bursa, la cual después se inflama. Si no se practica cirugía puede ser necesario el uso de calzado especial.

La **tendinitis**, una inflamación de los tendones musculares y sus anexos, ocurre con mayor frecuencia entre atletas que se exigen demasiado. Con frecuencia afecta al hombro, los tendones del músculo isquiotibial en la rodilla y el tendón de Aquiles cerca del talón. La **tenosinovitis**, que afecta la vaina sinovial que contiene a los tendones, se encuentra con mayor frecuencia en mujeres en el cuarto decenio de la vida, posterior a una lesión o cirugía. Puede manifestarse con inflamación y dolor intenso durante la actividad.

El **síndrome tibial anterior** se presenta con dolor y sensibilidad dolorosa a lo largo de la tibia ("hueso de la espinilla") resultantes de lesión por tensión de las estructuras de la pierna. Algunas causas de este síndrome son la tendinitis en la inserción del músculo tibial anterior, e incluso una fractura por tensión de la tibia. Se presenta con frecuencia entre corredores, en especial cuando corren sobre superficies duras sin el apoyo de un calzado adecuado.

El **síndrome del túnel carpiano** afecta los tendones de los músculos flexores de los dedos, así como los nervios que inervan a la mano y los dedos. El entumecimiento y debilidad de la mano se deben a una presión sobre el nervio medio que pasa a través del túnel formado por los huesos carpianos de la muñeca. Este síndrome es uno de los trastornos más frecuentes por uso repetido. Afecta a muchos trabajadores que usan sus manos y dedos laboriosamente, como los obreros, operadores de teclados y músicos.

## De vuelta a la enfermedad en contexto

### ➤ La esclerosis múltiple de Susana

Habiendo terminado el examen clínico de su paciente, el Dr. Morales meditó acerca de sus descubrimientos. Susana, mujer blanca de 26 años, se había presentado con debilidad muscular, atrofia y reflejos anormales en el lado derecho del cuerpo. Al principio, parecía factible que Susana tuviera un trastorno del sistema muscular. La distrofia muscular se caracteriza por deterioro y debilidad de los músculos, pero el médico sabe que esta enfermedad es genética y sus efectos aparecen durante la infancia. La miastenia grave, un trastorno de la unión neuromuscular, también presenta debilidad muscular y aparece durante la edad adulta, pero por lo general afecta los músculos de la cabeza, no de los miembros. El síndrome de fibromialgia afecta a adultos y se relaciona con dolores musculares generalizados; este no parecía el caso de Susana, quien tenía localizado el problema sobre su lado derecho.

Fue la queja de dolor y sensación de hormigueo en la pierna derecha de la paciente lo que dio al Dr. Morales la última clave para el diagnóstico. Susana probablemente tenía un trastorno del sistema nervioso llamado esclerosis múltiple. Esta alteración se caracteriza tanto por síntomas musculares como nerviosos, que hacen su aparición en el adulto y en ocasiones se localizan en un solo lado del cuerpo. Después de comentar estos datos con Susana, el médico solicitó una resonancia magnética del cerebro y la médula espinal y la envió con un neurólogo para que recibiera tratamiento especializado.

Durante este caso, el Dr. Morales examinó el sistema muscular de Susana. Rápidamente supo que los síntomas de su paciente sugerían un trastorno del sistema nervioso. El caso de estudio del capítulo 9, El sistema nervioso: médula espinal y nervios raquídeos, mostrará cómo Susana aprende más acerca de la esclerosis múltiple.

# Resumen

## I. TIPOS DE MÚSCULOS
A. Músculo liso
1. En paredes de órganos huecos, vasos y conductos respiratorios
2. Células alargadas, con un solo núcleo, sin estrías
3. Involuntario, produce peristalsis, se contrae y relaja lentamente
B. Músculo cardíaco
1. Músculo de la pared del corazón
2. Células ramificadas, un solo núcleo, ligeramente estriadas
3. Involuntario, autoexcitatorio
C. Músculo esquelético
1. En su mayoría adherido a huesos; mueve el esqueleto
2. Células largas, cilíndricas; multinucleado, intensamente estriado
3. Voluntario, se contrae y relaja con rapidez

## II. SISTEMA MUSCULAR
A. Funciones
1. Movimiento del esqueleto
2. Mantenimiento de la postura
3. Generación de calor
B. Estructura de un músculo
1. Sostenido por tejido conjuntivo
   a. Endomisio alrededor de fibras individuales
   b. Perimisio alrededor de fascículos (haces)
   c. Epimisio alrededor de todo el músculo
C. Células musculares en acción
1. Unión neuromuscular
   a. Punto donde la fibra nerviosa estimula a la célula muscular
   b. El neurotransmisor es la acetilcolina (ACh)
      (1) Genera un potencial de acción
   c. Placa motriz —membrana de célula muscular en la unión neuromuscular
2. Contracción —deslizamiento conjunto de filamentos para acortar el músculo
   a. Actina —delgada y luminosa
   b. Miosina —gruesa y oscura, con cabezas proyectadas
3. Papel del calcio —descubre los sitios de unión, de manera que puedan formarse puentes intercelulares entre la actina y la miosina
D. Fuentes de energía
1. ATP —proporciona energía
   a. Mioglobina —almacena oxígeno
   b. Glucógeno —almacena glucosa
   c. Fosfato de creatina —almacena energía
2. Consumo de oxígeno
   a. Déficit de oxígeno —se presenta durante el ejercicio extenuante
      (1) Metabolismo anaerobio
      (2) Producción de ácido láctico —causa fatiga muscular
   b. Recuperación del consumo de oxígeno
      (1) Elimina el ácido láctico
      (2) Responde los compuestos de reserva
E. Efectos del ejercicio
1. Cambios en la estructura y función de las células musculares
2. La vasodilatación lleva sangre a los tejidos
3. Fortalecimiento cardíaco
4. Mejora la respiración
F. Tipos de contracciones musculares
1. Tono —estado de contracción parcial
2. Contracciones isotónicas —el músculo se acorta para producir movimiento
3. Contracciones isométricas —aumenta la tensión, pero los músculos no se contraen

## III. MECÁNICA DEL MOVIMIENTO MUSCULAR
A. Anexos de los músculos esqueléticos
1. Tendón —cordón de tejido conjuntivo que une el músculo al hueso
   a. Origen —adherido a la parte más fija
   b. Inserción —adherido a la parte móvil
2. Aponeurosis —banda ancha de tejido conjuntivo que une el músculo al hueso o a otro músculo
B. Los músculos trabajan juntos
1. Agonista —realiza movimiento
2. Antagonista —produce un movimiento opuesto
3. Sinérgico —estabiliza las partes corporales y auxilia al agonista
C. Palancas y mecánica corporal —los músculos funcionan con el esqueleto a nivel de sistemas
1. Componentes
   a. Palanca —hueso
   b. Punto de apoyo —articulación
   c. Fuerza —contracción muscular
2. La mayoría de los músculos trabaja como palancas de tercer grado
   (punto de apoyo-esfuerzo-peso)

## IV. GRUPOS DE MÚSCULOS ESQUELÉTICOS
A. Nombre de los músculos —por localización, tamaño, forma, dirección de sus fibras, número de cabezas, acción
B. Músculos de la cabeza
C. Músculos del cuello
D. Músculos de las extremidades superiores
1. Músculos que mueven al hombro y al brazo
2. Músculos que mueven al antebrazo y a la mano
E. Músculos del tronco
1. Músculos de la respiración
2. Músculos del abdomen y la pelvis
3. Músculos internos de la espalda

F. Músculos de las extremidades inferiores
 1. Músculos que mueven al muslo y a la pierna
 2. Músculos que mueven al pie

V. **EFECTOS DEL ENVEJECIMIENTO SOBRE LOS MÚSCULOS**
 A. Disminución en el tamaño de los músculos
 B. Debilidad de los músculos, en especial de los extensores

VI. **TRASTORNOS MUSCULARES**
 A. Espasmos y lesiones
 1. Espasmo —contracción súbita dolorosa
 2. Torcedura —lesión por uso excesivo

 3. Esguince —desgarramiento de un ligamento
 4. Atrofia —desgaste
 B. Enfermedades musculares
 1. Distrofia muscular —grupo de alteraciones
 2. Miastenia grave
 3. Mialgia, miositis, fibromiositis
 4. Síndrome de fibromialgia —trastorno generalizado de origen desconocido
 C. Alteraciones de estructuras relacionadas —bursitis, juanetes, tendinitis, síndrome tibial anterior, síndrome del túnel carpiano

# Preguntas para estudio y revisión

## PARA FORTALECER LA COMPRENSIÓN
*Complete las frases*

**1.** Las fibras musculares individuales están dispuestas en haces llamados _____.

**2.** El punto en el cual la fibra nerviosa se pone en contacto con la célula muscular se llama _____.

**3.** Una contracción en la que no hay cambio en la longitud del músculo pero hay gran aumento en la tensión muscular es _____.

**4.** Un término que significa "dolor muscular" es _____.

**5.** Una enfermedad caracterizada por fatiga muscular crónica debida a defectos en la transmisión neuromuscular se llama _____.

*Correspondencia* > Relacione cada enunciado numerado con la frase que corresponda enlistada con letra.

___ **6.** Extiende la columna vertebral para producir la postura erecta

___ **7.** Eleva las costillas y agranda la cavidad torácica

___ **8.** Nivela las mejillas

___ **9.** Ayuda en la defecación

___ **10.** Permite cerrar los ojos

**a.** Elevador del ano

**b.** Buccinador

**c.** Orbicular

**d.** Erector espinal

**e.** Músculos intercostales

*Opción múltiple*

___ **11.** Desde la parte superficial a lo más interno, el orden correcto de la estructura muscular es

 **a.** Fascia profunda, epimisio, perimisio y endomisio
 **b.** Epimisio, perimisio, endomisio y fascia profunda

 **c.** Fascia profunda, endomisio, perimisio y epimisio
 **d.** Endomisio, perimisio, epimisio y fascia profunda

___ **12.** La función de los iones de calcio en la contracción del músculo esquelético es

    **a.** Unirse a receptores sobre la placa motriz para Estimular la contracción muscular

    **b.** Causar cambio en el pH del citoplasma para desencadenar la contracción muscular

    **c.** Unirse a los sitios de unión de la miosina sobre la actina, de modo que la miosina tenga algo a que adherirse

    **d.** Unirse a proteínas regulatorias, de forma que puedan quedar expuestos los sitios de unión de la miosina sobre la actina

___ **13.** A una extensión plana y ancha que une el músculo al hueso se le llama

    **a.** Rendón

    **b.** Fascículo

    **c.** A poneurosis

    **d.** Placa motriz

___ **14.** Las convulsiones o ataques son ejemplos de

    **a.** Esguinces

    **b.** Fibrositis

    **c.** Miositis

    **d.** Espasmos

___ **15.** Una enfermedad relacionada con dolores musculares generalizados, sensibilidad anormal al tacto y rigidez de causa desconocida es la

    **a.** Distrofia muscular

    **b.** Fibromialgia

    **c.** Miositis

    **d.** Bursitis

## COMPRENSIÓN DE CONCEPTOS

**16.** Compare el músculo liso, cardíaco y esquelético con respecto a su localización, estructura y función. Explique brevemente cómo cada tipo de músculo se especializa por su función.

**17.** Describa tres sustancias almacenadas en las células del músculo esquelético que se utilizan para producir una fuente constante de ATP.

**18.** Nombre y describa los músculos que

    **a.** Abren y cierran a los ojos

    **b.** Cierran al maxilar

    **c.** Flexionan y extienden a la cabeza

    **d.** Fexionan y extienden al antebrazo

    **e.** Flexionan y extienden a la mano y a los dedos

    **f.** Flexionan y extienden a la pierna

    **g.** Flexionan y extienden al pie y a los dedos

**19.** Durante una cesárea se realiza una incisión transversal a través de la pared abdominal. Nombre los músculos que se cortan y señale sus funciones.

**20.** ¿Qué efectos tiene el envejecimiento sobre los músculos? ¿Qué puede hacerse para contrarrestar estos efectos?

**21.** Defina *atrofia* y mencione una causa.

**22.** ¿Qué son las distrofias musculares y cuáles son algunos de sus efectos?

**23.** Describa la bursitis y sus formas graves.

## PENSAMIENTO CONCEPTUAL

**24.** Recuerde que el neurotransmisor acetilcolina inicia la contracción del músculo esquelético. En condiciones normales la acetilcolina se desdobla poco después de ser liberada dentro de la hendidura sináptica, por medio de la enzima acetilcolinesterasa. Muchos insecticidas contienen sustancias químicas llamadas organofosfatos, los cuales interfieren con la actividad de la acetilcolinesterasa. Con base en esta información, ¿qué podría pasarle a una persona expuesta a altas concentraciones de organofosfatos?

**25.** Margarita comenzó hace poco a ejercitarse y trotar tres veces por semana. Después de trotar, se quedó sin aliento y con dolor muscular. A partir de sus conocimientos de la fisiología del músculo, describa qué pasa en el interior de las células del músculo esquelético de Margarita. ¿Cómo se recuperan los músculos de esta situación? Si Margarita continúa ejercitándose, ¿qué cambios podría esperar en sus músculos?

**26.** Alfredo sufrió un accidente vascular cerebral leve, que le dejó una parálisis parcial sobre su lado izquierdo. Se le recomendó fisioterapia para evitar que se presentara atrofia de su lado izquierdo. Mencione algunos ejercicios benéficos para el hombro y muslo de Alfredo.

**27.** En el caso de Susana, su alteración impide que los impulsos motores lleguen a las uniones neuromusculares. Tomando en cuenta esto, explique por qué uno de sus síntomas es la atrofia muscular.

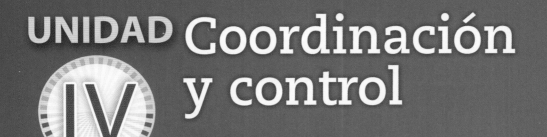

# UNIDAD IV
# Coordinación y control

Dos capítulos de esta unidad describen el sistema nervioso y algunas de sus diversas partes y funciones complejas. Los órganos de sentidos especiales y otros receptores sensoriales se describen en un capítulo separado. El último capítulo de esta unidad analiza las hormonas y los órganos que las producen. En conjunto con el sistema nervioso, estas hormonas juegan un papel importante en la coordinación y control.

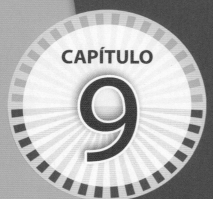

# El sistema nervioso: médula espinal y nervios raquídeos

## Objetivos de aprendizaje

Después de estudiar cuidadosamente este capítulo, será capaz de:

1. Describir la organización del sistema nervioso según su estructura y función
2. Referir la estructura de una neurona
3. Detallar cómo se construyen las fibras neuronales dentro de un nervio
4. Explicar el propósito de la neuroglia
5. Diagramar y describir los pasos de un potencial de acción
6. Comentar brevemente la transmisión de un impulso nervioso
7. Explicar el papel de la mielina en la conducción nerviosa
8. Describir brevemente la transmisión en una sinapsis
9. Definir *neurotransmisor* y dar varios ejemplos de neurotransmisores
10. Describir la distribución de la sustancia gris y blanca en la médula espinal
11. Enlistar los componentes de un arco reflejo
12. Definir un reflejo simple y dar ejemplos de reflejos
13. Nombrar y describir los nervios raquídeos y tres de sus principales plexos
14. Comparar la localización y funciones de los sistemas nerviosos simpático y parasimpático
15. Explicar el papel de los receptores celulares en la acción de los neurotransmisores
16. Describir varias alteraciones de la médula espinal y de los nervios raquídeos

## Términos clave escogidos

Los siguientes términos, y otros que aparecen en **negritas** dentro del capítulo, se definen en el Glosario

acetilcolina
aferente
axón
cordón
dendrita
efector
eferente
epinefrina
ganglión
impulso nervioso
interneurona
motor
nervio
neuritis
neuroglia
neurotransmisor
plexo
potencial de acción
receptor
reflejo
sensorial
sinapsis
sistema nervioso autónomo
sistema nervioso parasimpático
sistema nervioso simpático
sistema nervioso somático

# La enfermedad en contexto

> ## El segundo caso de Susana: la importancia de la mielina

La Dra. Jiménez revisó la historia clínica de su paciente y entró al consultorio para atenderla. Susana Pérez tenía 26 años de edad y había sido enviada por su médico familiar. Según su expediente, Susana había presentado déficits motores y sensoriales, lo cual llevó a su médico a sospechar que tenía esclerosis múltiple. Además de lo referido, su médico le había solicitado una resonancia magnética del cerebro y la médula espinal. "Hola Susana, soy la Dra. Jiménez. Soy neuróloga, lo cual significa que me especializo en el diagnóstico y tratamiento de trastornos del sistema nervioso, como la esclerosis múltiple. Empecemos con algunos exámenes para determinar qué tan bien su cerebro y médula espinal se comunican con el resto de su cuerpo. Entonces, revisaré los resultados de su resonancia magnética."

Usando un martillo de reflejos, la Dra. Jiménez golpeó suavemente los tendones de varios músculos en los brazos y piernas de Susana para valorar sus reflejos de extensión. Notó respuestas anormales —un signo típico de daño en las partes de la médula espinal que controlan los reflejos. La doctora también detectó debilidad muscular en las extremidades de Susana —un indicio de daño en las vías descendentes de la sustancia blanca en la médula espinal, la cual lleva impulsos nerviosos motores del cerebro al músculo esquelético. Además, la neuróloga descubrió que el sentido del tacto de Susana estaba alterado —una indicación de daño en las vías ascendentes de la médula espinal, que llevan impulsos sensoriales desde los receptores en la piel hasta el cerebro. La Dra. Jiménez ha descubierto que Susana muestra varios de los signos clínicos más comunes de esclerosis múltiple.

Después del examen físico, la doctora mostró a su paciente los resultados de las imágenes por resonancia magnética tomadas con anterioridad. "Aquí está la resonancia magnética de su médula espinal. Puede ver que está rodeada por huesos llamados vértebras, las cuales la protegen de lesiones. El sistema nervioso que constituye la médula espinal está organizado en dos regiones —a esta región interna se le llama sustancia gris, y la externa es la sustancia blanca. Si mira con atención la sustancia blanca, podrá ver varias áreas dañadas, o lesiones. Son las que han estado causando sus síntomas porque evitan que su médula espinal transmita impulsos entre su cerebro y el resto del cuerpo. Estas lesiones, o esclerosis, se conocen como esclerosis múltiple."

Las evidencias clínicas y diagnósticas mostraron que Susana tenía esclerosis múltiple —un trastorno de las neuronas en el sistema nervioso central (SNC). En este capítulo, aprenderemos más acerca de las neuronas y la médula espinal, una parte del sistema nervioso central.

# Papel del sistema nervioso

Ningún sistema corporal es capaz de funcionar solo. Todos son interdependientes y actúan en conjunto como una unidad para mantener las condiciones normales, denominadas *homeostasis*. El sistema nervioso sirve como la agencia de coordinación principal para todos los sistemas. Las condiciones tanto dentro como fuera del cuerpo están en cambio constante. El sistema nervioso debe detectar y responder a estos cambios (conocidos como *estímulos*) de modo que el cuerpo pueda adaptarse por sí mismo a las nuevas condiciones. El sistema nervioso puede compararse con una gran corporación, en la que los investigadores de mercado (receptores sensoriales) alimentan de información a la gerencia intermedia (la médula espinal), quien transmite a su vez estos datos a la oficina de la dirección general (el cerebro). El director organiza e interpreta la información y entonces envía órdenes a los trabajadores (efectores), quienes toman acciones adecuadas para el bienestar de la compañía. En este proceso, las notas y correos electrónicos, al igual que los nervios, llevan información a través del sistema.

Aunque todas las partes del sistema nervioso trabajan en forma coordinada, algunas pueden agruparse con base ya sea en su estructura o función.

## Divisiones estructurales

Las divisiones anatómicas, o estructurales, del sistema nervioso, son las siguientes (fig. 9-1):

- El **sistema nervioso central** (SNC) incluye al encéfalo y la médula espinal.

- El **sistema nervioso periférico** (SNP) está constituido por todos los nervios fuera del SNC. Incluye los **nervios o pares craneales** que llevan impulsos a y desde el cerebro, y los **nervios raquídeos**, que transportan mensajes a y desde la médula espinal.

El SNC y SNP juntos incluyen todo el tejido nervioso del organismo.

## Divisiones funcionales

Desde el punto de vista funcional, el sistema nervioso se divide según el control sea voluntario o involuntario, y el tipo de tejido que es estimulado (tabla 9-1). A cualquier tejido u órgano que lleva a cabo una orden del sistema nervioso se le llama **efector**, y en estos casos se trata de músculos o glándulas.

El **sistema nervioso somático** está controlado en forma voluntaria (por voluntad propia), y todos sus efectores son músculos esqueléticos (descritos en el cap. 8). La división del sistema nervioso involuntario se llama **sistema nervioso autónomo** (SNA), que hace referencia a su actividad autónoma. También se le llama **sistema nervioso visceral** debido a que controla el músculo liso, cardíaco y a las glándulas, lo cual constituye la mayor parte de los órganos corporales suaves, las vísceras.

El SNA se divide a su vez en **sistema nervioso simpático** y **sistema nervioso parasimpático**, con base en su organización y en la forma en que afecta a cada órgano específico. El SNA se describe más adelante en este capítulo.

Aunque estas divisiones son útiles para fines de estudio, las líneas que dividen al sistema nervioso según su función no son tan claras como aquellas que clasifican al sistema por su estructura. Por ejemplo, el diafragma, un músculo esquelético, típicamente funciona en la respiración en forma inconsciente. Además, tenemos ciertos reflejos rápidos que involucran músculos esqueléticos —por ejemplo, alejamos la mano de una estufa caliente— y eso no involucra al cerebro. En contraste, la gente puede ser entrenada para que conscientemente controle funciones involuntarias, como la presión arterial, el pulso y las respiraciones, por medio de técnicas conocidas como *retroalimentación biológica* o *biorretroalimentación*.

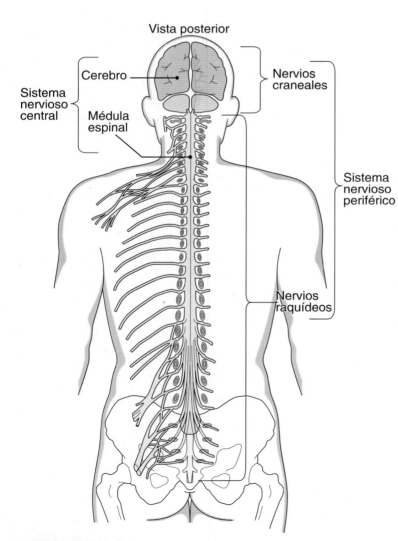

**Figura 9-1** **Divisiones anatómicas del sistema nervioso.**

| Tabla 9-1 | Divisiones funcionales del sistema nervioso | | | |
|---|---|---|---|---|
| | | Características | | |
| División | Control | Efectores | Subdivisiones | |
| Sistema nervioso somático | Voluntario | Músculo esquelético | Ninguna | |
| Sistema nervioso autónomo | Involuntario | Músculo liso, músculo cardíaco y glándulas | Sistemas simpático y parasimpático | |

**PUNTO DE REVISIÓN 9-1** ➤ ¿Cuáles son las dos divisiones del sistema nervioso con base en su estructura?

**PUNTO DE REVISIÓN 9-2** ➤ El sistema nervioso se clasifica desde el punto de vista funcional en dos divisiones, según el tipo de control y efectores. ¿Qué división es voluntaria y controla el músculo esquelético, y cuál controla de manera involuntaria a los músculos y glándulas?

## Neuronas y sus funciones

Las células funcionales del sistema nervioso están altamente especializadas y se denominan **neuronas** (fig. 9-2). Estas células tienen una estructura única relacionada a su función.

### Estructura de una neurona

La parte principal de cada neurona, el cuerpo celular, contiene el núcleo y otros organelos típicos de esta célula. Sin embargo, una característica distintiva de las neuronas son las largas fibras enroscadas que se extienden fuera del cuerpo celular y llevan impulsos a través de la célula (fig. 9-3). Hay dos tipos de fibras: dendritas y axones.

- Las **dendritas** son fibras neuronales que conducen impulsos *hacia* el cuerpo celular. En su mayoría tienen muchas ramificaciones que le dan apariencia de árbol (v. fig. 9 2). De hecho, su nombre proviene del griego y significa "árbol". Las dendritas funcionan como **receptores** en el sistema nervioso, esto es, reciben el estímulo que inicia una vía neural. En el capítulo 11 se describirá cómo las dendritas del sistema sensorial pueden ser adaptadas para responder a un tipo específico de estímulo.

- Los **axones** son fibras neuronales que conducen impulsos *fuera* del cuerpo celular (v. fig. 9-2). Estos impulsos pueden ser enviados a otra neurona, a un músculo o a una glándula. Un axón es una sola fibra, la cual puede ser larga, pero también puede contar con ramificaciones y sus bordes estar bifurcados.

**LA VAINA DE MIELINA** Algunos axones están cubiertos con un material grasoso llamado **mielina**, que aísla y protege a la fibra (v. fig. 9-2). En el SNP esta cubierta es producida

por células protectoras especializadas llamadas **células de Schwann**, que envuelven al axón como un rollo gelatinoso que deja capas de mielina (fig. 9-4). Cuando se completa la vaina, se producen pequeños espacios entre cada célula. Estas pequeñas comisuras, llamadas **nodos** (originalmente, nodos

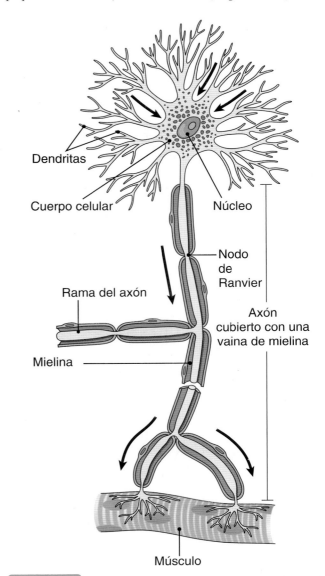

**Figura 9-2** **Diagrama de una neurona motora.** La grieta en el axón denota la longitud. Las flechas muestran la dirección del impulso nervioso. **[ACERCAMIENTO** ➤ La neurona que se muestra aquí, ¿es sensorial o motora?**]**

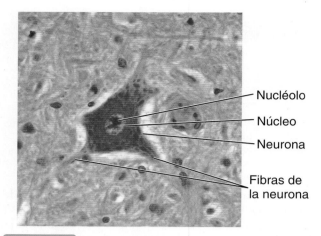

**Figura 9-3** **Una neurona típica como se observa bajo el microscopio.** Se aprecia el núcleo, nucléolo y múltiples fibras de la neurona. (Reimpreso con autorización de Cormack DH. *Essential Histology*, 2nd ed. Philadelphia: Lippincott Williams & Wilkins, 2001.)

*Labels on figure:* Nucléolo, Núcleo, Neurona, Fibras de la neurona

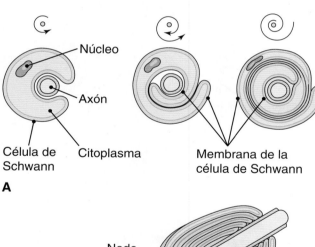

*Labels on figure:* Núcleo, Axón, Célula de Schwann, Citoplasma, Membrana de la célula de Schwann

**A**

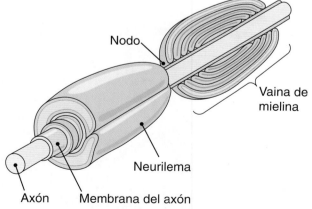

*Labels on figure:* Nodo, Vaina de mielina, Neurilema, Axón, Membrana del axón

**B**

**Figura 9-4** **Formación de la vaina de mielina. A)** Las células de Schwann se enrollan alrededor del axón, creando una cubierta de mielina. **B)** La capa más externa de las células de Schwann forman el neurilema. Los espacios entre las células son los nodos (de Ranvier).

de Ranvier), son importantes para la velocidad de conducción del impulso nervioso.

Las membranas más externas de las células de Schwann forman una delgada capa conocida como **neurilema**. Esta cobertura es parte de un mecanismo por el cual algunos nervios periféricos se reparan a sí mismos cuando se lesionan. Bajo estas circunstancias, las fibras de células nerviosas dañadas pueden regenerarse al crecer dentro de la funda formada por el neurilema. Las células del cerebro y la médula espinal están mielinizadas, no por las células de Schwann, sino por otro tipo de células protectoras. Como resultado de ello, no tienen neurilema. Si se lesionan, el daño es permanente. Sin embargo, aun en los nervios periféricos, la reparación es un proceso lento e incierto.

Los axones mielinizados se denominan **fibras blancas** debido al color de la mielina y se encuentran en la **sustancia blanca** del cerebro y en la médula espinal, así como en la mayoría de los nervios del cuerpo. Las fibras y cuerpos celulares de la **sustancia gris** no están cubiertos con mielina.

**PUNTO DE REVISIÓN 9-3** ➤ La neurona, la unidad funcional del sistema nervioso, tiene largas fibras que se extienden desde el cuerpo celular. ¿Cómo se llama la fibra que lleva impulsos hacia el cuerpo celular y la fibra que transporta impulsos fuera del cuerpo celular?

**PUNTO DE REVISIÓN 9-4** ➤ La mielina es una sustancia que cubre y protege algunos axones. ¿Qué color describe a las fibras mielinizadas y cuál es característico del tejido nervioso desmielinizado?

## Tipos de neuronas

El trabajo de las neuronas en el SNP es transmitir información de manera constante, ya sea desde o hacia el SNC. Las neuronas que conducen impulsos *hacia* la médula espinal y el cerebro se describen como **neuronas sensoriales**, también llamadas **neuronas aferentes**. Aquellas células que llevan impulsos *desde* el SNC a los músculos y glándulas son las **neuronas motoras**, también conocidas como **neuronas eferentes**. Las neuronas que transmiten información dentro del SNC son **interneuronas** y también se les llama *neuronas centrales* o de *asociación*.

## Nervios y cordones

En todo el sistema nervioso, las fibras neuronales se agrupan en haces de distintos tamaños (fig. 9-5). Un haz fibroso localizado dentro del SNP es un **nervio**. Un grupo similar, pero dentro del SNC es un **cordón**. Los cordones se localizan tanto en el cerebro como en la médula espinal, en donde conducen impulsos hacia y desde el cerebro.

Un nervio o cordón puede ser comparado a un cable eléctrico constituido por muchos alambres. Los "alambres", las fibras celulares nerviosas, en un nervio o cordón están unidas con tejido

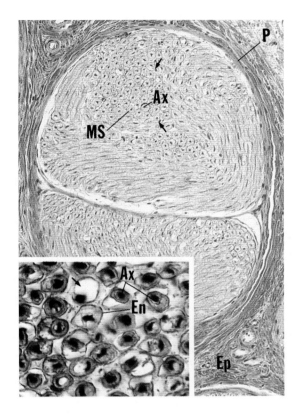

**Figura 9-5** **Corte transversal de un nervio, como se ve bajo el microscopio (×132).** Se muestran dos fascículos (subdivisiones). El perineurio (P) rodea cada fascículo. El epineurio (Ep) envuelve todo el nervio. Los axones (Ax) individuales están cubiertos por capas de mielina (MS), alrededor de la cual se encuentra el endoneurio (En) (recuadro). (Reimpreso con autorización de Gartner LP, Hiatt JL. *Color Atlas of Histology*, 3rd ed. Philadelphia: Lippincott Williams & Wilkins, 2000.)

conjuntivo, al igual que las fibras musculares en un músculo. Como en los músculos, las fibras individuales están organizadas en subdivisiones llamadas *fascículos.* Los nombres de las capas de tejido conjuntivo son similares a sus nombres en los músculos, pero con la raíz *neuro*, que significa "nervio", que sustituye a *mio* en el músculo, de la siguiente forma:

- El endoneurio está alrededor de la fibra individual.
- El perineurio alrededor del fascículo.
- El epineurio envuelve a todo el nervio.

Un nervio puede estar integrado en su totalidad por fibras sensoriales, por fibras motoras o por una combinación de ambas. Algunos de los nervios craneales contienen sólo fibras sensoriales que conducen impulsos hacia el cerebro; éstos se describen como **nervios sensoriales (aferentes).** Sin embargo, la mayoría de los nervios craneales y *todos* los nervios raquídeos contienen fibras *tanto* sensoriales *como* motoras, por lo cual se les llama **nervios mixtos.** Observe que en un nervio mixto los impulsos pueden viajar en dos direcciones (desde o hacia el SNC), pero cada fibra individual en el nervio lleva impulsos en una sola dirección. Imagine al nervio como

una gran autopista; el tránsito puede ir de norte a sur, pero cada automóvil va hacia adelante en una sola dirección.

**PUNTO DE REVISIÓN 9-5** ➤ Los nervios son haces de fibras neuronales en el SNP. Estos nervios llevan impulsos ya sea hacia o desde el SNC. ¿Cómo se llama a los nervios que transmiten impulsos hacia el SNC y cuál a los que los transportan desde el SNC?

## Neuroglia

Además de ser un tejido de conducción, el sistema nervioso contiene células que sostienen y protegen a las neuronas. De manera colectiva, estas células se llaman **neuroglia** o **células gliales,** de la raíz griega que significa "goma." Hay diferentes tipos de neuroglia, cada una con funciones especializadas, algunas de las cuales son las siguientes:

- Proteger y nutrir al sistema nervioso.
- Sostener al tejido nervioso y unirlo a otras estructuras.
- Ayudar en la restauración de células.
- Actuar como los fagocitos para remover patógenos e impurezas.
- Regular la composición de líquidos localizados alrededor y entre las células.

La neuroglia existe en todos los sistemas nerviosos, periférico y central. Las células de Schwann que producen la capa de mielina en el sistema nervioso periférico son un tipo de neuroglia. La figura 9-6 muestra otro ejemplo. Estas células son astrocitos, llamados así porque parecen estrellas. En el cerebro se adhieren a los capilares (pequeños vasos sanguíneos) para ayudar a protegerlo de sustancias dañinas.

En contraste con las neuronas, la neuroglia continúa multiplicándose a lo largo de la vida. Debido a su capacidad para reproducirse, la mayoría de los tumores del sistema nervioso son de tejido neuroglial y no del mismo tejido nervioso.

**PUNTO DE REVISIÓN 9-6** ➤ ¿Cómo se llaman las células del sistema nervioso no conductoras que lo protegen, nutren y sostienen?

thePoint Visite ***thePoint*** para un resumen de los diferentes tipos de neuroglias.

## Funciones del sistema nervioso

El sistema nervioso funciona por medio de impulsos eléctricos que se envían a lo largo de fibras neuronales y se transmiten de célula a célula mediante funciones altamente especializadas.

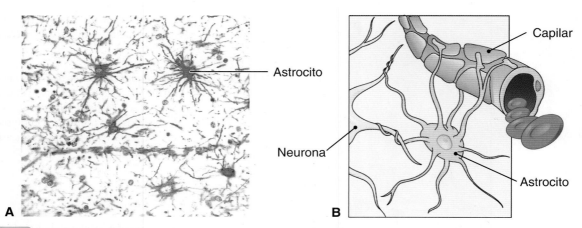

**Figura 9-6** **Ejemplos de neuroglia. A)** Astrocitos en la sustancia blanca del cerebro. **B)** Los astrocitos se adhieren a los capilares y ayudan a proteger al cerebro de sustancias peligrosas. (A, Reimpreso con autorización de Mills SE. *Histology for Pathologists*, 3rd ed. Philadelphia: Lippincott Williams & Wilkins, 2006; B, Modificado con autorización de McConnell TH. *The nature of Disease: Pathology for the Health Professions*. Baltimore: Lippincott Williams & Wilkins, 2006.)

## El impulso nervioso

La mecánica de la conducción del impulso nervioso es compleja, pero puede compararse con la transmisión de una corriente eléctrica a lo largo de un cable. A continuación se ofrece una breve descripción de los cambios eléctricos que ocurren cuando una neurona en reposo es estimulada y transmite un impulso nervioso.

La membrana plasmática de una neurona no estimulada (en reposo) lleva una carga eléctrica, o **potencial**. Este potencial de reposo se mantiene por iones (partículas cargadas) concentrados en ambos lados de la membrana. Durante el reposo, el interior de la membrana es negativo en comparación con el exterior. En este estado se dice que la membrana está *polarizada*. Al igual que en una batería, la separación de cargas en ambos lados de la membrana crea una posibilidad (potencial) de generar energía. Si hay una forma de que las cargas se muevan una hacia otra (un impulso nervioso), se genera energía.

Un **impulso nervioso** inicia con una inversión local en el potencial de membrana causado por cambios en las concentraciones de iones en ambos lados. Este súbito cambio eléctrico en la membrana es el llamado **potencial de acción**, que se describe en el capítulo 8 sobre los músculos. La siguiente es una descripción sencilla de los fenómenos que suceden en un potencial de acción (fig. 9-7):

- El estado de reposo. Además de una diferencia eléctrica en ambos lados de la membrana plasmática en reposo, también hay una sutil diferencia en la concentración de iones en ambos lados. En reposo, los iones de sodio (Na⁺) están un poco más concentrados en el exterior de la membrana; al mismo tiempo, los iones de potasio (K⁺) están ligeramente más concentrados en su interior.

- Despolarización. Un estímulo con fuerza adecuada, como de energía eléctrica, química o mecánica, hace que ciertos canales específicos en la membrana se abran y permitan a los iones de Na⁺ fluir dentro de la célula. (Recuerde que las sustancias fluyen por difusión de un área en donde están altamente concentradas a otra en donde tienen una concentración menor.) Conforme estos iones positivos entran, aumentan la carga en el interior de la membrana; este cambio es la **despolarización** (v. fig. 9-7).

- Repolarización. En el siguiente paso del potencial de acción los canales de K⁺ se abren para permitir que el K⁺ abandone la célula. Conforme la carga eléctrica regresa a su estado de reposo, la membrana se ve sometida a **repolarización**. Al mismo tiempo que la membrana se

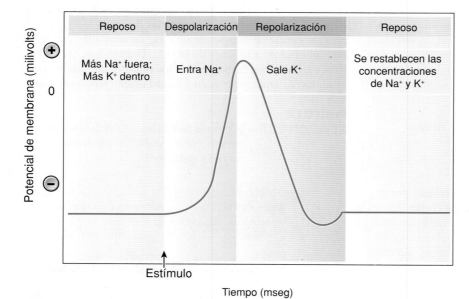

**Figura 9-7** **El potencial de acción.** En la despolarización, los canales de la membrana de Na⁺ se abren y entra Na⁺ a la célula. En la repolarización, los canales de la membrana de K⁺ se abren y sale K⁺ de la célula. Durante la etapa de reposo, la bomba de Na⁺/Ka⁺ regresa las concentraciones de iones a sus cifras normales, de modo que la membrana puede ser estimulada de nuevo.

repolariza, la célula utiliza un transporte activo para regresar al Na+ y K+ a sus concentraciones originales en ambos lados de la membrana. Este movimiento de iones a través de la membrana plasmática en contra del gradiente de concentración requiere transportadores y energía de la ATP. A medida que el Na+ es transportado al exterior de la célula y el K+ al interior de ésta, sus gradientes de concentración se restablecen, de forma que pueda ocurrir otro potencial de acción. Este mecanismo de transporte se describe como **bomba de sodio-potasio,** o bomba Na+ –K+.

El potencial de acción ocurre con rapidez —en menos de una milésima de segundo, y es seguido por un regreso rápido al estado de reposo. Sin embargo, este cambio eléctrico local en la membrana estimula un potencial de acción en un sitio adyacente a lo largo de la membrana (fig. 9-8). En términos científicos, los canales en la membrana son "dependientes de voltaje", esto es, responden a un estímulo eléctrico; por ello, el potencial de acción se extiende a lo largo de la membrana como una onda de corriente eléctrica. El potencial de acción propagado es el impulso nervioso, y de hecho, el término *potencial de acción* se usa para referirse al impulso nervioso. Un estímulo es cualquier fuerza que pueda iniciar un potencial de acción al abrir los canales membranosos y permitir la entrada de Na+ a la célula.

## PAPEL DE LA MIELINA EN LA CONDUCCIÓN

Como se mencionó antes, algunos axones están recubiertos con el material grasoso llamado mielina. Si una fibra no está mielinizada, el potencial de acción se propaga en forma continua a lo largo de la membrana celular (v. fig. 9-4). Sin embargo, cuando hay mielina en un axón, aísla la fibra y evita la propagación de la corriente. Esto podría parecer que disminuye o detiene la conducción a lo largo de estas fibras, sin embargo, la capa de mielina la acelera. Esto se debe a que el potencial de acción la "empuja" como una chispa de un lado al otro de la vaina (espacio) (v. fig. 9-3), y este tipo de conducción, llamada **conducción saltatoria,** en realidad es más rápida que la conducción continua.

**PUNTO DE REVISIÓN 9-7** ➤ Un potencial de acción ocurre en dos etapas; en la primera, la carga sobre la membrana es inversa, y en la segunda, regresa al estado de reposo. ¿Cómo se les llama a estas dos etapas?

**PUNTO DE REVISIÓN 9-8** ➤ ¿Cuáles iones participan para generar un potencial de acción?

> thePoint ✦ Visite **thePoint** para ver las animaciones *La sinapsis y el impulso nervioso* y *La vaina de mielina.*

## La sinapsis

Las neuronas no funcionan solas; los impulsos deben ser transferidos entre neuronas para transportar información dentro del sistema nervioso. El punto de unión para transmitir el impulso nervioso es la **sinapsis,** un término que proviene de la palabra griega que significa "estrechar" (fig. 9-9). En la sinapsis, la transmisión de un impulso suele ocurrir desde el axón de una célula, la **célula presináptica,** a la dendrita de otra célula, la **célula postsináptica.**

Como se mencionó en el capítulo 8, la información pasa de una célula a otra en la sinapsis a través de un pequeño hueco entre las células, la **hendidura sináptica.** La información cruza este hueco en forma de **neurotransmisor,** una sustancia química. Mientras las células en la sinapsis están en reposo, el neurotransmisor se almacena en pequeñas vesículas (sacos) dentro de las terminaciones alargadas de los axones, conocidas como *placas terminales* o *botones terminales,* aunque se les conoce también con otros nombres.

Cuando un impulso nervioso viaja a lo largo de la membrana de una neurona, llega al final del axón presináptico y algunas de estas vesículas se mezclan con la membrana y liberan su neurotransmisor dentro de la hendidura sináptica (un ejemplo de exocitosis, como se describe en el cap. 3). El neurotransmisor actúa como señal química para la célula postsináptica.

En la membrana receptora postsináptica, por lo general de una dendrita aunque en ocasiones parte de otra célula, hay sitios especiales, o **receptores,** listos para recoger y responder a neurotransmisores específicos. Los receptores en la membrana postsináptica de la célula influyen sobre la célula para que responda a un determinado neurotransmisor.

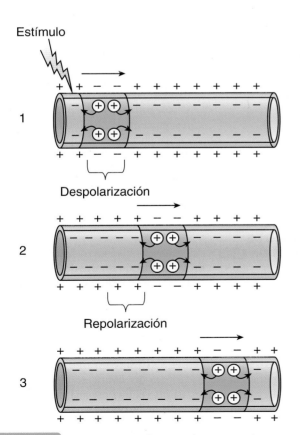

**Estímulo**

**1**

**Despolarización**

**2**

**Repolarización**

**3**

**Figura 9-8** **Un impulso nervioso.** Desde un punto de estimulación, la onda de despolarización seguida de repolarización viaja a lo largo de la membrana de una neurona. Este potencial de acción propagado es un impulso nervioso.

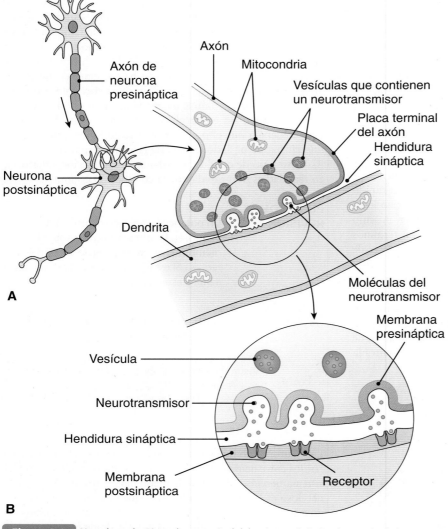

**A**

**B**

**Figura 9-9** **Una sinapsis. A)** La placa terminal del axón presináptico (transmisor) tiene vesículas que contienen un neurotransmisor, que es liberado dentro de la hendidura sináptica a la membrana de la célula postsináptica (receptora). **B)** Acercamiento de una sinapsis que muestra receptores para un neurotransmisor en la membrana celular postsináptica.

se basa en los efectos totales de todos los neurotransmisores que recibe en un momento determinado.

Después de ser liberado en la hendidura sináptica, el neurotransmisor puede ser retirado de diversas formas:

■ Puede difundirse lentamente fuera de la sinapsis.

■ Puede ser destruido rápidamente por enzimas en la hendidura sináptica.

■ Puede ser llevado de vuelta al interior de la célula presináptica para ser usado de nuevo, un proceso que se denomina *recaptura*.

El método de remoción ayuda a determinar cuánto tiempo podría actuar un neurotransmisor.

Muchos fármacos que actúan sobre la mente, sustancias llamadas *psicoactivas*, funcionan al afectar la actividad de neurotransmisores en el cerebro. Por ejemplo, la *fluoxetina* eleva la concentración del neurotransmisor serotonina al bloquear su recaptura en las células presinápticas en la sinapsis. Este y otros inhibidores selectivos de la recaptura de serotonina prolongan la actividad del neurotransmisor y producen un efecto de elevación en el estado de ánimo. Se usan para tratar la depresión, ansiedad y el trastorno obsesivo-compulsivo. Otros psicoactivos similares evitan la recaptura de los neurotransmisores noradrenalina y dopamina. Algunos antidepresivos previenen el desdoblamiento enzimático de la serotonina en la hendidura sináptica, con lo cual amplían su acción.

**NEUROTRANSMISORES** Aunque hay muchos neurotransmisores conocidos, los principales son la epinefrina, también llamada **adrenalina**; un compuesto relacionado, la **norepinefrina**, o **noradrenalina**; y la **acetilcolina**. La acetilcolina (ACh) es el neurotransmisor que se libera en la unión neuromuscular, la sinapsis entre una neurona y una célula muscular. Los tres neurotransmisores antes mencionados actúan en el SNA.

Es frecuente creer que los neurotransmisores estimulan las células a las que llegan; de hecho, han sido descritos como tal en este análisis. Sin embargo, observe que algunas de estas sustancias químicas inhiben la célula postsináptica y evitan que reaccione, como se verá más adelante al analizar el sistema nervioso autónomo.

Las conexiones entre neuronas pueden ser más complejas. Una célula puede ramificarse para estimular otras células receptoras, o bien una sola célula puede ser estimulada por distintos axones (fig. 9-10). La respuesta de la célula

**PUNTO DE REVISIÓN 9-9** ➤ Hay sustancias químicas necesarias para llevar información a través de la hendidura sináptica a la sinapsis. Como grupo, ¿cómo se llaman estas sustancias químicas?

**SINAPSIS ELÉCTRICAS** No todas las sinapsis son controladas químicamente. En el músculo liso, en el músculo cardíaco, así como en el SNC, hay un tipo de sinapsis en que la energía eléctrica viaja directamente de una célula a otra. Las membranas de las células presinápticas y postsinápticas están una al lado de la otra y una carga eléctrica puede propagarse directamente entre ellas. Estas sinapsis eléctricas permiten una comunicación más rápida y coordinada. Por ejemplo, en el corazón es importante que grandes grupos de células se contraigan a la vez para realizar una acción de bombeo eficaz.

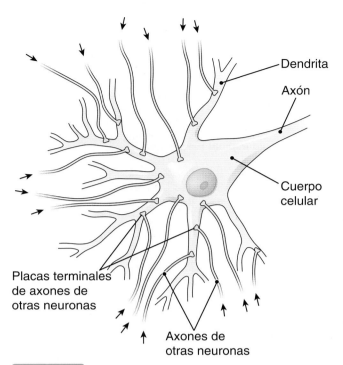

**Figura 9-10** **Efectos de los neurotransmisores sobre una neurona.** Una neurona es estimulada por axones de otras muchas neuronas. La célula responde de acuerdo con el número total de neurotransmisores excitatorios e inhibitorios que recibe.

## La médula espinal

La médula espinal es el punto de unión entre el sistema nervioso periférico y el cerebro. Ayuda también a coordinar impulsos dentro del SNC. La médula espinal está contenida y protegida dentro de las vértebras, las cuales se ajustan para formar un tubo continuo que se extiende desde el hueso occipital hasta el cóccix (fig. 9-11). En el embrión, la médula espinal ocupa todo el conducto neural, que se extiende hacia abajo dentro de la porción final de la columna vertebral. La columna ósea crece con mayor rapidez que el sistema nervioso en la médula, sin embargo, y a la larga, la parte final de la médula espinal no llega a alcanzar la parte baja del conducto neural. Esta disparidad en el desarrollo se acentúa y aumenta, de tal modo que en el adulto la médula espinal termina en la región localizada por debajo del punto en el cual se adhiere la última costilla (entre la primera y segunda vértebra lumbar).

### Estructura de la médula espinal

La médula espinal tiene una pequeña sección interna, de forma irregular, de sustancia gris (tejido desmielinizado) rodeado por una gran área de sustancia blanca (axones mielinizados) (fig. 9-12). La sustancia gris interna está dispuesta de tal modo que una columna de sustancia gris se extiende dorsalmente hacia arriba y hacia abajo, una a cada lado; otra columna se encuentra en la región ventral de cada lado. Estas dos pares de columnas, llamadas **astas dorsales** y **astas ventrales**, dan a la sustancia gris la forma de H en un corte transversal. El puente de sustancia gris que conecta las astas

derechas e izquierdas es la **comisura gris**. En el centro de la comisura gris hay un pequeño canal, el **canal central**, que contiene líquido cefalorraquídeo, el fluido que circula alrededor del encéfalo y la médula espinal. Una fisura estrecha, el **surco medio posterior**, divide las partes derechas e izquierdas de la sustancia blanca posterior. Otro canal más profundo, la **fisura media anterior**, separa las porciones derecha e izquierda de la sustancia blanca anterior.

**VÍAS ASCENDENTES Y DESCENDENTES** La médula espinal es la vía por la cual los impulsos sensoriales y motores viajan desde y hacia el cerebro. Estos impulsos son transportados en miles de axones mielinizados en la sustancia blanca de la médula espinal, la cual se subdivide en vías (grupos de fibras). Los impulsos sensoriales (aferentes) que entran a la médula espinal se transmiten hacia el cerebro en **vías ascendentes** de la sustancia blanca. Los impulsos motores (eferentes) que salen del cerebro viajan en **vías descendentes** hacia el sistema nervioso periférico.

**PUNTO DE REVISIÓN 9-10** ➤ La médula espinal contiene sustancias blanca y gris. ¿Cómo está dispuesto este tejido en la médula espinal?

**PUNTO DE REVISIÓN 9-11** ➤ ¿Cuál es el propósito de las vías en la sustancia blanca de la médula espinal?

## El arco reflejo

El sistema nervioso recibe, interpreta y actúa tanto con los estímulos internos como con los externos. La médula espinal es un centro de transmisión que coordina las vías neurales. Una vía completa a través de la cual responde el sistema nervioso a los estímulos se llama **arco reflejo** (fig. 9-13). Este es un camino funcional básico del sistema nervioso. Las partes fundamentales de un arco reflejo son las siguientes (tabla 9-2):

1. **Receptor** —el extremo de una dendrita o una célula receptora especializada, como un órgano sensorial especial, que detecta un estímulo.

2. **Neurona sensorial**, o neurona aferente —célula que transmite impulsos hacia el SNC. Los impulsos sensoriales entran al asta dorsal de la sustancia gris.

3. **Sistema nervioso central** —donde los impulsos son coordinados y se organiza una respuesta. Una o más interneuronas pueden llevar impulsos desde y hacia el cerebro, funcionar dentro del cerebro, o distribuir impulsos a diferentes regiones de la médula espinal. Casi cada respuesta involucra neuronas que se conectan en el SNC.

4. **Neurona motora**, o neurona eferente —célula que lleva impulsos fuera del SNC. Los impulsos motores abandonan la médula a través del asta ventral de la sustancia gris de la médula espinal.

5. **Efector** —un músculo o glándula fuera del SNC que ejecuta una respuesta.

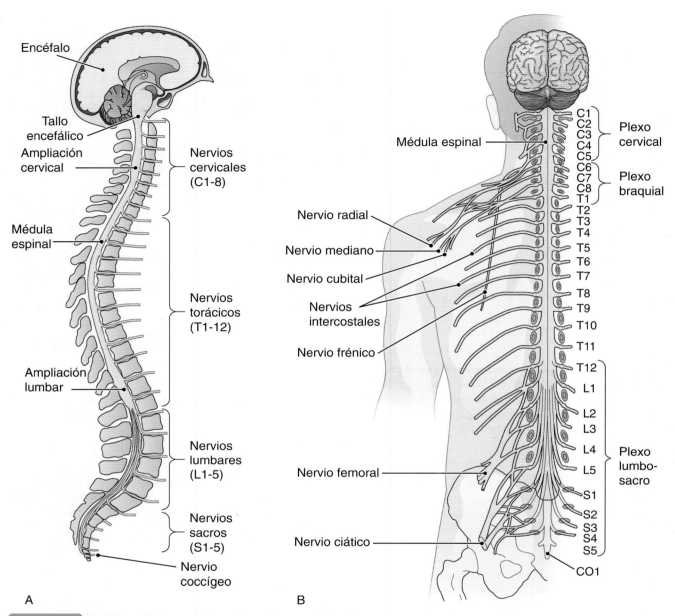

Encéfalo

Tallo encefálico

Ampliación cervical

Médula espinal

Ampliación lumbar

Nervios cervicales (C1-8)

Nervios torácicos (T1-12)

Nervios lumbares (L1-5)

Nervios sacros (S1-5)

Nervio coccígeo

A

Médula espinal

Nervio radial

Nervio mediano

Nervio cubital

Nervios intercostales

Nervio frénico

Nervio femoral

Nervio ciático

C1
C2
C3
C4
C5

Plexo cervical

C6
C7
C8
T1

Plexo braquial

T2
T3
T4
T5
T6
T7
T8
T9
T10
T11
T12
L1
L2
L3
L4
L5

Plexo lumbo-sacro

S1
S2
S3
S4
S5
CO1

B

**Figura 9-11** **Médula espinal y nervios raquídeos.** Se muestran los plexos nerviosos (sistema de redes). **A)** Vista lateral. **B)** Vista posterior. **[ACERCAMIENTO ➤** ¿Tiene la médula espinal la misma longitud que la columna vertebral? ¿Cómo se compara el número de vértebras cervicales con el número de nervios raquídeos cervicales?**]**

En su forma más simple, un arco reflejo puede involucrar sólo dos neuronas, una sensorial y otra motora, con una sinapsis en el SNC. Pocos arcos reflejos requieren sólo este número mínimo de neuronas. (El reflejo rotuliano descrito más adelante es uno de los pocos ejemplos en el humano.) La mayoría de los arcos reflejos involucra muchos más, incluso cientos, de neuronas conectadas dentro del SNC. Los múltiples y complejos patrones que hacen que el sistema nervioso sea tan receptivo y adaptable dificultan su estudio y análisis, por lo que es una de las áreas de investigación actuales.

**PUNTO DE REVISIÓN 9-12** ➤ ¿Qué nombre se le da a la vía a través de la cual el sistema nervioso transmite un estímulo y lo manda a un efector?

 **Visite *thePoint* para ver la animación *El arco reflejo*.**

**ACTIVIDADES REFLEJAS** Aunque las vías reflejas pueden ser muy complejas, un **reflejo simple** es una respuesta rápida, sencilla y automática que involucra muy pocas neuronas. Los reflejos son específicos; un estímulo determinado siempre produce la misma respuesta. Cuando uno extiende un brazo o una pierna para mantener el equilibrio, los retira ante un estímulo doloroso o pestañea para evitar un objeto que se aproxima a los ojos, se experimenta una conducta refleja. Un arco reflejo simple que pasa solo a través de la médula espinal y no involucra

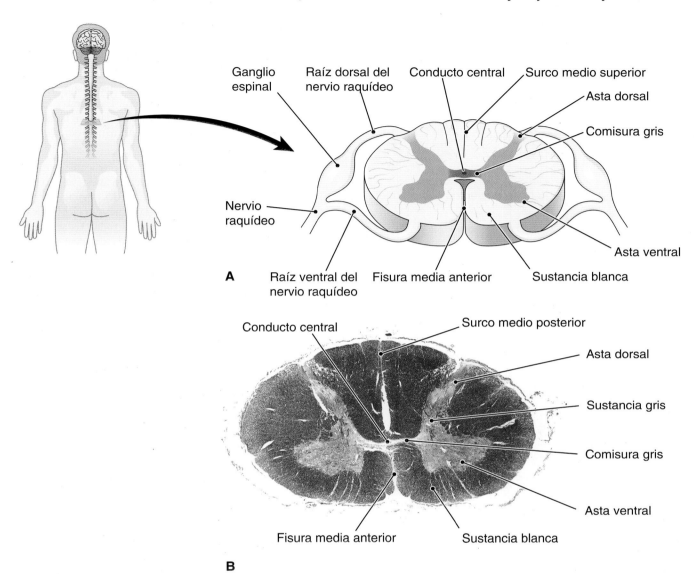

**Figura 9-12** **La médula espinal. A)** Corte transversal de la médula espinal que muestra la organización de la sustancia gris y blanca. También se muestran las raíces de los nervios raquídeos. **B)** Vista microscópica de la médula espinal en corte transversal (×5). (B, Reimpreso con autorización de Mills SE. *Histology for Pathologists*, 3rd ed. Philadelphia: Lippincott Williams & Wilkins, 2006.)

al cerebro se llama **reflejo medular**. Regresando a la analogía de una corporación, es como si una gerencia intermedia tomara una decisión independiente, sin consultar a la dirección general.

El **reflejo de estiramiento**, en el cual el músculo se estira y responde con una contracción, es ejemplo de un reflejo medular. Si usted golpea ligeramente el tendón localizado por debajo de la rótula (el tendón rotuliano), el músculo de la cara anterior del muslo (cuádriceps femoral) se contrae, produciendo como respuesta el reflejo rotuliano (fig. 9-14).

Estos reflejos de estiramiento pueden evocarse con un golpe ligero apropiado en la mayoría de los músculos (como el tríceps braquial en el brazo y el gastrocnemio en la pantorrilla). Debido a que los reflejos son simples y predecibles, se usan en las exploraciones médicas para valorar el estado del sistema nervioso.

the**Point** Visite **thePoint** para una ilustración de los siguientes procedimientos de la médula espinal.

## Procedimientos médicos que involucran a la médula espinal

■ Punción lumbar. En ocasiones es necesaria para retirar una pequeña cantidad de líquido cefalorraquídeo (LCR) del sistema nervioso para examinarlo. El LCR es el líquido que circula en y alrededor del encéfalo y la médula espinal. Este líquido se toma del espacio localizado por debajo de la médula espinal, para evitar daño al sistema nervioso. Debido a que la médula es-

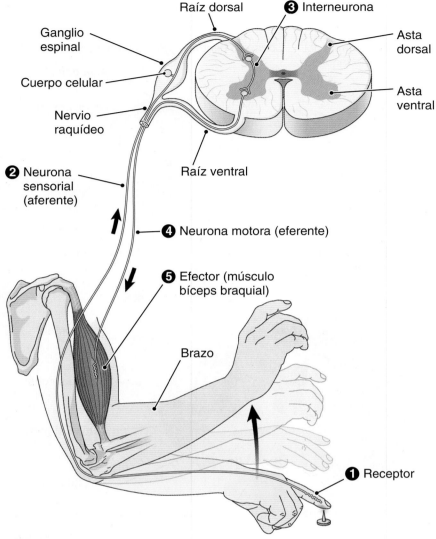

Ganglio espinal

Cuerpo celular

Raíz dorsal

❸ Interneurona

Asta dorsal

Asta ventral

Nervio raquídeo

❷ Neurona sensorial (aferente)

Raíz ventral

❹ Neurona motora (eferente)

❺ Efector (músculo bíceps braquial)

Brazo

❶ Receptor

**Figura 9-13**  **Arco reflejo típico.** Los números muestran la secuencia en la vía de los impulsos a través de la médula espinal (*flechas en negrita*). La contracción del bíceps braquial es resultado de la flexión del brazo en el codo. [ACERCAMIENTO ➤ ¿Es este un arco reflejo somático o autónomo? ¿Qué tipo de neurona se localiza entre la neurona sensorial y motora en el SNC?]

| Tabla 9-2 | Componentes de un arco reflejo |

| Componente | Función |
|---|---|
| Receptor | Extremo de una dendrita o célula especializada que responde a un estímulo |
| Neurona sensorial | Transmite un impulso nervioso hacia el SNC |
| Sistema nervioso central | Coordina los impulsos sensoriales y organiza una respuesta. Suele requerir de interneuronas |
| Neurona motora | Lleva impulsos fuera del SNC hacia el efector, un músculo o una glándula |
| Efector | Un músculo o glándula fuera del SNC que lleva a cabo una respuesta |

pinal tiene sólo unos 46 cm de longitud y termina por arriba de la cadera, la punción lumbar suele realizarse entre la tercera y cuarta vértebra lumbar, cerca de la parte superior del hueso de la cadera. La muestra que se toma puede ser estudiada en el laboratorio para evidenciar una enfermedad o lesión.

■ Administración de medicamentos. En ocasiones se inyectan anestésicos o medicamentos dentro del espacio inferior de la médula. Los anestésicos bloquean en forma temporal todas las sensaciones de la parte baja del cuerpo. Este método de administración de anestesia tiene ventajas para ciertos tipos de procedimientos o cirugías; el paciente está despierto pero no siente nada en la mitad inferior de su organismo. Con frecuencia se aplica una inyección de anestesia en el espacio epidural de la región lumbar de la médula (una "epidural") durante el parto y nacimiento. Los médicos también utilizan la vía epidural para administrar medicamentos contra el dolor.

## Enfermedades y otras alteraciones de la médula espinal

La **esclerosis múltiple** es una enfermedad en la que las capas de mielina que rodean a los axones están dañadas y las fibras neuronales se degeneran. Este proceso de desmielinización enlentece la velocidad de conducción del impulso nervioso y desestabiliza la comunicación del sistema nervioso. Se ven afectados tanto el cerebro como la médula espinal. Aunque aún no se entiende por completo el origen de la esclerosis múltiple, hay fuertes evidencias que señalan un ataque a la vaina de mielina por parte del sistema inmunitario del propio paciente, situación que se describe como *autoinmunidad*. El carácter genético, en combinación con factores ambientales, puede desencadenar la esclerosis múltiple. Algunas investigaciones sugieren que hay una infección viral o bacteriana previa, incluso varios años antes de la enfermedad, que puede desencadenar este trastorno.

La esclerosis múltiple es la enfermedad crónica del SNC más frecuente en Estados Unidos. Afecta a las mujeres casi dos veces más que a los varones, y es

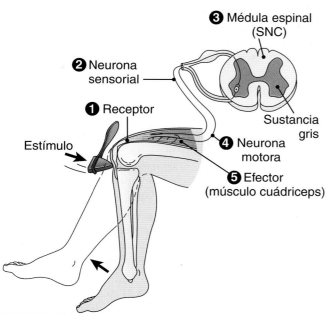

❸ Médula espinal (SNC)

❷ Neurona sensorial

❶ Receptor

Estímulo

Sustancia gris

❹ Neurona motora

❺ Efector (músculo cuádriceps)

**Figura 9-14** **El reflejo rotuliano.** Los números indican la secuencia del arco reflejo. [**ACERCAMIENTO ➤** ¿Cuántas neuronas en total están involucradas en el reflejo medular? ¿Cuál neurotransmisor se libera en la sinapsis que se muestra en el número 5?]

más común en climas templados y en personas originarias del norte de Europa. La esclerosis múltiple evoluciona a diferentes ritmos, dependiendo de cada persona, y puede estar marcada por episodios de recaídas y remisiones. Hasta el momento no se ha encontrado una cura para la enfermedad, pero hay fármacos que detienen la respuesta autoinmunitaria y otros que alivian los síntomas se encuentran bajo estudio.

La **esclerosis lateral amiotrófica** es un trastorno del sistema nervioso en el que se destruyen las neuronas motoras. Esta destrucción progresiva hace que el músculo se atrofie y se pierda el control tipo motor, hasta que finalmente la persona afectada es incapaz de deglutir o hablar.

La **poliomielitis** ("polio") es una enfermedad viral del sistema nervioso que ocurre más a menudo en niños. La polio se transmite por el consumo de agua contaminada con heces que contienen el virus. La infección de las vías gastrointestinales hace que los virus pasen al torrente sanguíneo, desde donde se diseminan al SNC. El virus de la polio se multiplica en las neuronas motoras de la médula espinal, lo que produce parálisis, que afecta incluso a los músculos respiratorios.

La polio ha sido virtualmente eliminada en muchos países por medio de vacunas contra la enfermedad —primero la vacuna inyectada de Salk, desarrollada en 1954, y después la vacuna por vía oral de Sabin. Un objetivo de la Organización Mundial de la Salud (OMS) es la erradicación total de la polio por medio de vacunaciones en todo el mundo, y diversas organizaciones filantrópicas se han unido a este esfuerzo.

**TUMORES** Los tumores que afectan a la médula espinal por lo general se originan en el tejido de apoyo y alrededor de la médula. Con frecuencia se trata de tumores de las

vainas nerviosas, las meninges o neuroglia. Los síntomas se deben a presión en la médula y raíces de los nervios raquídeos. Incluyen dolor, entumecimiento, debilidad y pérdida de la función. Los tumores de la médula espinal se diagnostican mediante resonancia magnética y otras técnicas y el tratamiento es mediante cirugía y radiación.

**LESIONES** Las lesiones de la médula espinal pueden deberse a heridas, fracturas o luxaciones de las vértebras, hernias de discos intervertebrales, o tumores. Las causas más frecuentes de lesiones accidentales a la médula son accidentes en vehículos motorizados; caídas; lesiones deportivas, en especial de clavadistas; y lesiones por actividades laborales. Las lesiones a la médula espinal son más frecuentes en adultos jóvenes y muchas están relacionadas con alcoholismo y drogadicción.

El daño medular puede causar parálisis o pérdida de sensibilidad en las estructuras inervadas por debajo del nivel de la lesión. Los diferentes grados de pérdida se denominan usando la raíz *plejía*, que significa "parálisis", como:

- Monoplejía —parálisis de un miembro.
- Diplejía —parálisis de dos miembros, brazos o piernas.
- Paraplejía —parálisis de las dos piernas.
- Hemiplejía —parálisis de un lado del cuerpo.
- Tetraplejía o cuadriplejía —parálisis de brazos y piernas.

El recuadro 9-1, Lesión de médula espinal: cruzando la línea divisoria, contiene información sobre el tratamiento de estas lesiones.

## Los nervios raquídeos

Hay 31 pares de nervios raquídeos, cada uno numerado según el nivel de la médula espinal del cual surge (v. fig. 9-11). Observe que los nervios que se originan cerca del extremo de la médula viajan en un grupo dentro del conducto neural hasta que cada uno sale en su foramen o agujero intervertebral correspondiente. Cada nervio se adhiere a la médula espinal por medio de dos raíces: la **raíz dorsal** y la **raíz ventral** (v. fig. 9-12). Cada raíz dorsal tiene un abultamiento de sustancia gris llamado **ganglión de la raíz dorsal**, el cual contiene los cuerpos celulares de las neuronas sensoriales. Un **ganglión** es cualquier agrupamiento de cuerpos celulares nerviosos localizados fuera del SNC. Las fibras de receptores sensoriales a lo largo del organismo llevan a las raíces dorsales y a los ganglions de las raíces dorsales.

thePoint. Visite *thePoint* para ver una ilustración de los nervios raquídeos en el extremo de la médula espinal.

Una raíz ventral de nervio raquídeo contiene fibras motoras (eferentes) que inervan a músculos y glándulas (efectores). Los cuerpos celulares de estas neuronas están localizados en la sustancia gris ventral de la médula (astas ventrales). Debido

**Recuadro 9-1**    Temas candentes

## Lesión de médula espinal: cruzando la línea divisoria

Cada año ocurren cerca de 11 mil nuevos casos de lesión de médula espinal en Estados Unidos, los cuales en su mayoría son varones de 16 a 30 años de edad. Debido a que las neuronas tienen muy poca capacidad para restaurarse a sí mismas, las lesiones a la médula espinal casi siempre resultan en una pérdida de las funciones motoras o sensoriales (o ambas), y el tratamiento se enfoca al manejo de la lesión, más que a su curación. Sin embargo, los científicos investigan hoy cuatro enfoques de tratamiento mejorados:

- *Minimizar el traumatismo de la médula espinal después de la lesión.* La inyección intravenosa del esteroide metilpred-nisolona, poco después de la lesión, disminuye la inflamación en el sitio y optimiza la recuperación.

- *Usar **neurotrofinas** para inducir la restauración en el tejido nervioso dañado.* Ciertos tipos de neuroglias producen sustancias químicas llamadas neurotrofinas (p. ej., el factor de crecimiento nervioso), que experimentalmente han promovido la regeneración nerviosa.

- *Regulación de los factores inhibitorios que mantienen a las neuronas dividiéndose.* El "apagar" estos factores (producidos por la neuroglia) en el sistema nervioso dañado puede promover la restauración tisular. El factor llamado Nogo es un ejemplo.

- *Trasplante de tejido nervioso.* El tejido de donador exitosamente trasplantado puede actuar bien sobre las funciones del sistema nervioso dañado.

a que las raíces dorsales (sensoriales) y ventrales (motoras) se combinan para formar los nervios raquídeos, todos éstos son nervios mixtos.

## Ramas de los nervios raquídeos

Cada nervio raquídeo continúa sólo una corta distancia fuera de la médula espinal y después se ramifica en pequeñas divisiones posteriores y grandes divisiones anteriores. Las ramas anteriores más largas se entrelazan para formar redes llamadas **plexos**, los cuales a su vez distribuyen ramas a todo el cuerpo (v. fig. 9-11). Los tres plexos principales se describen a continuación:

- El **plexo cervical** suministra impulsos motores a los músculos del cuello y recibe impulsos sensoriales del cuello y de la parte posterior de la cabeza. El nervio frénico, que es activado por el diafragma, surge de este plexo.

- El **plexo braquial** envía numerosas ramas al hombro, brazo, antebrazo, muñeca y mano. El nervio radial sale del plexo braquial.

- El **plexo lumbosacro** envía nervios a la pelvis y las piernas. La rama más grande de este plexo es el **nervio ciático**, el cual deja la parte dorsal de la pelvis, pasa por debajo del músculo glúteo mayor, y se extiende hacia abajo en la parte posterior del muslo. En su origen tiene un grosor aproximado de 2.5 cm, pero enseguida se ramifica en los músculos del muslo; cerca de la rodilla forma dos subdivisiones que inervan a la pierna y al pie.

**DERMATOMAS** Las neuronas sensoriales de toda la piel, excepto de la cara y el cuero cabelludo, proveen informa-

ción a la médula espinal por medio de los nervios raquídeos. La superficie de la piel puede delinearse en distintas regiones que son inervadas por un solo nervio raquídeo. Cada una de estas regiones se conoce como **dermatoma** (fig. 9-15).

La sensación de un determinado dermatoma es llevada por su correspondiente nervio raquídeo. Esta información puede ser usada para identificar el nervio raquídeo o segmento raquídeo que está afectado en una lesión, ya que la sensación de la superficie dérmica correspondiente estaría alterada. En algunas áreas los dermatomas no son del todo distintos; algunos pueden compartir una inervación con regiones vecinas. Por ello es necesario insensibilizar varios dermatomas adyacentes para conseguir una anestesia eficaz.

**PUNTO DE REVISIÓN 9-13** ➤ ¿Cuántos pares de nervios raquídeos existen?

## Alteraciones de los nervios raquídeos

La **neuritis periférica**, o neuropatía periférica, es la degeneración de los nervios que sirven a las áreas distales de las extremidades. Afecta tanto la función sensorial como la motora, causando síntomas de dolor y parálisis. Sus causas incluyen intoxicación crónica (alcohol, plomo, medicamentos), enfermedades infecciosas (meningitis), trastornos metabólicos (diabetes, gota) o alteraciones nutricionales (deficiencia vitamínica, inanición). La identificación y el tratamiento de la causa subyacente son vitales. Debido a que la neuritis periférica es más un síntoma que una enfermedad puede ser necesario realizar una detallada exploración física para establecer su causa.

La **ciática** es una forma de neuritis periférica que se caracteriza por dolor intenso a lo largo del nervio ciático y

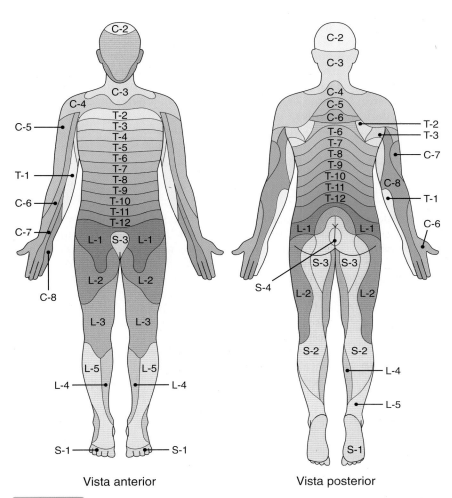

Vista anterior

Vista posterior

**Figura 9-15** **Dermatomas.** Un dermatoma es una región de la piel inervada por un solo nervio raquídeo. **[ACERCAMIENTO ➤** ¿Cuáles nervios raquídeos llevan impulsos desde la piel de los dedos de los pies? ¿Y de la parte anterior de la mano y los dedos?**]**

rios nervios. Hay debilidad muscular progresiva provocada por pérdida de mielina, con entumecimiento y parálisis, la cual puede involucrar a los músculos respiratorios. En ocasiones también se altera el sistema nervioso autónomo, lo cual causa trastornos en las funciones involuntarias. Se desconoce su causa, pero con frecuencia es posterior a una infección, por lo general de tipo viral. Puede ser resultado de una respuesta inmunitaria anormal al propio tejido nervioso. La mayoría de los pacientes se recupera por completo al paso del tiempo, aunque ésto puede tomar meses e incluso años.

## El sistema nervioso autónomo (SNA)

El sistema nervioso autónomo (visceral) regula la acción de las glándulas, músculos lisos, órganos huecos y vasos, así como el músculo cardíaco. Estas acciones se realizan automáticamente; cada vez que ocurre un cambio que requiere un ajuste regulatorio se hace de manera inconsciente.

La mayoría de los estudios sobre SNA se concentran sobre la porción motora (eferente) del sistema. Todas las vías autónomas contienen dos neuronas motoras que conectan a la médula espinal con el órgano efector. Las dos neuronas hacen sinapsis en los gangliones básicos, que sirven como estaciones de transmisión a lo largo del trayecto. La primera neurona, la neurona preganglionar, se extiende desde la médula espinal al ganglión. La segunda, la neurona posganglionar, viaja del ganglión al efector. Esto difiere del sistema nervioso voluntario (somático), en el que cada fibra nerviosa motora se extiende por todo lo largo, desde la médula espinal al músculo esquelético, sin intervención de sinapsis. Algunas de las fibras autónomas se localizan dentro de los nervios raquídeos; otras dentro de los nervios craneales (v. capítulo 10).

**PUNTO DE REVISIÓN** `9-14` ➤ ¿Cuántas neuronas hay en cada vía motora del SNA?

## Divisiones del sistema nervioso autónomo

Las neuronas motoras del SNA están dispuestas con un patrón distinto, lo cual para fines de estudio se clasifica en divi-

sus ramificaciones. Las causas más frecuentes de este trastorno son la rotura de un disco entre las vértebras lumbares inferiores y artritis de la parte baja de la columna vertebral.

El **herpes zoster**, comúnmente conocido como *culebrilla*, provoca numerosas ampollas a lo largo del trayecto de ciertos nervios, por lo general los nervios intercostales, los cuales son ramificaciones de los nervios raquídeos torácicos en el área de la cintura. Esta alteración es causada por la reactivación de una infección viral previa de varicela y afecta los cuerpos celulares sensoriales dentro de los ganglios espinales. Los síntomas iniciales incluyen fiebre y dolor, seguidos en dos a cuatro semanas por la presentación de vesículas (lesiones dérmicas llenas de líquido). El contenido de estas vesículas es un líquido muy contagioso. El dolor neurálgico puede persistir por años y ser muy angustioso. Esta infección también puede afectar a la primera rama del quinto nervio craneal y causar dolor en el globo ocular y tejidos anexos. El tratamiento temprano del ataque recurrente con medicamentos antivirales puede atenuar la neuralgia.

El **síndrome de Guillain-Barré** se clasifica como una polineuropatía, esto es, una alteración que afecta a va-

siones **simpática** y **parasimpática** (fig. 9-16), como se describe más adelante y se resume en la tabla 9-3.

**SISTEMA NERVIOSO SIMPÁTICO** Las neuronas motoras simpáticas se originan en la médula espinal, con cuerpos celulares en las regiones torácica y lumbar, el área **toracolumbar**. Estas fibras preganglionares surgen de la médula espinal a nivel del primer nervio raquídeo torácico, por debajo del nivel del segundo nervio raquídeo lumbar. Desde esta parte de la médula, las fibras nerviosas se extienden a los ganglion, donde hacen sinapsis con neuronas posganglionares, las fibras de las cuales se extienden a las glándulas y tejidos musculares involuntarios.

Muchos de los ganglions simpáticos forman las **cadenas simpáticas**, dos líneas similares a cordones de ganglion que se extienden hacia ambos lados de la columna vertebral, desde la parte inferior del cuello a la región abdominal superior. (Observe que la fig. 9-16 muestra sólo un lado de cada división del SNA.)

Además, los nervios que inervan los órganos abdominales y pélvicos hacen sinapsis en tres **ganglion colaterales** simples, más allá de la médula espinal. Estos son:

- El ganglión celíaco, que envía fibras principalmente a los órganos digestivos.

- El ganglión mesentérico superior, que transmite fibras a los intestinos delgado y grueso.

- El ganglión mesentérico inferior, que envía fibras al intestino grueso distal y órganos de los sistemas urinarios y reproductivos.

Las neuronas posganglionares del sistema simpático, con pocas excepciones, actúan sobre sus efectores liberando el neurotransmisor adrenalina y el compuesto relacionado noradrenalina. Este sistema se denomina **adrenérgico**, que significa "activado por adrenalina".

**SISTEMA NERVIOSO PARASIMPÁTICO** Las vías motoras parasimpáticas inician en las áreas **craneosacrales**, con fibras que se originan de cuerpos celulares en el tallo encefálico (mesencéfalo y médula) y la parte in-

ferior (sacral) de la médula espinal. Desde estos centros, las primeras fibras se extienden a los ganglion autónomos que habitualmente se localizan cerca o dentro de las paredes de los órganos efectores, y son llamados **ganglion terminales**. Las vías continúan entonces a lo largo de las neuronas posganglionares que estimulan los tejidos involuntarios.

Las neuronas del sistema parasimpático liberan el neurotransmisor acetilcolina, por lo que se denomina **colinérgico** (activado por acetilcolina).

## Papel de los receptores celulares

Un factor importante en la acción de los neurotransmisores son sus "sitios de interacción", esto es, los receptores sobre las membranas celulares receptoras (postsinápticas). Un neurotransmisor se ajusta dentro de su receptor como una llave en su candado. Una vez que se une el neurotransmisor, el receptor inicia acciones que cambian la actividad postsináptica de la célula. Las respuestas del receptor al mismo neurotransmisor pueden variar, ya que dependen de lo que contenga el receptor.

Entre las diferentes clases de receptores identificados, dos son especialmente importantes y han sido muy estudiados. Los primeros son los receptores colinérgicos, que se unen a la acetilcolina (ACh). Los receptores colinérgicos se subdividen en dos tipos, cada uno denominado por los fármacos que se les unen e imitan los efectos de la ACh:

- Los receptores nicotínicos (que se unen a la nicotina) se encuentran en las células del músculo esquelético y estimulan la contracción muscular cuando hay ACh.

- Los receptores muscarínicos (que se unen a la muscarina, una sustancia tóxica) se encuentran en las células efectoras del sistema nervioso parasimpático. La ACh puede estimular o inhibir a los receptores muscarínicos, dependiendo del órgano efector. Por ejemplo, la ACh estimula los órganos digestivos, pero inhibe al corazón.

La segunda clase de receptores son de tipo adrenérgico, los cuales vinculan noradrenalina y adrenalina. Se encuentran

| **Tabla 9-3** | **Divisiones del sistema nervioso autónomo** | |
|---|---|---|
| Características | Divisiones | |
| | Sistema nervioso simpático | Sistema nervioso parasimpático |
| Origen de las fibras | Regiones torácica y lumbar de la médula espinal; toracolumbar | Tallo encefálico y regiones sacrales de la médula espinal; craneosacral |
| Localización de ganglion | Cadenas simpáticas y tres ganglion colaterales simples (celíaco, mesentérico superior, mesentérico inferior) | Ganglion terminales en o cerca del órgano efector |
| Neurotransmisor (v. tabla 9-4) | Adrenalina y noradrenalina; adrenérgico | Acetilcolina; colinérgico |
| Efectos | Respuesta al estrés; reacción de "lucha o huida" | Invierte la reacción de lucha o huida (estrés); estimula algunas actividades |

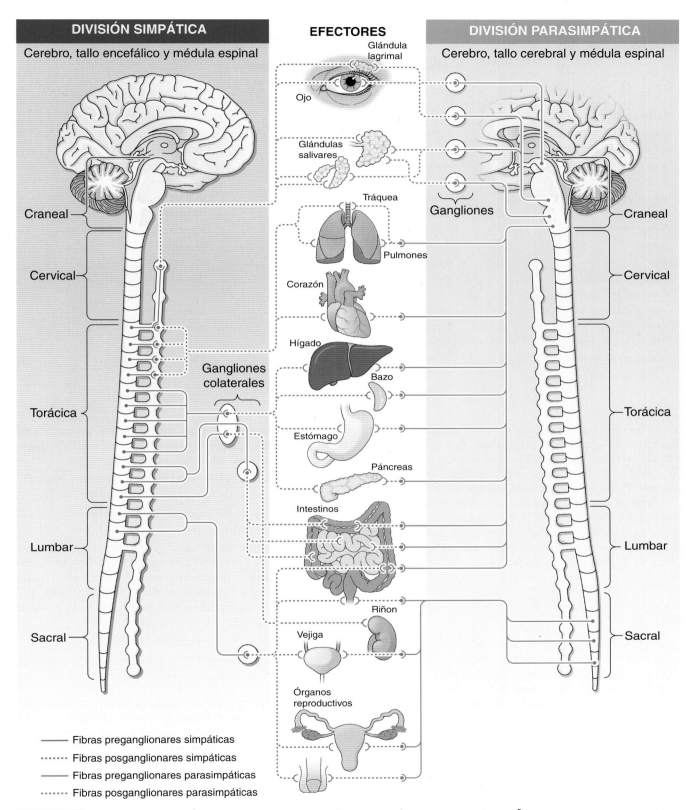

**DIVISIÓN SIMPÁTICA**
Cerebro, tallo encefálico y médula espinal

Craneal
Cervical
Torácica
Lumbar
Sacral

Gangliones colaterales

**EFECTORES**

Glándula lagrimal
Ojo
Glándulas salivares
Tráquea
Pulmones
Corazón
Hígado
Bazo
Estómago
Páncreas
Intestinos
Riñon
Vejiga
Órganos reproductivos

**DIVISIÓN PARASIMPÁTICA**
Cerebro, tallo cerebral y médula espinal

Gangliones

Craneal
Cervical
Torácica
Lumbar
Sacral

——— Fibras preganglionares simpáticas
········· Fibras posganglionares simpáticas
——— Fibras preganglionares parasimpáticas
········· Fibras posganglionares parasimpáticas

**Figura 9-16** **Sistema nervioso autónomo.** El diagrama muestra sólo un lado del cuerpo en cada división. [**ACERCAMIENTO** ➤ ¿Cuál división del sistema nervioso autónomo tiene gangliones cercanos al órgano efector?]

| Tabla 9-4 | Efectos de los sistemas simpático y parasimpático sobre órganos selectos | | |
|---|---|---|---|
| **Efector** | **Sistema simpático** | | **Sistema parasimpático** |
| Pupilas oculares | Dilatación | | Constricción |
| Glándulas sudoríparas | Estimulación | | Ninguna |
| Glándulas digestivas | Inhibición | | Estimulación |
| Corazón | Aumenta la frecuencia y fuerza de los latidos | | Disminuye los latidos |
| Bronquios pulmonares | Dilatación | | Constricción |
| Músculos del sistema digestivo | Disminuye la contracción (peristalsis) | | Aumenta la contracción |
| Riñones | Disminuye su actividad | | Ninguna |
| Vejiga urinaria | Relajación | | Contracción y vaciamiento |
| Hígado | Aumenta la liberación de glucosa | | Ninguna |
| Pene | Eyaculación | | Erección |
| Médula suprarrenal | Estimulación | | Ninguna |
| Vasos sanguíneos de: | | | |
| Músculos esqueléticos | Dilatación | | Constricción |
| Piel | Constricción | | Ninguna |
| Sistema respiratorio | Dilatación | | Constricción |
| Órganos digestivos | Constricción | | Dilatación |

en células efectoras del sistema nervioso simpático. Se subdividen en alfa (α) y beta (β). Cuando la noradrenalina (o adrenalina) se une a los receptores adrenérgicos puede estimular o inhibir, según el órgano. Por ejemplo, la noradrenalina estimula al corazón e inhibe a los órganos digestivos.

Algunos fármacos bloquean receptores específicos. Por ejemplo, los "bloqueadores beta" regulan al corazón en la enfermedad cardíaca al evitar que los receptores β se unan a la adrenalina, el neurotransmisor que aumenta la frecuencia y fuerza de las contracciones cardíacas.

## Funciones del sistema nervioso autónomo

Casi todos los órganos son abastecidos tanto por fibras simpáticas como parasimpáticas, y los dos sistemas por lo general tienen efectos opuestos. El sistema simpático tiende a actuar como acelerador para los órganos que necesitan enfrentar situaciones estresantes. Promueve lo que se denomina **reacción de lucha o huida**, que en términos sencillos significaría que una persona podría decidir permanecer y "pelear" con un enemigo, o correr ante el peligro. Las ocasiones en que el sistema nervioso simpático entra en acción pueden resumirse con el acrónimo "UEVE", esto es, urgencia, excitación, vergüenza y ejercicio. Si usted analiza lo que sucede a una persona en cualquiera de estas situaciones, podrá recordar fácilmente los efectos del sistema nervioso simpático:

■ Aumento en la frecuencia y fuerza de las contracciones cardíacas.

■ Aumento de la presión arterial, debido en parte a un latido cardíaco más eficaz y a una constricción de pequeñas arterias en la piel y órganos internos.

■ Dilatación de vasos sanguíneos a músculos esqueléticos, lo que lleva más sangre a estos tejidos.

■ Dilatación de los bronquios para permitir la entrada de más oxígeno.

■ Estimulación de la parte central de la glándula suprarrenal. Esto produce hormonas, incluyendo adrenalina, que preparan al cuerpo para cumplir con las situaciones de urgencia de varias formas (v. cap. 12). Los nervios simpáticos y las hormonas de la glándula suprarrenal se refuerzan entre sí.

■ Aumento del índice metabólico basal.

■ Dilatación de las pupilas y disminución en la capacidad para enfocar (objetos cercanos).

El sistema simpático también actúa como freno en aquellos sistemas que no están directamente involucrados en la respuesta al estrés, como los sistemas urinario y digestivo. Si usted trata de comer cuando está enojado, puede notar que la saliva es espesa y escasa, de tal forma que se experimentan dificultades para tragar la comida. Bajo estas circunstancias, cuando el alimento llega al estómago, da la sensación de estar más tiempo de lo habitual.

El sistema parasimpático por lo general balancea al sistema simpático una vez que ha pasado la crisis. Es el sistema de "descansa y digiere". Causa constricción de las pupilas, disminuye la frecuencia cardíaca y estrecha los bronquios. Sin embargo, el sistema nervioso parasimpático también estimula ciertas actividades necesarias para mantener la

## De vuelta a la enfermedad en contexto

### ▶ Susana aprende acerca de su esclerosis múltiple

"Susana, en realidad no puedo responder a su pregunta de por qué desarrolló esclerosis múltiple," comentó a su paciente la Dra. Jiménez. "Hay evidencias de que la enfermedad tiene un componente genético, pero el ambiente y quizá incluso un virus pueden estar involucrados. Hoy sabemos que la esclerosis múltiple afecta a las mujeres con mayor frecuencia que a los varones, y es más prevalente en áreas como el norte de Estados Unidos y Canadá. También sabemos que la esclerosis múltiple es una enfermedad autoinmunitaria. Normalmente, las células inmunitarias viajan a través del cerebro y la médula espinal en busca de patógenos; en la esclerosis múltiple, estas células se equivocan y provocan inflamación en el tejido nervioso sano. Esta respuesta inflamatoria daña a las células neurogliales llamadas oligodendrocitos. Estas células forman la capa de mielina que cubre y aísla a los axones de las neuronas como lo hace la cubierta de plástico que tienen los cables eléctricos. Cuando se dañan los oligodendrocitos, no pueden producir esta capa de mielina y los axones no son capaces de transmitir en forma adecuada los impulsos nerviosos. En este momento al parecer

tiene grandes áreas de desmielinización en las vías de sustancia blanca de su médula espinal."

"¿Hay algún medicamento que pueda detener la enfermedad?" preguntó Susana.

"Por desgracia —contestó la doctora— aún no hay curación para la esclerosis múltiple; sin embargo, podemos retrasar la evolución de la enfermedad por medio de medicamentos antiinflamatorios e interferones, para disminuir la inflamación y deprimir la respuesta inmunitaria."

Durante este caso vimos que las neuronas que llevan información a y desde el sistema nervioso central requieren capas de mielina. La inflamación y el daño subsecuente de la capa de mielina en enfermedades como la esclerosis múltiple tienen profundos efectos sobre la función sensorial y motora. Para mayor información acerca de la respuesta inflamatoria e interferones, consulte el capítulo 17. Visitaremos por última vez a Susana en el capítulo 24, Desarrollo y nacimiento, y aprenderemos cómo enfrenta su enfermedad estando embarazada.

homeostasis. Entre otras funciones, promueve la formación y liberación de orina y la actividad del aparato digestivo. La saliva, por ejemplo, fluye con más facilidad y cantidad bajo sus efectos. Estas acciones estimuladoras se resumen con el acrónimo SLMDD: salivación, lagrimeo (formación de lágrimas), micción, digestión y defecación.

La mayoría de los órganos recibe estimulación tanto simpática como parasimpática; los efectos de los dos sistemas en un determinado órgano suelen ser opuestos. La tabla 9-4 muestra algunas de las acciones de estos dos sistemas.

**PUNTO DE REVISIÓN 9-15** ▶ ¿Cuál división del SNA estimula una respuesta estresante, y cuál división invierte esta respuesta?

# Resumen

I. **PAPEL DEL SISTEMA NERVIOSO**
   A. Divisiones estructurales —anatómicas
      1. Sistema nervioso central (SNC) —encéfalo y médula espinal
      2. Sistema nervioso periférico (SNP) —nervios raquídeos y nervios craneales
   B. Divisiones funcionales —fisiológicas
      1. Sistema nervioso somático —voluntario; inerva a los músculos esqueléticos
      2. Sistema nervioso autónomo (visceral) —involuntario; inerva al músculo liso, músculo cardiaco, glándulas

II. **NEURONAS Y SUS FUNCIONES**
   A. Estructura de una neurona
      1. Cuerpo celular
      2. Fibras celulares
         a. Dendrita —lleva impulsos al cuerpo celular
         b. Axón —lleva impulsos fuera del cuerpo celular
      3. Vaina de mielina
         a. Cubre y protege algunos axones
         b. Acelera la conducción
         c. Producida por células de Schwann en el SNP; otras células en el SNC
            (1) Neurilema —capa más externa de la célula de Schwann; ayuda en la restauración del axón
         d. Sustancia blanca —tejido mielinizado; sustancia gris —tejido desmielinizado
   B. Tipos de neuronas
      1. Sensorial (aferente) —lleva impulsos hacia el SNC
      2. Motora (eferente) —lleva impulsos fuera del SNC
      3. Interneuronas —en el SNC
   C. Nervios y cordones —haces de fibras neuronales
      1. Nervio —en el sistema nervioso periférico
         a. Se mantienen unidos por tejido conjuntivo
            (1) Endoneurio —alrededor de una fibra
            (2) Perineurio —alrededor de cada fascículo
            (3) Epineurio —alrededor de todo el nervio
         b. Tipos de nervios
            (1) Nervios sensoriales (aferentes) —contienen sólo fibras que llevan impulsos hacia el SNC (desde un receptor)
            (2) Nervios motores (eferentes) —contienen sólo fibras que llevan impulsos fuera del SNC (a un efector)
            (3) Nervios mixtos —contienen fibras tanto sensoriales como motoras
      2. Cordones —en el sistema nervioso central

III. **NEUROGLIA**
   A. Células no conductoras
   B. Protegen y sostienen al tejido nervioso

IV. **FUNCIONES DEL SISTEMA NERVIOSO**
   A. Impulso nervioso
      1. Potencial —carga eléctrica sobre la membrana plasmática de una neurona
      2. Potencial de acción
         a. Despolarización —inversión de la carga
         b. Repolarización —regreso a la normalidad
         c. Involucra cambios en las concentraciones de $Na^+$ y $K^+$
      3. Impulso nervioso —difusión del potencial de acción a lo largo de la membrana
      4. La vaina de mielina acelera la conducción
   B. Sinapsis —unión entre neuronas
      1. Impulso nervioso transmitido desde la neurona presináptica a la neurona postsináptica
      2. Neurotransmisor —lleva impulsos a través de la sinapsis
      3. Receptores —en la membrana postsináptica; recogen neurotransmisores
      4. Los neurotransmisores son removidos por difusión, destrucción por una enzima, regreso a la célula presináptica (recaptura)
      5. Sinapsis eléctricas —en el músculo liso, músculo cardíaco, SNC

V. **MÉDULA ESPINAL**
   A. Localización
      1. En la columna vertebral
      2. Termina entre la primera y segunda vértebras lumbares
   B. Estructura de la médula espinal
      1. Área de sustancia gris en forma de H
      2. Sustancia blanca alrededor de la gris
         a. Vías ascendentes —llevan impulsos hacia el cerebro
         b. Vías descendentes —llevan impulsos fuera del cerebro
   C. Arco reflejo —vía directa del sistema nervioso
      1. Componentes
         a. Receptor —detecta el estímulo
         b. Neurona sensorial —receptor al SNC
         c. Neurona central —en el SNC
         d. Neurona motora —SNC al efector
         e. Efector —músculo o glándula que responde
      2. Actividades reflejas —el reflejo simple es rápido, una respuesta automática que utiliza pocas neuronas

a. Ejemplos —reflejo de estiramiento, pestañeo, reflejos de retracción
b. Reflejo espinal —coordinado en la médula espinal

D. Procedimientos médicos sobre la médula espinal
  a. Punción lumbar
  b. Administración de fármacos

E. Enfermedades y otras alteraciones de la médula espinal
  1. Enfermedades —esclerosis múltiple, esclerosis lateral amiotrófica, poliomielitis
  2. Tumores
  3. Lesiones

VI. **NERVIOS RAQUÍDEOS—31 PARES**
  A. Raíces
    1. Dorsal (sensorial)
    2. Ventral (motora)
  B. Nervios mixtos —fibras combinadas, sensoriales y motoras
  C. Ramas de los nervios raquídeos
    1. Plexos —redes formadas por ramificaciones anteriores
      a. Plexo cervical
      b. Plexo braquial
      c. Plexo lumbosacro
    2. Dermatoma —región de la piel inervada por un solo nervio raquídeo
  D. Alteraciones de los nervios raquídeos —neuritis periférica, ciática, herpes zoster, Guillain-Barré

VII. **SISTEMA NERVIOSO AUTÓNOMO (SISTEMA NERVIOSO VISCERAL)**
  A. Características
    1. Involuntario

    2. Controla glándulas, músculo liso, músculo cardíaco (corazón)
    3. Dos neuronas motoras (preganglionar y posganglionar)

B. Divisiones del sistema nervioso autónomo
  1. Sistema nervioso simpático
    a. Toracolumbar
    b. Adrenérgico —utiliza adrenalina
    c. Sinapsis en cadenas simpáticas y tres ganglios colaterales (celíaco, mesentérico superior y mesentérico inferior)
  2. Sistema nervioso parasimpático
    a. Craneosacral
    b. Colinérgico —utiliza acetilcolina
    c. Sinapsis en ganglios terminales, en o cerca de órganos efectores

C. Receptores celulares
  1. Afectan la acción del neurotransmisor
  2. Tipos
    a. Colinérgico —une ACh
    b. Adrenérgico —une noradrenalina y adrenalina

D. Funciones del sistema nervioso autónomo
  1. Divisiones
    a. Simpática —estimula la reacción de lucha o huida (estrés)
    b. Parasimpática —regresa el cuerpo a la normalidad
  2. Habitualmente tiene efectos opuestos sobre un órgano

## Preguntas para estudio y revisión

### PARA FORTALECER LA COMPRENSIÓN

*Complete las frases*

**1.** El cerebro y la médula espinal constituyen el sistema nervioso _____.

**2.** Los potenciales de acción son llevados fuera del cuerpo celular neuronal por _____.

**3.** Durante un potencial de acción, el flujo de $Na^+$ dentro de la célula provoca _____.

**4.** En la médula espinal, la información sensorial viaja en vías _____.

**5.** Con pocas excepciones, el sistema nervioso simpático usa el neurotransmisor _____ para actuar sobre los órganos efectores.

*Correspondencia* > Relacione cada enunciado numerado con la frase que corresponda enlistada con letra.

___ **6.** Células que llevan impulsos desde el SNC

___ **7.** Células que llevan impulsos al SNC

___ **8.** Células que llevan impulsos dentro del SNC

___ **9.** Células que detectan un estímulo

___ **10.** Células que ejecutan una respuesta a un estímulo

**a.** Receptoras

**b.** Efectoras

**c.** Neuronas sensoriales

**d.** Neuronas motoras

**e.** Interneuronas

*Opción múltiple*

___ **11.** Los músculos esqueléticos son controlados voluntariamente por el

**a.** Sistema nervioso central
**b.** Sistema nervioso somático
**c.** Sistema nervioso parasimpático
**d.** Sistema nervioso simpático

___ **12.** Las células involucradas en la mayoría de los tumores del sistema nervioso son

**a.** Neuronas motoras
**b.** Neuronas sensoriales
**c.** Interneuronas
**d.** Neuroglia

___ **13.** El orden correcto de la transmisión sináptica es

**a.** Neurona postsináptica, sinapsis y neurona presináptica
**b.** Neurona presináptica, sinapsis y neurona postsináptica
**c.** Neurona presináptica, neurona postsináptica y sinapsis
**d.** Neurona postsináptica, neurona presináptica y sinapsis

___ **14.** A las fibras nerviosas aferentes que entran a la parte de la médula espinal se les llama

**a.** Asta dorsal
**b.** Asta ventral
**c.** Comisura gris
**d.** Conducto central

___ **15.** La reacción de lucha o huida es promovida por el

**a.** Sistema nervioso simpático
**b.** Sistema nervioso parasimpático
**c.** Sistema nervioso somático
**d.** Arco reflejo

## COMPRENSIÓN DE CONCEPTOS

**16.** Diferencie entre los términos en cada uno de los siguientes pares:

       **a.** Neuronas y neuroglia
       **b.** Vesícula y receptor
       **c.** Sustancia gris y sustancia blanca
       **d.** Nervio y tracto

**17.** Describa un potencial de acción. ¿Cómo difiere la conducción a lo largo de una fibra mielinizada de otra desmielinizada?

**18.** Analice la estructura y función de la médula espinal.

**19.** Explique el arco reflejo usando como ejemplo lo que ocurre al pisar una tachuela.

**20.** Describa la anatomía de un nervio raquídeo. ¿Cuántos pares de nervios raquídeos hay?

**21.** Defina un *plexo*. Nombre los tres principales plexos nerviosos raquídeos.

**22.** Compare y coteje la esclerosis múltiple con el síndrome de Guillain-Barré.

**23.** Diferencie entre las funciones de las divisiones simpáticas y parasimpáticas del sistema nervioso autónomo.

## PENSAMIENTO CONCEPTUAL

**24.** La depresión clínica se relaciona con concentraciones anormales de serotonina. Los medicamentos que bloquean la eliminación de este neurotransmisor desde la sinapsis pueden controlar este trastorno. Con base en esta información, ¿la depresión clínica se relaciona con un aumento o disminución de la serotonina? Explique su respuesta.

**25.** El Sr. Hernández visitó a su dentista para una endodoncia y el médico le administró novocaína, un anestésico local, al inicio del procedimiento. La novocaína disminuye la permeabilidad de la membrana al $Na^+$. ¿Qué efectos tiene esto sobre el potencial de acción?

**26.** En el caso de Susana, sus síntomas se debieron a una desmielinización en el sistema nervioso central. Estos síntomas, ¿hubieran sido los mismos o distintos si estuvieran afectados sus nervios raquídeos? Explique por qué.

9

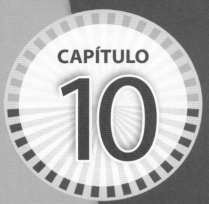

# El sistema nervioso: encéfalo y pares craneales

## Objetivos de aprendizaje

Después de estudiar cuidadosamente este capítulo, será capaz de:

1. Dar la localización y funciones de las cuatro principales divisiones del encéfalo
2. Nombrar y describir a las tres meninges
3. Citar la función del líquido cefalorraquídeo y describir dónde y cómo se forma este líquido
4. Nombrar y localizar los lóbulos de los hemisferios cerebrales
5. Citar una función de la corteza cerebral en cada lóbulo del cerebro
6. Nombrar dos divisiones del diencéfalo y citar las funciones de cada una de ellas
7. Localizar las tres subdivisiones del tallo encefálico y mencionar tres funciones de cada una de ellas
8. Describir el cerebelo y citar sus funciones
9. Nombrar algunas técnicas utilizadas para estudiar el encéfalo
10. Citar los nombres y funciones de los 12 pares craneales
11. Enlistar algunos trastornos que involucran al encéfalo, sus estructuras relacionadas o a los pares craneales

## Términos clave escogidos

Los siguientes términos, y otros que aparecen en **negritas** dentro del capítulo, se definen en el Glosario

accidente vascular cerebral

afasia

bulbo raquídeo

cerebelo

cerebro

circunvolución cerebral (giro)

conmoción

corteza cerebral

diencéfalo

electroencefalograma (EEG)

hematoma

hipotálamo

líquido cefalorraquídeo (LCR)

meninges

mesencéfalo

puente (pons)

surco

tálamo

tallo encefálico

ventrículo

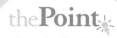

the**Point**

Consulte la página web para el material complementario de este capítulo.

# La enfermedad en contexto

## El caso de Francisco: un coágulo en el cerebro

Rodrigo amaba su trabajo como fisioterapeuta. Lo que más disfrutaba era su posición actual en el hospital donde era miembro del Departamento de Lesiones Cerebrales. Su responsabilidad era diseñar e implementar programas de rehabilitación para pacientes que se recuperaban de lesiones cerebrales.

Cuando Rodrigo llegó al trabajo se encontró con un nuevo expediente médico en su escritorio. Lo abrió y repasó su contenido. La noche anterior, Francisco Cárdenas, un varón de 68 años de edad, fue transportado en ambulancia al servicio de urgencias. Según la esposa de Francisco, él se había colapsado súbitamente en la sala de su casa. Preocupada de que él tuviera un ataque cardíaco, su esposa marcó al número de urgencias. En el hospital, Francisco se veía confundido y desorientado. Articulaba mal las palabras y tenía dificultades para formarlas. Mencionaba que veía doble, se sentía mareado y sufría un intenso dolor de cabeza. Tenía antecedentes de presión arterial elevada y, según su esposa, había fumado un paquete de cigarrillos diariamente durante la mayoría de su vida adulta. El médico de urgencias examinó a Francisco y observó debilidad muscular y disminución en el sentido del tacto sobre el lado derecho de su cara y brazo. Con base en estos datos neurológicos, el médico le solicitó una tomografía del cerebro. Los resultados de este examen indicaron que Francisco tenía un coágulo (trombo) sanguíneo que le bloqueaba la arteria cerebral media izquierda, lo cual entorpecía el flujo sanguíneo hacia su hemisferio cerebral izquierdo. Francisco no había tenido un ataque cardíaco, tenía un accidente vascular cerebral. El médico de urgencias le administró activador del plasminógeno tisular para disolver el coágulo y restaurar el flujo sanguíneo a su cerebro.

Los síntomas neurológicos de Francisco se deben a una falta de flujo sanguíneo a una parte de su cerebro. En este capítulo aprenderemos acerca de la estructura y funcionamiento del cerebro. También volveremos a leer acerca de Francisco y conoceremos la forma en que Rodrigo analiza los síntomas de accidente vascular cerebral de su paciente.

# El encéfalo

El encéfalo ocupa la cavidad craneal y está cubierto por membranas, líquido y huesos del cráneo. Aunque las diversas regiones del encéfalo se comunican y funcionan en conjunto, el encéfalo puede dividirse en varias áreas para facilitar su estudio (fig. 10-1, tabla 10-1):

- El **cerebro** es el órgano más grande. Se divide en **hemisferios cerebrales** derecho e izquierdo, por un surco profundo llamado **fisura longitudinal** (fig. 10-2). Cada hemisferio se subdivide a su vez en lóbulos.

- El **diencéfalo** es el área entre los hemisferios cerebrales y el tallo encefálico. Incluye el tálamo y el hipotálamo.

- El **tallo encefálico** conecta al cerebro y al diencéfalo con la médula espinal. La parte superior del tallo encefálico es el **mesencéfalo**. En la parte inferior del mesencéfalo está el **puente** (pons), seguido del **bulbo raquídeo**. El puente conecta al mesencéfalo con el bulbo raquídeo, mientras que el bulbo raquídeo conecta al cerebro con la médula espinal a través de una gran abertura en la base del cráneo (agujero occipital).

- El **cerebelo** se localiza justo por debajo de la parte posterior de los hemisferios cerebrales y se conecta con el cerebro, tallo encefálico y médula espinal por medio del puente. La palabra *cerebelo* significa "cerebro pequeño."

Cada una de estas divisiones se describe con mayor detalle más adelante.

**PUNTO DE REVISIÓN 10-1** ➤ ¿Cuáles son las principales divisiones del encéfalo?

# Estructuras protectoras del encéfalo y la médula espinal

Las **meninges** son tres capas de tejido conjuntivo que rodean tanto al encéfalo como a la médula espinal para formar una cubierta completa (fig. 10-3). La capa más externa de estas membranas, la **duramadre**, es la más gruesa y dura de las meninges. (*Madre* viene del latín que, al igual que en español, significa "madre," para referirse a la función protectora de las meninges; *dura* significa lo mismo.) Alrededor del cerebro, la duramadre tiene dos capas, y la externa se une a los huesos craneales. En ciertos lugares, estas dos capas se separan para suministrar canales venosos, llamados **senos durales**, que sirven para drenar la sangre que viene del tejido cerebral.

La capa media de las meninges es la **aracnoides**. Esta membrana está adherida libremente a la meninge más interna por medio de fibras en forma de red, que permiten un espacio para el movimiento del líquido cefalorraquídeo (LCR) entre

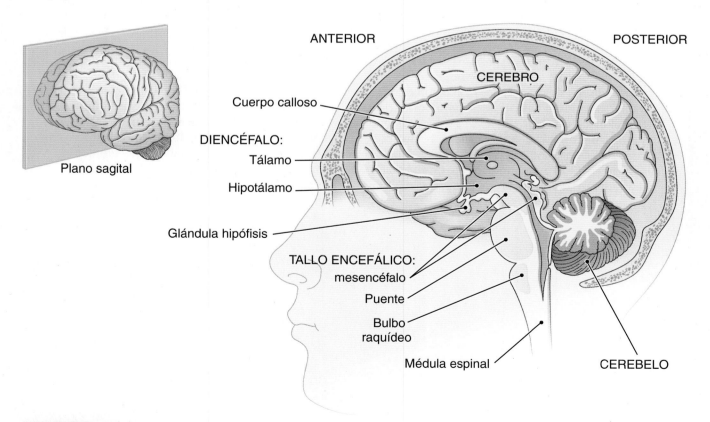

Plano sagital

ANTERIOR                    POSTERIOR

CEREBRO

Cuerpo calloso

DIENCÉFALO:

Tálamo

Hipotálamo

Glándula hipófisis

TALLO ENCEFÁLICO:

mesencéfalo

Puente

Bulbo raquídeo

Médula espinal                    CEREBELO

**Figura 10-1    Corte sagital del encéfalo.** Se muestran las principales divisiones.

| Tabla 10-1 | Organización del encéfalo | | |
|---|---|---|---|
| **División** | **Descripción** | **Funciones** | |
| Cerebro | La porción más grande y superior. Se divide en dos hemisferios, cada uno subdividido en lóbulos | La corteza (capa más externa) es el sitio para el pensamiento consciente, memoria, razonamiento y funciones mentales abstractas, todas localizadas dentro lóbulos específicos | |
| Diencéfalo | Entre el cerebro y el tallo encefálico Contiene al tálamo e hipotálamo | El tálamo ordena y redirige la energía de entrada sensorial. El hipotálamo mantiene la homeostasis, controla al sistema nervioso autónomo y a la glándula hipófisis | |
| Tallo encefálico | Región anterior por debajo del cerebro | Conecta al cerebro y al diencéfalo con la médula espinal | |
| Mesencéfalo | Por debajo del centro del cerebro | Tiene centros reflejos relacionados con la visión y la audición. Conecta al cerebro entre sus partes inferior y superior | |
| Puente | Anterior al cerebelo | Conecta al cerebelo con otras partes del cerebro. Ayuda a regular la respiración | |
| Bulbo raquídeo | Entre el puente y la médula espinal | Une al encéfalo con la médula espinal. Tiene centros de control de funciones vitales, como el de la respiración y los latidos cardíacos | |
| Cerebelo | Por debajo de la parte posterior del cerebro. Se divide en dos hemisferios | Coordina a los músculos voluntarios. Mantiene el balance y el tono muscular | |

las dos membranas. (La palabra aracnoides proviene del latín que significa *araña*, debido a su apariencia en forma de red.)

La capa más interna alrededor del encéfalo, la **piamadre**, está adherida al tejido nervioso del encéfalo y la médula espinal, y sigue todos los contornos de estas estructuras (v. fig. 10-3). Se compone de un delicado tejido conjuntivo (*pia* significa "suave" o "delicado"). La piamadre sostiene vasos sanguíneos que suministran nutrimentos y oxígeno al encéfalo y médula espinal.

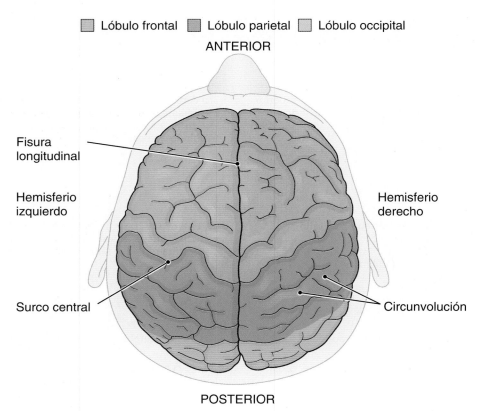

**Figura 10-2**  **Superficie externa del cerebro, vista superior**. Se aprecia la división de los dos hemisferios y los dos lóbulos.

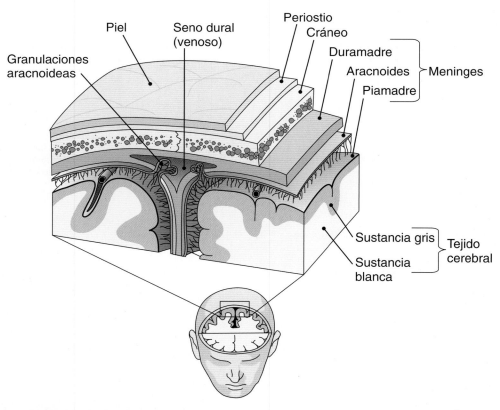

**Figura 10-3**  **Corte frontal (coronal) de la parte superior del encéfalo**. Se muestran las meninges y partes relacionadas. [ ACERCAMIENTO ➤
¿Qué se localiza en los espacios en donde la duramadre se divide en dos capas? ]

**PUNTO DE REVISIÓN** **10-2** ➤ Las meninges son membranas protectoras que rodean al encéfalo y a la médula espinal. ¿Cómo se llaman las tres capas de meninges, de la más externa a la más interna?

## Líquido cefalorraquídeo

El **líquido cefalorraquídeo** (LCR) es un líquido claro que circula en y alrededor del cerebro y la médula espinal (fig. 10-4). La función del LCR es apoyar al tejido nervioso y amortiguar los golpes que de otra forma lesionarían a estas delicadas estructuras. Este líquido lleva nutrimentos a las cé-lulas y transporta productos de desecho desde las células.

El LCR fluye libremente a través de conductos localizados dentro y alrededor del encéfalo y la médula espinal, y por último fluye hacia afuera dentro del espacio subaracnoideo de las meninges. Mucho del líquido regresa entonces a la sangre a través de proyecciones llamadas *granulaciones aracnoideas*, en los senos durales (v. figs. 10-3 y 10-4).

**VENTRÍCULOS** El LCR se forma dentro del encéfalo en cuatro espacios llamados **ventrículos** (fig. 10-5). Una red vascular en cada ventrículo, el **plexo coroideo**, forma LCR por filtración de la sangre y secreción celular.

Los cuatro ventrículos que producen LCR se extienden un poco irregularmente en las diversas partes del encéfalo. Los más grandes son los ventrículos laterales en los hemisferios cerebrales. Sus extensiones dentro de los lóbulos del cerebro se llaman **astas**. Este par de ventrículos se comunican con un espacio medio, el tercer ventrículo, por medio de aberturas llamadas **agujeros transversos**. El tercer ventrículo está rodeado por el diencéfalo. Continuando hacia abajo del tercer ventrículo, un pequeño canal, el **acueducto cerebral**, se extiende a través del mesencéfalo dentro del cuarto ventrículo, el cual se localiza entre el tallo encefálico y el cerebelo. Este ventrículo se continúa con el conducto central de la médula espinal. En la raíz del cuarto ventrículo hay tres aberturas que permiten la salida de LCR al área que rodea el encéfalo y la médula espinal.

El recuadro 10-1, La barrera hematoencefálica: acceso denegado, presenta información sobre la protección del encéfalo.

**PUNTO DE REVISIÓN** **10-3** ➤ Además de las meninges, el LCR ayudar a sostener y proteger el encéfalo y la médula espinal. ¿En dónde se produce este líquido?

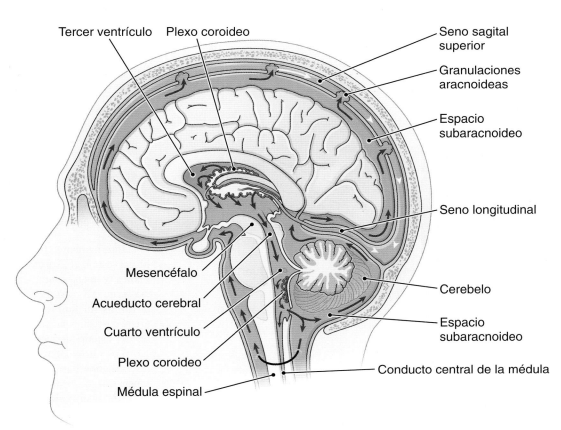

**Figura 10-4** **Flujo del líquido cefalorraquídeo (LCR).** Las flechas negras muestran el flujo del LCR desde el plexo coroideo y de regreso a la sangre en los senos durales; las flechas blancas señalan el flujo de la sangre. (Los conductos por los que fluye el LCR son más estrechos que los que se muestran aquí, pero se han amplificado para que puedan apreciarse.) [ ACERCAMIENTO ➤¿Cuál ventrículo es continuo con el conducto central de la médula espinal? ]

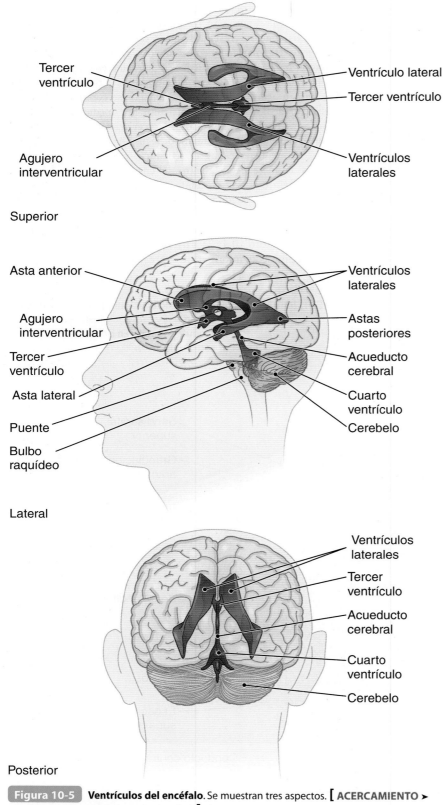

**Superior**

**Lateral**

**Posterior**

**Figura 10-5** **Ventrículos del encéfalo**. Se muestran tres aspectos. **[ ACERCAMIENTO ➤** ¿Cuáles son los ventrículos más grandes? **]**

# Los hemisferios cerebrales

Cada hemisferio cerebral se divide en cuatro **lóbulos** visibles cuyo nombre obedece a los huesos craneales vecinos. Se trata de los lóbulos frontal, parietal, temporal y occipital (fig. 10-6). Además, hay un pequeño quinto lóbulo interno dentro de cada hemisferio que no puede ser visto desde la superficie. No se sabe mucho acerca de este lóbulo, el cual se le conoce como **ínsula**.

El tejido nervioso externo de los hemisferios cerebrales es la sustancia gris, que constituye la **corteza cerebral** (v. fig. 10-3). Esta delgada capa de sustancia gris (2 a 4 mm de espesor) es la parte más altamente desarrollada del encéfalo y es responsable del pensamiento consciente, el razonamiento y las funciones mentales abstractas. Las funciones específicas se localizan en la corteza de los diferentes lóbulos, como se describe más adelante con mayor detalle.

La corteza está dispuesta en pliegues que forman porciones elevadas conocidas como **circunvoluciones**. Estas áreas elevadas están separadas por canales poco profundos llamados **surcos** (fig. 10-7). Aunque hay muchos surcos, los siguientes dos son marcas especialmente importantes:

- El **surco central**, el cual se ubica entre los lóbulos frontal y parietal de cada hemisferio, en ángulos derechos a la fisura longitudinal (v. figs. 10-2 y 10-6).

- El **surco lateral**, que se curva a lo largo de cada lado de los hemisferios y separa al lóbulo temporal de los lóbulos frontal y parietal (v. fig. 10-6).

Internamente, los hemisferios cerebrales están constituidos con sustancia blanca y unas cuantas islas de sustancia gris. La sustancia blanca consiste de fibras mielinizadas que conectan las áreas corticales entre sí y con otras partes del sistema nervioso.

Los **núcleos basales**, también llamados **ganglios basales**, son masas de sustancia gris localizada internamente dentro de cada hemisferio cerebral. Estos grupos de neuronas funcionan con la corteza cerebral para regular los movimientos corporales y los músculos de la expresión facial. Las neuronas de los núcleos basales secretan el neurotransmisor **dopamina**.

## La barrera hematoencefálica: acceso denegado

Las neuronas en el sistema nervioso central (SNC) funcionan adecuadamente sólo si la composición del líquido extracelular que las riega está regulada con esmero. La barrera hematoencefálica semipermeable ayuda a mantener este medio estable permitiendo que algunas sustancias crucen, mientras que otras se bloquean. En tanto permite que crucen glucosa, aminoácidos y algunos electrólitos, evita el paso de hormonas, fármacos, neurotransmisores y otros elementos que pueden afectar en forma adversa al encéfalo.

Las características estructurales de los capilares del SNC crean esta barrera. En la mayoría del cuerpo, los capilares están revestidos con células epiteliales escamosas simples que se adhieren libremente unas con otras. Los pequeños espacios entre las células permiten a los materiales moverse entre el flujo sanguíneo y los tejidos. En los capilares del SNC, las células epiteliales escamosas simples se unen por estrechas uniones que limitan el paso de materiales entre ellas. Los astrocitos —células neurogliales especializadas que se envuelven alrededor de los capilares y limitan su permeabilidad— también contribuyen con esta barrera.

La barrera hematoencefálica excluye patógenos, aunque algunos virus, incluyendo los de la polio y del herpes, pueden cruzarla al viajar a lo largo de los nervios periféricos hasta el SNC. Algunos estreptococos también pueden abrirse paso a través de las uniones estrechas. Los procesos patológicos, como la hipertensión arterial, isquemia (falta de suministro de sangre) e inflamación, pueden aumentar la permeabilidad de la barrera hematoencefálica.

La barrera hematoencefálica es un obstáculo para que los fármacos lleguen al cerebro. Algunos antibióticos pueden cruzarla, mientras que otros no pueden. Los neurotransmisores también tienen problemas. En la enfermedad de Parkinson hay deficiencia del neurotransmisor dopamina; esta sustancia por sí misma no puede cruzar la barrera, pero un compuesto similar, la L-dopa, sí puede. La L-dopa cruza la barrera hematoencefálica y se convierte en dopamina. Otro método eficaz para hacer llegar los medicamentos es mezclar un fármaco con una solución concentrada de azúcar e inyectarla en el torrente sanguíneo. La elevada presión osmótica de la solución hace que el agua salga por ósmosis de las células de los capilares, contrayéndolos y abriendo las estrechas uniones a través de las cuales puede pasar el fármaco.

■ Lóbulo frontal ■ Lóbulo parietal ■ Lóbulo temporal ■ Lóbulo occipital

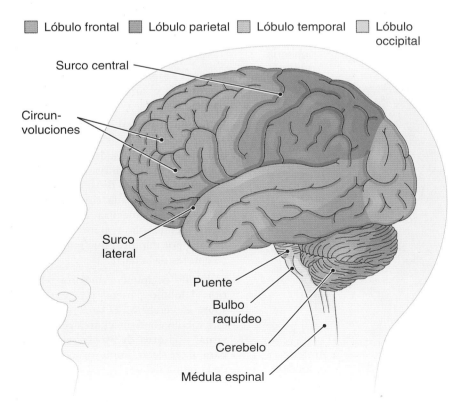

**Figura 10-6** **Superficie externa del encéfalo, vista lateral**. Se aprecian los lóbulos y las características superficiales del cerebro. **[ ACERCAMIENTO ►** ¿Cuál estructura separa el lóbulo frontal del parietal? **]**

El **cuerpo calloso** es una banda importante de sustancia blanca localizada en la parte superior de la fisura longitudinal (v. fig. 10-1). Esta banda es un puente entre los hemisferios derecho e izquierdo, y permite que los impulsos crucen de un lado al otro del encéfalo.

La **cápsula interna** es una banda compacta de fibras mielinizadas que llevan impulsos entre los hemisferios cerebrales y el tallo encefálico. Las fibras verticales que constituyen la cápsula interna viajan entre el tálamo y algunos de los núcleos basales, a cada lado, y después se irradian hacia la corteza cerebral.

**PUNTO DE REVISIÓN 10-4** ► ¿Cuáles son los cuatro lóbulos superficiales de cada hemisferio cerebral?

## Funciones de la corteza cerebral

Es dentro de la corteza cerebral donde la capa de sustancia gris forma la superficie de cada hemisferio cerebral, donde el im-

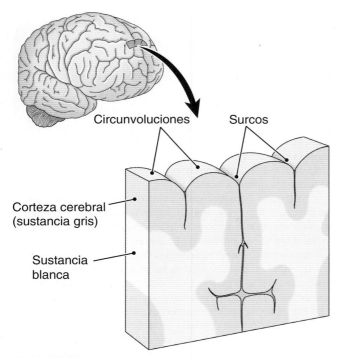

**Figura 10-7** **Corte del cerebro.** Las leyendas puntualizan las características de la superficie, la corteza cerebral y la sustancia blanca.
**[ ACERCAMIENTO >** ¿Cómo está provista la corteza de un área de superficie mayor? **]**

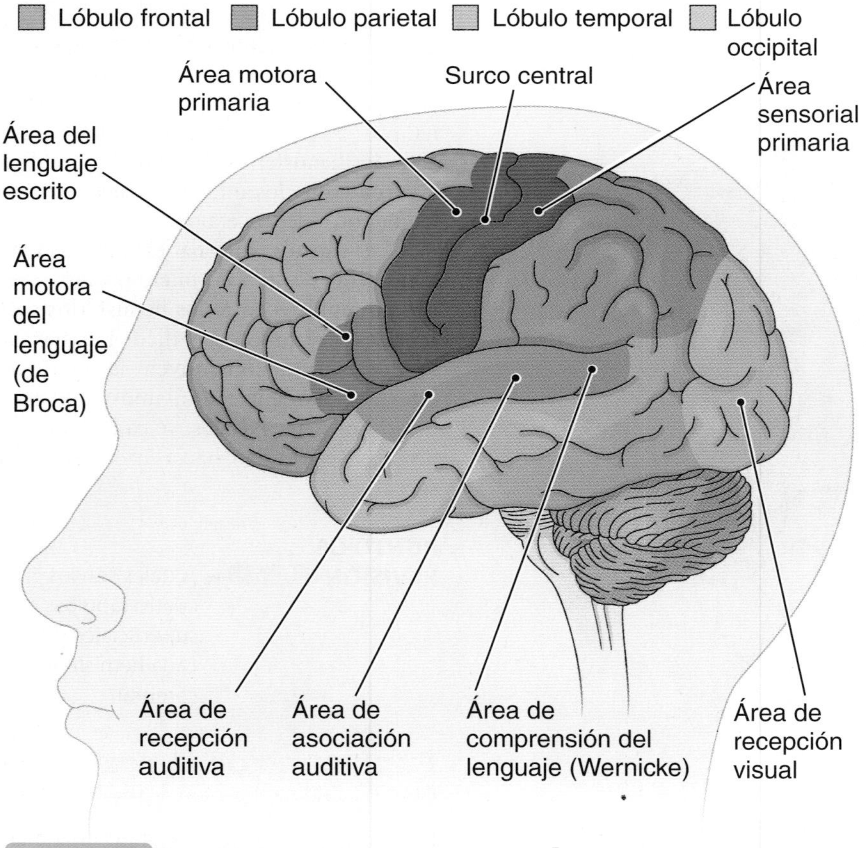

■ Lóbulo frontal ■ Lóbulo parietal ■ Lóbulo temporal □ Lóbulo occipital

**Figura 10-8** **Áreas funcionales de la corteza cerebral.** **[ ACERCAMIENTO >** ¿Qué área cortical está situada posterior al surco central? ¿Qué área es anterior al surco central? **]**

pulso nervioso se recibe y analiza. Estas actividades forman las bases del conocimiento. El cerebro "almacena" información, mucha de la cual puede ser recordada a demanda por medio del fenómeno llamado *memoria*. Es en la corteza cerebral que los procesos de pensamiento como la asociación, juicio y discriminación, tienen lugar. La deliberación consciente y las acciones voluntarias también surgen de la corteza cerebral.

Aunque diversas áreas cerebrales actúan en coordinación para producir la conducta, en la corteza de cada lóbulo se localizan funciones particulares (fig. 10-8). A continuación se describen algunas de ellas:

- El **lóbulo frontal**, el cual es relativamente más grande en los humanos que en otras especies, yace en posición anterior al surco central. Las circunvoluciones anteriores al surco central en este lóbulo contienen un **área motora primaria**, la cual suministra el control consciente de los músculos esqueléticos. Observe que entre más fina sea la acción, mayor será la cantidad de tejido cortical que participe (fig. 10-9). El lóbulo frontal también contiene dos áreas importantes para el habla (los centros del lenguaje se analizan más adelante).

- El **lóbulo parietal** ocupa la parte superior de cada hemisferio y yace en sentido posterior al surco central. Las circunvoluciones localizadas por detrás del surco central en este lóbulo contienen el **área sensorial primaria**, en donde son interpretados los impulsos de la piel, como el tacto, el dolor y la temperatura. Ahí tiene lugar la estimación de distancias, tamaños y formas. Como en la corteza motora, entre mayor sea la intensidad de la sensación de un área en particular, por ejemplo la lengua o los dedos, mayor será el área de la corteza que participa.

- El **lóbulo temporal** se sitúa inferior al surco lateral y se pliega bajo el hemisferio de cada lado. Este lóbulo contiene el **área auditiva** que recibe e interpreta impulsos del oído. El **área olfatoria**, relacionada con el sentido del olfato, se localiza en la parte media del lóbulo temporal; es estimulada por impulsos que salen de los receptores de la nariz.

- El **lóbulo occipital** se localiza posterior al lóbulo parietal y se extiende sobre el cerebelo. El área visual de este lóbulo contiene el **área receptora visual** y el **área de asociación visual** para interpretar impulsos que salen de la retina del ojo.

## Áreas de comunicación

La capacidad de comunicarse por medios escritos o verbales es un ejemplo interesante de cómo las áreas de la corteza

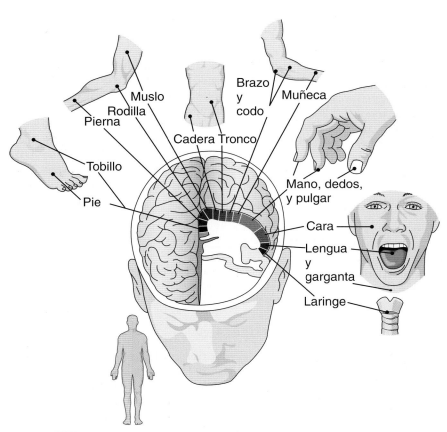

**Figura 10-9** **Áreas motoras de la corteza cerebral (lóbulo frontal).** La cantidad de corteza involucrada en el control de una parte corporal es proporcional al grado de coordinación necesaria para el movimiento. La figura pequeña indica que el control es contralateral. El hemisferio derecho controla el lado izquierdo del cuerpo y el hemisferio izquierdo controla el lado derecho.

controlados ahí, en una región llamada **área motora del lenguaje**, o **área de Broca** (v. fig. 10-8). Una persona que sufre daño en esta área puede tener dificultades para hablar (afasia motora). En forma similar, el centro del lenguaje escrito radica anterior al área cortical que controla el brazo y los músculos de la mano. La capacidad para escribir palabras habitualmente es una de las últimas fases en el desarrollo del aprendizaje de palabras y su significado.

■ Las **áreas visuales** de la corteza occipital también participan en la comunicación. Aquí se reciben las imágenes visuales del lenguaje. El área visual que se ubica en la cara anterior de la corteza receptora interpreta entonces estos impulsos visuales como palabras. La capacidad para leer y comprender también se desarrolla en esta área. Por ejemplo, usted puede *ver* escritura en japonés, pero esto sólo se recibe en el área occipital de recepción visual del lóbulo occipital, a menos que usted *entienda* las palabras.

Entre las áreas cerebrales hay una relación funcional. Muchas neuronas deben trabajar en conjunto para capacitar a la persona para que reciba, interprete y responda a los mensajes verbales y escritos, así como al tacto (estímulo táctil) y otros estímulos sensoriales.

cerebral se interrelacionan (v. fig. 10-8). El desarrollo y uso de estas áreas están estrechamente relacionados con el proceso de aprendizaje.

■ Las **áreas auditivas** se ubican en el lóbulo temporal. Una de estas áreas, el **área de recepción auditiva**, detecta impulsos sonoros transmitidos del ambiente, mientras que el área que le rodea, el **área de asociación auditiva**, interpreta los sonidos. Otra región de la corteza auditiva, el **área de comprensión del lenguaje**, o **área de Wernicke**, funciona reconociendo la voz e interpretando las palabras. Alguien que sufre daño en esta región del cerebro, como un accidente vascular cerebral, tendrá dificultad para entender el significado de las palabras. Los principios del lenguaje se aprenden oyendo; por ello, las áreas auditivas para entender los sonidos están cercanas al área de recepción auditiva de la corteza. Los bebés con frecuencia parecen entender lo que se les dice mucho antes de hablar por ellos mismos. Por lo general pasan varios años antes de que los niños aprendan a leer o escribir palabras.

■ Las **áreas motoras** para la comunicación verbal y escrita se sitúan anterior a la parte más inferior de la corteza motora del lóbulo frontal. Los músculos del habla en la lengua, el paladar blando y la laringe son

**PUNTO DE REVISIÓN** `10-5` ➤ Las funciones elevadas del encéfalo ocurren en una delgada capa de sustancia gris sobre la superficie de los hemisferios cerebrales. ¿Cómo se llama esta capa externa de sustancia gris?

## Memoria y proceso de aprendizaje

La memoria es la facultad mental para recordar ideas. En el estado inicial del proceso de la memoria, las señales sensoriales (p. ej., visuales o auditivas) son retenidas por un breve periodo, quizá una fracción de segundo; no obstante, pueden ser usadas para un proceso posterior. La **memoria a corto plazo** se refiere a la retención de trozos de información durante unos segundos o incluso minutos, después de los cuales la información se pierde, a menos que se refuerce. La **memoria a largo plazo** se refiere al almacenamiento de información que puede ser recordada más adelante. Hay una tendencia de la memoria a volverse más fija conforme una persona repite la experiencia que recuerda; esto es, las señales de memoria a corto plazo pueden llevar a recuerdos a largo plazo. Además, mientras más se usa la memoria, más indeleble se vuelve; conforme la memoria se fija más profundamente en el cerebro, puede ser recordada de inmediato.

Estudios anatómicos detallados han mostrado que las delgadas extensiones llamadas *filamentos*, formadas en las sinapsis de la corteza cerebral, hacen posible que los impulsos viajen más fácilmente de una neurona a otra. El número de estos filamentos aumenta con la edad. Estudios fisiológicos muestran que el reensayo (repetición) de la misma información una y otra vez acelera y potencializa el grado de memoria a corto plazo que se transfiere a memoria a largo plazo. Una persona totalmente despierta memoriza mucho mejor que otra con fatiga mental. También se ha observado que el cerebro es capaz de organizar información de modo que las nuevas ideas se almacenan en las mismas áreas en las que otras similares habían sido almacenadas antes.

## El diencéfalo

El **diencéfalo**, o cerebro intermedio, se localiza entre los hemisferios cerebrales y el tallo encefálico. Puede apreciarse cuando se realiza un corte cerebral central. El diencéfalo incluye el **tálamo** y el **hipotálamo** (fig. 10-10).

Las dos partes del tálamo forman las paredes laterales del tercer ventrículo (v. figs. 10-1 y 10-5). Casi todos los impulsos sensoriales viajan a través de masas de sustancia gris que forman el tálamo. El papel del tálamo es clasificar los impulsos y dirigirlos a áreas particulares de la corteza cerebral.

El hipotálamo se localiza en un área media inferior al tálamo y forma el piso del tercer ventrículo. Ayuda a mantener la homeostasis controlando la temperatura, balance de agua, sueño, apetito y algunas emociones, como el miedo y el placer. Tanto las divisiones simpáticas como parasimpáticas del sistema nervioso autónomo están controladas por el hipotálamo, al igual que la glándula hipófisis. De esta forma, el hipotálamo influye el latido cardíaco, la contracción y relajación de los vasos sanguíneos, la secreción hormonal y otras funciones corporales vitales.

**PUNTO DE REVISIÓN** `10-6` ➤ ¿Cuáles son las dos principales partes del diencéfalo y qué funciones realizan?

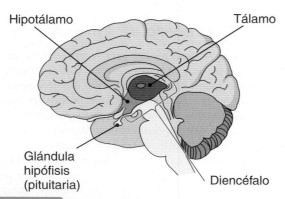

Hipotálamo

Tálamo

Glándula hipófisis (pituitaria)

Diencéfalo

**Figura 10-10** **Regiones del diencéfalo.** La figura muestra la interrelación entre el tálamo, hipotálamo y glándula hipófisis (pituitaria). **[ ACERCAMIENTO** ➤¿A qué parte del cerebro se adhiere la glándula hipófisis? **]**

## El sistema límbico

A lo largo del borde entre el cerebro y el diencéfalo hay una región conocida como el **sistema límbico**. Este sistema está relacionado con los estados emocionales y la conducta. Incluye al **hipocampo** (por su forma de caballito de mar), localizado bajo los ventrículos laterales, cuya función es el aprendizaje y la formación de memoria a largo plazo. También incluye regiones que estimulan la **formación reticular**, una red que se extiende a lo largo del tallo encefálico y gobierna la vigilia y el sueño. De esta forma, el sistema límbico conecta las funciones conscientes de la corteza cerebral y las funciones automáticas del tallo encefálico.

## El tallo encefálico

El tallo encefálico está compuesto por el mesencéfalo, el puente y el bulbo raquídeo (v. fig. 10-1). Estas estructuras conectan al cerebro y al diencéfalo con la médula espinal.

### El mesencéfalo

El **mesencéfalo**, inferior al centro del cerebro, forma la parte superior del tallo encefálico. Hay cuatro masas redondas de sustancia gris ocultas por los hemisferios cerebrales que forman la parte superior del mesencéfalo. Estos cuatro cuerpos actúan como centros para ciertos reflejos relacionados con el ojo y el oído, por ejemplo, mover los ojos para seguir una imagen o leer. La sustancia blanca de la parte anterior del mesencéfalo lleva impulsos entre los centros superiores del cerebro y los centros inferiores del puente, bulbo raquídeo, cerebelo y médula espinal. Los pares craneales III y IV se originan del mesencéfalo.

### El puente

El **puente** se ubica entre el mesencéfalo y el bulbo raquídeo, anterior al cerebelo (v. fig. 10-1). Está compuesto por fibras nerviosas mielinizadas, que conectan las dos mitades del cerebelo con el tallo encefálico, así como con el cerebro por arriba y la médula espinal por abajo. (Su nombre indica su función.)

Este puente es una conexión importante entre el cerebelo y el resto del sistema nervioso, y contiene fibras nerviosas que llevan impulsos a y desde sus centros localizados por arriba y abajo. Ciertas acciones reflejas (involuntarias), como las que regulan la respiración, son integradas en el puente. Los pares craneales V y hasta el VIII se originan en el puente.

### El bulbo raquídeo

El **bulbo raquídeo** del tallo encefálico se localiza entre el puente y la médula espinal (v. fig. 10-1). Su apariencia externa es blanca debido a que, al igual que el puente, contiene muchas fibras nerviosas mielinizadas. En su parte interna contiene grupos de cuerpos celulares (sustancia gris) llamados **núcleos**, o *centros*. Entre ellos hay centros vitales, como los siguientes:

- El **centro respiratorio** controla los músculos de la respiración en respuesta a sustancias químicas y otros estímulos.

- El **centro cardíaco** ayuda a regular la velocidad y fuerza del latido cardíaco.

- El **centro vasomotor** regula la contracción del músculo liso en las paredes de los vasos sanguíneos y por ende controla el flujo sanguíneo y la presión arterial.

Las fibras sensoriales ascendentes que llevan mensajes a través de la médula espinal hasta el encéfalo viajan a través del bulbo raquídeo, como lo hacen las fibras motoras descendentes. Estos grupos de fibras forman cordones (haces) y se agrupan de acuerdo con su función.

Las fibras motoras de la corteza motora de los hemisferios cerebrales se extienden hacia abajo a través del bulbo raquídeo, y la mayoría cruza de un lado a otro (en forma de X) mientras van hacia esta parte del encéfalo. El cruzamiento de fibras motoras en el bulbo raquídeo da como resultado un control contralateral —el hemisferio cerebral derecho controla músculos en el lado izquierdo del cuerpo y el hemisferio cerebral izquierdo los controla del lado derecho, una característica que se denomina *control contralateral* (del lado opuesto).

El bulbo raquídeo es un importante centro de reflejos; aquí terminan ciertas neuronas y los impulsos se transmiten a otras neuronas. Los últimos cuatro pares craneales (IX al XII) se conectan con el bulbo raquídeo.

**PUNTO DE REVISIÓN 10-7** ➤ ¿Cuáles son las tres subdivisiones del tallo encefálico?

# El cerebelo

El **cerebelo** está constituido por tres partes: la porción media (vermis) y dos hemisferios laterales, el izquierdo y el derecho (fig. 10-11). Al igual que los hemisferios cerebrales, el cerebelo tiene una superficie externa de sustancia gris y otra gran parte interna de sustancia blanca. Sin embargo, la sustancia blanca está distribuida en patrones arbóreos. Las funciones del cerebelo son las siguientes:

- Ayuda a coordinar a los músculos voluntarios para asegurar su correcta función. Las enfermedades del cerebelo provocan contracciones espasmódicas y temblores.

- Permite mantener el balance en la posición erecta, así como durante el ejercicio extenuante, al caminar y sentarse. Los mensajes del oído interno y de receptores sensoriales en los tendones y músculos llegan al cerebelo.

- Ayuda a mantener el tono muscular de modo que todas las fibras musculares estén ligeramente tensas y listas para producir cambios en su posición tan pronto se necesite.

**PUNTO DE REVISIÓN 10-8** ➤ ¿Cuáles son algunas de las funciones del cerebelo?

# Estudios cerebrales

Algunas de las técnicas de imagenología que se utilizan para estudiar el encéfalo se describen en el recuadro 1-2, Imágenes médicas: vistas sin hacer un corte, en el capítulo 1. Estas técnicas incluyen:

- Tomografía computarizada, que posibilita fotografías del hueso, tejidos blandos y cavidades del cerebro (fig. 10-12 A). Las lesiones anatómicas, como los tumores o la acumulación de tejido cicatrizal, se aprecian fácilmente.

- La resonancia magnética proporciona más imágenes del cerebro que la tomografía y puede revelar tumores, tejido cicatrizal y hemorragias que no pueden observarse con ésta (v. fig. 10-12 B).

- La tomografía por emisión de positrones visualiza el cerebro en funcionamiento (v. fig. 10-12 C).

## El electroencefalograma

Las interacciones de los miles de millones de células nerviosas del encéfalo producen elevaciones de las corrientes eléctricas medibles. Éstas pueden ser registradas por medio de un instrumento llamado **electroencefalógrafo**. Se colocan electrodos sobre la cabeza que recogen las señales eléctricas producidas durante el funcionamiento cerebral. Estas señales se amplifican y se registran para producir trazos, u ondas cerebrales, de un electroencefalograma (EEG).

La electroencefalografía se utiliza para estudiar los patrones de sueño, enfermedades como la epilepsia, localizar tumores, analizar los efectos de un fármaco y determinar la muerte cerebral. La figura 10-13 muestra algunos trazos típicos normales y anormales.

# Alteraciones del encéfalo y estructuras relacionadas

La infección y otros factores pueden causar inflamación del encéfalo y sus estructuras protectoras. La **meningitis** es una inflamación de las meninges, las cubiertas del encéfalo y la médula espinal. Habitualmente es causada por bacterias que entran a través del oído, nariz o garganta, o son llevadas por la sangre. En muchos casos, una lesión, procedimiento invasivo, septicemia (infección en la sangre) o una infección coexistente permiten la entrada del microorganismo patógeno. Uno de estos patógenos, el meningococo (*Neisseria meningitidis*), es causal de epidemias de meningitis entre personas que viven en contacto cercano. Otras bacterias causales son *Haemophilus influenzae* (Hib), *Streptococcus pneumoniae* y *Escherichia coli*. Algunos virus, incluyendo el de las paperas, pueden causar meningitis, aunque por lo general produce formas leves de la enfermedad que no ameritan tratamiento.

Cefalea, rigidez de nuca, náusea y vómito son síntomas frecuentes de la meningitis. El diagnóstico se realiza por punción lumbar y análisis del LCR en busca de patógenos y leucocitos (pus). En casos de meningitis bacteriana, el trata-

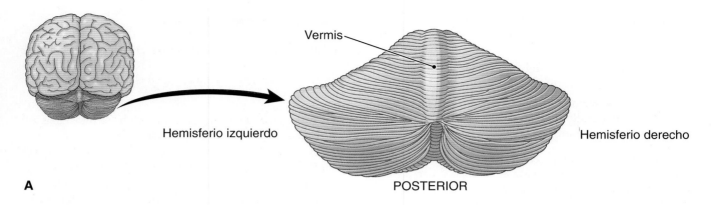

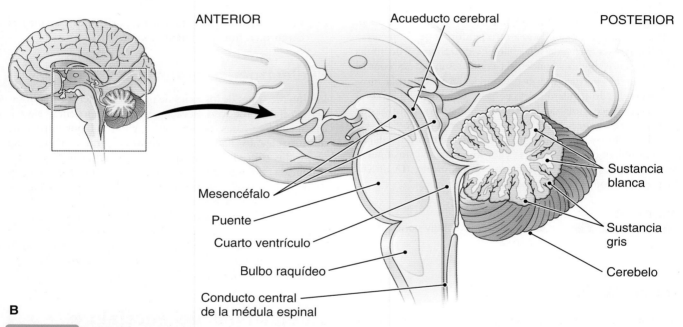

**Figura 10-11** **El cerebelo. A)** Vista posterior que muestra los dos hemisferios. **B)** Corte medio sagital en que se aprecia la distribución de sustancia gris y blanca. También se señalan las tres partes del tallo encefálico (mesencéfalo, puente y bulbo raquídeo).

miento temprano con antibióticos puede dar buenos resultados. Los casos sin tratamiento tienen altos índices de muerte. Existen vacunas en contra de algunas de las bacterias que causan meningitis.

La inflamación del encéfalo se denomina **encefalitis**. Los agentes infecciosos que causan encefalitis incluyen el virus de la polio, de la rabia, VIH (causal del sida), virus transmitidos por insectos como el del Nilo Occidental, y algunas veces los virus de la varicela y el sarampión. Con menor frecuencia, la exposición a sustancias tóxicas o reacciones a ciertas vacunas virales también provocan encefalitis. En la encefalitis hay inflamación del cerebro y destrucción difusa de células nerviosas, acompañadas de invasión de linfocitos (glóbulos blancos) al cerebro. Los síntomas típicos incluyen fiebre, vómito y coma.

## Hidrocefalia

Una acumulación anormal de LCR dentro del encéfalo se denomina **hidrocefalia** (v. fig. 10-14). Puede ser resultado ya sea de una producción anormal o de trastornos del drenaje de este líquido. Conforme el LCR se acumula en los ventrículos o en sus canales transportadores, la creciente presión puede comprimir al encéfalo contra el cráneo y destruir tejido. Las posibles causas incluyen malformaciones congénitas presentes durante el desarrollo, tumores, inflamación o hemorragia.

La hidrocefalia es más frecuente en lactantes que en adultos. Durante el desarrollo del lactante, debido a que las fontanelas de su cráneo aún no se cierran, el cráneo puede crecer en forma desproporcionada. En contraste, en el adulto no puede haber crecimiento craneal, por lo que un ligero aumento de

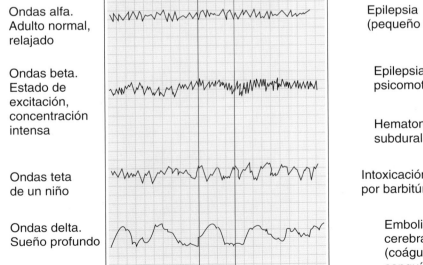

Puente

Cuarto
ventrículo

A    B    C

**Figura 10-12**   **imágenes del cerebro. A)** Tomografía computarizada del cerebro de un adulto normal a nivel del cuarto ventrículo. **B)** Resonancia magnética cerebral que muestra un punto de lesión (flechas). **C)** Tomografía por emisión de positrones. (A y B, Reimpresos con autorización de Erkonen WE. *Radiology 101*. Philadelphia: Lippincott Williams & Wilkins, 1998; C, Cortesía de Newport Diagnostic Center, Newport Beach, CA.)

líquido provoca síntomas de aumento en la presión dentro del encéfalo y daño cerebral. El tratamiento de la hidrocefalia incluye la creación de una derivación (bypass) para drenar el exceso de LCR en el encéfalo.

## Accidente vascular cerebral y otros trastornos encefálicos

El **accidente vascular cerebral**, apoplejía o ictus, es con mucho el tipo de trastorno encefálico más frecuente. Su principal causa es un coágulo sanguíneo que bloquea el flujo a una parte del tejido cerebral. Otra causa es la rotura de un vaso sanguíneo, que pro-

voca una **hemorragia cerebral** y destrucción del tejido cerebral. El accidente vascular cerebral es más frecuente entre personas mayores de 40 años y en aquellas que tienen daño en sus paredes arteriales, diabetes, o hipertensos (presión arterial elevada). El tabaquismo y el alcoholismo también aumentan el riesgo de presentarla. El restablecer el flujo sanguíneo en el área afectada puede disminuir el daño a largo plazo. Esto puede realizarse por cirugía o con la administración de medicamentos que disminuyen la inflamación cerebral y atenúan el daño ulterior.

El efecto del accidente vascular cerebral depende de la localización de la arteria y la extensión del daño. Cuando se afecta la sustancia blanca de la cápsula interna en la parte

10

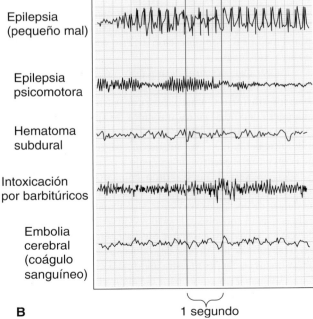

**Figura 10-13**   **Electroencefalografía. (A)** Ondas cerebrales normales. **(B)** Ondas cerebrales anormales.

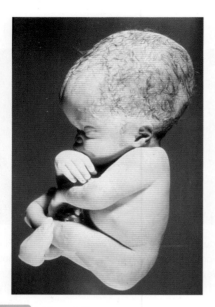

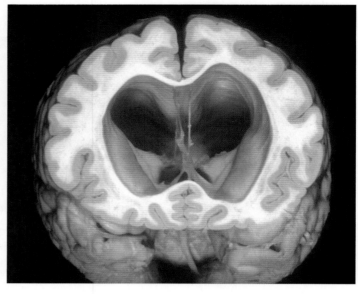

**A** **B**

**Figura 10-14** **Hidrocefalia. A)** La hidrocefalia congénita provoca un crecimiento pronunciado de la cabeza. **B)** Corte coronal del cerebro que muestra crecimiento marcado de los ventrículos laterales causados por un tumor que obstruye el flujo de LCR. (Reimpreso con autorización de Rubin E, Farber JL. *Pathology*, 3rd ed. Philadelphia: Lippincott Williams & Wilkins, 1999.)

inferior del cerebro, puede haber parálisis del lado opuesto al área afectada.

Una posible secuela del accidente vascular cerebral y otras lesiones encefálicas es la **afasia**, una pérdida o defecto de la comunicación hablada. Esta alteración puede afectar la capacidad de hablar o escribir (afasia expresiva) o de entender el lenguaje escrito o hablado (afasia receptiva). El tipo de afasia presente depende de la parte del encéfalo que esté afectada. La lesión que causa afasia en la persona diestra es probable que se localice en el hemisferio cerebral izquierdo.

Con frecuencia puede hacerse mucho por las víctimas de accidente vascular cerebral respecto a su cuidado y entrenamiento. El cerebro tiene importantes reservas para adaptarse a nuevas situaciones. En muchos casos pueden encontrarse algunos medios de comunicación incluso cuando están dañadas las áreas del lenguaje.

La **parálisis cerebral** es una alteración que ocurre antes o durante el proceso del nacimiento. Sus características incluyen diversos trastornos musculares que varían en grado, desde una ligera debilidad en los músculos de las extremidades inferiores a una parálisis de los cuatro miembros, así como de los músculos del habla. Los niños con este trastorno son ayudados con entrenamientos de lenguaje y otras terapias.

La **epilepsia** es un trastorno crónico que consiste de una alteración en la actividad eléctrica del cerebro, con o sin cambios aparentes de los tejidos nerviosos. Una manifestación de epilepsia es la actividad convulsiva, la cual puede ser tan leve que es difícil detectarla, o bien tan grave que produce pérdida de la conciencia. En la mayoría de los casos se desconoce su causa. Un estudio EEG de las ondas cerebrales muestra anormalidades y resulta útil tanto para el diagnóstico como para el tratamiento (v. fig. 10-13 B). Mucha gente con epilepsia puede llevar una vida normal y activa mediante un tratamiento médico adecuado.

Los **tumores** del encéfalo pueden desarrollarse en personas de cualquier edad, pero son más frecuentes en jóvenes y adultos

de mediana edad que en otros grupos (fig. 10-15). La mayor parte de los tumores cerebrales se origina en la neuroglia (tejido de sostén del cerebro) y se llaman **gliomas**. Estos tumores pueden o no producir metástasis (extensión a otras áreas), aunque potencialmente dañan al tejido cerebral por compresión. La sintomatología depende del tipo de tumor, su localización y su grado de destrucción. La afección de la porción frontal del cerebro con frecuencia provoca síntomas mentales, como cambios en la personalidad y en los niveles de conciencia.

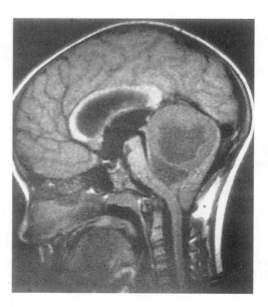

**Figura 10-15** **Tumor en el encéfalo.** La resonancia magnética muestra un gran tumor que surge del cerebelo y empuja el tallo encefálico hacia adelante. (Reimpreso con autorización de Erkonen WE. *Radiology 101*. Philadelphia: Lippincott Williams & Wilkins, 1998.)

En algunos casos la cirugía temprana y la radioterapia ofrecen esperanzas de curación. Sin embargo, la barrera hematoencefálica limita la eficacia de los agentes quimioterapéuticos inyectados (v. recuadro 10-1). Una opción muy reciente a la quimioterapia para tumores cerebrales es el implante durante la cirugía de fármacos de liberación programada en el sitio del tumor.

**PUNTO DE REVISIÓN 10-9** ➤ ¿Con qué otros nombres se conoce al accidente vascular cerebral?

**PUNTO DE REVISIÓN 10-10** ➤ ¿Qué tipo de células suelen estar relacionadas con los tumores cerebrales?

thePoint* Visite *thePoint* para ver la animación *Accidente vascular cerebral*, que ilustra este trastorno.

## Lesiones

Un resultado usual de un traumatismo cefálico es la hemorragia dentro o alrededor de las meninges (fig. 10-16). El daño a una arteria por fractura craneal, por lo general en un lado de la cabeza, produce una hemorragia entre la duramadre y el cráneo, un **hematoma epidural**. La rápida acumulación de sangre presiona los vasos sanguíneos e interrumpe el flujo de sangre al cerebro. Los síntomas incluyen cefalea, parálisis parcial, dilatación de pupilas y coma. Si no se alivia la presión en uno o dos días, el paciente puede fallecer.

Un desgarro en la pared del seno dural provoca un **hematoma subdural**. Con frecuencia esto resulta de la presencia de sangre al frente o en la parte posterior de la cabeza que separa la duramadre de la aracnoides, como ocurre cuando la cabeza en movimiento golpea un objeto inmóvil. La sangre se acumula en forma gradual en el espacio subdural, haciendo presión sobre el cerebro y provocando cefalea, debilidad y confusión. La muerte sobreviene por una hemorragia continua. La hemorragia dentro del propio tejido encefálico resulta en un hematoma intracerebral.

La **conmoción** cerebral es resultado de una contusión en la cabeza o un movimiento súbito del cerebro contra el cráneo, como el de una sacudida violenta. Sus efectos incluyen pérdida de la consciencia, cefalea, mareo, vómito e incluso parálisis y daño en las funciones cerebrales. Esto varía en duración y gravedad según el grado del daño.

En el paciente con lesión cefálica son importantes las observaciones frecuentes del nivel de conciencia, la respuesta de las pupilas y los reflejos de las extremidades (v. recuadro 10-2, Lesión cerebral: una llamada de alerta).

## Enfermedades degenerativas

La **enfermedad de Alzheimer** es una alteración encefálica que resulta de una degeneración inexplicable de la corteza cerebral y el hipocampo (fig. 10-17). El trastorno se desarrolla en forma gradual y a la larga provoca alteración intelectual grave con cambios en el estado de ánimo y confusión. La pérdida de memoria, especialmente de sucesos recientes, es un síntoma frecuente al inicio. Los peligros relacionados con la enfermedad de Alzheimer son las lesiones, infecciones, desnutrición y aspiración de alimentos o bebidas hacia los pulmones. Los cambios en el cerebro ocurren muchos años antes de que aparezcan signos perceptibles de la enfermedad. Estos cambios incluyen el desarrollo del amiloide, una proteína anormal, y la formación de madejas de fibras neuronales que evita la comunicación entre las células.

Hasta hoy no hay curación, pero se han desarrollado varios fármacos que pueden retrasar la progresión de la enfermedad temprana. En algunos estudios los extractos de la hierba *Ginkgo biloba*, los estrógenos, vitamina E, medicamentos antiinflamatorios y los bloqueadores de canales del calcio (que se prescriben para regular el latido cardíaco), han demostrado que pueden prevenir o retrasar la enfermedad. Estos fármacos también pueden controlar algunos de sus efectos físicos y conductuales. La disminución del estrés es un tema importante en el cuidado del paciente.

La **demencia vascular** representa la acumulación de daño cerebral que causa isquemia crónica (falta de suministro de sangre), como lo que podría ocurrir por una serie de pequeños accidentes vasculares cerebrales. Hay un deterioro progresivo de la función. La gente con demencia vascular presentan una pérdida progresiva de la memoria, del juicio y de la función cognitiva. Muchos ancianos mayores de 80 años de edad presentan esta alteración.

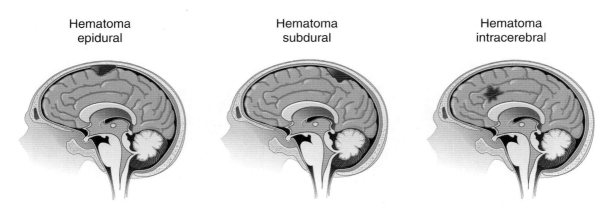

Hematoma epidural     Hematoma subdural     Hematoma intracerebral

**Figura 10-16** **Hematomas**. Compare las localizaciones del hematoma epidural, subdural e intracerebral. (Reimpreso con autorización de Cohen BJ, *Medical terminology*, 4th ed. Philadelphia: Lippincott Williams & Wilkins, 2004.)

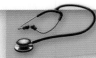

## Recuadro 10-2 — Perspectivas clínicas

## Lesión cerebral: una llamada de alerta

La lesión cerebral traumática es la principal causa de muerte y discapacidad en Estados Unidos. Aproximadamente cada año 1.5 millones de personas sufren una lesión cerebral en ese país, de las cuales casi 50 mil fallecen y 80 mil sufren discapacidad crónica o permanente. Las causas más frecuentes de lesión cerebral traumática son los accidentes vehiculares, heridas por armas de fuego y caídas. Otras causas incluyen el síndrome del niño sacudido (causado por una sacudida violenta de un lactante) y el síndrome del segundo impacto (cuando ocurre una segunda lesión cefálica antes de que la primera haya curado por completo).

El daño cerebral se presenta ya sea por un traumatismo cefálico penetrante o sucesos de aceleración-desaceleración, donde una cabeza en movimiento se detiene súbitamente. El tejido nervioso, los vasos sanguíneos y posiblemente las meninges pueden presentar contusiones, desgarraduras, laceraciones o roturas, los cuales producen inflamación, hemorragia y hematoma. La mejor protección para la lesión cerebral es evitarla. La siguiente es una lista de consejos de seguridad:

- Siempre use cinturón de seguridad y coloque a los niños en asientos especiales seguros.

- Nunca conduzca después de haber consumido alcohol o drogas, ni viaje con un conductor que está afectado.

- Siempre póngase casco durante actividades como ciclismo, motociclismo, patinaje en línea, equitación, hockey sobre hielo y bateo en el beisbol y softbol.

- Revise el equipo en las áreas de juego y supervise a los niños mientras lo usen. Nunca haga girar a un niño para jugar "avioncito" ni lo sacuda o haga rebotar con fuerza.

- Permita un tiempo adecuado para la curación después de que se ha sufrido una lesión en la cabeza, antes de reanudar actividades potencialmente peligrosas.

- Evite caídas en el baño usando un tubo para sujetarse o un tapete antiderrapante; utilice una banquillo para alcanzar objetos en lugares altos. Coloque una puerta de seguridad en la parte de abajo y arriba de las escaleras, para proteger a los niños pequeños (y adultos con demencia u otras alteraciones que afecten la orientación).

- Si tiene armas en casa, manténgalas descargadas en un gabinete cerrado y guarde las balas en un sitio aparte.

Para más información (en inglés), consulte a la *Brain Injury Association of America*.

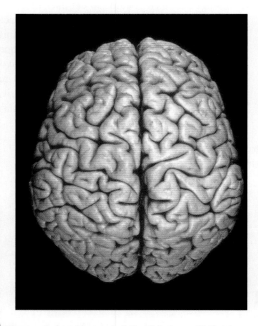

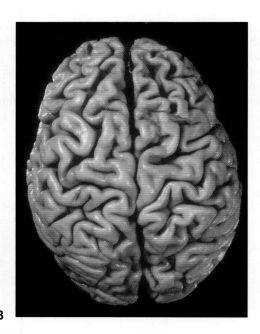

**A**          **B**

**Figura 10-17**  **Efectos de la enfermedad de Alzheimer. A)** Cerebro normal. **B)** Cerebro de un paciente con Alzheimer que presenta atrofia de la corteza, con circunvoluciones estrechas y surcos crecidos. (Reimpreso con autorización de Rubin E, Farber JL. *Pathology*, 3rd ed. Philadelphia: Lippincott Williams & Wilkins, 1999.)

La **enfermedad de Parkinson** es una alteración neurológica progresiva que se caracteriza por temblores, rigidez de las extremidades y articulaciones, movimiento lento y trastornos en el equilibrio. La enfermedad habitualmente se origina de células muertas en una parte del cerebro, la sustancia negra, que produce el neurotransmisor dopamina. La falta de dopamina da como resultado una hiperactividad de los núcleos basales, áreas cerebrales que controlan el movimiento voluntario. El promedio de edad de inicio es a los 55 años. Cambios similares, conocidos como *parkinsonismo*, pueden ser resultado de encefalitis u otras alteraciones del cerebro, exposición a ciertas toxinas o lesiones cefálicas repetidas, como ocurre en el boxeo.

El principal tratamiento para la enfermedad de Parkinson es la administración de L-dopa, una sustancia capaz de entrar en el cerebro y convertirse en dopamina (v. recuadro 10-1). Los fármacos ahora disponibles imitan los efectos de la dopamina, evitando su desdoblamiento o aumentado la eficacia de la L-dopa. Otras opciones de tratamiento incluyen el implante de células fetales que pueden realizar las funciones de las células perdidas y el implante de un dispositivo que estimula eléctricamente al cerebro para controlar los síntomas de la enfermedad.

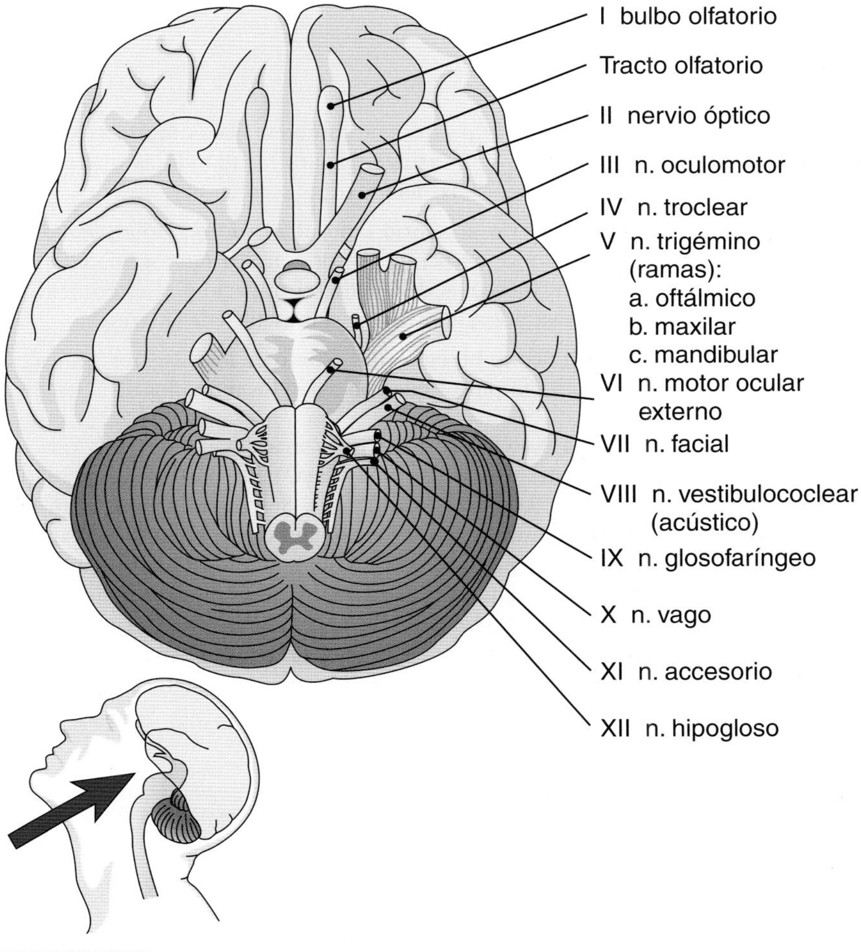

## Pares craneales

Hay 12 pares de nervios craneales (en este análisis, cuando se identifica un nervio craneal, significa que se trata de un par). Están numerados, por lo general con números romanos, según su conexión con el encéfalo, empezando en su parte anterior y después en la posterior (fig. 10-18). Con excepción de los dos primeros pares, todos los nervios craneales salen del tallo encefálico. Los primeros 9 pares y el par 12 abastecen estructuras de la cabeza.

Desde el punto de vista funcional, se postula que los mensajes de los nervios craneales pertenecen a una de cuatro categorías:

- **Impulsos sensoriales especiales,** como los del olfato, gusto, visión y audición, localizados en órganos sensoriales especiales de la cabeza.

- **Impulsos sensoriales generales,** como los del dolor, tacto, temperatura, sentido muscular profundo, presión y vibraciones. Estos impulsos provienen de receptores que están ampliamente distribuidos en todo el cuerpo.

- **Impulsos motores somáticos** que permiten el control voluntario de los músculos esqueléticos.

- **Impulsos motores viscerales** que producen un control involuntario de glándulas y músculos involuntarios (tejido liso y cardíaco). Estas vías motoras son parte del sistema nervioso autónomo, división parasimpática.

10

### Nombres y funciones de los pares craneales

Algunos de los pares craneales (I, II y VIII) contienen sólo fibras sensoriales; otros, en todo o en su mayoría, fibras motoras (III, IV, VI, XI y XII). Los restantes (V, VII, IX y X) contienen fibras tanto sensoriales como motoras; se les conoce como *nervios mixtos*. Los 12 pares craneales se enlistan a continuación y se resumen en la tabla 10-2:

  I. El **nervio olfatorio** lleva impulsos olfatorios desde los receptores en la mucosa nasal al cerebro.

 II. El **nervio óptico** transporta impulsos visuales desde el ojo hasta el cerebro.

III. El **nervio oculomotor** se relaciona con la contracción de la mayoría de los músculos oculares.

 IV. El **nervio troclear** inerva un músculo del globo ocular.

  V. El **nervio trigémino** es el nervio sensorial grande de la cara y la cabeza.

I  bulbo olfatorio
Tracto olfatorio
II  nervio óptico
III  n. oculomotor
IV  n. troclear
V  n. trigémino (ramas):
 a. oftálmico
 b. maxilar
 c. mandibular
VI  n. motor ocular externo
VII  n. facial
VIII  n. vestibulococlear (acústico)
IX  n. glosofaríngeo
X  n. vago
XI  n. accesorio
XII  n. hipogloso

**Figura 10-18** **Nervios craneales.** Se aprecian los 12 pares de nervios craneales desde la base del encéfalo.

## Tabla 10-2    Los pares craneales y sus funciones

| Nervio (designación por número romano) | Nombre | Función |
| --- | --- | --- |
| I | Olfatorio | Lleva impulsos para el sentido del olfato hacia el cerebro |
| II | Óptico | Lleva impulsos visuales desde el ojo al cerebro |
| III | Oculomotor | Controla la contracción de los músculos oculares |
| IV | Troclear | Inerva un músculo del globo ocular |
| V | Trigémino | Lleva impulsos sensoriales del ojo, maxilar superior y maxilar inferior hacia el cerebro |
| VI | Motor ocular externo | Controla un músculo del globo ocular |
| VII | Facial | Controla músculos de la expresión facial; lleva la sensación del gusto; estimula a las glándulas salivales y las lagrimales (lágrimas) |
| VIII | Vestibulococlear | Lleva impulsos sensoriales del oído y equilibrio desde el oído interno hacia el cerebro |
| IX | Glosofaríngeo | Lleva impulsos sensoriales desde la lengua y faringe (garganta); controla los músculos de la deglución y estimula a la glándula salival parótida |
| X | Vago | Inerva a la mayoría de los órganos en las cavidades torácicas y abdominales; lleva impulsos a la laringe y faringe |
| XI | Accesorio | Controla a los músculos en el cuello y laringe |
| XII | Hipogloso | Controla a los músculos de la lengua |

Tiene tres ramas que transportan impulsos sensoriales generales (p. ej., dolor, tacto, temperatura) desde el ojo, maxilar superior y maxilar inferior. Las fibras motoras de los músculos de la masticación unen la tercera rama. Son las ramas del trigémino las que los dentistas anestesian para trabajar sobre los dientes sin causar dolor.

VI. El **nervio motor ocular externo** es otro que envía impulsos controlados a un músculo del globo ocular.

VII. El **nervio facial** es sobre todo motor. Los músculos de la expresión facial están inervados por ramas de este nervio, que incluye también fibras sensoriales especiales para el gusto (dos tercios anteriores de la lengua) y contiene fibras secretoras para las glándulas salivales más pequeñas (la submandibular y sublingual) y la glándula lagrimal (lágrimas).

VIII. El **nervio vestibulococlear** lleva impulsos sensoriales para la audición y el equilibrio desde el oído interno. Este nervio antes se conocía como nervio auditivo o acústico.

IX. El **nervio glosofaríngeo** contiene fibras sensoriales generales de la parte posterior de la lengua y la faringe (garganta). Contiene también fibras sensoriales para el gusto del tercio posterior de la lengua, fibras secretoras que inervan la glándula salival más grande (parótida) y fibras nerviosas motoras para controlar los músculos de la deglución en la faringe.

X. El **nervio vago** es el nervio craneal más grande. (Su nombre significa "peregrino".) Inerva la mayoría de los órganos en las cavidades torácica y abdominal.

Este nervio contiene también fibras motoras para la laringe y la faringe, y para las glándulas que producen jugos gástricos y otras secreciones.

XI. El **nervio accesorio** (antes llamado nervio *espinal accesorio*) es un nervio motor con dos ramas; una controla dos músculos del cuello, el trapecio y el esternocleidomastoideo; la otra inerva músculos de la laringe.

XII. El **nervio hipogloso**, el último de los 12 pares craneales, lleva impulsos que controlan los músculos de la lengua.

Ha sido tradicional en las escuelas de medicina que los estudiantes utilicen la nemotecnia, o mecanismos de memoria, para recordar listas anatómicas. Sus detractores señalan que parte de esta tradición hace que estos mecanismos sean imprácticos. La nemotecnia original para los nombres de los pares craneales no se aplica más y algunos de estos nombres han cambiado. ¿Podría usted y sus compañeros de clase inventar una frase nemotécnica usando la primera letra de cada par craneal? También puede revisar sitios de internet en donde se comparten nemotécnicas médicas.

**PUNTO DE REVISIÓN 10-11** ➤ ¿Cuántos pares de nervios craneales existen?

**PUNTO DE REVISIÓN 10-12** ➤ Los nervios craneales se clasifican como sensoriales, motores o mixtos. ¿Qué es un nervio mixto?

## Alteraciones que afectan los nervios craneales

La destrucción de fibras del nervio óptico (II) puede ser resultado de un aumento en la presión del líquido ocular sobre los nervios, como ocurre en el glaucoma, por efectos de un tóxico o ciertas infecciones. Algunos medicamentos, cuando se consumen a altas dosis por tiempos prolongados, pueden dañar la rama del nervio vestibulococlear encargado de la audición.

La lesión a un nervio que contiene fibras motoras provoca parálisis de los músculos inervados por estas fibras. El nervio oculomotor (III) puede dañarse por algunas infecciones o sustancias tóxicas. Debido a que este nervio inerva muchos músculos conectados con el ojo, incluyendo el elevador que sale del párpado, su lesión causa parálisis que suele interferir con la función ocular.

La **parálisis facial** se debe a un daño en el nervio facial (VII), por lo general sobre un lado de la cara. Esta lesión provoca una distorsión facial debido a que se paraliza un lado de los músculos de la expresión facial.

La **neuralgia** en general significa "dolor nervioso". Un dolor espasmódico intenso que afecta el quinto nervio craneal se denomina **neuralgia del trigémino**. Al principio el dolor se presenta con intervalos relativamente largos, pero a medida que avanza los lapsos entre los episodios se acortan y la duración del dolor es más prolongada. Su tratamiento incluye microcirugía y corriente de alta frecuencia.

## Envejecimiento y sistema nervioso

El sistema nervioso es uno de los primeros sistemas que se desarrollan en el embrión. Al inicio de la tercera semana de desarrollo aparecen los rudimentos del sistema nervioso central. Cuando empieza a madurar, el sistema nervioso se ve sometido a diversos cambios. El cerebro disminuye en tamaño y peso debido a una pérdida de células, en especial en la corteza cerebral, lo cual se acompaña por una disminución en las sinapsis y neurotransmisores. Disminuye la velocidad para procesar información y los movimientos son más lentos. La memoria merma, en especial para sucesos recientes. Los cambios en el sistema vascular en todas partes del organismo, con estrechamiento de las arterias (aterosclerosis), reduce el flujo sanguíneo al cerebro. La degeneración vascular aumenta la posibilidad de un accidente vascular cerebral.

Sin embargo, es posible que haya una gran variación individual en relación a la localización e intensidad de los cambios. Aunque la edad puede hacer más difícil la adquisición de nuevas capacidades, diversas pruebas han demostrado que la práctica mejora la retención de habilidades. Al igual que con otros sistemas corporales, el sistema nervioso tiene vastas reservas, y la mayoría de las personas ancianas son capaces de hacer frente a las demandas de la vida.

10

## De vuelta a la enfermedad en contexto

### ➤ La recuperación de Francisco de su accidente vascular cerebral

"Buenos días señor Cárdenas. Mi nombre es Rodrigo Balbuena y soy fisioterapeuta del Departamento de Lesiones Cerebrales. Mi trabajo es apoyarlo en la recuperación de su accidente vascular cerebral, ayudándolo a recobrar fuerza, balance y coordinación. Antes de continuar, ¿puedo hacerle un examen de sus funciones musculares y sensoriales?"

Con el permiso de Francisco, el fisioterapeuta inició su valoración. Él notó hemiplejía (parálisis muscular) en el brazo y pierna derechos de Francisco. El accidente vascular cerebral había dañado el área motora primaria del lóbulo frontal del hemisferio cerebral *izquierdo* de Francisco, provocándole déficits motores en sus extremidades *derechas*. La pérdida de control contralateral es típica en los pacientes con accidente vascular cerebral debido a que la mayoría de las fibras motoras de la corteza cerebral se cruzan de un lado a otro del bulbo raquídeo, antes de continuar hacia abajo a la médula espinal y las vías descendentes. Para Francisco, esto significa que la información motora de su hemisferio cerebral izquierdo dañado no llega a los músculos esqueléticos de sus extremidades derechas.

El fisioterapeuta además notó que el sentido del tacto de Francisco estaba disminuido (hipoestesia) sobre el lado derecho, lo cual sugirió que el trastorno también había dañado el área sensorial primaria del lóbulo parietal izquierdo. Al igual que los déficits motores, los de tipo sensorial contralateral son típicos en los pacientes con accidente vascular cerebral, debido a que las fibras sensoriales que entran por un lado de la médula espinal se cruzan de inmediato sobre el lado contrario antes de continuar hacia arriba por sus vías ascendentes. Como resultado de ello, la información sensorial del lado derecho de Francisco no se procesa en su corteza cerebral izquierda.

Rodrigo utilizó sus conocimientos anatómicos sobre el cerebro y médula espinal para interpretar los síntomas de Francisco. El fisioterapeuta, con base en su valoración de los déficits motores y sensoriales del paciente, le diseñó e implementó un programa de rehabilitación. Otros profesionales de las Ciencias de la Salud, como terapeutas ocupacionales y del lenguaje, también ayudarán a Francisco a recuperarse de su problema.

# Resumen

I. **EL ENCÉFALO**
   A. Partes principales —cerebro, diencéfalo, tallo encefálico, cerebelo

II. **ESTRUCTURAS PROTECTORAS DEL ENCÉFALO Y LA MÉDULA ESPINAL**
   A. Meninges
      1. Duramadre —capa dura externa
      2. Aracnoides —capa intermedia tipo red
      3. Piamadre —capa interna vascular
   B. Líquido cefalorraquídeo (LCR)
      1. Circula alrededor y dentro del encéfalo y médula espinal
      2. Amortigua y protege
      3. Ventrículos —cuatro espacios dentro del encéfalo, donde se produce el LCR
         a. Plexo coroideo —red vascular en el ventrículo que produce LCR

III. **LOS HEMISFERIOS CEREBRALES**
   A. Estructura
      1. Dos hemisferios
      2. Lóbulos —frontal, parietal, temporal, occipital, ínsula
      3. Corteza —capa más externa de sustancia gris
         a. En las circunvoluciones (pliegues) y surcos (canales)
         b. Funciones especializadas —interpretación, memoria, pensamiento consciente, juicio, acciones voluntarias
      4. Núcleos basales (gangliones) —regulan el movimiento y la expresión facial
      5. Cuerpo calloso —banda de sustancia blanca que conecta a los hemisferios cerebrales
      6. Cápsula interna —conecta cada hemisferio cerebral con las partes inferiores del encéfalo
   B. Funciones de la corteza cerebral
   C. Áreas de comunicación
   D. Procesos de memoria y aprendizaje

IV. **DIENCÉFALO** —área entre los hemisferios cerebrales y el tallo encefálico
   A. Tálamo —dirige impulsos sensoriales a la corteza
   B. Hipotálamo —mantiene la homeostasis, controla la hipófisis
   C. Sistema límbico
      1. Contiene partes del cerebro y del diencéfalo
      2. Controla las emociones y la conducta

V. **TALLO ENCEFÁLICO**
   A. Mesencéfalo —relacionado con los reflejos del ojo y el oído
   B. Puente —vínculo de unión para otras divisiones
   C. Bulbo raquídeo
      1. Se conecta con la médula espinal
      2. Contiene centros vitales para la respiración, latido cardíaco y actividad vasomotora

VI. **EL CEREBELO** —regula la coordinación, balance y tono muscular

VII. **ESTUDIOS CEREBRALES**
   A. Imagenología —tomografía computarizada, resonancia magnética, tomografía por emisión de positrones
   B. Electroencefalografía (EEG) —registra y mide las ondas eléctricas producidas como funciones cerebrales

VIII. **ALTERACIONES DEL ENCÉFALO Y ESTRUCTURAS RELACIONADAS**
   A. Inflamación
      1. Meningitis —inflamación de las meninges
      2. Encefalitis —inflamación del encéfalo
   B. Hidrocefalia —acumulación anormal de LCR
   C. Accidente vascular cerebral y otros trastornos cerebrales
      1. Accidente vascular cerebral; síncope
         a. Causas —hemorragia cerebral; trombo
         b. Efectos —parálisis, afasia

2. Parálisis cerebral —se debe a un daño cerebral antes o durante el nacimiento
3. Epilepsia —se caracteriza por convulsiones
4. Tumores —habitualmente afectan la neuroglia (gliomas)

D. Lesiones
   1. Con frecuencia producen un hematoma —acumulación de sangre
   2. Conmoción —causada por una contusión

E. Enfermedades degenerativas
   1. Enfermedad de Alzheimer —degeneración de la corteza cerebral y el hipocampo
   2. Demencia vascular —provocada por múltiples infartos cerebrales
   3. Enfermedad de Parkinson —deficiencia del neurotransmisor dopamina

IX. **PARES CRANEALES**
A. 12 pares adjuntos al cerebro
B. Funciones
   1. Llevan impulsos sensoriales especiales y generales
   2. Llevan impulsos motores somáticos y viscerales
C. Tipos
   1. Sensorial (I, II, VIII)
   2. Motor (III, IV, VI, XI, XII)
   3. Mixtos (V, VII, IX, X)
D. Alteraciones que afectan a los nervios craneales
   1. Parálisis facial —parálisis de la cara (par craneal VII)
   2. Neuralgia del trigémino —dolor en el par craneal V

X. **ENVEJECIMIENTO Y SISTEMA NERVIOSO**

10

# Preguntas para estudio y revisión

## PARA FORTALECER LA COMPRENSIÓN

*Complete las frases*

**1.** La capa más gruesa y dura de las meninges es la _____.

**2.** El tercero y cuarto ventrículos están conectados por un pequeño canal llamado el _____.

**3.** Los músculos del habla están controlados en una región llamada _____.

**4.** A la inflamación del encéfalo se le llama _____.

**5.** Las células causantes de la mayoría de los tumores cerebrales son _____.

*Correspondencia* > Relacione cada enunciado numerado con la frase que corresponda enlistada con letra.

___ **6.** Nervio sensorial de la cara

___ **7.** Nervio motor de los músculos de la expresión facial

___ **8.** Nervio sensorial para la audición y el equilibrio

___ **9.** Nervio motor para la deglución

___ **10.** Nervio motor para la digestión

**a.** Nervio trigémino

**b.** Nervio facial

**c.** Nervio vestibulococlear

**d.** Nervio glosofaríngeo

**e.** Nervio vago

*Opción múltiple*

___ **11.** El cerebro se divide en un hemisferio izquierdo y otro derecho, por medio de

    **a.** Surco central
    **b.** Surco lateral
    **c.** Fisura longitudinal
    **d.** Ínsula

___ **12.** El área sensorial primaria interpreta todas las siguientes sensaciones, excepto

    **a.** Visión
    **b.** Dolor
    **c.** Tacto
    **d.** Temperatura

___ **13.** Una acumulación anormal de LCR dentro del encéfalo se llama

    **a.** Hemorragia cerebral
    **b.** Hematoma subdural
    **c.** Hemiplejía
    **d.** Hidrocefalia

___ **14.** Temblores, rigidez de miembros, movimientos lentos y alteración en el balance (desequilibrio) son signos de

    **a.** Meningitis
    **b.** Parálisis facial
    **c.** Enfermedad de Alzheimer
    **d.** Enfermedad de Parkinson

___ **15.** Los mensajes de dolor se clasifican como

    **a.** Impulsos sensoriales especiales
    **b.** Impulsos sensoriales generales
    **c.** Impulsos motores somáticos
    **d.** Impulsos motores viscerales

## COMPRENSIÓN DE CONCEPTOS

**16.** Describa brevemente los efectos de las lesiones en las siguientes áreas del encéfalo:

    **a.** Cerebro
    **b.** Diencéfalo
    **c.** Tallo encefálico
    **d.** Cerebelo

**17.** Un neurocirujano ha trepanado el cráneo de un paciente y se prepara a retirar un glioma del cerebro. Enliste, en orden, las membranas que tuvo que cortar para llegar hasta la corteza cerebral.

**18.** Compare y correlacione las funciones de las siguientes estructuras:

    **a.** Lóbulo frontal y lóbulo parietal
    **b.** Lóbulo temporal y lóbulo occipital
    **c.** Tálamo e hipotálamo

**19.** ¿Cuál es la función del sistema límbico? Describa los efectos del daño en el hipocampo.

**20.** Compare y correlacione los siguientes trastornos del sistema nervioso:

    **a.** Meningitis y encefalitis
    **b.** Hematoma epidural y hematoma subdural
    **c.** Enfermedad de Alzheimer y demencia vascular
    **d.** Parálisis facial y neuralgia del trigémino

**21.** Describa la enfermedad de Parkinson y los tratamientos disponibles para controlarla.

**22.** El término cerebelo significa "cerebro pequeño". ¿Por qué es un término apropiado?

**23.** Haga un esquema de los 12 pares craneales y sus funciones. Según esta tabla, ¿cuáles son sensoriales, motores o mixtos?

## PENSAMIENTO CONCEPTUAL

**24.** A los padres de Mariana (una niña de dos meses de edad) se les informa que su hija requiere una derivación para drenar un exceso de LCR de su cerebro. ¿Qué trastorno tiene Mariana? ¿Cómo podría usted explicarle a sus padres lo que tiene la niña? ¿Qué pasaría si no se coloca esta derivación?

**25.** En la historia del caso, Francisco sufrió un accidente vascular cerebral. ¿Cómo podría usted explicar esta al-teración a su familia? ¿Por qué muchos de sus síntomas se presentaron en el lado derecho de su cuerpo?

**26.** En el caso de Francisco, el accidente vascular cerebral se localizó en su cerebro. Algunas veces pueden afectar el tallo encefálico. ¿Por qué el daño a esta parte del encé-falo es potencialmente mortal?

10

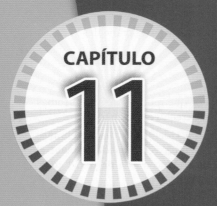

# CAPÍTULO 11

# El sistema sensorial

## Objetivos de aprendizaje

Después de estudiar cuidadosamente este capítulo, será capaz de:

1. Describir las funciones del sistema sensorial
2. Diferenciar entre los sentidos generales y especiales y dar ejemplos de cada uno
3. Describir la estructura del ojo
4. Enlistar y describir las estructuras que protegen al ojo
5. Definir *refracción* y enlistar las partes refractivas del ojo
6. Diferenciar entre bastones y conos del ojo
7. Comparar las funciones de los músculos extrínsecos e intrínsecos del ojo
8. Describir la inervación del ojo
9. Referir las tres divisiones del oído
10. Detallar el receptor para el oído y explicar cómo funciona
11. Comparar el equilibrio estático y dinámico, y describir la localización y función de estos receptores
12. Explicar las funciones de los propioceptores
13. Enlistar varios métodos para el tratamiento del dolor
14. Describir la adaptación sensorial y explicar su valor
15. Enlistar algunas alteraciones del sistema sensorial

## Términos clave escogidos

Los siguientes términos, y otros que aparecen en **negritas** dentro del capítulo, se definen en el Glosario

acomodación
adaptación sensorial
aparato lagrimal
catarata
cóclea
conducto semicircular
conjuntiva
convergencia
córnea
coroides
cristalino
cuerpo vítreo
esclerótica
glaucoma
gustación
huesecillo
membrana timpánica
olfacción
órgano de Corti
propioceptor
receptor sensorial
refracción
retina
vestíbulo

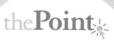

the**Point**

Consulte la página web para el material complementario de este capítulo.

# La enfermedad
## en Contexto

> ## El segundo caso de Pablo: otros efectos del sol

Al llegar a su casa esa noche, Pablo volvió a mirar la tarjeta que estaba en la mesita de la entrada. En ella venía un recordatorio para hacer una cita de revisión con su oftalmólogo, pero luego de lo que había vivido seis meses antes cuando le dijeron que tenía cáncer de piel, no sentía ninguna prisa por ir de nuevo a un consultorio médico. *Bueno, es sólo una visita de rutina, y quizá sólo hará un ligero ajuste a mi graduación, así que le llamaré para confirmar,* pensó.

En el consultorio, el Dr. Gálvez saludó a Pablo y le preguntó cómo se había sentido en general y si había percibido cambios en su vista. "A veces veo las cosas un poco borrosas, sobre todo cuando siento los ojos cansados, pero no tengo mayores cambios," —contestó Pablo. El Dr. Gálvez procedió con el examen ocular, analizando su agudeza visual y revisando su astigmatismo.

"Tiene razón; no hay muchos cambios," —dijo el oftalmólogo. "Pero le haré una nueva prescripción para sus anteojos. A los 42 años, está usted joven para tener presbiopía —una hipermetropía que se desarrolla con la edad— pero le haremos un examen sistemático para

glaucoma. Sé que su padre tuvo esta enfermedad y hay un factor hereditario." El médico dilató las pupilas de Pablo con gotas y examinó el fondo de cada ojo con un oftalmoscopio. En respuesta a una pregunta de Pablo, él respondió que de esta forma podría analizar el estado de salud de la retina y el nervio óptico, y también podría observar los vasos sanguíneos situados en la parte posterior del ojo, en busca de señales de diabetes o problemas circulatorios. Además, lo examinó con un tonómetro para descartar glaucoma, una alteración que puede dañar el ojo al aumentar la presión líquida. "Necesito atender a otro paciente," —le dijo a Pablo. "Regresaré en un momento para explicarle lo que he encontrado. Por favor siéntese unos minutos en la sala de espera."

El Dr. Gálvez aplica sus conocimientos sobre la estructura y función del ojo para diagnosticar alteraciones clínicas. En este capítulo, usted aprenderá acerca del ojo y otros órganos del sistema sensorial. Además, analizaremos las consecuencias de todo el tiempo que Pablo ha pasado bajo el sol sobre sus ojos y vista.

# Los sentidos

El sistema sensorial protege a una persona al detectar cambios en su ambiente. Un cambio ambiental se convierte en *estímulo* cuando despierta un impulso nervioso, el cual viaja entonces al sistema nervioso central (SNC) por medio de una neurona sensorial (aferente). Un estímulo se convierte en sensación —algo que experimentamos— sólo cuando un área especializada de la corteza cerebral interpreta el impulso nervioso recibido. Muchos estímulos llegan desde el ambiente externo y son detectados en o cerca de la superficie corporal. Otros, como el estímulo de una víscera, se originan internamente y ayudan a mantener la homeostasis.

## Receptores sensoriales

La parte del sistema nervioso que detecta un estímulo es el **receptor sensorial**. En estructura, un receptor sensorial puede ser uno de los siguientes:

- La dendrita libre de una neurona sensorial, como los receptores para el dolor y la temperatura.

- Una terminación modificada, u **órgano terminal**, sobre la dendrita de una neurona aferente, como la del tacto.

- Una célula especializada relacionada con una neurona aferente, como los bastones y conos de la retina ocular, y los receptores en otros órganos de sentidos especiales.

Los receptores pueden clasificarse según el tipo de estímulo al cual responden:

- Los quimiorreceptores, como los receptores para el gusto y el olfato, detectan sustancias químicas en solución.

- Los fotorreceptores, localizados en la retina ocular, responden a la luz.

- Los termorreceptores detectan cambios en la temperatura. Muchos de ellos se localizan en la piel.

- Los mecanorreceptores responden al movimiento, como al estiramiento, presión o vibración. Estos incluyen receptores de presión en la piel, receptores que vigilan la posición del cuerpo y receptores de la audición y del equilibrio en el oído, los cuales son activados por el movimiento de cilios sobre células receptoras especializadas.

Cualquier receptor debe recibir un estímulo de intensidad adecuada, esto es, al menos un **estímulo umbral**, a fin de responder y generar un impulso nervioso.

## Sentidos especiales y generales

Otra forma de clasificar a los sentidos es según la distribución de sus receptores. Un **sentido especial** se localiza en un órgano sensorial especial; un **sentido general** está ampliamente distribuido en todo el cuerpo.

- **Sentidos especiales**

  > La **visión** desde receptores en el ojo

  > La **audición** desde receptores en el oído interno

  > El **equilibrio** desde receptores en el oído interno

  > El **gusto** desde receptores en la lengua

  > El **olfato** desde receptores en las cavidades nasales superiores

- **Sentidos generales**

  > La **presión, temperatura, dolor** y **tacto** desde receptores en la piel y órganos internos

  > El sentido de la **posición**, desde receptores en los músculos, tendones y articulaciones

# El ojo y la vista

En el embrión, el ojo se desarrolla de una evaginación del cerebro. Es un órgano delicado, protegido por varias estructuras:

- Los huesos del cráneo forman las paredes de la órbita ocular (cavidad) y protegen la parte posterior del globo ocular.

- Los párpados superior e inferior ayudan a proteger la porción anterior del ojo (fig. 11-1). Los párpados pueden cerrarse para mantener a los cuerpos extraños fuera del ojo y el pestañeo ayuda a lubricar el órgano. Un músculo, el elevador de los párpados, se inserta al párpado superior. Cuando este músculo se contrae, mantiene el ojo abierto. Si el músculo se debilita al paso de los años, los párpados pueden bajar e interferir con la visión, una alteración llamada *ptosis*.

- Las pestañas y las cejas ayudan a mantener fuera del ojo a cuerpos extraños.

- Una delgada membrana, la **conjuntiva**, recubre la superficie interna de los párpados y la parte visible del

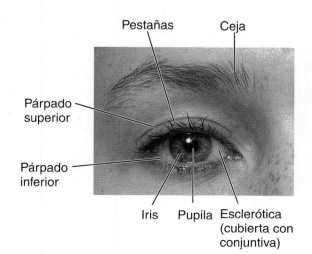

Pestañas

Ceja

Párpado superior

Párpado inferior

Iris    Pupila    Esclerótica (cubierta con conjuntiva)

**Figura 11-1** **Las estructuras protectoras del ojo.** (Reimpreso con autorización de Bickley LS. *Bates' Guide to Physical Examination and History Taking,* 8th ed. Philadelphia: Lippincott Williams & Wilkins, 2003.)

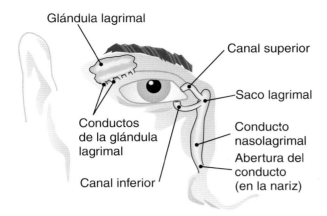

**Figura 11-2** **El aparato lagrimal**. Se muestra la glándula lagrimal (lágrimas) y sus conductos relacionados.

de la nariz por medio de los **conductos nasolagrimales** (v. fig. 11-2). Un exceso de lágrimas provoca una "nariz tapada"; una producción aun mayor hace que se derramen sobre las mejillas. Con la edad, las glándulas lagrimales producen menos secreción, pero las lágrimas pueden fluir sobre las mejillas si se obstruyen los conductos nasolagrimales.

<br />

thePoint    Visite *thePoint* para ver una imagen de *ptosis*.

<br />

**PUNTO DE REVISIÓN** ◗ 11-1 ➤ ¿Cuáles son algunas estructuras que protegen al ojo?

blanco de los ojos (esclerótica). Las células dentro de la conjuntiva producen moco que ayuda en la lubricación del ojo. Cuando la conjuntiva se dobla hacia atrás del párpado a la superficie anterior del ojo, se forma un saco. La porción inferior del saco conjuntival se utiliza para instilar medicamentos en gotas. Con la edad, la conjuntiva se adelgza y reseca, lo que produce inflamación y crecimiento de los vasos sanguíneos.

◼ Las lágrimas, producidas por las **glándulas lagrimales** (fig. 11-2), lubrican el ojo y contienen una enzima que protege contra infecciones. Conforme las lágrimas fluyen de un lado al otro del ojo desde la glándula lagrimal localizada en la parte lateral superior de la órbita, acarrean pequeñas partículas que podrían entrar al ojo. Las lágrimas fluyen dentro de conductos cercanos a la parte nasal del ojo, donde drenan dentro

## Capas del globo ocular

El globo ocular tiene tres capas separadas, o túnicas (fig. 11-3).

1. La túnica más externa, la **esclerótica**, está compuesta de tejido conjuntivo rugoso. Comúnmente se le llama la *blanco del ojo*. Aparece blanca debido al colágeno que contiene y porque no tiene vasos sanguíneos que le aporten color. (El enrojecimiento u "ojos inyectados" obedece a inflamación de los vasos sanguíneos de la conjuntiva.)

2. La segunda túnica del globo ocular es la **coroides**. Esta capa está compuesta por una delicada red de tejido conjuntivo entrelazado con muchos vasos sanguíneos. Contiene también mucho pigmento pardo oscuro. La coroides puede compararse con el forro negro opaco de una cámara que evita que la dispersión de rayos de luz se refleje sobre la superficie interna del ojo. Los vasos sanguíneos en la parte posterior del ojo, o fondo, pueden revelar signos de enfermedad, y la visualización de estos vasos mediante el **oftalmoscopio** es una parte importante del examen médico.

3. La túnica más interna, la **retina**, es la capa receptora real del ojo. Contiene células sensibles a la luz llamadas **bastones** y **conos**, las cuales generan impulsos relacionados con la visión.

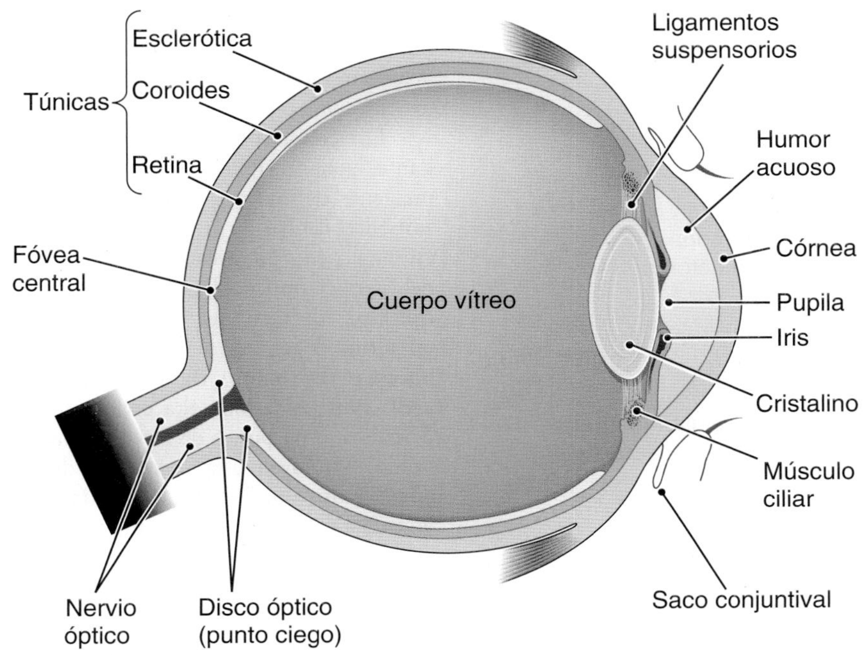

**PUNTO DE REVISIÓN** ◗ 11-2 ➤ ¿Cuáles son los nombres de las túnicas del globo ocular?

## Vías de rayos luminosos y refracción

Conforme los rayos luminosos pasan a través del ojo hacia la retina, se desplazan por medio de una serie de partes transpa-

**Figura 11-3** **El ojo**. Observe las tres túnicas, las partes refractivas del ojo (córnea, humor acuoso, cristalino, cuerpo vítreo) y otras estructuras relacionadas con la vista.

rentes, incoloras, que se describen más adelante y se observan en la figura 11-3. De camino, son sometidos a un proceso conocido como **refracción**, en el cual los rayos luminosos se comban según pasan de una sustancia a otra de distinta densidad. (Para una demostración simple de refracción, coloque una cuchara dentro de un vaso de agua y observe cómo el mango parece doblarse en la superficie del agua.) Debido a la refracción, la luz de un área muy grande puede enfocarse en una parte muy pequeña de la retina. Las partes refringentes transparentes del ojo se enlistan abajo, según cómo viaja la luz desde el exterior al interior:

1. La **córnea** es una continuación anterior de la esclerótica, pero es transparente e incolora, mientras que el resto de la esclerótica es opaca y blanquecina. A la córnea con frecuencia se le llama la *ventana* del ojo. Es un poco protuberante y es la principal estructura refringente del ojo. La córnea no tiene vasos sanguíneos; se nutre por medio de los líquidos que constantemente la irrigan.

2. El **humor acuoso**, un líquido que llena gran parte del globo ocular anterior al cristalino, ayuda a mantener la ligera curvatura de la córnea. El humor acuoso se produce y drena en forma continua desde el ojo.

3. El **cristalino**, técnicamente llamado *lente cristalino*, es una estructura circular clara hecha de un material firme y elástico. Tiene dos superficies abultadas y por ello se describe como biconvexo. El cristalino es importante en la refracción de la luz debido a que su grosor y elasticidad pueden ajustarse y enfocar la luz para la visión cercana o lejana.

4. El **cuerpo vítreo** es una sustancia gelatinosa que llena todo el espacio posterior al cristalino (el adjetivo *vítreo* significa "como vidrio"). Al igual que el humor acuoso, es importante para mantener la forma del globo ocular, así como para auxiliar en la refracción.

**PUNTO DE REVISIÓN** 11-3 ➤ ¿Cuáles son las estructuras que refractan la luz cuando pasa a través del ojo?

## Función de la retina

La retina tiene una estructura compleja con múltiples capas de células (fig. 11-4). Su parte más profunda es una capa pigmentada, anterior a la coroides. Contiguos están los bastones y conos, las células receptoras del ojo, llamadas así por su forma. Los detalles de la forma en que difieren estos dos tipos de células se presentan en la tabla 11-1. En posición anterior a los bastones y conos hay neuronas conectoras que llevan impulsos hacia el nervio óptico.

Los bastones son altamente sensibles a la luz y por ello funcionan con la luz tenue, aunque no pueden proporcionar una imagen nítida. Son más numerosos que los conos y están distribuidos más hacia la periferia (porción anterior) de la retina. (Si usted se imagina la retina dentro de un tazón, los bastones se ubicarían hacia el reborde). Cuando uno entra en un ambiente a media luz, como el de un cine, no se puede ver durante un breve periodo. Este es el lapso en el que los bastones empiezan a actuar, un cambio que se llama **adaptación a la oscuridad**. Cuando es posible ver de nuevo, las imágenes están desenfocadas y aparecen sólo sombras grises, debido a que los bastones no pueden diferenciar colores.

Los conos funcionan con la luz brillante, son sensibles al color y ofrecen imágenes definidas. Los conos se localizan en el centro de la retina, en especial en una pequeña área deprimida cerca del nervio óptico, llamada **fóvea central** (fig. 11-5; v. fig. 11-3). (*Fóvea* es un término general para denominar un hueco o depresión.) Debido a que esta área contiene la más alta concentración de conos, es el punto de la vista más definido. La fóvea está contenida dentro de un punto amarillento, la **mácula lútea**, una región que puede presentar cambios degenerativos al paso de los años.

Hay tres tipos de conos, cada uno sensible ya sea al color rojo, verde o azul. El daltonismo es el resultado de una falta de conos retinianos. La gente con ausencia total de conos no ve ningún color;

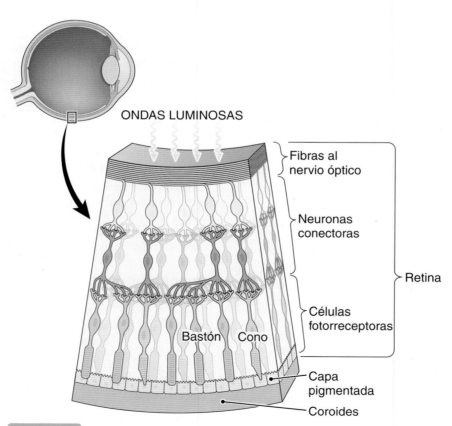

ONDAS LUMINOSAS

Fibras al nervio óptico

Neuronas conectoras

Retina

Células fotorreceptoras

Bastón   Cono

Capa pigmentada

Coroides

**Figura 11-4** **Estructura de la retina.** Los conos y bastones forman una capa interna de la retina, cerca de la coroides. Las neuronas conectoras llevan impulsos visuales hacia el nervio óptico.

| Tabla 11-1 | Comparación de los bastones y conos de la retina | |
|---|---|---|
| **Característica** | **Bastones** | **Conos** |
| Forma | Cilíndrica | En forma de botella |
| Número | Cerca de 120 millones en cada retina | Cerca de 6 millones en cada retina |
| Distribución | Hacia la periferia (anterior) de la retina | Concentrados al centro de la retina |
| Estímulo | Luz tenue | Luz brillante |
| Agudeza visual (definición) | Baja | Alta |
| Pigmentos | Rodopsina (morada o visual) | Pigmentos sensibles al rojo, verde o azul |
| Percepción al color | Ninguna; sombras grises | Responden al color |

quien carecen de un solo tipo de cono sólo es parcialmente daltónica. Esta alteración, debido a su patrón de herencia, ocurre casi en forma exclusiva entre varones.

Los bastones y conos funcionan en forma de pigmentos sensibles a la luz. El pigmento de los bastones es la **rodopsina**, o equivalente visual del morado. Se necesita vitamina A para producir estos pigmentos. Si una persona carece de vitamina A, y por ello de rodopsina, puede tener dificultades para ver en la luz tenue debido a que esta intensidad resulta inadecuada para activar los bastones, situación que se denomina **ceguera nocturna**. Los impulsos nerviosos de los bastones y conos fluyen dentro de neuronas sensoriales que finalmente se fusionan para formar el nervio óptico (par craneal II) en la parte posterior del ojo (v. figs. 11-3 y 11-5). Los impulsos viajan al centro visual en la corteza cerebral occipital.

Cuando un **oftalmólogo**, especialista en el tratamiento de alteraciones de los ojos, examina la retina con un oftalmoscopio, puede apreciar anormalidades en la retina y en sus vasos sanguíneos. Algunos de estos cambios pueden ser indicios de enfermedades generalizadas que afectan al ojo, como la diabetes o la hipertensión arterial (presión arterial elevada).

**PUNTO DE REVISIÓN 11-4** ➤ ¿Cuáles son las células receptoras de la retina?

thePoint ● Visite **thePoint** para ver la animación *La retina*, que ilustra la estructura y función de este receptor visual.

## Músculos del ojo

Dos grupos de músculos se relacionan con el ojo; ambos son importantes para ajustar el ojo de modo que puedan formarse imágenes claras sobre la retina.

**MÚSCULOS EXTRÍNSECOS** Los músculos voluntarios adjuntos a la superficie externa del globo ocular son los **músculos extrínsecos**. Los seis músculos extrínsecos con forma de banda conectados a cada ojo se originan en los huesos orbitales y se insertan sobre la superficie de la esclerótica (fig. 11-6). Deben su nombre a la localización y dirección de sus fibras musculares. Estos músculos tiran del globo ocular en forma coordinada de modo que ambos ojos se centren sobre un campo visual. Este proceso de **convergencia** es necesario para formar una imagen clara sobre la retina.

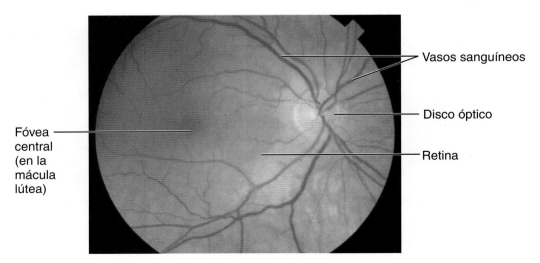

Fóvea central (en la mácula lútea)

Vasos sanguíneos

Disco óptico

Retina

**Figura 11-5** **El fondo (parte posterior) del ojo como se observa con el oftalmoscopio.** (Reimpreso con autorización de Moore KL, Dalley AF. *Clinically Oriented Anatomy*, 4th ed. Baltimore: Lippincott Williams & Wilkins, 1999.)

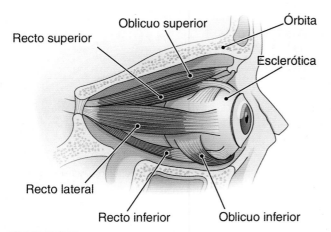

Figura 11-6 **Músculos extrínsecos del ojo.** No se muestra el recto interno. [ **ACERCAMIENTO** ➤ ¿Qué características se toman en cuenta para designar a los músculos oculares extrínsecos? ]

Se cree que el tener la imagen que viene de un ángulo ligeramente distinto de cada retina es importante para tener una visión tridimensional (estereoscópica), una característica de los primates.

**PUNTO DE REVISIÓN 11-5** ➤ ¿Cuál es la función de los músculos extrínsecos del ojo?

**LOS MÚSCULOS INTRÍNSECOS** Los músculos involuntarios localizados dentro del globo ocular son los **músculos intrínsecos**. Forman dos estructuras circulares dentro del ojo, el iris y el músculo ciliar.

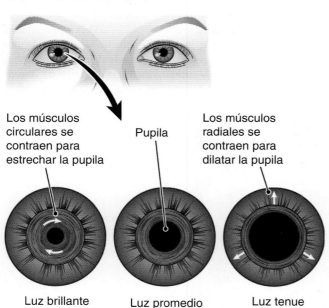

Figura 11-7 **Función del iris**. Ante la luz brillante, los músculos circulares se contraen y estrechan la pupila, limitando la luz que entra al ojo. En la luz tenue, los músculos radiales se contraen y dilatan la pupila, permitiendo que entre más luz al ojo. [ **ACERCAMIENTO** ➤ ¿Cuáles músculos del iris se contraen para hacer más pequeña la pupila?, ¿y más grande? ]

El **iris**, la parte coloreada o pigmentada del ojo, está compuesto por dos conjuntos de fibras musculares que determinan el tamaño de la abertura central del iris, la **pupila** (fig. 11-7). Un grupo de fibras está dispuesto en forma circular, y el otro se extiende radialmente como los rayos de una rueda. El iris regula la cantidad de luz que entra al ojo. En la luz brillante, las fibras musculares circulares del iris se contraen, disminuyendo el tamaño de la pupila. Este estrechamiento se denomina *constricción*. En contraste, en la luz tenue, se contraen los músculos radiales, empujando la abertura hacia afuera, agrandándola. Este crecimiento de la pupila se llama *dilatación*.

El **músculo ciliar** tiene una forma que semeja a un anillo aplanado, con un orificio central del tamaño del borde externo del iris. Este músculo sostiene al cristalino en su sitio por medio de filamentos llamados **ligamentos suspensorios**, que se proyectan desde el músculo ciliar al borde del cristalino y rodean por completo su circunferencia (fig. 11-8). El músculo ciliar controla la forma del cristalino para permitir la visión en distancias cercanas y lejanas. Este proceso de **acomodación** ocurre de la siguiente forma.

Los rayos luminosos de un objeto cercano divergen (se separan) más de lo que lo hacen los rayos luminosos de un objeto distante (fig. 11-9). Por ello, cuando se ve algo cercano, el cristalino debe hacerse más redondo para combar los rayos luminosos y enfocarlos sobre la retina. Cuando el músculo ciliar se relaja, la tensión sobre los ligamentos suspensorios mantiene al cristalino en una forma más achatada. Para la visión cercana, el músculo ciliar se contrae, con lo cual jala el anillo ciliar hacia adelante y relaja la tensión sobre los ligamentos suspen-

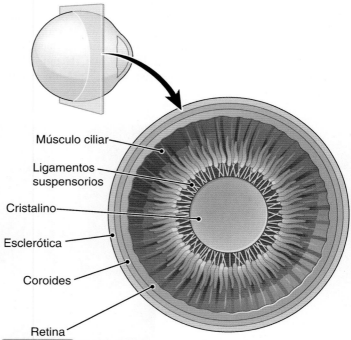

Figura 11-8 **El músculo ciliar y el cristalino (vista posterior)**. La contracción del músculo ciliar relaja la tensión sobre los ligamentos suspensorios, permitiendo que el cristalino se haga más redondo para la visión cercana. [ **ACERCAMIENTO** ➤ ¿Qué estructuras sostienen al cristalino en su lugar? ]

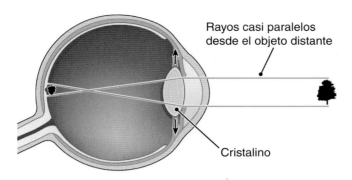

Rayos casi paralelos desde el objeto distante

Cristalino

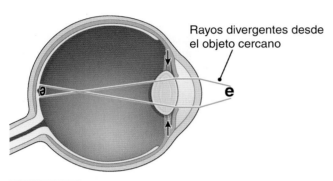

Rayos divergentes desde el objeto cercano

e

**Figura 11-9** **Acomodación para la visión cercana.** Cuando se observa un objeto cercano, el cristalino se hace más redondo para enfocar los rayos luminosos sobre la retina.

sorios. Entonces, el cristalino elástico se repliega y se engrosa, de la misma forma en que una liga se engrosa cuando se suelta después de estar tirando de ella. Cuando se relaja de nuevo el músculo ciliar, el cristalino se aplana. Estas acciones cambian el poder refringente del cristalino para ajustar la visión cercana y lejana.

En los jóvenes, el cristalino es elástico, y por tanto su grosor puede ajustarse fácilmente de acuerdo con la necesidad de una visión cercana o distante. Con el paso de los años el cristalino pierde elasticidad y, por tanto, su capacidad para ajustar la visión cercana. Se vuelve difícil enfocar claramente los objetos cercanos, situación llamada **presbiopía**, que literalmente significa "ojo viejo".

**PUNTO DE REVISIÓN** `11-6` ➤ ¿Cuál es la función del iris?

**PUNTO DE REVISIÓN** `11-7` ➤ ¿Cuál es la función del músculo ciliar?

# Nervios que inervan el ojo

Hay dos nervios sensoriales que inervan al ojo (fig. 11-10):

■ El **nervio óptico** (II par craneal) lleva impulsos visuales desde los bastones y conos retinianos hasta el cerebro.

■ La **rama oftálmica del nervio trigémino** (IV par craneal) lleva al cerebro impulsos de dolor, tacto y temperatura del ojo y estructuras aledañas.

El nervio óptico surge de la retina un poco hacia la parte media o lado nasal del ojo. No hay bastones o conos retinianos en la región del nervio óptico. Por consecuencia, no puede formarse imagen alguna sobre la retina en este sitio, el cual se conoce como punto ciego o **disco óptico** (v. figs. 11-3 y 11-5).

El nervio óptico transmite impulsos desde la retina al tálamo (parte del diencéfalo), desde donde se dirigen a la corteza occipital. Observe que los rayos luminosos que pasan a través del ojo en realidad van muy refractados (inclinados), de tal forma que la imagen cae sobre la retina hacia atrás y en forma invertida (v. fig. 11-9). Es función de los centros visuales del cerebro invertir de nuevo las imágenes.

Tres nervios llevan impulsos motores a los músculos del globo ocular:

■ El nervio oculomotor (III par craneal) es el más grande; suministra impulsos motores tanto voluntarios como involuntarios hacia ambos músculos oculares.

■ El nervio patético o troclear (IV par craneal) inerva al músculo ocular extrínseco, el oblicuo superior (v. fig. 11-6).

**11**

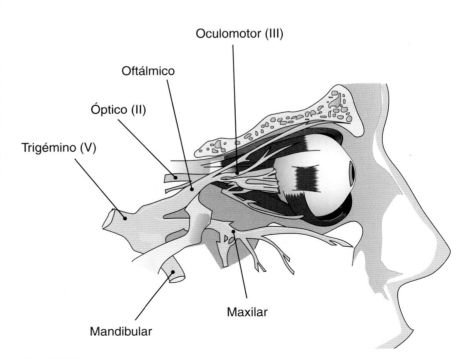

Oculomotor (III)

Oftálmico

Óptico (II)

Trigémino (V)

Maxilar

Mandibular

**Figura 11-10** **Nervios del ojo.** [ ACERCAMIENTO ➤ ¿Cuál de los nervios que se muestran mueve al ojo? ]

- El nervio motor ocular externo (VI par craneal) inerva al músculo ocular extrínseco, el recto lateral.

Para resumir, los pasos en la visión son:

1. La luz se refracta.

2. Los músculos del iris ajustan la pupila.

3. El músculo ciliar ajusta el cristalino (acomodación).

4. Los músculos oculares extrínsecos producen la convergencia.

5. La luz estimula a las células receptoras de la retina (bastones y conos).

6. El nervio óptico transmite impulsos al cerebro.

7. La corteza del lóbulo occipital interpreta los impulsos.

**PUNTO DE REVISIÓN  11-8** ➤ ¿Cuál es el II par craneal y qué hace?

## Errores de refracción y otras alteraciones oculares

La **hipermetropía**, o vista larga, por lo general es resultado de un achatamiento anormal del globo ocular (fig. 11-11 A). En esta situación, los rayos luminosos se enfocan detrás de la retina, debido a que no pueden virar suficientemente bien para enfocarse sobre la retina. El cristalino sólo puede ajustarse hasta un determinado límite para la visión cercana. Si la refracción necesaria excede este límite, la persona debe alejar el objeto de sus ojos para verlo con mayor claridad. Los anteojos con lentes convexos que aumentan la refracción luminosa pueden corregir la hipermetropía.

La **miopía**, o cortedad de vista, es otro defecto ocular que se relaciona con el desarrollo. En este caso, el globo ocular es muy largo o la córnea dobla los rayos luminosos en forma demasiado aguda, de tal modo que el punto focal está enfrente de la retina (v. fig. 11-11B). Los objetos distantes se ven borrosos y sólo se aclaran si se acercan al ojo. Unos lentes cóncavos corrigen la miopía al ensanchar el ángulo de refracción y mover el punto focal hacia atrás. La cortedad de vista en una persona joven empeora cada año hasta que llega a su segundo decenio de vida.

Otro defecto visual común, el **astigmatismo**, se debe a una irregularidad en la curvatura de la córnea o del cristalino. Como resultado, los rayos luminosos se inclinan en forma incorrecta, causando una visión borrosa. Con frecuencia el astigmatismo se combina con miopía o hipermetropía, por lo que es necesario realizar un cuidadoso examen ocular para determinar una graduación correcta para los anteojos. Hoy día se dispone de técnicas quirúrgicas para corregir algunos defectos visuales y eliminar la necesidad de anteojos o lentes de contacto. Estas operaciones, en las que se da nueva forma a la córnea, con frecuencia mediante rayo láser, cambian el ángulo refringente de luz para que pase a través de la estructura corregida; se aplican para corregir miopía, hipermetropía y astigmatismo.

**PUNTO DE REVISIÓN  11-9** ➤ ¿Cuáles son algunos errores de refracción?

**ESTRABISMO** El **estrabismo** es una desviación del ojo resultante de una falta de coordinación en el músculo del globo ocular, esto es, los dos ojos no funcionan de manera coordinada. En el **estrabismo convergente** el ojo se desvía hacia el lado nasal o al centro. Esta alteración da la apariencia de tener los ojos cruzados. En el **estrabismo divergente** el ojo afectado se desvía lateralmente.

Si estos trastornos no se corrigen en forma temprana, disminuye la transmisión e interpretación de los impulsos

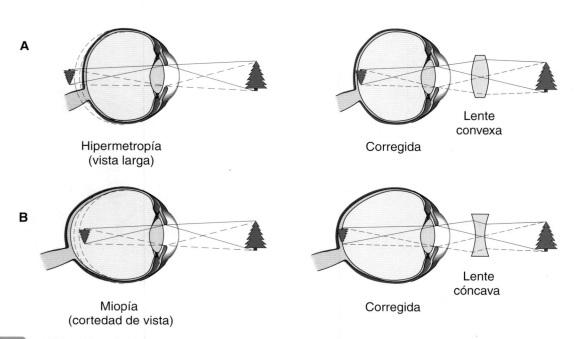

A) Hipermetropía (vista larga)

Lente convexa
Corregida

B) Miopía (cortedad de vista)

Lente cóncava
Corregida

**Figura 11-11**  **Errores de refracción. A)** Hipermetropía (vista larga). **B)** Miopía (cortedad de vista). Una lente convexa corrige la hipermetropía; una lente cóncava corrige la miopía, como se muestra en la columna derecha de la ilustración.

visuales del ojo afectado al cerebro. El cerebro no desarrolla formas de "ver" imágenes desde el ojo. La pérdida de visión en un ojo sano debida a una imposibilidad para que actúe adecuadamente con el otro ojo se llama **ambliopía**. La atención especializada por parte de un oftalmólogo, tan pronto se detecta la alteración, puede restaurar el balance muscular. En algunos casos los ejercicios oculares, anteojos y colocación de un parche en el ojo pueden corregir el defecto. En otros casos se requiere cirugía para modificar la acción del músculo.

**INFECCIONES** La inflamación de la conjuntiva se denomina **conjuntivitis**. Puede ser aguda o crónica y deberse a una gran variedad de irritantes y patógenos. La queratoconjuntivitis infecciosa es una conjuntivitis aguda muy contagiosa que suele deberse a cocos o bacilos. En ocasiones, algunos irritantes como el viento o un resplandor intenso pueden provocar inflamación, la cual es susceptible a infectarse por bacterias.

La **conjuntivitis de inclusión** (o de las piscinas) es una infección ocular aguda causada por *Chlamydia trachomatis*. Este microorganismo también causa una infección de transmisión sexual en el aparato reproductor. En los países en desarrollo donde esta infección predomina en forma crónica se le conoce como **tracoma**. En caso de que no se trate, la cicatrización de la conjuntiva y córnea puede causar ceguera. Los antibióticos y una adecuada higiene evitan nuevas infecciones, lo cual ha disminuido la incidencia de ceguera por esta alteración en muchas partes del mundo.

Una infección ocular aguda del recién nacido, causada por microorganismos que se adquieren durante el paso a través del canal del parto, es la **conjuntivitis del recién nacido**. Sus causales habituales son gonococos, clamidia u otros microorganismos de transmisión sexual. Como medida de prevención se aplican soluciones antibióticas o antisépticas en la conjuntiva del recién nacido inmediatamente después del parto.

El iris, coroides, cuerpo ciliar y otras partes del globo ocular pueden infectarse con diversos microorganismos. Estas situaciones pueden ser graves; por fortuna, no son usuales. Las espiroquetas de la sífilis, los bacilos tuberculosos y varios tipos de cocos pueden causar dolorosas infecciones. Pueden ser consecutivas a una infección de los senos nasales, amigdalitis, conjuntivitis u otros trastornos en los que el agente infectante se extiende desde estructuras cercanas. Un oftalmólogo está capacitado para diagnosticar y tratar estas alteraciones.

**LESIONES** La lesión ocular más frecuente es una laceración o rasguño de la córnea causado por un cuerpo extraño. Las lesiones por cuerpos extraños o por una infección pueden formar una cicatriz, que deja un área de opacidad a través de la cual no pueden pasar los rayos luminosos. Si una lesión afecta al área central anterior de la pupila puede provocar ceguera.

Debido a que la córnea tiene pocos vasos sanguíneos, una persona puede recibir un trasplante de córnea sin riesgo de rechazo. Los bancos de ojos resguardan córneas obtenidas de donadores y hoy los trasplantes de córneas son procedimientos comunes.

Las lesiones oculares traumáticas graves, como la penetración de estructuras profundas, pueden requerir intervenciones quirúrgicas. En estos casos se realiza una operación para extraer el globo ocular, la cual se conoce como **enucleación**.

Es importante prevenir las infecciones en caso de lesión ocular. Incluso un rasguño leve puede infectarse gravemente y provocar ceguera. Las lesiones con pedazos de vidrio y otros objetos punzantes son causa frecuente de daño ocular. La incidencia de accidentes que afectan al ojo han disminuido notablemente gracias al uso de anteojeras (*goggles*) protectoras.

**CATARATAS** Una **catarata** es una opacidad (nubosidad) del cristalino o de la capa externa del cristalino. Una catarata temprana provoca una pérdida gradual de la agudeza visual. Una catarata que no se trata lleva a una pérdida total de la vista. La extirpación quirúrgica del cristalino, seguida del implante de una lente intraocular artificial, es un procedimiento muy exitosos para restaurar la visión. Aunque se desconoce la causa de las cataratas, la edad es un factor, así como una exposición excesiva a los rayos ultravioleta. Se sabe que algunas enfermedades como la diabetes y ciertos medicamentos aceleran el desarrollo de las cataratas.

**GLAUCOMA** El **glaucoma** es un trastorno caracterizado por una presión excesiva del humor acuoso. Este líquido se produce constantemente en la sangre y después de circular en el ojo se reabsorbe en el torrente sanguíneo. La interferencia con la reentrada normal de este líquido a la sangre produce un aumento en la presión interna del ojo.

El tipo más frecuente de glaucoma suele progresar en forma lenta, con trastornos visuales vagos como únicos síntomas. En la mayoría de los casos, la elevada presión del humor acuoso destruye algunas fibras nerviosas ópticas antes de que la persona perciba cambios en su vista. Muchos casos de glaucoma se diagnostican al medir la presión ocular, la cual es parte de un examen sistemático en las personas mayores de 35 años o en aquellos con antecedentes familiares de glaucoma. El diagnóstico temprano y un tratamiento continuo con medicamentos para reducir la presión a menudo permiten conservar la vista.

**ALTERACIONES QUE AFECTAN A LA RETINA** La diabetes como causa de ceguera ha aumentado en Estados Unidos y en otros países. En la **retinopatía diabética**, la retina se daña por hemorragias en los vasos sanguíneos y el crecimiento de nuevos vasos. Otros trastornos oculares directamente relacionados con la diabetes incluyen atrofia óptica, en la que mueren fibras nerviosas ópticas; cataratas, que ocurren en forma temprana y con mayor frecuencia entre diabéticos que en no diabéticos; y desprendimiento de retina.

En los casos de **desprendimiento de retina**, la retina se separa de su capa subyacente de coroides como consecuencia de un traumatismo o una acumulación de líquido o tejido entre sus capas. Esta alteración puede desarrollarse lentamente u ocurrir en forma abrupta. Si no se trata, puede haber desprendimiento completo, que lleva a ceguera. El tratamiento quirúrgico incluye un tipo de "soldadura con puntos" con corriente eléctrica o un haz débil de rayo láser. Se produce una serie de puntos cicatrizales (de tejido conjuntivo) para volver a fijar la retina.

La **degeneración macular** es otra causa importante de ceguera. Este nombre se refiere a la mácula lútea, el área amarilla de la retina que contiene a la fóvea central. Los cambios en esta área distorsionan el centro del campo visual. En una forma de

11

degeneración macular se acumula material sobre la retina, provocando una pérdida gradual de la vista. En otra forma hay un crecimiento anormal de vasos sanguíneos bajo la retina, lo que provoca su desprendimiento. La cirugía con láser puede detener el crecimiento de estos vasos y retrasar la pérdida de la vista. Los factores que contribuyen a la degeneración macular son tabaquismo, exposición a la luz solar y una dieta rica en colesterol. Se sabe que algunas formas son hereditarias. El recuadro 11-1, Cirugía ocular: el filo de la visión, ofrece información sobre nuevos métodos de tratamiento para algunas alteraciones oculares.

 **thePoint**   Visite *thePoint* para ilustraciones de los trastornos de los ojos aquí descritos y de cirugía de cataratas.

# El oído

El oído es el órgano sensitivo para la audición y el equilibrio (fig. 11-12). Se divide en tres secciones principales:

- El **oído externo** incluye una proyección externa y un canal que termina en una membrana.

- El **oído medio** es un espacio aéreo que contiene tres pequeños huesecillos.

- El **oído interno** es más complejo y contiene los receptores sensoriales para la audición y el equilibrio.

## Oído externo

La parte externa del oído consiste de una porción proyectada visible, **la oreja**, también llamada **pabellón auricular**, y el **canal auditivo externo**, o **conducto**, que conduce hasta las partes internas del oído. La oreja dirige las ondas sonoras dentro del oído, aunque no es de gran importancia en los humanos. El canal auditivo externo se extiende en sentido medial desde la oreja hasta unos 2.5 cm o más, dependiendo de la pared del canal que se mida. La piel que recubre este conducto es delgada y, en la primera parte del canal, contiene **glándulas ceruminosas** productoras de cera. Esta cera, o **cerumen**, puede secarse e impactarse en el canal y entonces debe ser retirada. Los mismos tipos de trastornos que afectan a la piel en cualquier sitio —dermatitis atópica, furúnculos y otras infecciones— también afectan a la piel del canal auditivo externo.

La **membrana timpánica**, o tímpano, se ubica al final del canal auditivo externo. Es la frontera entre este canal y la cavidad auditiva media, y vibra libremente cuando entran ondas sonoras al oído.

## Oído medio y huesecillos

La cavidad auditiva media es un espacio pequeño y aplanado que contiene tres pequeños **huesecillos** (v. fig. 11-12). Los tres huesecillos están unidos de tal forma que amplifican las ondas sonoras recibidas por la membrana timpánica y transmiten los sonidos al oído interno. El primer hueso tiene forma de **martillo** y por ello se le llama así (fig. 11-13). La parte que semeja el mango del martillo está adherida a la membrana timpánica, mientras que la parte que sería la cabeza se conecta al segundo hueso, el **yunque**, el cual tiene la forma de este instrumento que se usa para trabajar el metal, como el que usa un herrero. El huesecillo más interno tiene forma del

---

**Recuadro 11-1**          **Temas candentes**

## Cirugía ocular: el filo de la visión

Las cataratas, el glaucoma y los errores de refracción son las alteraciones oculares más frecuentes que afectan a la población. En el pasado, el tratamiento de las cataratas y el glaucoma se centraba en el manejo de la enfermedad. Los errores refringentes se resolvían por medio de anteojos y, después, mediante lentes de contacto. Hoy las técnicas con láser y microcirugía pueden extirpar cataratas, disminuir el glaucoma y permitir a las personas con errores de refracción dejar de usar anteojos y lentes de contacto. Estos procedimientos basados en los últimos avances incluyen:

- *La queratomileusis* in situ *con láser (LASIK)* corrige errores de refracción. Durante este procedimiento, un láser da nueva forma a la córnea para permitir que refracte directamente en la retina, en lugar de al frente o por detrás de ésta. Se usa un microquerátomo (bisturí) para cortar un colgajo en la capa externa de la córnea. Un láser controlado por computadora esculpe la capa media de la córnea y entonces se vuelve a colocar el colgajo. El procedimiento toma sólo unos minutos y el paciente recupera su visión rápidamente y por lo general con poco dolor posterior.

- *La trabeculoplastia por láser* es el tratamiento para el glaucoma. Este procedimiento usa un láser que ayuda a drenar líquido del ojo y a disminuir la presión intraocular. El láser se usa para drenar los canales localizados entre la córnea y el iris, y produce diversas quemaduras que se cree abren los canales y permiten drenar mejor el líquido. Esta técnica por lo general es indolora y toma sólo unos minutos.

- La *facoemulsificación* remueve cataratas. Durante este procedimiento quirúrgico se realiza una pequeña incisión (de aproximadamente 3 mm de longitud) a través de la esclerótica, cerca del borde externo de la córnea. Se inserta una sonda ultrasónica a través de esta abertura, hasta el centro del cristalino. La sonda utiliza ondas sonoras para emulsificar la capa central del cristalino, la cual es succionada hacia afuera. Entonces se implanta una lente artificial en forma permanente en el cristalino. Por lo general este procedimiento es indoloro, aunque el paciente puede experimentar algunas molestias durante los siguientes dos días.

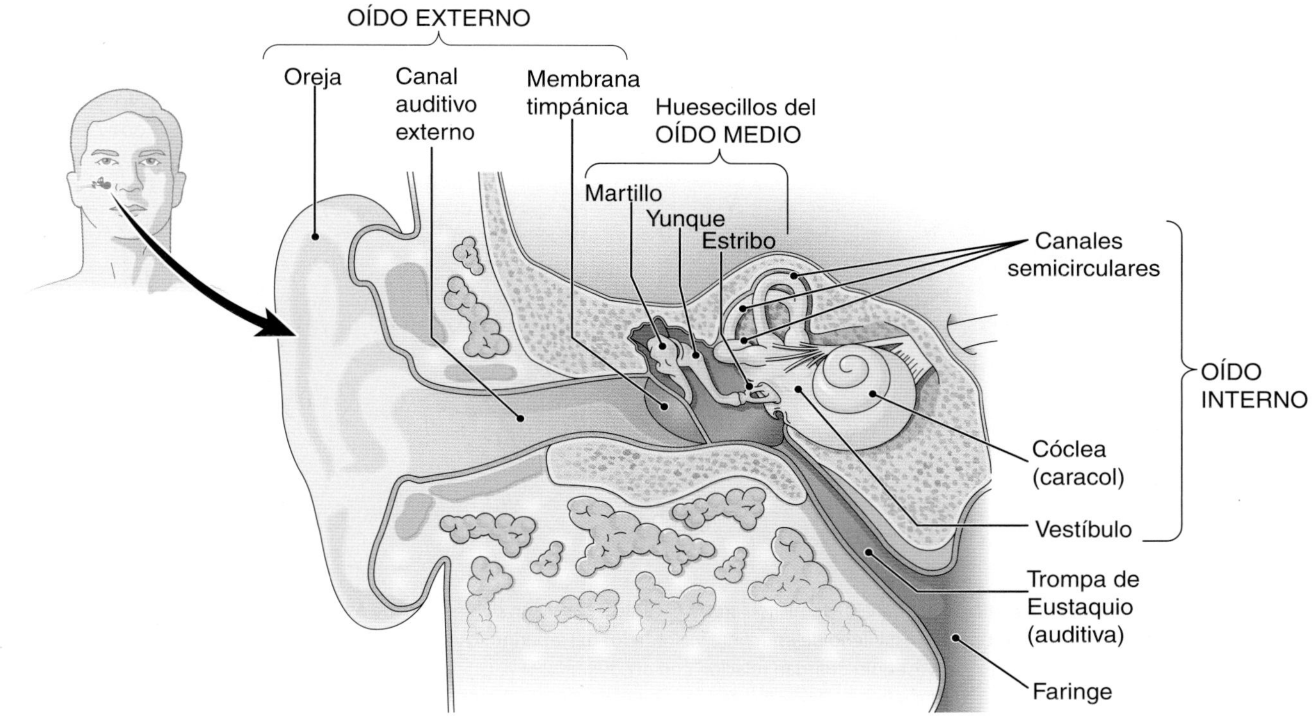

OÍDO EXTERNO

Oreja    Canal auditivo externo    Membrana timpánica    Huesecillos del OÍDO MEDIO

Martillo
Yunque
Estribo

Canales semicirculares

OÍDO INTERNO

Cóclea (caracol)

Vestíbulo

Trompa de Eustaquio (auditiva)

Faringe

**Figura 11-12** **El oído**. Se muestran las estructuras de las divisiones externa, media e interna.

**estribo** de una silla de montar y por eso se le llama así. La base del estribo está en contacto con el oído interno.

**PUNTO DE REVISIÓN 11-10** ➤ ¿Cuáles son los huesecillos del oído y qué hacen?

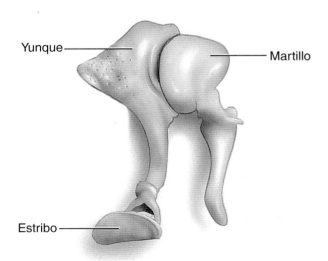

Yunque

Martillo

Estribo

**Figura 11-13** **Los huesecillos del oído medio**. El mango del martillo está en contacto con la membrana timpánica, y su cabeza con el yunque. La base del estribo está en contacto con el oído interno (×30). (Imagen proporcionada por *Anatomical Chart Co.*)

**LA TROMPA DE EUSTAQUIO** La **trompa de Eustaquio** (conducto auditivo) conecta la cavidad del oído medio con la garganta o faringe (v. fig. 11-12). Este conducto se abre para permitir que la presión sea uniforme hacia ambos lados de la membrana timpánica. Es posible hacer que la válvula que cierra el conducto se abra al deglutir con fuerza, bostezar o soplar con la nariz y la boca tapadas, como la maniobra que uno hace al sentir dolor por cambio de presurización en un avión.

La membrana mucosa de la faringe es continua a través de la trompa de Eustaquio, dentro de la cavidad auditiva media. En la parte posterior de la cavidad auditiva media hay una abertura dentro de las células aéreas mastoideas, las cuales son espacios dentro de la apófisis mastoides del hueso temporal (v. fig. 7-5 B).

## El oído interno

La parte más complicada e importante del oído es la porción interna, la cual se describe como el *laberinto* debido a que tiene una compleja construcción en forma laberíntica. Consiste de tres áreas separadas que contienen receptores sensoriales. El esqueleto del oído interno se llama **laberinto óseo** (fig. 11-14). Tiene tres divisiones:

- El **vestíbulo** consiste de dos cámaras óseas que contienen algunos de los receptores para el equilibrio.

- Los **canales semicirculares** son tres proyecciones de canales óseos localizados hacia la parte posterior. La base de los canales semicirculares también contiene receptores para el equilibrio.

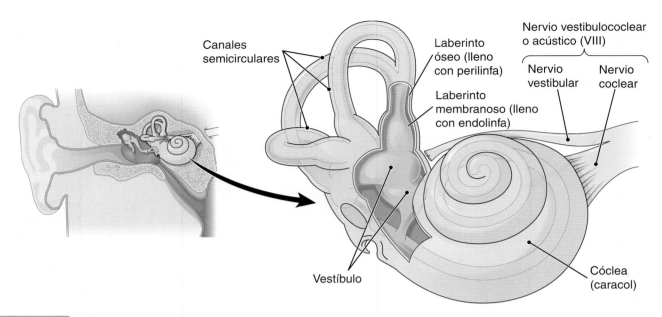

**Figura 11-14** **El oído interno**. El vestíbulo, los canales semicirculares y el caracol consisten de una concha ósea (laberinto) con un laberinto interior membranoso. El laberinto membranoso está lleno de endolinfa y alrededor del laberinto óseo hay perilinfa. La cóclea (caracol) es el órgano de la audición. Los canales semicirculares y el vestíbulo guardan relación con el equilibrio.

■ La **cóclea** está enroscada como la concha de un caracol y se localiza hacia la parte anterior. Contiene los receptores de la audición.

Las tres divisiones del laberinto óseo contienen un líquido llamado **perilinfa**.

En el interior del laberinto óseo hay una réplica exacta de su concha ósea, hecha de membrana, en forma similar al conducto interior dentro de una llanta. Los conductos y canales de este **laberinto membranoso** están llenos con un líquido llamado **endolinfa** (v. fig. 11-14). La endolinfa se encuentra dentro del laberinto membranoso y la perilinfa a su alrededor. Estos líquidos son importantes para las funciones sensoriales del oído interno.

**AUDICIÓN** El órgano de la audición, llamado el **órgano de Corti**, consiste de células receptoras ciliadas que se localizan en el interior de la cóclea membranosa, o **conducto coclear** (fig. 11-15). Las ondas sonoras entran al canal auditivo externo y producen vibraciones en la membrana timpánica. Los huesecillos amplifican estas vibraciones y finalmente las transmiten desde el estribo a la membrana que cubre la **ventana oval** del oído interno.

A medida que las ondas sonoras se mueven por los líquidos en estas cámaras, se establecen vibraciones en el conducto coclear. Como resultado, los cilios, parecidos a pequeños pelos en las células receptoras (células ciliadas) comienzan a moverse hacia adelante y hacia atrás sobre la **membrana tectorial**. (El nombre de la membrana proviene de una palabra latina que significa "techo".) Este movimiento establece los impulsos nerviosos que viajan hacia el cerebro por el **nervio coclear**, una rama del VIII par craneal (antes llamado *nervio auditivo o acústico*). Las ondas de sonido dejan el oído por otro espacio cubierto por una membrana en el laberinto óseo, la **ventana redonda**.

Los receptores auditivos responden tanto a los tonos de los sonidos como a su intensidad (sonoridad). Los distintos tonos estimulan diferentes regiones del órgano de Corti. Los receptores detectan sonidos con tonos altos cerca de la base de la cóclea y los sonidos con tonos bajos cerca de su base superior. Los sonidos elevados estimulan más células y producen más vibraciones, enviando más impulsos nerviosos al cerebro. La exposición a ruidos intensos, como el de una música a volumen elevado, el ruido de un avión o los de diversas industrias, pueden dañar los receptores para tonos especiales de sonido y producen pérdida auditiva para estos tonos.

Los pasos de la audición son:

1. Las ondas sonoras entran al canal auditivo externo.

2. Vibra la membrana timpánica.

3. Los huesecillos transmiten vibraciones a través de la cavidad del oído medio.

4. El estribo transmite las vibraciones al líquido del oído interno.

5. Las vibraciones mueven cilios sobre las células pilosas del órgano de Corti, en el conducto coclear.

6. El movimiento contra la membrana tectorial genera impulsos nerviosos.

7. Los impulsos viajan al cerebro en el VIII par craneal.

8. La corteza del lóbulo temporal interpreta los impulsos.

**PUNTO DE REVISIÓN** 11-11 ► ¿Cuál es el nombre del órgano de la audición y dónde se localiza?

**EQUILIBRIO** Los otros receptores sensoriales en el oído interno son aquellos relacionados con el equilibrio (balance). Se localizan en el vestíbulo y en los canales semicirculares. Los receptores para el sentido del equilibrio son también células ciliadas o células pilosas. Conforme se mueve la cabeza, el

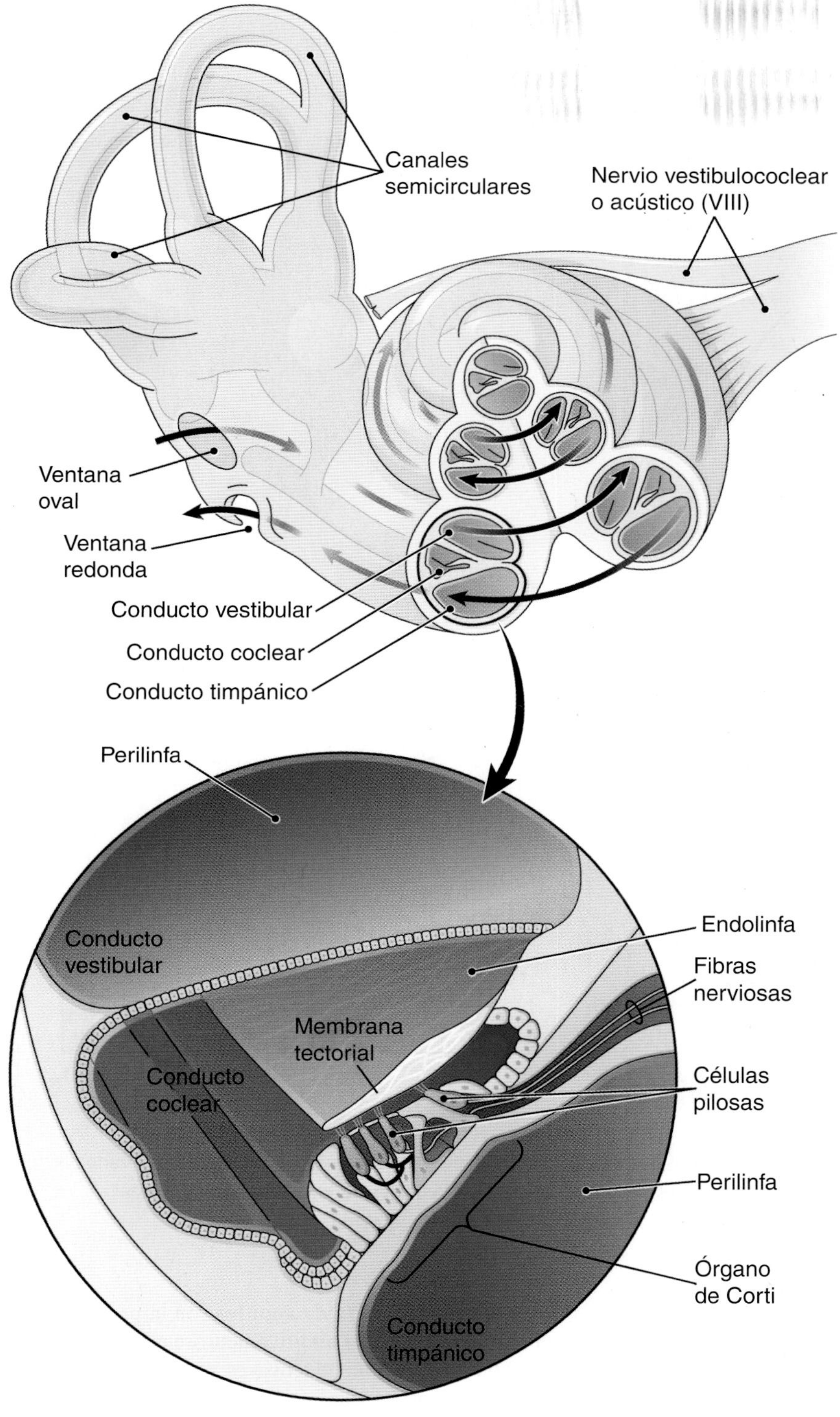

Los receptores localizados en las dos pequeñas cámaras del vestíbulo sienten la posición de la cabeza o la posición del cuerpo cuando se mueve en línea recta, como cuando hay movimiento vehicular, o cuando se ladea la cabeza. Esta forma de equilibrio se llama **equilibrio estático**. Cada receptor se denomina **mácula**. (Hay también una mácula en el ojo, pero *mácula* es un término general que significa "mancha".) El líquido localizado por encima de las células pilosas contiene pequeños cristales de carbonato de calcio, llamados **otolitos**, los cuales añaden peso al líquido que rodea las células receptoras y aumentan el efecto de la presión de gravedad (fig. 11-16). Animales más primitivos también tienen mecanismos similares, como los peces y los crustáceos.

Los receptores para el **equilibrio dinámico** funcionan cuando el cuerpo gira o se mueve en distintas direcciones. Los receptores, llamados **crestas**, se localizan en las bases de los canales semicirculares (fig. 11-17). Es fácil recordar lo que hacen estos receptores, debido a que los canales semicirculares se activan en distintas direcciones.

Las fibras nerviosas del vestíbulo y de los canales semicirculares forman el **nervio vestibular**, el cual se une con el nervio coclear para formar el nervio vestibulococlear o acústico, el VIII par craneal.

**PUNTO DE REVISIÓN 11-13** ➤ ¿Cuáles son los dos tipos de equilibrio?

## Otitis y otras alteraciones del oído

La infección y la inflamación de la cavidad auditiva media, la **otitis media**, es relativamente común. Diversas bacterias y virus pueden causarla y es una complicación frecuente del sarampión, gripe y otras infecciones, sobre todo las de la faringe. Los patógenos se transmiten desde la faringe al oído medio con mayor frecuencia en niños, en parte debido a que su trompa de Eustaquio es relativamente corta y horizontal en este grupo de edad; en el adulto, la trompa es más larga y tiende a inclinarse hacia abajo, a la faringe. Los antibióticos disminuyen las complicaciones y han atenuado en mucho la frecuencia de cirugías que se realizan para drenar las infecciones del oído medio. Sin embargo, en algunos casos la presión por pus o exudados sobre el oído medio puede resolverse sólo

**Figura 11-15** **La cóclea y el órgano de Corti**. Las flechas señalan la dirección de las ondas sonoras en la cóclea.

Canales semicirculares

Nervio vestibulococlear o acústico (VIII)

Ventana oval

Ventana redonda

Conducto vestibular

Conducto coclear

Conducto timpánico

Perilinfa

Conducto vestibular

Endolinfa

Fibras nerviosas

Membrana tectorial

Conducto coclear

Células pilosas

Perilinfa

Órgano de Corti

Conducto timpánico

cambio en la posición de los cilios dentro del líquido que los rodea genera un impulso nervioso.

**PUNTO DE REVISIÓN 11-12** ➤ ¿Dónde se localizan los receptores para el equilibrio?

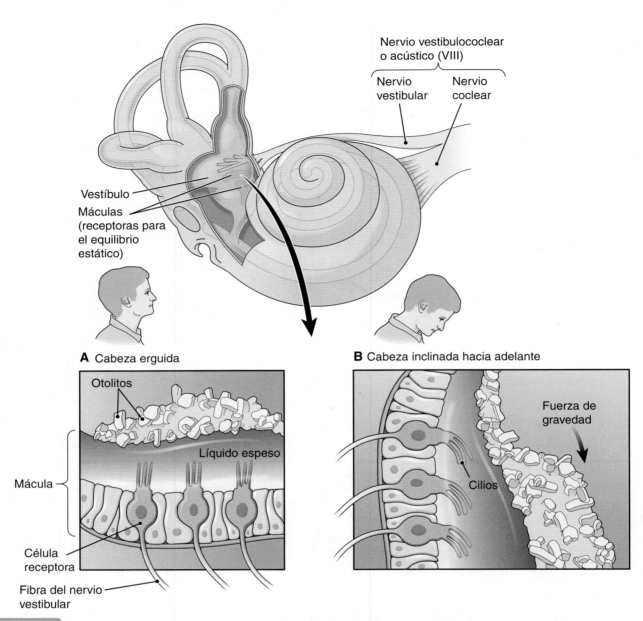

**Figura 11-16** **Acción de los receptores (mácula) para el equilibrio estático.** Conforme se mueve la cabeza el espeso líquido localizado por arriba de las células receptoras (células pilosas), cargado con otolitos, presiona sobre los cilios celulares, generando un impulso nervioso.

[ **ACERCAMIENTO** ➤ ¿Qué pasa a los cilios sobre las células receptoras cuando se mueve el líquido que las rodea? ]

con un corte en la membrana timpánica, un procedimiento llamado **miringotomía**. La colocación de una **cánula para timpanotomía** en el tímpano permite ejercer una presión para balancear y evitar mayor daño a esta estructura.

La **otitis externa** es una inflamación del canal auditivo externo. Las infecciones en esta área pueden ser causadas por hongos o bacterias. Son más frecuentes entre quienes viven en climas cálidos y en nadadores, por lo cual se le conoce también como "oído del nadador".

**PÉRDIDA DE LA AUDICIÓN** Otra alteración del oído es la pérdida auditiva o hipoacusia, la cual puede ser parcial o completa. Cuando es completa se le denomina **sordera**. Los

dos principales tipos de pérdida auditiva son la **pérdida auditiva conductiva** y la **pérdida auditiva neurosensorial**.

La pérdida auditiva conductiva es resultado de una interferencia con el paso de las ondas sonoras desde el exterior al oído interno. En esta alteración, el cerumen o un cuerpo extraño pueden obstruir el canal externo. El bloqueo de la trompa de Eustaquio evita que la presión aérea sea uniforme en ambos lados de la membrana timpánica, por lo que disminuye la capacidad de la membrana para vibrar. Otra causa de pérdida auditiva conductiva es el daño a la membrana timpánica y a los huesecillos, lo que resulta en una otitis media crónica, o bien por **otosclerosis**, un trastorno óseo hereditario que evita la vibración normal del estribo. La extirpación quirúrgica del

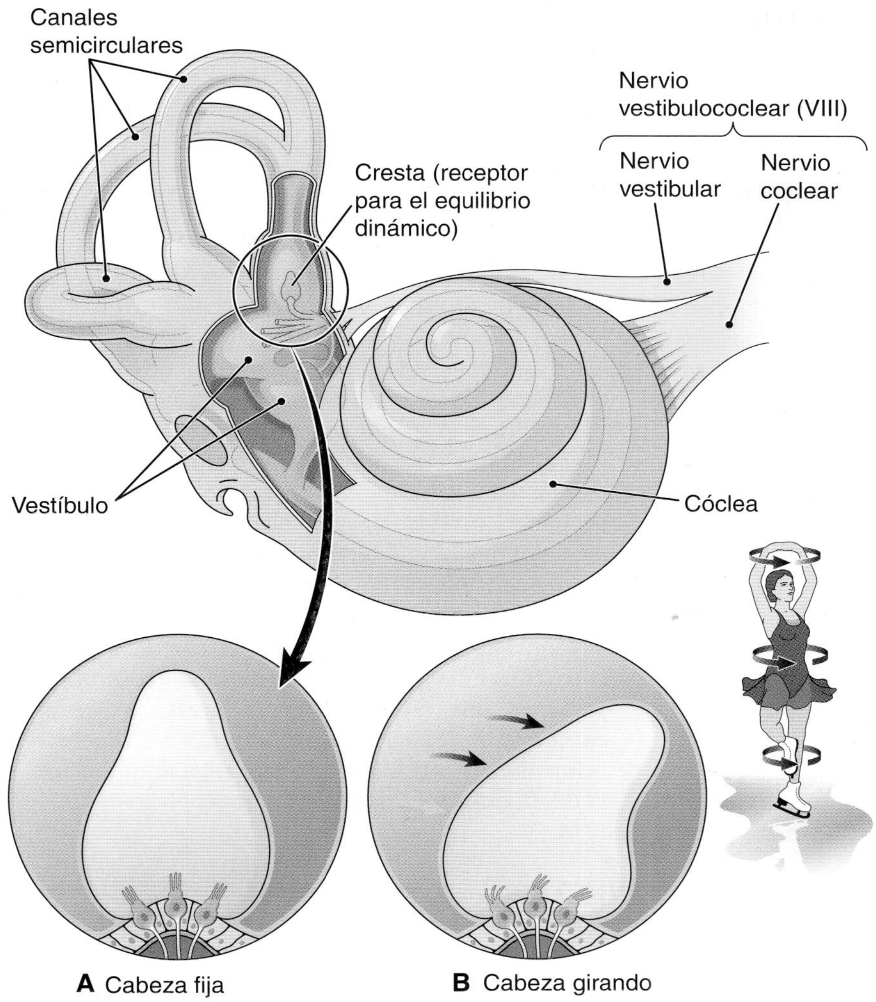

Canales
semicirculares

Cresta (receptor
para el equilibrio
dinámico)

Nervio
vestibulococlear (VIII)

Nervio
vestibular

Nervio
coclear

Vestíbulo

Cóclea

**A** Cabeza fija

**B** Cabeza girando

**Figura 11-17** **Acción de los receptores (crestas) para el equilibrio dinámico.** Conforme el cuerpo gira o se mueve en distintas direcciones, los cilios se pliegan según la posición corporal, generando nuevos impulsos.

estribo enfermo y su reemplazo por un dispositivo artificial permite la conducción sonora desde los huesecillos a la cóclea.

La pérdida auditiva neurosensorial puede afectar a la cóclea, al nervio vestibulococlear o a las áreas cerebrales relacionadas con la audición. Puede ser resultado de una exposición prolongada a ruidos estruendosos, de un uso crónico de ciertos medicamentos o de la exposición a varias infecciones y toxinas. La gente con pérdida auditiva grave que se origina en el oído interno puede beneficiarse con un implante coclear. Este dispositivo protésico estimula directamente el nervio coclear, pasando por encima de las células receptoras, y puede restablecer la audición para sonidos medios a elevados.

La **presbiacusia** es una pérdida auditiva progresiva, propia del envejecimiento. Esta alteración consiste de una atrofia gradual de los receptores sensoriales y de las fibras nerviosas cocleares. La persona afectada puede experimentar una sensación de aislamiento y depresión, y requerir ayuda psicológica. Debido a que lo primero que se pierde es la capacidad para oír sonidos de timbre elevado, es importante dirigir la palabra a la gente mayor en tonos con timbres bajos y claros.

## Otros órganos de sentidos especiales

Los órganos para el gusto y el olfato están diseñados para responder a estímulos químicos.

### Sentido del gusto

El sentido del gusto o **gustación**, involucra receptores de la lengua y dos diferentes nervios que llevan impulsos gustativos al cerebro (fig. 11-18). Los receptores del gusto, conocidos como **papilas gustativas**, se localizan a lo largo de los bordes de pequeñas áreas deprimidas llamadas **fisuras**. Las papilas gustativas son estimuladas sólo si la sustancia que se prueba está en solución o se disuelve en los líquidos de la boca. Los receptores para los cuatro sabores básicos se localizan en diferentes regiones, formando un "mapa de sabores" de la lengua (v. fig. 11-18 B):

- Los sabores **dulces** son los que se experimentan con más intensidad en la punta de la lengua (de ahí la popularidad de las paletas de dulce y los conos de helado).

- Los **salados** son más intensos en los lados anteriores de la lengua.

- Los sabores **ácidos** se detectan con mayor eficacia en las papilas gustativas que se encuentran lateralmente sobre la lengua.

- Los **amargos** se detectan en la parte posterior de la lengua.

Los mapas de sabor varían entre las personas, pero en cada una ciertas regiones de la lengua son más sensibles a un sabor básico específico. Otros sabores son una combinación de estos cuatro con sensaciones olfatorias adicionales. Hace poco los investigadores identificaron otros sabores además de estos cuatro básicos: agua, alcalino (básico) y metálico. Otro es el umami, un sabor pungente o picante que se basa en la respuesta al aminoácido glutamato. El glutamato se encuentra en el glutamato monosódico, un saborizante que se usa en la comida asiática. Los receptores de sabor para el agua se encuentran principalmente en la garganta y pueden ayudar a regular el balance hídrico.

Los nervios de la gustación incluyen a los pares craneales facial y nasofaríngeo (VII y IX). La interpretación de los impulsos del gusto probablemente se realiza en la corteza frontal inferior del cerebro, aunque es posible que no exista un centro gustativo bien definido.

**11**

## ▶ Primeros signos de cataratas

La asistente del Dr. Gálvez pidió a Pablo que regresara al consultorio después de su examen oftalmológico. "Parece que está bien, Pablo", comentó el médico. "No hay signos de glaucoma. Sin embargo, estoy un poco preocupado por algunos signos iniciales de cataratas. Estas opacidades del cristalino se presentan en muchas personas cuando envejecen y no tienen carácter hereditario, pero hay firmes evidencias de que están influenciadas por la exposición al sol."

"¡Caray!" explotó Pablo. "¡Otra más por el sol! Ya me habían dicho que por los rayos solares tengo cáncer en la piel, y había creído que eso era todo."

"Las cataratas pueden manejarse con éxito," dijo el Dr. Gálvez, "pero hay más. Los rayos solares también son un factor para otra alteración aún más grave, la degeneración macular, la cual afecta la visión central y puede producir ceguera. A la fecha esta enfermedad no es tan fácil de tratar. No encuentro en este momento signo alguno de esta alteración, pero usted necesita usar anteojos oscuros de calidad, con filtro UV. Si los usa sin filtro será lo mismo que no usar nada, ya que dilatan las pupilas y permiten que entren más rayos UV dañinos para los ojos."

"¡Qué bien! Una cosa más por la que preocuparse cuando llegue a viejo", se quejó Pablo.

"No hay por qué preocuparse si usted toma precauciones", respondió el doctor. "Recoja su receta para los anteojos en la recepción y tome un par de anteojos desechables que tenemos para proteger sus ojos dilatados, que estarán especialmente sensibles al sol durante un tiempo".

Durante este caso aprendimos que el daño estructural lleva a cambios funcionales. También supimos que al envejecer se presentan otros cambios. En los capítulos posteriores se incluye información sobre los cambios relacionados con la edad, que afectan otros sistemas.

### Sentido del olfato

La importancia del sentido del olfato, u **olfacción**, con frecuencia se subestima. Este sentido ayuda a detectar gases y otras sustancias peligrosas en el ambiente y ayuda a alertar sobre alimentos echados a perder. El olfato puede desencadenar recuerdos y otras respuestas psicológicas; también es importante en la conducta sexual.

Los receptores para el olfato se localizan en el epitelio de la región superior de la cavidad nasal (v. fig. 11-18). Nuevamente, las sustancias químicas detectadas deben estar en solución en los líquidos que recubren la nariz. Debido a que estos receptores se localizan en la parte alta de la nariz, uno debe "olfatear" para llevar los olores hasta ahí.

Los impulsos de los receptores olfatorios son llevados por el nervio olfatorio (I) directamente hasta el centro olfatorio de la corteza temporal del cerebro. La interpretación del olor está muy relacionada con el sentido del gusto, aunque hay una gran variedad de sustancias químicas disueltas que pueden ser detectadas más por el olor que por el sabor. El olor de los alimentos es tan importante para estimular el apetito y liberar jugos digestivos, como lo es en el sentido del gusto. Cuando uno está resfriado, con frecuencia los alimentos carecen de sabor y hay inapetencia debido a que la congestión nasal disminuye la capacidad para oler los alimentos.

Los receptores olfatorios se deterioran al envejecer y los alimentos se hacen menos atractivos. Por ello es importante, al presentar los alimentos a la gente mayor, que éstos se vean atractivos y estimulen el apetito.

**PUNTO DE REVISIÓN 11-14** ➤ ¿Cuáles son los sentidos especiales que responden a estímulos químicos?

## Los sentidos generales

A diferencia de los receptores sensoriales, los cuales se localizan dentro de órganos sensibles específicos limitados a un área relativamente pequeña, los receptores sensoriales generales están diseminados en todo el cuerpo. Éstos incluyen receptores para el tacto, presión, calor, frío, posición y dolor (fig. 11-19).

### Sentido del tacto

Los receptores del tacto, **corpúsculos táctiles**, se encuentran principalmente en la dermis de la piel y alrededor de los folículos pilosos. La sensibilidad táctil varía con el número de receptores que se encuentran en distintas áreas. Son especialmente numerosos y están muy juntos en la punta de los dedos de manos y pies. Los labios y la punta de la lengua también contienen muchos de estos receptores y son muy sensibles al tacto. Otras áreas, como la parte trasera de la mano y el cuello, tienen pocos receptores y son menos sensibles al tacto. También se incluyen en esta categoría los receptores de las paredes de las grandes arterias que vigilan la presión arterial. Conocidos como **barorreceptores**, desencadenan respuestas

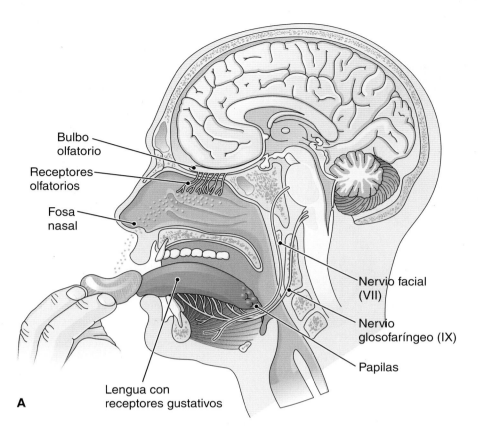

Bulbo
olfatorio

Receptores
olfatorios

Fosa
nasal

Nervio facial
(VII)

Nervio
glosofaríngeo (IX)

Papilas

Lengua con
receptores gustativos

**A**

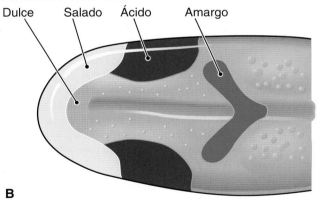

ZONAS DE GUSTO:

Dulce    Salado    Ácido    Amargo

**B**

**Figura 11-18** **Sentidos especiales que responden a sustancias químicas. A)** Órganos del gusto (gustación) y del olfato (olfacción). **B)** Mapa de gustos de la lengua.

que controlan la presión arterial conforme los vasos se estrechan (v. cap. 15).

## Sentido de presión

Aun cuando la piel esté anestesiada, puede responder a un estímulo de presión. Estos órganos sensoriales terminales para presión profunda se localizan en los tejidos subcutáneos, por debajo de la piel y cerca de las articulaciones, músculos y otros tejidos internos. Con frecuencia se les llama *receptores para tacto profundo*.

## Sentido de la temperatura

Los receptores de temperatura son **terminales nerviosas libres**, es decir, no están contenidos en cápsulas, sino sólo son ramas de fibras nerviosas. Los receptores de temperatura están ampliamente distribuidos en la piel, en donde están separados como receptores para el frío y el calor. Un objeto caliente estimula sólo los receptores de calor, y un objeto frío los propios. Al interior, hay receptores térmicos en el hipotálamo cerebral, que ayudan a ajustar la temperatura corporal de acuerdo con la temperatura de la sangre circulante.

## Sentido de la posición

Los receptores localizados en los músculos, tendones y articulaciones transmiten impulsos que ayudan a medir la posición del cuerpo y los cambios en la ubicación de las partes del cuerpo y su relación entre unas y otras. También informan al cerebro sobre la medida de contracción muscular y la tensión de los tendones. Estos receptores, ampliamente distribuidos y conocidos como **propioceptores**, son auxiliados en sus funciones por los receptores del equilibrio del oído interno.

Se requiere la información recibida por estos receptores para la coordinación muscular y es importante en actividades como caminar, correr y muchas otras tareas complicadas, como tocar un instrumento musical. Ayudan a proporcionar un sentido de movimiento corporal, conocido como **cinestesia**. Los propioceptores juegan un papel importante en el mantenimiento del tono muscular y la buena postura. También ayudan a valorar el peso de un objeto a ser levantado, de modo que pueda aplicarse la fuerza muscular adecuada.

Las fibras nerviosas que llevan impulsos desde estos receptores entran a la médula espinal y ascienden al cerebro por la parte posterior de la médula. El cerebelo es un centro principal de coordinación para estos impulsos.

**PUNTO DE REVISIÓN** **11-15** ➤ Dé ejemplos de sentidos generales.

**PUNTO DE REVISIÓN** **11-16** ➤ ¿Qué son los propioceptores y dónde se localizan?

11

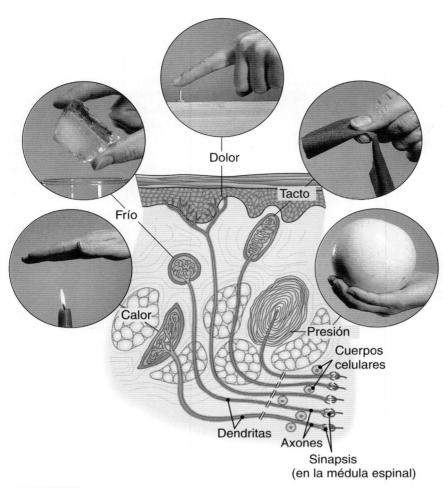

Dolor

Tacto

Frío

Calor

Presión

Cuerpos celulares

Dendritas

Axones

Sinapsis (en la médula espinal)

**Figura 11-19** **Receptores sensoriales en la piel.** Las sinapsis están en la médula espinal.

## Sentido del dolor

El dolor es el sentido protector más importante. Los receptores para el dolor son terminaciones nerviosas libres ampliamente distribuidas. Se encuentran en la piel, músculos y articulaciones, y en menor proporción en la mayor parte de los órganos internos (incluyendo los vasos sanguíneos y vísceras). Hay dos vías que transmiten el dolor al SNC; una es para el dolor agudo, punzante, y otra para el dolor lento y crónico. Por ello, un estímulo potente produce de inmediato un dolor cortante, seguido al poco por otro dolor lento, difuso y quemante, que aumenta en intensidad conforme pasa el tiempo.

El dolor referido es aquel que se siente en una parte externa del cuerpo, particularmente en la piel, aunque en realidad se origine en un órgano interno cercano. Las enfermedades del hígado y vesícula biliar con frecuencia provocan un dolor referido en la piel, sobre el hombro derecho. Los espasmos de las arterias coronarias que irrigan al corazón pueden causar dolor en el hombro y brazo izquierdos. La infección del apéndice se siente como un dolor en la piel que cubre el cuadrante abdominal inferior derecho.

Al parecer algunas neuronas en la médula espinal tienen una función doble para conducir impulsos desde receptores viscerales de dolor en el tórax y el abdomen, y desde receptores de dolor

somáticos en las áreas circunvecinas de la piel, lo que da como resultado un dolor referido. El cerebro no puede diferenciar entre estos dos posibles orígenes, pero debido a que la mayor parte de las sensaciones dolorosas se originan en la piel, el cerebro automáticamente asume que el dolor es más factible que se origine ahí. El saber a qué lugar del cuerpo se refiere el dolor visceral es de gran valor para el diagnóstico de alteraciones torácicas y abdominales.

En ocasiones, la causa del dolor no puede aliviarse rápidamente y a veces no puede curarse del todo. En este último caso, es deseable atenuar el dolor tanto como sea posible. Algunos métodos eficaces para aliviar el dolor incluyen los siguientes:

■ **Analgésicos.** Un analgésico es un medicamento que alivia el dolor. Hay dos categorías principales de estos agentes:

> **Analgésicos no narcóticos** que actúan localmente para disminuir la inflamación y son eficaces para el dolor leve a moderado. A la mayor parte de estos fármacos se les conoce como antiinflamatorios no esteroideos. Son ejemplos el ibuprofeno y naproxeno.

> Los **narcóticos** actúan sobre el SNC para alterar la percepción y respuesta al dolor. Son eficaces para el dolor intenso y se administran por varios métodos, incluyendo la vía oral e intramuscular. También son eficaces al administrarlos en el espacio circundante a la médula espinal; un ejemplo de narcótico es la morfina.

> **Anestésicos.** Aunque en su mayoría se usan para evitar el dolor durante las cirugías, las inyecciones con anestesia también se emplean para aliviar ciertos tipos de dolor crónico.

> **Endorfinas.** Se liberan en forma natural desde algunas regiones cerebrales y se relacionan con el control del dolor. El masaje, acupresión y estimulación eléctrica son algunas técnicas con las que se cree se activa este sistema de alivio natural del dolor.

> La **aplicación de calor o frío** puede ser un medio simple pero eficaz de alivio del dolor, ya sea solo o en combinación con medicamentos. Debe tenerse precaución y evitar daño por una aplicación excesiva de frío o calor.

> La **relajación o técnicas de distracción** incluyen diversos métodos que atenúan la percepción del dolor en el SNC. Las técnicas de relajación contrarrestan la reacción de lucha o huída al dolor y complementan otros métodos de control al mismo.

## Adaptación sensorial

Cuando los receptores sensoriales son expuestos a estímulos continuos, con frecuencia se ajustan a sí mismos de modo que la sensación resulte menos aguda. El término de este fenómeno es **adaptación sensorial**. Por ejemplo, si usted sumerge la mano en agua muy caliente, puede experimentar una sensación desagradable; sin embargo, si deja la mano ahí, pronto sentirá que el agua no está tan caliente (incluso si no se ha enfriado de manera significativa).

Los receptores se adaptan a distintas velocidades. Los propios para el calor, frío y presión suave se adaptan con rapidez. En contraste, los de dolor no se adaptan. De hecho, las sensaciones desde las lentas fibras de dolor tienden a aumentar al paso del tiempo. Esta variación en los receptores nos permite ahorrar energía al no responder a estímulos sin importancia, mientras que siempre se pone atención a las advertencias de dolor.

11

# Resumen

I. **LOS SENTIDOS**
   A. Protegen al detectar cambios (estímulos) del ambiente
   B. Receptores sensoriales —detectan estímulos
      1. Tipos estructurales
         a. Dendritas libres
         b. Órgano terminal —dendrita modificada
         c. Célula especializada —en órganos sensoriales especiales
      2. Tipos basados en estímulos
         a. Quimiorreceptores —responden a sustancias químicas
         b. Termorreceptores —reaccionan a la temperatura
         c. Fotorreceptores —son sensibles a la luz
         d. Mecanorreceptores —responden al movimiento
   C. Sentidos especiales y generales
      1. Sentidos especiales —visión, audición, equilibrio, gusto, olfato
      2. Sentidos generales —tacto, presión, temperatura

II. **EL OJO Y LA VISIÓN**
   A. Protección del globo ocular —órbita ósea, párpados, cejas, conjuntiva, glándulas lagrimales (producen lágrimas)
   B. Capas del globo ocular
      1. Esclerótica —lo blanco del ojo
         a. Córnea —anterior
      2. Coroides —pigmentada; contiene vasos sanguíneos
      3. Retina —capa receptora
   C. Vías de los rayos luminosos y refracción
      1. Refracción —desvío de los rayos luminosos conforme pasan a través de sustancias de diferente densidad
      2. Partes refringentes —córnea, humor acuoso, cristalino, cuerpo vítreo
   D. Función de la retina
      1. Células
         a. Bastones —no pueden detectar color; funcionan con la luz tenue
         b. Conos —detectan color; actúan con la luz brillante
      2. Pigmentos —sensibles a la luz; el pigmento de los bastones es la rodopsina

   E. Músculos del ojo
      1. Músculos extrínsecos —cada ojo es movido por seis
      2. Músculos intrínsecos
         a. Iris —anillo coloreado alrededor de la pupila; regula la cantidad de luz que entra al ojo
         b. Músculo ciliar —regula el grosor del cristalino al acomodarlo para la visión cercana
   F. Nervios que inervan al ojo
      1. Nervios sensoriales
         a. Nervio óptico (II) —lleva impulsos de la retina al cerebro
         b. Rama oftálmica del trigémino (V)
      2. Nervios motores —mueven al globo ocular
         a. Oculomotor (III), troclear (IV), motor ocular externo (VI)
   G. Errores de refracción y otros trastornos oculares
      1. Errores de refracción —hipermetropía (vista larga), miopía (cortedad de vista), astigmatismo
      2. Estrabismo —desviación
      3. Infecciones —conjuntivitis, tracoma, conjuntivitis del recién nacido
      4. Lesiones
      5. Cataratas —opacidad del cristalino
      6. Glaucoma —daño causado por presión aumentada
      7. Alteraciones de la retina —retinopatía, desprendimiento de retina, degeneración macular

III. **EL OÍDO**
   A. Oído externo —oreja, canal auditivo (conducto), membrana timpánica (tímpano)
   B. Oído medio y huesecillos
      1. Huesecillos —martillo, yunque, estribo
      2. Trompa de Eustaquio —conecta al oído medio con la faringe para estabilizar la presión
   C. Oído interno
      1. Laberinto óseo —contiene perilinfa
      2. Laberinto membranoso —contiene endolinfa
      3. Divisiones
         a. Cóclea —con receptores para la audición (órgano de Corti)
         b. Vestíbulo —contiene receptores para el equilibrio estático (mácula)

    c.   Canales semicirculares —con receptores para el equilibrio dinámico (crestas)

    4.   Las células receptoras (pilosas) actúan para mover a los cilios

    5.   Nervio —el vestibulococlear o auditivo (VIII)

  D.  Alteraciones del oído

    1.   Otitis (infección) —otitis media, otitis externa

    2.   Pérdida de la audición

       a.   Conductiva

       b.   Neurosensorial

**IV.  OTROS ÓRGANOS DE SENTIDOS ESPECIALES**

  A.  Sentido del gusto (gustación)

    1.   Receptores —papilas gustativas en la lengua

    2.   Sabores básicos —dulce, salado, ácido, amargo

    3.   Nervios —facial (VII) y glosofaríngeo (IX)

  B.  Sentido del olfato (olfacción)

    1.   Receptores —en la parte superior de la cavidad nasal

    2.   Nervio —olfatorio (I)

**V.  SENTIDOS GENERALES**

  A.  Sentido del tacto —corpúsculos táctiles

  B.  Sentido de la presión —receptores en el tejido profundo de la piel, arterias grandes

  C.  Sentido de la temperatura —los receptores son terminaciones nerviosas libres

  D.  Sentido de la posición (propiocepción) —los receptores son propiorreceptores en músculos, tendones y articulaciones

    1.   Cinestesia—sentido de movimiento

  E.  Sentido del dolor —los receptores son terminaciones nerviosas libres

    1.   Dolor referido —se origina internamente, pero se siente en la superficie

    2.   Alivio del dolor —analgésicos, anestésicos, endorfinas, calor, frío, técnicas de relajación y distracción

**VI.  ADAPTACIÓN SENSORIAL**

  A.  Ajuste de receptores, de modo que la sensación se haga menos aguda

  B.  Los receptores se adaptan a distintas velocidades; los receptores para el dolor no se adaptan

## Preguntas para estudio y revisión

11

**PARA FORTALECER LA COMPRENSIÓN**

*Complete las frases*

**1.** La parte del sistema nervioso que detecta un estímulo es _____.

**2.** La inclinación de los rayos luminosos, conforme pasa del aire al líquido, se llama _____.

**3.** Los impulsos nerviosos son llevados del oído al cerebro por el nervio _____.

**4.** La información sobre la posición de la articulación de las rodillas es provista por _____.

**5.** La capacidad de un receptor para disminuir su sensibilidad a un estímulo continuo se conoce como _____.

*Compatibilidad* > Relacione cada enunciado numerado con la frase que corresponda enlistada con letra

____ **6.** Pérdida auditiva progresiva y lenta

____ **7.** Irregularidad en la curvatura de la córnea o del cristalino

____ **8.** Desviación del ojo debida a una falta de coordinación de los músculos del globo ocular

____ **9.** Presión aumentada en el interior del globo ocular

____ **10.** Pérdida de la visión en un ojo sano debido a que no puede actuar adecuadamente con el otro ojo

**a.** Glaucoma

**b.** Ambliopía

**c.** Presbiacusia

**d.** Astigmatismo

**e.** Estrabismo

*Opción múltiple*

____ **11.** Todos los siguientes son sentidos especiales, excepto
  **a.** Olfato
  **b.** Gusto
  **c.** Equilibrio
  **d.** Dolor

____ **12.** Desde la parte externa a la interna, el orden de las capas del globo ocular es
  **a.** Retina, coroides y esclerótica
  **b.** Esclerótica, retina y coroides
  **c.** Coroides, retina y esclerótica
  **d.** Esclerótica, coroides y retina

____ **13.** La parte del ojo mayormente encargada de la refracción de la luz es
  **a.** Córnea
  **b.** Cristalino
  **c.** Cuerpo vítreo
  **d.** Retina

____ **14.** La información de la retina es llevada al cerebro por el nervio
  **a.** Oftálmico
  **b.** Óptico
  **c.** Oculomotor
  **d.** Motor ocular externo

____ **15.** Receptores en el sentido vestibular
  **a.** Tensión muscular
  **b.** Sonido
  **c.** Luz
  **d.** Equilibrio

## COMPRENSIÓN DE CONCEPTOS

**16.** Diferencie entre los términos en cada uno de los siguientes pares:
  **a.** Sentido especial y sentido general
  **b.** Humor acuoso y cuerpo vítreo
  **c.** Bastones y conos
  **d.** Endolinfa y perilinfa
  **e.** Equilibrio estático y dinámico

**17.** Indique la vía de un rayo luminoso desde el exterior del ojo a la retina.

**18.** Defina *convergencia* y *acomodación* y describa algunas alteraciones relacionadas con éstas.

**19.** Enliste en orden las estructuras por las cuales pasan las ondas sonoras para viajar desde el oído a los receptores de la audición.

**20.** Compare y contraste la pérdida auditiva conductiva y la pérdida auditiva neurosensorial.

**21.** Nombre los cuatro sabores básicos. ¿Dónde se encuentran los receptores para el sabor? Mencione los nervios que participan para este sentido.

**22.** Trace la vía de un impulso nervioso desde los receptores olfatorios al centro olfatorio en el cerebro.

**23.** Señale varios tipos de medicamentos para aliviar el dolor. Describa métodos para el dolor en los que no se utilizan fármacos.

# PENSAMIENTO CONCEPTUAL

**24.** María M., una niña de cuatro años, es llevada al pediatra por un fuerte dolor de oídos. El examen revela que su membrana timpánica está enrojecida y abultada hacia afuera, hacia el canal auditivo externo. ¿Qué enfermedad tiene María? ¿Por qué la incidencia de esta alteración es mayor en niños que en adultos? ¿Qué opciones de tratamiento existen para María?

**25.** Usted y un amigo acaban de bajar de la montaña rusa en un parque de diversiones. Conforme se alejan del juego, su amigo se mueve torpemente y le comenta que este aparato afectó su balance. ¿Cómo se explica esto?

**26.** En el caso de la historia, Pablo descubrió que pudo haber desarrollado una alteración relacionada con el envejecimiento. ¿Qué es una catarata? ¿Qué otras alteraciones relacionadas con la edad afectan al sistema sensorial?

11

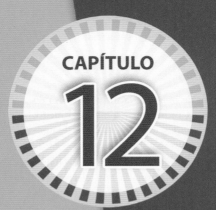

# El sistema endocrino: glándulas y hormonas

## Términos clave escogidos

Los siguientes términos, y otros que aparecen en **negritas** dentro del capítulo, se definen en el Glosario

endocrino
esteroide
hipófisis (pituitaria)
hipotálamo
hormona
prostaglandina
receptor
tejido blanco

## Objetivos de aprendizaje

Después de estudiar cuidadosamente este capítulo, será capaz de:

1. Comparar los efectos del sistema nervioso y el sistema endocrino sobre el control del organismo
2. Describir las funciones de las hormonas
3. Analizar la composición química de las hormonas
4. Explicar cómo se regulan las hormonas
5. Identificar las glándulas del sistema endocrino sobre un diagrama
6. Enlistar las hormonas producidas por cada glándula endocrina y describir los efectos de cada una sobre el organismo
7. Detallar cómo controla el hipotálamo a la hipófisis anterior y posterior
8. Describir los efectos de la hiposecreción e hipersecreción de varias hormonas
9. Enlistar qué otros tejidos además de las glándulas endocrinas producen hormonas
10. Describir algunos usos médicos de las hormonas
11. Explicar cómo responde el sistema endocrino al estrés

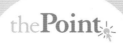

the**Point**

Consulte la página web para el material complementario de este capítulo.

# La enfermedad en contexto

> ## El caso de Rebeca: cuando falla un órgano endocrino

Rebeca bajó corriendo las escaleras, a pesar de que acababa de despertar; esperaba que Mario no se hubiera terminado el desayuno, cuyo olor salía desde la cocina. "¿Cómo dormiste anoche?"—preguntó la mamá de Rebeca, quien le acercó un plato hasta su lugar. "Terrible", contestó Rebeca, ahogando sus panqueques en un lago de jarabe. "Me desperté muchas veces para ir al baño."

"¿De verdad pudiste aguantarte esta vez?" preguntó el pequeño hermano de Rebeca. Ella hubiera deseado que él no sacara *ese tema*. Esperaba además que no contara a sus amigos que ella había mojado la cama de nuevo. "Si no bebes mucho, entonces no orinas demasiado", le dijo Mario, mientras Rebeca apuraba su tercer vaso de jugo de naranja. Ella comió sus panqueques y pretendió no darle demasiada importancia al comentario de su hermano. Sin embargo, él tenía razón ¡tenía mucha sed y estaba hambrienta!

Fue un largo día hasta que sonó finalmente el timbre de salida y Rebeca se dirigió al autobús escolar para ir a casa. La clase de matemáticas había sido un desastre porque ella no podía concentrarse. Durante la clase de deportes se había sentido cansada y le dolía el estómago. Además, había tenido que pedir muchas veces permiso para ir al baño. Ahora, ella estaba exhausta y le dolía la cabeza. Durante el desayuno, su mamá le había comentado que había hecho una cita con el médico para que la examinara. Rebeca concluyó que era una buena idea.

Más adelante esa misma semana, el pediatra de Rebeca la pesó, la midió y le hizo muchas preguntas. "Bueno, veamos si tengo razón Rebeca,"— dijo el Dr. Rivera. "Durante la última semana, más o menos, te has sentido aletargada y con náusea, y además con dolor de cabeza. Te ha dado mucha sed y orinas frecuentemente. Además, has tenido mucha hambre. Tienes problemas para concentrarte en la escuela y te sientes cansada cuando juegas algo". Rebeca no estaba segura qué significaba la palabra aletargada, pero lo otro que le había comentado el doctor era cierto, así que asintió con la cabeza para decir "sí".

Dirigiéndose a la mamá de Rebeca, el Dr. Rivera le dijo, "Al revisar su expediente, veo que ha perdido peso desde su última visita —a pesar de que ha aumentado su apetito. Le voy a solicitar exámenes de orina y sangre. Me gustaría ver cómo están sus cifras de glucosa." A Rebeca no le gustó la idea de que la picaran para los exámenes. Tuvo que colocar orina en un recipiente, pero fue peor para el examen de la sangre.

Unos días después el Dr. Rivera llamó a la mamá de Rebeca. "Los exámenes de orina fueron positivos para glucosa y cetonas, lo que sugiere que la niña no está metabolizando correctamente la glucosa. Su análisis de sangre reveló que tiene hiperglucemia. En otras palabras, el azúcar en su sangre está muy elevada. Tenemos que hacer más exámenes, pero mi impresión es que Rebeca tiene diabetes tipo 1 y necesita insulina."

El Dr. Rivera sospecha que el páncreas de Rebeca, un órgano endocrino importante, no produce cantidades suficientes de la hormona llamada insulina. Sin esta hormona, las células de Rebeca no pueden convertir glucosa en energía. Como veremos más adelante, el diagnóstico del Dr. Rivera tendrá un efecto muy importante sobre la salud de la niña.

El sistema endocrino consiste de un grupo de glándulas que producen en forma regular sustancias químicas llamadas **hormonas**. El sistema endocrino y el sistema nervioso actúan en conjunto para controlar y coordinar todos los sistemas corporales. El sistema nervioso controla acciones tan rápidas como el movimiento muscular y la actividad del intestino por medio de estímulos eléctricos y químicos. Los efectos del sistema endocrino ocurren más lentamente y en periodos más prolongados. Involucran sólo estímulos químicos y estos mensajeros químicos tienen efectos amplios sobre el organismo.

Aunque los sistemas nervioso y endocrino difieren en algunos aspectos, los dos sistemas están estrechamente relacionados. Por ejemplo, la actividad de la hipófisis, que a su vez regula otras glándulas, es controlada por el hipotálamo en el cerebro. El sistema permitirá la función endocrina de adaptarse a las exigencias y cambios del entorno.

## Hormonas

Las hormonas son mensajeros químicos que tienen efectos regulatorios específicos sobre ciertas células u órganos. Las hormonas de las glándulas endocrinas se liberan, no a través de conductos, sino directamente en los líquidos tisulares vecinos. La mayor parte se difunde en el torrente sanguíneo, que lleva a las hormonas a todo el cuerpo. Regulan el crecimiento, metabolismo, reproducción y conducta. Algunas hormonas afectan muchos tejidos, por ejemplo, la hormona del crecimiento, la hormona tiroidea y la insulina. Otras afectan sólo tejidos específicos. Por ejemplo, una hormona hipofisaria, la estimulante de la tiroides (TSH), actúa sólo sobre la glándula tiroides; otra, la hormona adrenocorticotrópica (ACTH), estimula sólo la parte externa de la glándula suprarrenal. Otras más actúan localmente, cerca del lugar de donde son secretadas.

El tejido específico sobre el cual actúa cada hormona se llama **tejido blanco**. Las células que constituyen estos tejidos tienen **receptores** en la membrana plasmática o dentro del citoplasma, a los cuales se adhiere la hormona. Una vez que la hormona se une a un receptor o a una célula blanco, afecta sus actividades, regulando la producción de proteínas, cambiando la permeabilidad de la membrana o afectando reacciones metabólicas.

## Química hormonal

Desde el punto de vista químico, las hormonas se dividen en dos categorías principales:

- **Compuestos aminoácidos.** Estas hormonas son proteínas o compuestos similares constituidos por aminoácidos. Todas las hormonas, excepto las de la corteza suprarrenal y las glándulas sexuales, caen en esta categoría.
- **Lípidos.** Estas hormonas están compuestas por ácidos grasos. En su mayoría son **esteroides**, derivados del colesterol. Las hormonas esteroides son producidas por la corteza suprarrenal y las glándulas sexuales. Pueden reconocerse por su terminación *-ona*, como la progesterona o testosterona. Las prostaglandinas, descritas más adelante en este capítulo, también están en la categoría de los lípidos.

**PUNTO DE REVISIÓN 12-1** ➤ ¿Qué son las hormonas y cuáles son algunos de sus efectos?

## Regulación hormonal

La cantidad de cada hormona secretada suele mantenerse dentro de un rango específico. La retroalimentación negativa, descrita en el capítulo 1, es el método usado más a menudo para regular estas concentraciones. En la retroalimentación negativa, la hormona por sí misma (o el resultado de su acción) controla además la secreción hormonal. Cada glándula endocrina tiende a secretar excesivamente su hormona, ejerciendo aún más su efecto sobre el tejido blanco. Cuando el tejido blanco se hace muy activo, hay un efecto negativo sobre la glándula endocrina, la cual tiende a disminuir su actividad secretora.

Podemos poner como ejemplo la secreción de las hormonas tiroideas (fig. 12-1). Como se describe más adelante en este capítulo, una hormona hipofisaria, llamada *hormona estimulante de la tiroides*, desencadena una secreción hormonal desde la glándula tiroides localizada en el cuello. Conforme las concentraciones sanguíneas de estas hormonas se elevan bajo los efectos de la TSH, éstas actúan como mensajeros de retroalimentación negativa para inhibir la liberación de TSH desde la hipófisis. Con menos TSH, la tiroides libera menos hormona y descienden las concentraciones sanguíneas. Cuando la hormona cae por debajo de sus cifras normales, la hipófisis puede entonces liberar de nuevo TSH. Este es un ejemplo típico del tipo de sistema de autorregulación que mantiene las concentraciones hormonales dentro de un rango de normalidad.

Con menor frecuencia, algunas hormonas son producidas como respuesta a una retroalimentación positiva. En este caso, la respuesta a la hormona promueve aún más la liberación de la hormona. Como ejemplo está la acción de la oxitocina durante el parto, como se describe en el capítulo 1, y la liberación de algunas hormonas en el ciclo menstrual, que se comentará en el capítulo 23.

La liberación hormonal puede caer en un patrón rítmico. Las hormonas de la corteza suprarrenal siguen un ciclo de 24 horas relacionado con el patrón de sueño de la persona, con la concentración de secreción más alta al levantarse por la mañana y la mínima al acostarse por la noche. Las hormonas del ciclo menstrual femenino siguen un patrón mensual.

**PUNTO DE REVISIÓN 12-2** ➤ Las concentraciones hormonales normalmente se mantienen dentro de un rango específico. ¿Cuál es el método usado más a menudo para regular la secreción de las hormonas?

## Las glándulas endocrinas y sus hormonas

El resto de este capítulo trata sobre las hormonas y los tejidos que las producen. Consulte la figura 12-2 para localizar cada una de las glándulas endocrinas conforme las estudie. La tabla 12-1 resume la información sobre las glándulas endocrinas y sus hormonas. Cada sección del capítulo incluye también datos

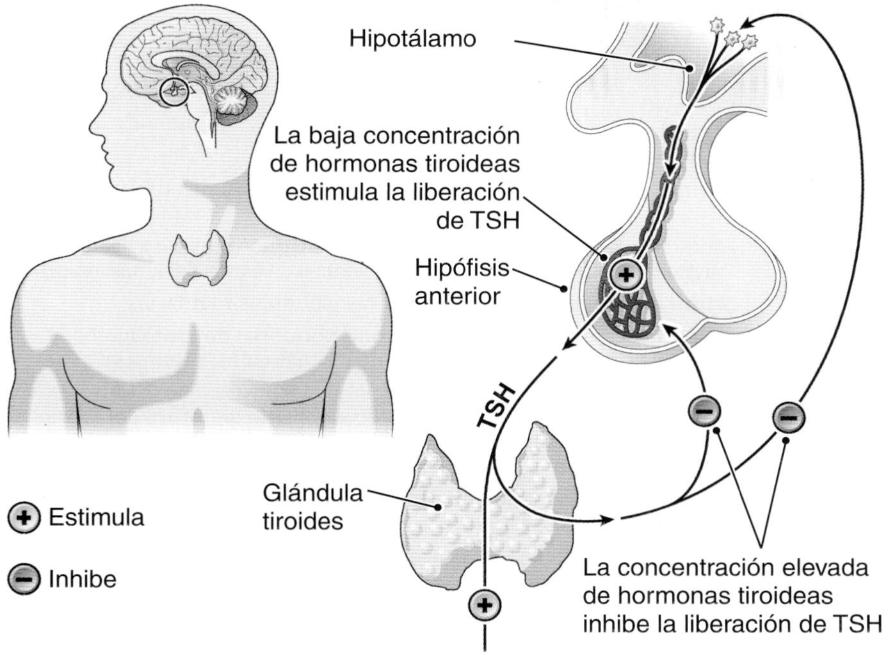

Hipotálamo

La baja concentración
de hormonas tiroideas
estimula la liberación
de TSH

Hipófisis
anterior

TSH

⊕ Estimula

⊖ Inhibe

Glándula
tiroides

La concentración elevada
de hormonas tiroideas
inhibe la liberación de TSH

**Figura 12-1** **Control por retroalimentación negativa de las hormonas tiroideas.** La hipófisis anterior libera hormona estimulante de la tiroides (TSH) cuando las concentraciones sanguíneas de las hormonas tiroideas son bajas. Una concentración elevada de hormonas tiroideas inhibe la liberación de TSH y las concentraciones de hormona tiroidea descienden.

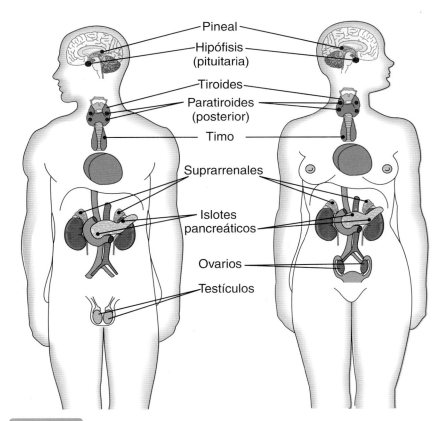

Pineal

Hipófisis
(pituitaria)

Tiroides

Paratiroides
(posterior)

Timo

Suprarrenales

Islotes
pancreáticos

Ovarios

Testículos

**Figura 12-2** **Las glándulas endocrinas.**

sobre los efectos de la hipersecreción (secreción excesiva) o hiposecreción (secreción insuficiente) de una hormona, que se resumen en la tabla 12-2.

Aunque la mayoría de este análisis se centra sobre las glándulas endocrinas, es importante destacar que muchos tejidos —además de las glándulas endocrinas— también secretan hormonas. Esto es, producen sustancias que actúan sobre otros tejidos, habitualmente a cierta distancia de donde son producidas. Estos tejidos incluyen al cerebro, órganos digestivos y riñones. Algunos otros de estos tejidos se analizan posteriormente en este capítulo.

## La hipófisis

La **hipófisis** o **pituitaria** es una pequeña glándula del tamaño de una cereza. Se localiza en la depresión de la silla turca del hueso esfenoides, en la parte posterior al punto donde se cruzan los nervios ópticos. Está rodeada por hueso, excepto donde se conecta con el hipotálamo del cerebro por medio de un pedúnculo llamado el **infundíbulo**. La glándula se divide en dos partes, el **lóbulo anterior** y el **lóbulo posterior** (fig. 12-3).

A la hipófisis con frecuencia se le llama la *glándula maestra* debido a que libera hormonas que afectan la función de otras glándulas, como la tiroides, gónadas (ovarios y testículos) y glándulas suprarrenales. (Las hormonas que estimulan a otras glándulas se pueden reconocer por la terminación –*tropina*, como la *tirotropina*, la cual significa que "actúa sobre la glándula tiroides".) Sin embargo, la hipófisis por sí misma es controlada por el hipotálamo, por medio de secreciones e impulsos nerviosos enviados a la hipófisis a través del infundíbulo (v. fig. 12-3).

**CONTROL DE LA HIPÓFISIS** Las hormonas producidas en la hipófisis anterior no se liberan hasta que las mensajeras químicas llamadas **hormonas liberadoras** llegan desde el hipotálamo. Estas hormonas liberadoras viajan a la hipófisis anterior a través de un tipo especial de vía circulatoria llamada **sistema portal**. En esta "desviación" circulatoria, parte de la sangre que deja el hipotálamo va hacia los capilares en la hipófisis anterior antes de regresar al corazón. Conforme la sangre circula a través de los capilares, entrega las hormonas que estimulan la liberación de las secreciones de la hipófisis anterior. Las hormonas liberadoras hipotalámicas se

12

## Tabla 12-1   Las glándulas endocrinas y sus hormonas

| Glándula | Hormona | Funciones principales |
|---|---|---|
| Hipófisis anterior | GH (hormona del crecimiento) | Promueve el crecimiento de todos los tejidos corporales |
| | TSH (hormona estimulante de la tiroides) | Estimula la glándula tiroides para producir hormonas tiroideas |
| | ACTH (hormona adrenocorticotrópica) | Estimula la corteza suprarrenal para producir hormonas corticales; ayuda a proteger al cuerpo en situaciones de estrés (lesiones, dolor) |
| | PRL (prolactina) | Estimula la secreción de leche por las glándulas mamarias |
| | FSH (hormona foliculoestimulante) | Estimula el crecimiento y la actividad hormonal de los folículos ováricos; estimula el desarrollo de los testículos; promueve el desarrollo de los espermatozoides |
| | LH (hormona luteinizante) | Induce el desarrollo del cuerpo lúteo en el sitio de rotura del folículo ovárico en las mujeres; en los varones, estimula la secreción de testosterona |
| Hipófisis posterior | ADH (hormona antidiurética) | Promueve la reabsorción de agua en los túbulos renales; a elevadas concentraciones, estimula la constricción de los vasos sanguíneos |
| | Oxitocina | Induce la contracción del músculo uterino; provoca la salida de leche en las glándulas mamarias |
| Tiroides | Tiroxina ($T_4$) y triyodotironina ($T_3$) | Aumenta la tasa metabólica, lo que influye tanto en las actividades físicas como mentales; necesarias para el crecimiento normal |
| | Calcitonina | Disminuye el calcio en la sangre |
| Paratiroides | PTH (hormona paratiroidea) | Regula el intercambio de calcio entre la sangre y los huesos, aumenta el calcio en la sangre |
| Médula suprarrenal | Adrenalina y noradrenalina | Aumentan la presión arterial y la frecuencia cardíaca; activan células influidas por el sistema nervioso simpático, además de otras que no se ven afectadas por nervios simpáticos |
| Corteza suprarrenal | Cortisol (95 % de glucocorticoides) | Ayuda en el metabolismo de carbohidratos, proteínas y grasas; se activa durante el estrés |
| | Aldosterona (95 % de mineralocorticoides) | Ayuda en la regulación de los electrólitos y en el balance de agua |
| | Hormonas sexuales | Pueden influir sobre las características sexuales secundarias |
| Islotes pancreáticos | Insulina | Necesaria para el transporte de glucosa al interior de las células; se requiere para el metabolismo celular de alimentos, en especial de glucosa; disminuye las concentraciones de glucosa en la sangre |
| | Glucagon | Estimula al hígado para que libere glucosa; por tanto, eleva las concentraciones de azúcar en la sangre |
| Testículos | Testosterona | Estimula el crecimiento de los órganos sexuales primarios (testículos, pene) además del desarrollo de las características sexuales, secundarias, como el crecimiento de vello en cara y cuerpo y el engrosamiento de la voz; estimula la maduración de los espermatozoides |
| Ovarios | Estrógenos (p. ej., estradiol) | Estimulan el crecimiento de los órganos sexuales primarios (útero, trompas) y el desarrollo de los órganos sexuales secundarios, como las mamas, además de cambios en la pelvis para ovular, y las formas redondeadas de la mujer |
| | Progesterona | Estimula el desarrollo del tejido secretor de las glándulas mamarias; prepara la capa interna del útero para la implantación del óvulo fertilizado; ayuda a mantener el embarazo |
| Timo | Timosina | Promueve el crecimiento de los linfocitos T activos en la inmunidad |
| Glándula pineal | Melatonina | Regula el estado de ánimo, el desarrollo sexual y los ciclos cotidianos en respuesta a la cantidad de luz del ambiente |

indican con la abreviación *RH* añadida a la abreviación para el nombre de la hormona estimulada. Por ejemplo, la hormona liberadora que controla a la hormona del crecimiento es la GHRH.

Dos hormonas de la hipófisis anterior también son reguladas por hormonas inhibitorias (IH) del hipotálamo. Las hormonas inhibitorias suprimen tanto a la hormona del crecimiento, la cual estimula el crecimiento y el metabolismo, como a la prolactina, que estimula la producción láctea en las glándulas mamarias. Estas hormonas inhibitorias se abrevian GHIH (hormona del crecimiento-hormona inhibitoria) y PIH (prolactina-hormona inhibitoria).

| Tabla 12-2 | Alteraciones relacionadas con disfunción endocrina | |
|---|---|---|
| **Hormona** | **Efectos de su hipersecreción** | **Efectos de su hiposecreción** |
| Hormona del crecimiento | Gigantismo (en niños), acromegalia (adultos) | Enanismo (niños) |
| Hormona antidiurética | Síndrome de secreción inadecuada de hormona antidiurética | Diabetes insípida |
| Aldosterona | Aldosteronismo | Enfermedad de Addison |
| Cortisol | Síndrome de Cushing | Enfermedad de Addison |
| Hormona tiroidea | Enfermedad de Graves, tirotoxicosis | Hipotiroidismo infantil en niños; mixedema en adultos |
| Insulina | Hipoglucemia | Diabetes mellitus; hiperglucemia |
| Hormona paratiroidea | Degeneración ósea | Tetania (espasmos musculares) |

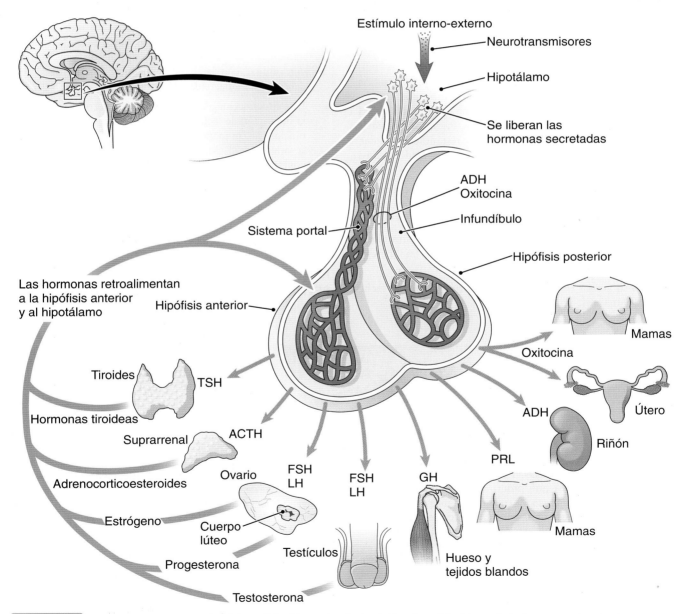

**Figura 12-3** **El hipotálamo, glándula hipófisis y tejidos blanco.** Las flechas indican los tejidos blanco de las hormonas y las vías de retroalimentación. [ **ACERCAMIENTO** ➤ ¿Cuáles estructuras (dos) están conectadas por el infundíbulo? ]

Las dos hormonas de la hipófisis posterior (hormona antidiurética, o ADH, y la oxitocina) en realidad son producidas en el hipotálamo y almacenadas en la hipófisis posterior. Su liberación está controlada por impulsos nerviosos que viajan sobre vías (tractos) entre el hipotálamo y la hipófisis posterior.

> **thePoint** Visite **thePoint** para más detalles e ilustraciones de los trastornos en la Tabla 12-2.

**PUNTO DE REVISIÓN 12-3** ➤ ¿Qué parte del cerebro controla a la hipófisis?

## HORMONAS DEL LÓBULO ANTERIOR

- La **hormona del crecimiento (GH)** o **somatotropina**, actúa directamente sobre la mayoría de los tejidos corporales, promoviendo la producción de proteínas indispensables para el desarrollo. La GH hace que aumenten la talla y el peso, como en la juventud, antes de que se cierren las epífisis de los huesos largos. Una persona joven con deficiencia de GH permanece pequeña, aunque bien proporcionada, a menos que se trate con la hormona adecuada. La GH se produce toda la vida. Estimula la síntesis de proteínas y es necesaria para la conservación y restauración celular. También estimula al hígado para que libere ácidos grasos para energía en periodos de estrés.

- La **hormona estimulante de la tiroides (TSH)** o **tirotropina** estimula a la glándula tiroides para que produzca hormonas tiroideas.

- La **hormona adrenocorticotrópica (ACTH)** estimula la producción de hormonas en la corteza de las glándulas suprarrenales.

- La **prolactina (PRL)** estimula la producción de leche en las mamas.

- La **hormona foliculoestimulante (FSH)** promueve el desarrollo de óvulos en los ovarios y de espermatozoides en los testículos.

- La **hormona luteinizante (LH)** estimula la ovulación en las mujeres y la secreción de hormonas sexuales tanto en varones como en mujeres.

La FSH y LH se clasifican como **gonadotropinas**, hormonas que actúan sobre las gónadas para regular el crecimiento, desarrollo y función reproductiva en ambos sexos.

## HORMONAS DEL LÓBULO POSTERIOR

- La **hormona antidiurética (ADH)** promueve la reabsorción de agua desde los túbulos renales y por ello disminuye la excreción de agua. Las cantidades elevadas de esta hormona provocan contracción del músculo liso en las paredes de los vasos sanguíneos y elevan la presión arterial; las cantidades inadecuadas causan una pérdida excesiva de agua, lo que lleva a una alteración llamada **diabetes insípida**. Este tipo de diabetes no debe confundirse con la diabetes mellitus, la cual obedece a cantidades inadecuadas de insulina.

- La **oxitocina** causa contracciones del útero y desencadena la liberación de leche de las mamas. Bajo ciertas circunstancias, las preparaciones comerciales de esta hormona se administran durante o después del nacimiento para contraer al útero.

El recuadro 12-1 presenta información sobre la melanotropina, otra hormona producida por la glándula hipófisis.

**PUNTO DE REVISIÓN 12-4** ➤ ¿Cuáles son las hormonas de la hipófisis anterior?

**PUNTO DE REVISIÓN 12-5** ➤ ¿Cuáles hormonas son liberadas de la hipófisis posterior?

---

**Recuadro 12-1    Una mirada de cerca**

### Melanotropina: ¿más que un bronceador?

En los anfibios, reptiles y algunos otros animales la melanotropina (MSH) oscurece la piel y el pelo al estimular a los melanocitos para que produzcan el pigmento llamado melanina. En los humanos, las concentraciones de MSH por lo general son tan bajas que se cuestiona su papel como regulador primario de la pigmentación dérmica y el color del pelo. Entonces, ¿cuál es su función en el cuerpo humano?

Investigaciones recientes sugieren que la MSH probablemente es más importante como neurotransmisor en el cerebro que como hormona en el resto del organismo. Cuando la hipófisis secreta ACTH, también secreta MSH. Esto se debe a que las células hipofisarias no producen ACTH directamente, sino una gran molécula precursora, la propiomelanocortina, cuyas enzimas se cortan en ACTH y MSH. En la enfermedad de Addison, la hipófisis trata de compensar la disminución de glucocorticoides aumentando la producción de propiomelanocortina. Esto eleva las concentraciones de ACTH y MSH, lo cual al parecer causa la pigmentación manchada de la piel característica de la enfermedad.

Otras funciones de la MSH incluyen su ayuda al cerebro para regular la ingesta de alimentos, la fertilidad e incluso la respuesta inmunitaria. En forma anecdótica, a pesar del discreto papel que tiene la MSH para regular la pigmentación, las mujeres la producen en mayor cantidad durante el embarazo y con frecuencia se oscurece su piel.

**TUMORES DE LA HIPÓFISIS** Los efectos de los tumores hipofisarios dependen de los tipos de células en el tejido excedente. Algunos de estos tumores contienen un número excesivo de células que producen hormona del crecimiento. Una persona que desarrolla un tumor de este tipo en la infancia crece hasta ser anormalmente alta, situación llamada **gigantismo** (v. tabla 12-2). Aunque la gente con esta alteración es robusta, por lo general también es muy débil.

En el adulto, si las células productoras de GH se vuelven hiperactivas, se desarrolla un trastorno llamado **acromegalia**. En esta enfermedad se ensanchan los huesos de la cara, manos y pies. Los dedos de las manos semejan una espátula y la cara se hace tosca; la nariz se ensancha, la quijada sobresale y los huesos de la frente se hacen prominentes. Varios sistemas orgánicos se ven afectados por la acromegalia, incluyendo los sistemas cardiovascular y nervioso.

Los tumores pueden destruir los tejidos secretores de la hipófisis, de modo que se presentan signos de baja actividad. Los pacientes con esta alteración se vuelven obesos y lentos, y pueden manifestar signos de baja actividad de otras glándulas endocrinas que son controladas por la hipófisis, como los ovarios, testículos o tiroides. Los tumores hipofisarios también pueden afectar los nervios ópticos y causar ceguera.

Pueden obtenerse evidencias de formación tumoral en la hipófisis mediante exámenes radiográficos del cráneo. La presión del tumor distorsiona la silla turca, el espacio en forma de silla de montar en el hueso esfenoides, que contiene a la hipófisis. Los médicos también recurren a la tomografía computarizada y a la resonancia magnética para diagnosticar alteraciones hipofisarias.

## La glándula tiroides

La **tiroides**, localizada en el cuello, es la más grande de las glándulas endocrinas (fig. 12-4). La tiroides tiene dos lóbulos laterales ovales irregulares en ambos lados de la laringe (glotis) conectados por una estrecha banda llamada **istmo**. Toda la glándula está contenida por una cápsula de tejido conjuntivo.

**HORMONAS DE LA GLÁNDULA TIROIDES** La tiroides produce dos hormonas que regulan el metabolismo; la principal es la **tiroxina**, cuyo símbolo es $T_4$, con base en los cuatro átomos de yodo en cada molécula. La otra hormona, que contiene tres átomos de yodo, es la **triyodotironina**, o $T_3$.

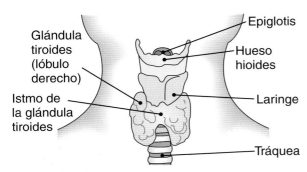

**Figura 12-4** **Glándula tiroides (vista anterior).** Los dos lóbulos y el istmo de la tiroides se muestran en relación con otras estructuras de la garganta. La epiglotis es el cartílago de la laringe. **[ ACERCAMIENTO**
➤ ¿Qué estructura se encuentra superior a la tiroides? **]**

Estas hormonas actúan para aumentar el índice metabólico en las células. En particular, aumentan el metabolismo energético y el de proteínas. Tanto las hormonas tiroideas como la del crecimiento son necesarias para el desarrollo normal.

La glándula tiroides necesita un suministro adecuado de yodo para producir sus hormonas. La deficiencia de yodo es rara debido a la presencia de este mineral en la sal yodada, vegetales, mariscos, productos lácteos y alimentos procesados.

Otra hormona producida por la tiroides es la **calcitonina**, la cual participa en el metabolismo del calcio. La calcitonina reduce la cantidad de calcio en la sangre, promoviendo su depósito en el tejido óseo. La calcitonina funciona con la hormona paratiroides y con la vitamina D para regular el metabolismo del calcio, como se describe más adelante.

**ALTERACIONES DE LA GLÁNDULA TIROIDES** El **bocio** es un aumento de la tiroides, lo cual puede o no estar relacionado con una producción exagerada de hormonas. Un **bocio simple** es el agrandamiento uniforme de la tiroides, con una apariencia superficial suave. Un **bocio adenomatoso** o **nodular** tiene apariencia irregular y se acompaña de un tumor.

the**Point**     Visite **thePoint** para observar una ilustración de bocio

Por diversas razones, la tiroides puede funcionar en forma deficiente o excesiva. Su actividad insuficiente se conoce como **hipotiroidismo** y tiene características particulares en relación con la edad de su presentación:

- El **hipotiroidismo infantil** es un trastorno derivado de hipotiroidismo en lactantes y niños. La causa habitual es una insuficiencia de la glándula tiroides para formarse durante el desarrollo fetal (hipotiroidismo congénito). El lactante presenta falta de desarrollo físico y mental. El tratamiento temprano y continuo con reemplazo hormonal puede modificar el pronóstico de esta alteración. En Estados Unidos la ley obliga a realizar exámenes para hipotiroidismo a todos los recién nacidos.

- El **mixedema** es resultado de una atrofia (desgaste) tiroidea en el adulto. El paciente se vuelve lento tanto física como mentalmente y con frecuencia se siente frío. El pelo se reseca y la piel es seca y con apariencia de cera. Los tejidos de la cara se ven hinchados. Debido a que la hormona tiroidea puede administrarse por vía oral, el paciente con mixedema recupera su salud fácilmente, aunque el tratamiento debe mantenerse de por vida.

El **hipertiroidismo** es lo contrario del hipotiroidismo, esto es, hay una actividad exagerada de la glándula tiroides, con abundante secreción hormonal. Una forma frecuente de hipertiroidismo es la **enfermedad de Graves**, la cual se caracteriza por bocio, una apariencia tensa en la cara, nerviosismo intenso, pérdida de peso, pulso rápido, sudación, temblores y un metabolismo anormalmente elevado. Otro síntoma característico es el **exoftalmos**, el cual obedece a una inflamación de los tejidos localizados por detrás de los ojos (fig. 12-5). El tratamiento del hipertiroidismo puede ser de las siguientes formas:

- Suprimir la producción hormonal mediante medicamentos.

- Destruir el tejido tiroideo con yodo radiactivo.

- Extirpación quirúrgica de una parte de la glándula tiroides.

Una forma exagerada de hipertiroidismo con inicio súbito es la llamada **crisis tiroidea**. Si no se trata, por lo general lleva a la muerte, pero con cuidados adecuados la mayoría de los casos se salva.

La **tiroiditis** es un término general que se refiere a una inflamación de la tiroides. La causa puede ser infecciosa o autoinmunitaria, esto es, una producción anormal de anticuerpos contra la glándula tiroides. La **enfermedad de Hashimoto** es una tiroiditis autoinmunitaria que puede ser hereditaria e involucrar una ingesta excesiva de yodo. La enfermedad produce un aumento de la tiroides (bocio) e hipotiroidismo. Se maneja con reemplazo hormonal y, en algunos casos, mediante cirugía.

**PUNTO DE REVISIÓN 12-6** ➤ ¿Cuál es el efecto de las hormonas tiroideas sobre las células?

**PRUEBAS DE FUNCIÓN TIROIDEA** Las pruebas más frecuentemente usadas para función tiroidea son de tipo san-guíneo, que determinan la captación del yodo radiactivo que se añade a una muestra de sangre. Estos exámenes son muy sensibles y se utilizan para detectar alteraciones en la función tiroidea y vigilar la respuesta al tratamiento medicamentoso. Con frecuencia se hace en forma simultánea una prueba para determinar la concentración de hormona estimulante de la tiroides (de la hipófisis). Otros exámenes incluyen la administración de yodo radiactivo por vía oral, midiendo después la cantidad y distribución de la radiación que se acumula en la tiroides.

## Las glándulas paratiroides

Las cuatro **glándulas paratiroides** están empotradas en la cápsula posterior de la tiroides (fig. 12-6). La secreción de estas glándulas, la **hormona paratiroidea (PTH)**, promueve la liberación de calcio del tejido óseo, con lo cual aumenta la cantidad de calcio circulante en el torrente sanguíneo. La PTH también hace que el riñón conserve el calcio. Cuando la concentración de la hormona es baja, como puede suceder al extirpar la paratiroides, se producen espasmos musculares conocidos como *tetania*.

La PTH actúa con la calcitonina de la glándula tiroides para regular el metabolismo del calcio. Las concentraciones de estas hormonas son controladas por una retroalimentación negativa basada en la cantidad de calcio en la sangre. Cuando el calcio es elevado, se produce calcitonina; cuando baja, se libera hormona paratiroidea.

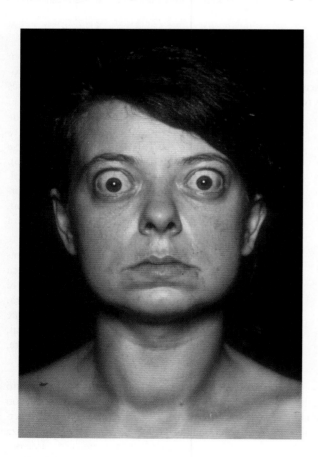

**Figura 12-5** **Enfermedad de Graves en la que se aprecia bocio y exoftalmos**. El bocio es el aumento de la tiroides; el exoftalmos es la protuberancia de los ojos. (*Sandoz Pharmaceutical Corporation*.)

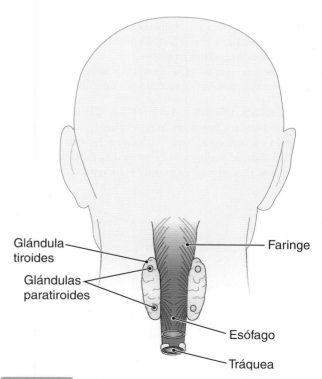

Glándula tiroides

Glándulas paratiroides

Faringe

Esófago

Tráquea

**Figura 12-6** **Glándulas paratiroides (vista posterior)**. Las cuatro pequeñas glándulas paratiroides están empotradas en la superficie posterior de la tiroides.

**METABOLISMO DEL CALCIO** El equilibrio del calcio es necesario no sólo para la salud de los huesos y dientes, sino para la función adecuada del sistema nervioso y músculos. Otra hormona necesaria para el equilibrio de calcio, además de la calcitonina y la PTH, es el **calcitriol**, técnicamente llamado dihidroxicolecalciferol, la forma activa de la vitamina D. El calcitriol se produce por una modificación de la vitamina D en el hígado y después en el riñón. Aumenta la absorción intestinal del calcio y eleva sus concentraciones en la sangre.

La calcitonina, PTH y calcitriol actúan en conjunto para regular la cantidad de calcio en la sangre y proporcionar este mineral para el mantenimiento óseo y otras funciones.

**ALTERACIONES DE LAS GLÁNDULAS PARA-TIROIDES** La producción inadecuada de hormona para-tiroidea, resultado de la extirpación o daño a las glándulas paratiroides, por ejemplo, causa una serie de contracciones musculares que afectan sobre todo a las manos y cara. Estos espasmos son resultado de una baja concentración de calcio sanguíneo y a la alteración se le llama **tetania**. Esta tetania por disminución de calcio no debe confundirse con la infección llamada *tétanos* (trismo).

En contraste, si hay una producción excesiva de PTH, como sucede en los tumores paratiroideos, el calcio se extrae de su sitio de almacenamiento y se libera en el torrente san-guíneo. La pérdida de calcio de los huesos conduce a huesos frágiles que se fracturan con facilidad. Debido a que los riñones a la larga excretan el calcio, en estos casos es frecuente la for-mación de cálculos renales.

**PUNTO DE REVISIÓN 12-7** ➤ ¿Qué mineral es regulado por la calcitonina y la hormona paratiroidea (PTH)?

## Las glándulas suprarrenales

Las **suprarrenales** son dos pequeñas glándulas localizadas por encima de los riñones. Cada glándula suprarrenal tiene dos partes que actúan como glándulas separadas. Al área interna se le llama **médula** y a la porción externa **corteza** (fig. 12-7).

**HORMONAS DE LA MÉDULA SUPRARRENAL** Las hormonas de la médula suprarrenal se liberan en respuesta a la estimulación del sistema nervioso simpático. La principal hormona producida por la médula es la **adrenalina**, también llamada **epinefrina**. Otra hormona liberada por la médula suprarrenal, la **noradrenalina** (norepinefrina), está estre-chamente relacionada desde el punto de vista químico y es similar en sus acciones a la adrenalina. Estas dos hormonas son conocidas como las *hormonas de lucha o huída*, debido a sus efectos durante las situaciones de urgencia. Ya hemos repasado estas hormonas al estudiar el sistema nervioso au-tónomo. Cuando se liberan de las terminaciones nerviosas, en lugar de ser liberadas directamente en el torrente sanguíneo, funcionan como neurotransmisores. Algunos de sus efectos son los siguientes:

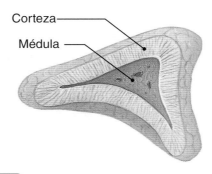

**Figura 12-7** **La glándula suprarrenal.** La médula secreta adrenalina y noradrenalina. La corteza secreta hormonas esteroides. (Reimpreso con autorización de Gartner LP, Hiatt JL. *Color Atlas of Histology*, 3rd ed. Philadelphia: Lippincott Williams & Wilkins, 2000.)
**[ ACERCAMIENTO ➤** ¿Cuál es la parte externa de la llamada glándula suprarrenal? ¿Y la región interna? **]**

- Estimulación del músculo involuntario en las paredes de las arteriolas, lo que hace que estos músculos se contrai-gan y por consecuencia se eleve la presión arterial

- Conversión del glucógeno almacenado en el hígado hacia glucosa. La glucosa entra a la sangre y viaja a través del cuerpo, permitiendo el extraordinario tra-bajo que hacen los músculos y otros tejidos

- Elevación de la frecuencia cardíaca

- Aumento del índice metabólico celular

- Dilatación de los bronquiolos, por medio de una relaja-ción del músculo liso de sus paredes

**PUNTO DE REVISIÓN 12-8** ➤ La principal hormona de la médula suprarrenal también funciona como neurotransmisor en el sistema nervioso simpático. ¿Cómo se llama esta hormona?

**HORMONAS DE LA CORTEZA SUPRARRENAL** Hay tres grupos principales de hormonas secretadas por la corteza suprarrenal:

- Los **glucocorticoides**, que mantienen la reserva de carbo-hidratos del organismo al estimular al hígado para que convierta aminoácidos a glucosa (azúcar) en lugar de proteínas. La producción de estas hormonas aumenta en momentos de estrés para ayudar al organismo a respon-der en situaciones desfavorables. Elevan la concentración de nutrimentos en la sangre, no sólo glucosa, sino tam-bién aminoácidos de las proteínas tisulares y ácidos gra-sos de las grasas almacenadas en el tejido adiposo. Los glucocorticoides también tienen la capacidad de suprimir la respuesta inflamatoria y con frecuencia se administran con este fin. La principal hormona de este grupo es el **cortisol**, también conocida como *hidrocortisona*.

- Los **mineralocorticoides** son importantes en la regu-lación del equilibrio electrolítico. Controlan la re-

**12**

absorción de sodio y la secreción de potasio en los túbulos renales. La principal hormona de este grupo es la **aldosterona**.

- Las **hormonas sexuales** se secretan en pequeñas cantidades y tienen pocos efectos en el organismo.

## ALTERACIONES DE LA CORTEZA SUPRARRENAL

La hipofunción de la corteza suprarrenal desencadena una alteración llamada **enfermedad de Addison**, caracterizada sobretodo por atrofia (pérdida de tejido) muscular, debilidad, pigmentación de la piel y trastornos en el equilibrio de sal y agua.

La hipersecreción de cortisol produce una alteración conocida como **síndrome de Cushing**, cuyos síntomas incluyen obesidad con cara redondeada ("en luna llena"), piel delgada y fácilmente amoratada, debilidad muscular, pérdida ósea y elevación del azúcar en la sangre. El consumo de esteroides también pueden causar estos síntomas. Si se secreta aldosterona en exceso, hay hiperfunción de la corteza suprarrenal, situación que se conoce como *aldosteronismo*.

Los tumores de la glándula suprarrenal producen varios síntomas resultantes de la deficiencia de las hormonas secretadas.

**PUNTO DE REVISIÓN 12-9** ➤ ¿Cuáles tres categorías de hormonas son liberadas por la corteza suprarrenal?

**PUNTO DE REVISIÓN 12-10** ➤ ¿Qué efecto tiene el cortisol sobre las concentraciones de glucosa en la sangre?

## El páncreas y sus hormonas

Diseminados en todo el **páncreas** hay pequeños grupos de células especializadas llamados **islotes**, también conocidos como **islotes de Langerhans** (fig. 12-8). Estas células constituyen la porción endocrina del páncreas. Las células que rodean a los islotes secretan jugos digestivos y son la parte exocrina del páncreas, la cual es independiente de los islotes y secreta por medio de conductos en el interior del intestino delgado (v. cap. 19).

La hormona más importante secretada por los islotes es la **insulina**, la cual es producida por las células beta (β). La insulina actúa en el transporte de la glucosa a través de las membranas plasmáticas, con lo que aumenta la captación celular de glucosa. Una vez dentro de la célula, la glucosa es metabolizada para energía. La insulina también aumenta el ritmo por el cual el hígado toma la glucosa y la convierte en glucógeno, y el índice por el cual el hígado cambia el exceso de glucosa en ácidos grasos, los cuales pueden entonces ser convertidos en grasas y almacenarse en el tejido adiposo. Por medio de estas acciones, la insulina tiene el efecto de reducir la concentración de azúcar sanguínea. La insulina también tiene otros efectos metabólicos. Promueve la captación celular de aminoácidos y estimula su transformación a proteínas.

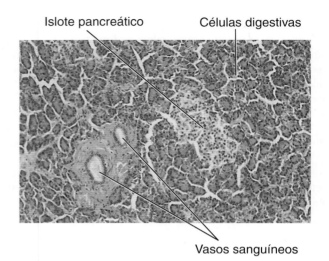

**Figura 12-8** **Vista microscópica de los islotes pancreáticos.** Se aprecian los islotes ligeramente teñidos entre las múltiples células que producen jugos digestivos. (Cortesía de Dana Morse Bittus y B. J. Cohen.)

Una segunda hormona de los islotes, producida por las células alfa (α), es el **glucagon**, que actúa con la insulina para regular las concentraciones sanguíneas de azúcar. El glucagon hace que el hígado libere la glucosa almacenada hacia el torrente sanguíneo. También aumenta la velocidad con que se produce glucosa en el hígado a partir de proteínas. De estas dos formas, el glucagon aumenta el azúcar en la sangre.

**PUNTO DE REVISIÓN 12-11** ➤ ¿Cuáles dos hormonas producidas por los islotes regulan las concentraciones de azúcar en sangre?

**thePoint** Visite **thePoint** para ver una gráfica que muestra la relación entre las hormonas pancreáticas y el metabolismo de glucosa.

**DIABETES MELLITUS** Cuando los islotes pancreáticos no consiguen producir suficiente insulina, o las células no responden a la insulina, no se dispone de suficiente glucosa para la energía celular. En este caso el azúcar permanece en la sangre, situación que se denomina **hiperglucemia**. Entonces, el exceso de azúcar debe ser removido por los riñones y excretado en la orina. Esta alteración, la **diabetes mellitus**, es el trastorno endocrino más frecuente. Diabetes mellitus proviene del griego para "sifón", por la elevada salida de orina, y "miel", por el dulzor de la orina. Es esta forma de diabetes (en contraste con la diabetes insípida) a la que se hace referencia cuando el término *diabetes* se utiliza por sí solo.

La diabetes se divide en dos tipos principales:

- La diabetes mellitus tipo 1 (DMT1) es menos frecuente pero más grave. Esta enfermedad por lo general aparece antes de los 30 años de edad y se desencadena por una destrucción autoinmunitaria de las células β productoras de insulina en los islotes. Las personas con DMT1 requieren vigilancia estrecha de sus concentraciones de azúcar sanguínea e inyecciones de insulina.

- La diabetes mellitus tipo 2 (DMT2) en forma característica ocurre en los adultos, aunque su incidencia ha aumentado en forma considerable en Estados Unidos entre la gente joven. Se relaciona típicamente con sobrepeso, tanto en adultos como en niños. Estas personas mantienen la capacidad de secretar cantidades variables de insulina, según el grado de afección de la enfermedad. Sin embargo, la capacidad de sus células para responder a la hormona está disminuida. Esta enfermedad por lo general puede ser controlada con dieta, medicación por vía oral para aumentar la producción de insulina y mejorar su eficacia, y disminución de peso en caso de obesidad. El tratamiento con insulina inyectable puede ser necesario al paso de los años y durante etapas de enfermedad o estrés.

El **síndrome metabólico** (también llamado síndrome X o síndrome de resistencia a la insulina) está relacionado con la DMT2 y se describe como un estado de hiperglucemia y obesidad causado por resistencia a la insulina, aunada a ciertas alteraciones metabólicas, incluyendo concentraciones elevadas de triglicéridos (grasas) plasmáticos, concentraciones bajas de lipoproteínas de alta densidad (la forma saludable del colesterol) e hipertensión. Todos estos factores aumentan el riesgo de enfermedad cardíaca, accidente vascular cerebral y diabetes. El síndrome metabólico se trata con pérdida de peso, ejercicio, optimización de la dieta y fármacos para disminuir la presión arterial y el colesterol, así como la resistencia a la insulina.

> thePoint Visite **thePoint** para observar una ilustración de los efectos del síndrome metabólico.

La diabetes que se desarrolla durante el embarazo se llama *diabetes gestacional*. Esta forma de diabetes suele desaparecer después del nacimiento del niño, aunque puede ser un signo de que la diabetes mellitus se desarrollará más tarde en la vida. La diabetes gestacional por lo general afecta a mujeres con antecedentes familiares de diabetes, obesas o de mayor edad. Son importantes el diagnóstico y tratamiento oportunos debido al gran número de complicaciones que hay tanto para la madre como para el feto.

La diabetes también puede presentarse en relación con otras alteraciones, incluyendo enfermedad pancreática u otros trastornos endocrinos. También se vincula con infecciones virales, intoxicación por sustancias químicas del ambiente y fármacos.

Los signos típicos de diabetes son sed intensa (polidipsia), micción excesiva (poliuria) y comer abundantemente (polifagia), todos debidos a la concentración elevada de glucosa en la sangre y al metabolismo anormal. La enfermedad se diagnostica por determinación de las concentraciones de azúcar en la sangre, con o sin ayuno, y con la revisión de estas cifras después de la administración de glucosa por vía oral (prueba oral de tolerancia a la glucosa). Las categorías de alteración en la glucosa sanguínea en ayuno y de tolerancia a la glucosa son etapas entre una respuesta normal a la glucosa y la diabetes.

La diabetes no controlada se relaciona con varias complicaciones a largo plazo, incluyendo las siguientes:

- Metabolismo anormal de grasas. Las concentraciones bajas de insulina producen la liberación de más ácidos grasos de las células adiposas. El hígado convierte los áci-dos grasos en fosfolípidos y colesterol, lo que lleva a concentraciones sanguíneas elevadas de grasas y al desarrollo acelerado de ateroesclerosis (degeneración de las arterias).

- Daño a las arterias, incluyendo las de la retina (retinopatía diabética) y del corazón. Los capilares, como los de los riñones, también se ven dañados.

- Deterioro a los nervios periféricos, con dolor subsecuente y pérdida de la sensibilidad. El daño al sistema nervioso autónomo puede producir un vaciado gástrico deficiente.

- Disminución en el transporte de aminoácidos, componentes básicos de las proteínas. Esto explica la debilidad y la deficiente restauración tisular en personas con diabetes de muchos años. También puede entenderse la mermada resistencia a las infecciones que tienen los diabéticos.

El manejo escrupuloso de la diabetes puede atenuar la gravedad de las complicaciones a largo plazo. Los pacientes deben seguir la dieta recomendada en forma consistente, tomar su medicación tal como se les indica, comer en horarios regulares y seguir un programa sistemático de ejercicio. Quienes reciben insulina deben revisar sus cifras de glucosa regularmente. Estos exámenes se realizan en forma tradicional con sangre obtenida por un pinchazo en el dedo, pero hay nuevos dispositivos que pueden leer la concentración de glucosa a través de la piel e incluso alertar de un cambio significativo. Una prueba para control de la glucosa a largo plazo mide el promedio de glucosa sanguínea durante dos a tres meses previos, con base en la unión de la glucosa a la hemoglobina ($HbA_{1c}$) en los eritrocitos.

Si se requiere insulina, son necesarias múltiples inyecciones durante el día; un método alterno para su administración es con una bomba que proporciona un suministro continuo. La insulina se coloca en un dispositivo que la inyecta en los tejidos subcutáneos del abdomen. Quienes se inyectan insulina están sujetas a periodos bajos de azúcar en la sangre y deben llevar consigo una identificación que indique su enfermedad.

Los métodos para administrar insulina por medio de pastillas o cápsulas, aerosol inhalado o parches dérmicos aún están en experimentación. Los investigadores también han vislumbrado la posibilidad de trasplantar páncreas o células de islotes para superar la deficiencia de estas personas.

**PUNTO DE REVISIÓN 12-12** ➤ ¿Qué hormona es insuficiente o ineficaz en casos de diabetes mellitus?

## Las glándulas sexuales

Las glándulas sexuales, ovarios y testículos, no sólo producen las células sexuales sino que también son importantes órganos endocrinos. Las hormonas producidas por estos órganos son necesarias para el desarrollo de las características sexuales, las cuales por lo general aparecen al principio de la adolescencia, y para la conservación de los órganos reproductivos, una vez que se llega a la madurez completa. Las características que tipifican al varón o a la mujer, además de las estructuras directamente relacionadas con la reproducción, se denominan **características sexuales secundarias**. Incluyen la voz grave y la vellosidad corporal en los varones, y las caderas anchas, desarrollo de las mamas y una mayor relación de grasa corporal-músculo en las mujeres.

**HORMONAS DE LAS GLÁNDULAS SEXUALES** Todas las hormonas sexuales masculinas se clasifican como **andrógenos**. El principal andrógeno producido por los testículos es la testosterona.

En la mujer, las hormonas cuya acción es más paralela a la de la testosterona son los **estrógenos**, producidos por los ovarios. Los estrógenos contribuyen a la aparición de las características sexuales secundarias femeninas y estimulan el desarrollo de las glándulas mamarias, el inicio de la menstruación y el funcionamiento de los órganos reproductivos.

La otra hormona producida por los ovarios, llamada **progesterona**, ayuda en el desarrollo normal del embarazo (gestación). Todas las hormonas sexuales se analizan con mayor detalle en el capítulo 23.

**PUNTO DE REVISIÓN 12-13** ➤ Además de controlar la reproducción, las hormonas sexuales confieren ciertas características relacionadas con el género masculino y femenino. ¿Cómo se le llama a este grupo de características?

## El timo

La **glándula timo** es una masa de tejido linfoide que se ubica en la parte superior del tórax, por arriba del corazón. Esta glándula es importante para el desarrollo de la inmunidad. Su hormona, la **timosina**, ayuda en la maduración de algunos leucocitos llamados linfocitos T después de que abandonan la glándula timo y se trasladan a los ganglios linfáticos de todo el cuerpo.

## La glándula pineal

La **glándula pineal** es una pequeña estructura aplanada en forma de cono, localizada por atrás del mesencéfalo y conectada al techo del tercer ventrículo (v. fig. 12-2).

La glándula pineal produce la hormona **melatonina** durante los periodos de oscuridad; en las horas soleadas se produce poca cantidad. Este patrón de secreción hormonal influye la regulación de los ciclos sueño-vigilia. (V. también el recuadro 12-2, Trastorno afectivo estacional.) La melatonina también retrasa el inicio de la pubertad.

## Otros tejidos productores de hormonas

Originalmente la palabra *hormona* se aplicaba sólo a las secreciones de las glándulas endocrinas. El término actual incluye varias sustancias corporales que tienen acciones regulatorias, ya sea localmente o a cierta distancia de donde fueron producidas. Muchos tejidos corporales producen sustancias que regulan el ambiente local. Algunos de estos órganos productores de hormonas son los siguientes:

- El estómago secreta una hormona que estimula su propia actividad digestiva.

- El intestino delgado secreta hormonas que estimulan la producción de jugos digestivos y ayudan a regular el proceso digestivo.

- Los riñones producen una hormona llamada **eritropoyetina**, que estimula la producción de eritrocitos en la médula ósea. Esta hormona es producida cuando disminuye el oxígeno en la sangre.

- El encéfalo, como se ha comentado, secreta hormonas liberadoras y hormonas liberadoras-inhibidoras que controlan a la hipófisis anterior, así como ADH y oxitocina que son liberadas de la hipófisis posterior.

- Las aurículas (cavidades superiores) del corazón producen una sustancia llamada **péptido natriurético auricular**, como respuesta al llenarse excesivamente de

---

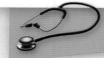

**Recuadro 12-2**   Perspectivas clínicas

### Trastorno afectivo estacional: viendo la luz

Todos hemos experimentado cierta tristeza y poca motivación en los largos días nublados. ¿Estas son respuestas aprendidas o tienen una base orgánica? Los estudios han demostrado que la cantidad de luz en el ambiente tiene un efecto físico sobre la conducta. Las evidencias de que la luz altera el estado de ánimo provienen de personas que se ven afectadas profundamente en los días grises del invierno —gente que padece **trastorno afectivo estacional**. Cuando los días son cortos, estas personas están somnolientas, deprimidas y ansiosas. Tienden a comer en exceso, sobre todo carbohidratos. Las investigaciones sugieren que el trastorno afectivo estacional tiene una base genética y puede estar relacionado con una disminución en las concentraciones de serotonina.

Conforme la luz entra en la retina de los ojos, envía impulsos que disminuyen la cantidad de melatonina producida por la glándula pineal en el cerebro. Debido a que la melatonina deprime el estado de ánimo, el efecto final de la luz es elevarlo. Se ha demostrado que la exposición cotidiana a luces brillantes mejora el estado de ánimo en la mayoría de casos con trastorno afectivo estacional. Pueden ser suficientes 15 minutos de exposición al levantarse en la mañana, pero algunas personas requieren sesiones más prolongadas tanto en la mañana como en la noche. Otras medidas incluyen el ejercicio aeróbico, técnicas de manejo del estrés y medicamentos antidepresivos.

sangre. Este péptido aumenta la excreción de sodio en los riñones y disminuye la presión arterial.

■ Durante el embarazo, la **placenta** genera varias hormonas que producen cambios en el recubrimiento del útero y, al final del embarazo, ayudan a preparar las mamas para el periodo de lactación. Las pruebas de embarazo se basan en la presencia de hormonas placentarias.

## Prostaglandinas

Las **prostaglandinas** son un grupo de hormonas locales producidas en la mayor parte de los tejidos. Su nombre proviene del hecho de que fueron inicialmente descubiertas en las glándulas prostáticas. Las prostaglandinas se producen, actúan y son rápidamente inactivadas en su sitio de origen o cerca de éste. Se ha descrito un desconcertante conjunto de funciones para estas sustancias. Algunas prostaglandinas provocan constricción de los vasos sanguíneos, bronquios e intestinos, mientras que otras dilatan las mismas estructuras. Las prostaglandinas son activas para promover la inflamación; algunos medicamentos antiinflamatorios, como el ácido acetilsalicílico, actúan al bloquear la producción de prostaglandinas. Ciertas prostaglandinas se han utilizado para inducir el parto o el aborto y se han recomendado como posibles anticonceptivos.

La sobreproducción de prostaglandinas en el recubrimiento uterino (endometrio) puede causar dolorosos espasmos en el útero. En muchos casos tiene éxito el tratamiento con inhibidores de las prostaglandinas. Hay numerosos trabajos acerca de estas sustancias y continúan las investigaciones al respecto.

**PUNTO DE REVISIÓN** `12-14` ➤ ¿Qué otros órganos, además de las glándulas endocrinas, producen hormonas?

# Hormonas y tratamiento

Las hormonas utilizadas como tratamiento médico se obtienen de diferentes fuentes. Algunas son extraídas de tejidos animales. Otras hormonas y sustancias de tipo hormonal son sintetizadas, es decir, producidas en laboratorios comerciales. Se producen pocas hormonas mediante técnicas de ingeniería genética con ADN recombinante. En este método de laboratorio, un gen para producción celular de un determinado producto se introduce en una bacteria común, *Escherichia coli*. El microorganismo se reproduce en grandes cantidades y la sustancia deseada se 'cosecha' y purifica.

Algunos ejemplos de hormonas naturales y sintéticas usadas como tratamiento son las siguientes:

■ La **hormona del crecimiento** se usa para el tratamiento de niños con deficiencia de esta hormona. Es útil para fortalecer los huesos y producir masa corporal en la vejez. Se dispone hoy de suministros suficientes producto de técnicas de ADN recombinante.

■ La **insulina** se utiliza para el tratamiento de la diabetes mellitus. Las compañías farmacéuticas producen hoy insulina "humana" por métodos de ADN recombinante.

■ Los **esteroides suprarrenales**, sobre todo los glucocorticoides, se utilizan para el alivio de la inflamación en enfermedades como artritis reumatoide, lupus eritematoso, asma y edema cerebral; para inmunosupresión posterior a trasplante de órganos; y para los síntomas relacionados con el choque circulatorio.

■ La **adrenalina** tiene muchas aplicaciones, incluyendo la estimulación del músculo cardíaco cuando se requiere una respuesta rápida, el tratamiento de ataques asmáticos por relajación de los pequeños conductos bronquiales, y el manejo de la reacción alérgica aguda llamada **anafilaxia**.

■ Las **hormonas tiroideas** se utilizan en el tratamiento de alteraciones hipotiroideas (hipotiroidismo infantil y mixedema) y en el tratamiento de reemplazo posterior a extirpación quirúrgica de la glándula tiroides.

■ La **oxitocina** se usa para provocar contracciones e inducir el parto.

■ Los **andrógenos**, incluyendo testosterona y androsterona, se utilizan en enfermedades crónicas graves para ayudar a la reconstrucción tisular y promover la curación.

■ Los **estrógenos** y **progesterona** se prescriben como anticonceptivos orales (la "pastilla"). Son altamente eficaces para evitar el embarazo. En ocasiones, provocan reacciones indeseables como náusea. Con menor frecuencia pueden llevar a complicaciones graves como trombosis (coágulos sanguíneos) o hipertensión (presión arterial elevada). Estos efectos adversos son más frecuentes entre mujeres que fuman. Cualquier paciente que toma pastillas debe someterse a un examen médico anual.

12

Las preparaciones de estrógenos y progesterona se han utilizado para tratar los síntomas relacionados con la menopausia y proteger contra los cambios adversos que ocurren después de esta etapa. Estudios recientes sobre la forma más popular de estas hormonas han hecho surgir preguntas acerca de sus beneficios y han revelado algunos riesgos relacionados con su consumo. Este tema aún se encuentra en estudio.

# Hormonas y estrés

El estrés en la forma de lesión física, enfermedad, ansiedad emocional e incluso placer, lleva a respuestas fisiológicas específicas que involucran tanto al sistema nervioso como al endocrino. La respuesta del sistema nervioso, el "pelear o huir", está mediada por algunas partes del cerebro, sobre todo el hipotálamo, y por el sistema nervioso simpático, el cual libera adrenalina. Durante el estrés, el hipotálamo también provoca la liberación de ACTH de la hipófisis anterior.

Las hormonas liberadas de la corteza suprarrenal como resultado de la estimulación de ACTH elevan las concentraciones de glucosa y otros nutrimentos de la sangre e inhiben la inflamación. También son liberadas hormona del crecimiento, hormonas tiroideas, hormonas sexuales e insulina.

Estas hormonas ayudan al organismo a enfrentar situaciones estresantes. Sin embargo, cuando la respuesta es exagerada, se vuelve dañina y puede llevar a trastornos relacionados con el estrés, como hipertensión arterial, enfermedad cardíaca, úlceras, insomnio, lumbalgia y dolores de cabeza. La cortisona disminuye la respuesta inmunitaria, haciendo que el organismo sea más susceptible a las infecciones.

Aunque nadie tiene una vida completamente libre de estrés en la forma de estimulación y reto, el estrés sin manejo o "distrés", tiene efectos físicos negativos. Por ello, técnicas como la biorretroalimentación y la meditación para controlar el estrés resultan útiles. Las simples medidas de asignar prioridades, darse periodos adecuados de relajación y un programa de ejercicios adecuado son importantes para mantener la salud.

**PUNTO DE REVISIÓN 12-15 ►** ¿Cuáles son algunas hormonas que se liberan en momentos de estrés?

## Envejecimiento y sistema endocrino

Algunos de los cambios relacionados con el envejecimiento, como la pérdida de músculo y tejido óseo, pueden estar ligados a cambios en el sistema endocrino. Las principales alteraciones clínicas relacionadas con el sistema endocrino involucran al páncreas y a la tiroides.

Mucha gente anciana desarrolla diabetes mellitus tipo 2 como resultado de una disminución en su secreción de insulina, lo cual empeora por una dieta inadecuada, inactividad y aumento de la grasa corporal. Algunos ancianos también exhiben los efectos de una secreción disminuida de hormona tiroidea.

Las hormonas sexuales declinan durante la mediana edad, tanto en varones como en mujeres. Estos cambios son resultado de una actividad disminuida de las gónadas, aunque también involucran la concentración más básica de la glándula hipófisis y la secreción de hormonas gonadotrópicas. La disminución en la masa ósea, que lleva a osteoporosis, es resultado de estas declinaciones. Al paso de los años disminuyen también las concentraciones de la hormona del crecimiento y la actividad de la corteza suprarrenal.

Hasta ahora, el único tratamiento comúnmente aplicado para la insuficiencia endocrina relacionada con la edad ha sido el reemplazo de hormonas sexuales en las mujeres menopáusicas. Este suplemento ha mostrado algunos efectos benéficos sobre las membranas mucosas, el sistema cardiovascular, la masa ósea y la función mental.

## De vuelta a la enfermedad en contexto

### ► La nueva "normalidad" de Rebeca

Rebeca bajó corriendo las escaleras, a pesar de que acababa de despertar; esperaba que Mario no se hubiera terminado el desayuno, cuyo olor salía desde la cocina. "Buenos días dormilona", le saludó su mamá, acercándole su monitor de glucosa y la lanceta. "¿Cómo dormiste anoche?"

"Muy bien", respondió Rebeca, bostezando mientras se puncionaba el dedo y lo oprimía para extraer una gota de sangre que colocó en la tira del monitor. Después de unos segundos, el monitor emitió un pitido y le mostró su concentración de azúcar en sangre. "Estoy normal", dijo Rebeca, esperando un comentario inoportuno de su hermano, pero él siguió comiendo.

Desde el diagnóstico del Dr. Rivera, Rebeca había tenido que acostumbrarse a su nueva "normalidad". No había sido fácil aceptarse como diabética. Tenía que cuidar con gran detalle qué y cuándo comer; debía medir su glucosa antes de los alimentos e inyectarse después con insulina. La vigilancia de su glucosa no era tan mala, pero hubiera preferido no tener que estar picándose. También estaba preocupada por lo que sus compañeros en la escuela comentaban sobre ella y su enfermedad. Un beneficio inesperado fue que su hermano mostrara un nuevo respeto por ella y su habilidad para inyectarse a sí misma. "¡Qué complicado es todo esto!" pensó mientras agregaba un poco de jarabe a sus panqueques.

Durante este caso, vimos que la falta de la hormona insulina tiene efectos ampliamente generalizados sobre el organismo de Rebeca. En capítulos posteriores conoceremos más acerca del papel del sistema endocrino en la regulación de las funciones corporales. También revisaremos cómo maneja Rebeca su diabetes en el capítulo 20: Metabolismo, nutrición y temperatura corporal.

# Resumen

I. **HORMONAS**
  A. Funciones de las hormonas
    1. Afectan a otras células u órganos —tejidos blanco
    2. Efectos diseminados sobre el crecimiento, metabolismo y reproducción
    3. Se unen a receptores en las células blanco
  B. Química hormonal
    1. Compuestos aminoácidos —proteínas y compuestos relacionados
    2. Lípidos —hechos a partir de ácidos grasos
      a. Esteroides
        (1) Derivados del colesterol
        (2) Producidos por la corteza suprarrenal y glándulas sexuales
      b. Prostaglandinas
  C. Regulación de hormonas —principalmente retroalimentación negativa

II. **GLÁNDULAS ENDOCRINAS Y SUS HORMONAS**
  A. Hipófisis
    1. Regulada por el hipotálamo
      a. Hipófisis anterior
        (1) Libera hormonas (RH) que envía a través del sistema portal
        (2) Hormonas inhibitorias para GH y PRL
      b. Hipófisis posterior
        (1) Almacena hormonas producidas por el hipotálamo
        (2) Liberadas por estimulación nerviosa
    2. Hormonas del lóbulo anterior
      a. Hormona del crecimiento (GH) —estimula el crecimiento y la restauración tisular
      b. Hormona estimulante de la tiroides (TSH)
      c. Hormona adrenocorticotrópica (ACTH) —actúa sobre la corteza de la glándula suprarrenal
      d. Prolactina (PRL) —estimula la producción de leche en las glándulas mamarias
      e. Hormona foliculoestimulante (FSH) —actúa sobre las gónadas
      f. Hormona luteinizante (LH) —actúa sobre las gónadas
    3. Hormonas del lóbulo posterior
      a. Hormona antidiurética (ADH) —promueve la reabsorción de agua en los riñones
      b. Oxitocina —estimula las contracciones uterinas
    4. Tumores hipofisarios —pueden causar actividad baja o elevada de la hipófisis
  B. Glándula tiroides

    1. Hormonas de la glándula tiroides
      a. Tiroxina ($T_4$) y triyodotironina ($T_3$) aumentan el índice metabólico
      b. Calcitonina —disminuye las concentraciones de calcio en la sangre
    2. Alteraciones de la glándula tiroides
      a. Gota —agrandamiento de la tiroides
      b. Hipotiroidismo —hipotiroidismo infantil o mixedema
      c. Hipertiroidismo —p. ej., enfermedad de Graves
      d. Tiroiditis —inflamación de la tiroides; p. ej., tiroiditis de Hashimoto
    3. Pruebas de función tiroidea —se usa yodo radiactivo
  C. Glándulas paratiroides —secretan hormona paratiroidea (PTH), la cual eleva las concentraciones de calcio sanguíneo
    1. Metabolismo del calcio
    2. Alteraciones de las glándulas paratiroides
  D. Glándulas suprarrenales
    1. Hormonas de la médula suprarrenal (región interna)
      a. Adrenalina y noradrenalina —actúan como neurotransmisores
    2. Hormonas de la corteza suprarrenal (región externa)
      a. Glucocorticoides —se liberan durante el estrés para elevar los nutrimentos en la sangre; p. ej., cortisol
      b. Mineralocorticoides —regulan el equilibrio del agua y electrólitos; p. ej., aldosterona
      c. Hormonas sexuales —se producen en pequeñas cantidades
    3. Alteraciones de la corteza suprarrenal
  E. Páncreas —las células de los islotes del páncreas secretan hormonas
    1. Insulina
      a. Disminuye la glucosa sanguínea
      b. Una respuesta celular deficiente o ausente provoca diabetes mellitus
        (1) Tipo 1 (DMT1) —enfermedad autoinmunitaria que requiere insulina
        (2) Tipo 2 (DMT2) —habitualmente se controla con dieta, ejercicio y pérdida de peso
        (3) Gestacional —ocurre durante el embarazo
    2. Glucagon
      a. Eleva la glucosa sanguínea
  F. Glándulas sexuales —necesarias para la reproducción y el desarrollo de las características sexuales secundarias

12

1. Testículos —secretan testosterona
2. Ovarios —secretan estrógenos y progesterona
G. Glándula timo —secreta timosina, la cual ayuda en el desarrollo de los linfocitos T
H. Glándula pineal —secreta melatonina
    1. Regula el desarrollo sexual y los ciclos de sueño-vigilia
    2. Controlada por la luz ambiental

III. **OTROS TEJIDOS PRODUCTORES DE HORMONAS**
A. Estómago e intestino delgado —secretan hormonas que regulan la digestión
B. Riñones —secretan eritropoyetina, la cual aumenta la producción de eritrocitos
C. Cerebro —hormonas liberadoras e inhibitorias, ADH, oxitocina
D. Aurícula cardíaca —el péptido natriurético auricular provoca pérdida de sodio por los riñones y reducción de la presión arterial
E. Placenta —secreta hormonas que mantienen el embarazo y preparan a las mamas para la lactación
F. Prostaglandinas —producidas por células de todo el cuerpo; tienen efectos diversos

IV. **HORMONAS Y TRATAMIENTO**
A. Hormona del crecimiento —tratamiento de su deficiencia en niños; en ancianos fortalece los huesos y la masa ósea
B. Insulina —tratamiento de la diabetes mellitus
C. Esteroides —disminución de la inflamación, supresión de la inmunidad
D. Adrenalina —tratamiento del asma, choque anafiláctico

E. Hormona tiroidea —tratamiento del hipotiroidismo
F. Oxitocina —contracción del músculo uterino
G. Andrógenos —promueven la salud
H. Estrógenos y progesterona —anticoncepción, síntomas de la menopausia

V. **HORMONAS Y ESTRÉS**
A. La respuesta del organismo al estrés involucra a los sistemas nervioso y endocrino, hormonas
B. La respuesta lucha o huída está mediada por el encéfalo: hipotálamo, sistema nervioso simpático
C. Las hormonas ayudan al organismo a enfrentar las situaciones de estrés
D. El estrés que no se maneja puede ser peligroso; las técnicas de manejo del estrés ayudan a mantener una buena salud en general

VI. **ENVEJECIMIENTO Y SISTEMA ENDOCRINO**
A. Cambios relacionados con el envejecimiento, ligados con el sistema endocrino —pérdida de músculo y de tejido óseo
B. Las principales alteraciones clínicas relacionadas con el sistema endocrino involucran al páncreas y a la tiroides
    1. Diabetes mellitus tipo 2
    2. Declinación en las hormonas sexuales en varones y mujeres
        a. Disminuye la masa ósea —osteoporosis
C. Tratamiento de reemplazo con hormonas sexuales para mujeres en la menopausia —el único tratamiento común para la insuficiencia endocrina relacionada con la edad

# Preguntas para estudio y revisión

## PARA FORTALECER LA COMPRENSIÓN
*Complete las frases*

**1.** A los mensajeros químicos transportados por la sangre se les llama _____.

**2.** La parte del cerebro que regula la actividad endocrina es _____.

**3.** La producción de eritrocitos en la médula ósea es estimulada por _____.

**4.** Una hormona producida en el corazón es _____.

**5.** Las hormonas locales activas para promover la inflamación son las _____.

*Correspondencia* > Relacione cada enunciado numerado con la frase que corresponda enlistada con letra.

___ **6.** Alteración causada por sobreproducción de hormona del crecimiento en el adulto.

___ **7.** Trastorno que se debe a una producción insuficiente de hormona paratiroidea.

___ **8.** Enfermedad debida a una producción excesiva de insulina.

___ **9.** Alteración causada por sobreproducción de hormona del crecimiento en el niño.

___ **10.** Trastorno debido a una producción deficiente de la hormona antidiurética.

**a.** Hipoglucemia

**b.** Gigantismo

**c.** Tetania

**d.** Diabetes insípida

**e.** Acromegalia

*Opción múltiple*

___ **11.** El tejido blanco responde a una hormona sólo si tiene el _____ apropiado.
   **a.** Aminoácido
   **b.** Transportador
   **c.** Canal de iones
   **d.** Receptor

___ **12.** Las contracciones uterinas y la salida de leche son promovidas por
   **a.** Prolactina
   **b.** Oxitocina
   **c.** Estrógenos
   **d.** Hormona luteinizante

___ **13.** La principal hormona que aumenta el índice metabólico en las células es la
   **a.** Tiroxina
   **b.** Triyodotironina
   **c.** Aldosterona
   **d.** Progesterona

___ **14.** La adrenalina y noradrenalina son liberadas por
   **a.** Corteza suprarrenal
   **b.** Médula suprarrenal
   **c.** Riñones
   **d.** Páncreas

___ **15.** Los ciclos de sueño-vigilia son regulados por
   **a.** Hipófisis
   **b.** Tiroides
   **c.** Timo
   **d.** Glándula pineal

12

## COMPRENSIÓN DE CONCEPTOS

**16.** Con relación a la regulación, ¿cuáles son las principales diferencias entre el sistema nervioso y el sistema endocrino?

**17.** Explique cómo el hipotálamo y la glándula hipófisis regulan ciertas glándulas endocrinas. Utilice la tiroides como ejemplo.

**18.** Nombre las dos divisiones de la glándula hipófisis. Enliste las hormonas liberadas en cada división y describa los efectos de cada una de ellas.

**19.** Comprare y contraste las siguientes hormonas:
   **a.** Calcitonina y hormona paratiroidea
   **b.** Cortisol y aldosterona
   **c.** Insulina y glucagon
   **d.** Testosterona y estrógenos

**20.** Describa la anatomía de las siguientes glándulas endocrinas:
   **a.** Tiroides
   **b.** Páncreas
   **c.** Suprarrenales

**21.** Compare y contraste las siguientes alteraciones:
   **a.** Mixedema y enfermedad de Graves
   **b.** Diabetes tipo 1 y diabetes tipo 2
   **c.** Enfermedad de Addison y síndrome de Cushing

**22.** Nombre la hormona liberada por la glándula timo y por el cuerpo pineal. ¿Cuáles son los efectos de cada una de ellas?

**23.** Enliste varias hormonas liberadas durante el estrés. ¿Cuál es la relación entre el estrés prolongado y la enfermedad?

## PENSAMIENTO CONCEPTUAL

**24.** En el caso de la historia, el Dr. Rivera notó que Rebeca se presentaba con los tres signos cardinales de la diabetes mellitus tipo 1. ¿Cuáles son? ¿Qué los causa?

**25.** ¿Cómo se compara la diabetes mellitus tipo 1 con la inanición?

**26.** El Sr. Jiménez tiene artritis reumatoide, la cual está siendo tratada con glucocorticoides. Durante una reciente revisión, su médico observó que el Sr. Jiménez tenía la cara "hinchada" y sus brazos estaban amoratados. ¿Por qué el médico decidió disminuir la dosis de glucocorticoides en este paciente?

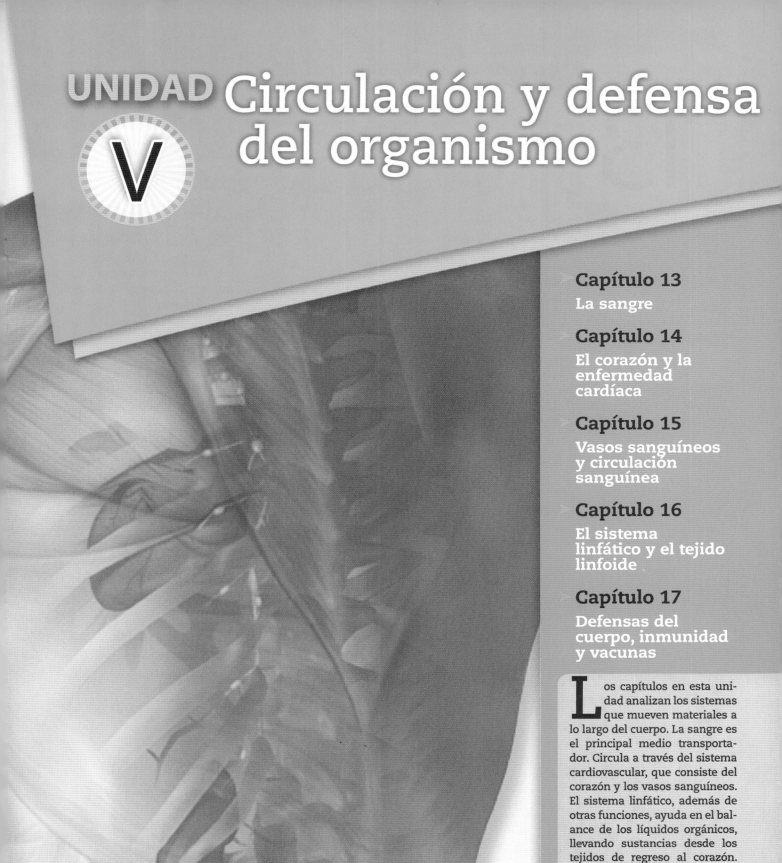

# UNIDAD V
# Circulación y defensa del organismo

Los capítulos en esta unidad analizan los sistemas que mueven materiales a lo largo del cuerpo. La sangre es el principal medio transportador. Circula a través del sistema cardiovascular, que consiste del corazón y los vasos sanguíneos. El sistema linfático, además de otras funciones, ayuda en el balance de los líquidos orgánicos, llevando sustancias desde los tejidos de regreso al corazón. Los componentes de la sangre y del sistema linfático están relacionados con las defensas del organismo en contra de las infecciones, como parte del sistema inmunitario.

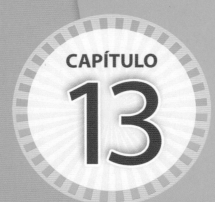

# La sangre

## Objetivos de aprendizaje

Después de estudiar cuidadosamente este capítulo, será capaz de:

1. Enlistar las funciones de la sangre
2. Nombrar los principales ingredientes en el plasma
3. Describir la formación de las células sanguíneas
4. Nombrar y describir los tres tipos de elementos formes en la sangre y dar la función de cada uno de ellos
5. Caracterizar los cinco tipos de leucocitos
6. Definir *hemostasia* y citar tres pasos de la hemostasia
7. Describir brevemente las etapas de la coagulación sanguínea
8. Definir *tipo sanguíneo* y explicar la relación entre tipo sanguíneo y transfusiones
9. Enlistar las posibles razones para una transfusión de sangre completa y componentes de la sangre
10. Definir *anemia* y enlistar sus causas
11. Definir *leucemia* y nombrar los dos tipos de leucemia
12. Describir varias formas de trastornos de la coagulación
13. Especificar las pruebas que se usan para analizar la sangre

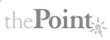

the**Point**

Consulte la página web para el material complementario de este capítulo.

# La enfermedad en contexto

> ## El caso de Carlos: una alteración en la hemoglobina

Tanto el bebé Carlos como su madre Jimena descansaban confortablemente en el pabellón de maternidad. Aunque Carlos tenía unas cuantas horas de nacido, ya había sido bañado, alimentado y examinado por un pediatra. Como parte de los procedimientos sistemáticos del hospital, se le había tomado una muestra de sangre para su análisis en el laboratorio.

Cuando la muestra de sangre de Carlos llegó al laboratorio, un técnico la dividió en varias partes para su análisis. Primero, determinó el tipo de sangre del niño. Al añadir un suero anti-B a la sangre, los eritrocitos de la muestra se aglutinaron. No hubo reacción al suero anti-A. Debido a que los anticuerpos en las muestras de suero mostraron sólo antígenos B en los eritrocitos, el técnico laboratorista determinó que la sangre de Carlos era de tipo B. Después, realizó un recuento celular por medio de una máquina automatizada. Las plaquetas de Carlos resultaron normales, lo que indicó que no tenía trombocitopenia, el trastorno de coagulación más frecuente. Su recuento de leucocitos también fue normal, lo que significaba que el sistema inmunitario estaba sano. Sus eritrocitos también estuvieron en límites normales, lo que orientó a pensar que su médula ósea (el lugar de producción de eritrocitos) funcionaba bien. Como parte del examen global, el técnico también analizó la sangre de Carlos ante la posible presencia de hemoglobina anormal en sus eritrocitos. Cuando el resultado señaló la presencia de hemoglobina anormal, el técnico solicitó una muestra de sangre de ambos padres. Necesitaba realizar pruebas sanguíneas más sensibles para determinar si el niño sufría o no anemia drepanocítica.

El técnico laboratorista hizo varias pruebas con la sangre de Carlos. En este capítulo, estudiaremos la sangre y aprenderemos acerca de sus componentes y funciones. Más adelante, revisaremos otros datos acerca de la hemoglobina anormal de Carlos.

La sangre circulante tiene una importancia fundamental para el mantenimiento de la homeostasia. Este líquido vivificante lleva nutrimentos y oxígeno a las células y acarrea desechos. El corazón bombea sangre en forma continua por medio de un sistema cerrado de vasos. El corazón y los vasos sanguíneos se describen en los capítulos 14 y 15.

La sangre se clasifica como tejido conjuntivo debido a que contiene células suspendidas en un material intercelular de fondo, o matriz. Los eritrocitos comparten muchas características de origen y desarrollo con otros tejidos conjuntivos. Sin embargo, la sangre difiere de otros tejidos conjuntivos en que las células no tienen una posición fija; en lugar de ello, se mueven libremente en el plasma, la parte líquida de la sangre.

La sangre completa es un líquido viscoso (espeso) que varía en color, desde un escarlata brillante al rojo oscuro, según la cantidad de oxígeno que lleve. (Es costumbre en los dibujos colorear la sangre con alto contenido de oxígeno en rojo, y la de bajo contenido en azul.) El volumen sanguíneo representa aproximadamente 8 % del peso corporal total. La cantidad real de sangre circulante difiere según el tamaño de la persona; el varón adulto promedio, con peso de 70 kg tiene unos 5 L de sangre.

## Funciones de la sangre

La sangre circulante sirve al organismo de tres formas: como transporte, regulación y protección.

### Transporte

- **Gases.** El oxígeno del aire inhalado se difunde dentro de la sangre por medio de membranas delgadas de los pulmones, y es llevado por la circulación a todos los tejidos corporales. El dióxido de carbono, un producto de desecho del metabolismo celular, se lleva de los tejidos a los pulmones, de donde es exhalado.

- **Nutrimentos.** La sangre transporta nutrimentos y otras sustancias necesarias, como los electrólitos (sales) y vitaminas, a las células. Estos materiales entran a la sangre desde el sistema digestivo o son liberados dentro de la sangre de las reservas corporales.

- **Desechos.** La sangre transporta los productos de desecho de las células a sitios de donde son removidos. Por ejemplo, el riñón elimina el exceso de agua, ácidos, electrólitos y urea (un desecho que contiene nitrógeno). El hígado remueve pigmentos sanguíneos, hormonas y fármacos, y los pulmones eliminan el dióxido de carbono.

- **Hormonas.** La sangre también lleva hormonas desde sus sitios de origen a los órganos que afectan.

### Regulación

- **pH.** Los amortiguadores en la sangre mantienen estable el pH de los líquidos corporales en alrededor de 7.4 (el rango efectivo del pH sanguíneo es de 7.35 a 7.45). Recuerde que el pH es la medida de acidez o alcalinidad de una solución. Con un pH promedio de 7.4, la sangre es ligeramente alcalina (básica).

- **Equilibrio de líquidos.** La sangre regula la cantidad de líquido en los tejidos por medio de sustancias (principalmente proteínas) que mantienen la presión osmótica adecuada. Tome en cuenta que la presión osmótica está relacionada con la concentración de los materiales disueltos y suspendidos en una solución. Es necesaria una presión osmótica adecuada para el equilibrio líquido, como se describió en el capítulo 15.

- **Calor.** La sangre transporta calor que se genera en los músculos hacia otras partes del cuerpo, con lo cual ayuda a regular la temperatura corporal.

### Protección

- **Enfermedades.** La sangre es importante en la defensa contra enfermedades. Lleva células y anticuerpos del sistema inmunitario que protegen en contra de los patógenos.

- **Pérdida sanguínea.** La sangre contienen factores que protegen en contra de su pérdida en el sitio de una lesión. El proceso de coagulación sanguínea, necesario para evitar la pérdida de sangre, se describe más adelante en este capítulo.

**PUNTO DE REVISIÓN 13-1** ➤ ¿Cuáles son algunas de las sustancias que transporta la sangre?

**PUNTO DE REVISIÓN 13-2** ➤ ¿Cuál es el rango de pH en la sangre?

## Componentes de la sangre

La sangre se divide en dos componentes principales (fig. 13-1). La porción líquida es el **plasma**. Los **elementos formes**, que incluyen células y fragmentos celulares, se dividen a su vez en tres categorías, a saber:

- **Eritrocitos**, de la palabra *eritro*, que significa "rojo," son los glóbulos rojos que transportan oxígeno.

- **Leucocitos**, de *leuco*, que significa "blanco," son los distintos tipos de glóbulos blancos que protegen en contra de las infecciones.

- **Plaquetas**, también llamadas **trombocitos**, son fragmentos celulares que participan en la coagulación sanguínea.

La tabla 13-1 resume información sobre los diferentes tipos de elementos formes. La figura 13-2 muestra todas las categorías de elementos formes en un frotis sanguíneo, esto es, una muestra de sangre extendida finamente sobre la superficie de un portaobjetos, como se observa bajo el microscopio.

**PUNTO DE REVISIÓN 13-3** ➤ ¿Cuáles son los dos principales componentes de la sangre?

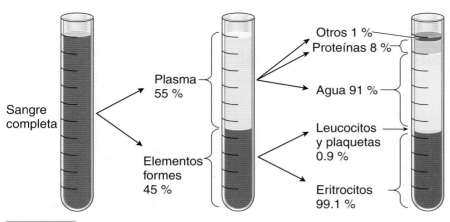

**Figura 13-1** **Composición de la sangre completa.** Los porcentajes muestran las proporciones relativas de los diferentes componentes del plasma y los elementos formes.

- **Factores de coagulación**, necesarios para la coagulación sanguínea, que también son producidos en el hígado.

- **Anticuerpos** que combaten las infecciones. Están compuestos por ciertos leucocitos.

- El **complemento** consiste de un grupo de enzimas que ayudan a los anticuerpos a combatir a los patógenos (v. cap. 17).

El restante 1 % del plasma consiste de nutrimentos, electrólitos y otros materiales que deben ser transportados. Con relación a los nutrimentos, el principal carbohidrato encontrado en el plasma es la glucosa. Esta azúcar simple es absorbida de los alimentos digeridos en el intestino. También se almacena como glucógeno en el hígado y en los músculos esqueléticos; esta glucosa puede liberarse según se requiera para proporcionar energía. Los aminoácidos, productos de la digestión de proteínas, también circulan en el plasma. Los lípidos constituyen un pequeño porcentaje del plasma sanguíneo. Los componentes lípidos incluyen grasas, colesterol y lipoproteínas, las cuales son proteínas unidas a colesterol.

Los electrólitos en el plasma aparecen básicamente como cloruro, carbonato o fosfato, sales de sodio, potasio, calcio y magnesio. Estas sales tienen diversas funciones, incluyendo la formación de hueso (calcio y fósforo), la producción de ciertas hormonas (como el yodo para la producción de hormonas tiroideas) y el mantenimiento del equilibrio acidobásico (como el carbonato de sodio y potasio, y los fosfatos presentes en los amortiguadores).

Otros materiales transportados en el plasma incluyen vitaminas, hormonas, productos de desecho, fármacos y gases disueltos, sobre todo oxígeno y dióxido de carbono.

## Plasma sanguíneo

Cerca de 55 % del volumen sanguíneo total es plasma. El plasma por sí mismo es 91 % agua. Diferentes sustancias, disueltas o suspendidas en el agua, constituyen el otro 9 % del peso (v. fig. 13-1). El contenido del plasma puede variar según las sustancias que se adhieren o se remueven de la sangre circulante, desde los tejidos y a ellos. Sin embargo, el organismo tiende a mantener un nivel constante equitativo de la mayoría de las sustancias. Por ejemplo, la concentración de glucosa, un azúcar simple, se mantiene con un nivel notablemente constante de cerca de una décima del uno por ciento (0.1 %) en solución.

Después del agua, el siguiente porcentaje más grande (cerca del 8 %) de material en el plasma es de **proteínas**. Las proteínas plasmáticas incluyen las siguientes:

- **Albúmina**, la proteína más abundante en el plasma, es importante para mantener la presión osmótica del plasma. Esta proteína se produce en el hígado.

**13**

| Tabla 13-1 | Elementos formes de la sangre |
|---|---|

| Elemento forme | Número por µL de sangre | Descripción | Función |
|---|---|---|---|
| Eritrocito (glóbulo rojo) | 5 millones | Disco diminuto (7 µm de diámetro) bicóncavo sin núcleo (anuclear) | Lleva oxígeno unido a la hemoglobina; también lleva algo de dióxido de carbono y amortiguadores sanguíneos |
| Leucocito (glóbulo blanco) | 5000 a 10,000 | Más grande que los eritrocitos, con núcleo prominente que puede estar segmentado (granulocito) o sin segmentar (agranulocito); varía en sus propiedades de tinción | Protege en contra de patógenos; destruye los cuerpos extraños y residuos; algunos son activos en el sistema inmunitario; se localizan en sangre, tejidos y sistema linfático |
| Plaquetas | 150,000 a 450,000 | Fragmentos de células grandes (megacariocitos) | Hemostasia; forman tapones plaquetarios e inician la coagulación sanguínea |

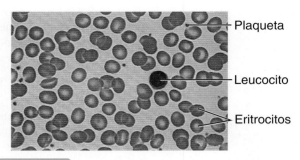

**Figura 13-2** **Glóbulos sanguíneos como se observan bajo el microscopio.** Se aprecian los tres tipos de elementos formes. [ ACERCAMIENTO ➤ ¿Cuáles células son las más abundantes en la sangre?] ]

Plaqueta

Leucocito

Eritrocitos

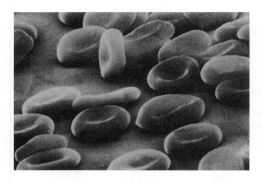

**Figura 13-3** **Eritrocitos como se ven bajo el microscopio electrónico de barrido.** Este tipo de microscopio ofrece una vista tridimensional de las células. [ ACERCAMIENTO ➤ ¿Por qué se describen estas células como bicóncavas? ]

**PUNTO DE REVISIÓN 13-4** ➤ Después del agua, ¿cuál es el tipo de sustancia más abundante en el plasma?

## Los elementos formes

Todos los elementos formes de la sangre son producidos en la médula ósea, la cual se localiza en los bordes de los huesos largos y en la masa interior de otros huesos. Los precursores de todas las células sanguíneas se llaman **células madre hematopoyéticas** (formadoras de sangre). Estas células tienen el potencial de desarrollar cualquiera de los tipos de células sanguíneas producidas dentro de la médula ósea roja.

En comparación con otras células, la mayor parte de las células sanguíneas tiene una vida breve. La necesidad de un reemplazo constante de células sanguíneas significa que la actividad normal de la médula ósea es absolutamente esencial para la vida.

> thePoint Visite *thePoint* para consultar una imagen que detalla el desarrollo de los elementos formes.

**PUNTO DE REVISIÓN 13-5** ➤ ¿En dónde se forman las células de la sangre?

**PUNTO DE REVISIÓN 13-6** ➤ ¿Qué tipo de células da origen a todas las células sanguíneas?

**ERITROCITOS** Los **eritrocitos**, o glóbulos rojos, miden aproximadamente 7 μm de diámetro. Son cuerpos con forma de disco, con una depresión en ambos lados. Esta forma bicóncava crea una región central que es más delgada que los bordes (fig. 13-3). Los eritrocitos difieren de otras células en que la forma madura encontrada en la sangre circulante carece de un núcleo (es anuclear) y también de la mayoría de otros organelos comunes en otras células. Conforme el eritrocito madura, se pierden estos componentes, lo que

proporciona más espacio a las células para que lleven oxígeno. Este gas vital se une en los eritrocitos a la **hemoglobina**, una proteína que contiene hierro (v. recuadro 13-1, Hemoglobina: entrega de oxígeno a la puerta). La hemoglobina, combinada con oxígeno, da a la sangre su color rojo característico. Entre más oxígeno lleva la hemoglobina, más brillante es el color rojo de la sangre. Por tanto, la sangre que va de los pulmones a los tejidos es roja brillante debido a que lleva un gran suministro de oxígeno; en contraste, la sangre que regresa a los pulmones es mucho más oscura debido a que ha dejado mucho de este oxígeno en los tejidos.

La hemoglobina tiene dos funciones menores además de transportar el oxígeno; la hemoglobina que ha dado su oxígeno es capaz de llevar también iones de hidrógeno. De esta forma, la hemoglobina actúa como amortiguador y juega un papel importante en el equilibrio acidobásico (v. cap. 21). La hemoglobina también lleva algo de dióxido de carbono de los tejidos a los pulmones para su eliminación. El dióxido de carbono se une a una parte distinta de la molécula que la que sostiene al oxígeno, de modo que no interfiere con el transporte de oxígeno.

La capacidad de la hemoglobina para llevar oxígeno puede verse bloqueada por el monóxido de carbono. Este peligroso gas inodoro e incoloro se combina con la hemoglobina para formar un compuesto estable que puede restringir en forma importante la capacidad del eritrocito para llevar oxígeno. El monóxido de carbono es un subproducto de la combustión incompleta de combustibles, como la gasolina y otros productos del petróleo, y del carbón, madera y otros materiales que contienen carbono. También se produce con el humo del tabaco y las emisiones de los automóviles.

Los eritrocitos son, con mucho, los glóbulos más abundantes en la sangre, con un promedio de 4.5 a 5 millones por microlitro (μL o mcl) de sangre. (Un microlitro es la millonésima de un litro.) Debido a que los eritrocitos maduros no tienen núcleo y no pueden dividirse, son reemplazados constantemente. Después de dejar la médula ósea, circulan en el torrente sanguíneo durante unos 120 días antes de que sus membranas se deterioren y sean destruidos por el hígado y el bazo. La producción de eritrocitos es estimulada por la hormona **eritropoyetina** (EPO), la cual es liberada del riñón como respuesta a una disminución de oxígeno. La producción constante de eritrocitos requiere un adecuado su-

## Una mirada de cerca

## Hemoglobina: entrega de oxígeno a la puerta

La molécula de hemoglobina es una proteína constituida por cuatro cadenas de aminoácidos (la parte de globina de la molécula), cada una de las cuales contiene un grupo hem con hierro. Los cuatro hem pueden unirse a una molécula de oxígeno.

La hemoglobina permite a la sangre llevar mucho más oxígeno de lo que podría hacer si este gas sólo se disolviera en el plasma. Un eritrocito contiene cerca de 250 millones de hemoglobinas, cada una capaz de unir cuatro moléculas de oxígeno. Por tanto, un solo eritrocito puede acarrear cerca de ¡mil millones de moléculas de oxígeno! La hemoglobina puede desunir el oxígeno, llevándolo a los pulmones y liberándolo en los tejidos corporales. Las células activas requieren más oxígeno y generan también calor y acidez. Estas situaciones cambiantes promueven la liberación de oxígeno de la hemoglobina dentro de los tejidos metabólicamente activos.

Los eritrocitos inmaduros (eritroblastos) producen hemoglobina conforme maduran hacia eritrocitos en la médula ósea. Cuando el hígado y el bazo destruyen a los eritrocitos viejos, reducen en componentes más simples a la hemoglo-

bina liberada. Algunos de estos componentes son reciclados, y los restantes dejan el organismo en forma de un pigmento fecal parduzco llamado estercobilina. A pesar de requerir cierta conservación, las proteínas y el hierro de la dieta son esenciales para mantener los suministros de hemoglobina.

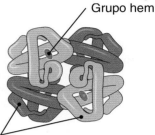

**Hemoglobina.** Esta proteína en los eritrocitos consiste de cuatro cadenas de aminoácidos (globinas) y cada una de ellas contiene un grupo hem unido a oxígeno.

ministro de nutrimentos, sobre todo proteínas, las vitaminas B, $B_{12}$ y ácido fólico requeridos para la producción de ADN, y los minerales hierro y cobre para la producción de hemoglobina. La vitamina C también es importante para una adecuada absorción de hierro desde el intestino delgado.

**PUNTO DE
REVISIÓN 13-7 ➤** Los eritrocitos están modificados para llevar una cantidad máxima de hemoglobina. ¿Cuál es la principal función de la hemoglobina?

**LEUCOCITOS** Los **leucocitos**, o glóbulos blancos, son distintos de los eritrocitos en su apariencia, cantidad y función. Las células por sí mismas son redondas, pero contienen núcleos prominentes de diferentes formas y tamaños. Con una concentración de 5000 a 10,000 por microlitro (µL) de sangre, los leucocitos son rebasados en número por los eritrocitos en una proporción de 700 a 1. Mientras que los eritrocitos tienen un color definido, los leucocitos carecen de color.

Los diferentes tipos de leucocitos se identifican por su tamaño, la forma de su núcleo y la apariencia de gránulos en el citoplasma cuando las células se tiñen. La tinción comúnmente usada para la sangre es la tinción de Wright, la cual es una mezcla de colorantes que diferencian a los distintos glóbulos. Los "gránulos" en los eritrocitos en realidad son lisosomas y otras vesículas secretoras. Están presentes en todos los leucocitos, pero son más fácilmente teñibles y visibles en unas células que en otras. El porcentaje relativo de los diferentes tipos de leucocitos es una clave valiosa para obtener un diagnóstico médico (tabla 13-2).

Los leucocitos granulares, o **granulocitos**, recibieron este nombre porque al teñirse muestran gránulos visibles en

**13**

| Tabla 13-2 | Leucocitos (glóbulos blancos) | |
|---|---|---|
| **Tipo celular** | **Porcentaje relativo (adulto)** | **Función** |
| Granulocitos | | |
| Neutrófilos | 54 % a 62 % | Fagocitosis |
| Eosinófilos | 1 % a 3 % | Reacciones alérgicas; defensa contra parásitos |
| Basófilos | < 1 % | Reacciones alérgicas; reacciones inflamatorias |
| Agranulocitos | | |
| Linfocitos | 25 % a 38 % | Inmunidad (linfocitos T y linfocitos B) |
| Monocitos | 3 % a 7 % | Fagocitosis |

el citoplasma (v. fig. 13-4 A–C). Cada uno tiene un núcleo muy distinto, altamente segmentado. Los diferentes tipos de granulocitos son nombrados por el tipo de tinción que captan al ser teñidos. Incluyen los siguientes:

- Los **neutrófilos**, que se tiñen ya sea con tinciones acídicas o básicas, y muestran gránulos de color púrpura.

- **Eosinófilos**, que tiñen con tinciones acídicas (la eosina es una) y tienen gránulos con formas de cuentecillas rosa brillantes.

- **Basófilos**, que se colorean con tinciones básicas y muestran grandes gránulos color azul oscuro que con frecuencia oscurecen al núcleo.

Los neutrófilos son los leucocitos más numerosos y constituyen aproximadamente 60 % del total de leucocitos (v. tabla 13-2). Debido a que el núcleo de los neutrófilos tiene formas variadas, a estas células también se les llama **polimorfos** (que significa "muchas formas") o simplemente *polis*. Otros nombres abreviados son *segs*, que se refiere a los núcleos segmentados, y *PMN*, una abreviación para neutrófilos **polimorfonucleares**. Antes de alcanzar su madurez total y hacerse segmentado, el núcleo de un neutrófilo se observa como una banda gruesa y curva (fig. 13-5). Un aumento en el número de estas **células en banda** (también llamadas *rabdocitos*) es signo de infección y producción de neutrófilos activos.

Los eosinófilos y basófilos constituyen un pequeño porcentaje de leucocitos, pero aumentan en número durante las reacciones alérgicas.

Los leucocitos agranulares o **agranulocitos** deben su nombre a que carecen de gránulos fácilmente visibles (v. fig. 13-4 D, E). Su núcleo es redondo o curvo y no está segmentado. Hay dos tipos de leucocitos agranulares:

- Los **linfocitos** son los segundos leucocitos más numerosos. Aunque los linfocitos se originan en la médula ósea, llegan a su madurez en el tejido linfoide y también pueden multiplicarse en este tejido (v. cap. 16). Circulan en el sistema linfático y son activos en la inmunidad.

- Los **monocitos** son los más grandes en tamaño. Representan un promedio de 5 % de los leucocitos.

**Función de los leucocitos** Los leucocitos limpian el organismo de cuerpos extraños y desechos celulares. Más importantemente, destruyen patógenos que pueden invadir el cuerpo. Los neutrófilos y los monocitos se involucran en la **fagocitosis**, la engullición de material extraño (fig. 13-6). Una vez que los patógenos entran a los tejidos por medio de una herida, los fagocitos son atraídos a esa área. Se comprimen entre las células de las paredes capilares y actúan como ameboides, o amebas, moviéndose al área de la infección en donde engullen a los invasores. Los lisosomas en el citoplasma digieren entonces a los microorganismos extraños y las células eliminan los productos de desecho.

Cuando hay invasión de microorganismos extraños, la médula ósea y el tejido linfoide producen leucocitos de forma emergente y como resultado de ello aumenta su número de manera considerable. La detección de un número anormalmente grande de leucocitos en la sangre es indicio de infección. Para

### Granulocitos

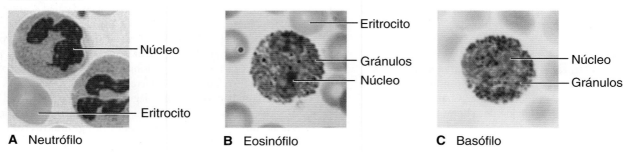

**A** Neutrófilo   **B** Eosinófilo   **C** Basófilo

### Agranulocitos

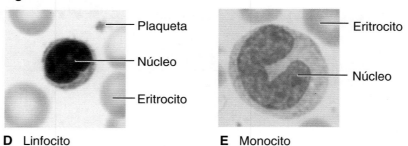

**D** Linfocito   **E** Monocito

**Figura 13-4** **Granulocitos (A-C) y agranulocitos (D,E). A)** El neutrófilo tiene un gran núcleo, segmentado. **B)** El eosinófilo tiene múltiples gránulos teñidos de rosa brillante. **C)** El basófilo tiene grandes gránulos teñidos de azul oscuro. **D)** El linfocito tiene un gran núcleo sin divisiones. **E)** El monocito es el más grande de los leucocitos [ **ACERCAMIENTO** ➤ ¿Cuál grupo de leucocitos tiene núcleos segmentados? ¿Qué tipo específico de leucocito es el más grande en tamaño? ¿Y el más pequeño? ]

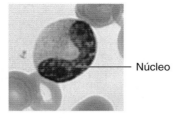

**A** Neutrófilo maduro

**B** Célula en banda (neutrófilo inmaduro)

**Figura 13-5**  **Etapas en el desarrollo de neutrófilos. A)** Un neutrófilo maduro tiene un núcleo segmentado. **B)** Un neutrófilo inmaduro se conoce como célula en banda debido a que su núcleo tiene forma de banda gruesa, curvada. (×1325) (Reimpreso con autorización de Gartner LP, Hiatt JL. Color Atlas of Histology, 3th ed. Philadelphia: Lippincott Williams & Wilkins, 2000.)

combatir a los patógenos, los leucocitos incluso se destruyen a sí mismos. Una mezcla de bacterias vivas y muertas, junto con leucocitos vivos y muertos, forman el **pus**. La acumulación de pus localizado en un área se conoce como **absceso**.

Algunos monocitos entran a los tejidos, crecen y maduran hacia **macrófagos**, los cuales son muy activos para desechar material extraño e invasor. Aunque la mayoría de los linfocitos circulantes viven 6 a 8 h, aquellos que entran a los tejidos pueden sobrevivir períodos más prolongados —días, meses o incluso años.

**PUNTO DE REVISIÓN  13-8** ➤ ¿Cuáles son los tipos de leucocitos granulares? ¿Y de leucocitos agranulares?

**PUNTO DE REVISIÓN  13-9** ➤ ¿Cuál es la función más importante de los leucocitos?

Algunos linfocitos se convierten en **células plasmáticas** (plasmocitos), activas en la producción de anticuerpos circulantes necesarios para la inmunidad. Las actividades de los distintos leucocitos se analizan con mayor detalle en el capítulo 17.

**PLAQUETAS**  Las **plaquetas sanguíneas** (trombocitos) son las más pequeñas de los elementos formes (fig. 13-7 A). Estas diminutas estructuras no son células por sí mismas, sino más bien fragmentos que se liberan constantemente de las células gigantes de la médula ósea llamadas **megacariocitos** (fig. 13-7 B). Las plaquetas no tienen núcleo ni ADN, pero contienen enzimas activas y mitocondria. El número de plaquetas en la sangre circulante se estima en el rango de 150,000 a 450,000 por µL. Tienen una duración de vida cercana a 10 días.

Las plaquetas son esenciales para la **coagulación**. Cuando la sangre se pone en contacto con cualquier otro tejido que no sea el suave recubrimiento de los vasos sanguíneos, como en el caso de una herida, las plaquetas se juntan y forman un tapón que sella la herida. Las plaquetas liberan entonces sustancias químicas que participan en la formación de un coágulo para detener la pérdida de sangre. A continuación más detalles de esta reacción.

**PUNTO DE REVISIÓN  13-10** ➤ ¿Cuál es la función de las plaquetas?

## Hemostasia

La **hemostasia** es el proceso que evita la pérdida de sangre de la circulación cuando un vaso sanguíneo se rompe o hiere. Los siguientes son los fenómenos que ocurren:

1. **Contracción** de los músculos lisos en la pared del vaso sanguíneo. Esto disminuye el flujo sanguíneo y la pérdida

13

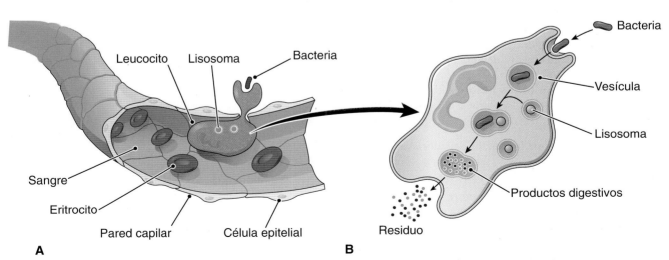

**A**

**B**

**Figura 13-6**  **Fagocitosis. A)** Un leucocito fagocítico (glóbulo blanco) se comprime a través de una pared capilar en el área de una infección y engulle una bacteria. **B)** La bacteria se encierra en una vesícula y es digerida por un lisosoma. **[ ACERCAMIENTO** ➤ ¿Qué tipo de epitelio constituye la pared capilar? **]**

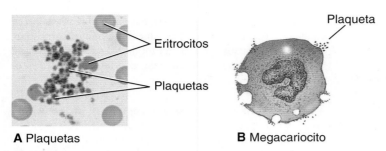

Eritrocitos

Plaquetas

**A** Plaquetas

Plaqueta

**B** Megacariocito

**Figura 13-7** **Plaquetas (trombocitos). A)** Plaquetas en un frotis sanguíneo. **B)** Un megacariocito libera plaquetas. (B, Reimpreso con autorización de Gartner LP, Hiatt JL. Color *Atlas of Histology*, 3th ed. Philadelphia: Lippincott Williams & Wilkins, 2000.)

por el defecto en el vaso. El término para esta disminución en el diámetro del vaso se llama *vasoconstricción*.

2. Formación de un **tapón plaquetario.** Las plaquetas activadas se hacen pegajosas y se adhieren al defecto para formar un tapón temporal.

3. Formación de un **coágulo sanguíneo** (coagulación).

## Coagulación sanguínea

Las distintas sustancias necesarias para la coagulación sanguínea, o coagulación, normalmente están inactivas en el torrente sanguíneo. Se mantiene un equilibrio entre los compuestos que promueven la coagulación, conocidos como **procoagulantes**, y aquellos que la evitan, llamados **anticoagulantes**. Además, hay sustancias químicas en la circulación que disuelven cualquier coágulo innecesario y potencialmente peligroso que pueda formarse. Bajo situaciones normales, prevalecen las sustancias que evitan la coagulación. Sin embargo, cuando ocurre una herida, se activan los procoagulantes y se forma el coágulo.

El proceso de coagulación es una serie bien controlada de fenómenos separados que implican 12 distintos factores, cada uno designado por un número romano. El paso final en estas reacciones es la conversión de una proteína plasmática llamada **fibrinógeno** en filamentos sólidos de **fibrina**, los cuales forman el coágulo.

Algunos de los pasos finales relacionados con la formación del coágulo se describen a continuación y se diagraman en la figura 13-8:

■ Sustancias liberadas de los tejidos dañados estimulan la formación de **protrombinasa**, un compuesto que desencadena el mecanismo final de coagulación.

■ La protrombinasa convierte a la protrombina en la sangre a **trombina.** Se requiere calcio para esta etapa.

■ La trombina, a su vez, convierte el fibrinógeno soluble en fibrina insoluble. La **fibrina** forma una red de filamentos que atrapa el plasma y las células sanguíneas para formar un coágulo.

La coagulación ocurre como respuesta a la lesión. La sangre también coagula cuando se pone en contacto con alguna otra

superficie que no sea el recubrimiento del vaso sanguíneo, por ejemplo, un vidrio o un tubo de plástico usado para toma de muestra sanguínea. En este caso, los pasos preliminares de la coagulación son diferentes y requieren más tiempo, aunque los pasos finales son los mismos que los antes descritos.

El líquido que permanece después de que ha ocurrido la coagulación se llama **suero**. El suero contiene todos los componentes del plasma sanguíneo, *excepto* los factores de coagulación, como se expresa en la fórmula:

**Plasma = suero + factores de coagulación**

Los distintos métodos para medir la capacidad corporal para la coagulación sanguínea se describen más adelante en este capítulo.

thePoint Visite *thePoint,* donde encontrará un diagrama y una animación sobre la hemostasia.

**PUNTO DE REVISIÓN 13-11** ➤ ¿Qué pasa cuando el fibrinógeno se convierte en fibrina?

# Tipos de sangre

Si por alguna razón la cantidad de sangre en el cuerpo disminuyera en forma importante debido a una **hemorragia** (sangrado excesivo) o enfermedad, las células corporales sufrirían una falta de oxígeno y nutrimentos. Una posible medida a tomar en esta urgencia es administrar sangre de otra persona en la vena del paciente, un procedimiento llamado **transfusión**. Sin embargo, debe tenerse precaución al transferir sangre de una persona a otra, debido a que el plasma del paciente puede contener sustancias llamadas *anticuerpos* o *aglutininas*, que pueden hacer que los eritrocitos de la sangre del donador se

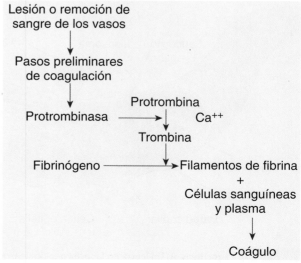

Lesión o remoción de sangre de los vasos
↓
Pasos preliminares de coagulación
↓
Protrombinasa
Protrombina → Ca++
↓
Trombina
Fibrinógeno ──────→ Filamentos de fibrina
+
Células sanguíneas y plasma
↓
Coágulo

**Figura 13-8** **Pasos finales en la formación de un coágulo sanguíneo. [ ACERCAMIENTO** ➤ ¿Qué material en la sangre forma un coágulo? **]**

rompan y liberen su hemoglobina. Se dice que estas células son **hemolizadas** y el resultado de ello puede ser peligroso.

Ciertas proteínas, llamadas **antígenos** o *aglutinógenos*, causan estas reacciones de incompatibilidad sobre la superficie de los eritrocitos. Hay muchos tipos de estas proteínas, pero sólo dos grupos son particularmente factibles de causar una reacción transfusional, los llamados antígenos A y B, y el factor Rh.

## El grupo sanguíneo tipo ABO

Hay cuatro tipos sanguíneos que involucran a los antígenos A y B: A, B, AB y O (tabla 13-3). Estas letras indican el tipo de antígeno presente en los eritrocitos. Si sólo está presente el antígeno A, la persona tiene tipo sanguíneo A; si es el caso del antígeno B, será tipo B. El tipo sanguíneo AB tiene ambos tipos y el O no tiene ninguno. Desde luego nadie tiene anticuerpos a sus propios antígenos de tipo sanguíneo, o su plasma destruiría a sus propias células. Sin embargo, cada persona desarrolla anticuerpos que reaccionan con los antígenos AB de los que carece. (La razón para el desarrollo de estos anticuerpos no se entiende bien del todo, debido a que las personas habitualmente desarrollan anticuerpos sólo cuando se exponen a un antígeno.) Estos son los anticuerpos en el plasma del paciente que pueden reaccionar con los antígenos de los eritrocitos del donador para causar una reacción transfusional.

### PRUEBAS PARA DETERMINAR EL TIPO SANGUÍNEO

El suero sanguíneo contiene anticuerpos para los antígenos A o B, que se utilizan para determinar el tipo de sangre. Estos antisueros se preparan en animales usando bien sea antígenos A o B para inducir una respuesta. Al suero sanguíneo que contiene anticuerpos que pueden aglutinar y destruir eritrocitos con antígeno A se le llama **suero anti-A**; aquel que contiene anticuerpos que pueden destruir eritrocitos con antígeno B es el **suero anti-B**. Cuando se combinan con una muestra sanguínea en el laboratorio, cada antisuero hace que los eritrocitos correspondientes se aglomeren en un proceso llamado **aglutinación**. El patrón de aglutinación sanguínea, cuando se mezcla *separadamente* con estos dos sueros, revela su tipo sanguíneo (fig. 13-9). El tipo A reacciona sólo con el antisuero A; el tipo B, de la misma forma, sólo con el B. El tipo AB aglutina con ambos, y el tipo O no aglutina ni con A ni con B.

Una muestra sanguínea de cualquier persona que haya recibido una transfusión sanguínea o esté embarazada será analizada con mayor detalle en busca de cualquier anticuerpo poco común. Tanto los eritrocitos como el suero son estudiados por separado por cualquier reacción cruzada con la sangre de un donador.

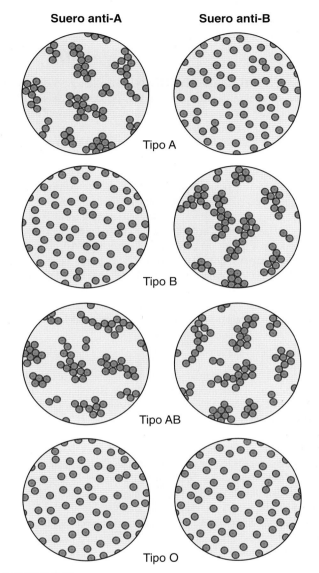

**Suero anti-A**    **Suero anti-B**

Tipo A

Tipo B

Tipo AB

Tipo O

**Figura 13-9** **Tipificación sanguínea.** Los rótulos en la parte superior de cada columna indican el tipo de antisuero añadido a las muestras de sangre. El suero anti-A aglutina (conglomera) eritrocitos en la sangre tipo A, mientras que esto no sucede con el suero anti-B. El suero anti-B aglutina eritrocitos en la sangre tipo B, pero el suero anti-A no lo hace. Ambos sueros aglutinan eritrocitos tipo AB y ningún suero aglutina sangre tipo O. **[ ACERCAMIENTO ➤** ¿Podría inferirse mediante estas reacciones que las células son Rh positivo o Rh negativo?**]**

13

## Tabla 13-3    El sistema de grupo sanguíneo ABO

| Tipo sanguíneo | Antígeno de eritrocito | Reacción con antisuero | Anticuerpos plasmáticos | Puede tomarse de | Puede donarse a |
|---|---|---|---|---|---|
| A | A | Anti-A | Anti-B | A, O | A, AB |
| B | B | Anti-B | Anti-A | B, O | B, AB |
| AB | A, B | Anti-A, Anti-B | Ninguno | AB, A, B, O | AB |
| O | Ninguno | Ninguno | Anti-A, Anti-B | O | O, A, B, AB |

**PUNTO DE REVISIÓN 13-12** ➤ ¿Cuáles son los cuatro tipos ABO de sangre?

**COMPATIBILIDAD SANGUÍNEA** La herencia determina el tipo de sangre de una persona, y el porcentaje de gente con cada uno de los diferentes tipos sanguíneos varía en distintas poblaciones. Por ejemplo, cerca de 45 % de la población caucásica de Estados Unidos tiene sangre tipo O, 40 % tipo A, 11 % tipo B y sólo 4 % AB. Los porcentajes varían dentro de otros grupos poblacionales.

En una urgencia, la sangre tipo O puede administrarse a cualquier tipo ABO porque las células pierden tanto los antígenos A y B, y no reaccionan ni a los anticuerpos A ni B (v. tabla 13-3). A las personas con sangre tipo O se les llama *donadores universales*. En sentido inverso, la sangre tipo AB no contiene anticuerpos para aglutinar los eritrocitos y por tanto la gente con este tipo sanguíneo puede recibir sangre de cualquier donador tipo ABO. Aquellos con sangre AB se designan como *receptores universales*. Siempre que sea posible, es más seguro administrar el mismo tipo sanguíneo de sangre del receptor.

## El factor Rh

Más de 85 % de la población estadounidense tiene otro grupo de antígeno eritrocítico llamado **factor Rh**, llamado así por los monos *Rh*esus, en quienes fue primeramente encontrado. Al Rh también se le conoce como *antígeno D*. La gente con este antígeno se dice que es **Rh positivo**; quienes carecen de esta proteína son **Rh negativos**. Si una sangre Rh positivo se da a alguien con Rh negativo, la persona produce anticuerpos para este antígeno Rh "extraño". La sangre de esta persona "Rh-sensibilizada" destruirá entonces cualquier célula Rh positiva que reciba en una futura transfusión.

La incompatibilidad Rh es un problema potencial en algunos embarazos. Una madre cuyo Rh es negativo puede desarrollar anticuerpos a la proteína Rh de un feto Rh positivo (el feto puede heredar este factor de su padre). Los eritrocitos de un feto que entran a la circulación de la madre durante el embarazo y el nacimiento despiertan la respuesta. En un embarazo subsecuente con un feto Rh positivo, algunos de los anticuerpos anti Rh pueden pasar desde la sangre de la madre a la del producto y destruir los eritrocitos del feto. Esta alteración se llama **enfermedad hemolítica del recién nacido**, antes conocida como *eritroblastosis fetal*. Hoy, la enfermedad hemolítica del recién nacido se previene mediante la administración de globulina inmunitaria $Rh_o$(D) (nombre comercial RhoGAM) a la madre durante el embarazo y poco después del parto. Estos anticuerpos preformados limpian la circulación de la madre de antígenos Rh y evitan la estimulación de una respuesta inmunitaria. En muchos casos un bebé que nace con enfermedad hemolítica del recién nacido puede ser salvado mediante una transfusión que reemplace de su sangre mucho del Rh negativo.

**PUNTO DE REVISIÓN 13-13** ➤ ¿Cuáles de los antígenos sanguíneos están más involucrados con las reacciones de incompatibilidad?

# Usos de la sangre y hemoderivados

La sangre puede empacarse y conservarse en bancos de sangre para urgencias. Para mantener la sangre sin coagular, se le añade una solución de citrato-fosfato-dextrosa-adenina (CPDA-1). La sangre puede almacenarse hasta por 35 días. A los suministros de sangre en el banco se les anota la fecha de caducidad para evitar el uso de sangre cuyos eritrocitos estén ya desintegrados. Los bancos de sangre habitualmente disponen de todos los tipos de sangre y hemoderivados; es importante que dispongan de reservas extras de sangre tipo O Rh negativo, ya que en una urgencia este tipo puede ser usado para cualquier paciente. Es un procedimiento habitual analizar al receptor y darle el mismo tipo sanguíneo.

Una persona puede donar su propia sangre antes de ser sometida a cirugía programada para que pueda ser utilizada en caso necesario. Esta práctica elimina la posibilidad de incompatibilidad y también la transferencia de una enfermedad. Esta sangre **autóloga** (originada de uno mismo) se almacena en un banco de sangre hasta que se termina la cirugía.

## Transfusiones de sangre completa

La transferencia de sangre humana completa de una persona sana a un paciente con frecuencia es un procedimiento que salva vidas. Las transfusiones de sangre completa pueden ser utilizadas en cualquier situación en la que se pierdan grandes cantidades de sangre, por ejemplo:

- En el tratamiento de una hemorragia masiva por lesiones mecánicas graves
- Para pérdidas de sangre por hemorragia interna, como en las úlceras sangrantes
- Durante o después de una cirugía que provoque una pérdida importante de sangre
- Como reemplazo de sangre en el tratamiento de enfermedad hemolítica del recién nacido.

Sin embargo, es necesario ser cauteloso y realizar una evaluación cuidadosa antes de decidir una transfusión, ya que siempre están latentes las reacciones transfusionales y la transmisión de enfermedades virales, en especial hepatitis.

## Uso de hemoderivados

Con frecuencia, cuando se requiere un ingrediente sanguíneo no se administra sangre completa, sino un hemoderivado. La sangre puede ser fraccionada en varias partes, las cuales pueden usarse con diferentes propósitos.

Un método común para separar el plasma sanguíneo de los elementos formes es mediante una **centrífuga**, un aparato que gira en círculo a gran velocidad para separar los componentes de la mezcla según su densidad. Cuando un contenedor de sangre es girado rápidamente, todos los elementos formes de la sangre se aglomeran en el borde del contenedor; con ello son separados del plasma, que es menos denso. Al separarse, los elementos formes pueden usarse para fines específicos, por ejemplo, sólo hematíes o plaquetas concentrados.

Las pérdidas sanguíneas del donador pueden minimizarse si se extrae su sangre, se separan los derivados deseados y el remanente se le regresa. El término para este procedimiento es **hemaféresis** (del griego *aféresis*, que significa "retirar"). Si se retira el plasma y los elementos formes se regresan al donador, el procedimiento se llama entonces **plasmaféresis**.

**USO DE PLASMA** En una urgencia puede administrarse plasma sanguíneo solo para reemplazar volumen sanguíneo y evitar una insuficiencia circulatoria (choque). El plasma es específicamente útil cuando no es factible la tipificación sanguínea y la administración de sangre completa, como en los desastres naturales o en rescates de urgencia. Debido a que se han retirado los hematíes del plasma, no hay problemas de incompatibilidad; el plasma puede administrarse a cualquier persona. Al plasma que se le han separado sus elementos celulares se le puede fragmentar aún más, por medios químicos, en varios componentes como fracción de proteína plasmática, albúmina sérica, suero inmunitario y factores de coagulación.

El plasma envasado actualmente disponible en realidad es fracción de proteína plasmática. Una mayor separación produce albúmina sérica, disponible en soluciones a concentración de 5 % o 25 %. Además de su aplicación para el tratamiento del choque circulatorio, estas soluciones se administran cuando hay deficiencia de proteínas plasmáticas. Aumentan la presión osmótica de la sangre y con ello drenan líquidos que regresan a la circulación. La utilización de proteínas plasmáticas y albúmina sérica ha aumentado debido a que estos hemoderivados pueden ser sometidos a calor para evitar la transmisión de enfermedades virales.

En situaciones de urgencia, los trabajadores de la salud pueden administrar líquidos conocidos como *expansores del plasma*, que son soluciones isotónicas libres de células utilizadas para mantener el volumen de líquido sanguíneo y evitar el choque circulatorio.

El plasma fresco puede congelarse y guardarse. Cuando se descongela, en el borde del contenedor se forma un precipitado llamado **crioprecipitado**. El plasma congelado, cuando tiene menos de 6 h de envasado, contiene todos los factores necesarios para la coagulación. El crioprecipitado es especialmente rico en factor de coagulación VIII y fibrinógeno. Estos derivados pueden administrarse cuando hay una necesidad especial por estos factores.

La fracción de gammaglobulina plasmática contiene anticuerpos producidos por linfocitos que han estado en contacto con agentes extraños, como bacterias y virus. Los anticuerpos juegan un papel importante en el sistema inmunitario (v. cap. 17). El suero inmunitario comercialmente preparado está disponible para su administración en pacientes con necesidades inmediatas de anticuerpos, como los lactantes de madres con hepatitis activa.

**PUNTO DE REVISIÓN** `13-14` ➤ ¿Cómo se separan comúnmente los componentes de la sangre?

# Trastornos hemáticos

Las alteraciones que afectan a la sangre pueden dividirse en tres grupos:

- **Anemia**, una alteración en la que hay una concentración anormalmente baja de hemoglobina o de eritrocitos en la sangre y por tanto está alterado el suministro de oxígeno a los tejidos.

- **Leucemia**, una enfermedad sanguínea neoplásica que se caracteriza por un aumento en el número de leucocitos.

- **Trastornos de la coagulación**, caracterizados por una tendencia anormal al sangrado debido a una disrupción en el mecanismo de coagulación.

## Anemia

La anemia puede ser resultado de una pérdida de eritrocitos, como la originada por una hemorragia profusa, o de alteraciones que hacen que las células se hemolicen (se rompan). En otros casos, la insuficiencia de la médula ósea o deficiencias nutricionales impiden la producción de eritrocitos o hemoglobina.

 Visite *thePoint* para ver diagramas que resumen el ciclo de vida de los eritrocitos y las causas de anemia.

**PÉRDIDA EXCESIVA O DESTRUCCIÓN DE ERITROCITOS** Los eritrocitos pueden formarse adecuadamente, pero perderse debido a heridas o ser destruidos después de que se forman.

**Anemia hemorrágica** Las pérdidas hemorrágicas de eritrocitos pueden ser súbitas y agudas, o graduales y crónicas. El adulto promedio tiene unos 5 L de sangre. Si una persona pierde hasta 2 L en forma repentina, puede morir. Sin embargo, si la pérdida es gradual, en un lapso de semanas o meses, el cuerpo puede compensar y resistir la pérdida hasta de 4 o 5 L. Las causas probables de pérdidas sanguíneas crónicas incluyen úlceras sangrantes, flujo menstrual excesivo y hemorroides sangrantes (almorranas). Si la causa de la pérdida sanguínea puede corregirse, el organismo habitualmente es capaz de restaurar la sangre a cifras normales. Este proceso puede tomar hasta seis meses y, hasta que se vuelve a la normalidad, la persona afectada puede sufrir una **anemia hemorrágica**.

**Anemia hemolítica** La anemia causada por una destrucción excesiva de eritrocitos se llama **anemia hemolítica**. El bazo, junto con el hígado, normalmente destruyen los eritrocitos viejos. En ocasiones, un bazo hiperactivo destruye las células demasiado rápido, provocando anemia. Por ejemplo, el parásito del paludismo se multiplica en los eritrocitos y los destruye, y ciertas bacterias, en particular los estreptococos, producen una toxina que causa hemólisis.

Ciertos trastornos hereditarios que causan la producción de hemoglobina anormal también pueden producir anemia hemolítica. La hemoglobina en las células del adulto normal es de tipo A y se denomina *HbA*. En la enfermedad hereditaria

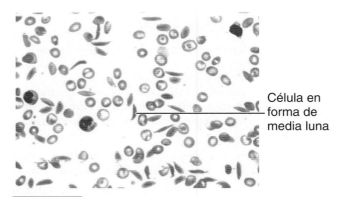

Célula en forma de media luna

**Figura 13-10** **Frotis sanguíneo en la anemia drepanocítica.** Las células anormales toman una forma semilunar (en hoz) cuando entregan el oxígeno. (Reimpreso con autorización de Rubin R, Strayer DS. *Rubin's Pathology: Clinicopathologic Foundations of Medicine*, 5th ed. Baltimore: Lippincott Williams & Wilkins, 2007.) **[ ACERCAMIENTO ➤** ¿Qué tipo de célula está en la esquina superior izquierda de esta imagen? ¿Qué son los pequeños cuerpos oscuros que están entre las células? **]**

**anemia drepanocítica,** la hemoglobina es anormal en muchos de los eritrocitos (HbS). Cuando estas células entregan su oxígeno a los tejidos, transforman su forma normal de disco a una de media luna (fig. 13-10). Estos drepanocitos son frágiles y tienden a romperse con facilidad. Debido a su peculiar forma, tienden a enredarse en masas que pueden bloquear a los vasos sanguíneos pequeños. Cuando hay obstrucción, puede haber inflamación y dolor articulares intensos, sobre todo en los dedos de manos y pies, así como dolor abdominal. Este aspecto de la anemia drepanocítica se llama *crisis drepanocítica.*

La anemia drepanocítica ocurre casi exclusivamente en personas de raza negra. Cerca de 8 % de los afroamericanos tiene un gen de hemoglobina anormal y se dice que presentan **rasgo hereditario drepanocítico.** Es sólo cuando ambos padres transmiten el gen afectado que aparece la enfermedad. Casi 1 % de los afroamericanos tiene dos de estos genes y por ello presentan la **enfermedad drepanocítica.** Se ha encontrado un fármaco que disminuye la frecuencia de las crisis dolorosas en algunos adultos. La hidroxiurea hace que el organismo produzca hemoglobina en forma alternativa (hemoglobina fetal) de modo que los eritrocitos no sean susceptibles a esta anemia. La gente que toma hidroxiurea requiere pruebas sanguíneas cada dos semanas, a fin de valorar si el fármaco no ha inducido supresión de la médula ósea.

> **thePoint** Visite **thePoint** para ver una figura que explica e ilustra la enfermedad drepanocítica en mayor detalle.

**PRODUCCIÓN ALTERADA DE ERITROCITOS O HEMOGLOBINA** Diversos factores pueden interferir con la producción normal de los eritrocitos. A la anemia resultante de la deficiencia de algún nutrimento se le llama *anemia nutricional.* Estas alteraciones pueden surgir de la deficiencia de un nutrimento específico de la dieta, de una incapacidad para absorber el nutrimento o de fármacos que interfieren con la utilización de ese nutrimento por parte del organismo.

**Anemia por deficiencia** La anemia nutricional más usual es la **anemia por deficiencia de hierro** o **ferropénica.** El hierro es un constituyente esencial de la hemoglobina. La dieta promedio habitualmente proporciona suficiente hierro para satisfacer las demandas de un varón adulto, aunque esta dieta con frecuencia es inadecuada para cumplir con las necesidades de niños en crecimiento y mujeres embarazadas.

Una dieta deficiente en proteínas o vitaminas puede producir anemia. El ácido fólico, una de las vitaminas del complejo B, es necesario para la producción de células sanguíneas. La deficiencia de este ácido se presenta en personas alcohólicas, ancianas o con dietas deficientes, así como en lactantes u otros que padecen trastornos intestinales que interfieren con la absorción de esta vitamina hidrosoluble.

La **anemia perniciosa** se caracteriza por una deficiencia de vitamina $B_{12}$, una sustancia esencial para la formación adecuada de eritrocitos. La causa es una deficiencia permanente del **factor intrínseco,** una secreción del jugo gástrico encargada de la absorción de vitamina $B_{12}$ en el intestino. En caso de no atenderse, la anemia perniciosa puede producir deterioro en el sistema nervioso, que se manifiesta por dificultades para caminar, debilidad y rigidez de las extremidades, cambios mentales y daño permanente a la médula espinal. El tratamiento oportuno, que incluye la inyección intramuscular de vitamina $B_{12}$ y modificaciones a la dieta, asegura un excelente pronóstico. Este tratamiento debe mantenerse durante el resto de la vida del paciente, a fin de conservar una buena salud.

La **talasemia** incluye un grupo de deficiencias sanguíneas hereditarias en las que la hemoglobina es normal pero no se produce en cantidades adecuadas. Para compensar el problema, los eritrocitos son destruidos en la médula ósea antes de madurar. Los eritrocitos son pequeños y pálidos, como en la anemia por deficiencia de hierro, pero en lugar de haber bajas reservas de hierro, en estos casos se absorbe demasiado hierro del tracto digestivo y hay un exceso en la sangre y en la médula ósea. Las formas de talasemia pueden variar desde causar una anemia crónica hasta la muerte prematura. Los dos tipos principales son alfa (α) y beta (β), según la parte de la molécula de hemoglobina afectada. La talasemia β grave también se conoce como *talasemia mayor.* La talasemia se encuentra con mayor frecuencia en poblaciones de origen mediterráneo (proviene de la palabra en griego "mar").

**Supresión de la médula ósea** La supresión o insuficiencia de la médula ósea también hace disminuir la producción de eritrocitos. Un tipo de insuficiencia de la médula ósea, la **anemia aplásica,** puede deberse a diversos agentes físicos o químicos. Las sustancias químicas que lesionan a la médula ósea incluyen algunos fármacos y tóxicos como los compuestos de oro, arsénico y benceno. Los agentes físicos que pueden lesionar a la médula incluyen rayos X, radiación atómica, radio y fósforo radiactivo.

La médula ósea dañada no es capaz de producir eritrocitos ni leucocitos, por lo que la anemia se acompaña de **leucopenia,** un descenso en el número de leucocitos. El retiro del agente tóxico, seguido de transfusión sanguínea hasta que la médula sea capaz de reasumir su actividad, puede permitir la recuperación. Los trasplantes de médula ósea también han sido exitosos.

También puede desarrollarse supresión de la médula ósea en pacientes con algunas enfermedades crónicas, como cáncer, alteraciones renales o hepáticas y artritis reumatoide. Hoy se dispone de medicamentos que estimulan la producción de tipos específicos de células sanguíneas en la médula ósea. La hormona EPO, producida mediante métodos recombinantes (ingeniería genética), puede administrarse en casos de anemia grave para estimular la producción de eritrocitos.

**PUNTO DE REVISIÓN 13-15** ➤ ¿Qué es anemia?

## Leucemia

La leucemia es una enfermedad neoplásica del tejido formador de sangre. Se caracteriza por un marcado aumento en el número de leucocitos. Aunque las células son elevadas en número, son incompetentes y no pueden desempeñar sus funciones normales, además de excluir a las otras células sanguíneas.

Como se señaló previamente, los leucocitos tienen dos orígenes: la médula roja, también llamada *tejido mieloide*, y el tejido linfoide. Si esta proliferación desordenada de leucocitos primitivos proviene de un cáncer de la médula ósea, la alteración se denomina **leucemia mielógena**. Cuando el cáncer surge del tejido linfoide, lo que hace la mayoría de las células anormales sean linfocitos, se le llama **leucemia linfocítica**. Ambos tipos de leucemia presentan formas agudas y crónicas.

thePoint Visite *thePoint* para observar microfotografías de sangre leucémica.

Se desconoce la causa de la leucemia. Se han implicado factores tanto congénitos como ambientales. Entre estos últimos se mencionan sustancias químicas (como el benceno), rayos X, elementos radiactivos y virus.

Los pacientes con leucemia presentan síntomas generales de anemia debido a que los leucocitos "apabullan" a los eritrocitos; además, tienen una tendencia a sangrar con facilidad, debido a una falta de plaquetas. La incapacidad de los leucocitos disminuye la inmunidad, lo que da como resultado infecciones frecuentes. El bazo se agranda en forma importante y otros órganos también pueden aumentar su tamaño debido a una acumulación interna de leucocitos. El tratamiento consiste de radioterapia y quimioterapia (tratamiento con fármacos), aunque la enfermedad es maligna y puede ser mortal. Con los nuevos métodos de quimioterapia, el pronóstico ha mejorado y muchos pacientes sobreviven durante varios años.

En ocasiones, el trasplante de médula ósea puede restaurar las células madre hematopoyéticas normales destruidas, junto con las células anormales del tratamiento de la leucemia. Los hematólogos también utilizan este procedimiento para tratar la anemia drepanocítica, talasemia, anemia aplásica y algunos trastornos inmunitarios. La mayoría de los pacientes recibe trasplantes alógenos de células de la médula ósea de un pariente cercano. Es importante que el donador de médula sea lo más compatible posible con la médula del receptor para evitar rechazo; por ello los donadores potenciales deben someterse a pruebas sanguíneas para determinar su compatibilidad. En ocasiones la propia médula ósea del paciente puede ser "cosechada", tratada y reemplazada en un trasplante autólogo, lo cual elimina el rechazo. Después de la aplicación intravenosa del trasplante, las células madres del donador viajan a la médula ósea del receptor, donde empiezan a producir nuevas células sanguíneas. La recuperación es larga y durante este período el paciente es muy susceptible a las infecciones, aunque los trasplantes de médula ósea mejoran las tasas de supervivencia de pacientes con leucemia y otros trastornos hematológicos.

**PUNTO DE REVISIÓN 13-16** ➤ ¿Qué es leucemia?

## Trastornos de la coagulación

La mayor parte de los trastornos de la coagulación involucran una interferencia en el proceso de la coagulación, lo que lleva a un sangrado anormal. Alternativamente, la alteración puede originarse con una coagulación excesiva.

La **hemofilia** es un raro trastorno hemorrágico hereditario, una enfermedad que influyó en la historia por haberse registrado en algunas familias reales de Rusia y Europa occidental. Todas las formas de hemofilia se caracterizan por la deficiencia de un factor específico de coagulación, más comúnmente el factor VIII. En los hemofílicos, cualquier herida puede provocar magullamientos excesivos e intensas hemorragias anormales. También hay hemorragias internas espontáneas, en especial en el aparato digestivo, cerebro y otros tejidos blandos. La hemorragia en articulaciones, un efecto usual de la hemofilia, no sólo es dolorosa, sino que produce graves discapacidades en caso de no ser tratada. Los factores de coagulación necesarios están hoy disponibles en formas concentradas purificadas para el tratamiento en caso de lesiones, preparación para cirugía o hemorragia anormal. Los crioprecipitados contienen el factor VIII y los factores de coagulación también son producidos mediante métodos recombinantes (ingeniería genética).

La **enfermedad de Von Willebrand** es otro trastorno hereditario de la coagulación. Involucra una carencia del factor de von Willebrand, un componente plasmático que ayuda a las plaquetas a adherirse (pegarse) al tejido dañado y también lleva al factor VIII de la coagulación. Esta alteración se maneja mediante la administración de un factor apropiado de la coagulación. En casos leves, un fármaco similar a la hormona ADH puede prevenir las hemorragias al elevar en la sangre la concentración del factor von Willebrand.

El trastorno de la coagulación más frecuente es una deficiencia en el número de plaquetas circulantes (trombocitos). Esta alteración, llamada **trombocitopenia**, produce hemorragias en la piel o en las membranas mucosas. La disminución de plaquetas puede ser resultado de una producción insuficiente o una destrucción excesiva. Hay varias posibles causas de trombocitopenia, incluyendo alteraciones de la médula ósea, enfermedades hepáticas e intoxicaciones por fármacos. Cuando es causado por un medicamento, la suspensión de éste produce una recuperación inmediata.

La **coagulación intravascular diseminada** es un grave trastorno de la coagulación que involucra una coagulación excesiva. Esta enfermedad ocurre en casos de daño tisular causado por quemaduras masivas, traumatismos, ciertas infecciones agudas, cáncer y algunas alteraciones del recién nacido. Durante el proceso de la coagulación intravascular diseminada, las plaquetas y varios factores de la coagulación son utilizados más rápidamente de lo que pueden producirse, dando como resultado una grave hemorragia.

13

# De vuelta a la enfermedad en contexto

## Anemia drepanocítica

El Dr. Ceballos, hematólogo pediatra, leyó detenidamente el expediente clínico de Carlos Andrade. Carlos, ahora con dos días de nacido, resultó positivo para la presencia de hemoglobina S. Las pruebas sanguíneas de sus padres, Jimena y Darío, confirmaron el diagnóstico de Carlos —anemia drepanocítica.

Esa misma tarde, el Dr. Ceballos se reunió con los padres de Carlos. "Al niño le hemos encontrado anemia drepanocítica", explicó el médico. "Esta enfermedad se debe a una mutación en el gen que dirige la elaboración de una proteína sanguínea llamada hemoglobina." El Dr. Ceballos les comentó a Jimena y Darío que cada uno de ellos portaba dos versiones del gen, uno normal y otro anormal, pero que no manifestaban la enfermedad debido a que su gen normal enmascaraba el efecto del gen anormal. Carlos había heredado una copia del gen de hemoglobina anormal de cada uno de ellos y por eso presentaba la enfermedad.

"La hemoglobina se encuentra en los glóbulos rojos o eritrocitos", dijo el doctor. "Es la proteína que transporta oxígeno desde los pulmones a otros tejidos del cuerpo. En condiciones normales, los eritrocitos son redondos y flexibles, lo cual les permite doblarse y deformarse conforme pasan a través de los estrechos capilares del cuerpo. La hemoglobina anormal de Carlos hace que sus eritrocitos sean rígidos y en forma de media luna. Como resultado de ello, las células pueden atascarse en los capilares, bloqueando el flujo de sangre y el suministro de oxígeno a los tejidos y órganos. Voy a tratar la enfermedad de Carlos —si lo vigilamos cuidadosamente, el daño a sus órganos y tejidos será mínimo."

Durante este caso vimos que la anemia drepanocítica es una enfermedad hereditaria. Para aprender más acerca de la herencia y las enfermedades hereditarias, consulte el capítulo 25.

**PUNTO DE REVISIÓN 13-17** ➤ ¿Qué componentes de la sangre están bajos en casos de trombocitopenia?

## Estudios sanguíneos

Con la sangre pueden realizarse muchos estudios, y algunos se han vuelto parte habitual del examen físico del médico. Las pruebas incluidas en una **biometría hemática completa** se muestran en el apéndice 4-2. Los aparatos capaces de realizar muchas pruebas al mismo tiempo han reemplazado a los procedimientos manuales, sobre todo en las grandes instituciones de salud. Las pruebas sanguíneas tradicionales se enlistan en las tablas 2 y 3 del apéndice 4.

### El hematócrito

El **hematócrito** (Hct), el porcentaje de volumen de los eritrocitos en la sangre completa, está determinado por la centrifugación de una muestra sanguínea en una centrífuga de alta velocidad, durante 3 a 5 minutos, para separar los elementos celulares del plasma (fig. 13-11).

El hematócrito se expresa como el volumen de eritrocitos empacados por unidad de volumen de la sangre completa. Por ejemplo, "hematócrito, 38 %" en un informe de laboratorio significa que el paciente tiene 38 ml de eritrocitos por 100 ml de sangre; los eritrocitos comprenden 38 % del volumen de sangre total. Para el varón adulto, el rango normal es 42 % a 54 %, mientras que para la mujer adulta el rango es ligeramente

más bajo, de 36 % a 46 %. Estos rangos normales, al igual que todos los rangos normales para los humanos, pueden variar según el método usado y la interpretación de los resultados por un laboratorio determinado. Los valores mayores o menores del hematócrito orientan a sospechar la presencia de una alteración que requiera estudios más detallados.

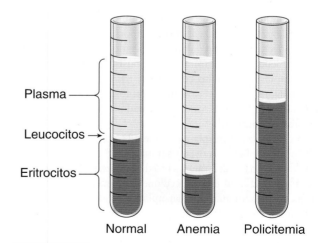

**Figura 13-11** **Hematócrito.** El tubo de la izquierda representa un hematócrito normal. El tubo del centro muestra que el porcentaje de eritrocitos es bajo, lo que indica anemia. El tubo de la derecha señala un porcentaje excesivamente elevado de eritrocitos, como se observa en la policitemia. (Reimpreso con autorización de Cohen BJ, *Medical terminology*, 4th ed. Philadelphia: Lippincott Williams & Wilkins, 2004.)

## Pruebas de hemoglobina

Es necesaria una cantidad suficiente de hemoglobina en los eritrocitos para la distribución adecuada de oxígeno a los tejidos. Para medir su concentración, la hemoglobina es liberada de los eritrocitos y el color de la sangre se compara con una conocida escala de color. La hemoglobina (Hb) se expresa en gramos por 100 ml de sangre completa. Las concentraciones normales de hemoglobina para varones adultos van de 14 a 17 g por 100 ml de sangre. Los valores para mujeres adultas están en rangos un poco menores de 12 a 15 g por 100 ml de sangre. La lectura de la hemoglobina también puede ser expresada como un porcentaje de un estándar determinado, habitualmente el promedio normal del varón de 15.6 g Hb/100 ml. Por ello, una lectura de 90 % significaría 90 % de 15.6 o 14 g Hb/100 ml. Una disminución en la hemoglobina por debajo de las concentraciones normales significa anemia.

Los tipos normales y anormales de hemoglobina pueden separarse y medirse mediante el proceso de **electroforesis**. En este procedimiento se pasa una corriente eléctrica a través del líquido que contiene la hemoglobina, para separar los distintos componentes con base en su carga eléctrica. Esta prueba es útil para diagnosticar anemia drepanocítica y otras alteraciones causadas por tipos anormales de hemoglobina.

## Biometría hemática

La mayor parte de los laboratorios usan métodos automatizados para obtener datos de recuentos sanguíneos. En ocasiones se hacen recuentos visuales usando un **hemocitómetro**, una cámara de recuento celular que se usa para contar las células en un determinado volumen de sangre, vista bajo el microscopio.

**RECUENTO DE ERITROCITOS** El recuento normal de eritrocitos varía de 4.5 a 5.5 millones de células por μl (mcl) de sangre. Un aumento en el recuento de eritrocitos se llama **policitemia**. Las personas que viven a grandes alturas desarrollan policitemia, como los pacientes con la enfermedad llamada **policitemia vera**, un trastorno de la médula ósea.

**RECUENTO DE LEUCOCITOS** El recuento de leucocitos varía de 5000 a 10,000 células por μl de sangre. En la **leucopenia**, los leucocitos están por debajo de 5000 por μl. Esta alteración indica una depresión o una neoplasia de la médula ósea. En la **leucocitosis**, el recuento de leucocitos excede de 10,000 células por μl; es característica de la mayor parte de las infecciones bacterianas. También puede presentarse después de una hemorragia, en casos de gota (un tipo de artritis) y en la uremia, la presencia de desechos nitrogenados en la sangre como resultado de una enfermedad renal.

**RECUENTO DE PLAQUETAS** Resulta difícil el recuento visual de plaquetas debido a que son muy pequeñas. Los laboratorios obtienen recuentos más exactos mediante métodos automatizados. Esos recuentos son necesarios para evaluar la pérdida de plaquetas (trombocitopenia), como la que ocurre después de una radioterapia o quimioterapia por cáncer. El recuento normal de plaquetas oscila de 150,000 a 450,000 por μl de sangre, aunque puede disminuir hasta 100,000 o menos sin que se presenten problemas hemorrágicos graves. Si el recuento es muy bajo puede administrarse una transfusión de plaquetas.

## El frotis sanguíneo

Además de las pruebas anteriores, una biometría hemática incluye el examen de un portaobjetos con sangre teñida (v. fig. 13-2). En este procedimiento, una gota de sangre es extendida de manera uniforme y delgada sobre un portaobjetos, y se le aplica una tinción especial (Wright) para diferenciar los distintos tonos de los leucocitos. Se coloca entonces la laminilla bajo el microscopio. Los eritrocitos se analizan en busca de anormalidades en su tamaño, color o forma, y de posibles variaciones en el porcentaje de formas inmaduras, conocidas como reticulocitos (v. recuadro 13-2 para aprender acerca de los reticulocitos y cómo su recuento se utiliza para diagnosticar enfermedades). Se estima el número de plaquetas. Pueden encontrarse parásitos, como el del paludismo, y otros. Además, se realiza una **fórmula leucocítica**. Esta es una estimación del porcentaje de cada tipo de leucocito en el frotis. Debido a que cada tipo tiene una función específica, los cambios en sus proporciones pueden tener un valor diagnóstico importante (v. tabla 13-2).

**PUNTO DE REVISIÓN 13-18** ➤ El hematócrito es una prueba sanguínea común. ¿Qué es el hematócrito?

## Pruebas químicas sanguíneas

Las baterías de exámenes que se hacen con el suero sanguíneo a menudo se realizan con un aparato. Uno de ellos, el Analizador Múltiple Secuencial, puede realizar 20 pruebas por minuto. Las pruebas para electrólitos, lo que incluye sodio, potasio, cloruro y bicarbonato, pueden practicarse al mismo tiempo junto con pruebas de glucosa en sangre y productos nitrogenados de desecho, como el nitrógeno de la urea sanguínea y la **creatinina**.

Otras pruebas analizan enzimas. Las concentraciones elevadas de **CK** (creatincinasa), **LDH** (deshidrogenasa láctica) y otras enzimas indican daño tisular, como el que ocurre en la enfermedad cardíaca. Un exceso de **fosfatasa alcalina** podría indicar un trastorno hepático o cáncer metastásico que afecta a los huesos (v. tabla 3 en el apéndice 4).

En la sangre pueden estudiarse las cifras de lípidos, como el colesterol, triglicéridos (grasas) y lipoproteínas, o de proteínas plasmáticas. Estas pruebas ayudan a diagnosticar y valorar diversas enfermedades. Por ejemplo, la presencia de cifras de glucosa en sangre por arriba de lo normal indica diabetes mellitus no controlada. La lista de pruebas químicas sanguíneas es extensa y crece de manera constante. Hoy podemos obtener valores de ciertas hormonas, vitaminas, anticuerpos y concentraciones tóxicas o terapéuticas de medicamentos.

## Estudios de coagulación

Antes de una cirugía o durante el tratamiento de algunas enfermedades, por ejemplo la hemofilia, es importante saber que la coagulación tendrá efecto dentro de límites nor-

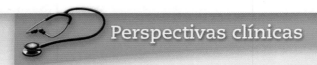

**Recuadro 13-2**   Perspectivas clínicas

## Recuento de leucocitos para diagnosticar enfermedades

Conforme los eritrocitos maduran en la médula ósea, pasan a través de varias etapas en las cuales pierden su núcleo y la mayoría de sus organelos, optimizando el espacio disponible para llevar hemoglobina. En una de las últimas fases del desarrollo, algunos ribosomas y el retículo endoplásmico rugoso permanecen en la célula y aparecen como una red, o retículo, al colorearse. Las células en esta etapa se llaman **reticulocitos** y dejan la médula ósea para entrar al torrente sanguíneo, en donde alcanzan su madurez como eritrocitos en 24 a 48 h. El número promedio de eritrocitos que maduran en cualquier momento desde su forma de reticulocitos es cerca de 1 % a 2 %. Los cambios en estos números pueden ser tomados en cuenta para el diagnóstico de ciertas enfermedades.

Cuando se pierden o destruyen eritrocitos, como en las hemorragias crónicas o algunas formas de anemia hemolítica, la producción de eritrocitos aumenta paulatinamente para compensar dichas pérdidas. Se liberan entonces en la sangre grandes cantidades de reticulocitos antes de madurar, y el recuento aumenta por arriba de lo normal. Por otro lado, una disminución en el número de reticulocitos circulantes sugiere un problema con la producción de eritrocitos,

como en los casos de anemias por deficiencia o supresión en la actividad de la médula ósea.

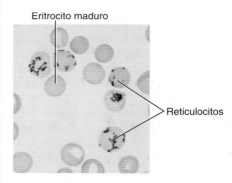

**Reticulocitos.** Se aprecian algunos ribosomas y retículo endoplásmico rugoso en forma de red en la última etapa del desarrollo eritrocitario. (Reimpreso con autorización de Cormack DH. *Essential Histology*, 2nd ed. Philadelphia: Lippincott Williams & Wilkins, 2001.)

males. Debido a que la coagulación es un proceso complejo que involucra muchos reactivos, un retraso puede obedecer a distintas causas, incluyendo la falta de ciertas sustancias de tipo hormonal, sales de calcio o vitamina K. Las cifras de los distintos factores de coagulación se evalúan por porcentajes como ayuda diagnóstica y tratamiento de trastornos hemorrágicos.

Algunas pruebas de coagulación adicionales incluyen el tiempo de sangrado, tiempo de coagulación, resistencia capilar y función plaquetaria.

## Biopsia de médula ósea

Se utiliza una aguja especial para obtener una pequeña muestra de médula ósea del esternón, sacro o cresta ilíaca, en un procedimiento llamado **biopsia de médula ósea**. Si la médula se toma del esternón, el procedimiento puede ser referido como una **punción esternal**. El examen de las células proporciona una información valiosa que puede ayudar en el diagnóstico de trastornos de la médula ósea, incluyendo leucemia y ciertos tipos de anemia.

# Resumen

I.  **FUNCIONES DE LA SANGRE**
    A.  Transportación —de oxígeno, dióxido de carbono, nutrimentos, minerales, vitaminas, hormonas, desechos
    B.  Regulación —de pH, equilibrio de líquidos, temperatura corporal
    C.  Protección —contra microorganismos extraños, pérdida sanguínea

II. **COMPONENTES DE LA SANGRE**
    A.  Plasma —componente líquido
        1.  Agua —principal ingrediente
        2.  Proteínas —albúmina, factores de coagulación, anticuerpos, complemento
        3.  Nutrimentos —carbohidratos, lípidos, aminoácidos
        4.  Electrólitos (minerales)
        5.  Productos de desecho
        6.  Gases —oxígeno y dióxido de carbono
        7.  Hormonas y otros materiales
    B.  Los elementos formes —producidos en la médula ósea a partir de células madre hematopoyéticas
        1.  Eritrocitos (glóbulos rojos) —llevan oxígeno unido a la hemoglobina
        2.  Leucocitos (glóbulos blancos) —destruyen microorganismos invasores y remueven desechos
            a.  Granulocitos —neutrófilos (polimorfos, segmentados, PMN), eosinófilos, basófilos
            b.  Agranulocitos —linfocitos, monocitos
        3.  Plaquetas (trombocitos)
            a.  Fragmentos de megacariocitos
            b.  Participan en la coagulación sanguínea

III. **HEMOSTASIS —PREVENCIÓN DE PÉRDIDA SANGUÍNEA**
    A.  Pasos
        1.  Contracción de vasos sanguíneos
        2.  Formación del tapón plaquetario
        3.  Formación del coágulo sanguíneo
    B.  Coagulación sanguínea
        1.  Reguladores
            a.  Procoagulantes —promueven la coagulación
            b.  Anticoagulantes —evitan la coagulación
        2.  12 factores de la coagulación
        3.  Etapas finales de la coagulación sanguínea
            a.  La protrombinasa convierte la protrombina en trombina
            b.  La trombina convierte el fibrinógeno en filamentos sólidos de fibrina
            c.  Los filamentos forman un coágulo
        4.  Suero —líquido que permanece después que la sangre ha coagulado

IV. **TIPOS SANGUÍNEOS**
    A.  Grupo de tipo sanguíneo ABO —tipos A, B, AB y O
        1.  Examinados mezclando una muestra de sangre con antisuero a diferentes antígenos
        2.  Las transfusiones incompatibles destruyen los eritrocitos donados
    B.  Factor Rh —positivo o negativo

V.  **USOS DE LA SANGRE Y COMPONENTES DE LA SANGRE**
    A.  Bancos de sangre —almacenan sangre
        1.  Sangre autóloga —donada por la persona para su propio uso
    B.  Transfusiones de sangre completa —se usan sólo para reemplazar grandes pérdidas sanguíneas
    C.  Uso de componentes sanguíneos —elementos formes separados por centrifugación
    D.  Uso del plasma
        1.  Fracciones de proteínas
        2.  Crioprecipitado —obtenido por congelamiento; contiene factores de coagulación
        3.  Gammaglobulina —contiene anticuerpos

VI. **TRASTORNOS HEMÁTICOS**
    A.  Anemia —falta de hemoglobina o de eritrocitos
        1.  Pérdida o destrucción de células
            a.  Hemorragia
            b.  Hemólisis (p. ej., anemia drepanocítica)
        2.  Producción alterada de células
            a.  Anemia por deficiencia (p. ej., anemia nutricional, talasemia)
            b.  Anemia perniciosa
            c.  Supresión de la médula ósea
    B.  Leucemia —producción excesiva de leucocitos
        1.  Leucemia mielógena —cáncer de la médula ósea
        2.  Leucemia linfocítica —cáncer del tejido linfoide
    C.  Trastornos de la coagulación
        1.  Hemofilia, enfermedad de von Willebrand —pérdida hereditaria de los factores de coagulación
        2.  Trombocitopenia —falta de plaquetas
        3.  Coagulación intravascular diseminada

VII. **ESTUDIOS SANGUÍNEOS**
    A.  Hematócrito —mide el porcentaje de eritrocitos empacados en la sangre total
    B.  Pruebas de hemoglobina —prueba de color, electroforesis
    C.  Recuento celular sanguíneo
    D.  Frotis sanguíneo
    E.  Pruebas de química sanguínea —electrólitos, productos de desecho, enzimas, glucosa, hormonas
    F.  Pruebas de coagulación —ensayo del factor de coagulación, tiempo de sangrado, tiempo de coagulación, resistencia capilar, función plaquetaria
    G.  Biopsia de médula ósea

13

# Preguntas para estudio y revisión

## PARA FORTALECER LA COMPRENSIÓN

*Complete las frases*

**1.** La porción líquida de la sangre se llama _____.

**2.** Los ancestros de todas las células sanguíneas se llaman células _____.

**3.** Las plaquetas producidas por ciertas células gigantes se llaman _____.

**4.** Algunos monocitos entran a los tejidos y maduran hacia células fagocíticas llamadas _____.

**5.** Los eritrocitos tienen una duración de vida de aproximadamente _____ días.

*Correspondencia* > Relacione cada enunciado numerado con la frase que corresponda enlistada con letra

____ **6.** Recuento elevado de eritrocitos

____ **7.** Disminución de eritrocitos

____ **8.** Aumento en el recuento de leucocitos

____ **9.** Disminución en el recuento de leucocitos

____ **10.** Disminución en el recuento de plaquetas

**a.** Trombocitopenia

**b.** Anemia

**c.** Leucopenia

**d.** Leucocitosis

**e.** Policitemia

*Opción múltiple*

____ **11.** Los eritrocitos transportan oxígeno que va unido a
   **a.** Eritropoyetina
   **b.** Complemento
   **c.** Hemoglobina
   **d.** Trombina

____ **12.** Todos los siguientes son granulocitos, excepto
   **a.** Linfocitos
   **b.** Neutrófilos
   **c.** Eosinófilos
   **d.** Basófilos

____ **13.** Los anticuerpos son producidos por
   **a.** Eritrocitos
   **b.** Macrófagos
   **c.** Células plasmáticas
   **d.** Células en banda

____ **14.** La secuencia correcta de los fenómenos de la hemostasia es
   **a.** Contracción vascular, formación de un tapón, coágulo sanguíneo
   **b.** Coágulo sanguíneo, formación de un tapón, contracción vascular
   **c.** Formación de un tapón, coágulo sanguíneo, contracción vascular
   **d.** Contracción vascular, coagulo sanguíneo, formación de un tapón

____ **15.** Si uno desea cuantificar el número de eosinófilos en una muestra sanguínea, se debe realizar la siguiente prueba:
   **a.** Hematócrito
   **b.** Electroforesis
   **c.** Biometría hemática completa
   **d.** Recuento diferencial de leucocitos

## CONCEPTOS DE COMPRENSIÓN

**16.** Enliste las tres principales funciones de la sangre. ¿Cuál es el volumen promedio de la sangre circulante en el cuerpo?

**17.** Compare y contraste lo siguiente:
  **a.** Elementos formes y plasma
  **b.** Eritrocito y leucocito
  **c.** Hemorragia y transfusión
  **d.** Hemaféresis y plasmaféresis

**18.** Enliste cuatro tipos principales de proteínas en el plasma sanguíneo y comente sus funciones. ¿Qué otras sustancias lleva el plasma sanguíneo?

**19.** Describa la estructura y función de los eritrocitos. Mencione el recuento celular normal de los eritrocitos.

**20.** Construya un esquema que compare la estructura y función de los cinco tipos de leucocitos. Mencione el recuento celular normal de los leucocitos.

**21.** Diagrame los tres pasos finales de la formación de un coágulo sanguíneo

**22.** Nombre los cuatro tipos de sangre en el sistema ABO. ¿Cuáles antígenos y anticuerpos (si hay) se encuentran en cada tipo?

**23.** Compare y contraste las siguientes alteraciones patológicas:
  **a.** Anemia hemolítica y anemia aplásica
  **b.** Leucemia mielógena y leucemia linfocítica
  **c.** Hemofilia y enfermedad de von Willebrand

## PENSAMIENTO CONCEPTUAL

**24.** J. Rodríguez, un bombero de 40 años de edad, acude a su examen médico anual. Tiene una excelente salud, excepto por su recuento de eritrocitos, el cual está elevado. ¿Cómo podría relacionarse la policitemia del Sr. Rodríguez con su ocupación?

**25.** Si la leucemia se relaciona con un recuento elevado de leucocitos, ¿por qué también se presenta con un riesgo elevado de infecciones?

**26.** En el caso de Carlos, se le diagnosticó anemia drepanocítica. El aumento en el riesgo de contraer infecciones es una consecuencia de la enfermedad. Explique por qué una alteración de la hemoglobina aumenta el riesgo de infecciones.

13

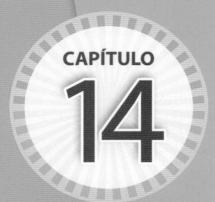

# CAPÍTULO 14

# El corazón y la enfermedad cardíaca

## Objetiivos de aprendizaje

Después de estudiar cuidadosamente este capítulo, será capaz de:

1. Describir las tres capas de la pared cardíaca
2. Comentar la estructura y funciones del pericardio
3. Comparar las funciones de la parte izquierda y derecha del corazón
4. Nombrar las cuatro cavidades cardíacas y comparar sus funciones
5. Mencionar las válvulas en su entrada y salida de cada ventrículo y citar la función de las válvulas
6. Describir brevemente la circulación sanguínea a través del miocardio
7. Comentar en forma sucinta el ciclo cardíaco
8. Nombrar y localizar los componentes del sistema de conducción cardíaca
9. Explicar los efectos del sistema nervioso autónomo sobre la frecuencia cardíaca
10. Enlistar y definir varios términos que describan variaciones en la frecuencia cardíaca
11. Explicar qué produce los dos principales ruidos cardíacos
12. Describir varios tipos comunes de enfermedad cardíaca
13. Enlistar cinco acciones que pueden tomarse para disminuir el riesgo de enfermedad cardíaca
14. Describir brevemente cuatro métodos para el estudio del corazón
15. Mencionar algunos tipos de tratamiento para las enfermedades cardíacas

## Términos clave escogidos

Los siguientes términos, y otros que aparecen en **negritas** dentro del capítulo, se definen en el Glosario

arritmia
ateroesclerosis
aurícula
bradicardia
coronaria
diástole
ecocardiograma
electrocardiograma
endocardio
epicardio
estenosis
fibrilación
infarto
isquemia
marcapasos
miocardio
pericardio
placa
sístole
soplo
tabique
taquicardia
trombosis coronaria
válvula
ventrículo

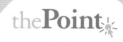

the**Point**

Consulte la página web para el material complementario de este capítulo.

# La enfermedad en contexto

## ➤ El segundo caso de Jaime: una urgencia coronaria

En la sala de urgencias se escuchó un mensaje de radio desde la central. "Esta es la ambulancia 5 en camino con Jaime, un varón de 46 años de edad. Se sospecha que sufrió infarto agudo del miocardio mientras jugaba baloncesto. Se inició reanimación cardiopulmonar en el sitio. El paciente fue desfibrilado dos veces en la ambulancia. El ECG portátil indica depresión del intervalo S-T y una onda T invertida; recibe oxígeno por medio de una cánula nasal. Hora prevista de llegada, en 10 minutos, aproximadamente."

Cuando Jaime llegó a urgencias, el equipo médico se apresuró a estabilizarlo. Una enfermera le tomó los signos vitales —estaba hipertenso, con taquicardia— y otra insertó una aguja i.v. en el brazo de Jaime y le colocó una mascarilla de oxígeno sobre su nariz y boca. Mientras tanto, un flebotomista le drenó sangre del brazo para examinarla en el laboratorio. Un técnico cardiólogo le colocó electrodos de ECG y empezó a registrar la actividad eléctrica del músculo cardíaco. El médico de urgencias miró el registro electrocardiográfico y confirmó que Jaime sufría un ataque cardíaco. El doctor supo que una o más de las arterias coronarias que alimentaban al músculo cardíaco estaban bloqueadas con un trombo (coágulo sanguíneo). Le administró diversos medicamentos para restablecer el flujo sanguíneo al corazón y minimizar el daño cardíaco. Se le administró ácido acetilsalicílico, que evita que las plaquetas se adhieran entre sí, a fin de inhibir la formación de cualquier otro trombo. También se le dio nitroglicerina, un potente vasodilatador, para ensanchar las arterias coronarias y con ello aumentar el flujo sanguíneo al corazón. Se aplicó morfina para atenuar el dolor de Jaime y disminuir su gasto cardíaco, con el propósito de reducir la carga del corazón. Por último, se le administró un activador del plasminógeno tisular para disolver el trombo presente en sus arterias coronarias.

Gracias a la rápida actuación de los paramédicos y el personal médico, Jaime descansa ahora confortablemente en la unidad de cuidados intensivos, unas cuantas horas después de su tratamiento trombolítico —tuvo suerte de sobrevivir. Más adelante en este capítulo, visitaremos de nuevo a Jaime y sabremos cómo los cirujanos cardíacos reparan las arterias coronarias para prevenir futuros infartos.

# Circulación y el corazón

En los siguientes dos capítulos analizaremos cómo la sangre lleva oxígeno y nutrimentos a las células y se lleva los productos de desecho del metabolismo celular. El circuito continuo de una sola vía de la sangre a través de los vasos sanguíneos se llama **circulación**. El músculo principal que impulsa la sangre a lo largo del organismo es el **corazón**. Este capítulo examina la estructura y función del corazón como fundamento para un análisis más detallado de los vasos sanguíneos.

La importancia del corazón ha sido reconocida durante siglos. Los impulsos (las contracciones) de esta bomba promedian casi 72 por minuto y se continúan incesantemente durante toda la vida. El latido del corazón se ve afectado por las emociones, lo cual puede explicar las referencias frecuentes que hay en las canciones y en los poemas. Sin embargo, las funciones vitales del corazón y sus alteraciones tienen una importancia más práctica.

## Localización del corazón

El corazón es ligeramente más grande que el puño de una persona. Se localiza entre los pulmones en el centro y un poco a la izquierda de la línea media del cuerpo (fig. 14-1). Ocupa la mayor parte del mediastino, la región central del tórax. El **vértice** cardíaco, la parte puntiaguda inferior, se dirige hacia la izquierda. El ancho, la **base** superior, es el área de inserción para los grandes vasos que llevan sangre hacia y afuera del corazón.

## Estructura del corazón

El corazón es un órgano hueco, con paredes formadas por tres capas diferentes. Al igual que un abrigo que tiene un forro delgado, una tela gruesa y abultada en su parte intermedia y otra capa externa de tela, así la pared del corazón tiene tres mantos de tejidos (fig. 14-2, tabla 14-1). Desde la parte más interna, estas capas son:

- El **endocardio** es un lecho delgado y blando de células epiteliales que recubre la parte interna del corazón. El endocardio es una superficie suave que facilita el flujo de sangre a través del corazón. Las extensiones de esta membrana cubren las valvas de las válvulas cardíacas.

- El **miocardio**, el músculo cardíaco, es la capa más gruesa y bombea la sangre a través de los vasos. La estructura única del músculo cardíaco se describe más adelante con mayor detalle.

- El **epicardio** es una membrana serosa que forma la parte más externa de la pared cardíaca.

## El pericardio

El **pericardio** es el saco que envuelve al corazón (fig. 14-2, tabla 14-2). La formación del saco pericárdico se describió e ilustró en el capítulo 4, en un análisis sobre membranas (v. fig. 4-9). Esta capa externa y gruesa es el pericardio fibroso. El tejido conjuntivo sujeta esta capa pericárdica al diafragma, que se localiza por debajo; al esternón, ubicado por arriba; y a otras estructuras que rodean al corazón y que lo mantienen en su sitio. Una membrana serosa recubre este saco fibroso y lo repliega a la base para cubrir la superficie cardíaca. Anatómicamente, la capa externa de esta membrana serosa se llama capa parietal, y en su parte interna es la capa visceral, también conocida como el epicardio, como se mencionó antes. Entre estas dos capas hay una delgada película de líquido que atenúa la fricción cuando el corazón se mueve dentro del pericardio. En condiciones normales, las capas parietal y visceral están muy juntas, pero en ciertos trastornos puede acumularse líquido en la cavidad pericárdica, la región situada entre ellas.

## Características especiales del miocardio

Las células de músculo cardíaco son ligeramente estriadas (rayadas) por sus filamentos alternados de actina y miosina, como se observa en las células de músculo esquelético (v. cap. 8); sin embargo, en contraste con estas células, las del músculo cardíaco tienen un solo núcleo en lugar de múltiples núcleos. Asimismo, el tejido muscular cardíaco está controlado en forma involuntaria. Hay partes especializadas entre las células del músculo cardíaco que se observan débilmente bajo el microscopio (fig. 14-3). Estos **discos intercalados** en realidad son membranas plasmáticas modificadas que se adhieren firmemente a las células contiguas para permitir una rápida transferencia de impulsos eléctricos entre ellas. El adjetivo *intercalado* proviene del latín y significa "insertado entre".

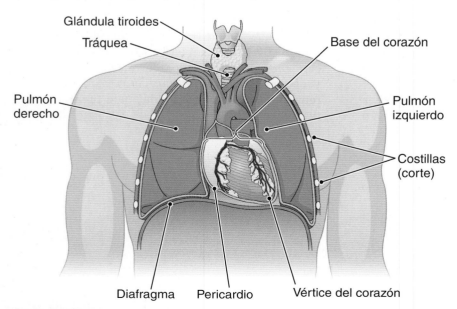

**Figura 14-1** **El corazón en su posición en el tórax (vista anterior). [ ACERCAMIENTO ►** ¿Por qué el pulmón izquierdo es más pequeño que el derecho? **]**

cardíaco contraerse de una forma coordinada.

## Divisiones del corazón

Los profesionales de la salud con frecuencia se refieren al *hemicardio izquierdo* y al *hemicardio derecho*, ya que el corazón en realidad es una bomba doble (fig. 14-4). El lado derecho bombea sangre baja en oxígeno a los pulmones por medio del **circuito pulmonar**. La parte izquierda bombea sangre oxigenada a todo el cuerpo por medio del **circuito sistémico**. Cada lado del corazón se divide en dos cavidades.

**CUATRO CAVIDADES** Las cavidades superiores sobre el lado derecho e izquierdo, las **aurículas**, son cavidades que reciben principalmente sangre (fig. 14-5, tabla 14-3). Las cavidades inferiores sobre ambos lados, los **ventrículos**, son bombas vigorosas. Las cavidades, enlistadas en el orden en que fluye la sangre a través de ellas, son las siguientes:

1. La **aurícula derecha** es una cavidad de paredes delgadas que recibe la sangre que regresa de los tejidos corporales. Esta sangre, que es baja en oxígeno, llega desde las venas, los vasos sanguíneos que la llevan de vuelta al corazón. La vena cava superior lleva sangre desde la cabeza, tórax y brazos; la vena cava inferior acarrea sangre del tronco y las piernas. Un tercer vaso que se abre en la aurícula derecha lleva sangre del mismo músculo cardíaco, como se describe más adelante en este capítulo.

2. El **ventrículo derecho** bombea la sangre venosa que recibe de la aurícula derecha a los pulmones. La bombea

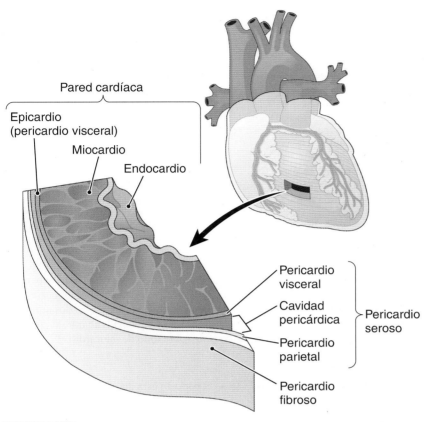

Pared cardíaca

Epicardio (pericardio visceral)

Miocardio

Endocardio

Pericardio visceral

Cavidad pericárdica

Pericardio parietal

Pericardio seroso

Pericardio fibroso

**Figura 14-2** **Capas de la pared cardíaca y pericardio.** El pericardio seroso cubre al corazón y recubre al pericardio fibroso. **[ ACERCAMIENTO ➤** ¿Cuál capa de la pared cardíaca es la más gruesa? **]**

**PUNTO DE REVISIÓN 14-1** ➤ ¿Cuáles son los nombres de las capas interna, intermedia y externa del corazón?

**PUNTO DE REVISIÓN 14-2** ➤ ¿Cómo se llama el saco que envuelve al corazón?

Otra característica del tejido muscular cardíaco es la ramificación de sus fibras musculares (células). Estas fibras se entrecruzan de tal forma que la estimulación que causa la contracción de una fibra produce la contracción del grupo completo. Los discos intercalados y las redes celulares ramificadas permiten a las células del músculo

## Tabla 14-1 Capas de la pared cardíaca

| Capa | Localización | Descripción | Función |
|------|-------------|-------------|---------|
| Endocardio | Capa más interna de la pared cardíaca | Capa delgada y suave de células epiteliales | Recubre el interior de las cavidades y las válvulas cardíacas |
| Miocardio | Capa media de la pared cardíaca | Capa gruesa de músculo cardíaco | Se contrae para bombear sangre dentro de las arterias |
| Epicardio | Capa externa de la pared cardíaca | Membrana serosa delgada | Cubre el corazón y forma la capa visceral del pericardio seroso |

| Tabla 14-2 | Capas del pericardio | | |
|---|---|---|---|
| Capa | Localización | Descripción | Función |
| Pericardio fibroso | Capa más externa | Saco fibroso | Envuelve y protege al corazón; sujeta el corazón a las estructuras vecinas |
| Pericardio seroso | Entre el pericardio y el miocardio | Doble saco membranoso con líquido entre sus capas | El líquido disminuye la fricción dentro del pericardio cuando el corazón actúa |
| Capa parietal | Recubre el pericardio fibroso | Membrana serosa | Forma la capa externa del pericardio seroso |
| Capa visceral | Superficie del corazón | Membrana serosa | Forma la capa interna del pericardio seroso; también se le llama epicardio |

dentro de el gran tronco pulmonar, el cual se divide en las arterias pulmonares derecha e izquierda. Las ramas de estas arterias llevan sangre a los pulmones. Una arteria es un vaso que lleva sangre del corazón a los tejidos. Observe que las arterias pulmonares en la figura 14-5 están coloreadas de azul debido a que llevan sangre desoxigenada, al contrario de otras arterias, que acarrean sangre oxigenada.

3. La **aurícula izquierda** recibe sangre rica en oxígeno que regresa de los pulmones en las venas pulmonares. Observe que las venas pulmonares en la figura 14-5 están coloreadas en rojo debido a que llevan sangre oxigenada, en contraste con otras venas que conducen sangre desoxigenada.

4. El **ventrículo izquierdo**, que es la cavidad con la pared más gruesa, bombea sangre oxigenada a todas las partes del cuerpo. Esta sangre va primero dentro de la aorta, la arteria más grande, y después hacia ramas de las arterias sistémicas que llevan sangre a los tejidos. El vértice del corazón, la punta más baja, está formado por la pared del ventrículo izquierdo (v. fig. 14-2).

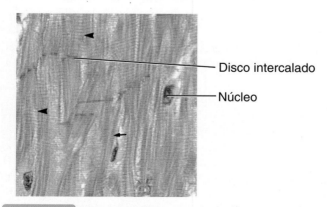

**Figura 14-3** **Tejido del músculo cardíaco visto bajo el microscopio (×540).** La muestra indica las estrías suaves (cabezas de flecha), discos intercalados y fibras ramificadas (flecha). (Reimpreso con autorización de Gartner LP, Hiatt JL. *Color Atlas of Histology*, 3th ed. Philadelphia: Lippincott Williams & Wilkins, 2000.)

Las cavidades cardíacas están completamente separadas unas de otras por compartimientos, a cada uno de los cuales se le llama **tabique**. El **tabique interauricular** separa las dos aurículas, y el **interventricular** a los dos ventrículos. El tabique, al igual que la pared cardíaca, consiste sobre todo de miocardio.

**PUNTO DE REVISIÓN 14-3** ➤ El corazón está dividido en cuatro cavidades. ¿Cómo se le llama a las cavidades receptoras superiores de ambos lados? ¿Cómo se llaman las cavidades bombeadoras inferiores?

**CUATRO VÁLVULAS** A la entrada y salida de cada ventrículo se localizan válvulas de una sola vía que dirigen el flujo de sangre a través del corazón (fig. 14-6, tabla 14-4). Las válvulas de entrada son las **válvulas auriculoventriculares**, llamadas así porque se localizan entre las aurículas y los ventrículos. Las válvulas de salida son las **válvulas semilunares**, que reciben su nombre debido a que cada valva de estas válvulas semeja una media luna. Cada válvula tiene un nombre específico, a saber:

- La **válvula auriculoventricular derecha**, también conocida como **válvula tricúspide** debido a que tiene tres aletas o valvas, que se abren y cierran. Cuando esta válvula está abierta, la sangre fluye libremente desde la aurícula derecha al ventrículo derecho. Sin embargo, cuando el ventrículo derecho empieza a contraerse, la válvula se cierra por la sangre que empuja hacia atrás las valvas. Con la válvula cerrada, la sangre no puede regresar a la aurícula derecha y debe entonces fluir hacia el tronco arterial pulmonar.

- La **válvula auriculoventricular izquierda** es la válvula bicúspide, aunque comúnmente se le conoce como la **válvula mitral** (llamada así por una mitra, el tocado en forma de punta hacia ambos lados que usan los obispos). Tiene dos pesadas valvas que permiten fluir libremente a la sangre desde la aurícula izquierda al ventrículo izquierdo. Las valvas se cierran cuando el ventrículo izquierdo empieza a contraerse; este cierre evita que la sangre regrese a la aurícula izquierda y asegura el flujo de sangre hacia la aorta. Tanto la válvula AV derecha como izquierda están sujetas por medio de delgados filamentos fibrosos a los músculos cilíndricos, llamados *músculos papilares*, en las paredes de los ventrículos. La función de estas cuerdas, llamadas **cuerdas tendinosas** (v. fig. 14-6), es estabilizar las valvas valvulares cuando se contraen los ventrículos, de modo que la fuerza de la sangre no la empuje hacia la aurícula. De esta forma ayudan a evitar un flujo retrógrado de sangre cuando el corazón palpita.

- La **válvula pulmonar**, también llamada *válvula neumónica*, es semilunar y se localiza entre el ventrículo derecho y el tronco pulmonar que llega a los pulmones. Tan pronto como el ventrículo derecho empieza a relajarse de la contracción, disminuye la presión en la cavidad. La elevada presión en la arteria pulmonar, descrita como *presión de retorno*, cierra la válvula y evita que la sangre regrese al ventrículo.

- La **válvula aórtica** es una válvula semilunar localizada entre el ventrículo izquierdo y la aorta. Tras la contracción del ventrículo izquierdo, la presión de retorno cierra la válvula aórtica y evita el flujo de regreso de sangre de la aorta hacia el ventrículo.

La figura 14-7 delinea el paso de la sangre cuando completa su circuito a través de las cavidades cardíacas. Observe que la sangre pasa a través del corazón dos veces para hacer un recorrido desde el lado derecho a través del circuito pulmonar a los pulmones, y de regreso al lado izquierdo del corazón para seguir por esta vía a través del circuito sistémico. Aunque la figura 14-7 sigue el camino de una muestra de sangre en su secuencia a través del corazón, los dos lados cardíacos funcionan al unísono para bombear sangre a lo largo de ambos circuitos al mismo tiempo.

> thePoint. Visite **thePoint** para una imagen detallada de las cuerdas tendinosas y animaciones de la *Circulación sanguínea* y *El ciclo cardíaco*.

**PUNTO DE REVISIÓN** 14-4 ► ¿Cuál es el propósito de las válvulas en el corazón?

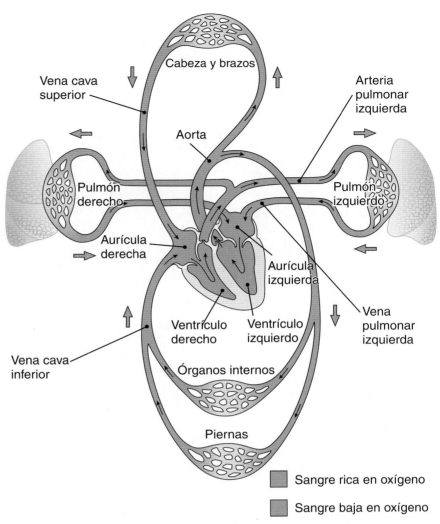

**Figura 14-4** **El corazón como una bomba doble**. El lado derecho del corazón bombea sangre a través del circuito pulmonar a los pulmones para que sea oxigenada; el lado izquierdo bombea sangre por medio del circuito sistémico a todas partes del cuerpo. **[ ACERCAMIENTO ► ¿Qué vaso lleva sangre hacia el circuito sistémico? ]**

## Suministro de sangre al miocardio

Sólo el endocardio entra en contacto con la sangre que fluye a través de las cavidades cardíacas. Por tanto, el miocardio debe tener sus propios vasos sanguíneos que le proporcionen oxígeno y nutrición, y que le retiren sus productos de desecho. En conjunto, estos vasos sanguíneos representan la **circulación coronaria**. Las principales arterias que aportan sangre al músculo cardíaco son las arterias coronarias derecha e izquierda (fig. 14-8), llamadas así porque circundan al corazón como una corona. Estas arterias, que son las primeras ramas que salen de la aorta, se originan por arriba de las valvas de la válvula aórtica y se ramifican a todas las regiones del músculo cardíaco. Reciben sangre cuando el corazón se relaja debido a que la válvula aórtica debe estar cerrada para exponer la entrada a estos vasos (fig. 14-9). Después de pasar a través de los capilares en el miocardio, la sangre drena hacia un sistema de venas cardíacas que lleva sangre de vuelta hacia la aurícula derecha. La sangre finalmente se acumula

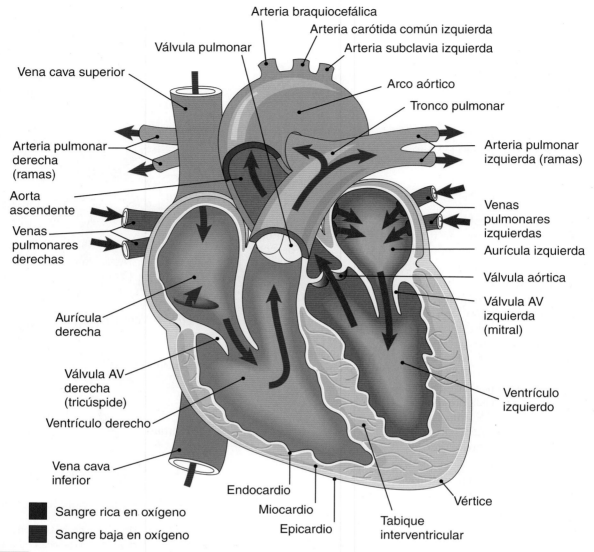

Sangre rica en oxígeno

Sangre baja en oxígeno

**Figura 14-5** **El corazón y los grandes vasos.** La abreviación AV significa auriculoventricular. **[ ACERCAMIENTO** ➤ ¿Cuál cavidad cardíaca tiene la pared más gruesa? **]**

| Tabla 14-3 | Cavidades cardíacas | |
|---|---|---|
| Cavidad | Localización | Función |
| Aurícula derecha | Cavidad superior derecha | Recibe sangre de la vena cava y del seno coronario; bombea sangre hacia el ventrículo derecho |
| Ventrículo derecho | Cavidad inferior derecha | Recibe sangre de la aurícula derecha y la bombea al tronco pulmonar; sus ramas llevan sangre a los pulmones para ser oxigenada |
| Aurícula izquierda | Cavidad superior izquierda | Recibe sangre oxigenada que viene de regreso al corazón desde los pulmones, en las venas pulmonares; bombea sangre al ventrículo izquierdo |
| Ventrículo izquierdo | Cavidad inferior izquierda | Recibe sangre de la aurícula izquierda y la bombea hacia la aorta para que sea llevada a los tejidos en el circuito sistémico |

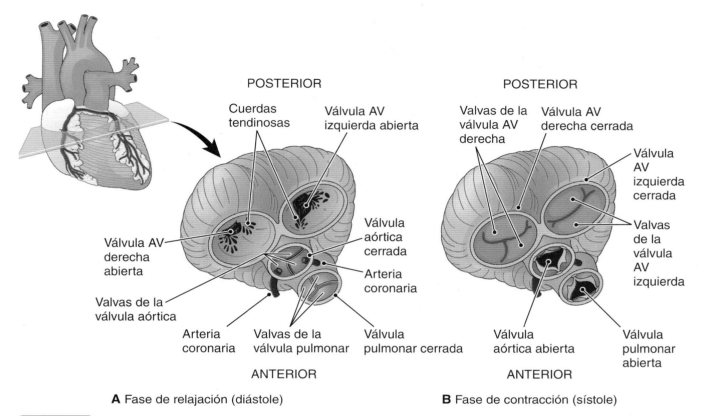

POSTERIOR — Cuerdas tendinosas — Válvula AV izquierda abierta

Válvula AV derecha abierta — Válvula aórtica cerrada — Arteria coronaria

Valvas de la válvula aórtica — Arteria coronaria — Valvas de la válvula pulmonar — Válvula pulmonar cerrada

**A** Fase de relajación (diástole)

POSTERIOR — Valvas de la válvula AV derecha — Válvula AV derecha cerrada — Válvula AV izquierda cerrada — Valvas de la válvula AV izquierda

Válvula aórtica abierta — Válvula pulmonar abierta

**B** Fase de contracción (sístole)

**Figura 14-6** **Válvulas del corazón (vista superior desde la cara anterior; se retiró la aurícula). A)** Cuando el corazón se relaja (diástole), las válvulas AV se abren y la sangre fluye libremente desde las aurículas a los ventrículos. Las válvulas pulmonar y aórtica se cierran. **B)** Cuando se contraen los ventrículos, las válvulas AV se cierran y la sangre que es bombeada de los ventrículos abre las válvulas pulmonar y aórtica. **[ ACERCAMIENTO ➤** ¿Cuántas valvas tiene la válvula AV derecha? ¿Y la izquierda? **]**

en el **seno coronario**, una vena dilatada que se abre en la aurícula derecha, cerca de la vena cava inferior (v. fig. 14-8).

**PUNTO DE REVISIÓN 14-5** ➤ El miocardio debe tener su propio sistema vascular que le supla de sangre. ¿Qué nombre se le da a este suministro sanguíneo para el miocardio?

thePoint Visite **thePoint** para la animación del *Flujo sanguíneo del miocardio.*

14

| **Tabla 14-4** | **Válvulas cardíacas** | | |
|---|---|---|---|
| Válvula | Localización | Descripción | Función |
| Válvula AV derecha | Entre la aurícula derecha y el ventrículo derecho | Válvula con tres valvas; válvula tricúspide | Evita que la sangre fluya de regreso en la aurícula derecha cuando se contrae el ventrículo derecho (sístole) |
| Válvula AV izquierda | Entre la aurícula izquierda y el ventrículo izquierdo | Válvula con dos valvas; bicúspide o válvula mitral | Evita que la sangre fluya de vuelta a la aurícula izquierda cuando el ventrículo izquierdo se contrae (sístole) |
| Válvula semilunar pulmonar | A la entrada del tronco pulmonar | Válvula con tres valvas en forma de media luna | Evita que la sangre regrese al ventrículo derecho cuando éste se relaja (diástole) |
| Válvula semilunar aórtica | A la entrada de la aorta | Válvula con tres valvas en forma de media luna | Evita que la sangre regrese al ventrículo izquierdo cuando éste se relaja (diástole) |

# Función del corazón

Aunque los lados izquierdo y derecho del corazón están separados unos de otros, funcionan en conjunto. La sangre se comprime a través de las cavidades por la contracción del músculo cardíaco que inicia en las delgadas paredes de las cavidades superiores, las aurículas, seguida por una contracción del grueso músculo de las cavidades inferiores, los ventrículos. Esta fase activa se llama **sístole**, y en cada caso va seguida de un período de reposo conocido como **diástole**. La secuencia completa de la contracción y relajación cardíacas se denomina **ciclo cardíaco** (fig. 14-10). Cada ciclo cardíaco representa un solo latido. El descanso del ciclo toma un promedio de 0.8 segundos.

La fase de contracción del ciclo cardíaco inicia con la contracción de ambas aurículas, lo cual impulsa la sangre a través de las válvulas AV hacia los ventrículos. Las paredes auriculares son delgadas y sus contracciones no son muy fuertes. Sin embargo, mejoran la eficiencia del corazón al impulsar la sangre a los ventrículos antes que las cavidades inferiores se contraigan. La contracción auricular se completa al momento en que inicia la contracción ventricular. Por ello, inicia una fase de reposo (diástole) en las aurículas al mismo tiempo que inicia la contracción en los ventrículos (sístole).

Después que los ventrículos se han contraído, todas las cavidades se relajan por un breve período, conforme se llenan de sangre. Entonces inicia otro ciclo con una contracción auricular seguida de una contracción ventricular. Aunque tanto las cavidades superiores como inferiores tienen una fase sistólica y diastólica en cada ciclo cardíaco, los análisis de la función cardíaca habitualmente se refieren a estas fases como si sólo ocurrieran en los ventrículos, debido a que estas cavidades se contraen con más fuerza y envían la sangre a las arterias.

## Gasto cardíaco

Una propiedad única del músculo cardíaco es su capacidad para ajustar la fuerza de contracción a la cantidad de sangre recibida. Cuando la cavidad cardíaca se llena y su pared se distiende (dentro de ciertos límites), la contracción es fuerte. Si entra menos sangre al corazón, las contracciones se hacen menos vigorosas. Por ello, una entrada mayor de sangre al corazón, como ocurre durante el ejercicio, contrae el músculo con una mayor fuerza para impulsar este gran volumen sanguíneo hacia los vasos (v. recuadro 14-1, Reserva cardíaca).

El volumen de sangre bombeada por cada ventrículo en 1 minuto se denomina **gasto cardíaco** (GC). Es producto del

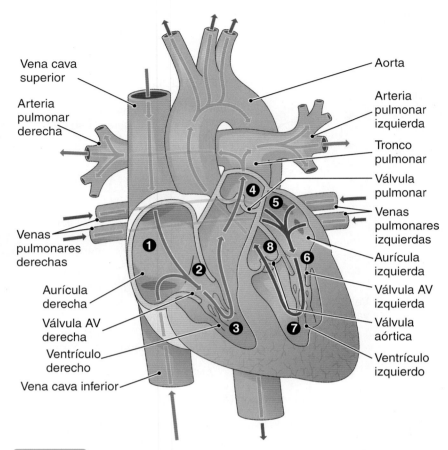

**Figura 14-7** **Recorrido de la sangre a través del corazón.** La sangre del circuito sistémico entra a la aurícula derecha (1) a través de las venas cava superior e inferior, fluyendo por la válvula AV derecha (tricúspide) (2) y entra al ventrículo derecho (3). El ventrículo derecho bombea la sangre a través de la válvula pulmonar (semilunar) (4) hacia el tronco pulmonar, el cual se divide para llevar sangre a los pulmones en el circuito pulmonar. La sangre regresa de los pulmones en las venas pulmonares, entra a la aurícula izquierda (5) y fluye a través de la válvula AV izquierda (mitral) (6) hacia el ventrículo izquierdo (7). El ventrículo izquierdo la bombea a través de la válvula aórtica (semilunar) (8) hacia la aorta, la cual la lleva al circuito sistémico.

volumen sistólico (VS) —el volumen de sangre expulsado desde el ventrículo en cada latido —y la **frecuencia cardíaca** (FC) —el número de veces que el corazón late por minuto. Para resumir:

$$GC = FC \times VS$$

**PUNTO DE REVISIÓN 14-6** ➤ El ciclo cardíaco consiste de un patrón alternado de contracción y relajación. ¿Qué nombre se le da a la fase de contracción? ¿Y a la fase de relajación?

**PUNTO DE REVISIÓN 14-7** ➤ El gasto cardíaco es la cantidad de sangre bombeada por cada ventrículo en 1 minuto. ¿Qué factores determinan el gasto cardíaco?

## El sistema de conducción cardíaco

Al igual que otros músculos, el músculo cardíaco es estimulado para su contracción por una onda de energía eléctrica

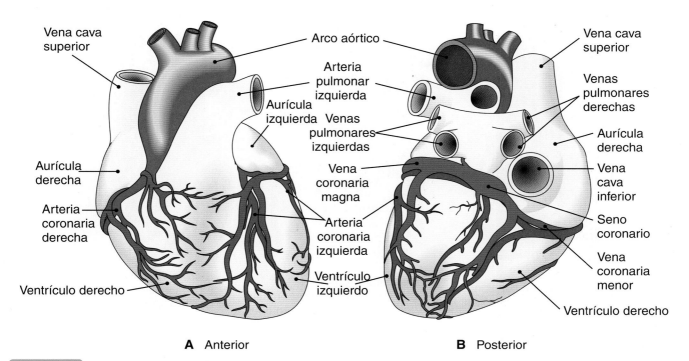

**A** Anterior    **B** Posterior

**Figura 14-8** **Vasos sanguíneos que irrigan al miocardio**. Se muestran las arterias coronarias y las venas cardíacas. **A)** Vista anterior. **B)** Vista posterior.

que pasa a lo largo de las células. Este potencial de acción es generado por tejido especializado dentro del corazón y se extiende sobre las estructuras que forman el sistema de conducción cardíaco (fig. 14-11). Dos de estas estructuras son masas tisulares llamadas **nodos** y el resto consiste de fibras especializadas que se ramifican a través del miocardio.

El nodo **senoauricular** (SA) se localiza en la pared superior de la aurícula derecha, en una pequeña depresión descrita

como seno. Este nodo inicia los latidos cardíacos al generar un potencial de acción a intervalos regulares. Debido a que el nodo SA establece la frecuencia de las contracciones cardíacas, comúnmente se le llama el **marcapasos**. El segundo nodo, localizado en el tabique interauricular en la punta de la aurícula derecha, se llama nodo **auriculoventricular** (AV).

El **haz auriculoventricular**, también conocido como el **haz de His**, se ubica en la punta del tabique interventricular.

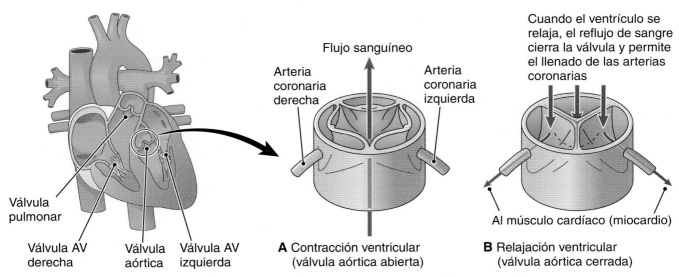

**A** Contracción ventricular (válvula aórtica abierta)    **B** Relajación ventricular (válvula aórtica cerrada)

**Figura 14-9** **Abertura de las arterias coronarias en la válvula aórtica (vista anterior). A)** Cuando se contrae el ventrículo izquierdo, la válvula aórtica se abre. Las valvas valvulares evitan el llenado de las arterias coronarias. **B)** Cuando el ventrículo izquierdo se relaja, el reflujo de sangre cierra la válvula aórtica y se llenan las arterias coronarias. (Modificado con autorización de Moore KL, Dalley AF. *Clinically Oriented Anatomy*, 4th ed. Baltimore: Lippincott Williams & Wilkins, 1999.)

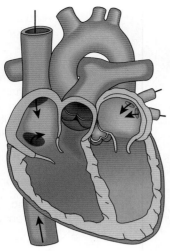

**Diástole**
Las aurículas se llenan con sangre, la cual empieza a fluir a los ventrículos tan pronto se relajan sus paredes

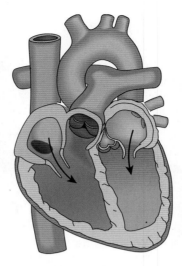

**Sístole auricular**
La contracción de las aurículas bombea sangre a los ventrículos

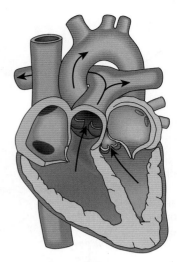

**Sístole ventricular**
La contracción de los ventrículos bombea sangre hacia la aorta y arterias pulmonares

**Figura 14-10** **El ciclo cardíaco.** [ **ACERCAMIENTO** ➤ Cuando los ventrículos se contraen, ¿cuáles válvulas se cierran? ¿Cuáles válvulas se abren? ]

Tiene ramas que se extienden a todas las partes de las paredes ventriculares. Las fibras viajan primero hacia abajo, hacia ambos lados del tabique interventricular en grupos llamados rama fascicular derecha e izquierda. Las pequeñas **fibras de Purkinje**, también conocidas como *miofibras de conducción*, viajan entonces en una red de ramificaciones a lo largo del miocardio de los ventrículos. Los discos intercalados permiten el flujo rápido de impulsos en todo el músculo cardíaco.

**LA VÍA DE CONDUCCIÓN** El orden en el que los impulsos viajan a través del corazón es el siguiente:

1. El nodo senoauricular genera el impulso eléctrico que inicia el latido cardíaco (v. fig. 14-11).

2. La onda estimulante viaja a todo el músculo de cada aurícula, haciendo que se contraigan. Al mismo tiempo, los impulsos viajan directamente al nodo AV por medio de fibras en la pared de la aurícula, que constituyen las **vías internodales**.

3. El nodo auriculoventricular es estimulado. Una tasa relativamente baja de conducción a través del nodo AV da tiempo para que la aurícula se contraiga y se complete el llenado de los ventrículos antes que se contraigan.

4. La onda de excitación viaja rápidamente a través del haz de His y después a todas las paredes ventriculares por medio de ramas fasciculares y fibras de Purkinje.

**Recuadro 14-1** Una mirada de cerca

## Reserva cardíaca: gasto extra cuando se requiere

Al igual que otros órganos, el corazón tiene grandes reservas de energía. La reserva cardíaca es una medida de cuántas veces más que el promedio el corazón puede trabajar cuando se le requiere. Con base en la frecuencia cardíaca de 75 latidos por minuto y un volumen sistólico de 70 ml/latido, el gasto cardíaco promedio para un adulto en reposo es de aproximadamente 5 L/minuto. Esto significa que en reposo, el corazón bombea el equivalente del volumen de sangre total cada minuto.

Durante el ejercicio leve, este volumen puede duplicarse e incluso volverse a duplicar durante el ejercicio extenuante. Para la mayoría de la gente la reserva cardíaca es cuatro a cinco veces el gasto en reposo. Este aumento se consigue por un aumento

ya sea en el volumen sistólico, frecuencia cardíaca o ambos. En los atletas que se ejercitan vigorosamente, la relación puede llegar a ser seis a siete veces el volumen en reposo. En contraste, quienes sufren una enfermedad cardíaca puede ser que tengan muy poca reserva o incluso nada. Pueden estar bien en reposo, pero rápidamente pueden experimentar falta de aire o fatiga al ejercitarse o incluso al realizar las tareas cotidianas.

La reserva cardíaca puede evaluarse mediante una prueba de tolerancia al esfuerzo, que mide el gasto cardíaco mientras el paciente camina sobre una banda sinfín o pedalea una bicicleta fija. El ejercicio se vuelve más y más extenuante hasta que se alcanza el gasto cardíaco máximo del paciente (reserva cardíaca).

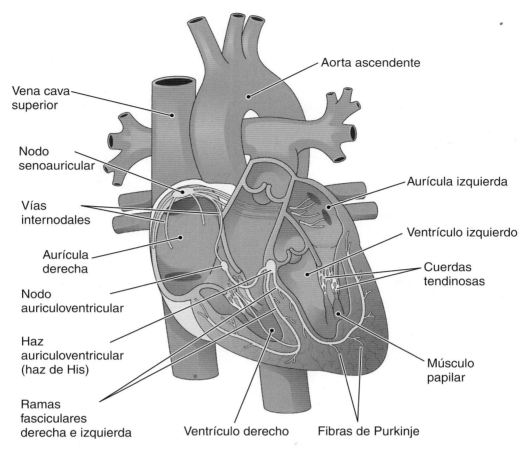

Vena cava superior

Nodo senoauricular

Vías internodales

Aurícula derecha

Nodo auriculoventricular

Haz auriculoventricular (haz de His)

Ramas fasciculares derecha e izquierda

Aorta ascendente

Aurícula izquierda

Ventrículo izquierdo

Cuerdas tendinosas

Músculo papilar

Ventrículo derecho

Fibras de Purkinje

**Figura 14-11** **Sistema de conducción del corazón.** El nodo senoauricular (SA), el nodo auriculoventricular (AV) y las fibras especializadas conducen la energía eléctrica que estimula al músculo cardíaco para que se contraiga. [ **ACERCAMIENTO** ➤ ¿Qué partes del sistema de conducción conectan las vías internodales? ]

Toda la musculatura ventricular se contrae casi al mismo tiempo.

Al ritmo cardíaco normal que se origina en el nodo SA se le conoce como **ritmo sinusal**. Como medida de seguridad, una región del sistema de conducción, además del nodo SA, puede generar un latido cardíaco si éste falla, aunque lo hace a una velocidad más lenta.

**PUNTO DE REVISIÓN 14-8** ➤ El latido cardíaco inicia en una pequeña masa de tejido localizado en la parte superior de la aurícula derecha. A esta estructura habitualmente se le llama marcapasos, pero ¿cuál es su nombre científico?

## Control de la frecuencia cardíaca

Aunque el latido fundamental del corazón se origina dentro del mismo órgano, la frecuencia cardíaca puede estar influenciada por el sistema nervioso, hormonas y otros factores ambientales.

El sistema nervioso autónomo (SNA) juega un papel trascendental para modificar la frecuencia cardíaca según se requiera (fig. 14-12). La estimulación del sistema nervioso simpático aumenta la frecuencia cardíaca en respuesta a una actividad incrementada. Durante una respuesta de lucha o huída, los nervios simpáticos pueden impulsar el gasto cardíaco dos a tres veces su valor en reposo. Las fibras simpáticas aumentan la velocidad de contracción al estimular los nodos SA y AV. También aumentan la fuerza de contracción al actuar directamente sobre las fibras del miocardio. Estas acciones se traducen en un aumento en el gasto cardíaco. La estimulación parasimpática disminuye la frecuencia cardíaca para restaurar la homeostasis. El nervio parasimpático que inerva al corazón es el nervio vago (par craneal X). Disminuye la frecuencia cardíaca al actuar sobre los nodos SA y AV.

Estas influencias del SNA permiten al corazón cumplir rápidamente con las necesidades cambiantes. La frecuencia cardíaca también se ve afectada por sustancias que circulan en la sangre, incluyendo hormonas, iones y fármacos. El ejercicio regular fortalece al corazón y aumenta la cantidad de sangre inyectada en cada latido. En consecuencia, las necesidades circulatorias del cuerpo en reposo pueden satisfacerse con una frecuencia cardíaca baja. Los atletas suelen tener una frecuencia cardíaca baja en reposo.

### VARIACIONES EN LAS FRECUENCIAS CARDÍACAS

■ La **bradicardia** es una frecuencia relativamente baja de menos de 60 latidos/minuto. Durante el reposo y el sueño, el corazón puede latir a menos de 60 latidos/mi-

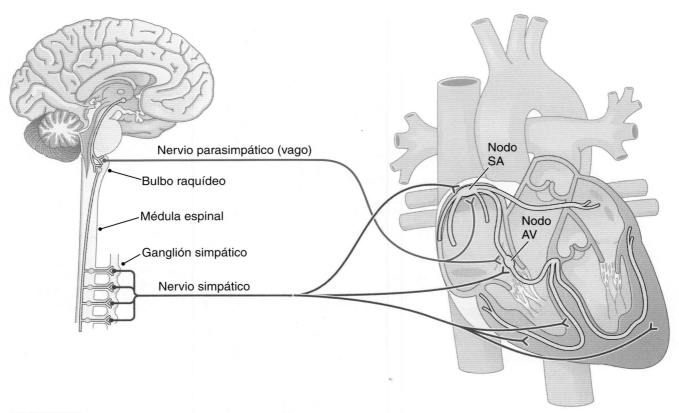

**Figura 14-12** **Regulación del corazón por el sistema nervioso autónomo.** El SNA afecta la frecuencia y fuerza de las contracciones cardíacas. **[ ACERCAMIENTO ➤** ¿Qué partes del sistema de conducción afecta el sistema nervioso autónomo? **]**

nuto, pero la frecuencia no suele descender por debajo de 50 latidos/minuto.

- La **taquicardia** se refiere a una frecuencia cardíaca de más de 100 latidos/minuto. La taquicardia es normal durante el ejercicio o el estrés, pero también puede aparecer bajo situaciones anormales.

- La **arritmia sinusal** es una variación regular en la frecuencia cardíaca causada por cambios en la frecuencia y profundidad de la respiración. Es un fenómeno normal.

- El **latido prematuro**, también conocido como *extrasístole*, es un latido que llega antes del latido normal esperado. En las personas sanas los latidos prematuros pueden desencadenarse con la cafeína, nicotina o estrés psicológico. Es frecuente en las personas con enfermedad cardíaca.

## Ruidos cardíacos

Los ruidos cardíacos normales por lo general se describen con las sílabas "lub" y "dup". El primer ruido cardíaco ($R_1$), el "lub," es un ruido de tono bajo, largo, que ocurre al inicio de la sístole ventricular. Probablemente es causado por una combinación de fenómenos, sobre todo el cierre de las válvulas auriculoventriculares. Esta acción produce vibraciones en el paso de la sangre a través de las válvulas y el tejido que las rodea. El segundo ruido cardíaco ($R_2$), el "dup", es más corto y agudo. Ocurre al inicio del relajamiento ventricular y se debe a un cierre súbito de las válvulas semilunares.

**SOPLOS** Un ruido anormal se llama **soplo** y por lo general se debe a una acción valvular fallida. Por ejemplo, si una válvula no logra cerrarse estrechamente y la sangre se regresa, se escucha un soplo. Otra alteración que desencadena un ruido anormal es el estrechamiento (estenosis) de una válvula que se abre.

Las diversas situaciones que pueden causar ruidos cardíacos anormales incluyen defectos congénitos (al nacimiento), enfermedades y variaciones fisiológicas. Un ruido anormal causado por cualquier cambio estructural en el corazón o en los vasos conectados con el corazón se denomina **soplo orgánico**. Ciertos ruidos normales que se escuchan mientras el corazón funciona también se describen como soplos, como el que se oye durante el llenado rápido de los ventrículos. Para diferenciar éstos de los ruidos anormales, se les llama apropiadamente **soplos funcionales**.

**PUNTO DE REVISIÓN 14-9 ➤** ¿Qué sistema ejerce la principal influencia sobre la frecuencia y fuerza de las contracciones cardíacas?

**PUNTO DE REVISIÓN 14-10 ➤** ¿Qué es un soplo cardíaco?

# Cardiopatías

Las enfermedades del corazón y el sistema circulatorio son las causas más frecuentes de muerte en los países industrializados. Pocas personas escapan de tener cierto daño al corazón y los vasos sanguíneos a lo largo de su vida.

## Clasificaciones de las enfermedades cardíacas

Hay muchas formas de clasificar a las enfermedades cardíacas. La anatomía del corazón sienta las bases para clasificar la patología cardíaca:

- **Endocarditis** significa "inflamación de la cubierta del corazón". Puede incluir al recubrimiento de las cavidades, pero el término se refiere más comúnmente a la inflamación del endocardio que cubre las válvulas y a la enfermedad valvular.
- **Miocarditis** es la inflamación del músculo cardíaco.
- La **pericarditis** se refiere a la inflamación de la membrana serosa sobre la superficie cardíaca, así como al recubrimiento del saco pericárdico.

Estas enfermedades inflamatorias con frecuencia son causadas por una infección, pero pueden ser secundarias a otros tipos de enfermedades respiratorias o sistémicas.

Otra clasificación de las enfermedades cardíacas se basa en los factores causales:

- La **cardiopatía congénita** es una alteración presente al nacimiento.
- La **cardiopatía reumática** se origina de un ataque de fiebre reumática durante la infancia o en la juventud.
- La **enfermedad de las coronarias** (coronariopatía) afecta a las paredes de los vasos sanguíneos que irrigan al músculo cardíaco.
- La **insuficiencia cardíaca** se debe a un deterioro de los tejidos cardíacos y con frecuencia es consecuencia de alteraciones crónicas, como la hipertensión arterial.

## Cardiopatía congénita

Las cardiopatías congénitas con frecuencia son consecuencia de defectos en el desarrollo fetal. Dos de estas alteraciones representan la persistencia anormal de estructuras que son parte de la circulación normal del feto (fig. 14-13 A). Debido a que el feto no utiliza sus pulmones hasta el nacimiento, hace ciertas adaptaciones que permiten a la sangre eludir a los pulmones. El corazón fetal tiene un pequeño orificio, el **agujero oval**, en el tabique

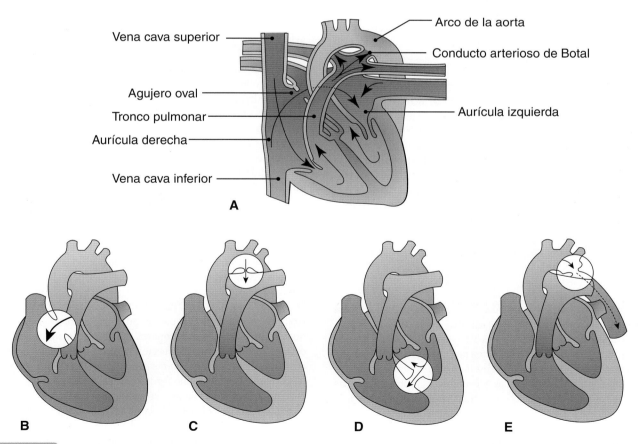

**Figura 14-13** **Defectos cardíacos congénitos. A)** El corazón fetal normal muestra el agujero oval y el conducto arterioso de Botal. **B)** La persistencia del agujero oval causa la comunicación interauricular. **C)** La persistencia del conducto arterioso de Botal (conducto arterioso persistente) obliga a la sangre a regresar hacia la arteria pulmonar. **D)** Comunicación interventricular. **E)** La estenosis de la aorta restringe el flujo de salida de sangre en la aorta. (Reimpreso con autorización de Porth CM. *Pathophysiology*, 7th ed. Philadelphia: Lippincott Williams & Wilkins, 2004.)

entre la aurícula derecha e izquierda. Esta abertura permite a la sangre fluir directamente desde la aurícula derecha a la aurícula izquierda, evitando con ello a los pulmones. La falla en el cierre del agujero oval es una causa de la abertura anormal conocida como **comunicación interauricular** (v. fig. 14-13 B).

El **conducto arterioso de Botal** en el feto es un pequeño vaso sanguíneo que conecta a la arteria pulmonar y la aorta, de modo que la sangre que se dirige hacia los pulmones en su lugar entra a la aorta. El conducto arterial de Botal normalmente se cierra por sí solo una vez que los pulmones empiezan a funcionar. La persistencia del vaso después del nacimiento se describe como **conducto arterioso persistente** (v. fig. 14-13C).

El defecto congénito cardíaco más frecuente es un orificio en el tabique entre los dos ventrículos, una alteración llamada **comunicación interventricular** (v. fig. 14-13 D).

En cada uno de los defectos anteriores, parte del gasto cardíaco del lado izquierdo regresa a los pulmones en lugar de ir hacia el cuerpo. Un pequeño defecto que permanece en el agujero oval o como conducto arterioso persistente probablemente no cause dificultad alguna y sólo se diagnosticará hasta la etapa adulta, cuando se examina al paciente por otro problema cardíaco. Los defectos más graves aumentan el trabajo del ventrículo izquierdo y pueden ocasionar insuficiencia cardíaca. Además, la comunicación interventricular crea hipertensión arterial en los pulmones, que daña al tejido pulmonar.

Otros defectos congénitos que afectan al corazón incluyen la restricción del flujo sanguíneo hacia afuera. La **estenosis aórtica** es un estrechamiento localizado en el arco aórtico (v. fig. 14-13 E). Otro ejemplo es la obstrucción o estrechamiento del tronco pulmonar que obstaculiza el paso de sangre en cantidad suficiente del ventrículo derecho a los pulmones.

En muchos casos pueden ocurrir varios defectos cardíacos congénitos a un mismo tiempo. La combinación más común es la de cuatro defectos específicos conocidos como **tetralogía de Fallot**: estenosis de la arteria pulmonar, defecto del tabique interventricular, desplazamiento aórtico a la derecha e hipertrofia (aumento de tamaño) ventricular derecha. Los llamados "bebés azules" habitualmente tienen este síndrome. La coloración azul de la piel y membranas mucosas, o **cianosis**, se debe a una ausencia relativa de oxígeno. (V. cap. 18 para otras causas de cianosis.)

thePoint | Visite **thePoint** para un diagrama de la tetralogía de Fallot.

En años recientes se han podido tratar muchos de los defectos congénitos mediante cirugía cardíaca, uno de los más espectaculares avances de la medicina moderna. El conducto arterioso persistente también responde al tratamiento con fármacos. Durante la vida fetal, las prostaglandinas (hormonas) mantienen abierto al conducto arterioso. Los fármacos que inhiben a las prostaglandinas pueden promover el cierre del conducto después del nacimiento.

**PUNTO DE REVISIÓN 14-11** ➤ ¿Qué es una cardiopatía congénita?

## Cardiopatía reumática

Un cierto tipo de infección por estreptococos, aquel que causa la "inflamación de la garganta", es causante en forma indirecta de la fiebre reumática y la cardiopatía reumática. La toxina producida por este estreptococo provoca una respuesta inmunitaria normal. Sin embargo, en algunos casos la infección inicial puede evolucionar en dos a cuatro semanas a fiebre reumática, una alteración inflamatoria generalizada caracterizada por inflamación de las articulaciones. Se cree que los anticuerpos formados para combatir la toxina causan esta enfermedad, ya que pueden atacar también a las válvulas cardíacas, produciendo una alteración llamada *endocarditis reumática*. Las válvulas cardíacas, en especial la válvula mitral, se inflaman y sus valvas habitualmente flexibles se hacen rígidas y gruesas. La válvula mitral puede no abrir en forma suficiente (estenosis mitral) para dejar pasar sangre al ventrículo o puede no cerrar de manera adecuada, permitiendo que la sangre regrese a la aurícula izquierda (regurgitación mitral). Cualquiera de estas situaciones interfiere con el flujo sanguíneo de la aurícula izquierda al ventrículo izquierdo, causando una congestión pulmonar, una característica importante de la cardiopatía mitral. La incidencia de la cardiopatía reumática ha declinado gracias al tratamiento con antibióticos para las infecciones estreptocócicas. Sin embargo, los niños que no tienen un diagnóstico adecuado y no reciben tratamiento son susceptibles a desarrollar la enfermedad.

**PUNTO DE REVISIÓN 14-12** ➤ ¿Qué tipos de microorganismos causan la fiebre reumática?

## Enfermedad de las coronarias

Como cualquier otro vaso del cuerpo, al paso del tiempo las arterias coronarias que irrigan al músculo cardíaco pueden sufrir cambios degenerativos. La luz (espacio) dentro del vaso puede estrecharse gradualmente debido a un depósito progresivo de material grasoso conocido como **placa** en el recubrimiento de los vasos, por lo general las arterias. Este proceso, llamado **ateroesclerosis**, causa el engrosamiento y endurecimiento de los vasos, con pérdida de su elasticidad (fig. 14-14). El prefijo *atero* significa "papilla," debido al material que se adhiere a las paredes del vaso es similar a las gachas de avena. El estrechamiento de los vasos produce **isquemia**, una falta de riego sanguíneo a las áreas que nutren estas arterias. Los cambios degenerativos en la pared arterial también pueden hacer que la superficie vascular se vuelva áspera, lo cual favorece la formación de coágulos sanguíneos (trombos) (v. fig. 14-14 C).

**INFARTO MIOCÁRDICO** En el corazón, la formación de trombos resulta en una situación que pone en riesgo la vida, conocida como **trombosis coronaria**. A la **oclusión** súbita, o cierre, de una coronaria con obstrucción completa del flujo sanguíneo comúnmente se le llama *ataque cardíaco*. Debido a que el área de tejido dañado en el ataque cardíaco se describe como un **infarto**, el término médico completo es **infarto miocárdico** (fig. 14-15). El tejido falto de oxígeno a la larga sufre necrosis (muerte). Los síntomas de infarto miocárdico suelen incluir el inicio abrupto de un dolor intenso en el tórax, constrictivo, que puede irradiar al brazo izquierdo, espalda, cuello o quijada. Los pacientes pueden experimentar falta de aliento, sudación, náusea, vómito o dolor en la región epigástrica, lo cual puede confundirse con una indigestión. Puede haber debilidad, intranquilidad o ansiedad y la piel puede estar pálida, fría o húmeda.

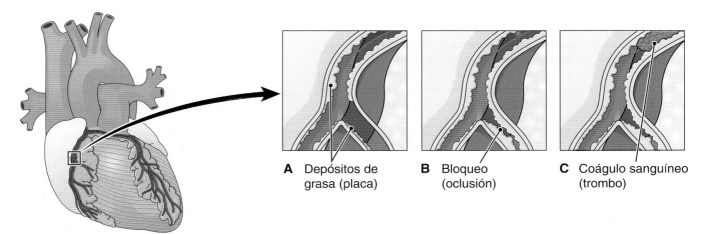

**A** Depósitos de grasa (placa)   **B** Bloqueo (oclusión)   **C** Coágulo sanguíneo (trombo)

**Figura 14-14** **Aterosclerosis coronaria. A)** Los depósitos de grasa (placa) estrechan una arteria, produciendo isquemia (falta de suministro sanguíneo). **B)** La placa provoca bloqueo (oclusión) de un vaso. **C)** La formación de un coágulo sanguíneo (trombo) en un vaso provoca el infarto miocárdico.

El infarto miocárdico se diagnostica mediante electro-cardiografía (ECG) y pruebas de sustancias específicas de la sangre. La **creatincinasa** (CK) es una enzima normal de las células musculares. Se libera en grandes cantidades cuando cualquier tejido muscular está dañado. La forma específica de CK para las células del músculo cardíaco es la creatinci-nasa MB (CK-MB). La troponina (Tn) es una proteína que regula la contracción de las células musculares (v. cap. 8). Un aumento en su concentración plasmática, en particular de las formas TnT y TnI, indica infarto miocárdico.

El desenlace de un infarto miocárdico depende con mu-cho de la extensión y localización del daño. Muchas personas fallecen dentro de la primera hora después de iniciarse los síntomas, pero un tratamiento inmediato e intensivo puede mejorar el pronóstico. El personal médico toma acciones

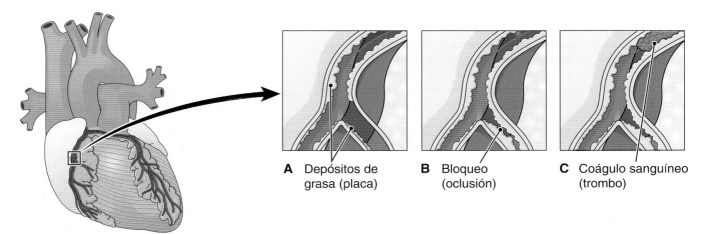

**Figura 14-15** **Infarto miocárdico.** (Reimpreso con autorización de Cohen BJ, *Medical Terminology*, 5th ed. Philadelphia: Lippincott Williams & Wilkins, 2008.)

Zona 1: necrosis
Zona 2: lesión
Zona 3: isquemia

inmediatas para aliviar el dolor torácico, estabilizar el ritmo cardíaco y reabrir el vaso bloqueado. La falta completa y pro-longada de sangre en cualquier parte del miocardio produce necrosis tisular y debilitamiento de la pared cardíaca.

*thePoint* Visite **thePoint** para una ilustración de los signos clínicos del infarto miocárdico.

**ANGINA DE PECHO** El flujo sanguíneo inadecuado al músculo cardíaco provoca una molestia característica llamada **angina de pecho**, que se siente en la región cardíaca, en el brazo y hombro izquierdos. La angina de pecho puede acompañarse por una sensación de sofoco y de muerte inminente. La enfermedad de las coronarias es una causa usual de angina de pecho, aunque la alteración también tiene otros orígenes.

**ALTERACIONES DEL RITMO CARDÍACO** La enferme-dad de las coronarias o el infarto miocárdico con frecuencia producen un ritmo anormal del latido cardíaco, o **arritmia**. Las palpitaciones extremadamente rápidas pero coordinadas, que llegan a ser hasta de 300 por minuto, se describen como **aleteo**. Al episodio de contracciones del músculo cardíaco rápidas y descontroladas se le llama **fibrilación**, la cual puede afectar sólo a las aurículas o ventrículos y aurículas. La fibrilación ventricular es un trastorno grave debido a que no hay frecuen-cia cardíaca eficaz. Debe corregirse mediante un **desfibrilador**, un dispositivo que genera una fuerte corriente eléctrica que se descarga a un tiempo en todas las células musculares cardíacas, permitiendo que se reanude el ritmo normal.

Una interrupción en los impulsos eléctricos del sistema de conducción cardíaco se denomina **bloqueo cardíaco**. La grave-dad de este trastorno depende del grado de bloqueo de estos impulsos. Puede derivar en un pulso independiente de las cavi-dades si los ventrículos responden a un segundo marcapasos.

**TRATAMIENTO DE LOS ATAQUES CARDÍACOS** El índice de fallecimientos por ataques cardíacos es elevado cuando se retrasa el tratamiento. El tratamiento inicial incluye reanimación cardiopulmonar y desfibrilación en el lugar del problema. La *American Heart Association* ha publicado guías para el uso del **desfibrilador externo automático** en el curso básico para reanimación cardiopulmonar. El desfibrilador externo automático detecta arritmias mortales y de manera automática envía una descarga correctiva previamente programada. Hoy se trabaja para colocar estas máquinas en centros comerciales, instalaciones deportivas y otros lugares públicos.

El transporte rápido por parte de los paramédicos, quienes están capacitados para vigilar al corazón y administrar medicamentos, ayuda a las personas a sobrevivir y llegar al hospital. El siguiente paso es restaurar el flujo sanguíneo a las áreas isquémicas mediante **fármacos trombolíticos**, los cuales disuelven los coágulos que bloquean a las coronarias. El tratamiento debe aplicarse de inmediato para evitar daño al músculo cardíaco. En muchos casos, se coloca un catéter (sonda) en la arteria pulmonar para vigilar la función cardíaca y la respuesta a la medicación.

El tratamiento de apoyo incluye morfina intravenosa (i.v.) para el dolor torácico. Los trabajadores de la salud vigilan el ritmo cardíaco y administran medicamentos para mantener un ritmo funcional. El oxígeno mejora la función del músculo cardíaco. Algunos pacientes ameritan cirugía, como la angioplastia, para reabrir los vasos, o un injerto vascular para derivar los vasos dañados; otros pueden requerir un marcapasos artificial para mantener un ritmo cardíaco normal.

La recuperación de un ataque cardíaco y el regreso a una vida normal con frecuencia son posibles si el paciente sigue su plan de tratamiento medicamentoso y disminuye sus factores de riesgo cardíacos.

**PUNTO DE REVISIÓN 14-13** ▶ El estrechamiento o bloqueo de los vasos que irrigan al músculo cardíaco provoca enfermedad de las coronarias. ¿Qué proceso degenerativo causa estrechamiento de estos vasos?

## Insuficiencia cardíaca

La insuficiencia cardíaca es una alteración en la que el corazón es incapaz de bombear sangre suficiente para suministrar oxígeno y nutrimentos a los tejidos. Las cavidades cardíacas crecen para contener más sangre de la que las fibras distendidas son capaces de bombear. La sangre regresa a los pulmones, aumentando su presión arterial. Los músculos ventriculares no reciben sangre suficiente, por lo que disminuyen su capacidad de contraerse. Mecanismos adicionales provocan la retención de líquidos, lo que se denomina *insuficiencia cardíaca congestiva*. En un intento por aumentar el flujo sanguíneo, el sistema nervioso aumenta la presión arterial. Pronto hay una acumulación de líquido en los pulmones, hígado, abdomen y piernas. Las personas pueden vivir con una insuficiencia cardíaca compensada siguiendo una dieta, con medicamentos y un equilibrio entre la actividad y el descanso.

thePoint Visite **thePoint** para una ilustración de los efectos clínicos de la insuficiencia cardíaca congestiva y la animación intitulada *Insuficiencia cardíaca*.

## El corazón en la vejez

Hay mucha variación individual en la forma en que el corazón envejece, y depende de la herencia, factores ambientales, enfermedades y hábitos personales. Sin embargo, algunos de los cambios que pueden ocurrir con la edad son los siguientes. El corazón se hace más pequeño y hay disminución en la fuerza de la contracción del músculo cardíaco. Las válvulas se hacen menos flexibles y su cierre incompleto puede producir un soplo audible. Alrededor de los 70 años de edad, el gasto cardíaco puede disminuir hasta en 35 %. El posible daño al sistema de conducción puede ocasionar ritmos anormales, incluyendo latidos adicionales, latidos auriculares rápidos y disminución en la velocidad de contracción ventricular. La falla temporal del sistema de conducción (bloqueo cardíaco) puede causar pérdida periódica de la conciencia. Debido a la disminución en la fuerza de reserva cardíaca, las personas mayores con frecuencia están limitadas en su capacidad para responder al estrés físico o emocional.

## Prevención de las cardiopatías

La prevención de las enfermedades del corazón se basa en la identificación de los factores de riesgo cardiovascular y la modificación de aquellos que puedan ser cambiados. Los factores de riesgo que no pueden ser modificados incluyen los siguientes:

- Edad. El riesgo de cardiopatía aumenta con la edad.
- Género. Hasta la mediana edad, los varones tienen un riesgo mayor que las mujeres. Las mujeres al llegar a los 50 años o después de la menopausia igualan en riesgo a los varones.
- Herencia. Las personas con parientes cercanos con una cardiopatía tienen mayor riesgo.
- Tipo corporal, particularmente la tendencia hereditaria de acumular grasa en el abdomen o en la superficie del tórax aumenta el riesgo.

Los factores de riesgo que pueden cambiarse son:

- Tabaquismo, que produce espasmo y endurecimiento de las arterias. Estos cambios arteriales disminuyen el flujo de sangre y proveen una cantidad insuficiente de oxígeno y nutrimentos al músculo cardíaco.
- Sedentarismo. La falta de ejercicio debilita al corazón y disminuye su eficacia. También merma la eficiencia de los músculos esqueléticos, lo cual sobrecarga aún más al corazón.
- El sobrepeso aumenta el riesgo.
- Grasas saturadas en la dieta. Las concentraciones elevadas de grasas en la sangre producen un bloqueo de las arterias coronarias al formarse una placa (v. recuadro 14-2, Lipoproteínas).
- La hipertensión (presión elevada) arterial daña al músculo cardíaco.
- Diabetes y gota. Ambas enfermedades dañan a los pequeños vasos sanguíneos.

**Perspectivas clínicas**

## Lipoproteínas: ¿cuál es la gran DL?

Aunque el colesterol ha recibido mala publicidad en los últimos años, es una sustancia indispensable para el organismo. Se encuentra en las sales biliares necesarias para la digestión de grasas, en las hormonas y en la membrana plasmática de la célula. Sin embargo, la concentración elevada de colesterol en la sangre se ha relacionado con aterosclerosis y cardiopatía.

Hoy, al parecer no es tan importante la cantidad total de colesterol en la sangre sino la forma en la cual se presenta. El colesterol es transportado en la sangre combinado con otros lípidos y proteínas, formando compuestos llamados lipoproteínas. Estas sustancias se distinguen por su densidad relativa. Las lipoproteínas de alta densidad (HDL) son casi la mitad de proteínas, mientras que las lipoproteínas de baja densidad (LDL) tienen una mayor proporción de colesterol y menos de proteínas. Las VLDL, o lipoproteínas de muy baja densidad, son sustancias que se convierten en LDL.

Las LDL llevan colesterol desde el hígado a los tejidos, donde puede utilizarse para la síntesis de membranas u hormonas. La HDL remueve colesterol de los tejidos, como de las paredes arteriales, y la lleva de vuelta al hígado para ser reutilizada o desechada. Por ello, las concentraciones elevadas de HDL indican una remoción eficiente de las placas arteriales, mientras que las concentraciones altas de LDL sugieren que las arterias pueden obstruirse.

La dieta es un factor importante para regular las concentraciones de lipoproteínas. Los ácidos grasos saturados (que se encuentran fundamentalmente en las grasas animales) elevan las LDL, mientras que los ácidos grasos insaturados (en los aceites vegetales) disminuyen la concentración de las LDL y estimulan la excreción de colesterol. Por ello, una dieta baja en grasas saturadas y alta en grasas insaturadas puede reducir el riesgo de ateroesclerosis y cardiopatía. Otros factores que afectan las concentraciones de lipoproteínas incluyen al tabaquismo, consumo de café y el estrés, los cuales elevan las LDL; y el ejercicio, que las disminuye.

Los esfuerzos para prevenir cardiopatías deberían incluir exámenes físicos regulares y reducción de los factores de riesgo controlables.

## Estudios del corazón

Los clínicos experimentados pueden obtener mucha información sobre el corazón usando un **estetoscopio**. Este instrumento relativamente simple es usado para escuchar sonidos del interior del cuerpo del paciente.

El **electrocardiograma** (**ECG** o **EKG**) se utiliza para registrar cambios eléctricos producidos por las contracciones cardíacas. (La abreviación EKG proviene del nombre en alemán.) El ECG puede revelar ciertas lesiones del miocardio. Se colocan electrodos (derivaciones) sobre la superficie de la piel para recoger actividad eléctrica, y el trazado ECG, o electrocardiograma, representa esta actividad como **ondas**. La onda P representa la actividad de las aurículas; las ondas QRS y T es la actividad de los ventrículos (fig. 14-16). Los cambios en las ondas y los intervalos entre ellas se usan para diagnosticar daño cardíaco y arritmias.

Muchas personas con cardiopatía se someten a **cateterización**. En la cateterización del hemicardio derecho se introduce un pequeño catéter extremadamente delgado por las venas del brazo derecho o de la ingle derecha y se introduce en el lado derecho del corazón. El **fluoroscopio**, un instrumento para examinar estructuras profundas mediante rayos X, se usa para mostrar el camino que toma el catéter. Se pasa esta sonda por todo el recorrido hasta llegar a la válvula pulmonar y de ahí a las grandes arterias pulmonares. Se obtienen muestras sanguíneas a lo largo del camino para análisis y se registra la presión.

En la cateterización del hemicardio izquierdo se pasa un catéter a través de una arteria de la ingle o brazo izquierdo hasta el corazón. Los cardiólogos pueden entonces inyectar un colorante en las coronarias para delinear el daño vascular. El catéter también puede pasarse a través de la válvula aórtica hasta el ventrículo izquierdo para estudiar la presión y volumen de esta cavidad.

El **ultrasonido** o **ecografía** consiste de ondas sonoras generadas a una frecuencia por arriba del rango de sensibilidad del oído humano. En la **ecocardiografía**, también conocida como *cardiografía por ultrasonido*, se envían al corazón ondas sono-

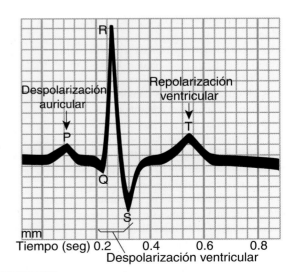

**Figura 14-16** **Trazo normal de un ECG**. El trazo muestra un ciclo cardíaco sencillo. **[ ACERCAMIENTO ➤** ¿Cuál es la duración del ciclo cardíaco que se muestra en este diagrama? **]**

ras de alta frecuencia desde un pequeño instrumento colocado sobre la superficie del tórax. Las ondas sonoras rebotan fuera del corazón y se registran conforme regresan, mostrando la acción del corazón. El movimiento de los ecos se registra en un instrumento electrónico llamado *osciloscopio* y se graba en una película. (El mismo principio es utilizado por los submarinos para detectar barcos.) El método es seguro e indoloro y no utiliza rayos X. Proporciona información sobre el tamaño y forma de las estructuras cardíacas y posibles defectos del órgano.

**PUNTO DE REVISIÓN 14-14** ➤ ¿Para qué se utiliza el ECG?

# Tratamiento de las cardiopatías

Los cardiólogos emplean métodos médicos y quirúrgicos, con frecuencia ambos, para tratar las cardiopatías.

## Medicamentos

Uno de los fármacos más antiguos para el tratamiento cardíaco, y aún muy importante para muchos pacientes, es el **digital**. Este compuesto, que disminuye y fortalece las contracciones del músculo cardíaco, se obtiene de las hojas de la dedalera, una planta que originalmente crece en forma silvestre en muchas partes de Europa. Hoy, la dedalera se cultiva para asegurar la disponibilidad de la digital con fines médicos.

Se utilizan diversas formas de **nitroglicerina** para aliviar la angina de pecho. Este medicamento dilata (amplía) los vasos de la circulación coronaria y mejora el suministro de sangre al corazón.

Los **bloqueadores adrenérgicos beta** ("betabloqueadores") controlan la estimulación simpática del corazón. Disminuyen la frecuencia y fuerza de las contracciones cardíacas, con lo que reducen la demanda de oxígeno del corazón. El propanolol es un ejemplo.

Los **agentes antiarrítmicos** (p. ej., quinidina) se utilizan para regular la frecuencia y ritmo del latido cardíaco.

Los **bloqueadores de los canales lentos del calcio** auxilian en el tratamiento de la enfermedad de las coronarias y la hipertensión arterial por distintos mecanismos. Pueden dilatar los vasos, controlar la fuerza de las contracciones cardíacas o regular la conducción por medio del nodo auriculoventricular. Sus acciones se basan en el hecho de que los iones de calcio deben entrar a las células musculares antes de que ocurra la contracción.

Los **anticoagulantes** son valiosos fármacos para algunos pacientes cardíacos. Pueden usarse para prevenir la formación de coágulos en pacientes con daño en las válvulas cardíacas o vasos sanguíneos, o en

casos que han tenido infarto miocárdico. La **aspirina**, químicamente conocida como ácido acetilsalicílico, es un medicamento económico probado al paso del tiempo para el dolor y la inflamación, que disminuye la formación de coágulos al interferir con la actividad plaquetaria. Se recomienda una pequeña dosis diaria de aspirina para pacientes con angina de pecho, quienes han sufrido un infarto miocárdico y aquellos que se han sometido a cirugía para abrir o derivar las arterias coronarias estrechadas. Está contraindicada en pacientes con trastornos hemorrágicos o úlceras gástricas, ya que irrita la capa interna del estómago.

## Corrección de las arritmias

Si el nodo SA no puede generar un latido cardíaco normal o hay alguna falla en el sistema de conducción cardíaco, puede emplearse un **marcapasos artificial** eléctrico, operado por baterías (fig. 14-17). Este dispositivo, que se implanta bajo la piel, proporciona impulsos regulares para estimular el latido cardíaco. El sitio de implantación habitual es la región torácica izquierda. Un electrodo (derivación) del marcapasos, que pasa y se aloja en el corazón, entra por un vaso. La derivación puede fijarse en una aurícula o en un ventrículo (por lo general del lado derecho). El marcapasos de doble cámara tiene una derivación en cada cavidad para coordinar los latidos entre la aurícula y el ventrículo. Algunos marcapasos funcionan a un ritmo preestablecido; otros pueden programarse para estimular sólo un latido cuando el corazón falla en su funcionamiento. Otro tipo de marcapasos ajusta su ritmo en respuesta a una

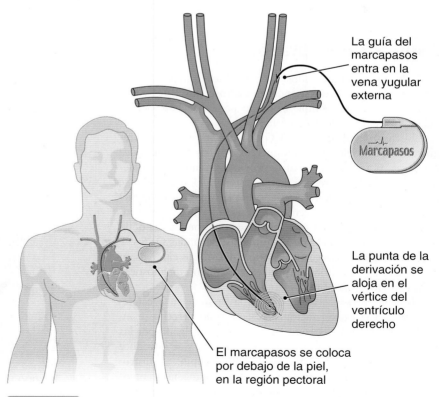

La guía del marcapasos entra en la vena yugular externa

La punta de la derivación se aloja en el vértice del ventrículo derecho

El marcapasos se coloca por debajo de la piel, en la región pectoral

**Figura14-17** **Colocación de un marcapasos artificial**. La derivación se coloca en una aurícula o ventrículo (habitualmente en el lado derecho). Un marcapasos de doble cámara se coloca en ambas cavidades. (Reimpreso con autorización de Cohen BJ, *Medical Terminology*, 5th ed. Philadelphia: Lippincott Williams & Wilkins, 2008.)

actividad cambiante, como el ejercicio. Este sencillo dispositivo ha salvado la vida de mucha gente cuyo corazón no es capaz de trabajar de manera adecuada. En una urgencia puede aplicarse un estímulo similar al músculo cardíaco por medio de electrodos colocados externamente, sobre la pared torácica.

En casos de fibrilación ventricular crónica puede implantarse en el pecho un dispositivo operado con baterías para restaurar el ritmo normal; este aparato detecta un ritmo anormalmente rápido y envía una descarga directa al corazón. La restauración del latido cardíaco normal, ya sea por medios eléctricos o medicamentosos, se llama *cardioversión*, y este dispositivo se conoce como un desfibrilador cardioversor implantable. Se coloca una derivación desde el desfibrilador en el ventrículo derecho a través de la arteria pulmonar. En casos de taquicardia intensa, el tejido que causa la alteración puede ser destruido (extirpado) mediante cirugía o cateterización.

## Cirugía cardíaca

El aparato para circulación extracorpórea (corazón-pulmón) ha hecho posible muchas operaciones del corazón y otros órganos torácicos. Hay varios tipos de máquinas disponibles, y todas sirven como sustitutas temporales para el corazón y pulmones del paciente. La máquina absorbe la sangre de los grandes vasos que entran al lado derecho del corazón, de modo que la sangre no pasa por estos órganos. En la máquina, la sangre es oxigenada y el dióxido de carbono se remueve por medios químicos. A la sangre también se le quitan las burbujas de aire, que pueden ser mortales al obstruir los vasos. La máquina bombea entonces la sangre procesada de vuelta a la circulación general a través de una arteria grande. Los avances modernos han permitido a los cirujanos cardiovasculares realizar procedimientos sin derivar la circulación, en parte inmovilizando al corazón mientras continúa latiendo.

El **bypass coronario** resuelve la obstrucción en las arterias coronarias y es un tratamiento común y frecuentemente exitoso (fig. 14-18). Mientras que las coronarias dañadas permanecen en su sitio, se injertan segmentos sanos de vasos sanguíneos de otras partes del cuerpo del paciente para puentear cualquier obstrucción. Habitualmente se usan partes de la vena safena (una vena superficial de la pierna) o de la mamaria interna del tórax.

En ocasiones se requieren seis o siete segmentos para establecer un flujo adecuado. La mortalidad relacionada con esta cirugía es baja y la mayoría de los pacientes puede regresar a sus actividades normales después de recuperarse de la cirugía. Sin embargo, la eficacia de este procedimiento disminuye al paso del tiempo, por obstrucción de los vasos injertados.

Procedimientos quirúrgicos menos invasores incluyen la técnica de **angioplastia**, la cual se usa para abrir las arterias obstruidas en el corazón y otras áreas del cuerpo. En la angioplastia coronaria se usa un fluo-

roscopio para guiar un catéter con globo hacia el área afectada (fig. 14-19). Aquí, el globo se infla para destapar la obstrucción de la coronaria y restaurar la circulación eficaz al músculo cardíaco. Para evitar un nuevo bloqueo, puede insertarse en el vaso un pequeño tubo llamado **stent** o **endoprótesis**, que lo mantiene abierto (fig. 14-20). Los stents modernos están recubiertos con fármacos que evitan otra nueva oclusión.

Las válvulas dañadas pueden hacerse tan deformes y cicatrizadas como resultado de una endocarditis que se vuelven ineficaces e incluso se obstruyen. En la mayoría de los casos hay tanto daño que el mejor tratamiento es un **reemplazo valvular**. Las válvulas sustitutas se producen con distintos materiales naturales o sintéticos y ambas son eficaces.

Los medios de comunicación también han puesto en relieve el **trasplante quirúrgico** de corazones humanos, pulmones o ambos. Esta cirugía se realiza en centros especializados y está disponible para pacientes con cardiopatía degenerativa. Los tejidos de los donadores recién fallecidos y del receptor deben ser lo más compatibles posible para evitar rechazo.

Los esfuerzos para reemplazar un corazón dañado con un órgano completamente artificial no han tenido buenos resultados a largo plazo. Sin embargo, se dispone de dispositivos para auxiliar a un corazón dañado que bombean durante la recuperación de un ataque cardíaco o mientras el paciente aguarda una donación. El dispositivo de asistencia ventricular drena sangre desde un ventrículo y la bombea en la aorta (a la izquierda) o a la arteria pulmonar (a la derecha). Las investigaciones médicas también se encaminan a buscar un corazón artificial totalmente implantable para el mismo fin.

**PUNTO DE REVISIÓN 14-15** ➤ ¿Qué técnica se utiliza para abrir una arteria coronaria restringida mediante un catéter con globo?

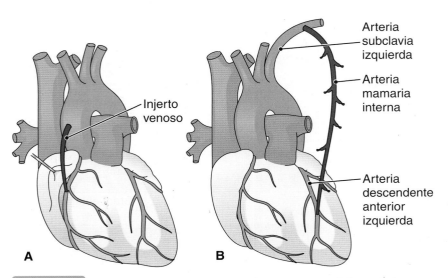

**Figura 14-18** **Bypass coronario. A)** Este injerto utiliza un segmento de la vena safena para llevar sangre de la aorta a una parte de la coronaria derecha, que es distal a la oclusión. **B)** La arteria mamaria se injerta para puentear una obstrucción en la arteria descendente anterior izquierda. (Reimpreso con autorización de Cohen BJ, *Medical Terminology*, 5.ª ed. Philadelphia: Lippincott Williams & Wilkins, 2008.)

Labels in figure: Injerto venoso · Arteria subclavia izquierda · Arteria mamaria interna · Arteria descendente anterior izquierda · A · B

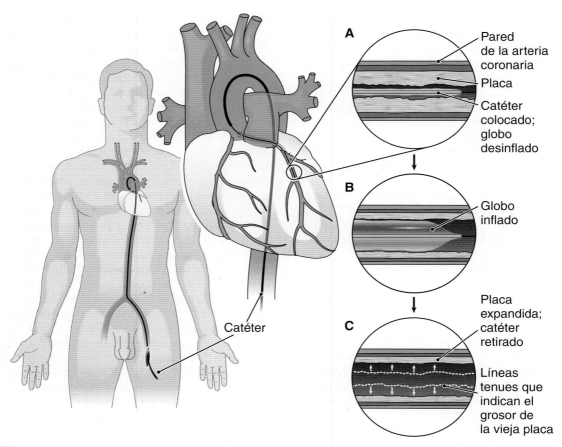

**Figura 14-19** **Angioplastia coronaria. A)** Se inserta el catéter guía en la arteria coronaria. **B)** Un catéter con globo se inserta a través de la oclusión y se infla. **C)** El globo se infla y desinfla hasta que la placa se aplana y los vasos están abiertos. (Reimpreso con autorización de Cohen BJ, *Medical Terminology*, 5th ed. Philadelphia: Lippincott Williams & Wilkins, 2008.)

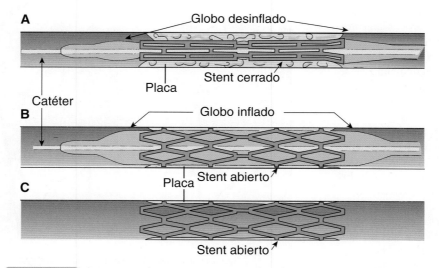

**Figura 14-20** **Stent arterial. A)** El stent cerrado, antes de la inflación del globo. **B)** El stent abierto, con el globo inflado. El stent permanece expandido después de que se desinfla el globo y se retira. **C)** Stent abierto, globo retirado. (Reimpreso con autorización de Cohen BJ, *Medical Terminology*, 5th ed. Philadelphia: Lippincott Williams & Wilkins, 2008.)

## De vuelta a la enfermedad en contexto

### ➤ La cirugía cardíaca de Jaime

Varias semanas después de su ataque, Jaime regresó al hospital para su bypass coronario. Aun cuando su cardiólogo le había explicado detalladamente el procedimiento, Jaime estaba nervioso, ¡en un par de horas un cirujano iba a tener en las manos su corazón!

Ingresó al quirófano y le administraron anestesia general. Mientras el cirujano cardiovascular serruchaba el esternón de Jaime, otro médico le retiraba la vena safena de su pierna. Habiendo separado el esternón y retraído las costillas, el cirujano hizo una incisión en el pericardio que rodea al corazón. A continuación, insertó una cánula dentro de la aurícula derecha y otra en la aorta. El médico conectó la cánula a un aparato para circulación extracorpórea y detuvo los latidos del corazón de Jaime. Ahora, el flujo venoso de la aurícula derecha fluía a través del aparato, mientras se oxigenaba antes de ser bombeado a la aorta del paciente. Entonces, el cirujano preparó la arteria coronaria izquierda para el bypass. Hizo una pequeña incisión en la pared arterial y suturó cuidadosamente el borde del corte de la vena extraída a la abierta. A continuación, suturó el otro borde de la vena a la pequeña abertura que había realizado en la aorta, puenteando la porción ocluida de la coronaria. Él repitió este procedimiento dos veces más en diferentes partes de las coronarias obstruidas, dando a Jaime "un bypass triple". El cirujano lo desconectó de la máquina para circulación extracorpórea y reactivó su corazón. La sangre fluyó a través de los injertos venosos hasta el miocardio de Jaime, puenteando las partes enfermas de las coronarias. ¡La cirugía de Jaime había sido un éxito!

Aunque este capítulo se concentró en términos médicos relacionados con el corazón, el caso de Jaime también contiene terminología relacionada con los vasos sanguíneos. En el capítulo 15, Vasos sanguíneos y circulación sanguínea, examinaremos estos términos con mayor detalle.

14

# Resumen

I. **CIRCULACIÓN Y EL CORAZÓN**
   A. La contracción cardíaca impulsa sangre a través de los vasos sanguíneos
   B. Localización del corazón
      1. En el mediastino
      2. Ligeramente a la izquierda de la línea media; la punta del vértice hacia la izquierda

II. **ESTRUCTURA DEL CORAZÓN**
   A. Capas
      1. Endocardio —capa interna delgada de epitelio
      2. Miocardio —capa muscular gruesa
      3. Epicardio —capa externa delgada de membrana serosa
         a. También se le llama pericardio visceral
   B. Pericardio
      1. Saco que envuelve al corazón
      2. Capa externa fibrosa
      3. Capas internas —membranas serosas parietal y visceral
   C. Características especiales del miocardio
      1. Ligeramente estriado
      2. Discos intercalados
      3. Ramificación de fibras
   D. Divisiones del corazón
      1. Dos lados divididos por tabiques
      2. Cuatro cavidades
         a. Aurículas —cavidades izquierda y derecha que reciben
         b. Ventrículos —cavidades izquierda y derecha que bombean
      3. Cuatro válvulas —evitan el reflujo de sangre
         a. Válvula auriculoventricular derecha (AV) —tricúspide
         b. Válvula auriculoventricular izquierda —mitral o bicúspide
         c. Válvula pulmonar (semilunar) —a la entrada de la arteria pulmonar
         d. Válvula aórtica (semilunar) —a la entrada de la aorta
   E. Suministro de sangre al miocardio
      1. Arterias coronarias —primeras ramas de la aorta; se llenan cuando el corazón se relaja
      2. Seno coronario —recoge sangre venosa del corazón y la vacía en la aurícula derecha

III. **FUNCIÓN DEL CORAZÓN**
   A. Ciclo cardíaco
      1. Diástole —fase de relajación
      2. Sístole —fase de contracción
   B. Gasto cardíaco
      1. Definición —volumen bombeado por cada ventrículo por minuto
      2. Volumen sistólico —cantidad bombeada en cada latido
      3. Frecuencia cardíaca —número de latidos por minuto
   C. Sistema de conducción cardíaca
      1. Nodo senoauricular (marcapasos) —en la punta de la aurícula derecha
      2. Nodo auriculoventricular —entre aurículas y ventrículos
      3. Haz auriculoventricular (haz de His) —en la punta del tabique interventricular
         a. Ramas fasciculares —derecha e izquierda, en ambos lados del tabique
         b. Fibras de Purkinje —ramas a lo largo del miocardio de los ventrículos
   D. Control de la frecuencia cardíaca
      1. Sistema nervioso autónomo
         a. Sistema simpático —acelera la frecuencia cardíaca
         b. Sistema parasimpático —disminuye la frecuencia cardíaca por medio del nervio vago
      2. Otros —hormonas, iones, fármacos
      3. Variaciones en la frecuencia cardíaca
         a. Bradicardia —frecuencia disminuida por debajo de lo normal; menos de 60 latidos/minuto
         b. Taquicardia —frecuencia más rápida de lo normal; más de 100 latidos/minuto
         c. Arritmia sinusal —relacionada con cambios en la respiración
         d. Latido prematuro —extrasístole
   E. Ruidos cardíacos
      1. Normal
         a. $R_1$ ("lub") —ocurre al cerrarse las válvulas auriculoventriculares
         b. $R_2$ ("dup") —se presenta cuando se cierran las válvulas semilunares
      2. Anormal —soplo

IV. **CARDIOPATÍAS**
   A. Clasificación de las cardiopatías
      1. Clasificación anatómica —endocarditis, miocarditis, pericarditis
      2. Clasificación por su causa
   B. Cardiopatías congénitas —presentes al nacimiento

1. Falla del puenteo pulmonar fetal para cerrarse
   a. Comunicación interauricular
   b. Conducto arterioso persistente
2. Comunicación interventricular
3. Estrechamiento de la aorta o de la arteria pulmonar
4. Tetralogía de Fallot
C. Cardiopatía reumática —resultado de un tipo de infección estreptocócica
   1. Estenosis mitral —las valvas de la válvula no abren
   2. Regurgitación mitral —las valvas de la válvula no cierran
D. Enfermedad de las coronarias
   1. Características
      a. Ateroesclerosis —engrosamiento y endurecimiento de las arterias, con placa
      b. Isquemia —falta de sangre a un área irrigada por las arterias bloqueadas
      c. Oclusión coronaria —cierre de las coronarias, como por un trombo (coágulo)
      d. Infarto —área de daño tisular
      e. Angina de pecho —dolor causado por falta de sangre al músculo cardíaco
      f. Ritmo anormal —arritmia
         (1) Aleteo —latidos rápidos, coordinados
         (2) Fibrilación —contracciones rápidas, descontroladas, del músculo cardíaco
         (3) Bloqueo cardíaco —interrupción de la conducción eléctrica
   2. Diagnóstico
      a. ECG
      b. Sustancias en la sangre —creatincinasa MB, troponina
   3. Tratamiento de los ataques cardíacos —reanimación cardiopulmonar, desfibrilación, medicamentos trombolíticos, vigilancia y buenos hábitos de salud
E. Insuficiencia cardíaca —debida a hipertensión, enfermedades, desnutrición, anemia, edad

V. **EL CORAZÓN EN LA VEJEZ**
A. Variaciones individuales en la forma como envejece el corazón
B. Las variaciones comunes incluyen:

1. Disminución en el tamaño del corazón y fuerza de la contracción, flexibilidad de las válvulas y gasto cardíaco
2. Ritmos anormales, falla temporal del sistema de conducción

VI. **PREVENCIÓN DE LAS CARDIOPATÍAS**
A. Factores de riesgo
B. Medidas preventivas —examen físico, dieta adecuada, cese del tabaquismo, ejercicio regular, control de las enfermedades crónicas

VII. **ESTUDIOS DEL CORAZÓN**
A. Estetoscopio —se utiliza para escuchar los ruidos cardíacos
B. Electrocardiograma (ECG, EKG) —registra la actividad eléctrica como ondas
C. Cateterización —se inserta un tubo delgado en el corazón para muestras sanguíneas, registro de presiones y otras pruebas
D. Fluoroscopio —examina el tejido profundo con rayos X; se utiliza para guiar al catéter
E. Ecocardiografía —se aplica ultrasonido para registrar imágenes del corazón en funcionamiento

VIII. **TRATAMIENTO DE LAS CARDIOPATÍAS**
A. Medicamentos —como ejemplos, digital, nitroglicerina, agentes bloqueadores beta adrenérgicos, antiarrítmicos, bloqueadores de los canales lentos del calcio, anticoagulantes
B. Corrección de la arritmia
   1. Marcapasos artificiales —dispositivos electrónicos que se implantan bajo la piel para regular la frecuencia cardíaca
   2. Desfibrilador cardioversor implantable
   3. Destrucción del tejido anormal
C. Cirugía cardíaca
   1. Bypass —se injertan vasos para desviar la sangre alrededor del bloqueo
   2. Angioplastia —se usa un catéter con globo para abrir las arterias bloqueadas
      a. Se coloca un stent para mantener abiertos los vasos
   3. Reemplazo valvular
   4. Trasplante cardíaco
   5. Dispositivos de asistencia ventricular
   6. Corazones artificiales

14

# Preguntas para estudio y revisión

## PARA FORTALECER LA COMPRENSIÓN

*Complete las frases*

**1.** La región torácica central que contiene al corazón es _____.

**2.** La capa del corazón encargada de bombear la sangre es el _____.

**3.** El latido cardíaco se inicia por impulsos eléctricos de_____.

**4.** La falta de sangre a un tejido irrigado por arterias bloqueadas se llama _____.

**5.** El dolor causado por falta de sangre al músculo cardíaco se denomina _____.

*Correspondencia* > Relacione cada enunciado numerado con la frase que corresponda enlistada con letra

___ **6.** Recibe sangre desoxigenada del cuerpo

___ **7.** Recibe sangre oxigenada de los pulmones

___ **8.** Envía sangre desoxigenada a los pulmones

___ **9.** Envía sangre oxigenada al cuerpo

**a.** Aurícula derecha

**b.** Aurícula izquierda

**c.** Ventrículo derecho

**d.** Ventrículo izquierdo

*Opción múltiple*

___ **10.** La transferencia rápida de las señales eléctricas entre las células del músculo cardíaco es promovida por
**a.** La naturaleza estriada de las células
**b.** La ramificación de las células
**c.** La abundancia de mitocondrias dentro de las células
**d.** Los discos intercalados entre las células

___ **11.** Las cavidades superiores del corazón están separadas por
**a.** Disco intercalado
**b.** Tabique interauricular
**c.** Tabique interventricular
**d.** Conducto arterioso

___ **12.** A la secuencia completa de contracción cardíaca y relajación se le llama
**a.** Sístole
**b.** Diástole
**c.** Ciclo cardíaco
**d.** Gasto cardíaco

___ **13.** Un medicamento que reduce la frecuencia y fuerza de las contracciones cardíacas, disminuyendo el tono simpático, se llama
**a.** Anticoagulante
**b.** Antiarrítmico
**c.** Bloqueador de los canales lentos del calcio
**d.** Bloqueador adrenérgico beta

___ **14.** El conducto arterioso desvía sangre de
**a.** Los pulmones a la aorta
**b.** Los pulmones a la vena cava superior
**c.** La aorta a los pulmones
**d.** La vena cava superior a los pulmones

___ **15.** Una variación regular en la frecuencia cardíaca debida a cambios en la frecuencia y profundidad de la respiración se llama
**a.** Soplo
**b.** Cianosis
**c.** Arritmia sinusal
**d.** Stent

## CONCEPTOS DE COMPRENSIÓN

**16.** Diferenciar entre los términos de cada uno de los siguientes pares:

- **a.** Circuito pulmonar y circuito sistémico
- **b.** Arteria coronaria y seno coronario
- **c.** Pericardio seroso y pericardio fibroso
- **d.** Sístole y diástole

**17.** Explicar el propósito de las cuatro válvulas cardíacas y describir su estructura y localización. ¿Qué evita que las válvulas se abran hacia atrás?

**18.** Refiera el paso de sangre desde la vena cava superior a los pulmones, y después de los pulmones a la aorta.

**19.** Describa el orden en el que viajan los impulsos eléctricos a través del corazón. ¿Cómo se le llama a la interrupción de estos impulsos en el sistema de conducción cardíaco?

**20.** Coteje los efectos de los sistemas nerviosos simpáticos y parasimpáticos sobre la función cardíaca

**21.** Compare y contraste las siguientes alteraciones:

- **a.** Endocarditis y pericarditis
- **b.** Taquicardia y bradicardia
- **c.** Soplo funcional y soplo orgánico
- **d.** Aleteo y fibrilación
- **e.** Comunicación interauricular y comunicación interventricular

**22.** ¿Qué parte juegan las infecciones en la cardiopatía reumática?

**23.** Enliste algunos cambios relacionados con la edad sobre el corazón

## PENSAMIENTO CONCEPTUAL

**24.** En la historia del caso, Jaime sufrió un infarto miocárdico masivo. ¿Qué puede hacer Jaime para disminuir el riesgo de que le suceda nuevamente? ¿Qué factores de riesgo no pueden ser cambiados? Aplique su conocimiento sobre estos factores a su propia vida, o a la vida de alguien que usted conozca.

**25.** Ana, una niña de tres meses de edad, es llevada al médico por sus padres. Ellos han notado que cuando llora le falta la respiración y se pone azul. El doctor la examina y observa que está letárgica, pequeña para su edad, y que tiene un soplo sonoro en su válvula mitral. Con esta información, explique la causa de los síntomas de Ana.

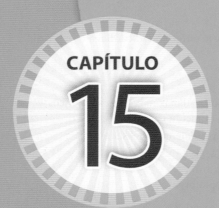

# CAPÍTULO 15

# Vasos sanguíneos y circulación sanguínea

## Objetivos de aprendizaje

Después de estudiar cuidadosamente este capítulo, será capaz de:

1. Diferenciar entre los cinco tipos de vasos sanguíneos en relación con su estructura y función
2. Comparar los circuitos pulmonar y sistémico en relación con su localización y función
3. Nombrar las cuatro secciones de la aorta y enlistar las principales ramas de cada sección
4. Definir *anastomosis*, citar su función y dar varios ejemplos
5. Comparar a las venas superficiales y profundas y dar ejemplos de cada tipo
6. Nombrar los principales vasos que drenan en la vena cava superior e inferior
7. Definir *seno venoso* y dar varios ejemplos de senos venosos
8. Describir la estructura y función del sistema portal hepático
9. Explicar las fuerzas que afectan el intercambio a través de la pared capilar
10. Describir los factores que regulan el flujo sanguíneo
11. Definir *pulso* y enlistar los factores que afectan la frecuencia del pulso
12. Nombrar los factores que influyen sobre la presión arterial
13. Explicar la forma como habitualmente se mide la presión arterial
14. Dar razones por las que debe controlarse la hipertensión arterial
15. Enlistar algunas alteraciones que afectan a los vasos sanguíneos
16. Enumerar pasos de los primeros auxilios en caso de hemorragia
17. Mencionar cuatro tipos de choque

## Términos clave escogidos

Los siguientes términos, y otros que aparecen en **negritas** dentro del capítulo, se definen en el Glosario

anastomosis
aneurisma
aorta
arteria
arteriola
ateroesclerosis
barorreceptor
capilar
choque
émbolo
endarterectomía
endotelio
esfigmomanómetro
flebitis
hemorragia
hipertensión
hipotensión
isquemia
pulso
seno venoso
sinusoide
trombo
vasoconstricción
vasodilatación
vena
vena cava
vena varicosa
vénula

**the Point**

Consulte la página web para el material complementario de este capítulo.

# La enfermedad en contexto

> ## El segundo caso de Reynaldo: urgencia por embolia

"Yahora, noticias desde nuestra sección de deportes. El día de ayer, el receptor abierto Reynaldo García fue retirado del campo de juego con una fractura femoral. El equipo médico no espera que regrese sino hasta finales de temporada." Reynaldo apagó la televisión del hospital con su control remoto y cerró los ojos por un momento. Las últimas 24 horas habían sido un torbellino —primero la lesión, después la cirugía y ahora la posibilidad de un largo camino para recuperarse. *Bueno, antes ya he pasado situaciones peores*, pensó Reynaldo antes de dormirse.

Dentro del mulso de Reynaldo, su fémur empezó a sanar por sí solo, pero acechaba una situación aún más peligrosa en la vena femoral contigua al hueso fracturado. Durante el accidente, el interior de la delgada pared venosa había sido lesionado. Aunque le habían aplicado heparina (un anticoagulante) tras su cirugía, las plaquetas se habían adherido a la vena dañada y habían formado un pequeño coágulo sobre la capa interna del vaso. Ahora que la pierna de Reynaldo estaba inmovilizada, la sangre fluía por la vena femoral más lentamente. Esta estasis femoral permitió que más y más plaquetas se pegaran en el sitio del coágulo hasta que finalmente su vena se obstruyó por completo. Reynaldo había desarrollado una trombosis venosa profunda. La sangre continuó fluyendo dentro de su pierna a través de su arteria femoral, pero no podía regresar por la vena. Su pierna empezó a inflamarse y se puso roja debido a la acumulación de sangre dentro de ella. Aunque estaba dormido, Reynaldo sintió ciertas molestias por la hinchazón y alternó el peso para aliviarla. Este leve movimiento provocó que un pequeño trozo del coágulo se escapase del trombo y fuera arrastrado hasta su corazón. Entonces, ¡Reynaldo había desarrollado una embolia!

Un coágulo sanguíneo viaja por las venas sistémicas de Reynaldo hacia su corazón y pulmones. En este capítulo analizaremos el papel importante que juega el sistema vascular para llevar la sangre hacia y desde los tejidos. Más adelante en el capítulo, veremos cómo el equipo médico encargado manejó esta nueva urgencia.

os vasos sanguíneos, junto con las cuatro cavidades del corazón, forman un sistema cerrado en el que la sangre es llevada desde y hacia los tejidos. Aunque la sangre completa no abandona los vasos, los componentes del plasma y los líquidos tisulares pueden ser intercambiados a través de las paredes de unos delgados vasos, los capilares.

El sistema vascular es fácil de comprender si usted consulta las ilustraciones de este capítulo en las que se describen los vasos. Cuando agregue esta información a lo que ya sabe usted sobre el corazón y la sangre, tendrá un panorama más completo del sistema cardiovascular, como un todo.

## Vasos sanguíneos

Los vasos sanguíneos pueden ser divididos en cinco grupos, nombrados según la secuencia del flujo de sangre desde el corazón:

1. Las **arterias** llevan sangre desde el corazón hacia los tejidos. Los ventrículos cardíacos bombean sangre en las arterias.

2. Las **arteriolas** son pequeñas subdivisiones de las arterias. Llevan sangre hacia los capilares.

3. Los **capilares** son delgados y pequeños vasos que permiten el intercambio entre sistemas. Estos intercambios ocurren entre la sangre y las células corporales y entre la sangre y el aire en los tejidos pulmonares. Los capilares conectan a las arteriolas con las vénulas.

4. Las **vénulas** son pequeños vasos que reciben sangre de los capilares e inician su transporte de regreso al corazón.

5. Las **venas** son vasos formados por la convergencia de vénulas. Continúan el transporte de la sangre hasta que regresa al corazón.

**PUNTO DE REVISIÓN** `15-1` ➤ ¿Cuáles son los cinco tipos de vasos sanguíneos?

## Circuitos sanguíneos

Los vasos en conjunto pueden subdividirse en dos grupos, o circuitos: pulmonares y sistémicos. La figura 15-1 diagrama el flujo de sangre en un sistema cerrado y los vasos en estos dos circuitos. La relación anatómica real de estos circuitos al corazón se muestra en el capítulo 14, figura 14-4.

**EL CIRCUITO PULMONAR** El **circuito pulmonar** envía sangre a los pulmones, en donde se elimina el dióxido de carbono y es reemplazado por oxígeno. Los vasos pulmonares que llevan sangre hacia y desde los pulmones incluyen los siguientes:

1. El tronco pulmonar y sus ramas arteriales, las cuales llevan sangre desde el ventrículo derecho a los pulmones.

2. Los capilares y los pulmones, a través de los cuales se intercambian los gases.

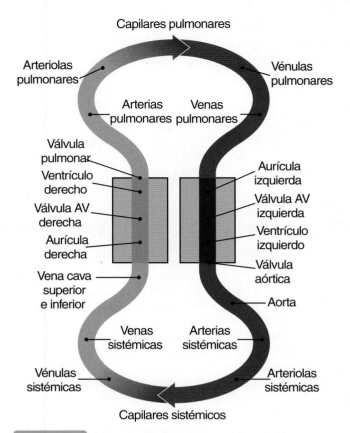

**Figura 15-1**  **Flujo sanguíneo en un sistema cerrado de vasos.** El contenido de oxígeno cambia conforme la sangre fluye a través de los capilares. [ **ACERCAMIENTO** ➤ Con base en el código de colores, ¿cuáles vasos recogen oxígeno? ¿Cuáles lo liberan? ]

3. Las venas pulmonares, que llevan sangre de regreso a la aurícula izquierda.

Los vasos pulmonares difieren de los del circuito sistémico en que las arterias pulmonares llevan sangre *baja* en oxígeno, y las venas pulmonares transportan sangre *rica* en oxígeno. El resto de las arterias lleva sangre altamente oxigenada, y el resto de las venas lleva sangre baja en oxígeno.

**EL CIRCUITO SISTÉMICO** El **circuito sistémico** sirve al resto del organismo. Estos vasos suplen de nutrimentos y oxígeno a todos los tejidos y les retiran materiales de desecho para su eliminación. Los vasos sistémicos incluyen los siguientes:

1. La **aorta,** que recibe sangre del ventrículo izquierdo y después sus ramas, dentro de las arterias sistémicas, llevan sangre a los tejidos.

2. Los capilares sistémicos, a través de los cuales se intercambian materiales.

3. Las venas sistémicas, las cuales llevan a la sangre de regreso al corazón. La sangre venosa fluye dentro de la aurícula derecha del corazón, a través de la vena cava superior y la vena cava inferior.

**PUNTO DE**
**REVISIÓN** **15-2** ➤ ¿Cuáles son los dos circuitos
sanguíneos y qué áreas sirven cada
uno de ellos?

## Estructura vascular

Las arterias tienen paredes gruesas debido a que deben ser lo suficientemente fuertes para recibir sangre bombeada bajo presión desde los ventrículos cardíacos (fig. 15-2). Las tres túnicas (capas) de las arterias se asemejan a las tres capas tisulares del corazón. Desde su parte interna a la externa, son:

1. La membrana más interna de células epiteliales simples, planas, constituye el **endotelio**, que forma una superficie suave sobre la cual la sangre fluye fácilmente.

2. La capa intermedia y más gruesa está constituida por músculo liso (involuntario), el cual está regido por el sistema nervioso autónomo.

3. Una túnica externa compuesta de tejido conjuntivo de sostén.

El tejido elástico entre las capas de la pared arterial permite a estos vasos estirarse cuando reciben sangre y después regresar a su tamaño original. La cantidad de tejido elástico disminuye conforme las ramas arteriales se hacen más pequeñas.

Las pequeñas subdivisiones de las arterias, las arteriolas, tienen paredes delgadas en las que hay un poco de tejido conjuntivo elástico y más de músculo liso. El sistema nervioso autónomo controla este músculo involuntario. Los vasos se estrechan (constriñen) cuando el músculo se contrae y se ensanchan (dilatan) cuando el músculo se relaja. De esta forma, las arteriolas regulan la cantidad de sangre que entra en los tejidos en un momento dado. Los cambios en el diámetro de las arteriolas también son un factor vital para el control de la presión arterial.

Los microscópicos capilares que conectan arteriolas y vénulas tienen las paredes más delgadas de cualquier otro vaso: capas de una sola célula. Las paredes capilares son transparentes y están constituidas de células epiteliales lisas, escamosas, que son continuación del recubrimiento arterial. La delgadez de estas paredes permite el intercambio entre la sangre y las células corporales, y entre el tejido pulmonar y el aire externo. Los capilares limítrofes son el centro más importante de actividad de todo el sistema circulatorio. Su función se explica más adelante, en este capítulo (v. recuadro 15-1, Capilares).

> **thePoint** Visite **thePoint** para ver microfotografías de capilares en cortes longitudinal y transverso.

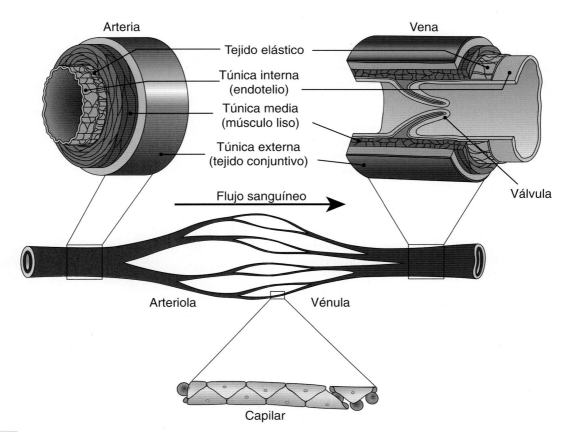

Arteria

Vena

Tejido elástico

Túnica interna (endotelio)

Túnica media (músculo liso)

Túnica externa (tejido conjuntivo)

Válvula

Flujo sanguíneo

Arteriola

Vénula

Capilar

**Figura 15-2** **Cortes de pequeños vasos sanguíneos.** Los dibujos muestran la gruesa pared de una arteria, la delgada pared de una vena y la pared de una sola capa de un capilar. También se muestra una válvula venosa. La flecha indica la dirección del flujo sanguíneo. **[ ACERCAMIENTO** ➤ ¿Cuáles vasos tienen válvulas que controlan el flujo sanguíneo? **]**

15

## Capilares: las zonas de libre comercio del cuerpo

El intercambio de sustancias entre células y la sangre ocurre a lo largo de casi 80,000 kilómetros de capilares. La velocidad de intercambio varía, ya que con base en su estructura los distintos tipos de capilares tienen diferente permeabilidad.

Los capilares continuos son el tipo más común y se encuentran en el músculo, tejido conjuntivo, pulmones y sistema nervioso central (SNC). Estos capilares están compuestos de una capa continua de células endoteliales. Hay células adjuntas que se adhieren libremente una a otra, con aberturas pequeñas entre ellas llamadas fisuras intercelulares. Aunque los capilares continuos son los menos permeables, el agua y pequeñas moléculas pueden difundirse fácilmente a través de sus paredes. Las moléculas grandes, como las proteínas plasmáticas y las células sanguíneas, no pueden hacerlo. En ciertas regiones corporales, como el SNC, las células epiteliales adjuntas se unen estrechamente, haciendo impermeables a los capilares para muchas sustancias (v. recuadro 10-1, La barrera hematoencefálica, en el cap. 10 sobre este tema).

Los capilares fenestrados son mucho más permeables que los capilares continuos, ya que tienen muchos orificios, o fenestraciones, en el endotelio. Estos capilares con forma de tamiz son permeables al agua y a solutos tan grandes como los péptidos. En el tracto digestivo, los capilares fenestrados consienten una rápida absorción de agua y nutrimentos dentro del torrente sanguíneo. En los riñones, permiten una rápida filtración del plasma sanguíneo, el primer paso para la formación de orina.

Los capilares discontinuos, o sinusoides, son los más permeables. Además de los fenestrados, tienen grandes espacios entre las células endoteliales que permiten el intercambio de agua, grandes solutos, como las proteínas plasmáticas, e incluso células sanguíneas. Las sinusoides se encuentran en el hígado y la médula ósea, por ejemplo. La albúmina, factores de coagulación y otras proteínas formadas en el hígado entran al torrente sanguíneo a través de las sinusoides. En la médula ósea, las nuevas células sanguíneas formes viajan a través de las sinusoides para llegar al torrente sanguíneo.

---

Las venas más pequeñas, las vénulas, se forman por la unión de capilares, y sus paredes son sólo ligeramente más gruesas que las de los capilares. Conforme las vénulas convergen para formar venas, el músculo liso en las paredes vasculares se hace más grueso y las vénulas empiezan a adquirir las capas adicionales que se encuentran en los vasos más grandes.

Las paredes de las venas tienen las mismas tres capas que tienen las arterias. Sin embargo, la túnica media de músculo liso es relativamente delgada en las venas. Una pared venosa es mucho más delgada que la pared de una arteria comparable en tamaño. Estos vasos también tienen menos tejido elástico entre sus capas. Como resultado, la sangre dentro de las venas viaja con menos presión. Debido a sus paredes delgadas, las venas fácilmente se colapsan. Una ligera presión sobre una vena por un tumor u otra masa compresiva puede interferir con el retorno de flujo sanguíneo.

La mayoría de las venas está equipada con válvulas de una vía que permite a la sangre fluir en una sola dirección: hacia el corazón (fig. 15-2). Estás válvulas son más numerosas en las venas de las extremidades. La figura 15-3 es un corte transversal de una arteria y una vena como se aprecian bajo el microscopio.

**PUNTO DE REVISIÓN 15-3** ➤ ¿Qué tipo de tejido constituye la capa media de las arterias y venas, y cómo se controla este tejido?

**PUNTO DE REVISIÓN 15-4** ➤ ¿Cuántas capas celulares constituyen la pared de un capilar?

## Arterias sistémicas

Las arterias sistémicas inician en la aorta, la arteria más grande, que mide cerca de 2.5 cm de diámetro. Este vaso re-

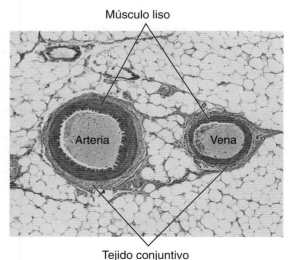

Músculo liso

Arteria

Vena

Tejido conjuntivo

**Figura 15-3** **Corte transversal de una arteria y una vena.** Se observan el músculo liso y el tejido conjuntivo de los vasos en esta microfotografía. (Reimpreso con autorización de Cormack DH. *Essential Histology,* 2nd ed. Philadelphia: Lippincott Williams & Wilkins, 2001.) **[ACERCAMIENTO** ➤ ¿Qué tipo de vaso muestra la pared más gruesa?**]**

cibe sangre del ventrículo izquierdo y entonces se dirige hacia el cuerpo, ramificándose a todos los órganos.

## La aorta y sus partes

La aorta asciende hacia la derecha desde el ventrículo izquierdo. Después se curva hacia la izquierda. Continúa hacia abajo, posterior al corazón y anterior a la columna vertebral, a través del diafragma, y después hacia el abdomen (figs. 15-4 y 15-5). La aorta es una arteria continua, pero puede dividirse en secciones:

1. La **aorta ascendente** es cercana al corazón y está dentro del saco pericárdico.

2. El **arco aórtico** se curva desde la derecha hacia la izquierda, extendiéndose por la parte posterior.

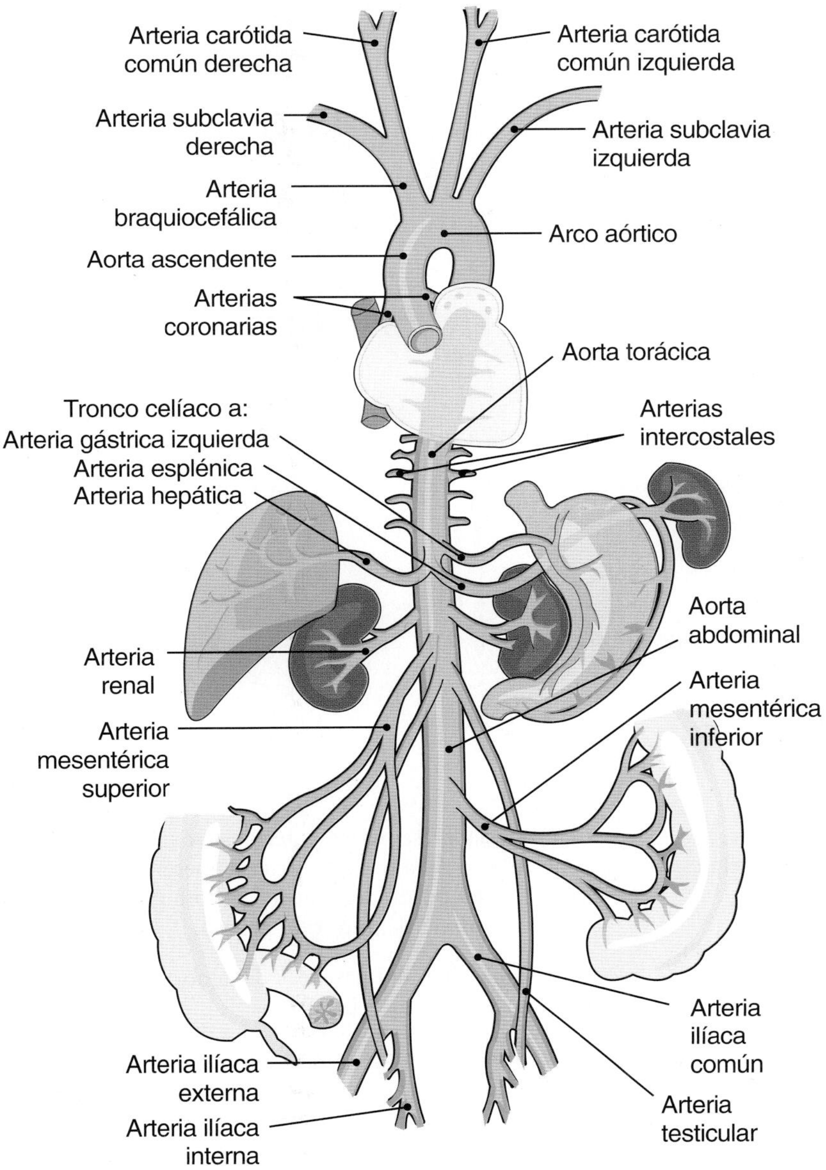

3. La **aorta torácica** se ubica anterior a la columna vertebral, posterior al corazón y en el espacio detrás de la pleura.

4. La **aorta abdominal** es la parte más larga de la aorta, y llega hasta la cavidad abdominal.

La aorta torácica y la aorta abdominal forman la aorta descendente.

**RAMAS DE LA AORTA ASCENDENTE Y DEL ARCO AÓRTICO** La primera parte de la aorta, o aorta ascendente, tiene dos ramas cercanas al corazón, llamadas las **arterias coronarias derechas**, las cuales riegan al músculo cardíaco. Éstas forman una corona alrededor de la base del corazón y envían ramificaciones a todo el miocardio.

El arco aórtico, localizado más allá de la aorta ascendente, se divide en tres grandes ramas.

1. La **arteria braquiocefálica** es un pequeño vaso que irriga al brazo y a la cabeza sobre su lado derecho. Después de extenderse hacia arriba, un poco menos de 5 cm, se divide en la **arteria subclavia derecha**, que se extiende bajo la clavícula derecha e irriga a la extremidad superior derecha (brazo), y la **arteria carótida común derecha**, la cual irriga el lado derecho del cuello, cabeza y cerebro. Observe que la arteria braquiocefálica es de un solo lado.

2. La **arteria carótida común izquierda** se extiende hacia arriba desde la parte más alta del arco aórtico. Irriga el lado izquierdo del cuello y la cabeza.

3. La **arteria subclavia izquierda** se extiende bajo la clavícula izquierda e irriga la extremidad superior izquierda. Esta es la última rama del arco aórtico.

**RAMAS DE LA AORTA DESCENDENTE** La aorta torácica irriga ramas de la pared torácica y el **esófago**, los bronquios (subdivisiones de la tráquea) y las subdivisiones tipo árbol de los pulmones. Habitualmente son nueve a 10 pares de **arterias intercostales** que se extienden entre las costillas, enviando ramas a los músculos y otras estructuras de la pared torácica.

La aorta abdominal tiene ramas de un solo lado que se extienden en forma anterior y junta ramas que se extienden

**Figura 15-4** **La aorta y sus ramas.** [ACERCAMIENTO ➤ ¿Cuántas arterias braquiocefálicas hay aquí?]

Etiquetas de la figura:
- Arteria carótida común derecha
- Arteria carótida común izquierda
- Arteria subclavia derecha
- Arteria subclavia izquierda
- Arteria braquiocefálica
- Arco aórtico
- Aorta ascendente
- Arterias coronarias
- Aorta torácica
- Tronco celíaco a:
- Arteria gástrica izquierda
- Arteria esplénica
- Arteria hepática
- Arterias intercostales
- Arteria renal
- Aorta abdominal
- Arteria mesentérica superior
- Arteria mesentérica inferior
- Arteria ilíaca externa
- Arteria ilíaca interna
- Arteria ilíaca común
- Arteria testicular

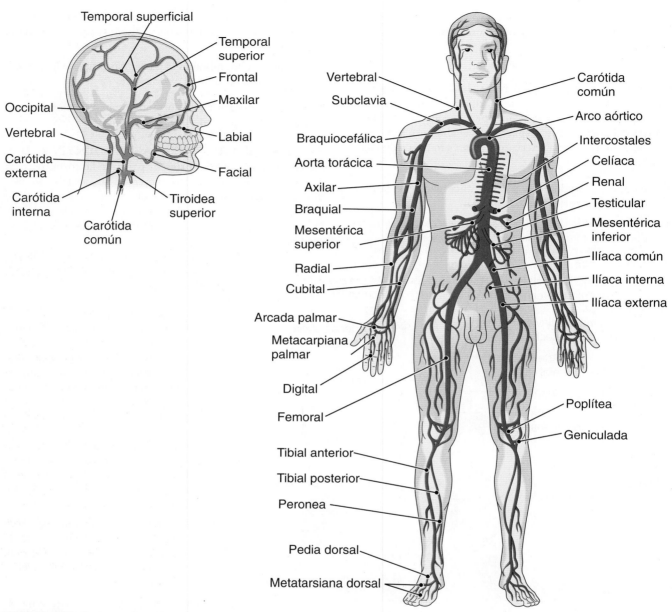

**Figura 15-5** **Principales arterias sistémicas.**

en su cara lateral. Los vasos disparejos son grandes arterias que irrigan a las vísceras abdominales. Las ramas viscerales más importantes son:

1. El **tronco celíaco** es una arteria corta, con 1.25 cm de longitud, que se subdivide en tres ramas: la **arteria gástrica izquierda** que va al estómago, la **arteria esplénica** que llega al bazo, y la **arteria hepática**, que irriga sangre oxigenada al hígado.

2. La **arteria mesentérica superior**, la más larga de estas ramas, lleva sangre a la mayor parte del intestino delgado y a la primera mitad del intestino grueso.

3. La **arteria mesentérica inferior**, más pequeña, se localiza por debajo de la arteria mesentérica superior y cerca del borde de la aorta abdominal, e irriga a la segunda mitad del intestino grueso.

Las ramas laterales pareadas de la aorta incluyen los siguientes vasos derechos e izquierdos:

1. Las **arterias frénicas** irrigan al diafragma.

2. Las **arterias suprarrenales** llevan sangre a las glándulas suprarrenales.

3. Las **arterias renales**, las más grandes de este grupo, irrigan a los riñones.

4. Las **arterias ováricas** en la mujer y las **arterias testiculares** en el varón (antes llamadas arterias espermáticas) irrigan a las glándulas sexuales.

5. Cuatro pares de **arterias lumbares** se extienden hasta la musculatura de la pared abdominal.

**PUNTO DE REVISIÓN 15-5** ➤ ¿Cuáles son las subdivisiones de la aorta, la arteria más grande?

## Las arterias ilíacas y sus subdivisiones

La aorta abdominal finalmente se divide en dos **arterias ilíacas comunes**. Estos vasos, de aproximadamente 5 cm de longitud, se extienden hacia la pelvis, en donde se subdividen en la **arteria ilíaca interna** y una **externa** (fig. 15-5). Los vasos ilíacos internos envían ramas a los órganos pélvicos, incluyendo la vejiga urinaria, recto y algunos órganos reproductivos.

Cada arteria ilíaca externa continúa hasta el muslo, donde se llama **arteria femoral**. Este vaso da origen a las ramas del muslo y se convierte en la **arteria poplítea**, la cual se subdivide por debajo de la rodilla. Las subdivisiones incluyen las **arterias tibiales** posterior y anterior, y la **pedia dorsal**, que irriga a la pierna y al pie.

## Arterias que ramifican en el brazo y la cabeza

Cada arteria carótida común viaja a lo largo de la tráquea, envuelta en una vaina, con la vena yugular interna y el nervio vago. Anterior al ángulo de la mandíbula (maxilar inferior) se ramifica en las **arterias carótidas externa** e **interna** (fig. 15-5). Usted puede palpar el pulso de la arteria carótida en la parte anterior del músculo esternocleidomastoideo, en el cuello y por debajo de la mandíbula. La arteria carótida interna va hacia la cabeza y se ramifica para irrigar el ojo, la porción anterior del cerebro y otras estructuras del cráneo. La arteria carótida externa se ramifica a la glándula tiroides y a otras partes de la cabeza y la porción superior del cuello.

La **arteria subclavia** irriga al brazo y a la mano. Sin embargo, su primera rama es la **arteria vertebral**, que pasa a través de la apófisis transversa de las primeras seis vértebras cervicales y lleva sangre al cerebro posterior. La arteria subclavia cambia de nombre conforme viaja a través del brazo y se ramifica en el brazo y en la mano. Primero se convierte en la **arteria axilar**, en la axila. La parte más larga de este vaso, la **arteria braquial**, es propiamente del brazo. La arteria braquial se subdivide en dos ramas cerca del codo: la **arteria radial**, que continúa hacia abajo, del lado del pulgar, al antebrazo y muñeca, y la **arteria cubital**, que se extiende por la parte media o del lado del dedo meñique, junto a la mano.

De manera similar a las grandes ramas de un árbol que se dividen en limbos de distintos tamaños, así el árbol arterial tiene muchas subdivisiones. Pueden incluirse cientos de nombres, pero sólo mencionaremos algunos de ellos.

**PUNTO DE REVISIÓN 15-6** ➤ ¿Qué arterias se forman por la división final de la aorta abdominal?

**PUNTO DE REVISIÓN 15-7** ➤ ¿Qué áreas están irrigadas por la arteria braquiocefálica?

## Anastomosis

La **anastomosis** es una comunicación entre dos vasos. Por medio de las anastomosis arteriales, la sangre llega a órganos vitales por más de una vía. Algunos ejemplos de estas uniones arteriales terminales son las siguientes:

- El **polígono de Willis** (fig. 15-6) recibe sangre de las dos arterias carótidas internas y de la **arteria basilar**, la cual se forma por la unión de las dos arterias vertebrales. Este círculo arterial se ubica bajo el centro cerebral y envía ramas al cerebro y otras partes de éste.

- El **arco palmar superficial** está formado por la unión de las arterias radial y cubital de la mano. Envía ramas a la mano y a los dedos.

- Los arcos **mesentéricos** se constituyen por comunicaciones entre ramas de los vasos que irrigan sangre al tracto intestinal.

- Los **arcos arteriales** se forman por la unión de ramas de la arteria tibial en el pie. Hay anastomosis similares en otras partes del cuerpo.

Las anastomosis arteriovenosas son comunicaciones sanguíneas que se encuentran en pocas áreas, incluyendo los oídos externos, manos y pies. En este tipo de comunicación, un pequeño vaso conocido como **metarteriola**, o *canal de tránsito*, conecta el sistema arterial directamente con el sistema venoso, evitando los capilares (fig. 15-7). Esta vía proporciona un flujo sanguíneo más rápido y un mayor volumen de sangre a estas áreas, con lo que las protege del congelamiento en climas fríos.

**PUNTO DE REVISIÓN 15-8** ➤ ¿Qué es una anastomosis?

# Venas sistémicas

Mientras que la mayoría de las arterias se localizan en áreas protegidas y profundas del cuerpo, muchas de las principales venas sistémicas se encuentran cerca de la superficie (fig. 15-8). Las más importantes de las **venas superficiales** se localizan en las extremidades, e incluyen las siguientes:

- Las venas del reverso de la mano y del frente del codo. Las del codo con frecuencia se utilizan para extraer sangre con fines de prueba, así como para inyecciones intravenosas. Las más grandes de este grupo son las venas **cefálica**, **basílica** y **cubital media**.

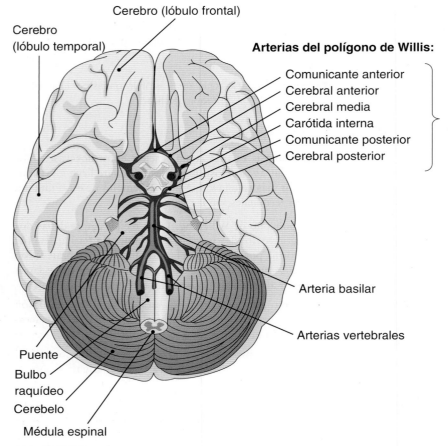

Cerebro (lóbulo temporal)

Cerebro (lóbulo frontal)

**Arterias del polígono de Willis:**

Comunicante anterior
Cerebral anterior
Cerebral media
Carótida interna
Comunicante posterior
Cerebral posterior

Arteria basilar

Arterias vertebrales

Puente
Bulbo raquídeo
Cerebelo
Médula espinal

**Figura 15-6** **Arterias que irrigan al encéfalo.** El corchete a la derecha agrupa las arterias que constituyen el polígono de Willis.

## La vena cava y sus tributarias

Dos grandes venas reciben sangre de los vasos sistémicos y la vacían directamente en la aurícula derecha del corazón. Las venas de la cabeza, cuello, extremidades superiores y tórax, drenan en la **vena cava superior**. Este vaso está formado por la unión de las venas braquiocefálicas derecha e izquierda, las cuales drenan la cabeza, cuello y extremidades superiores. La vena impar **ácigos**, drena las venas de la pared torácica y las vacía en la vena cava superior, justo antes de los últimos vaciados en el corazón (fig. 15-8) (*ácigos* viene del griego que significa "sin par").

La **vena cava inferior**, la cual es más larga que la vena cava superior, regresa sangre de áreas localizadas por debajo del diafragma. Inicia en el abdomen inferior con la unión de las dos venas ilíacas comunes; después asciende a lo largo de la pared posterior del abdomen, a través de un ranura en la parte posterior del hígado, a través del diafragma y finalmente a través del tórax inferior, para vaciar en la aurícula derecha.

El drenaje en la vena cava inferior es más complicado que el de la vena cava superior. Las grandes venas localizadas por debajo del diafragma pueden dividirse en dos grupos:

■ Las **venas safenas** de las extremidades inferiores, que son las venas más largas del cuerpo. La gran safena inicia en el pie y se extiende hacia arriba, a la parte media de la pierna, rodilla y muslo. Finalmente vacía en la vena femoral, cerca de la ingle.

Las **venas profundas** tienden a ser paralelas a las arterias y habitualmente tienen el mismo nombre de la arteria correspondiente. Ejemplos de estas incluyen los vasos **ilíacos** de la parte inferior del cuerpo, y los **braquiales, axilares** y **subclavios** de las extremidades superiores. Hay excepciones en las venas de la cabeza y el cuello. Las dos **venas yugulares** a cada lado del cuello drenan las áreas irrigadas por las arterias carótidas (*yugular* proviene del latín, y significa "cuello"). La más grande de las dos venas, la yugular interna, recibe sangre de grandes venas (seno venoso craneal) que drenan la cabeza y otras partes del cuello y la cara. La yugular externa más pequeña drena las áreas irrigadas por la arteria carótida externa. Ambas venas se vacían directamente en la vena subclavia. A cada lado de la unión de las venas subclavia y yugular se forma una **vena braquiocefálica** (fig. 15-8). (Recuerde que hay *una* sola arteria cefálica.)

■ Las venas derecha e izquierda que drenan partes correspondientes y órganos. Incluyen las venas **ilíacas** cercanas a la ingle; cuatro pares de **venas lumbares** desde el tronco dorsal y la médula espinal; las **venas testiculares** que vienen de los testículos y las **venas ováricas**, de los ovarios; las **venas renal** y **suprarrenal** de los riñones y las glándulas suprarrenales cercanas a los riñones; y finalmente las grandes **venas hepáticas**, del hígado. En su mayoría, estas venas vacían directamente en la vena cava inferior. La testicular izquierda y la ovárica izquierda vacían en la vena renal izquierda, la cual lleva esta sangre a la vena cava inferior; estas venas son excepciones de la regla de que las venas pares vacían directamente en la vena cava.

■ Las venas impares que drenan al bazo y partes del tracto digestivo (estómago e intestino) vacían en la llamada **vena hepática portal**. A diferencia de otras venas, que vacían en la vena cava inferior, la vena hepática portal es parte de un sistema especial que permite a la sangre circular a través del hígado antes de regresar al corazón. Este sistema portal hepático se describirá más adelante con mayor detalle.

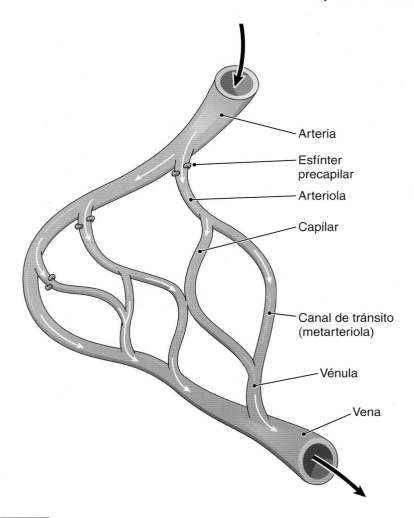

Arteria

Esfínter precapilar

Arteriola

Capilar

Canal de tránsito (metarteriola)

Vénula

Vena

**Figura 15-7**  **Red capilar que muestra una comunicación arteriovenosa (anastomosis).** Un vaso conectante, conocido como canal de tránsito o metarteriola, lleva sangre directamente desde una arteriola a una vénula, bordeando los capilares.

**PUNTO DE REVISIÓN** **15-9** ➤ Las venas se describen como superficiales o profundas. ¿Qué significa superficial?

**PUNTO DE REVISIÓN** **15-10** ➤ ¿Cuáles dos grandes venas drenan los vasos sanguíneos sistémicos y vacían en la aurícula derecha?

## Senos venosos

La palabra *seno* significa "espacio" u "orificio." Un **seno venoso** es un gran canal que drena sangre desoxigenada, pero no tiene la estructura tubular habitual de las venas. Un ejemplo de seno venoso es el **seno coronario**, que recibe la mayoría de la sangre de la pared cardíaca (v. fig. 14-8 en el cap. 14). Se ubica entre la aurícula izquierda y el ventrículo izquierdo de la superficie posterior del corazón, y vacía directamente en la aurícula derecha, junto con las dos venas cavas.

Otro importante seno venoso es el **seno venoso craneal**, localizado dentro del cráneo; drena las venas de todo el cerebro (fig. 15-9). Los senos venosos craneales mayores son los siguientes:

- Los dos **senos cavernosos**, situados por detrás de los globos oculares, drenan las **venas oftálmicas**. Dan origen a los **senos petrosos**, que drenan en las venas yugulares.

- El **seno sagital superior** es un largo espacio único localizado en la línea media por arriba del encéfalo, y en la fisura entre los dos hemisferios cerebrales. Termina en una prolongación llamada la **confluencia de senos**.

- Los dos **senos transversos**, también conocidos como **senos laterales**, son grandes espacios entre las capas de la duramadre (la membrana más externa alrededor del encéfalo). Inician en la parte posterior de la confluencia de senos y se extienden en forma lateral. Conforme cada seno se extiende alrededor del interior del cráneo, recibe sangre adicional, incluyendo sangre drenada del seno sagital inferior y del seno longitudinal. Casi toda la sangre que deja al encéfalo a la larga se vacía en uno de los senos transversos. Cada seno se extiende en situación anterior para vaciarse en una vena yugular interna, la cual pasa entonces a través de un canal en el cráneo para continuar hacia abajo al cuello.

**PUNTO DE REVISIÓN** **15-11** ➤ ¿Qué es un seno venoso?

## El sistema portal hepático

Casi siempre, cuando la sangre deja el lecho capilar, fluye directamente de regreso al corazón. Sin embargo, en un sistema portal, la sangre circula a través de un segundo lecho capilar, habitualmente en un segundo órgano, antes de regresar al corazón. Un sistema portal es un tipo de desviación en la vía de retorno venoso que transporta materiales directamente de un órgano a otro. El capítulo 12 describe el pequeño sistema portal local que lleva secreciones desde el hipotálamo a la glándula hipófisis. Un sistema portal más grande es el **sistema hepático portal**, el cual lleva sangre de los órganos abdominales al hígado (fig. 15-10).

El sistema portal hepático incluye las venas que drenan sangre desde los capilares en el bazo, estómago, páncreas e intestinos. En lugar de vaciar la sangre directamente en la vena

15

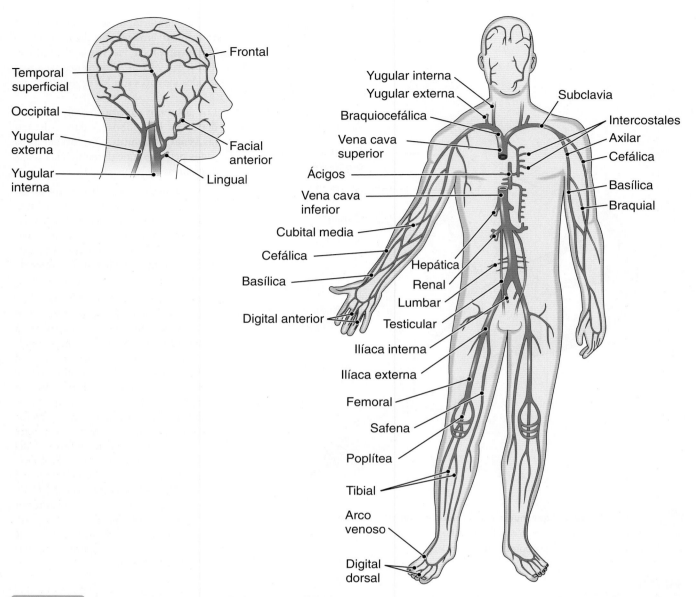

**Figura 15-8**  **Principales venas sistémicas.** [ACERCAMIENTO ➤ ¿Cuántas venas braquiocefálicas hay aquí?]

cava inferior, la envían a través de la vena portal hepática hacia el hígado. La tributaria más grande de la vena portal es la **vena mesentérica superior**, la cual drena sangre de la porción proximal del intestino. Se une con la **vena esplénica** por debajo del hígado. Otras tributarias de la circulación portal son las **venas gástrica, pancreática** y **mesentérica inferior**. Conforme entra al hígado, la vena portal se divide y se subdivide en ramas cada vez más pequeñas.

A la larga, la sangre portal fluye en una vasta red de vasos con forma de senos llamados **sinusoides**. Estos grandes canales capilares permiten a las células hepáticas estar en contacto con la sangre que proviene de órganos abdominales. (Canales sanguíneos similares se encuentran en el bazo y en las glándulas endocrinas, incluyendo la tiroides y suprarrenales.) Después de dejar las sinusoides, la sangre finalmente se

recolecta en las venas hepáticas, las cuales la vacían en la vena cava inferior.

La finalidad del sistema portal hepático es transportar sangre desde los órganos digestivos y el bazo a las sinusoides hepáticas, de modo que las células hepáticas puedan llevar a cabo sus funciones. Por ejemplo, cuando se digieren los alimentos, la mayoría de los productos finales se absorbe desde el intestino delgado hacia el torrente sanguíneo, y transportados al hígado por el sistema portal. En el hígado, estos nutrimentos se procesan, almacenan y liberan cuando se requieren, en la circulación general.

**PUNTO DE REVISIÓN 15-12** ➤ El sistema portal hepático toma sangre de los órganos abdominales, ¿hacia cuál órgano?

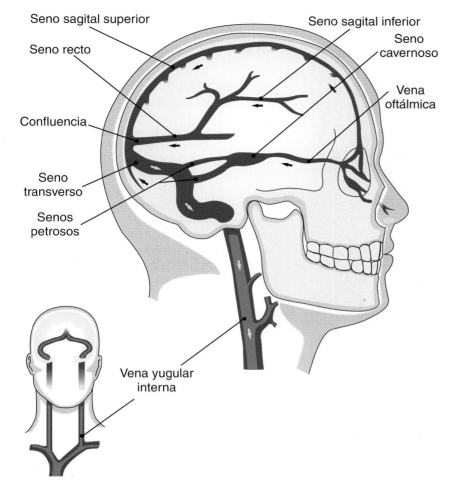

Seno sagital superior

Seno recto

Seno sagital inferior

Seno cavernoso

Confluencia

Vena oftálmica

Seno transverso

Senos petrosos

Vena yugular interna

**Figura 15-9** **Senos venosos craneales.** El inserto muestra los senos venosos transversos pareados, que llevan sangre del encéfalo a las venas yugulares.

tos terminales del metabolismo dejan las células y se mueven en dirección opuesta. Estas sustancias entran a los capilares y son transportadas en el torrente sanguíneo para su procesamiento en otros órganos o eliminación del cuerpo.

## Intercambio capilar

La difusión es el proceso principal por el cual las sustancias se mueven entre las células y la sangre capilar. Recuerde que la difusión es el movimiento de una sustancia de un área en que se encuentra en mayor concentración a un área en que está en menor concentración. La difusión no requiere transportadores o energía celular. Una fuerza adicional que mueve los materiales de la sangre a los tejidos es la presión de la sangre a medida que fluye por los capilares. La presión arterial es la fuerza que filtra o "empuja" al agua y a los materiales disueltos fuera de los capilares y hacia el líquido tisular. El líquido regresa a los capilares por efecto de la presión osmótica, la "fuerza que jala" las sustancias disueltas y suspendidas en la sangre. La presión osmótica es mantenida por las proteínas plasmáticas (sobre todo albúmina), que son demasiado grandes para atravesar la pared capilar. Estos procesos resultan en el intercambio constante de líquidos a través de la pared capilar.

El movimiento de sangre a través de los capilares es relativamente lento, sobre todo debido al área transversal mucho más grande de los capilares en comparación con la de los vasos de los cuales se ramifican. Este avance lento a través de los capilares da el tiempo suficiente para que ocurran los intercambios.

Nótese que incluso cuando el proceso de intercambio capilar es más eficiente, una cierta cantidad de agua permanece en los tejidos. Además, algunas proteínas escapan de los capilares hacia los tejidos. El sistema linfático, que se analiza en el capítulo 16, recolecta este líquido y proteínas remanentes y los regresa a la circulación (v. fig. 15-11).

**PUNTO DE REVISIÓN 15-13** ▶ A medida que los materiales se difunden desde y hacia la sangre y el líquido tisular a través de la pared capilar, ¿qué fuerza ayuda a empujar los materiales fuera de los capilares? ¿Qué fuerza ayuda a introducir materiales hacia los capilares?

## Fisiología de la circulación

La sangre circulante puede compararse con un autobús que viaja alrededor de la ciudad, recogiendo y dejando pasajeros en cada parada de su ruta. Por ejemplo, a medida que la sangre fluye por los capilares que rodean a los sacos de aire de los pulmones, recoge oxígeno y descarga dióxido de carbono. Más tarde, cuando esta sangre oxigenada se bombea a los capilares en otras partes del cuerpo, descarga el oxígeno y recoge dióxido de carbono y otras sustancias generadas por las células (fig. 15-11). Los capilares microscópicos son fundamentales en estas actividades. Es sólo a través de las células de estos vasos de paredes delgadas que pueden ocurrir los intercambios necesarios.

Todas las células vivientes están inmersas en un líquido un poco salado conocido como **líquido tisular** o **líquido intersticial.** Si revisa de nuevo la figura 15-11, podrá apreciar cómo este líquido funciona como "intermediario" entre la membrana capilar y las células colindantes. A medida que el agua, oxígeno y otros materiales celulares necesarios pasan a través de las paredes de los capilares, entran al líquido tisular. Entonces, estas sustancias llegan a la célula mediante difusión. Al mismo tiempo, el dióxido de carbono y otros produc-

## La dinámica del flujo sanguíneo

El flujo sanguíneo se regula con cuidado para satisfacer las necesidades tisulares sin imponer una carga innecesaria al corazón. Algunos órganos, como el encéfalo, hígado y riñones requieren

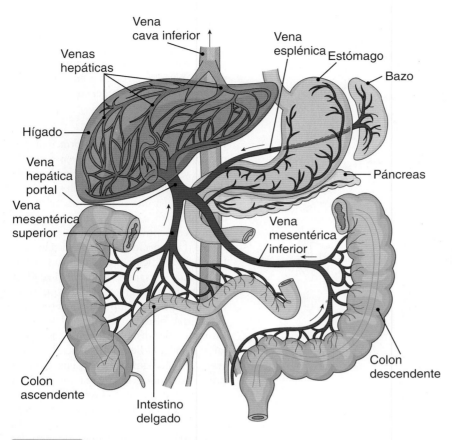

**Figura 15-10** **Sistema portal hepático.** Las venas de los órganos abdominales llevan sangre a la vena portal hepática que conduce al hígado. Las flechas muestran la dirección del flujo sanguíneo. [**ACERCAMIENTO** ➤ ¿A qué vasos drenan las venas hepáticos?]

grandes cantidades de sangre, incluso en reposo. Los requerimientos de algunos tejidos, como el músculo esquelético y los órganos digestivos, aumentan en gran medida durante períodos de actividad. Por ejemplo, el flujo sanguíneo en el músculo puede aumentar 25 veces durante el ejercicio. El volumen de sangre que fluye a un órgano en particular puede regularse al cambiar el tamaño de los vasos sanguíneos que irrigan a ese órgano.

El aumento en el diámetro de un vaso sanguíneo se conoce como **vasodilatación**. Este cambio permite el suministro de más sangre a un área. La **vasoconstricción** es una reducción en el diámetro de un vaso sanguíneo que provoca una reducción en el flujo sanguíneo. Estas *actividades vasomotoras* son resultado de la contracción o relajación del músculo liso en las paredes de los vasos sanguíneos, en particular las arteriolas. Un **centro vasomotor** en el bulbo del tallo encefálico regula las actividades vasomotoras, enviando sus mensajes a través del sistema nervioso autónomo.

El flujo de sangre hacia un capilar individual es regulado por un **esfínter precapilar** de músculo liso que rodea la entrada al capilar (v. fig. 15-7). Este esfínter se estira para permitir que entre más sangre cuando los tejidos necesitan más oxígeno.

**PUNTO DE REVISIÓN** 15-14 ➤ Nombre dos tipos de cambios vasomotores.

**PUNTO DE REVISIÓN** 15-15 ➤ ¿Dónde se regulan las actividades vasomotoras?

**RETORNO DE SANGRE AL CORAZÓN** La sangre que deja la red de capilares regresa en el sistema venoso al corazón e incluso adquiere cierta velocidad en el trayecto, a pesar de factores que trabajan en contra de su regreso. La sangre fluye en un sistema cerrado y debe moverse en forma continua hacia adelante a medida que el corazón se contrae. Sin embargo, para cuando la sangre llega en las venas, la fuerza remanente de la acción de bombeo del corazón es poca. Asimismo, dado que las venas se expanden con facilidad bajo presión, la sangre tiende a acumularse en las venas. Por lo general se almacenan cantidades considerables de sangre en estos vasos. Por último, la fuerza de gravedad funciona en contra del flujo ascendente de las regiones por debajo del corazón. Varios mecanismos ayudan a superar estas fuerzas y promueven el retorno de la sangre al corazón en el sistema venoso. Estos son:

- **Contracción de los músculos esqueléticos.** Cuando los músculos esqueléticos se contraen, comprimen las venas y expulsan la sangre hacia adelante (fig. 15-12).

- Las **válvulas** en las venas evitan el flujo retrógrado y mantienen a la sangre fluyendo hacia el corazón.

- **Respiración.** Los cambios en la presión en las cavidades abdominal y torácica durante la respiración también promueven el retorno de la sangre en el sistema venoso. Durante la inhalación, el diafragma se aplana y ejerce presión sobre las grandes venas abdominales. Al mismo tiempo, la expansión del tórax hace que la presión se reduzca en éste. En conjunto, estas acciones sirven tanto para empujar como para jalar la sangre a través de estas cavidades de modo que vuelva al corazón.

Como evidencia de estos efectos, si una persona permanece de pie totalmente inmóvil, en particular en un día cálido cuando los vasos superficiales se dilatan, puede acumularse suficiente sangre en las extremidades inferiores y provocar un desmayo por oxígeno insuficiente al cerebro.

## El pulso

Los ventrículos bombean sangre con regularidad a las arterias a un ritmo de 70 a 80 veces por minuto. La fuerza de la contracción ventricular comienza una ola de presión cada vez mayor que inicia en el corazón y viaja a lo largo de las arterias. Esta ola, denominada **pulso**, puede sentirse en cualquier arteria que esté relativamente cerca de la superficie, en particular si es posi-

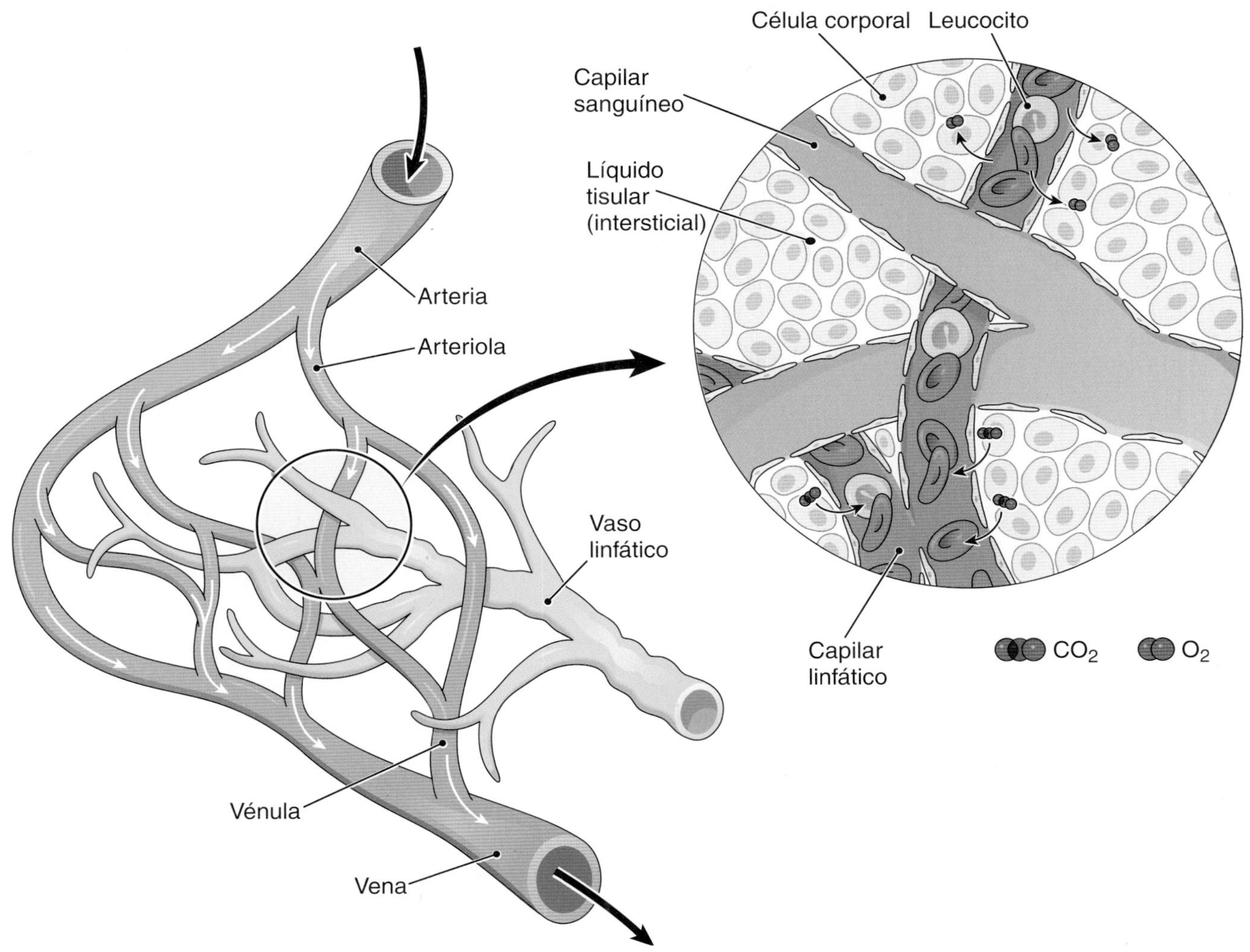

**Figura 15-11** **Conexión entre los vasos sanguíneos pequeños a través de los capilares.** La sangre suministra oxígeno ($O_2$) a los tejidos y recoge dióxido de carbono ($CO_2$) para transportarlo a los pulmones. Nótense los capilares linfáticos, que ayudan al drenaje de los tejidos.

ble presionar el vaso contra un hueso. En la muñeca, la arteria radial pasa sobre el hueso en el lado del pulgar del antebrazo y este es el sitio más usual para tomar el pulso. En ocasiones se usan otros vasos para tomar el pulso, como la arteria carótida en el cuello y la dorsal pedia en la parte superior del pie.

En condiciones normales, la frecuencia del pulso es igual a la frecuencia cardíaca, pero si el latido cardíaco es anormalmente débil o si la arteria está obstruida, el latido puede no detectarse como pulso. Al verificar el pulso de otra persona, es importante usar el segundo o tercer dedo. Si se usa el pulgar, es posible que se detecte el propio pulso. Al tomar el puso es importante considerar tanto la fuerza como la regularidad y la frecuencia.

**FRECUENCIA DEL PULSO** Varios factores pueden influir sobre la frecuencia del pulso. Aquí sólo se describen algunos:

- El pulso es un tanto más rápido en personas pequeñas que en grandes y suele ser un poco más rápido en mujeres que en varones.

- En el recién nacido, el pulso puede ser de 120 a 140 latidos/minuto. A medida que el niño crece, la frecuencia tiende a hacerse más lenta.

- La actividad muscular influye sobre la frecuencia del pulso. Durante el sueño, el pulso puede disminuir a 60 latidos/minuto, en tanto que durante el ejercicio extenuante la frecuencia puede subir a más de 100 latidos/minuto. Para una persona que está en forma, el pulso no aumenta con tanta rapidez como en una persona inactiva y regresa a valores iniciales más rápido después del ejercicio.

- Las alteraciones emocionales pueden aumentar la frecuencia del pulso.

- En muchas infecciones, la frecuencia del pulso aumenta con la elevación de la temperatura.

- La secreción excesiva de hormona tiroidea puede causar un pulso rápido.

**PUNTO DE REVISIÓN 15-16** ➤ ¿Cuál es la definición de *pulso*?

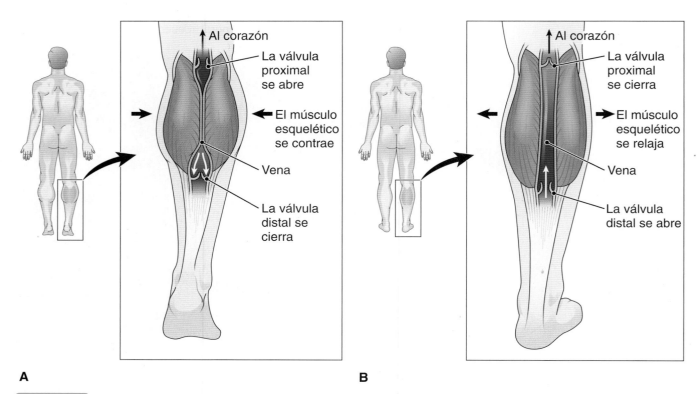

**A**                                                                                                                 **B**

**Figura 15-12**   **Función de los músculos esqueléticos y las válvulas en el retorno sanguíneo. A)** El músculo esquelético que se contrae comprime las venas e impulsa a la sangre hacia adelante, con lo que abre la válvula proximal, al tiempo que la válvula distal se cierra para evitar el flujo retrógrado de sangre. **B)** Cuando el músculo se vuelve a relajar, la válvula distal se abre y la válvula proximal se cierra hasta que la sangre que se mueve en la vena la abre a la fuerza. [**ACERCAMIENTO** ➤ ¿Cuál de las dos válvulas que se muestran está más cerca del corazón?]

## Presión arterial

La presión arterial es la fuerza que ejerce la sangre contra las paredes de los vasos. La presión arterial se determina por el gasto cardíaco y la resistencia al flujo de sangre en los vasos. Si cualquiera de estos factores cambia y no hay cambios compensatorios, la presión arterial cambia (fig. 15-13).

**GASTO CARDÍACO** Como se describió en el capítulo 14, el gasto del corazón, o gasto cardíaco, es el volumen de sangre que se bombea fuera de cada ventrículo en un minuto. El gasto cardíaco es el producto de dos factores:

■ **Frecuencia cardíaca,** la cantidad de veces que el corazón late cada minuto. La frecuencia cardíaca básica la establece en forma interna el nodo senoauricular, pero puede estar influida por el sistema nervioso autónomo, hormonas y otras sustancias que circulan en la sangre, como los iones.

■ **Volumen latido,** el volumen de sangre expulsado del ventrículo con cada latido. El sistema nervioso simpático puede estimular contracciones cardíacas más fuertes para aumentar la expulsión de sangre. Asimismo, si más sangre regresa al corazón en el sistema venoso, el estiramiento del músculo cardíaco promueve contracciones más potentes.

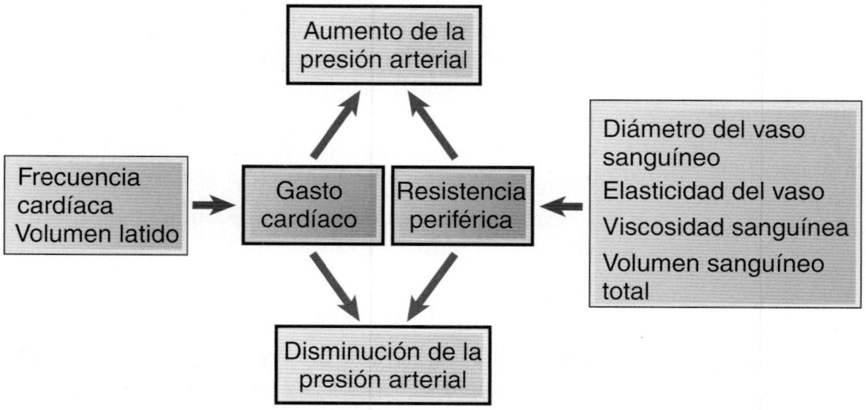

**RESISTENCIA AL FLUJO SANGUÍNEO** La resistencia es la oposición al flujo sanguíneo debido a fricción generada a medida que la sangre se desliza por las paredes de los vasos. Debido a que los efectos de la resistencia se aprecian sobre todo en arterias pequeñas y arteriolas que están alejados del corazón y los grandes vasos, este factor suele denominarse *resistencia periférica*. La resistencia en los vasos se ve afectada por los siguientes factores:

**Figura 15-13**   **Factores que influyen sobre la presión arterial.**

- **Cambios vasomotores.** Un vaso estrecho ofrece más resistencia al flujo sanguíneo que un vaso más ancho, del mismo modo que es más difícil absorber líquido con una pajilla más angosta que con una más ancha. Así, la vasoconstricción aumenta la resistencia al flujo y la vasodilatación la reduce.

  El centro vasomotor del bulbo, que controla el diámetro de los vasos, responde sobre todo a los impulsos de los receptores sensoriales en los grandes vasos. Las arterias carótidas y la aorta tienen **barorreceptores** en sus paredes, los cuales responden a los cambios en la presión. Cuando se estiran por aumento en la presión arterial, transmiten señales que resultan en vasodilatación. Al mismo tiempo, los controles centrales hacen más lenta la frecuencia cardíaca para reducir el gasto cardíaco. Con menos estiramiento, el sistema nervioso simpático hace que los vasos se estrechen y que la frecuencia cardíaca aumente.

- **Elasticidad de los vasos sanguíneos.** Las arterias normalmente se expanden para recibir sangre y después regresan a su tamaño original. Si los vasos pierden elasticidad, como en la arteroesclerosis, ofrecen más resistencia al flujo sanguíneo. Probablemente usted ha experimentado este fenómeno si ha tratado de inflar un globo nuevo que está rígido. Se genera más presión a medida que sopla y el globo es más difícil de inflar que uno más suave, el cual se expande con mayor facilidad bajo presión. Los vasos sanguíneos pierden elasticidad con el envejecimiento, con lo que aumentan la resistencia y la presión arterial.

- **Viscosidad,** o densidad de la sangre. Así como una malteada es más difícil de aspirar a través de una pajilla que la leche, una mayor viscosidad de la sangre eleva la presión arterial. La elevación en las cifras de eritrocitos, como en la policitemia, o la pérdida de volumen sanguíneo, como en la deshidratación, aumentan la viscosidad sanguínea. El análisis del hematócrito, que se describe en el capítulo 13, es una medida de la viscosidad sanguínea; mide el porcentaje relativo del volumen eritrocítico en la sangre completa.

- **Volumen sanguíneo total,** la cantidad total de sangre que está presente en el sistema vascular en un momento determinado. Una pérdida de volumen sanguíneo, como por hemorragia, disminuye la presión arterial. Un aumento en el volumen sanguíneo genera más presión dentro de los vasos. También eleva el gasto cardíaco al aumentar el retorno venoso de la sangre al corazón.

En resumen, todas estas relaciones se expresan en conjunto mediante la siguiente ecuación:

$$\text{Presión arterial} = \text{gasto cardíaco} \times \text{resistencia periférica}$$

**MEDICIÓN DE LA PRESIÓN ARTERIAL** La medición e interpretación cuidadosa de la presión arterial puede resultar una guía valiosa en la atención y evaluación de la salud de un individuo. Dado que la presión arterial disminuye a medida que la sangre fluye de las arterias a los capilares y finalmente a las venas, los profesionales de la salud a menudo miden únicamente la presión arterial, con mayor frecuencia en la arteria braquial del brazo. Utilizan un instrumento conocido como **esfigmomanómetro** (fig. 15-14), o de manera más popular, manguito de presión arterial o aparato para presión arterial. El instrumento mide dos variables:

- **Presión sistólica,** que ocurre durante la contracción del músculo cardíaco.

- **Presión diastólica,** que ocurre durante la relajación del músculo cardíaco.

El esfigmomanómetro consiste de un manguito inflable unido a un manómetro de presión. La presión se expresa en milímetros de mercurio (mmHg), es decir, la altura hasta la cual la presión puede elevar una columna de mercurio en un

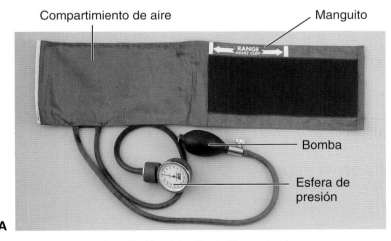

Compartimiento de aire — Manguito — Bomba — Esfera de presión

**A**

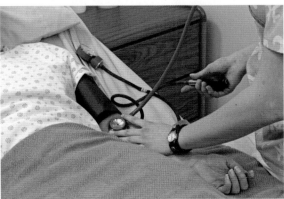

**B**

**Figura 15-14** **Medición de la presión arterial. A)** Esfigmomanómetro o manguito de presión arterial. **B)** Una vez que se infla el manguito, el examinador libera la presión y escucha para detectar ruidos en los vasos, con un estetoscopio. (A, Reimpreso con autorización de Bickley L. S. *Bates' Guide to Physical Examination and History Taking,* 8th ed. Philadelphia: Lippincott Williams & Wilkins, 2003; B, Reimpreso con autorización de Taylor C, Lillis C, LeMone P. *Fundamentals of Nursing,* 5th ed. Philadelphia: Lippincott Williams & Wilkins, 2004.)

15

tubo. El examinador envuelve el manguito alrededor de la parte superior del brazo del paciente y lo infla con aire hasta que se comprime la arteria braquial y se interrumpe el flujo de sangre. Después escucha con un estetoscopio y se deja escapar el aire lentamente del manguito hasta que se escuchan las primeras pulsaciones. En este punto, la presión en el manguito es igual a la presión sistólica, y se obtiene esta cifra. Después se deja escapar más aire en forma gradual hasta que un sonido sordo característico indica que el vaso está abierto, y se obtiene la cifra de la presión diastólica. Los esfigmomanómetros originales presentan cifras en una columna de mercurio graduada, pero los más modernos las muestran en una esfera o miden la presión arterial en forma electrónica y arrojan lecturas digitales. Una presión sistólica normal típica es de 120 mmHg; una presión diastólica normal es de 80 mmHg. La presión arterial se informa dando primero las cifras de la sistólica y después de la diastólica, separadas por una diagonal, por ejemplo, 120/80.

Se requiere una experiencia considerable para asegurar una lectura precisa de la presión arterial. A menudo es necesario repetir las mediciones. Nótese que la presión arterial varía durante el día y bajo condiciones distintas, de modo que una sola lectura no presenta el cuadro completo. Algunas personas suelen presentar una lectura más elevada en el consultorio médico debido al estrés. Puede ser necesario tomar la presión arterial en casa a las personas que experimentan esta "hipertensión de bata blanca", ya que ahí están más relajadas y se obtiene una lectura más precisa. El médico puede recomendar tratamiento para hipertensión leve. En el recuadro 15-2 se explica cómo se utiliza la cateterización cardíaca para medir la presión arterial con gran precisión.

**PUNTO DE REVISIÓN 15-17** ➤ ¿Cuál es la definición de presión arterial?

**PUNTO DE REVISIÓN 15-18** ➤ ¿Cuáles dos componentes de la presión arterial se miden?

**PRESIÓN ARTERIAL ANORMAL** La presión arterial más baja de lo normal se denomina **hipotensión**. Sin embargo, debido a las variaciones normales individuales en los niveles de presión, lo que constituye hipotensión para una persona puede ser normal para otra. Por este motivo, la hipotensión se valora en forma más adecuada en términos de qué tan bien se irrigan los tejidos del cuerpo. Una persona cuya presión arterial sistólica cae por debajo de su rango normal puede experimentar episodios de pérdida de la consciencia debido a un flujo inadecuado de sangre al cerebro. La disminución súbita en la presión arterial por debajo de los niveles normales de la persona es un signo de choque; también puede ocurrir en ciertas enfermedades crónicas y en bloqueo cardíaco.

La **hipertensión**, o presión arterial elevada, ha recibido mucha atención en medicina. La hipertensión suele ocurrir en forma temporal como resultado de excitación o esfuerzo. Sin embargo, puede persistir en diversas alteraciones, que incluyen las siguientes:

- Nefropatía y uremia (exceso de desechos nitrogenados en la sangre) u otras condiciones tóxicas

- Alteraciones endocrinas, como hipertiroidismo y acromegalia

- Arteriopatía, que conlleva endurecimiento de las arterias (ateroesclerosis) y disminución de la elasticidad vascular

- Tumores de la médula suprarrenal (porción central) con la liberación de un exceso de adrenalina

La hipertensión que no tiene una causa médica aparente se denomina **hipertensión esencial**. El exceso de una enzima conocida como **renina**, producida en los riñones, parece desempeñar un papel en el nivel de gravedad de la hipertensión esencial. La renina eleva la presión arterial al hacer que los vasos sanguíneos se estrechen, y al promover la retención renal de sal y agua.

---

**Recuadro 15-2**  Perspectivas clínicas

## Cateterización cardíaca: medición de la presión arterial desde adentro

Dado que la presión arterial disminuye a medida que la sangre fluye más lejos del corazón, la medición de la presión arterial con un manguito inflable simple alrededor del brazo sólo es un reflejo de la presión en el corazón y las arterias pulmonares. La medición precisa de la presión en estas partes del sistema cardiovascular es útil para diagnosticar ciertas enfermedades cardíacas y pulmonares.

Es posible obtener lecturas más precisas si se utiliza un catéter (tubo delgado) que se inserta directamente en el corazón y los grandes vasos. Un tipo que suele usarse con frecuencia es el catéter de la arteria pulmonar (también conocido como catéter de Swan-Ganz), que tiene un balón inflable en la punta. Este dispositivo se hace avanzar hacia el lado derecho del corazón a través de una vena grande. Típicamente, la vena yugular interna derecha se utiliza porque es la vía más corta

y directa al corazón, aunque en su lugar también se pueden utilizar las venas subclavia y femoral. La posición del catéter en el corazón se confirma mediante una placa torácica y, cuando está bien colocado, se registran las presiones arteriales en la aurícula y el ventrículo. Mientras el catéter permanezca en la arteria pulmonar es posible obtener la presión de este vaso. Cuando se infla el balón, el catéter se aloja en una rama de la arteria pulmonar, lo que bloquea el flujo de sangre. La lectura que se obtiene se conoce como **presión capilar pulmonar en cuña**. Proporciona información sobre la presión del lado izquierdo del corazón y la resistencia en los pulmones. Al combinarse con otras pruebas, la cateterización cardíaca puede utilizarse para diagnosticar alteraciones cardíacas y pulmonares, como choque, pericarditis, cardiopatía congénita e insuficiencia cardíaca.

Es importante tratar incluso la hipertensión leve porque esta alteración a la larga puede:

- Debilitar los vasos y producir abultamientos en forma de sacos (aneurismas) en la pared de los vasos que tienen grandes probabilidades de romperse. En el cerebro, la rotura de un vaso es causa de accidente vascular cerebral. La rotura de un vaso en el ojo puede causar ceguera.

- Estresar al corazón, al hacer que bombee sangre al sistema arterial con mayor intensidad. En respuesta a este mayor esfuerzo, el corazón aumenta de tamaño, pero a la larga se debilita y se vuelve menos eficiente.

- Estresar los riñones y dañar los vasos renales.

- Dañar el recubrimiento de los vasos, lo que predispone a ateroesclerosis.

> **thePoint** Visite **thePoint** para una animación sobre hipertensión.

Aunque los cuidadores médicos a menudo ponen más énfasis en la presión arterial sistólica, en muchos casos la presión diastólica es más importante. El volumen total de líquido en el sistema vascular y la condición de las arterias pequeñas pueden tener un mayor efecto sobre la presión diastólica. En la tabla 15-1 se presentan una lista de los grados de hipertensión en comparación con valores normales de presión arterial.

**TRATAMIENTO DE LA HIPERTENSIÓN** A pesar de la gran variación individual en la presión arterial, los médicos han establecido directrices para el diagnóstico y tratamiento de la hipertensión. La primera etapa de la hipertensión inicia en 140/90 mmHg. El tratamiento en este punto debe basarse en dieta, ejercicio y pérdida de peso, de ser necesario. Debe añadirse farmacoterapia a este esquema para personas en quienes las cifras superan 159/99 mmHg. Los medicamentos que se prescriben para tratar la hipertensión incluyen los siguientes:

- Diuréticos, que fomentan la pérdida de agua

- Fármacos que limitan la producción de renina

- Medicamentos que relajan los vasos sanguíneos

**PUNTO DE REVISIÓN 15-19** ➤ ¿Qué significa *hipertensión* e *hipotensión*?

# Degeneración arterial y otros trastornos vasculares

Como resultado del envejecimiento o de otros cambios degenerativos, pueden depositarse materiales dentro de las paredes arteriales. Estos depósitos causan un engrosamiento irregular de la pared a costa de la luz (espacio dentro del vaso), así como una pérdida de elasticidad. En algunos casos, las sales de calcio y el tejido cicatrizal pueden provocar este endurecimiento de las arterias, técnicamente conocido como **arterioesclerosis.** La forma más frecuente de esta enfermedad es la **ateroesclerosis** (fig. 15-15), en la que algunas áreas de material amarillo similar a grasa, llamadas **placas,** se acumulan en los vasos y separan al músculo y al tejido elástico. En ocasiones, el recubrimiento arterial también está dañado, lo que favorece la formación de coágulos sanguíneos (trombos) y la obstrucción parcial o completa del vaso, como ocurre en la trombosis coronaria. La ateroesclerosis comienza con daño microscópico al endotelio arterial, causado por contacto directo con lipoproteínas de baja densidad (colesterol "malo"), oxidación de sustancias químicas, como los radicales libres, y algunas proteínas. Los lípidos comienzan a acumularse en la pared arterial, seguidos de la agregación de plaquetas y macrófagos, y de la formación de placa. La pared arterial pronto comienza a sobresalir hacia la luz y obstruye el flujo de sangre. Las arterias en el corazón, cerebro, riñones y extremidades parecen ser especialmente vulnerables a este proceso.

La ateroesclerosis y sus complicaciones (cardiopatía, accidente vascular cerebral y trombosis) representan el 40 % de todas las muertes en Estados Unidos. Se sabe que una dieta rica en grasa, en especial grasas saturadas, contribuye a la ateroesclerosis. El tabaquismo también aumenta la extensión y gravedad de este trastorno. El daño arterial puede estar presente por años sin causar síntomas notorios. A medida que la pared se sigue haciendo más gruesa y el diámetro de la luz se reduce, limitando el flujo sanguíneo, pueden aparecer diversos síntomas. La naturaleza de estas alteraciones varía con el área afectada y con la extensión de los cambios arteriales. Algunos ejemplos son los siguientes:

- Calambres en las piernas y cojera repentina al caminar, que pueden deberse a un suministro insuficiente de sangre a las extremidades inferiores, consecutivo al daño arterial.

- Cefaleas, mareo y trastornos mentales que pueden ser resultado de esclerosis de la arteria cerebral.

- La hipertensión puede ser resultado de una disminución en el tamaño de la luz dentro de varias arterias en todo el cuerpo. Aunque puede haber hipertensión en personas jóvenes sin un daño arterial aparente, y puede haber ateroesclerosis que no causa hipertensión, ambas suelen presentarse juntas en los ancianos.

**Tabla 15-1** **Presión arterial**

### Clasificación de la presión arterial (adultos)*

| Categoría | Sistólica (mmHg) | Diastólica (mmHg) |
|---|---|---|
| Óptima | < 120 | < 80 |
| Normal | < 130 | < 85 |
| Normal alta | 130 a 139 | 85 a 89 |
| Hipertensión | | |
| Etapa 1 (leve) | 140 a 159 | 90 a 99 |
| Etapa 2 (moderada) | 160 a 179 | 100 a 109 |
| Etapa 3 (grave) | ≥ 180 | ≥ 110 |

*Cuando las presiones sistólica y diastólica están en categorías diferentes, se utiliza la categoría más elevada.*

15

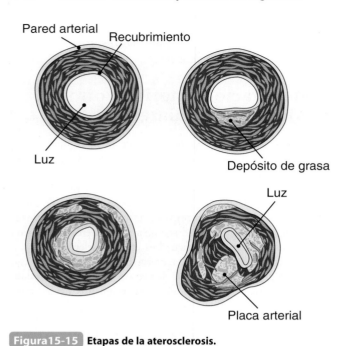

Pared arterial  Recubrimiento

Luz

Depósito de grasa

Luz

Placa arterial

**Figura 15-15**  **Etapas de la aterosclerosis.**

■ Palpitaciones, disnea (dificultad para respirar), palidez, debilidad y otros síntomas pueden ser el resultado de arterioesclerosis de la arteria coronaria. El dolor

intenso de la angina de pecho puede presentarse por falta de oxígeno y daño miocárdico asociado con esclerosis de los vasos que irrigan al corazón.

■ Elevación en la cantidad de orina, con aparición de albúmina. La albúmina es una proteína plasmática normal que suele encontrarse en la orina sólo si hay daño renal. Otros síntomas que pueden referirse a los riñones tal vez se deban a daño en la arteria renal.

■ Ulceración y necrosis (muerte) tisular como resultado de isquemia (falta de suministro sanguíneo), en particular en las extremidades. Si el tejido muerto es invadido por bacterias, el resultado es **gangrena**. El daño arterial provocado por diabetes, por ejemplo, a menudo provoca gangrena en las extremidades de pacientes diabéticos ancianos.

> **thePoint**  Visite **thePoint** para ver ilustraciones del desarrollo de ateroesclerosis y sus efectos clínicos.

**TRATAMIENTO PARA LA DEGENERACIÓN ARTERIAL**  La cateterización con globo y los injertos para derivación utilizados para el tratamiento de las arteriopatías se analizaron en relación con el corazón en el capítulo 14. Los stents o endoprótesis, que son pequeños tubos que se insertan para mantener los vasos abiertos, también analizados en relación con el corazón, se utilizan también para otros vasos. Un abordaje te-

# De **vuelta** a la **enfermedad** en **contexto**

## ➤ **La embolia pulmonar de Reynaldo**

Tan pronto como se desalojó el coágulo de la vena femoral de Reynaldo, comenzó su viaje hacia el corazón. El coágulo (ahora llamado émbolo) viajó por la arteria femoral derecha, que entra en la cavidad abdominal y se ensancha, convirtiéndose en la vena ilíaca externa. El émbolo fluyó hacia la vena ilíaca común derecha, mezclándose con la sangre pélvica de la vena ilíaca interna. Entonces, el émbolo fue llevado hacia la aún mayor vena cava inferior. A medida que el émbolo viajó hacia arriba rumbo al corazón, se unió a la sangre proveniente de los riñones e intestinos. La vena cava inferior llevó al émbolo a través del diafragma en la cavidad torácica y a la aurícula derecha del corazón. El émbolo llegó más allá de la válvula tricúspide hasta el ventrículo derecho, que se contrajo e impulsó al émbolo más allá de la válvula pulmonar y hacia el tronco pulmonar. El émbolo entró en la arteria pulmonar izquierda y después viajó por ramas arteriales sucesivamente más peque-

ñas hasta que finalmente se alojó en una de las pequeñas arterias que suministran sangre al pulmón izquierdo. ¡Reynaldo había desarrollado una embolia pulmonar!

Reynaldo sintió un dolor aplastante agudo en el tórax y se despertó sobresaltado. De inmediato se dio cuenta de que algo estaba terriblemente mal y presionó el botón de pánico en su cama de hospital. La enfermera de Reynaldo corrió a su lado y se dio cuenta que su paciente estaba en peligro mortal. Recibió tratamiento inmediato con activador del plasminógeno tisular para disolver los coágulos en la arteria pulmonar y vena femoral y varias dosis de heparina para prevenir la formación de más coágulos. ¡Reynaldo había sobrevivido a su segunda urgencia médica!

En este caso seguimos el trayecto de un émbolo desde la vena femoral de Reynaldo hasta su arteria pulmonar. Utilizando los diagramas en este capítulo, ¿podría seguir el camino que recorrió?

rapéutico adicional es la **endarterectomía**, o remoción del recubrimiento ateromatoso de un vaso engrosado. Los sitios frecuentes para este procedimiento son la arteria carótida o arteria vertebral que llevan al cerebro y las arterias femoral o ilíaca común que conducen a las extremidades inferiores. Los cirujanos pueden eliminar un bloqueo mediante la incisión directa en un vaso. Más a menudo, para eliminar placa, utilizan una herramienta de corte que se inserta con un catéter a través de la abertura del vaso.

**ANEURISMA** Un **aneurisma** es un saco que sobresale en la pared de un vaso sanguíneo causado por una debilidad localizada en esa parte del vaso (fig. 15-16). La aorta y los vasos en el encéfalo suelen ser sitios habituales de aneurismas. El daño a la pared puede ser congénito o resultado de arterioesclerosis. Sin importar la causa, el aneurisma puede seguir creciendo. A medida que se hincha, puede provocar el desajuste de otras estructuras, en cuyo caso hay síntomas definidos. Si no se diagnostica, el área debilitada a la larga cede a la presión y el aneurisma explota como un globo, frecuentemente para causar la muerte. La restitución quirúrgica del segmento dañado con un injerto sintético puede salvar la vida del paciente.

> thePoint Visite **thePoint** para ver la fotografía de un aneurisma aórtico.

## Hemorragia

El escape abundante de sangre de un vaso se conoce como **hemorragia**, palabra que significa "desbordamiento de sangre". La hemorragia puede ser interna o externa, de vasos de cualquier tamaño, y afectar cualquier parte del cuerpo. La filtración capilar suele detenerse por el proceso normal de formación de cálculos.

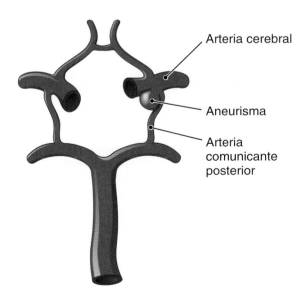

**Figura 15-16** **Aneurisma cerebral en el polígono de Willis.**
(Reimpreso con autorización de Cohen BJ. *Medical Terminology*, 4th ed. Philadelphia: Lippincott Williams & Wilkins, 2004.)

- Arteria cerebral
- Aneurisma
- Arteria comunicante posterior

**PRIMEROS AUXILIOS PARA HEMORRAGIA** La pérdida de una pequeña cantidad de sangre no causa problemas en un adulto sano, pero la pérdida de 1 L o más de sangre pone en riesgo la vida. El primer paso para controlar una hemorragia es la aplicación de presión directa en la herida usando un trapo limpio. La persona que ayuda a la víctima debe usar guantes para protegerse de enfermedades transmitidas por la sangre. La extremidad que sangra debe elevarse por arriba del nivel del corazón. En casos de hemorragia abundante y persistente, la aplicación de presión en el sitio en que una arteria local puede presionarse contra un hueso hace más lenta la hemorragia. Los "puntos de presión" más importantes son los siguientes:

- La **arteria facial**, que puede presionarse contra el maxilar inferior en caso de hemorragias alrededor de la nariz, boca y mejilla. Es posible sentir el pulso de la arteria facial en la depresión cerca de 2.5 cm anteriores al ángulo del maxilar inferior.

- La **arteria temporal**, que puede presionarse contra el lado del cráneo, justo anterior a la oreja, para detener las hemorragias en un lado de la cara y alrededor de la oreja.

- La **arteria carótida común** en el cuello, que puede presionarse contra la columna vertebral para una hemorragia en el cuello y cabeza.

- La **arteria subclavia**, que puede presionarse contra la primera costilla con una presión descendente con el pulgar, para detener la hemorragia del hombro o brazo.

- La **arteria braquial**, que puede presionarse contra el húmero (hueso del brazo) al empujar hacia adentro a lo largo del surco normal entre los dos grandes músculos del brazo. Esto detiene las hemorragias de la mano, muñeca y antebrazo.

- La **arteria femoral** (en la ingle), que puede presionarse para evitar una hemorragia abundante de la extremidad inferior.

Es importante no aplicar la presión por demasiado tiempo, ya que puede dañar los tejidos irrigados por las arterias más allá del punto de presión.

## Choque

La palabra **choque** tiene varios significados. En términos de la sangre circulante, se refiere a la alteración que pone en riesgo la vida en la que hay un flujo sanguíneo inadecuado a los tejidos del cuerpo. Diversas alteraciones que disminuyen la circulación efectiva pueden causar choque. A menudo no se conoce la causa precisa. Sin embargo, una clasificación ampliamente usada se basa en los factores causales, los más importantes de los cuales incluyen los siguientes:

- **Choque cardiógeno**, a veces llamado *insuficiencia de la bomba*, suele ser una complicación de daño al músculo cardíaco, como ocurre en el infarto miocárdico. Es la principal causa de muerte por choque.

- **Choque séptico**, es la segunda causa de muerte por choque después del choque cardiógeno. Suele ser resultado de una infección bacteriana abrumadora.

15

■ **Choque hipovolémico,** se debe a una disminución en el volumen de sangre circulante y puede presentarse después de una hemorragia o quemadura de gravedad.

■ **Choque anafiláctico,** es una reacción alérgica grave a sustancias extrañas a las cuales la persona ha sido sensibilizada (v. cap. 17 sobre Inmunidad).

Cuando no se conoce la causa, el choque se clasifica de acuerdo con su gravedad.

En el **choque leve,** los mecanismos regulatorios alivian el déficit circulatorio. Los signos suelen ser cambios sutiles en la frecuencia cardíaca y la presión arterial. La constricción de los vasos sanguíneos pequeños y la desviación de sangre lejos de ciertos órganos aumentan la circulación efectiva. El choque leve puede evolucionar hasta insuficiencia circulatoria grave que pone en riesgo la vida.

El **choque grave** se caracteriza por mala circulación, que causa daño ulterior y choque más pronunciado. Los síntomas tardíos de choque incluyen piel pegajosa, ansiedad, hipotensión, pulso rápido y respiración rápida y poco profunda. Las contracciones cardíacas se debilitan debido a una disminución en el suministro de sangre al corazón. Las paredes vasculares también se debilitan, de modo que los vasos se dilatan. Los capilares se vuelven más permeables y pierden líquidos debido a la acumulación de desechos metabólicos.

Antes que nada hay que colocar a la víctima de choque en posición horizontal y cubrirla con una manta. Si hay hemorragia, debe detenerse. La cabeza del paciente debe mantenerse girada hacia un lado para evitar broncoaspiración (entrada a los pulmones) de material vomitado, una importante causa de muerte en los casos de choque. El tratamiento posterior del choque depende en gran medida del tratamiento de los factores causales. Por ejemplo, el choque derivado de la pérdida de líquidos, como el de una hemorragia o quemaduras, se maneja con productos sanguíneos o expansores del plasma (líquidos intravenosos). El choque provocado por insuficiencia cardíaca debe tratarse con fármacos que mejoren las contracciones del músculo cardíaco. En cualquier caso, toda la medicación se enfoca al apoyo de la circulación y a mejorar el gasto cardíaco. A menudo se administra oxígeno para optimizar el suministro del mismo a los tejidos.

**PUNTO DE REVISIÓN 15-20** ➤ Con relación a la circulación, ¿qué significa choque?

## Trombosis

La formación de un coágulo sanguíneo en un vaso se conoce como **trombosis.** Un coágulo sanguíneo en una vena, llamado *trombosis venosa profunda,* se desarrolla más a menudo en las venas profundas del músculo de la pantorrilla, aunque puede aparecer en otros lados. La trombosis suele ocurrir en personas que se están recuperando de una cirugía, lesión o parto, o en quienes están confinados a la cama. La formación de coágulos también puede relacionarse con algunas enfermedades, obesidad y ciertos fármacos, como las hormo-

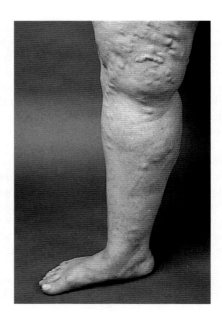

**Figura 15-17**   **Venas varicosas.** (Reimpreso con autorización de Bickley LS. *Bates' Guide to Physical Examination and History Taking,* 8th ed. Philadelphia: Lippincott Williams & Wilkins, 2003.)

nas. Los síntomas incluyen dolor e hinchazón, a menudo con calor y enrojecimiento por debajo o alrededor del coágulo. La trombosis puede diagnosticarse mediante ecografía o imágenes por resonancia magnética.

Una complicación peligrosa de la trombosis es la formación de un **émbolo,** un fragmento de coágulo que se libera y flota en la sangre. Un émbolo viaja por el sistema circulatorio hasta que se aloja en un vaso. Si llega a los pulmones, el resultado puede ser una muerte intempestiva por **embolia pulmonar.** La prevención de infecciones, actividad temprana para promover la circulación después de una lesión u operación y el uso de anticoagulantes cuando resulte apropiado han disminuido la incidencia de esta alteración.

La **flebitis,** o inflamación de una vena, puede contribuir a la formación de coágulos, en cuyo caso se denomina a esta alteración **tromboflebitis.**

## Venas varicosas

Las venas varicosas son venas superficiales que se hinchan, distorsionan y vuelven ineficaces. Pueden encontrarse en el esófago o el recto, pero las venas que se ven afectadas con mayor frecuencia son las venas safenas de las extremidades inferiores (fig. 15-17). Esta alteración se encuentra con frecuencia en personas que están de pie por períodos prolongados, como los vendedores, porque la sangre tiende a acumularse en las piernas y ejercer presión sobre las venas. El embarazo, con la presión acompañante sobre las venas pélvicas, también puede ser un factor predisponente. Las venas varicosas en el recto se conocen como **hemorroides,** o *almorranas.* El término general para las venas varicosas es **várices.**

# Resumen

I. **VASOS SANGUÍNEOS**
  A. Categorías
   1. Arterias —llevan sangre lejos del corazón
   2. Arteriolas —arterias pequeñas
   3. Capilares —permiten el intercambio entre sangre y tejidos, o sangre y aire en los pulmones; conectan a las arteriolas y las vénulas
   4. Vénulas —venas pequeñas
   5. Venas —llevan sangre al corazón
  B. Circuitos sanguíneos
   1. Circuito pulmonar —lleva sangre desde y hacia los pulmones
   2. Circuito sistémico —lleva sangre desde y hacia el resto del cuerpo
  C. Estructura de los vasos
   1. Paredes arteriales —capas (túnicas)
    a. Más interna —capa única de células epiteliales planas (endotelio)
    b. Media —capa gruesa de músculo liso y tejido conjuntivo elástico
    c. Externa —tejido conjuntivo
   2. Arteriolas —paredes más delgadas, tejido menos elástico, más músculo liso
   3. Capilares —sólo endotelio; capa única de células
   4. Vénulas —pared un poco más gruesa que la de los capilares
   5. Venas —las tres capas; paredes más delgadas que las arterias, menos tejido elástico

II. **ARTERIAS SISTÉMICAS**
  A. La aorta y sus partes
   1. Arteria más grande
   2. Divisiones
    a. Aorta ascendente
     (1) Arterias coronarias derecha e izquierda
    b. Arco aórtico
     (1) Arteria braquiocefálica —se ramifica al brazo y la cabeza a la derecha
     (2) Arteria carótida común izquierda —irriga el lado izquierdo del corazón y la cabeza
     (3) Arteria subclavia izquierda —irriga el brazo izquierdo
    c. Aorta descendente
     (1) Aorta torácica —se ramifica a la pared torácica, esófago y bronquios
     (2) Aorta abdominal —irriga las vísceras abdominales

  B. Arterias ilíacas y sus subdivisiones
   1. Divisiones finales de la aorta
   2. Se ramifica a la pelvis y las piernas
  C. Arterias que se ramifican al brazo y la cabeza —carótida común, subclavia, braquial
  D. Anastomosis —comunicación entre vasos

III. **VENAS SISTÉMICAS**
  A. Ubicación
   1. Superficial —cerca de la superficie
   2. Profunda —suelen estar paralelas a las arterias con los mismos nombres que las arterias correspondientes
  B. La vena cava y sus tributarias
   1. Vena cava superior —drena la parte superior del cuerpo
    a. Las venas yugulares drenan la cabeza y el cuello
    b. Las venas braquiocefálicas se vacían en la vena cava superior
   2. Vena cava inferior —drena la parte inferior del cuerpo
  C. Senos venosos —canales venosos con aumento de tamaño
  D. Sistema portal hepático —lleva sangre de los órganos abdominales al hígado, donde se procesa antes de regresar al corazón

IV. **FISIOLOGÍA DE LA CIRCULACIÓN**
  A. Intercambio capilar
   1. Método primario —difusión
   2. Medio —líquido tisular
   3. Presión arterial —lleva líquido a los tejidos
   4. Presión osmótica —extrae líquido a los capilares
  B. Dinámica del flujo sanguíneo
   1. Actividades vasomotoras
    a. Vasodilatación —aumento del diámetro de los vasos sanguíneos
    b. Vasoconstricción —disminución en el diámetro de los vasos sanguíneos
    c. Centro vasomotor —en el bulbo; controla la contracción y relajación del músculo liso en la pared del vaso
   2. Esfínter precapilar —regula el flujo de sangre al capilar
   3. Retorno de sangre al corazón
    a. Acción de bombeo del corazón
    b. Presión del músculo esquelético sobre las venas
    c. Válvulas en las venas

15

    d.   Respiración —cambios en la presión mueven la sangre al corazón

C.  El pulso
1.  Onda de presión que viaja a lo largo de las arterias cuando los ventrículos se contraen
2.  La frecuencia está afectada por el tamaño, edad, género, actividad y otros factores

D.  Presión arterial
1.  Fuerza ejercida por la sangre contra las paredes del vaso
2.  Factores
    a.  Gasto cardíaco —volumen latido × frecuencia cardíaca
    b.  Resistencia al flujo sanguíneo —diámetro del vaso, elasticidad del vaso, viscosidad de la sangre, volumen de la sangre
        (1)  Barorreceptores en las arterias grandes responden a cambios en la presión
        (2)  Activa el centro vasomotor en el bulbo
3.  Se mide en el brazo con un esfigmomanómetro
    a.  Presión sistólica
        (1)  Ocurre durante la contracción cardíaca
        (2)  Promedio de 120 mmHg
    b.  Presión diastólica
        (1)  Ocurre durante la relajación cardíaca
        (2)  Promedio de 80 mmHg
4.  Presión arterial anormal
    a.  Hipotensión —presión arterial baja
    b.  Hipertensión —presión arterial alta
        (1)  Hipertensión esencial —no tiene una causa médica aparente
        (2)  Puede relacionarse con la renina, enzima liberada de los riñones
        (3)  Puede provocar aneurisma, accidente vascular cerebral, estrés sobre el corazón y los riñones, ateroesclerosis
5.  Tratamiento de la hipertensión —diuréticos, disminución de la renina, relajación de los vasos sanguíneos

V.  **DEGENERACIÓN ARTERIAL Y OTROS TRASTORNOS VASCULARES**
A.  Arterioesclerosis —endurecimiento de las arterias con tejido cicatrizal, sales de calcio o depósitos de grasa
1.  Aterosclerosis —depósitos de material graso (placa) en los vasos
2.  Resultados posibles —dolor, problemas de respiración, angina de pecho, trombosis (coágulo sanguíneo), necrosis tisular, gangrena

B.  Aneurisma —debilidad y abultamiento de un vaso; puede explotar

C.  Hemorragia
1.  Pérdida abundante de sangre
2.  Medidas de primeros auxilios: presión directa, elevación de la extremidad, presión en una arteria

D.  Choque —flujo inadecuado de sangre a los tejidos

E.  Trombosis —formación de un coágulo sanguíneo en un vaso
1.  Émbolo —fragmento de un coágulo que viaja por la circulación
    a.  Embolia pulmonar —coágulo alojado en un pulmón
2.  Flebitis —inflamación de una vena; puede provocar tromboflebitis
    a.  Venas varicosas —hinchazón y pérdida de la función en las venas superficiales; por lo general en las piernas y el recto (hemorroides)

# Preguntas para estudio y revisión

## PARA FORTALECER LA COMPRENSIÓN

*Complete las frases*

**1.** Los capilares reciben sangre de los vasos llamados _____.

**2.** La parte específica del encéfalo que regula la presión arterial es _____.

**3.** El flujo de sangre a un capilar individual está regulado por _____.

**4.** La presión arterial más baja de lo normal se llama _____.

**5.** La inflamación de una vena se conoce como_____.

*Correspondencia* > Relacione cada enunciado numerado con la frase que corresponda enlistada con letra.

___ **6.** Falta de irrigación sanguínea a un tejido u órgano

___ **7.** Saco abultado en la pared de un vaso

___ **8.** Pérdida de sangre

___ **9.** Coágulo sanguíneo inmóvil dentro de un vaso

___ **10.** Coágulo sanguíneo móvil dentro de un vaso

**a.** Émbolo

**b.** Trombo

**c.** Isquemia

**d.** Aneurisma

**e.** Hemorragia

*Opción múltiple*

___ **11.** La capa más interna de un vaso sanguíneo está compuesta de

    **a.** Músculo liso
    **b.** Epitelio
    **c.** Tejido conjuntivo
    **d.** Tejido nervioso

___ **12.** La arteria más grande en el cuerpo es

    **a.** Aorta
    **b.** Tronco braquiocefálico
    **c.** Arteria esplénica
    **d.** Arteria mesentérica superior

___ **13.** El proceso principal por el cual las sustancias se mueven entre las células y la sangre capilar es

    **a.** Endocitosis
    **b.** Exocitosis
    **c.** Ósmosis
    **d.** Difusión

___ **14.** El estómago, bazo e hígado reciben sangre mediante

    **a.** Sistema portal hepático
    **b.** Arteria mesentérica superior
    **c.** Arteria mesentérica inferior
    **d.** Tronco celíaco

___ **15.** El término médico que describe el depósito de material dentro de las paredes de una arteria es

    **a.** Choque
    **b.** Gangrena
    **c.** Arterioesclerosis
    **d.** Estasis

15

## COMPRENSIÓN DE CONCEPTOS

**16.** Diferencie entre los términos en cada uno de los siguientes pares:

  **a.** Arteria y vena
  **b.** Arteriola y vénula
  **c.** Anastomosis y seno venoso
  **d.** Vasoconstricción y vasodilatación
  **e.** Presión sistólica y diastólica

**17.** ¿Cómo se correlaciona la estructura de los vasos sanguíneos con su función?

**18.** Siga el recorrido de sangre desde el ventrículo izquierdo hasta:

  **a.** Lado derecho de la cabeza y el cuello
  **b.** Superficie lateral de la mano izquierda
  **c.** Pie derecho
  **d.** Hígado
  **e.** Intestino delgado

**19.** Siga el recorrido de una gota de sangre de los capilares en la pared del intestino delgado hasta la aurícula derecha. ¿Cuál es el objetivo de pasar por el hígado en este trayecto?

**20.** ¿Qué factores psicológicos influyen sobre la presión arterial?

**21.** Describa tres mecanismos que promueven el retorno de sangre al corazón en el sistema venoso.

**22.** ¿Cuáles son algunos de los síntomas de arterioesclerosis y cómo se producen?

**23.** ¿Qué es choque y por qué es tan peligroso? Mencione algunos de los síntomas de choque e identifique los tipos de choque con base en *a*) su causa y *b*) su gravedad.

## PENSAMIENTO CONCEPTUAL

**24.** Las nefropatías suelen resultar en pérdida de proteínas de la sangre hacia la orina. Un signo frecuente de enfermedad renal es el edema. Con base en esta información y sus conocimientos del intercambio de capilares, explique por qué el edema suele relacionarse con las nefropatías.

**25.** Carlos C., un varón de 49 años de edad muy sedentario, tiene una presión arterial de 162/100 mmHg. ¿Cuál es el diagnóstico de Carlos? ¿A qué puede conducir su trastorno? Si usted fuera el médico de Carlos, ¿qué tratamiento consideraría para él?

**26.** En el caso de Reynaldo, un émbolo viajó desde la vena femoral hasta la arteria pulmonar. Describa la vía que el émbolo tendría que recorrer si viajara de su vena femoral a la arteria pulmonar. Describa la vía que tomaría el émbolo si viajara de la vena femoral a la arteria cerebral media que irriga el lóbulo frontal izquierdo. ¿Qué déficits supone que observaría por este accidente vascular cerebral? (Pista: consulte el cap. 10).

15

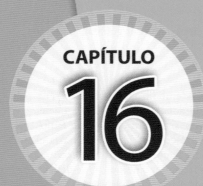

# 16

# El sistema linfático y el tejido linfoide

## Objetivos de aprendizaje

Después de estudiar cuidadosamente este capítulo, será capaz de:

1. Enlistar las funciones del sistema linfático
2. Explicar cómo los capilares linfáticos difieren de los capilares sanguíneos
3. Nombrar los dos principales conductos linfáticos y describir el área que drena cada uno
4. Mencionar las principales estructuras del sistema linfático e indicar las ubicaciones y funciones de cada una
5. Describir la composición y función del sistema reticuloendotelial
6. Comentar los principales trastornos del sistema linfático

## Términos clave escogidos

Los siguientes términos, y otros que aparecen en **negritas** dentro del capítulo, se definen en el Glosario

adenoides
bazo
conducto linfático
ganglio linfático
lacteal
linfa
linfadenitis
linfadenopatía
linfangitis
quilo
timo
tonsil

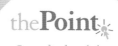

the**Point**

Consulte la página web para el material complementario de este capítulo.

# La enfermedad en contexto

## ▶ El segundo caso de Miguel: esplenectomía de urgencia

Alejandro, estudiante de medicina de cuarto grado, se dejó caer en una silla en la sala y cerró los ojos. Apenas habían pasado unas cuantas horas desde que empezó su turno, pero ya estaba agotado. En ese momento, el teléfono móvil de Alejandro recibió un mensaje —*preséntate en el quirófano de inmediato*. Minutos después se puso la pijama quirúrgica y los guantes y entró al quirófano, que vibraba con toda la actividad mientras el equipo quirúrgico preparaba al paciente para una cirugía abdominal de urgencia. Alejandro escuchó con atención al cirujano mientras le explicaba el caso al equipo. "El nombre del paciente es Miguel. Tiene 21 años de edad y sufrió un accidente automovilístico hace más o menos 1 h. Los paramédicos observaron hematomas considerables en el cuadrante superior izquierdo, taquicardia e hipotensión." El cirujano miró al estudiante de medicina y preguntó, "Alejandro, ¿eso qué te indica que debemos hacer?"

Alejandro pensó sin demora y respondió, "El sitio de la lesión y los problemas cardiovasculares sugieren rotura del bazo".

"Eso es lo mismo que pensó el equipo de urgencias", respondió el cirujano. "Muy bien equipo, vamos a abrir a Miguel y veremos si Alejandro tiene razón". Usando un escalpelo, el cirujano hizo una incisión mediosagital a través de la pared abdominal de Miguel; después, otra incisión transversal para abrir el lado izquierdo de la cavidad abdominal y colocó el aspirador para succionar la sangre que la llenó. Ubicó el bazo de color morado en la región hipocondrial izquierda y observó un importante desgarro en la cápsula de tejido conjuntivo que lo rodea. "Tienes razón Alejandro. Aquí tenemos un bazo roto, el cual hay que extirpar". El cirujano buscó la arteria esplénica que irrigaba el órgano dañado y cuando la encontró, la suturó y cortó. Después, cortó los ligamentos que sostienen el bazo entre el estómago y el colon transverso. Por último, suturó y cortó la vena esplénica y extirpó el bazo de Miguel. "Vamos a cerrarlo y llevarlo a cuidados intensivos. Hiciste un buen trabajo el día de hoy Alejandro".

El bazo de Miguel, un órgano linfoide, se lesionó durante el accidente automovilístico y tuvo que extraerse. En este capítulo aprenderá sobre el bazo y otros órganos que constituyen el sistema linfático. Más tarde regresaremos con Miguel y aprenderemos sobre las consecuencias a largo plazo que tiene una esplenectomía.

# El sistema linfático

El sistema linfático es un sistema extenso de tejidos y vasos. Sus órganos no están en un orden continuo, sino que se encuentran diseminados por todo el cuerpo y se relacionan con casi todas las regiones. Sólo el tejido óseo, cartílago, epitelio y el sistema nervioso central no están en comunicación directa con este sistema.

## Funciones del sistema linfático

Las funciones del sistema linfático son tan variadas como su ubicación. Estas funciones se clasifican en tres categorías:

- **Equilibrio de líquidos.** A medida que la sangre circula a través de los capilares en los tejidos, el agua y las sustancias disueltas están en constante intercambio entre el flujo sanguíneo y los líquidos intersticiales que bañan las

células. En condiciones ideales, el volumen de líquido que deja la sangre debe ser compensado por la cantidad que regresa a la sangre. Sin embargo, siempre hay un ligero exceso de líquido que permanece en los tejidos. Además, algunas proteínas escapan de los capilares sanguíneos y también permanecen. El líquido y las proteínas se acumularían en los tejidos de no ser por una segunda vía de drenaje a través de los vasos linfáticos (fig. 16-1).

Además de los capilares que transportan sangre, los tejidos también contienen capilares linfáticos microscópicos. Estos pequeños vasos recogen el exceso de líquidos y proteínas que permanecen en los tejidos (fig. 16-2). Los capilares entonces drenan hacia vasos más grandes, que a la larga regresan esos materiales al sistema nervioso cerca del corazón.

El líquido que circula en el sistema linfático se denomina **linfa**, un líquido claro con una composición similar al líquido intestinal. Aunque la linfa se forma a

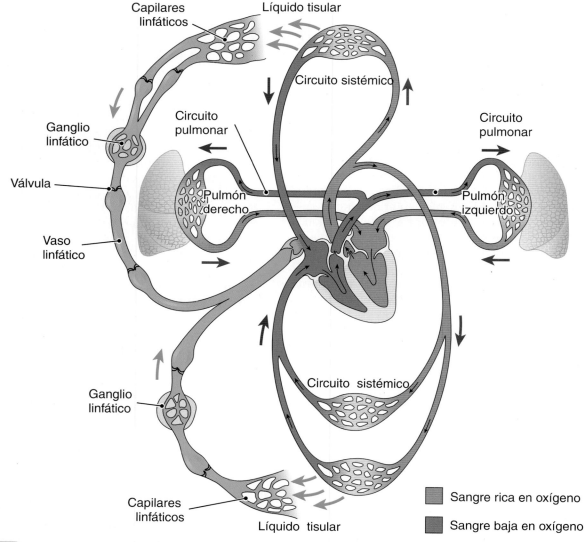

**Figura 16-1**  **El sistema linfático en relación con el sistema cardiovascular.** Los vasos linfáticos recogen el líquido en los tejidos y lo regresan a la sangre en los vasos cercanos al corazón. [ **ACERCAMIENTO** ➤ ¿Qué tipo de vasos sanguíneos reciben la linfa recogida del cuerpo?]

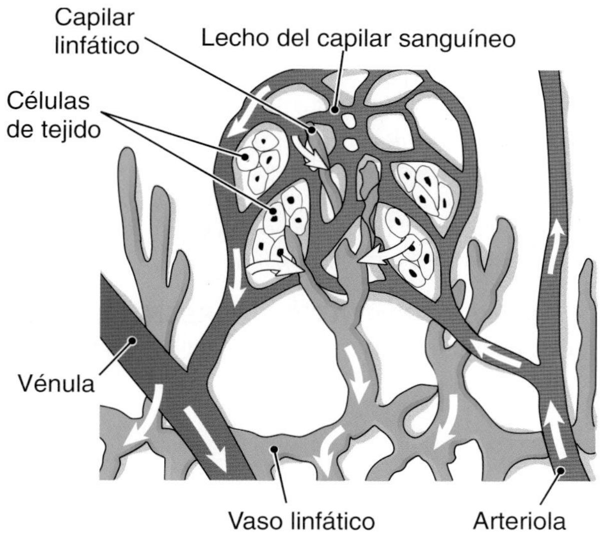

Capilar linfático

Lecho del capilar sanguíneo

Células de tejido

Vénula

Vaso linfático

Arteriola

**Figura 16-2** **Vía del drenaje linfático en los tejidos.** Los capilares linfáticos son más permeables que los capilares sanguíneos y pueden recoger líquidos y proteínas que permanecen en los tejidos cuando la sangre deja el lecho capilar para viajar de regreso al corazón.

partir de componentes del plasma sanguíneo, difiere del plasma en que tiene muchas menos proteínas.

■ **Protección contra infecciones.** El sistema linfático es un componente importante del sistema inmunitario, el cual combate las infecciones. Un grupo de leucocitos, los linfocitos, pueden vivir y multiplicarse en el sistema linfático, donde atacan y destruyen a los microorganismos extraños. El tejido linfoide diseminado por todo el organismo filtra los patógenos, otra materia extraña y los desechos celulares en los líquidos corporales. Se hablará más sobre linfocitos e inmunidad en el capítulo 17.

■ **Absorción de grasas.** Después de la degradación química y mecánica de los alimentos en las vías digestivas, la mayor parte de los nutrimentos se absorben en la sangre a través de los capilares intestinales. Sin embargo, muchas grasas digeridas son demasiado grandes y se absorben más bien en los capilares linfáticos. Estas grasas se añaden a la sangre cuando la linfa se une al torrente sanguíneo. El tema de la digestión se estudia en el capítulo 19.

**PUNTO DE REVISIÓN 16-1** ➤ ¿Cuáles son las tres funciones del sistema linfático?

## Circulación linfática

La linfa viaja a través de una red de pequeños y grandes conductos que son hasta cierto punto similares a los vasos sanguíneos. Sin embargo, el sistema no es un circuito completo. Es un sistema de una vía que comienza en los tejidos y termina cuando la linfa se une a la sangre (v. fig. 16-1).

## Capilares linfáticos

Las paredes de los capilares linfáticos se asemejan a las de los capilares sanguíneos en que están hechas de una capa de células epiteliales (escamosas) aplanadas. Esta delgada capa, también llamada *endotelio*, permite el paso fácil de materiales solubles y agua (fig. 16-3). Los huecos entre las células endoteliales en los capilares linfáticos son mayores que en los capilares sanguíneos. Por tanto, los capilares linfáticos son más permeables, lo que permite una entrada más fácil de una cantidad relativamente grande de moléculas proteínicas. Las proteínas ya no vuelven a salir de los vasos porque las células endoteliales se traslapan un poco, con lo que forman válvulas de una vía que bloquean su regreso.

A diferencia de los capilares sanguíneos, los capilares linfáticos son ciegos; es decir, están cerrados en un extremo y no forman un puente entre dos vasos más grandes. Más bien, un extremo simplemente se ubica dentro de un lago de líquido tisular y el otro se comunica con un vaso linfático más grande que transporta la linfa hacia el corazón (v. figs. 16-1 y 16-2).

Algunos capilares linfáticos especializados que se localizan en el recubrimiento del intestino delgado absorben grasas digeridas. Las grasas que entran a estos **quilíferos** se transportan en los vasos linfáticos hasta que la linfa se une con la sangre. En el capítulo 19 encontrará más información sobre la función del sistema linfático en la digestión.

**PUNTO DE REVISIÓN 16-2** ➤ ¿Cuáles son dos diferencias entre los capilares sanguíneos y los capilares linfáticos?

## Vasos linfáticos

Los vasos linfáticos tienen una pared delgada y son delicados, además de que tienen la apariencia de una cuenta debido a las depresiones donde se ubican las válvulas (v. fig. 16-1). Estas

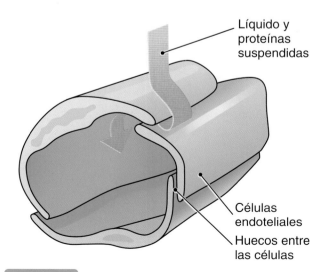

Líquido y proteínas suspendidas

Células endoteliales

Huecos entre las células

**Figura 16-3** **Estructura de un capilar linfático.** El líquido y las proteínas pueden entrar al capilar con facilidad a través de huecos entre las células endoteliales. Las células que se traslapan actúan como válvulas para evitar la salida del material.

válvulas evitan el flujo retrógrado del mismo modo en que lo hacen las que se encuentran en algunas venas.

Los vasos linfáticos (fig. 16-4) incluyen series **superficiales** y **profundas**. Los linfáticos superficiales están justo por debajo de la piel, a menudo muy cerca de las venas superficiales. Los vasos profundos suelen ser más grandes y acompañan a las venas profundas.

Los vasos linfáticos reciben su nombre de acuerdo con su ubicación. Por ejemplo, los que están en las mamas se denominan vasos linfáticos **mamarios**, los que están en el muslo son los vasos linfáticos **femorales**, y los que están en la pierna son los vasos linfáticos **tibiales**. En ciertos puntos, los vasos drenan a través de los ganglios linfáticos, que son pequeñas masas de tejido linfático que filtran la linfa. Los ganglios están dispuestos en grupos que sirven a una región particular. Por ejemplo, casi toda la linfa de la extremidad superior y la mama pasa a través de los **ganglios linfáticos axilares**, en tanto que la linfa de las extremidades inferiores pasa a través de los **ganglios inguinales**. Los vasos linfáticos que llevan linfa lejos de los ganglios regionales a la larga drenan en uno de dos vasos terminales, el conducto linfático derecho o el conducto torácico, los cuales se vacían en el torrente sanguíneo.

**EL CONDUCTO LINFÁTICO DERECHO** El **conducto linfático derecho** es un vaso corto, de aproximadamente 1.25 cm de largo, el cual recibe sólo la linfa que proviene

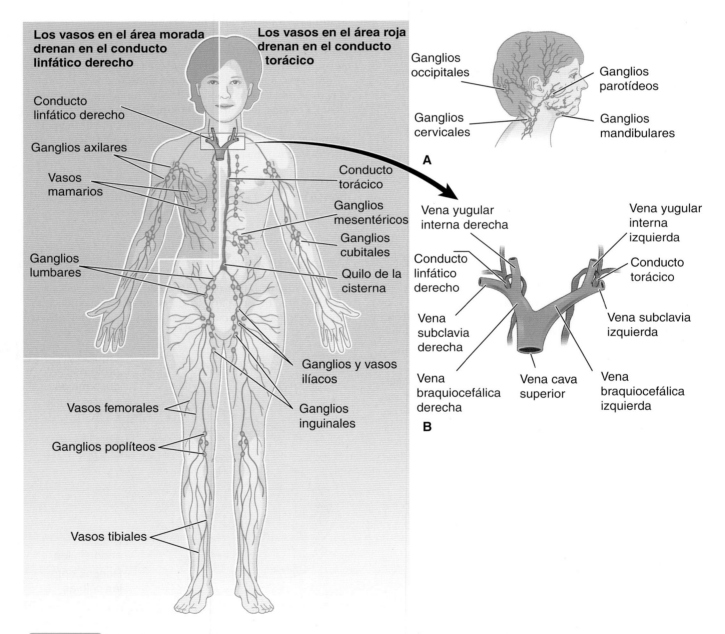

**Figura 16-4** **Vasos y ganglios del sistema linfático. A)** Ganglios linfáticos y vasos de la cabeza. **B)** Drenaje del conducto linfático derecho y conducto torácico en las venas subclavias.

del cuadrante superior derecho del cuerpo: el lado derecho de la cabeza, cuello y tórax, así como la extremidad superior derecha. El conducto linfático derecho se vacía en la vena subclavia derecha cerca del corazón (v. fig. 16-4 B). Su abertura hacia la vena está resguardada por dos válvulas semilunares similares a un bolsillo que evitan que la sangre entre al conducto. El resto del cuerpo es drenado por el conducto torácico.

**EL CONDUCTO TORÁCICO** El **conducto torácico**, o conducto linfático izquierdo, es el más grande de los dos vasos terminales y mide cerca de 40 cm de longitud. Como se muestra en la figura 16-4, el conducto torácico recibe linfa de todas las pares del cuerpo excepto de aquellas superiores al diafragma en el lado derecho. Este conducto comienza en la parte posterior de la cavidad abdominal, inferior a la unión del diafragma. La primera parte del conducto se agranda para formar una cisterna, o bolsa de almacenamiento temporal, llamada **cisterna quilosa**. El **quilo** es el líquido lechoso que drena de los quilíferos intestinales; está formado por la combinación de glóbulos de grasa y linfa. El quilo pasa a través de los vasos linfáticos intestinales y los ganglios linfáticos del mesenterio (membrana alrededor de los intestinos), para finalmente entrar a la cisterna quilosa. Además del quilo, toda la linfa por debajo del diafragma se vacía en la cisterna quilosa, pasando a través de varios grupos de ganglios linfáticos. El conducto torácico entonces lleva esta linfa hacia el torrente sanguíneo.

El conducto torácico se extiende hacia arriba a través del diafragma y a lo largo de la pared torácica posterior hacia la base del cuello del lado izquierdo. Aquí, recibe a los vasos linfáticos yugulares izquierdos de la cabeza y el cuello, los vasos subclavios izquierdos de la extremidad superior izquierda y otros vasos linfáticos del tórax y sus partes. Además de las válvulas a lo largo del conducto, hay dos válvulas en su abertura hacia la vena subclavia izquierda para evitar el paso de sangre hacia el conducto.

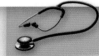

**PUNTO DE REVISIÓN 16-3** ➤ ¿Cuáles son los dos vasos linfáticos principales?

## Movimiento de la linfa

Los segmentos de los vasos linfáticos ubicados entre las válvulas se contraen en forma rítmica, empujando la linfa hacia adelante. La velocidad de contracción se relaciona con el volumen de líquido en el vaso —entre más líquido, más rápidas las contracciones.

La linfa se desplaza por el mismo mecanismo que promueve el retorno venoso de sangre al corazón. A medida que los músculos esqueléticos se contraen durante el movimiento, comprimen los vasos linfáticos e impulsan la linfa hacia adelante. Los cambios en las presiones dentro de las cavidades abdominal y torácica causados por la respiración ayudan al movimiento linfático durante el paso a través de estas cavidades corporales. En el recuadro 16-1, Linfedema, se describe lo que ocurre cuando la linfa no fluye en forma adecuada.

## Tejido linfoide

El **tejido linfoide** se distribuye a lo largo del cuerpo y constituye los órganos especializados del sistema linfático. Los ganglios linfáticos ya se han descrito en relación con la circulación lin-

---

**Recuadro 16-1** | Perspectivas clínicas

### Linfedema: cuando la linfa deja de fluir

El balance de líquidos del cuerpo requiere su distribución adecuada en el sistema cardiovascular, sistema linfático y los tejidos. Ocurre **edema** cuando el balance se inclina hacia el exceso de líquido en los tejidos. Con frecuencia, el edema obedece a insuficiencia cardíaca. Sin embargo, la obstrucción de los vasos linfáticos (y la acumulación resultante de líquidos en los tejidos subcutáneos) puede causar otra forma de edema llamado **linfedema**. La marca distintiva clínica del linfedema es la hinchazón crónica de un brazo o pierna, en tanto que la insuficiencia cardíaca suele causar hinchazón de ambas piernas.

El linfedema puede ser primario o secundario. El linfedema primario es una alteración congénita rara causada por el desarrollo anormal de los vasos linfáticos. El linfedema secundario, o adquirido, puede desarrollarse como resultado de un traumatismo a una extremidad, cirugía, radioterapia o infección de los vasos linfáticos (linfangitis). Una de las causas más frecuentes de linfedema es la extirpación de los ganglios

linfáticos axilares durante una mastectomía (extirpación de una mama), lo cual altera el flujo linfático del brazo adyacente. El linfedema también puede ocurrir después de una cirugía prostática.

Los tratamientos que fomentan el flujo a través de los vasos linfáticos son útiles para tratar el linfedema. Estos tratamientos pueden incluir la elevación de la extremidad afectada, drenaje linfático manual con masaje, ejercicio ligero y envolver la extremidad firmemente para aplicar compresión. Además, los cambios en los hábitos cotidianos pueden atenuar los efectos del linfedema. Por ejemplo, la obstrucción ulterior del drenaje linfático puede prevenirse al usar ropa o joyería que no queden ajustadas, llevar la bolsa en el brazo no afectado y sentarse sin cruzar las piernas. La linfangitis requiere la administración de antibióticos adecuados. Es necesario un tratamiento rápido porque, además de la hinchazón, hay otras complicaciones que incluyen cicatrización deficiente de las heridas, úlceras cutáneas y aumento en el riesgo de infección.

fática, pero estos tejidos y otros componentes del sistema linfático se analizan con mayor detalle en la siguiente sección.

> thePoint Visite *thePoint* para ver una gráfica de estudio rápido sobre el tejido linfoide.

## Ganglios linfáticos

Los ganglios linfáticos, como ya se mencionó, están diseñados para filtrar la linfa
una vez que se ha drenado de los tejidos
(fig. 16-5). También son sitios en que
los linfocitos del sistema inmunitario se
multiplican y trabajan para combatir a los
microorganismos extraños. Los ganglios
linfáticos son pequeñas masas redonde-
adas que varían del tamaño de la cabeza
de un alfiler hasta unos 2.5 cm. Cada uno
tiene una cápsula de tejido conjuntivo
fibroso del cual se extienden compartimientos (trabéculas) hacia la sustancia del
ganglio. En diversos puntos en la superficie del ganglio, vasos linfáticos aferentes
penetran la cápsula para llevar linfa hacia
el ganglio. Un área deprimida llamada **hilio** es el punto de salida para los vasos linfáticos eferentes que llevan linfa fuera del
ganglio. En esta región, otras estructuras,
que incluyen vasos sanguíneos y nervios,
se conectan con el ganglio.

Cada ganglio se subdivide en espacios llenos de linfa (senos) y cordones
de tejido linfático. Los ganglios con apariencia de pulpa en la región externa, o
corteza, tienen centros germinales en que
ciertos linfocitos inmunitarios se multiplican. Su región interna, la médula, tiene
poblaciones de células inmunitarias, que
incluyen linfocitos y macrófagos (fagocitos) a lo largo de los canales que conducen a los vasos eferentes.

Los ganglios linfáticos rara vez están
aislados. Como regla, están agrupados en
conjuntos que varían sus números de dos
a tres hasta más de 100. Algunos de estos
grupos tienen una ubicación profunda, en
tanto que otros son superficiales. Los principales grupos incluyen los siguientes:

- **Ganglios cervicales,** ubicados en el
  cuello en grupos superficiales y profundos, los cuales drenan varias partes de la cabeza y el cuello. A menudo
  aumentan de tamaño durante las
  infecciones respiratorias superiores.

- **Ganglios axilares,** ubicados en las axilas, los cuales pueden aumentar de ta-

maño después de infecciones de las extremidades superiores
y las mamas. Las células cancerosas de las mamas suelen presentar metástasis (diseminación) hacia los ganglios axilares.

- **Ganglios traqueobronquiales,** se encuentran cerca de la
  tráquea y alrededor de los conductos bronquiales mayores. En las personas que viven en áreas muy contaminadas, estos ganglios se llenan con contaminantes aéreos.

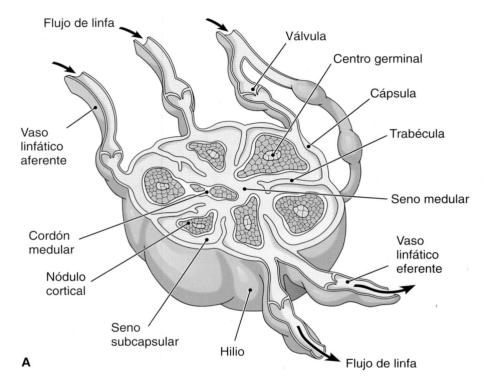

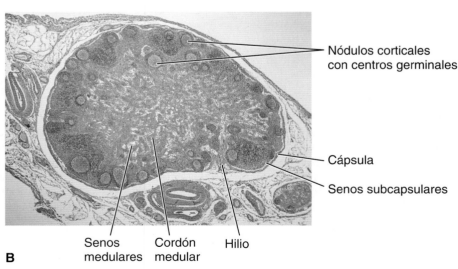

**Figura 16-5** **Estructura de un ganglio linfático. A)** Las flechas indican el flujo de linfa a través
del ganglio. **B)** Corte de un ganglio linfático según se aprecia en el microscopio (baja potencia).
(B, Reimpreso con autorización de Cormack DH. *Essential histology,* 2^nd ed. Philadelphia: Lippincott
Williams & Wilkins, 2001.) **[ ACERCAMIENTO ►**¿Qué tipo de vaso linfático lleva linfa hacia un
ganglio? ¿Qué tipo de vaso linfático lleva linfa fuera de un ganglio? **]**

- **Ganglios mesentéricos**, que se encuentran entre dos capas de peritoneo que forman el mesenterio. Existen cerca de 100 a 150 de estos ganglios.

- **Ganglios inguinales**, ubicados en la región de la ingle, que reciben drenaje linfático de las extremidades inferiores y de los órganos genitales externos. Cuando se agrandan, suelen llamarse **bubones**, de los cuales la peste bubónica obtuvo su nombre.

En el recuadro 16-2 se explica la función de la biopsia de ganglios linfáticos en el tratamiento del cáncer.

**PUNTO DE REVISIÓN** 16-4 ➤ ¿Cuál es la función de los ganglios linfáticos?

## El bazo

El bazo es un órgano que contiene tejido linfoide diseñado para filtrar la sangre. Se ubica en la región hipocondrial superior izquierda del abdomen, bajo el domo del diafragma, y normalmente suele estar protegido por la parte inferior de la caja torácica (fig. 16-6). El bazo es un órgano suave, púrpura y un tanto aplastado que mide cerca de 12.5 a 16 cm de largo y 5 a 7.5 cm de ancho. La cápsula del bazo, así como su estructura, son más elásticas que las de los ganglios linfáticos. Contiene músculo involuntario, que permite a la cápsula esplénica contraerse y así soportar cierta hinchazón.

En consideración a su tamaño, el bazo recibe un suministro de sangre inusualmente abundante. El órgano está lleno de una suave pulpa que filtra la sangre. También alberga fagocitos y linfocitos, que son activos en la inmu-

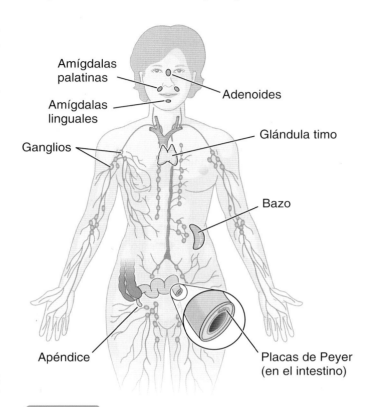

**Figura 16-6** **Localización del tejido linfoide.**

nidad. El bazo se clasifica como parte del sistema linfático porque contiene masas prominentes de tejido linfoide. Sin embargo, tiene funciones más amplias que las de otras estructuras linfáticas, incluyendo las siguientes:

---

**Recuadro 16-2**  Temas candentes

## Biopsia de ganglio centinela: encontrando el cáncer antes de que se extienda

Por lo general, el sistema linfático es una de las primeras defensas del cuerpo contra enfermedades. Sin embargo, en caso de cáncer, puede ser un vehículo para la diseminación (metástasis) de la enfermedad. Cuando las células cancerosas entran a los vasos linfáticos, viajan a otras partes del cuerpo, donde pueden establecer nuevos tumores. A lo largo del camino, algunas células cancerosas se alojan en los ganglios linfáticos.

En el cáncer mamario, el grado de invasión de los ganglios linfáticos cercanos ayuda a determinar el tratamiento a seguir después de la extirpación quirúrgica del tumor. Hasta hace poco, una mastectomía solía incluir la excisión de los vasos y ganglios linfáticos cercanos (procedimiento llamado disección de ganglios linfáticos axilares). La biopsia de los ganglios determinaba si contenían o no células cancerosas. En caso afirmativo, se requería radioterapia o quimioterapia. Sin embargo, en muchas mujeres con cáncer mamario en etapas tempranas, los cuerpos axilares no contienen células cancerosas. Además, cerca de 20 % de las mujeres en quienes

se han extirpado los vasos y ganglios linfáticos sufre afección del flujo linfático, lo que resulta en linfedema, dolor, discapacidad y un mayor riesgo de infección.

La biopsia de ganglio centinela es un procedimiento diagnóstico que puede minimizar la necesidad de realizar una disección de los ganglios linfáticos axilares al tiempo que se sigue detectando si hay metástasis. Los cirujanos utilizan marcadores radiactivos para identificar los primeros ganglios que reciben linfa del área de un tumor. La biopsia de sólo estos "ganglios centinela" revela si hay células tumorales presentes, lo que proporciona la indicación más temprana de metástasis. Las investigaciones muestran que la biopsia del ganglio linfático centinela es menos dolorosa, presenta menos complicaciones y tiene una recuperación más rápida que la disección de los ganglios linfáticos axilares. Sin embargo, se siguen realizando pruebas clínicas para determinar si la biopsia de ganglios centinelas es tan exitosa como la disección axilar para encontrar el cáncer antes de que se extienda

- Limpiar la sangre de impurezas y desechos celulares mediante filtración y fagocitosis.

- Destruir los eritrocitos viejos y gastados. El hierro y otros productos de la degradación de la hemoglobina son llevados al hígado por el sistema hepático portal para ser reutilizados o eliminados del cuerpo.

- Producir eritrocitos antes del nacimiento.

- Servir como un reservorio para la sangre, que puede regresar al torrente sanguíneo en caso de hemorragia u otra urgencia.

La **esplenectomía** o remoción quirúrgica del bazo suele ser un procedimiento bien tolerado. Aunque el bazo es el órgano linfoide de mayor tamaño, otros tejidos linfoides pueden hacerse cargo de sus funciones. El cuerpo humano tiene miles de estructuras linfoides y la pérdida de cualquiera o de cualquier grupo no suele representar una amenaza para la vida.

**PUNTO DE REVISIÓN 16-5** ➤ ¿Qué es lo que filtra el bazo?

## El timo

Debido a su apariencia bajo el microscopio, el **timo**, ubicado en la parte superior del tórax y la profundidad del esternón, se ha considerado en forma tradicional como parte del sistema linfoide (v. fig. 16-6). Sin embargo, estudios recientes sugieren que esta estructura tiene una función mucho más amplia que otros tejidos linfoides. Al parecer el timo desempeña una función fundamental en el desarrollo del sistema inmunitario antes del nacimiento y durante los primeros meses de la lactancia. Ciertos linfocitos deben madurar en el timo antes de poder realizar sus funciones en el sistema inmunitario (v. cap. 17). Estos linfocitos T se desarrollan bajo los efectos de la hormona del timo, llamada **timosina**, que también promueve el crecimiento de linfocitos y la actividad del tejido linfoide a lo largo del cuerpo. La extirpación del timo provoca una disminución generalizada en la producción de linfocitos T, así como una reducción en el tamaño del bazo y los ganglios linfáticos en todo el cuerpo.

El timo es más activo al inicio de la vida. Después de la pubertad su tejido sufre diversos cambios; su tamaño se reduce y es sustituido por tejido conjuntivo y grasa.

**PUNTO DE REVISIÓN 16-6** ➤ ¿Qué tipo de células del sistema inmunitario se desarrollan en el timo?

## Las amígdalas

Las **amígdalas** son masas no encapsuladas de tejido linfoide que se ubican en la vecindad de la faringe (garganta) donde eliminan contaminantes de los materiales que se inhalan o tragan (fig. 16-7). Las amígdalas tienen surcos profundos cubiertos de ganglios linfáticos. Los linfocitos atacan a los patógenos que quedan atrapados en estos surcos. Las amígdalas se ubican en tres áreas:

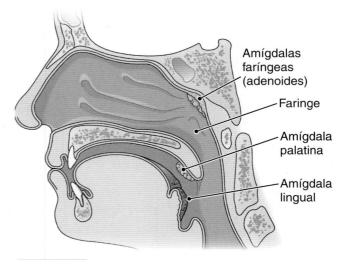

**Figura 16-7** **Ubicación de las amígdalas.** Todas están en la vecindad de la faringe (garganta).

- Las **amígdalas palatinas** son cuerpos ovales ubicados a cada lado del paladar blando. A éstas es a las que suele referirse cuando se habla de "las amígdalas".

- La **amígdala faríngea** única suele conocerse como **adenoides** (del término general que significa "similar a una glándula"). Se ubica por detrás de la nariz en la pared posterior de la faringe superior.

- Las **amígdalas linguales** son pequeñas protuberancias de tejido linfoide en la parte posterior de la lengua.

Cualquiera de estas amígdalas puede encontrarse tan cargada de bacterias que se convierte en reservorio para infecciones repetidas, por lo que se aconseja su extirpación. En niños, una ligera hipertrofia de cualquiera de ellas no constituye una indicación para cirugía, ya que todas las masas de tejidos linfoides tienden a tener un mayor tamaño en la infancia. El médico debe determinar si estás masas han crecido en forma anormal, considerando la edad del paciente, ya que las amígdalas participan en la inmunidad durante la infancia temprana. Se considera la cirugía si hay infecciones recurrentes o si las amígdalas crecidas dificultan la deglución o la respiración. Su extirpación también puede ayudar a niños que sufren de otitis media, ya que las bacterias que infectan las amígdalas pueden viajar al oído medio. La cirugía para extirpar las amígdalas palatinas se conoce como amigdalectomía; la adenoidectomía es aquella en que se extirpan las adenoides. A menudo estos dos procedimientos se realizan al mismo tiempo, en una adenoamigdalectomía. Casi todas las amigdalectomías se realizan con electrocauterio, que utiliza una corriente eléctrica para quemar el tejido. Una técnica más nueva, que permite una recuperación más rápida y con menos complicaciones, utiliza ondas de radio para destruir el tejido amigdalino.

**PUNTO DE REVISIÓN 16-7** ➤ Las amígdalas filtran líquido tisular. ¿Cuál es la ubicación general de las amígdalas?

## Otro tejido linfoide

El **apéndice** es un conducto de tejido linfático en forma de dedo, que mide cerca de 8 cm de largo. Está unido a la primera porción del intestino grueso (v. fig. 16-6). Al igual que las amígdalas, sólo parece tomarse en cuenta cuando se infecta, lo que provoca apendicitis. Sin embargo, el apéndice también puede figurar en el desarrollo de la inmunidad, como sucede con las amígdalas.

En las porciones recubiertas con membranas mucosas de las vías digestivas, respiratorias y urogenitales hay áreas de tejido linfático que ayudan a destruir contaminantes externos. Mediante la fagocitosis y producción de anticuerpos, que son sustancias que contrarrestan a los agentes infecciosos, este tejido linfoide asociado con la mucosa previene la invasión de tejidos más profundos por parte de los microorganismos.

Las **placas de Peyer** son parte de este sistema de tejido linfoide relacionado con la mucosa. Estos grupos de nódulos linfoides se ubican en las membranas mucosas que recubren el intestino delgado distal. Las placas de Peyer, junto con las amígdalas y el apéndice, se incluyen dentro de una red específica de tejido linfoide relacionado con el intestino. Todos estos tejidos linfáticos asociados con las membranas mucosas se reconocen ahora como una importante barrera contra microorganismos invasores.

## El sistema reticuloendotelial

El **sistema reticuloendotelial** consiste de células relacionadas encargadas de la destrucción de células sanguíneas desgastadas, bacterias, células cancerosas y otras sustancias extrañas que son potencialmente dañinas. Incluidas entre estas células se encuentran los monocitos, que son leucocitos relativamente grandes (v. fig 13-4 E en el cap. 13) que se forman en la médula ósea y después circulan en el flujo sanguíneo a varias áreas. Al entrar a los tejidos, los monocitos se transforman en **macrófagos**, un término que significa "grandes devoradores".

Los macrófagos en ciertos órganos reciben nombres especiales; las células de **Kupffer**, por ejemplo, se ubican en el recubrimiento de los sinusoides hepáticos (canales sanguíneos). Otras partes del sistema reticuloendotelial se encuentran en el bazo, médula ósea, ganglios linfáticos y encéfalo. Algunos macrófagos se ubican en los pulmones, donde se les llama *macrófagos alveolares* porque ingieren partículas sólidas que entran a los pulmones; otros se encuentran en los tejidos conjuntivos blandos en todo el cuerpo.

Este sistema de protección ampliamente distribuido se ha llamado de diferentes maneras, lo que incluye sistema de macrófagos y tejidos, sistema fagocítico mononuclear y sistema de monocitos y macrófagos. Estos nombres describen el tipo de células que se encuentra en este sistema.

## Trastornos del sistema linfático y el tejido linfoide

La **linfangitis**, que es la inflamación de los vasos linfáticos, suele iniciar en la región de una lesión infectada y descuidada, y puede observarse como estrías rojas que se extienden a lo largo de una extremidad. Estos vasos inflamados son indicio de que las bacterias se han extendido al sistema linfático. Si los ganglios linfáticos son incapaces de detener la infección, los patógenos pueden entrar a la sangre y causar **septicemia** o envenenamiento de la sangre. Los estreptococos suelen ser los microorganismos invasores en estos casos.

En la **linfadenitis**, o inflamación de los ganglios linfáticos, los ganglios aumentan de tamaño y están sensibles. Esta situación refleja el intento del cuerpo de combatir una infección. Hay linfadenitis cervical durante el sarampión, escarlatina, faringitis séptica, difteria y, con frecuencia, el resfriado común. La linfadenitis crónica puede deberse al bacilo que causa la tuberculosis. Las infecciones de las extremidades superiores provocan hipertrofia de los ganglios axilares, al igual que ocurre con el cáncer mamario. Las infecciones de los genitales externos o las extremidades inferiores pueden causar el crecimiento de los ganglios linfáticos inguinales.

### Linfedema

El edema es la hinchazón de un tejido debido al exceso de líquido. Esta alteración tiene una variedad de causas, pero el edema debido a la obstrucción del flujo linfático se conoce como **linfedema**. Las causas posibles de linfedema incluyen infección de los vasos linfáticos, un crecimiento maligno que obstruye el flujo linfático o una pérdida de vasos y ganglios linfáticos derivada de una lesión o cirugía. Las áreas afectadas por linfedema son más susceptibles a las infecciones debido a que la actividad de filtración del sistema linfático disminuye. Los métodos mecánicos para mejorar el daño y los fármacos para promover la pérdida de agua son posibles tratamientos para el linfedema (v. recuadro 16-1, Linfedema).

Como se mencionó en el capítulo 5, la **elefantiasis** es un aumento de tamaño considerable de las extremidades inferiores que resulta de la obstrucción de los vasos linfáticos por pequeñas lombrices conocidas como **filarias**. Estos parásitos diminutos, transportados por insectos como las moscas y los mosquitos, invaden los tejidos como embriones o formas inmaduras. Entonces crecen en los canales linfáticos y obstruyen el flujo linfático. La hinchazón de las piernas, o como a veces ocurre en varones, del escroto, puede ser tan grande que la víctima queda incapacitada. Esta enfermedad es particularmente frecuente en ciertas partes de Asia y en algunas islas del Pacífico. No hay cura conocida.

### Linfadenopatía

El término **linfadenopatía** significa "enfermedad de los ganglios linfáticos". Los ganglios linfáticos hipertróficos son un síntoma frecuente en diversas infecciones y enfermedades cancerosas. Por ejemplo, la linfadenopatía generalizada es un signo temprano de infección por VIH (virus de la inmunodeficiencia humana), el virus que provoca el sida (síndrome de inmunodeficiencia adquirida). La **mononucleosis infecciosa** es una infección viral aguda, siendo su característica más notoria una hipertrofia marcada de los ganglios linfáticos cervicales. La mononucleosis es bastante frecuente entre estudiantes universitarios. Al hablar de hipertrofia de los ganglios linfáticos suele decirse que "las glándulas están hinchadas". Sin embargo esto es erróneo, puesto que no producen secreciones y no son glándulas.

16

thePoint Visite *thePoint* para observar una fotografía de linfadenopatía cervical

## Esplenomegalia

El aumento en el tamaño del bazo, conocido como **espleno-megalia**, acompaña a ciertas enfermedades infecciosas agudas, que incluyen escarlatina, fiebre tifoidea, tifo y sífilis. Muchas enfermedades parasitarias tropicales causan esplenomegalia. Un cierto trematodo sanguíneo (platelminto) que es bastante frecuente entre los trabajadores en Japón y otras partes de Asia provoca hipertrofia esplénica marcada.

La anemia esplénica se caracteriza por el crecimiento del bazo, hemorragias gástricas y acumulación de líquido en el abdomen. En esta y otras enfermedades similares, la esplenectomía al parecer permite la curación.

## Linfoma

Un **linfoma** es un tumor, benigno o maligno, que ocurre en el tejido linfoide. Más adelante se describen dos ejemplos de linfoma maligno.

La **enfermedad de Hodgkin** es una enfermedad maligna crónica del tejido linfoide, en particular de los ganglios linfáticos. La incidencia de la enfermedad se eleva en dos grupos de edad: al inicio de la segunda década de vida entre varones y mujeres, y de nuevo después de los 50 años de edad, más a menudo en varones. Se desconoce su causa, pero en algunos casos puede relacionarse con una infección viral. La enfermedad de Hodgkin aparece como una hipertrofia indolora de un ganglio linfático o grupo cerrado de ganglios linfáticos, a menudo en el cuello, pero también en la axila, tórax e ingle. Puede diseminarse a lo largo del sistema linfático y a la larga hacia otros sistemas si no se controla mediante tratamiento. Los signos tempranos son pérdida de peso, fiebre, sudores nocturnos, fatiga, anemia y disminución de las defensas inmunitarias. Un signo claro de la enfermedad es la presencia de células de Reed-Sternberg en la biopsia de tejido de los ganglios linfáticos (fig. 16-8). La quimioterapia y la radioterapia, ya sea por separado o en combinación, se han utilizado con buenos resultados, que permiten al paciente vivir muchos años más.

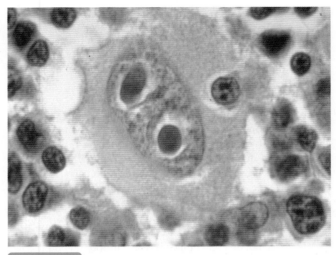

**Figura 16-8** **Células de Reed-Sternberg características de la enfermedad de Hodgkin.** Una célula típica tiene dos núcleos con nucléolos grandes que se tiñen de oscuro. (Reimpreso con autorización de Rubin E, Farber JL. *Pathology*, 3rd ed. Philadelphia: Lippincott Williams & Wilkins, 1999.)

El **linfoma no Hodgkin** es más frecuente que la enfermedad de Hodgkin. Aparece sobre todo en adultos mayores y pacientes con sistemas inmunitarios deficientes, como aquellos con sida. El crecimiento de los ganglios linfáticos (linfadenopatía), en particular en la región cervical, es un signo temprano en muchos casos. Está más diseminada a lo largo del sistema linfático que la enfermedad de Hodgkin y se extiende con más facilidad a otros tejidos, como el hígado. Al igual que la enfermedad de Hodgkin, puede relacionarse con una infección viral. Comparte muchos de los síntomas que se aprecian en la enfermedad de Hodgkin, pero no hay células de Reed-Sternberg en la biopsia. La tasa de curación actual con quimioterapia y radiación es cercana al 50 %.

**PUNTO DE REVISIÓN 16-8** ➤ ¿Qué es linfadenopatía?

**PUNTO DE REVISIÓN 16-9** ➤ ¿Qué es linfoma y cuáles serían dos ejemplos de linfoma maligno?

# De vuelta a la enfermedad en contexto

## ➤ La esplenectomía de Miguel

Miguel estaba en su cama de hospital pensando sobre el último par de días. Después de la cirugía, el médico le explicó que había sido necesario extirparle el bazo debido a que se había roto durante el choque. Aún estaba tratando de entender el significado de este hecho. Incluso, hasta ese día, ¡todavía no estaba seguro de saber lo que era el bazo!

Muy temprano por la mañana, el médico de Miguel había pasado a ver cómo estaba. Durante su conversación, Miguel aprendió que el bazo es un órgano color púrpura con forma de frijol que tiene un tamaño similar a una barra grande de jabón. Por lo general se ubica por debajo del diafragma en la parte superior izquierda del abdomen. Considerando lo poco que sabía sobre él, Miguel se sorprendió al enterarse de que una de las funciones del bazo es filtrar sustancias extrañas de la sangre y eliminar los eritrocitos desgastados. "¿Quiere decir que es como el filtro de un coche?" preguntó Miguel. "Algo así", le respondió el médico. "Pero no se preocupe, otras partes de su sistema circulatorio le ayudarán a limpiar la sangre".

Miguel también aprendió que el bazo actúa como un gran ganglio linfático, que detecta y combate a los microorganismos que provocan enfermedades. "¿Eso quiere decir que ahora que no tengo bazo voy a estar enfermo todo el tiempo?" preguntó Miguel. "Bueno", respondió el doctor, "a medida que se vaya recuperando será necesario que tome antibióticos para atenuar el riesgo de infección. A largo plazo, si presenta fiebre o cualquier otro signo de enfermedad, debe acudir a verme de inmediato. Además, asegúrese de recibir su vacuna anual contra la gripe".

Durante este caso pudimos ver que el bazo filtra sangre y protege al cuerpo de microorganismos dañinos. En el capítulo 17 aprenderemos más sobre cómo ciertas células sanguíneas y el sistema linfático nos protegen de enfermedades.

16

# Resumen

I. **SISTEMA LINFÁTICO**
   A. Funciones
      1. Equilibrio de líquidos —drena el exceso de líquidos y proteínas de los tejidos y los regresa a la sangre
      2. Protección contra infecciones
         a. Los linfocitos combaten a los microorganismos extraños
         b. El tejido linfoide filtra los líquidos corporales
      3. Absorción de grasas —los quilíferos absorben las grasas digeridas del intestino delgado

II. **CIRCULACIÓN LINFÁTICA**
   A. Capilares linfáticos
      1. Compuestos de endotelio (epitelio escamoso simple)
      2. Más permeables que los capilares sanguíneos
      3. Las células que se traslapan forman válvulas de una vía
   B. Vasos linfáticos
      1. Series superficiales y profundas
      2. Conducto linfático derecho
         a. Drena la parte superior derecha del cuerpo
         b. Se vacía en la vena subclavia derecha
      3. Conducto torácico
         a. Drena el resto del cuerpo
         b. Se vacía en la vena subclavia izquierda
   C. Movimiento de la linfa
      1. Válvulas en los vasos
      2. Contracción de los vasos
      3. Contracción del músculo esquelético
      4. Respiración

III. **TEJIDO LINFOIDE**
   A. Ganglios linfáticos
      1. A lo largo de la vía de los vasos linfáticos
      2. Filtran la linfa
   B. Bazo
      1. Filtración de la sangre
      2. Destrucción de los eritrocitos viejos
      3. Producción de los eritrocitos antes del nacimiento
      4. Almacenamiento de sangre

   C. Timo
      1. Procesamiento de los linfocitos T
      2. Secreción de timosina —estimula a los linfocitos T en el tejido linfoide
   D. Amígdalas
      1. Filtran el material que se respira y deglute
      2. Se ubican cerca de la faringe (garganta)
         a. Palatinas —cerca del paladar blando
         b. Faríngeas (adenoides) —por detrás de la nariz
         c. Linguales —atrás de la lengua
   E. Otros
      1. Apéndice —unido al intestino grueso
      2. Tejido linfoide relacionado con la mucosa
         a. Tejido linfoide asociado con el intestino
            (1) Ejemplo —placas de Peyer en el recubrimiento del intestino delgado

IV. **EL SISTEMA RETICULOENDOTELIAL**
   A. Células a lo largo del cuerpo que eliminan impurezas
   B. Macrófagos
      1. A partir de monocitos
      2. Localizados y con nombres especiales —p. ej., células de Kupffer, macrófagos alveolares

V. **TRASTORNOS DEL SISTEMA LINFÁTICO Y EL TEJIDO LINFOIDE**
   A. Inflamaciones
      1. Linfangitis —inflamación de los vasos linfáticos
      2. Linfadenitis —inflamación de los ganglios linfáticos que ocurre durante una infección
   B. Linfedema —hinchazón debida a la obstrucción del flujo linfático
      1. Extirpación de los vasos y ganglios linfáticos por lesión, cirugía
      2. Infección —p. ej., elefantiasis causada por filarias (lombrices parasitarias)
   C. Linfadenopatía —enfermedad de los ganglios linfáticos
   D. Esplenomegalia —hipertrofia del bazo
   E. Linfoma —tumor del tejido linfoide
      1. Enfermedad de Hodgkin —neoplasia maligna crónica con crecimiento de los ganglios linfáticos
      2. Linfoma no Hodgkin —más frecuente en adultos mayores

# Preguntas para estudio y revisión

## PARA FORTALECER LA COMPRENSIÓN

### Complete las frases

**1.** El líquido que circula en el sistema linfático se llama_____
_____.

**2.** Las grasas digeridas entran a la circulación linfática a través de vasos llamados_____.

**3.** Los glóbulos de grasa y linfa se combinan para formar un líquido lechoso llamado_____.

**4.** La extracción quirúrgica del bazo se conoce como _____.

**5.** Cuando los vasos linfáticos son bloqueados por filarias causan una enfermedad denominada _____.

### Correspondencia > Relacione cada enunciado numerado con la frase que corresponda enlistada con letra.

___ **6.** Inflamación de los vasos linfáticos

___ **7.** Inflamación de los ganglios linfáticos

___ **8.** Retención de líquido debido a la obstrucción de vasos linfáticos

___ **9.** Tumor que ocurre en el tejido linfoide

**a.** Linfoma

**b.** Linfangitis

**c.** Linfedema

**d.** Linfadenitis

### Opción múltiple

___ **10.** En comparación con el plasma, la linfa contiene mucho menos

**a.** Grasa
**b.** Proteínas
**c.** Carbohidratos
**d.** Agua

___ **11.** La linfa de las extremidades inferiores regresa al sistema cardiovascular a través de

**a.** Cisterna quilosa
**b.** Conducto linfático derecho
**c.** Timo
**d.** Conducto torácico

___ **12.** Los macrófagos y monocitos que se encuentran en todo el cuerpo constituyen

**a.** Amígdalas
**b.** Placas de Peye
**c.** Sistema reticuloendotelial
**d.** Apéndice

___ **13.** El signo clínico característico de la mononucleosis infecciosa es

**a.** Esplenomegalia
**b.** Linfadenopatía
**c.** Linfangitis
**d.** Edema

## COMPRENSIÓN DE CONCEPTOS

**14.** ¿Cómo se relaciona la estructura de los capilares linfáticos con su función? Mencione algunas diferencias entre los capilares linfáticos y los sanguíneos.

**15.** Describa tres mecanismos que impulsen a la linfa a través de los vasos linfáticos.

**16.** Siga el camino de un glóbulo de grasa de los quilíferos en el intestino delgado hasta la aurícula derecha.

**17.** Describa la estructura de un ganglio linfático típico.

**18.** Establezca la ubicación del bazo y enumere varias de sus funciones.

**19.** Describa dos formas de linfoma.

## PENSAMIENTO CONCEPTUAL

**20.** Explique la ausencia de arterias en el sistema circulatorio linfático.

**21.** En el segundo caso de Miguel, él se presentó con hipotensión y taquicardia debido a un bazo roto. Explique cómo la rotura del bazo puede causar estos trastornos.

**22.** En la historia del caso, ¿por qué se le administraron antibióticos a Miguel y se le vacunó contra la gripe después de su esplenectomía?

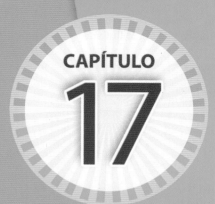

# Defensas del cuerpo, inmunidad y vacunas

## Términos clave escogidos

Los siguientes términos, y otros que aparecen en **negritas** dentro del capítulo, se definen en el Glosario

alergia
anafilaxia
anticuerpo
antígeno
antisuero
atenuado
autoinmunidad
célula plasmática
complemento
gammaglobulina
inflamación
inmunidad
inmunización
inmunodeficiencia
interferón
interleucina
linfocito
linfocito B
linfocito T
macrófago
toxina
toxoide
trasplante
vacuna

## Objetivos de aprendizaje

Después de estudiar cuidadosamente este capítulo, será capaz de:

1. Enlistar los factores que determinan la ocurrencia de infecciones
2. Diferenciar entre defensas corporales específicas e inespecíficas y dar ejemplos de cada una de ellas
3. Describir brevemente la reacción inflamatoria
4. Mencionar varios tipos de inmunidad innata
5. Definir *antígeno* y *anticuerpo*
6. Comparar a los linfocitos T y B con relación a su desarrollo y tipo de actividad
7. Explicar la función de los macrófagos en la inmunidad
8. Describir algunos de los efectos protectores de una reacción antígeno anticuerpo
9. Diferenciar entre inmunidad adaptativa natural y artificial
10. Distinguir entre inmunidad pasiva y activa
11. Definir el término *vacuna* y dar varios ejemplos de vacunas
12. Explicar el término *suero inmunitario* y proporcionar varios ejemplos de sueros inmunitarios
13. Enlistar varios trastornos del sistema inmunitario
14. Explicar la posible función del sistema inmunitario en la prevención del cáncer
15. Describir la función del sistema inmunitario en el trasplante de tejidos

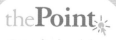

the**Point**

Consulte la página web para el material complementario de este capítulo.

## El segundo caso de María: combatiendo la enfermedad

"Hola, buenos días", exclamó la recepcionista cuando vio que María Sánchez entraba a la institución para la atención de ancianos donde trabajaba. "No ha venido en mucho tiempo".

"Sí", dijo María, "más de una semana; me dio una gripe espantosa".

"Entonces supongo que todavía toma antibióticos", añadió la recepcionista.

"No", respondió María. "Los antibióticos no tienen efecto contra los virus. Fue más bien una semana de reposo, líquidos y aspirinas para mí". María colgó su abrigo, se cambió las botas y se dirigió al centro de actividades para continuar con sus labores como coordinadora. Su asistente, Ana, ya estaba ahí.

"Qué gusto que estés de vuelta, María. Los residentes dicen que nada es igual cuando no estás", le informó Ana. "Aunque te ves un poco pálida. ¿Te sientes bien?"

"Bastante bien", respondió María, "sólo espero que no me vuelva a dar gripe otra vez".

"Pues en la tarde viene el médico de planta a aplicarle a los residentes su vacuna contra la gripe, ¿por qué no le preguntas si te puede inyectar a ti también?" sugirió Ana.

Más tarde ese mismo día, el médico accedió a incluir a María en el grupo que se iba a vacunar contra la gripe. "Acabo de tener gripe. ¿Qué no se supone que debería ser inmune?" preguntó María.

"No necesariamente", respondió el Dr. Andrade. "Puesto que existen varias cepas del virus de la gripe, todavía podría adquirir la infección por otra variedad. No es alérgica al huevo, ¿o sí?"

"No, pero, ¿por qué me pregunta?", quiso saber María.

"Mire", explicó el Dr. Andrade, "a pesar de que se están desarrollando nuevos métodos para producir la vacuna, la que usamos hoy todavía se produce de la manera tradicional al cultivar virus en huevos de pollo fertilizados. Existe otra forma de la vacuna en aerosol nasal, pero para la población de edad avanzada todavía usamos la inyectable".

"Está bien", dijo María, "inyécteme".

En el capítulo 5 seguimos el curso de la infección por el virus de la gripe de María. Más adelante en este capítulo veremos la forma en que su cuerpo responde a la vacuna contra la gripe y qué tan bien la protege de otro brote de la enfermedad.

En el capítulo 5 se presentó una lista un tanto atemorizante de los microorganismos dañinos que nos rodean y están presentes en el ambiente. Por fortuna, la mayoría de nosotros sobrevive el contacto con estos invasores e incluso se hace más resistente a la enfermedad en el proceso. La función de protegernos de estos agentes dañinos corresponde en parte a ciertas células sanguíneas y al sistema linfático, que en conjunto constituyen el **sistema inmunitario.**

El sistema inmunitario es parte de las defensas corporales generales del cuerpo contra las enfermedades. Algunas de estas defensas son **inespecíficas**; esto es, son eficaces contra cualquier agente dañino que entre al cuerpo. Otras de estas defensas se conocen como **específicas**; es decir, actúan sólo contra cierto agente y no contra otros.

# ¿Por qué ocurren las infecciones?

Aunque el cuerpo está expuesto en forma constante a la invasión de patógenos, muchas situaciones determinan si ocurrirá o no la infección. Los patógenos tienen una clara preferencia por ciertos tejidos corporales y deben tener acceso a ellos. El virus del polio, por ejemplo, puede inhalarse o tragarse en grandes cantidades y al principio entrar en contacto directo con las membranas mucosas que cubren las vías respiratoria y digestiva. Sin embargo, no causa una alteración aparente en estos tejidos, sino que avanza para sólo atacar tejido nervioso. En contraste, los virus que causan la gripe y el resfriado común atacan las membranas mucosas respiratorias. El VIH, el virus que causa el sida, ataca cierto tipo de linfocito T que tiene receptores de superficie para el virus.

El **portal de entrada** es una circunstancia importante que influye sobre la infección. Las vías respiratorias son una vía de entrada frecuente para patógenos. Otros puntos de entrada importantes incluyen al sistema digestivo y los conductos que se abren en los sistemas urinario y reproductivo. Cualquier rompimiento en la continuidad de la piel o en una membrana mucosa permite a los microorganismos, como los estafilococos, entrar con facilidad a los tejidos más profundos y producir una infección, en tanto que la piel o las membranas mucosas intactas no suelen verse afectadas.

La **virulencia** de un microorganismo, o su capacidad para superar las defensas del hospedador, es otro importante factor. La virulencia tiene dos aspectos: uno puede considerarse como la "agresividad" o poder de invasión; el otro es la capacidad del microorganismo para producir **toxinas** (venenos) que dañan el cuerpo. Los distintos microorganismos tienen diferentes virulencias. La virulencia de un microorganismo específico también puede cambiar; por ejemplo, algunas variantes del virus de la gripe pueden ser más peligrosas ciertos años que otras. Los microorganismos pueden aumentar su virulencia mientras pasan de un hospedador infectado a otro.

La **dosis** (número) de patógenos que invaden el cuerpo también es un factor determinante para que se desarrolle o no la infección. Incluso si la virulencia de un microorganismo determinado es baja, puede ocurrir una infección si entra una gran cantidad al cuerpo.

Por último, la situación del individuo, o **predisposición** a la infección también es importante. Los microorganismos infecciosos están alrededor de nosotros todo el tiempo. ¿Por qué sólo en ocasiones una persona se enferma de gripe, se resfría o adquiere otra infección? Parte de la respuesta radica en el estado del paciente, que se relaciona con la salud emocional y física general, nutrición, hábitos de vida y edad.

**PUNTO DE REVISIÓN 17-1** ➤ ¿Cuáles son algunos factores que influyen sobre la ocurrencia de una infección?

# Defensas inespecíficas

Las características que protegen el cuerpo contra enfermedades suelen considerarse como "líneas de defensa" sucesivas, e inician con las barreras relativamente simples o externas para continuar en forma progresiva con respuestas más complicadas, hasta llegar al mecanismo de defensa por excelencia —la inmunidad.

> thePoint  Visite **thePoint** para encontrar ilustraciones de defensas inespecíficas.

## Barreras químicas y mecánicas

La primera línea de defensa contra los invasores incluye:

- La piel sirve como una barrera mecánica mientras permanezca intacta. Un riesgo considerable para las víctimas de quemaduras, por ejemplo, es el peligro de infección como resultado de la destrucción de la piel.

- Las membranas mucosas que recubren los conductos que conducen al interior del cuerpo también actúan como barreras, al atrapar el material extraño en sus secreciones pegajosas. Los cilios en las membranas en las vías respiratorias superiores ayudan a barrer las impurezas al exterior del cuerpo.

- Las secreciones corporales, como lágrimas, sudor y saliva, arrastran a los microorganismos y pueden contener ácidos, enzimas y otras sustancias químicas que destruyen a los invasores. Los jugos digestivos destruyen muchas bacterias ingeridas y sus toxinas.

- Ciertos reflejos ayudan a la eliminación de patógenos. El toser y estornudar, por ejemplo, tienden a eliminar material extraño, lo que incluye microorganismos, de las vías respiratorias superiores. El vómito y la diarrea son formas que tiene el cuerpo para expulsar toxinas y bacterias.

**PUNTO DE REVISIÓN 17-2** ➤ ¿Qué tejidos constituyen la primera línea de defensa contra la invasión de patógenos?

## Fagocitosis

La **fagocitosis** es parte de la segunda línea de defensa contra los invasores. En el proceso de fagocitosis, los leucocitos atrapan y destruyen los desechos y el material extraño (v. fig. 13-6 en cap. 13). Los neutrófilos y los macrófagos son los principales leucocitos fagocíticos. Los neutrófilos son un tipo de leucocito granular. Los macrófagos se derivan de monocitos, un tipo de leucocito agranuloso. Ambos tipos de células viajan en la sangre a los sitios de infección. Algunos de los macrófagos permanecen fijos en los tejidos, por ejemplo en la piel, hígado, pulmones, tejido linfoide y médula ósea, para combatir la infección y eliminar los desechos. Los macrófagos se mencionaron en el capítulo 16 y son parte del sistema reticuloendotelial.

## Linfocitos citolíticos naturales

Los **linfocitos citolíticos naturales** son un tipo de linfocitos distintos a los que están activos en la inmunidad específica, que se describen más adelante. Los linfocitos citolíticos pueden identificar células corporales con membranas anormales, como células tumorales y células infectadas por un virus, y, como su nombre lo indica, las destruyen al contacto. Los linfocitos citolíticos naturales se encuentran en los ganglios linfáticos, médula ósea, bazo y sangre. Destruyen células anormales al secretar una proteína que rompe la membrana celular, aunque aún no se comprende del todo cómo es que encuentran sus objetivos.

## Inflamación

La **inflamación** es una respuesta inespecífica de defensa a un irritante que daña los tejidos. Cualquier irritante puede causar inflamación: fricción, rayos X, fuego, temperaturas extremas y heridas, así como sustancias químicas cáusticas y contacto con alergenos —todos pueden clasificarse como irritantes. Sin embargo, es frecuente que la inflamación sea resultado de la irritación causada por una infección. Con la entrada y multiplicación de patógenos comienza una serie completa de procesos defensivos. Esta **reacción inflamatoria** se acompaña de cuatro síntomas clásicos: calor, enrojecimiento, hinchazón y dolor, como se describe más adelante.

Cuando los tejidos están lesionados, las células dañadas liberan **histamina** y otras sustancias que hacen que los vasos sanguíneos pequeños se dilaten (ensanchen). También liberan sustancias atrayentes que llevan diversos leucocitos a la zona, que incluyen granulocitos, macrófagos y **mastocitos**, que son similares a los basófilos pero residen en los tejidos. Estas células también secretan vasodilatadores y otras sustancias que promueven y prolongan la respuesta inflamatoria. El aumento en el flujo de sangre provoca calor, enrojecimiento e hinchazón en los tejidos. Algunas de estas sustancias también irritan a los receptores del dolor.

Las secreciones celulares hacen que las células epiteliales en las paredes de los capilares se contraigan, con lo que se amplían los espacios entre las células y aumenta la permeabilidad. A medida que la sangre fluye por los vasos, los leucocitos se mueven a través de estas paredes alteradas y hacia los tejidos, donde pueden llegar al irritante en forma directa. El líquido del plasma sanguíneo también se escapa de los vasos hacia los tejidos y comienza a coagular, con lo que limita la diseminación de la infección a otras áreas. La mezcla de leucocitos y líquido, el **exudado inflamatorio**, contribuye a la hinchazón y pone presión en las terminales nerviosas, lo que aumenta el dolor de la inflamación.

Los fagocitos se destruyen en grandes cantidades mientras realizan su actividad y poco a poco se acumulan células muertas en el área. La mezcla de exudado, leucocitos vivos y muertos, patógenos y tejido destruido se conoce como **pus**.

Mientras tanto, los vasos linfáticos comienzan a drenar líquido del área inflamada y lo llevan hacia los ganglios linfáticos para su filtración. Los ganglios linfáticos regionales aumentan de tamaño y son sensibles, un signo de que están realizando su función protectora al trabajar tiempo extra y producir células fagocíticas que "limpian" la linfa que fluye a través de ellos.

> Visite **thePoint** donde encontrará un diagrama que resume los fenómenos que ocurren en la inflamación y la animación de *Inflamación aguda*.

## Fiebre

Un aumento en la temperatura corporal por arriba del rango normal puede ser un signo de que las defensas del cuerpo están activas. Cuando los fagocitos son expuestos a microorganismos infecciosos, liberan sustancias que elevan la temperatura corporal. La fiebre impulsa al sistema inmunitario de diversas formas. Estimula a los fagocitos, aumenta el metabolismo y disminuye la capacidad de multiplicarse de ciertos microorganismos patógenos.

Un error frecuente es pensar que la fiebre es un síntoma peligroso que siempre debe combatirse. El control de la fiebre en sí mismo no altera el curso de la enfermedad. Sin embargo, los profesionales de la salud siempre deben estar alertas al desarrollo de la fiebre como posible signo de un trastorno grave y que un mayor índice metabólico puede tener efectos adversos sobre el corazón de un paciente débil.

## Interferón

Ciertas células infectadas con un virus liberan una sustancia que evita que las células cercanas produzcan más virus. Esta sustancia se encontró por primera vez en células infectadas con el virus de la gripe, y se le denominó **interferón** porque "interfiere" con la multiplicación y diseminación del virus. Ahora se sabe que el interferón es un grupo de sustancias. Se abrevia IFN junto con una letra griega, alfa ($\alpha$), beta ($\beta$) o gamma ($\gamma$) para indicar la categoría de interferón y letras o números adicionales para indicar tipos más específicos, como $\alpha$2a o $\beta$1b.

Hoy se cuenta con interferones puros en cantidades adecuadas para tratamiento debido a que se producen mediante ingeniería genética en ciertos microorganismos. Se utilizan para tratar ciertas infecciones virales, como la hepatitis. Los interferones también son interesantes porque actúan en forma inespecífica en las células del sistema inmunitario. Se han usado con éxito variable para mejorar la respuesta inmunitaria en el tratamiento de neoplasias, como melanoma, leucemia, y sarcoma de Kaposi, un cáncer relacionado con el sida. Lo que resulta interesante es que el interferón $\beta$ se utiliza para tratar la esclerosis múltiple, porque estimula a las células que deprimen la respuesta inmunitaria.

**PUNTO DE REVISIÓN 17-3** ▶ ¿Cuáles son algunos factores inespecíficos que ayudan a controlar la infección?

# Inmunidad

La inmunidad es la última línea de defensa contra la enfermedad. La inmunidad a las enfermedades puede definirse como la capacidad del individuo para resistir o contrarrestar los efectos de un agente patológico *particular* o sus productos dañinos. En un sentido más amplio, el sistema inmunitario reconoce *cualquier* material extraño y trata de deshacerse de él, como ocurre en el trasplante de tejido de un individuo a otro. La inmunidad es un proceso selectivo; esto es, la inmunidad a una enfermedad no necesariamente causa inmunidad para otra. Esta característica selectiva se conoce como **especificidad**.

Hay dos categorías principales de inmunidad:

- La **inmunidad innata,** que es congénita y se hereda junto con otras características en los genes de las personas.
- La **inmunidad adaptativa** se desarrolla después del nacimiento. La inmunidad adaptativa puede adquirirse por medios **naturales** o **artificiales**; además, puede ser **activa** o **pasiva**.

En la figura 17-1 se resumen los diferentes tipos de inmunidad. Refiérase a este diagrama mientras se analizan cada una de las categorías.

## Inmunidad innata

Tanto los humanos como los animales tienen lo que se conoce como **inmunidad racial** para muchas de las enfermedades del otro. Aunque ciertas enfermedades que se encuentran en animales pueden transmitirse a los humanos, muchas infecciones, como el cólera de los pollos, el cólera de los cerdos, moquillo y otras enfermedades animales no afectan a los seres humanos. Sin embargo, las diferencias en la constitución que

hacen a los humanos inmunes a estas enfermedades también los hacen susceptibles a otras que no afectan a diferentes especies. Algunas de estas infecciones incluyen sarampión, escarlatina y difteria, que al parecer no afectan a los animales que entran en contacto con los humanos infectados.

Algunos miembros de un grupo determinado tienen una **inmunidad individual** altamente desarrollada para enfermedades específicas. Por ejemplo, algunas personas son susceptibles a los fuegos labiales que provoca el virus del herpes, en tanto que otras nunca han mostrado signos de la infección. En los periódicos o revistas en ocasiones mencionan ancianos a quienes se pide que compartan su secreto para una larga vida. Algunos dicen que vivieron una vida ordenada con la cantidad correcta de reposo, ejercicio y trabajo, en tanto que otros incluso presumen de haber bebido alcohol, fumado, no ejercitarse y otros tipos de conductas que no son sanas. Sin embargo, es posible que el segundo grupo haya resistido las infecciones y conservado la salud a pesar de sus hábitos, más que por ellos, gracias a los factores de resistencia heredados.

> thePoint  Visite **thePoint** para observar la animación *Respuesta inmunitaria*, la cual ilustra las siguientes reacciones.

## Inmunidad adaptativa

A diferencia de la inmunidad innata, que se debe a factores heredados, la inmunidad adaptativa se desarrolla a lo largo de la vida de la persona cuando ésta se enfrenta a diversos agentes dañinos específicos.

Si la siguiente descripción del sistema inmunitario parece compleja, considere que desde la lactancia en adelante, su sistema inmunitario es capaz de protegerlo de millones de sustancias extrañas, incluso sustancias sintéticas que no se encuentran en la naturaleza. Todo este tiempo, el sistema se mantiene bajo control, de tal forma que no reacciona en exceso para producir alergias o atacar en forma equivocada y dañar sus propias células.

**PUNTO DE REVISIÓN 17-4** ➤ ¿Cuál es la diferencia entre la inmunidad innata y la inmunidad adaptativa?

**ANTÍGENOS** Un **antígeno** es cualquier sustancia extraña que entra al cuerpo e induce una respuesta inmunitaria. (La palabra se forma de *anti*cuerpo + *gen* porque un antígeno estimula la producción de anticuerpos.) La mayor parte de los antígenos son grandes moléculas de proteínas, pero los carbohidratos y algunos lípidos pueden actuar como antígenos. Los antígenos pueden encontrarse en la superficie de microorganismos patógenos, en la superficie de eritrocitos y células tisulares, en

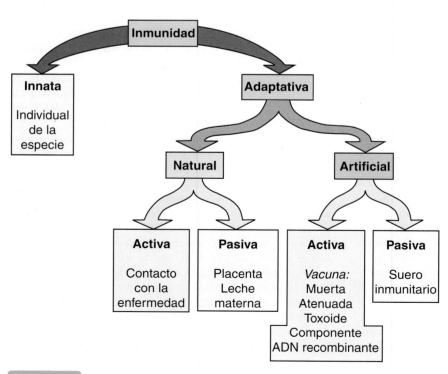

**Figura 17-1**    **Tipos de inmunidad.**

pólenes, en toxinas y en alimentos. La característica crítica de cualquier sustancia descrita como un antígeno es que estimula la actividad de ciertos linfocitos clasificados como T o B.

**LINFOCITOS T** Tanto los linfocitos T como B provienen de células madre hematopoyéticas (formadoras de sangre) en la médula ósea, al igual que todas las células sanguíneas. Sin embargo, las células T y B difieren en su desarrollo y método de acción. Algunas de las células madre inmaduras emigran al timo y se convierten en linfocitos T, que constituyen cerca de 80 % de los linfocitos en la sangre circulante. Mientras están en el timo, estos linfocitos T se multiplican y se vuelven capaces de combinarse con antígenos extraños específicos, momento en el cual se les describe como **sensibilizados**. Estas células derivadas del timo producen una inmunidad que se dice es de **mediación celular**.

Existen varios tipos de linfocitos T, cada uno con diferentes funciones. Los diferentes tipos y algunas de sus funciones son las siguientes:

- **Linfocitos T citotóxicos** ($T_c$) destruyen células extrañas en forma directa.

- **Linfocitos T auxiliares** ($T_h$) liberan sustancias como **interleucinas** que estimulan a otros linfocitos y macrófagos y por tanto asisten en la destrucción de células extrañas. (Estas sustancias también se llaman así porque actúan entre los linfocitos). Hay varios subtipos de estos linfocitos T auxiliares, uno de los cuales es infectado y destruido por el virus del sida (VIH). Los linfocitos T que son el objetivo del VIH tienen un receptor de superficie especial ($CD_4$) al cual se une el virus.

- **Linfocitos T reguladores** ($T_{reg}$) suprimen la respuesta inmunitaria para evitar su actividad excesiva. Estos linfocitos T pueden inhibir o destruir los linfocitos activos.

- **Linfocitos T de memoria** recuerdan a un antígeno e inician una respuesta rápida si se vuelve a contactar con este antígeno.

La porción de linfocitos T del sistema inmunitario suele estar a cargo de la defensa contra células cancerosas, ciertos virus y otros patógenos que crecen dentro de las células (parásitos intracelulares), así como del rechazo de los tejidos trasplantados de otras personas.

**La función de los macrófagos** Los **macrófagos** son leucocitos fagocíticos derivados de monocitos (su nombre significa "gran devorador"). Actúan como centros de procesamiento para antígenos extraños. Ingieren proteínas extrañas, como microorganismos patógenos, y los destruyen dentro de vesículas fagocíticas (fig. 17-2). Entonces insertan los fragmentos del antígeno extraño en su membrana plasmática. Los antígenos extraños se despliegan en la superficie del macrófago en combinación con antígenos que un linfocito T puede reconocer como "propios". Los antígenos propios se conocen como del complejo de histocompatibilidad mayor por su importancia en la compatibilidad cruzada para el trasplante de tejidos. También se les conoce como antígenos leucocíticos humanos porque se utilizan leucocitos para probar la compatibilidad de los tejidos. Los macrófagos y otras células que presentan antígenos a los linfocitos T se conocen como células presentadoras de antígeno.

Para que un linfocito T reaccione con un antígeno extraño, el antígeno debe ser presentado al linfocito T junto con las proteínas del complejo de histocompatibilidad mayor. Un receptor especial en el linfocito T debe unirse tanto con la proteína del complejo de histocompatibilidad mayor como con el fragmento del antígeno extraño (v. fig. 17-2). Entonces, los $T_h$ activados producen interleucinas (IL), que estimulan a otros leucocitos, como los leucocitos B. Hay muchos tipos diferentes de interleucinas y participan en diferentes puntos en la respuesta inmunitaria. Son producidas por los leucocitos y también por fibroblastos (células en el tejido conjuntivo que producen fibras) y células epiteliales. Dado que las IL estimulan a las células activas en la inmunidad, se usan con fines médicos para fortalecer el sistema inmunitario.

**PUNTO DE REVISIÓN 17-5** ➤ ¿Qué es un antígeno?

**PUNTO DE REVISIÓN 17-6** ➤ Mencione cuatro tipos de linfocitos T.

**LINFOCITOS B Y ANTICUERPOS** Un anticuerpo, también conocido como una **inmunoglobulina (Ig)**, es una sustancia producida en respuesta a un antígeno. Los anticuerpos son producidos por **linfocitos B**, otro tipo de linfocito activo en el sistema inmunitario. Estas células deben madurar en el hígado fetal o en el tejido linfoide antes de estar activas en la sangre.

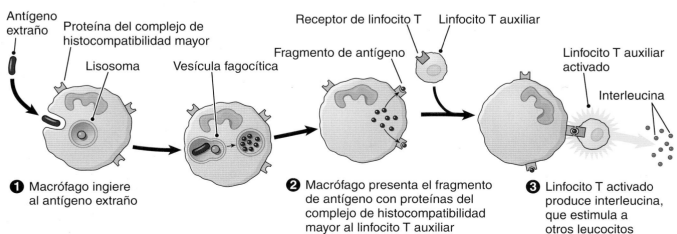

**Figura 17-2** **Activación de un linfocito T auxiliar por un macrófago (célula presentadora de antígeno).** [ **ACERCAMIENTO** ➤ ¿Qué está contenido en el lisosoma que se une a la vesícula fagocítica? ]

Antígeno extraño
Proteína del complejo de histocompatibilidad mayor
Lisosoma
Vesícula fagocítica
Fragmento de antígeno
Receptor de linfocito T
Linfocito T auxiliar
Linfocito T auxiliar activado
Interleucina

❶ Macrófago ingiere al antígeno extraño

❷ Macrófago presenta el fragmento de antígeno con proteínas del complejo de histocompatibilidad mayor al linfocito T auxiliar

❸ Linfocito T activado produce interleucina, que estimula a otros leucocitos

Los linfocitos T tienen receptores de superficie que se unen con un tipo de antígeno específico (fig. 17-3). La exposición al antígeno estimula la multiplicación rápida de las células y produce gran cantidad (clones) de **células plasmáticas**. Estas células maduras generan anticuerpos contra el antígeno original y los liberan en la sangre, proporcionando la forma de inmunidad que se describe como **inmunidad humoral** (el término *humoral* se refiere a los líquidos corporales).

La inmunidad humoral suele proteger contra antígenos circulantes y bacterias que crecen por fuera de las células (patógenos extracelulares). Todos los anticuerpos están contenidos en una porción del plasma sanguíneo llamada fracción de **gammaglobulina**. En el recuadro 17-1, Anticuerpos, se presenta más información sobre los diferentes tipos de anticuerpos.

Algunos anticuerpos producidos por los linfocitos B permanecen en la sangre para proporcionar inmunidad a largo plazo. Además, algunos de los linfocitos B activados no se convierten en células plasmáticas, sino que, como ciertos linfocitos T, se convierten en células de memoria. Mediante el contacto repetido con el antígeno, estas células están listas para producir anticuerpos de inmediato. Debido a esta "memoria inmunológica", uno suele ser inmune a las enfermedades de la infancia después de padecerlas.

**PUNTO DE REVISIÓN 17-7** ➤ ¿Qué es un anticuerpo?

**PUNTO DE REVISIÓN 17-8** ➤ ¿Qué tipos de células producen anticuerpos?

## La reacción antígeno-anticuerpo

El anticuerpo que se produce en respuesta a un antígeno específico, como una célula bacteriana o una toxina, tiene una forma que corresponde a alguna parte del antígeno, de manera muy similar a como la forma de una llave corresponde a la forma de su cerradura. El anticuerpo puede unirse específicamente al antígeno que provocó su producción y por tanto destruirlo e inactivarlo. Las interacciones antígeno-anticuerpo se ilustran y sus efectos protectores se describen en la tabla 17-1.

**COMPLEMENTO** La destrucción de una célula extraña en ocasiones requiere la actividad enzimática de un grupo de proteínas inespecíficas en la sangre, conocidas en conjunto como **complemento**. Las proteínas del complemento siempre están presentes en la sangre, pero deben ser activadas por complejos antígenos-anticuerpo o por superficies de células extrañas. El complemento también se llama así porque ayuda con las reacciones inmunitarias. Algunas de las acciones del complemento son:

- Cubrir las células extrañas para ayudar a los fagocitos a reconocerlas y engullirlas
- Destruir las células al formar complejos que agujeran las membranas plasmáticas
- Promover la inflamación al aumentar la permeabilidad capilar
- Atraer fagocitos al área de inflamación

**PUNTO DE REVISIÓN 17-9** ➤ ¿Qué es el complemento?

## Inmunidad natural adaptativa

La inmunidad adaptativa puede adquirirse en forma natural mediante el contacto con un microorganismo patológico específico, en cuyo caso los anticuerpos fabricados por las células de la persona infectada actúan contra el agente infeccioso o sus toxinas. La in-

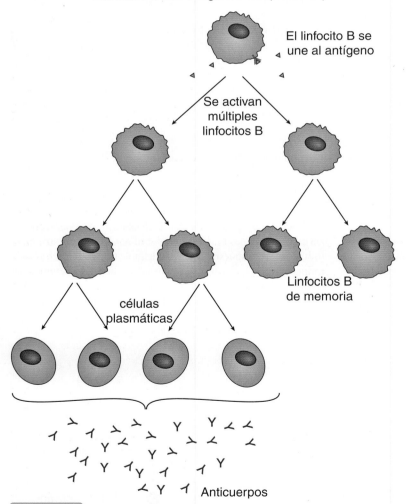

Linfocitos B con antígenos receptores específicos

El linfocito B se une al antígeno

Se activan múltiples linfocitos B

Linfocitos B de memoria

células plasmáticas

Anticuerpos

**Figura 17-3** **Activación de linfocitos B.** Los linfocitos B se combinan con un antígeno específico. La célula se divide para formar células plasmáticas, que producen anticuerpos. Algunas de las células se desarrollan en células de memoria, que protegen contra una reinfección. **[ ACERCAMIENTO ➤** ¿Cuáles dos tipos de células se desarrollan a partir de los linfocitos B activados? **]**

**Recuadro 17-1    Una mirada de cerca**

## Anticuerpos: un ejército de proteínas que combate a las enfermedades

Los anticuerpos son proteínas secretadas por las células plasmáticas (linfocitos B activados) en respuesta a antígenos específicos. Todos están contenidos en una fracción del plasma sanguíneo conocido como gammaglobulina. Debido a que el plasma también contiene otras globulinas, los anticuerpos se conocen como inmunoglobulinas (Ig). Los estudios inmunológicos han demostrado que existen varias clases de inmunoglobulinas que varían según su tamaño molecular y su función (v. adelante). Los estudios de estas fracciones de anticuerpos pueden ser útiles para establecer un diagnóstico. Por ejemplo, las concentraciones elevadas de anticuerpos IgM, dado que son los primeros en producirse en una respuesta inmunitaria, indican una infección reciente.

| Clase | Abundancia | Características y función |
|---|---|---|
| IgG | 75 % | Se encuentra en la sangre, linfa e intestinos. <br> Promueve la fagocitosis, neutraliza toxinas y activa el complemento. <br> Cruza la placenta y confiere inmunidad pasiva de la madre al feto. |
| IgA | 15 % | Se encuentra en secreciones glandulares como sudor, lágrimas, saliva, moco y jugos digestivos. <br> Proporciona protección local en las membranas mucosas contra bacterias y virus. <br> También se encuentra en la leche materna y proporciona inmunidad pasiva al recién nacido. |
| IgM | 5 % a 10 % | Se encuentra en la sangre y la linfa. <br> Primer anticuerpo en secretarse después de una infección. <br> Estimula la aglutinación y activa el complemento. |
| IgD | < 1 % | Ubicada en la superficie de los linfocitos B. |
| IgE | < 0.1 % | Ubicada en los basófilos y mastocitos. <br> Activa en las reacciones alérgicas e infecciones parasitarias. |

fección que desencadena la inmunidad puede ser tan leve que no provoca síntomas (es subclínica). De cualquier manera, estimula a las células del hospedador para producir una inmunidad activa.

Cada vez que hay una invasión por microorganismos patógenos, las células de la persona producen anticuerpos que proporcionan inmunidad contra la infección. Esta inmunidad puede durar años y en algunos casos toda la vida. Debido a que el hospedador participa en forma activa en la producción de anticuerpos, este tipo de inmunidad se denomina **inmunidad activa**. Véase recuadro 17-2, Demasiado estrés, para información sobre cómo el estrés afecta el sistema inmunitario.

La inmunidad adaptativa también puede adquirirse en forma natural por el paso de anticuerpos de la madre al feto a través de la placenta. Debido a que estos anticuerpos provienen de una fuente externa, este tipo de inmunidad se conoce como **inmunidad pasiva**. Los anticuerpos que se obtienen de esta forma no duran tanto como los que se producen en forma activa, pero ayudan a proteger al lactante cerca de seis meses, momento en que el propio sistema inmunitario del niño comienza a funcionar. El amamantar al lactante puede extender este período de protección porque los anticuerpos específicos de la madre están presentes en la leche materna y el calostro (la primera secreción de las mamas). Estos son los únicos ejemplos conocidos de inmunidad pasiva adquirida en forma natural.

**PUNTO DE REVISIÓN 17-10** ➤ ¿Cuál es la diferencia entre las formas activas y pasivas de inmunidad adaptativa natural?

## Inmunidad adaptativa artificial

Una persona que no ha estado expuesta a pequeñas dosis repetidas de un microorganismo particular no tiene anticuerpos contra ese microorganismo y puede estar indefenso ante las infecciones. Por tanto, el personal médico puede recurrir a medidas artificiales para impulsar al sistema inmunitario de la persona a que fabrique anticuerpos. La administración de patógenos virulentos obviamente sería peligrosa. Por ello, el personal de laboratorio manipula al agente dañino para reducir su virulencia antes de administrarlos. De esta manera, el sistema inmunitario es llevado a producir anticuerpos sin causar una enfermedad grave. Este proceso protector se conoce como **vacunación** o **inmunización**, y la solución que se utiliza es la **vacuna**. Por lo general, la administración de una vacuna es una medida preventiva diseñada para proporcionar protección en forma anticipada a la invasión de cierto microorganismo patógeno.

Originalmente, la palabra *vacunación* significaba inoculación contra la viruela. (El término incluso proviene de la palabra latina para *vaca*, refiriéndose a la vacuna, que se utiliza para inmunizar contra la viruela.) Sin embargo, según la Organización Mundial de la Salud, la viruela ha sido eliminada en todo el mundo como resultado de los programas globales de inmunización. La vacunación obligatoria se ha descontinuado debido a que se cree que la posibilidad de efectos secundarios adversos de la vacuna es mayor que la probabilidad de contraer la enfermedad.

17

| Tabla 17-1 | Interacciones antígeno-anticuerpo y sus efectos |
| --- | --- |

| Interacción | Efectos |
| --- | --- |
| Prevención de unión | Se evita que un patógeno recubierto con anticuerpo se una a la célula. |
| Aglutinación del antígeno | Los anticuerpos pueden unir antígenos entre sí, con lo que se forma una acumulación que los fagocitos pueden ingerir. |
| Neutralización de toxinas | Los anticuerpos se unen a las moléculas de toxinas para evitar que dañen a las células. |
| Ayuda con la fagocitosis | Los fagocitos pueden unirse con mayor facilidad a los antígenos que están recubiertos con un anticuerpo. |
| Activación del complemento | Cuando el complemento se une al anticuerpo en la superficie celular, comienza una serie de reacciones que activan al complemento para destruir a las células. |
| Activación de los linfocitos citolíticos naturales | Los linfocitos citolíticos naturales responden al anticuerpo que se adhiere a la superficie celular y ataca a la célula. |

Todas las vacunas tienen riesgo de efectos adversos y pueden estar contraindicadas en algunos casos. Por ejemplo, las personas con inmunosupresión no deben recibir vacunas que contengan un virus vivo. Asimismo, las embarazadas no deben recibir vacunas de virus vivos porque el virus puede cruzar la placenta y dañar al feto.

**TIPOS DE VACUNAS** Las vacunas pueden fabricarse con microorganismos vivos o con microorganismos destruidos por calor o químicos. Si se usan microorganismos vivos, deben ser no virulentos para los humanos, como el virus de la vacuna que se utiliza para la inmunización contra la viruela, o deben manejarse en el laboratorio para debilitarlos como patógenos humanos. Un microorganismo debilitado para su uso en las vacunas se describe como **atenuado**. En algunos casos, sólo se utiliza un componente antigénico del patógeno como vacuna. Se fabrica otro tipo de vacuna a partir de la toxina producida por el microorganismo patógeno. La toxina se altera con calor o químicos para atenuar su potencial dañino, pero aún puede funcionar como antígeno para inducir inmunidad. Esta toxina alterada se conoce como **toxoide**.

El tipo más nuevo de vacunas se produce a partir de componentes antigénicos de patógenos o por ingeniería genética. Mediante técnicas de ADN recombinante, los genes para los antígenos patógenos específicos se insertan en el material genético de microorganismos inocuos. Los antígenos producidos por estos microorganismos se extraen y purifican y se usan para la inmunización. La vacuna de la hepatitis B se produce de esta manera.

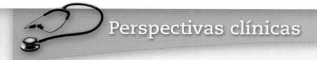

**Recuadro 17-2**   Perspectivas clínicas

## Demasiado estrés enferma al sistema inmunitario

El impacto del estrés sobre el sistema inmunitario es el más amplio y significativo de sus muchos efectos sobre el cuerpo. Los factores estresantes, como traumatismos, infecciones, enfermedades debilitantes, cirugía, dolor, situaciones ambientales extremas y dificultades emocionales, afectan la función inmunitaria. Los mecanismos encargados de estos cambios aún no se entienden por completo. Lo que sí saben los científicos es que el estrés hace que el hipotálamo promueva la liberación de ACTH de la hipófisis anterior. Esta hormona estimula a la corteza suprarrenal para que libere la hormona cortisol, que influye la capacidad inmediata de la persona para superar cualquier obstáculo, incluso el estrés en sí mismo. Sin embargo, las concentraciones anormalmente elevadas de cortisol que aparecen durante períodos de estrés intenso pueden llegar a ser dañinas. Estas concentraciones pueden:

- Inhibir la liberación de histamina de los tejidos dañados, con lo que bloquea la inflamación y la llegada de los leucocitos fagocíticos.
- Reducir la fagocitosis en los tejidos dañados, con lo que se previene la presentación de antígeno (así como la activación) tanto de los linfocitos T citolíticos como de los linfocitos T auxiliares.
- Inhibir la secreción de interleucina de los linfocitos T auxiliares, lo que evita que el sistema inmunitario emprenda una respuesta coordinada contra la infección.

**REFUERZOS** En muchos casos, la inmunidad activa adquirida por medios artificiales (o incluso naturales) no dura toda la vida. Los anticuerpos circulantes pueden declinar con el tiempo. Para ayudar a mantener títulos (concentraciones) elevados de anticuerpos en la sangre, se administran inoculaciones repetidas, llamadas *inyecciones de refuerzo*, a intervalos determinados. El número de las inyecciones de refuerzo recomendadas varía con la enfermedad y con el ambiente del individuo o su rango de exposición. En ocasiones, las epidemias en las preparatorias o universidades obligan a emitir recomendaciones de refuerzos específicos. En la tabla 17-2 aparece una lista de las vacunas que se recomiendan hoy en Estados Unidos para las inmunizaciones en la infancia. La cantidad y el momento de aplicación de las dosis varían con las diferentes vacunas.

**EJEMPLOS DE VACUNAS BACTERIANAS** Los niños se inmunizan en forma sistemática con vacunas contra bacterias y sus toxinas. Debido a la gravedad de la **tos ferina** en lactantes pequeños, la inoculación temprana contra esta enfermedad, también conocida como coqueluche, se recomienda ampliamente. Una nueva forma de la vacuna que contiene toxoide de tos ferina causa menos reacciones adversas que tipos anteriores que contenían virus eliminados con calor. Esta vacuna acelular suele darse en una mezcla con toxoide diftérico y toxoide tetánico. La combinación, que se conoce como *DTaP*, puede administrarse desde los dos meses de edad y debe ir seguida de inyecciones adicionales a los cuatro, seis y 15 meses, y nuevamente cuando el niño ingresa a la guardería o escuela, o cualquier ambiente en que pueda estar expuesto a estas enfermedades infecciosas. Los toxoides diftérico y tetánico (Td) se vuelven a administrar a los

**Tabla 17-2**   **Inmunizaciones en la infancia***

| Vacuna | Enfermedad (es) | Esquema |
| --- | --- | --- |
| DTaP | Difteria, tétanos, tos ferina (pertusis) | 2, 4, 6 y 15 a 18 meses; refuerzo a los 4-6 años. Toxoides diftérico y tetánico (Td) a los 11 a 12 años |
| Hib | *Haemophilus influenzae* tipo b (meningitis espinal) | 2 y 4 meses o 2, 4 y 6 meses, dependiendo del tipo utilizado |
| PCV | Neumococos (neumonía, meningitis) | 2, 4, 5 y 12 a 15 meses |
| MMR | Sarampión, paperas y rubéola | 15 meses y 4 a 6 años |
| HBV | Hepatitis B | Nacimiento, 1 a 2 meses, 6 a 18 meses |
| Vacuna del polio | Poliomielitis | 2 y 4 meses, 6 a 18 meses y 4 a 6 años |
| Varicela | Varicela | 12 a 15 meses y 4 a 6 años |
| Rotavirus | Gastroenteritis por rotavirus | 2, 4 y 6 meses |

*Recomendadas por el Advisory Committee on Immunization Practices (www.cdc.gov/vaccines/recs/acip), la American Academy of Pediatrics (www.aap.org), y la American Academy of Family Physicians (www.aafp.org). También puede encontrarse información a través del sitio web del National Immunization Program (www.cdc.gov/vaccines).*

11 a 12 años de edad. Se administra un refuerzo contra el tétanos cuando hay riesgo de enfermedad.

La inoculación sistemática contra *Haemophilus influenzae* tipo B (Hib) ha eliminado casi por completo la meningitis que pone en riesgo la vida y que es causada por este microorganismo en niños preescolares. Hib también provoca neumonía e infecciones óticas recurrentes en niños pequeños. Dependiendo del tipo utilizado, la vacuna se administra en dos o tres dosis, iniciando a los dos meses de edad.

La vacuna neumocócica (PCV) protege contra infecciones contra el neumococo, un microorganismo que causa neumonía y meningitis. Se administran cuatro dosis entre los dos y 15 meses de edad.

**EJEMPLOS DE VACUNAS VIRALES** Las investigaciones intensivas sobre virus han dado como resultado el desarrollo de vacunas para un número cada vez mayor de enfermedades virales.

■ La comunidad médica ha obtenido resultados espectaculares en la eliminación de la poliomielitis mediante el uso de vacunas. La primera de estas fue una vacuna inactivada de polio (IVP) desarrollada por el Dr. Jonas Salk, elaborada con poliovirus muertos. Una vacuna oral más conveniente (OPV) elaborada con virus vivos atenuados fue desarrollada después por el Dr. Albert Sabin. Ambos tipos de vacunas se usan hoy en todo el mundo en diferentes esquemas de inmunización, pero se prefiere IVP para las inmunizaciones sistemáticas de la infancia. Se administra una serie de tres dosis entre los dos y 18 meses y una cuarta dosis antes de entrar a la escuela.

■ MMR, elaborada con virus vivos atenuados, protege contra sarampión, paperas y rubéola. La rubéola es una enfermedad muy leve, pero causa defectos congénitos en el feto en desarrollo (v. tabla 2 en el apéndice 5). La primera dosis de MMR se aplica a los 15 meses y la segunda entre los cuatro y seis años de edad.

■ En la actualidad, a los lactantes se les inmuniza en forma sistemática contra la hepatitis B y reciben la primera de tres inyecciones justo después del nacimiento, con las otras dos antes de los 18 meses de edad. La vacuna también se recomienda para personas con riesgo elevado de adquirir infección por hepatitis B, que incluyen trabajadores de atención a la salud, personas bajo diálisis renal, quienes reciben factores de coagulación sanguínea y aquellos con múltiples parejas sexuales. Se recomienda la vacuna contra el virus de la hepatitis A para viajeros y a otros en riesgo elevado de infección.

■ Desde 1995 se cuenta con una vacuna contra la varicela. Los niños que no han padecido la enfermedad para el año de edad deben vacunarse. Aunque la varicela suele ser una enfermedad leve, puede causar encefalitis y la infección en una embarazada causa malformación congénita en el feto. Dado que el de la varicela es el mismo virus que causa el herpes zoster, la vacunación puede prevenir esta secuela más adelante en la vida. Ahora se cuenta con una vacuna con virus vivo del herpes zoster para personas de 60 años de edad o más.

■ Se han desarrollado diversas vacunas contra la gripe, que es causada por varias cepas virales. Los laboratorios producen una nueva vacuna cada año para combatir lo que esperan serán las cepas más frecuentes en la población. Los ancianos, las personas debilitadas y los niños, en particular aquellos con ciertos factores de riesgo, que incluyen asma, cardiopatía, drepanocitemia, infección por VIH y diabetes, deben vacunarse cada año contra la gripe.

■ El rotavirus causa una infección gastrointestinal altamente contagiosa entre lactantes y niños pequeños en todo el mundo. El vómito y la diarrea que resultan de la infección pueden complicarse rápidamente con deshidratación que pone en riesgo la vida. Se ha aprobado una nueva vacuna para prevenir esta enfermedad y debe administrarse a los dos, cuatro y seis meses de edad.

■ El virus del papiloma humano causa verrugas genitales de transmisión sexual tanto en varones como en mujeres y se relaciona con casi todos los casos de cáncer cervicouterino en mujeres. Ahora se cuenta con vacunas contra las cepas más prevalentes del virus y se recomienda la inmunización para niñas entre los 11 y 12 años de edad y aquellas de 13 a 26 años que aún no se han vacunado.

■ La vacuna de la rabia es una excepción a la regla de que la vacuna debe administrarse antes de la invasión por un microorganismo infeccioso. La rabia es una enfermedad viral transmitida por la mordedura de animales salvajes como mapaches, murciélagos, zorros y zorrillos. La vacunación obligatoria de los animales domésticos ha eliminado casi por completo esta fuente de rabia en algunos países, incluido Estados Unidos, pero a nivel mundial, muchos animales salvajes y domésticos son hospedadores para el virus. No hay cura para la rabia; es mortal en casi todos los casos. Sin embargo, la enfermedad se desarrolla lentamente, de modo que las personas afectadas que se vacunan después de la transmisión del microorganismo aún tienen tiempo de desarrollar una inmunidad activa. La vacuna puede administrarse de manera preventiva a personas que trabajan con animales.

**PUNTO DE REVISIÓN** `17-11` ➤ ¿Cuáles son algunas enfermedades bacterianas para las cuales existen vacunas?

**PUNTO DE REVISIÓN** `17-12` ➤ ¿Cuáles son algunas de las enfermedades virales para las cuales existen vacunas?

**INMUNIDAD PASIVA ARTIFICIAL** Toma varias semanas producir una inmunidad activa adquirida en forma natural y todavía más producir una inmunidad activa artificial mediante la administración de una vacuna. Por tanto, la persona que recibe una dosis considerable de microorganismos virulentos y no ha establecido una inmunidad para ellos se encuentra en gran peligro. Para prevenir la enfermedad, la persona debe recibir sin demora anticuerpos que la contrarresten de una fuente externa. Esto se logra mediante la administración de un **suero inmunitario**

o **antisuero**. El suero "ya elaborado" proporciona una protección eficaz pero breve contra los invasores en forma de una inmunidad pasiva adquirida en forma artificial. Los sueros inmunitarios se utilizan en urgencias, es decir, en situaciones en que no hay tiempo para esperar que se desarrolle una inmunidad activa.

**Preparación de los antisueros** Los sueros inmunitarios suelen derivarse de animales, en particular caballos. Se ha encontrado que los tejidos del caballo producen grandes cantidades de anticuerpos en respuesta a la inyección de un microorganismo o sus toxinas. Después de inyecciones repetidas, se le sangra siguiendo una técnica estéril cuidadosa; debido al tamaño del animal, es posible extraer grandes cantidades de sangre sin causar una lesión. Se permite que la sangre se coagule, y el suero se extrae y envasa en contenedores estériles.

El inyectar a humanos con suero obtenido de animales no deja de tener sus problemas. Las proteínas extrañas en el suero animal a menudo pueden causar una reacción de sensibilidad grave que se conoce como **enfermedad del suero**. Para evitar este problema pueden usarse anticuerpos humanos en forma de gammaglobulina.

**PUNTO DE REVISIÓN 17-13** ➤ ¿Qué es el suero inmunitario y cuando se utiliza?

**Ejemplos de antisueros** Algunos sueros inmunitarios contienen anticuerpos, los cuales se conocen como **antitoxinas**, que neutralizan las toxinas pero no tienen efecto contra los microorganismos tóxicos en sí mismos. Ciertos anticuerpos actúan directamente sobre los patógenos, engulléndolos y destruyéndolos o evitando su reproducción continua. Algunos antisueros se obtienen de fuentes animales, otros de fuentes humanas. Algunos ejemplos de sueros inmunitarios son:

- La antitoxina diftérica se obtiene de caballos inmunizados.

- La inmunoglobulina tetánica es eficaz para prevenir el tétanos, que suele ser una complicación de heridas mal atendidas. Debido a que la inmunoglobulina tetánica es de origen humano, tiene menos riesgo de reacciones adversas que el suero obtenido de caballos.

- La inmunoglobulina (humana) se administra a personas expuestas a hepatitis A, sarampión, polio o varicela. También se administra regularmente a personas con deficiencias inmunitarias congénitas (presentes al nacimiento).

- La inmunoglobulina para la hepatitis B, que se utiliza luego de la exposición a la hepatitis B, se administra sobre todo a lactantes nacidos de madres con hepatitis.

- La inmunoglobulina $Rh_o(D)$ (marca comercial RhoGAM), es un anticuerpo humano concentrado que se administra para prevenir que la madre Rh negativa forme anticuerpos Rh. Se administra durante el embarazo si se desarrollan anticuerpos maternos y después del nacimiento de un lactante Rh positivo (o incluso después del aborto de un feto que se presume era Rh positivo) (v. cap. 13). También se administra cuando ocurre una incompatibilidad Rh en una transfusión.

- Los sueros contra mordedura de serpiente o **antivenenos** se utilizan para combatir los efectos de ciertas mordeduras de serpiente venenosa.

- La antitoxina botulínica, un antisuero de caballos, ofrece la mejor esperanza para las víctimas de botulismo, aunque sólo si se administra al inicio de la enfermedad.

- El antisuero de la rabia, de humanos o caballos, se utiliza con la vacuna para tratar a las víctimas de mordedura de un animal rabioso.

# Trastornos del sistema inmunitario

Los trastornos del sistema inmunitario pueden ser resultado de una actividad excesiva o insuficiente. La alergia y las enfermedades autoinmunitarias caen en la primera categoría; las enfermedades por deficiencias inmunitarias hereditarias, infecciosas y ambientales caen en la segunda.

## Alergias

Las **alergias** involucran antígenos y anticuerpos y sus procesos químicos son muy parecidos a los de la inmunidad. Una alergia —un término más amplio es el de **hipersensibilidad**— puede definirse de manera informal como la tendencia a reaccionar en forma desfavorable a ciertas sustancias que suelen ser inocuas para la mayoría de la gente.

Estas sustancias que producen reacciones se denominan **alergenos** y, como muchos antígenos, suelen ser proteínas. Algunos ejemplos de alergenos típicos son pólenes, polvo, caspa de animales (*caspa* es el término que se utiliza para las escamas diminutas que se encuentran en el pelo y las plumas) y ciertas proteínas de los alimentos. Muchos fármacos pueden inducir alergia, en especial el ácido acetilsalicílico, barbitúricos y antibióticos (sobre todo la penicilina).

Cuando los tejidos susceptibles de la persona se exponen en forma repetida a un alergeno —por ejemplo, exposición de la mucosa nasal a los pólenes— estos tejidos se **sensibilizan**; es decir, se producen anticuerpos en ellos. Cuando ocurre la siguiente exposición al alergeno, hay una reacción antígeno-anticuerpo. Normalmente, este tipo de reacción tiene lugar en la sangre sin causar daño, como en la inmunidad. Sin embargo, en la alergia, la reacción antígeno-anticuerpo se lleva a cabo dentro de las células de los tejidos sensibilizados, con resultados que son desagradables y en ocasiones peligrosos. En el caso de la mucosa nasal que se ha sensibilizado al polen, la manifestación alérgica es la **fiebre del heno**, con síntomas muy similares a los del resfriado común.

La reacción antígeno-anticuerpo en el individuo sensibilizado promueve la liberación de un exceso de histamina. La histamina causa dilatación y fuga de los capilares, así como contracción de los músculos involuntarios (p. ej., en los bronquios). Los antihistamínicos son fármacos que contrarrestan la histamina y pueden ser eficaces para tratar los síntomas de ciertas alergias. A veces es posible desensibilizar a la persona alérgica mediante inyecciones intermitentes repetidas del alergeno causal. Por desgracia esta forma de protección no dura mucho.

La enfermedad del suero es un ejemplo de una manifestación alérgica que puede ocurrir en respuesta a varios sueros.

17

Las personas que son alérgicas a las proteínas en el suero de un caballo u otro animal muestran síntomas como fiebre, vómito, dolor articular, hipertrofia de los ganglios linfáticos regionales y **urticaria**, también conocida como ronchas. Este tipo de reacción alérgica puede ser grave pero rara vez es mortal.

**ANAFILAXIA** La **anafilaxia** es una respuesta alérgica grave que pone en riesgo la vida en un individuo sensibilizado. (El término en realidad significa "protección" excesiva, en este caso, protección inmunitaria, de la palabra griega *phylaxis*.) Cualquier alergeno puede provocar una respuesta anafiláctica, pero causas frecuentes incluyen fármacos, veneno de insectos y alimentos. Los síntomas aparecen en segundos a minutos después del contacto e incluyen problemas respiratorios, hinchazón de la garganta y lengua, urticaria, edema y disminución de la presión arterial, con choque cardiovascular. La anafilaxia se trata con epinefrina inyectada, antihistamínicos, administración de oxígeno y expansores del plasma, para aumentar el volumen sanguíneo. Las personas que tienen reacciones alérgicas graves deben evitar el contacto con alergenos conocidos. Deben someterse a pruebas de sensibilidad antes de la administración de un nuevo fármaco y también llevar epinefrina inyectable y usar un brazalete de alerta médica que identifique su alergia.

## Autoinmunidad

El término **autoinmunidad** se refiere a una reactividad anormal a los propios tejidos. En la autoinmunidad, el sistema inmunitario reacciona a los propios antígenos del cuerpo como si se trataran de antígenos extraños, o "ajenos". En condiciones normales, el sistema inmunitario aprende antes del nacimiento a ignorar (tolerar) los propios tejidos del cuerpo al eliminar o inactivar aquellos linfocitos que los atacarían. Algunos factores que pueden resultar en autoinmunidad incluyen:

- Un cambio en las proteínas "propias", por ejemplo, como resultado de una enfermedad.
- Pérdida de control del sistema inmunitario, como por ejemplo a través de pérdida de la actividad regulatoria de los linfocitos T.
- Reacciones cruzadas de anticuerpos con antígenos "propios". Esta reacción ocurre en la fiebre reumática, como cuando los anticuerpos a los estreptococos dañan las válvulas cardíacas.

La autoinmunidad está relacionada con diversos trastornos, que incluyen artritis reumatoide, esclerosis múltiple, lupus eritematoso, psoriasis, enteropatías inflamatorias, enfermedad de Graves, glomerulonefritis y diabetes tipo 1. Todas estas enfermedades probablemente aparecen en grados variables de la interacción de la constitución genética del individuo con factores ambientales, lo que incluye infecciones. Las enfermedades autoinmunitarias son tres veces más prevalentes en mujeres que en varones, tal vez en relación con ciertas diferencias hormonales.

La autoinmunidad se trata con fármacos que suprimen el sistema inmunitario y con anticuerpos para los linfocitos. Los anticuerpos puros, como éstos, se preparan en el laboratorio y se conocen como *anticuerpos monoclonales*. Un nuevo abordaje utiliza quimioterapia para destruir las células

inmunitarias seguida de restitución con células madre sanas de la médula ósea.

## Enfermedades de deficiencia inmunitaria

Una enfermedad inmunitaria es un tipo de falla del sistema inmunitario. Esta falla puede afectar cualquier parte del sistema, como los linfocitos T, linfocitos B y el timo, y su gravedad puede variar. Estos trastornos pueden ser congénitos (presentes al nacimiento) o adquiridos como resultado de desnutrición, infección o tratamiento con rayos X o ciertos fármacos.

El **sida** (síndrome de inmunodeficiencia adquirida) es un ejemplo devastador de una infección que ataca al sistema inmunitario. Es causada por el **VIH** (virus de la inmunodeficiencia humana), el cual destruye a los linfocitos T auxiliares específicos que tienen un receptor ($CD_4$) para el virus. Apareció por primera vez en Estados Unidos al inicio de la década de 1980 entre varones homosexuales y usuarios de drogas inyectadas. Ahora se presenta en todo el mundo en poblaciones heterosexuales de todas las edades. Se considera que el sida es una pandemia, en particular en África subsahariana y en algunas partes de Asia. Se ha diseminado por la actividad sexual no protegida y el uso de jeringas y agujas contaminadas. También puede transmitirse de la madre al feto. Las pruebas en la sangre de donadores prácticamente han eliminado la diseminación del sida a través de transfusiones sanguíneas.

El VIH pertenece a un grupo de virus que es único por su medio de reproducción. El nombre de este grupo, **retrovirus**, significa "virus inversos", lo cual se refiere a la manera en que los virus invierten el orden típico de la acción genética. Los retrovirus tienen ARN en lugar de ADN como su material genético. A diferencia de otros virus de ARN, transcriben (copian) el ARN al ADN para reproducirse dentro del hospedador. Para lograr esta proeza inusual, el virus cuenta con una enzima llamada **transcriptasa inversa**. El ADN formado usando transcriptasa inversa entra al núcleo de las células del hospedador y se vuelve parte de su material genético. Ahí, puede dirigir la formación de más virus o permanecer en estado latente y pasar sin que se le detecte por períodos prolongados, incluso años, antes de desencadenarse para multiplicar y causar enfermedad. Algunos retrovirus pueden transformar el ADN del hospedador y producir cáncer. Estos virus se han relacionado con leucemia tanto en humanos como en animales y con otros tipos de tumores en animales.

El diagnóstico de la enfermedad por VIH se basa en la presencia de anticuerpos para VIH, el virus, o los componentes virales en la sangre. La enfermedad se vigila por medio de recuentos de linfocitos T CD4+ y la medición del ARN de VIH en la sangre.

Los pacientes con sida son presa fácil de las enfermedades, que incluyen trastornos raros como neumonía micótica (*Pneumocystis*) y un cáncer particularmente maligno, el **sarcoma de Kaposi**. Los fármacos activos contra el VIH detienen el crecimiento viral en diferentes etapas de su replicación. Algunos, como AZT, inhiben la transcriptasa inversa. Estos fármacos, que se usan con frecuencia en combinación, pueden hacer más lenta la replicación del VIH, pero hasta la fecha no previenen la infección o curan el sida. Un obstáculo en el desarrollo de la vacuna contra el VIH es la enorme variabilidad del virus.

Visite **thePoint**, donde encontrará ilustraciones del curso que sigue la infección por VIH y la patología del sida.

## Mieloma múltiple

El mieloma múltiple es un cáncer de las células formadoras de sangre en la médula ósea, sobre todo las células plasmáticas que producen anticuerpos. Estas células producen un exceso de un anticuerpo particular, pero el anticuerpo no es eficaz. La enfermedad disminuye la resistencia a las infecciones, anemia, dolor óseo y debilitamiento de los huesos debido a la producción de un factor que acelera la pérdida de tejido óseo. Las concentraciones sanguíneas elevadas de calcio y proteínas secretadas por las células plasmáticas suelen provocar insuficiencia renal. El mieloma múltiple se trata con quimioterapia. Un nuevo abordaje es la quimioterapia a dosis elevada, combinada con trasplantes de médula ósea. Las células madre formadoras de sangre en la médula ósea sustituyen a las células que se eliminan con la quimioterapia. Este tratamiento es costoso y los trasplantes de células madre son peligrosos en sí mismos, pero este tratamiento combinado ha mejorado las tasas de supervivencia.

**PUNTO DE REVISIÓN 17-14** ➤ ¿Cuáles son algunos trastornos del sistema inmunitario?

# El sistema inmunitario y el cáncer

Las células cancerosas difieren un poco de las células corporales normales y por lo tanto el sistema inmunitario debe reconocerlas como "ajenas". El hecho de que las personas con sida y otras deficiencias inmunitarias desarrollen cáncer a tasas mayores de lo normal sugiere que esto es cierto. Las células cancerosas probablemente se forman de manera continua en el cuerpo, pero suelen ser destruidas por los linfocitos citolíticos naturales y el sistema inmunitario, proceso que se conoce como **vigilancia inmunitaria**. A medida que la persona envejece, la inmunidad mediada por células declina y es más probable que se desarrolle cáncer.

Los científicos médicos tratan ahora el cáncer estimulando el sistema inmunitario del paciente, un sistema conocido como **inmunoterapia**. En un tipo de éste, se extraen linfocitos T del paciente, se activan con interleucina y se vuelven a inyectar. Este método ha arrojado algunos resultados positivos, en particular en el tratamiento del melanoma, una forma altamente maligna de cáncer neoplásico. En el futuro, la vacuna contra el cáncer puede ser una realidad. Las vacunas que se dirigen contra proteínas específicas producidas por células cancerosas ya se han probado en algunas formas de cáncer.

# Trasplante y síntoma de rechazo

Un **trasplante** consiste en injertar un órgano o tejido proveniente de un animal o un humano a un receptor para sustituir una parte del cuerpo lesionada o incompetente. Se ha realizado mucho trabajo experimental antes de contar con la cirugía de trasplantes en humanos. Los tejidos que se han trasplantado incluyen: médula ósea, tejido linfoide, piel, córneas, glándulas paratiroides, ovarios, riñones, pulmones, corazón e hígado.

La tendencia natural de cada organismo de destruir sustancias extrañas, que incluyen tejidos de otras personas u otro animal, ha sido el principal obstáculo para un éxito total. Esta reacción antígeno-anticuerpo normal se conoce, en este caso, como **síndrome de rechazo**.

En todos los casos de trasplante o injerto, los tejidos del donador, la persona que proporciona el órgano o tejido, debe tipificarse de forma bastante parecida a lo que se hace con la sangre cuando se realiza una transfusión. Los antígenos del tipo sanguíneo están presentes en cantidades mucho menores que los antígenos tisulares; así, el proceso de obtener sangre compatible es mucho menos complicado que el proceso de obtener tejidos compatibles. Los laboratorios realizan procesos de tipificación tisular con la esperanza de obtener donadores cuyos tejidos contengan relativamente pocos antígenos que puedan causar rechazo al trasplante en el receptor, es decir, la persona que recibe el órgano o tejido. (Una excepción a la necesidad de realizar pruebas detalladas de compatibilidad cruzada es el trasplante de córnea del ojo. Las proteínas corneales no entran a la circulación para estimular una respuesta inmunitaria.)

Debido a que es imposible que todos los antígenos del donador sean compatibles con los del receptor, los médicos administran al receptor fármacos que suprimen la respuesta inmunitaria al tejido trasplantado; esto incluye medicamentos que suprimen la síntesis de ácidos nucleicos; fármacos o anticuerpos que inhiben los linfocitos; y hormonas glucocorticoides suprarrenales, como el cortisol, que suprimen la inmunidad. Estos medicamentos pueden causar diversos efectos adversos, como hipertensión, daño renal y osteoporosis (glucocorticoides). Lo que es más importante, disminuyen la capacidad del paciente para combatir las infecciones. Dado que los linfocitos T causan muchas de las reacciones contra el material extraño en los trasplantes, los científicos están tratando de usar fármacos y anticuerpos que supriman la acción de estos linfocitos sin dañar a los linfocitos B. Los linfocitos B producen anticuerpos circulantes y son muy importantes en la prevención de infecciones. El éxito de un trasplante aumenta cuando se encuentran métodos para suprimir en forma selectiva el ataque inmunitario sobre el trasplante, sin destruir la capacidad del receptor de combatir las enfermedades.

**PUNTO DE REVISIÓN 17-15** ➤ ¿Cuál es el mayor obstáculo al trasplante de tejidos de un individuo a otro?

17

## De vuelta a la enfermedad en contexto

### ➤ Vacuna anual contra la gripe para María

María ha tomado precauciones para no volver a enfermarse de gripe. Una vez que el Dr. Andrade la inyectó contra la gripe, su sistema inmunitario comenzó a responder a los antígenos virales inactivados en la vacuna. Muchos de los componentes del sistema inmunitario de María están activados, terminando con las células plasmáticas, derivadas de los linfocitos B, que producen anticuerpos específicos que le darán inmunidad contra el virus.

Varios días después, María se encontró con el Dr. Andrade en el pasillo. "Gracias por la vacuna", le dijo. "Supongo que ahora estoy a salvo de la gripe para el resto de mi vida, o por lo menos durante algunos años. Recuerdo que mi mamá me decía cuando era niña que si me portaba bien a la hora que me vacunaran, nunca tendría que pasar por lo mismo otra vez".

"Bueno, no exactamente", respondió el médico. "Su sistema inmunitario recordará a los microorganismos que estaban en la vacuna y le protegerá contra ellos. Pero cada año surgen nuevas cepas en humanos o se desarrollan en animales y se pueden transmitir a los humanos". María recordó que en el pasado había escuchado sobre la gripe porcina, la gripe aviar y tipos diferentes, como la A y la B. También estaba al tanto de la gripe asiática y la gran epidemia de la gripe española al inicio del siglo xx. "La vacuna está hecha de las tres cepas virales que se espera provoquen más problemas cada año", continúo el Dr. Andrade. "Pero si usted se vacuna cada año, deberá estar relativamente a salvo".

Durante este caso aprendimos que la vacunación estimula al sistema inmunitario para que produzca anticuerpos contra microorganismos patógenos. Por lo general, el sistema inmunitario nos protege de las enfermedades infecciosas, pero a veces el sistema trabaja en nuestra contra. Vimos un ejemplo de esto en el capítulo 9, en el caso de Susana que tiene esclerosis múltiple.

## Resumen

I.  **¿POR QUÉ OCURREN LAS INFECCIONES?**
   A.  Preferencia de los patógenos por ciertos tejidos
   B.  Portal de entrada de los patógenos
   C.  Virulencia de un patógeno
      1.  Poder invasor
      2.  Producción de toxinas (venenos)
   D.  Dosis (número) de patógenos
   E.  Predisposición del hospedador

II.  **DEFENSAS INESPECÍFICAS**
   A.  Barreras químicas y mecánicas
      1.  Piel
      2.  Membranas mucosas
      3.  Secreciones corporales
      4.  Reflejos —estornudos, tos, vómito, diarrea
   B.  Fagocitosis —sobre todo por neutrófilos y macrófagos

C. Linfocitos citolíticos naturales —atacan células tumorales y células infectadas por virus
D. Inflamación
E. Fiebre
F. Interferón
    1. Sustancias liberadas de las células infectadas por virus
    2. Previene la producción de virus en las células cercanas
    3. Estimula la respuesta inmunitaria en forma inespecífica

III. INMUNIDAD —defensa específica contra una enfermedad
A. Inmunidad innata
    1. Congénita, heredada con los genes
    2. Tipos: de raza, individual
B. Inmunidad adaptativa —adquirida después del nacimiento
    1. Antígenos —estimulan la respuesta inmunitaria por los linfocitos
    2. Linfocitos T
        a. Procesados en el timo
        b. Tipos: citotóxicos, auxiliares, reguladores, de memoria
        c. Participan en la inmunidad de mediación celular
    3. Macrófagos
        a. Derivados de monocitos
        b. Presentan antígeno a los linfocitos T en combinación con proteínas del complejo de histocompatibilidad mayor ("propias")
        c. Estimulan la liberación de interleucinas (IL)
    4. Linfocitos B
        a. Maduran en el tejido linfoide
        b. Se desarrollan en células plasmáticas
            (1) Producen anticuerpos circulantes
            (2) Los anticuerpos contrarrestan a los antígenos
        c. También se desarrollan en las células de memoria
        d. Participan en la inmunidad humoral
C. La reacción antígeno-anticuerpo
    1. La forma del anticuerpo corresponde a la forma del antígeno
    2. Resultados
        a. Prevención de la unión
        b. Aglutinación de antígeno
        c. Neutralización de toxinas
        d. Ayuda en la fagocitosis
        e. Activación del complemento

        f. Activación de los linfocitos citolíticos naturales
    3. Complemento
        a. Grupo de proteínas en la sangre
        b. Acciones
            (1) Cubre a las células extrañas
            (2) Daña las membranas plasmáticas
            (3) Promueve la inflamación
            (4) Atrae fagocitos
D. Inmunidad natural adaptativa
    1. Activa —se adquiere por contacto con la enfermedad
    2. Pasiva —se adquiere de anticuerpos obtenidos a través de la placenta y la leche materna
E. Inmunidad adaptativa artificial
    1. Activa —inmunización con vacunas
        a. Tipos: vivos (atenuados), muertos, toxoide, ADN recombinante
        b. Refuerzos —mantienen elevados los títulos de anticuerpos
        c. Ejemplos de vacunas bacterianas
        d. Ejemplos de vacunas virales
    2. Pasiva —administración de suero inmunitario (antisuero)

IV. TRASTORNOS DEL SISTEMA INMUNITARIO
A. Alergia —hipersensibilidad a sustancias normalmente inocuas (alergenos)
    1. Anafilaxia —respuesta alérgica grave que pone en riesgo la vida
B. Autoinmunidad —respuesta anormal a los propios tejidos del cuerpo
C. Enfermedades de deficiencia inmunitaria —falla del sistema inmunitario
    1. Congénitas (presentes al nacer)
    2. Adquiridas (p, ej, sida)
D. Mieloma múltiple —cáncer de las células formadoras de sangre en la médula ósea

V. EL SISTEMA INMUNITARIO Y EL CÁNCER
A. Vigilancia inmunitaria —capacidad del sistema inmunitario para encontrar y destruir células anormales (p. ej., células cancerosas)
B. Inmunoterapia —estimula al sistema inmunitario para tratar el cáncer

VI. TRASPLANTE Y SÍNDROME DE RECHAZO
A. Injerto de un órgano o tejido para restituir una parte lesionada o incompetente
B. Requerimientos
    1. Tipificación de tejidos
    2. Supresión del sistema inmunitario

17

# Preguntas para estudio y revisión

## PARA FORTALECER LA COMPRENSIÓN

### Complete las frases

**1.** La capacidad de un microorganismo para superar las defensas del hospedador se llama _____.

**2.** El calor, enrojecimiento, hinchazón y dolor son signos clásicos de _____.

**3.** Cualquier sustancia extraña que entra al cuerpo e induce una respuesta inmunitaria se denomina _____.

**4.** Todos los anticuerpos están contenidos en una porción del plasma sanguíneo llamada _____.

**5.** Las sustancias capaces de inducir una reacción de hipersensibilidad se conocen como _____.

### Correspondencia > Relacione cada enunciado numerado con la frase que corresponda enlistada con letra.

____ **6.** Destruyen a las células extrañas en forma directa.

____ **7.** Liberan interleucinas, que estimulan a otras células para unirse a la respuesta inmunitaria.

____ **8.** Suprimen la respuesta inmunitaria para prevenir su actividad excesiva.

____ **9.** Recuerdan a un antígeno y comienzan una respuesta rápida si lo vuelven a encontrar.

____ **10.** Producen anticuerpos cuando son activados por antígenos.

**a.** Linfocitos T reguladores

**b.** Linfocitos T de memoria

**c.** Linfocitos T citotóxicos

**d.** Linfocitos B

**e.** Linfocitos T auxiliares

### Opción múltiple

____ **11.** Todos los siguientes son parte de la primera línea de defensa contra invasores *excepto*

   **a.** Lágrimas
   **b.** Saliva
   **c.** Neutrófilos
   **d.** Piel

____ **12.** Las células dañadas liberan una sustancia vasodilatadora llamada

   **a.** Interleucina
   **b.** Interferón
   **c.** Histamina
   **d.** Complemento

____ **13.** ¿Cuál de las siguientes células madura en el timo?

   **a.** Linfocito T
   **b.** Linfocito B
   **c.** Célula plasmática
   **d.** Linfocito citolítico natural

____ **14.** La sensibilidad al suero inmunitario derivado de animales puede producir un trastorno grave conocido como

   **a.** Enfermedad del suero
   **b.** Fiebre del heno
   **c.** Sarcoma de Kaposi
   **d.** Síndrome de rechazo

____ **15.** La reactividad anormal a los propios tejidos se conoce como

   **a.** Alergia
   **b.** Autoinmunidad
   **c.** Anafilaxia
   **d.** Rechazo

## COMPRENSIÓN DE CONCEPTOS

**16.** Describa cuatro factores que influyen sobre la ocurrencia de una infección.

**17.** ¿Qué causa los síntomas de la inflamación?

**18.** Diferencie entre los términos en cada uno de los siguientes pares:

**a.** Interferón e interleucina
**b.** Anticuerpo y complemento
**c.** Inmunidad innata e inmunidad adaptativa
**d.** Inmunidad de mediación celular e inmunidad humoral
**e.** Inmunidad activa e inmunidad pasiva
**f.** Toxina y toxoide

**19.** Describa los sucesos que deben ocurrir para que un linfocito T reaccione a un antígeno extraño. Una vez activados, ¿qué hacen los linfocitos T?

**20.** ¿Qué función desempeñan los anticuerpos en la inmunidad? ¿Cómo se producen? ¿Cómo funcionan?

**21.** Compare y contraste los cuatro tipos de inmunidad adaptativa.

**22.** ¿Qué es el suero inmunitario? Dé ejemplos. Defina antitoxina.

**23.** Defina alergia. ¿En qué es similar el proceso de la alergia al de inmunidad y en qué es diferente?

**24.** ¿En qué consiste el síndrome de rechazo y qué se está haciendo para evitar este síndrome?

## PENSAMIENTO CONCEPTUAL

**25.** Mientras estaba en el jardín con su papá, Aldo, un niño de cuatro años de edad, sintió, en sus propias palabras, "la patada de una abeja". Poco después, Aldo presentó ronchas cerca del área afectada, que comenzó a rascarse. Unos 10 minutos después, el padre de Aldo observó que su hijo tenía sibilancias. ¿Qué le está sucediendo a Aldo? Describa los fenómenos inflamatorios que ocurren en su cuerpo. ¿Qué debe hacer el padre de Aldo?

**26.** ¿Por qué el ataque del VIH sobre los linfocitos T auxiliares es tan devastador para todo el sistema inmunitario?

**27.** En el caso de María, recibió una vacuna inyectada contra la gripe, producida con virus muertos. La vacuna para la gripe en aerosol nasal se produce con virus vivos atenuados. ¿Cuál es la diferencia entre estos dos tipos de vacuna? En el futuro, ¿qué otros tipos de vacunas contra la gripe podrían desarrollarse?

17

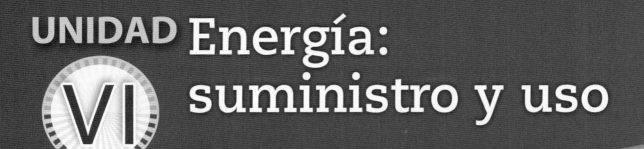

# UNIDAD VI
# Energía: suministro y uso

L os cinco capítulos en esta unidad muestran cómo se procesan el oxígeno y los nutrimentos, son captados por los líquidos corporales y son usados por las células para producir energía. En esta unidad también se describe cómo se mantiene la estabilidad de las funciones corporales (homeostasis) y cómo se eliminan los productos de desecho.

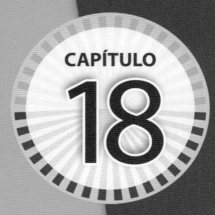

# CAPÍTULO 18

# El sistema respiratorio

## Objetivos de aprendizaje

Después de estudiar cuidadosamente este capítulo, será capaz de:

1. Definir *respiración* y las tres fases de la respiración
2. Nombrar y describir todas las estructuras del sistema respiratorio
3. Explicar el mecanismo de la ventilación pulmonar
4. Enlistar las formas en que el oxígeno y el dióxido de carbono se transportan en la sangre
5. Describir los controles nerviosos y químicos de la respiración
6. Dar varios ejemplos de patrones respiratorios alterados
7. Enlistar y definir cuatro condiciones que resultan de una respiración inadecuada
8. Describir varios tipos de infecciones respiratorias
9. Describir algunas reacciones alérgicas que afectan al sistema respiratorio
10. Nombrar las enfermedades involucradas en la enfermedad pulmonar obstructiva crónica (EPOC)
11. Referir algunos trastornos que afectan a la pleura
12. Describir el equipo que se usa para tratar alteraciones respiratorias

## Términos clave escogidos

Dentro del capítulo, los siguientes términos, y otros en **negritas**, se definen en el Glosario

agente tensioactivo
alvéolo
asma
bronquio
bronquiolo
diafragma
distensibilidad pulmonar
enfisema
epiglotis
epistaxis
faringe
hemoglobina
hilio
hipercapnia
hipoxia
laringe
mediastino
nervio frénico
neumotórax
pleura
pulmón
quimiorreceptor
respiración
tráquea
ventilación

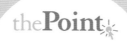

## thePoint

Consulte la página web para el material complementario de este capítulo.

# La enfermedad en contexto

## El caso de Emilia: avances en el tratamiento del asma

"Recuérdame comentar al Dr. Martínez que Emilia todavía tiene esa tos tan persistente," le dijo Nadia a su esposo.

"Sí, a mí me tiene preocupado," le contestó él. "¿Sabes?, yo tuve asma de niño —espero que no sea el caso con ella. Casi no podía participar en ningún deporte sin tener que usar mi inhalador."

Más tarde esa misma semana, el Dr. Martínez escuchó cuidadosamente los pulmones de Emilia, de tres años de edad, en busca de cualquier signo de inflamación. Sabía que los síntomas frecuentes de asma —tos, sibilancias y disnea— se deben a la inflamación de los tejidos de las vías aéreas y al espasmo del músculo liso que las rodea. "No escucho sibilancias, pero considerando los antecedentes familiares, no podemos descartar asma. Además del componente genético, el asma puede tener varios desencadenantes ambientales como infecciones respiratorias, alergias, aire frío y ejercicio."

"Bueno", dijo Nadia, "Emilia estuvo resfriada justo antes de que empezara la tos. No he notado que tenga alergias, pero ahora que lo pienso, el invierno pasado también tuvo una tos persistente. Además, está haciendo mucho ejercicio en preescolar y en su clase de baile. Así que, en caso de que Emilia tenga asma, ¿qué significa la enfermedad para ella? En el caso de mi esposo él tuvo varias restricciones cuando era niño".

"El asma rara vez pone en riesgo la vida" —respondió el médico". Y los medicamentos con que ahora contamos para controlar el asma son mucho mejores que los que existían cuando su esposo era joven. Pero, antes que nada, tenemos que determinar si la tos de Emilia en verdad se debe a asma. Les sugiero que la vigilen durante las siguientes semanas para ver si hay factores que la empeoren. En caso de que sí tenga asma, podremos tratarla con un medicamento relativamente nuevo, llamado antileucotrieno. Este fármaco se toma por vía oral todos los días y evita que los pulmones produzcan sustancias que se llaman leucotrienos, que hacen que el músculo liso en las vías aéreas se contraiga. Al bloquear los leucotrienos se evita el estrechamiento de las vías aéreas, evitando así los síntomas del asma. Con este medicamento es posible que Emilia ni siquiera necesite un inhalador".

El Dr. Martínez sospecha que Emilia tiene asma, la enfermedad respiratoria crónica más frecuente en la infancia. En este capítulo examinaremos el sistema respiratorio y los componentes involucrados en esta enfermedad. Más adelante, regresaremos con Emilia para aprender sobre otros medicamentos que se prescriben para el tratamiento del asma.

# Fases de la respiración

La mayoría de las personas cree que la respiración simplemente es el proceso por el cual el aire entra y sale de los pulmones, es decir, *respirar*. Según su definición científica, la respiración es el proceso mediante el cual se obtiene oxígeno del ambiente y se lleva a las células. El dióxido de carbono es transportado al exterior en una vía inversa (fig. 18-1).

La respiración incluye tres fases:

- **Ventilación pulmonar,** que es el intercambio de aire entre la atmósfera y los sacos de aire (alvéolos) de los pulmones. Esto, en condiciones normales, se logra mediante la inhalación y la exhalación al respirar.

- **Intercambio externo de gases,** que ocurre en los pulmones a medida que el oxígeno ($O_2$) se difunde de los sacos de aire hacia la sangre y el dióxido de carbono ($CO_2$) circula fuera de la sangre para ser eliminado.

- **Intercambio interno de gases,** que ocurre en los tejidos a medida que el oxígeno pasa de la sangre a las células, en tanto que el dióxido de carbono va de las células a la sangre.

El intercambio de gases requiere de una estrecha relación entre el sistema respiratorio y el sistema circulatorio, dado que se requiere de la sangre circulante para transportar el oxígeno a las células y traer de vuelta al dióxido de carbono a los pulmones.

El término *respiración* también se utiliza para describir un proceso relacionado que ocurre a nivel celular. En la **respiración celular**, se lleva oxígeno al interior de la célula y se usa para degradación de nutrimentos con la liberación de energía. El dióxido de carbono es el producto de desecho de la respiración celular (v. cap. 20 para el análisis del metabolismo).

**PUNTO DE REVISIÓN 18-1** ➤ ¿Cuáles son las tres fases de la respiración?

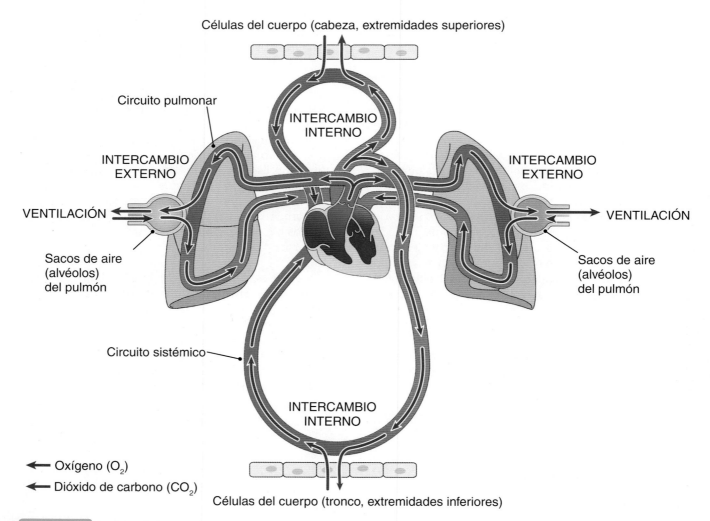

**Figura 18-1** **Revisión de la respiración.** En la ventilación, los gases se mueven hacia dentro y hacia fuera de los pulmones. En el intercambio externo, los gases se mueven entre los sacos de aire (alvéolos) de los pulmones y la sangre. En el intercambio externo, los gases se mueven entre la sangre y las células del cuerpo. La circulación transporta los gases en la sangre.

# El sistema respiratorio

El sistema respiratorio es una red intrincada de espacios y conductos que llevan aire a los pulmones (fig. 18-2). Estos espacios incluyen las cavidades nasales; la faringe, que es común a los sistemas digestivo y respiratorio; la caja de voz, o laringe; la tráquea; y los propios pulmones, con sus conductos y sacos de aire. Todo el sistema puede concebirse como una vía para el aire, entre la atmósfera y la sangre.

# Las cavidades nasales

El aire entra al cuerpo a través de las aberturas en la nariz llamadas **narinas**. Inmediatamente dentro de las narinas, ubicadas entre el techo de la boca y el cráneo, hay dos espacios conocidos como **cavidades nasales**. Estos dos espacios están separados entre sí por una división, el **tabique nasal**. La porción superior del tabique está formada por una placa delgada del hueso etmoides que se extiende hacia abajo, y la porción inferior está formada por el vómer (v. fig. 7-5 A en el cap. 7). La extensión anterior

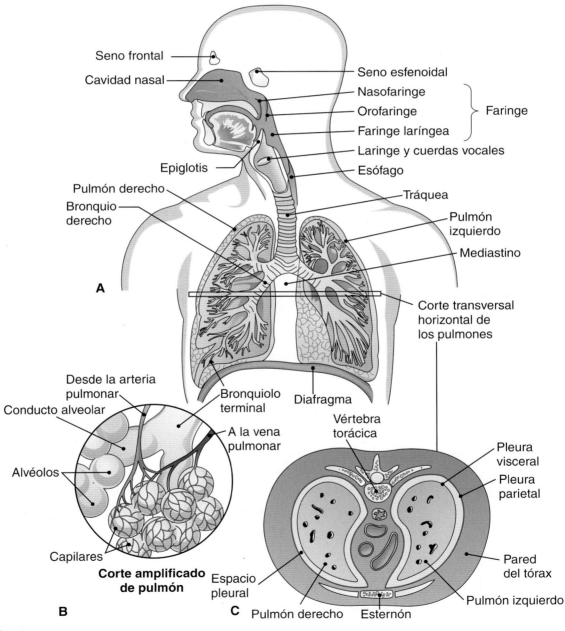

del tabique está constituida por cartílago hialino. El tabique y las paredes de la cavidad nasal están cubiertos con una membrana mucosa, que consiste de epitelio escamoso (plano) estratificado, y es un tejido resistente al desgaste.

En las paredes laterales de cada cavidad nasal se localizan tres proyecciones llamadas **cornetes** (v. figs. 7-5 A y 7-8 en el cap. 7). Los cornetes, con forma de concha, aumentan en gran medida el área de superficie de la membrana mucosa sobre la cual viaja el aire en su camino a través de las cavidades nasales. Esta membrana contiene muchos vasos sanguíneos que proporcionan calor y humedad. Las células de la membrana secretan una gran cantidad de líquido —hasta 900 ml al día. Los siguientes cambios ocurren a medida que el aire entra en contacto con el recubrimiento nasal:

- Los cuerpos extraños, como las partículas de polvo y ciertos patógenos, se filtran al exterior por la acción de los pelos de las narinas o son atrapados en el moco superficial.

- El aire es entibiado por la sangre, en una membrana mucosa bien vascularizada.

- El aire es humectado por la secreción líquida.

Para permitir que estos cambios protectores ocurran, es conveniente respirar a través de la nariz, en lugar de por la boca.

Los **senos** son pequeñas cavidades recubiertas con membrana mucosa en los huesos del cráneo. Son las cámaras de resonancia para la voz y disminuyen el peso del cráneo. Los senos se comunican con las cavidades nasales y son muy susceptibles a las infecciones.

**PUNTO DE REVISIÓN 18-2** ➤ ¿Qué sucede con el aire cuando pasa por la mucosa nasal?

## La faringe

La **faringe** muscular, o garganta, lleva aire a las vías respiratorias y transporta alimentos y líquidos al sistema digestivo (v. fig. 18-2). La porción superior, ubicada justo detrás de la cavidad nasal, se denomina **nasofaringe**; la sección intermedia, localizada detrás de la boca, se denomina **orofaringe**; y la porción más inferior se conoce como **faringe laríngea**. Esta última sección se abre hacia la laringe en sentido anterior y hacia el esófago en sentido posterior.

## La laringe

La **laringe**, a menudo llamada *caja de voz* (fig. 18-3), se ubica entre la faringe y la tráquea. Tiene un andamiaje de cartílago, parte del cual es el cartílago tiroideo que sobresale en la parte anterior del cuello. Esta proyección suele llamarse *manzana de Adán* porque es bastante más grande en los varones que en las mujeres.

Los pliegues de membrana mucosa que se utilizan en la producción del habla se ubican en ambos lados en la porción superior de la laringe.

Estos son los pliegues vocales o **cuerdas vocales** (fig. 18-4), que vibran a medida que el aire fluye a través de ellas desde los pulmones. Las variaciones en la longitud y tensión de las cuerdas vocales y la distancia entre ellas regulan el tono del sonido. La cantidad de aire que se fuerza a través de ellas regula el volumen. La diferencia en el tamaño de la laringe y las cuerdas vocales es lo que explica la diferencia entre las voces adultas de los varones y las mujeres. En general, la laringe de un varón es más larga que la de una mujer. Sus cuerdas vocales son más gruesas y largas, por lo que vibran con mayor lentitud, lo que resulta en un rango de tonos más bajos. Los músculos de la faringe, lengua, labios y cara también participan en la formación de una pronunciación clara. La boca, cavidades nasales, senos paranasales y faringe funcionan todos como cámaras de resonancia para el habla, al igual que lo hace el contenedor de una bocina de audio.

El espacio entre las cuerdas vocales se denomina **glotis**. Ésta se encuentra moderadamente abierta durante la respiración normal, pero muy separada durante la respiración forzada (v. fig. 18-4). El pequeño cartílago en forma de hoja que cubre la laringe durante la deglución se llama **epiglotis**. La glotis y la epiglotis mantienen a los alimentos y los líquidos fuera del resto de las vías respiratorias. A medida que la laringe se mueve hacia arriba y adelante durante la deglución, la epiglotis se mueve hacia abajo, cubriendo la abertura hacia la laringe. Puede sentirse cómo se mueve la laringe hacia arriba en dirección de la epiglotis durante este proceso al colocar las yemas de los dedos en la laringe mientras se traga. Los músculos en la laringe ayudan a mantener materiales extraños fuera de las vías respiratorias al cerrar la glotis durante la deglución. Los músculos también cierran la glotis cuando una persona aguanta la respiración y hace un esfuerzo, como al defecar o levantar un objeto pesado.

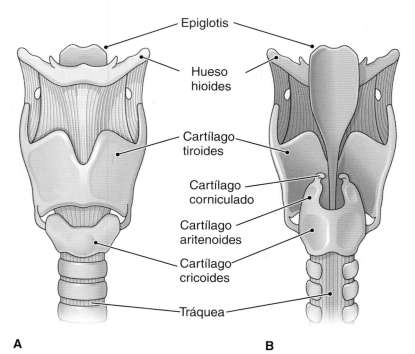

**Figura 18-3**  **La laringe. A)** Vista anterior. **B)** Vista posterior.

Epiglotis

Hueso hioides

Cartílago tiroides

Cartílago corniculado

Cartílago aritenoides

Cartílago cricoides

Tráquea

A                    B

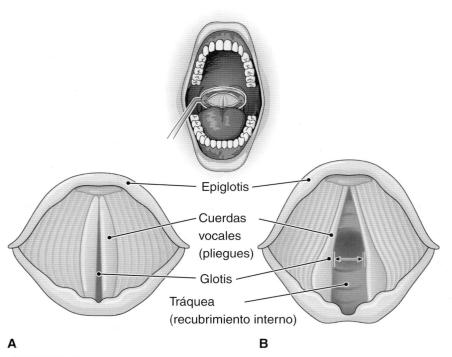

Epiglotis

Cuerdas vocales (pliegues)

Glotis

Tráquea (recubrimiento interno)

A

B

**Figura 18-4** **Las cuerdas vocales, vista superior. A)** La glotis en posición cerrada. **B)** La glotis en posición abierta. **[ ACERCAMIENTO ➤** ¿Qué cartílago recibe su nombre por su posición por arriba de la glotis? **]**

## La tráquea

La **tráquea,** a menudo denominada *tubo aéreo,* es un conducto que se extiende desde el borde inferior de la laringe hasta la parte superior del tórax por arriba del corazón. La función de la tráquea consiste en llevar al aire entre la laringe y los pulmones.

Un andamiaje de cartílagos separados refuerza la tráquea y la mantiene abierta. Estos cartílagos, cada uno con una forma un tanto similar a una pequeña herradura o a la letra **C,** se encuentran a lo largo de la tráquea. Las secciones abiertas en los cartílagos están alineadas en la parte posterior, de modo que el esófago pueda expandirse hacia esta región durante la deglución.

**PUNTO DE REVISIÓN 18-3** ➤ ¿Cuáles son los nombres científicos para la garganta, caja de voz y tubo aéreo?

**PUNTO DE REVISIÓN 18-4** ➤ ¿Cuáles son las tres regiones de la faringe?

## Los bronquios

En su extremo inferior, la tráquea se divide en dos **bronquios** primarios o principales, que entran en los pulmones (fig. 18-2). El bronquio derecho es bastante más grande en diámetro que el izquierdo y se extiende hacia abajo en dirección más vertical. Por lo tanto, si se inhala un cuerpo extraño, es probable que entre al pulmón derecho. Cada bronquio entra al pulmón en una escotadura o depresión denominada **hilio.** Los vasos sanguíneos y los nervios también se conectan con el pulmón en este sitio

y, junto con los bronquios, constituyen la región denominada *base* del pulmón.

**RECUBRIMIENTO DE LOS CONDUCTOS AÉREOS** La tráquea, bronquios y otros conductos que conducen aire en las vías respiratorias están recubiertos con un tipo especial de epitelio (fig. 18-5). Básicamente, es epitelio columnar simple, pero las células están dispuestas de tal modo que parece estratificado. Este tejido por tanto se describe como *seudoestratificado,* que quiere decir "falsamente estratificado". Estas células epiteliales tienen cilios para filtrar las impurezas y para permitir el movimiento del líquido dentro de los tubos conductores. Los cilios se mueven para llevar impurezas a la garganta, donde pueden deglutirse o eliminarse por la tos, con estornudos o al sonarse la nariz.

## Los pulmones

Los **pulmones** son los órganos en los que ocurre la difusión de gas mediante los tejidos pulmonares extremadamente delgados y delicados (v. fig. 18-2). Los dos pulmones están dispuestos uno al lado del otro en la cavidad torácica (tórax). Entre ellos están el corazón, los grandes vasos sanguíneos y otros órganos del **mediastino,** el espacio entre los pulmones, que incluye esófago, tráquea y ganglios linfáticos.

En la parte media, el pulmón izquierdo tiene una depresión que acomoda al corazón. El pulmón derecho se subdivide en tres lóbulos por medio de fisuras; el pulmón izquierdo se divide en dos lóbulos. Cada lóbulo se subdivide a su vez en segmentos y después en lobulillos. Estas subdivisiones corresponden a los bronquios, a medida que se ramifican a lo largo de los pulmones.

Cada bronquio primario entra a los pulmones en el hilio e inmediatamente se subdivide. El bronquio derecho se divide en tres bronquios secundarios, cada uno de los cuales entra a uno de los tres lóbulos del pulmón derecho. El bronquio izquierdo es el origen de dos bronquios secundarios, que entran a los dos lóbulos del pulmón izquierdo. Debido a que las subdivisiones bronquiales asemejan las ramas de un árbol, se han designado con el nombre común de *árbol bronquial.* Los bronquios se subdividen una y otra vez, haciéndose cada vez más pequeños a medida que se ramifican por el tejido pulmonar.

**PUNTO DE REVISIÓN 18-5** ➤ Las células que recubren los conductos respiratorios ayudan a mantener las impurezas fuera de los pulmones. ¿Qué característica de estas células les permite filtrar las impurezas y mover líquidos?

Los más pequeños de estos conductos se llaman **bronquiolos.** Con la ramificación, la histología de los tubos cambia en

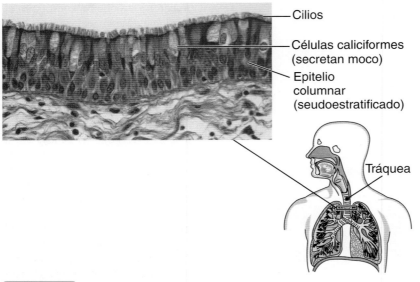

**Figura 18-5** **Vista microscópica del epitelio ciliado.** El epitelio ciliado recubre los pasajes respiratorios, como se muestra aquí en la tráquea. (Fotografía microscópica reimpresa con autorización de Cormack DH. *Essential Histology,* 2nd ed. Philadelphia: Lippincott Williams & Wilkins, 2001.)

forma gradual. Los bronquios contienen pequeños fragmentos de cartílago, que le dan firmeza a sus paredes y los mantienen abiertos, de modo que el aire pueda entrar y salir con facilidad. Sin embargo, a medida que los bronquios se hacen más pequeños, la cantidad de cartílago disminuye. En los bronquiolos no hay cartílago; está constituido más por músculo liso, que está controlado por el sistema nervioso autónomo (involuntario).

**LOS ALVÉOLOS** Al final de los **bronquiolos terminales,** la subdivisión más pequeña del árbol bronquial, hay conjuntos de pequeños sacos de aire en que ocurre la mayor parte del intercambio de gases. Estos sacos son los **alvéolos** (v. fig. 18-2). La pared de cada alvéolo está constituida por una delgada capa unicelular de epitelio escamoso. Esta delgada pared permite el paso expedito de los gases que entran y salen de la sangre a medida que ésta circula a través de los millones de diminutos capilares que cubren los alvéolos.

Ciertas células en la pared alveolar producen el **agente tensioactivo,** una sustancia que disminuye la tensión superficial ("tirón") de los líquidos que recubren los alvéolos. Esta acción de superficie evita el colapso de los alvéolos y facilita la expansión pulmonar.

Hay cerca de 300 millones de alvéolos en los pulmones humanos. El área de superficie resultante en contacto con gases se aproxima a 60 m² (algunos textos dicen que esta cifra es mayor). Esto es equivalente, a manera de ejemplo, al área de superficie del piso en un salón que mide 7.2 m × 7.2 m. Al igual que con muchos otros sistemas corporales, hay una importante reserva corporal; tenemos cerca de tres veces más tejido pulmonar del que se requiere para la vida. Debido a los muchos espacios de aire, el pulmón es ligero en cuanto a peso; en condiciones normales, si se colocara un pedazo de tejido pulmonar en un vaso de agua, éste flotaría. En la figura 18-6 se muestra una vista microscópica de tejido pulmonar.

El circuito pulmonar lleva sangre dentro y fuera de los pulmones. En los pulmones, la sangre pasa por los capilares para llegar a los alvéolos, donde ocurre el intercambio de gases.

**LAS CAVIDADES PULMONARES Y LA PLEURA** Los pulmones ocupan una porción considerable de la cavidad torácica, que está separada de la cavidad abdominal por la división muscular conocida como **diafragma.** La **pleura,** un saco continuo doble, cubre cada pulmón. Las dos capas de pleura se denominan según su ubicación. La porción de la pleura que está adherida a la pared torácica es la **pleura parietal,** en tanto que la porción adjunta a la superficie pulmonar se denomina **pleura visceral.** Cada saco cerrado rodea por completo al pulmón, excepto en el hilio, donde el bronquio y los vasos sanguíneos entran al pulmón.

Entre las dos capas de la pleura está el **espacio pleural,** que contiene una delgada capa de líquido que lubrica las membranas. El efecto de este líquido es el mismo que entre dos pedazos planos de vidrio unidos por una capa de agua; es decir, las superficies se deslizan con facilidad entre sí pero se resisten con firmeza a la separación. Así, los pulmones son capaces de moverse y agrandarse sin esfuerzo en respuesta a los cambios en el volumen torácico que ocurren durante la respiración.

**PUNTO DE REVISIÓN 18-6** ➤ ¿En qué estructuras ocurre el intercambio gaseoso en los pulmones?

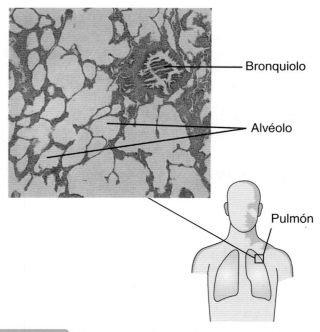

Bronquiolo

Alvéolo

Pulmón

**Figura 18-6** **Tejido pulmonar visto en el microscopio.** (Fotografía microscópica cortesía de Dana Morse Bittus y BJ Cohen.)

# El proceso de la respiración

La respiración implica la ventilación de los pulmones, el intercambio de gases y su transporte en la sangre. Las necesidades respiratorias son satisfechas por los controles central y periférico de la respiración.

## Ventilación pulmonar

La ventilación es el movimiento de aire dentro y fuera de los pulmones, que habitualmente se logra mediante la respiración. Existen dos fases de la ventilación (fig. 18-7):

- **Inhalación,** o inspiración, que consiste en jalar aire hacia los pulmones.
- **Exhalación,** o espiración, que es la expulsión de aire de los pulmones.

En la **inhalación,** la fase activa de la respiración, los músculos respiratorios del tórax y el diafragma se contraen para

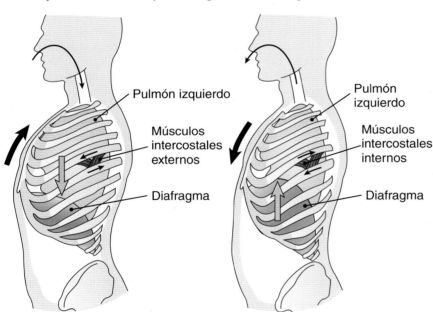

Durante la inhalación, el diafragma presiona los órganos abdominales hacia abajo y adelante.

**A.** Acción de la caja torácica durante la inhalación

Durante la exhalación, el diafragma se eleva y se retrae hasta la posición de reposo.

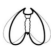

**B.** Acción de la caja torácica durante la exhalación

**Figura 18-7** **Ventilación pulmonar A)** Inhalación. **B)** Exhalación. **[ ACERCAMIENTO ➤** ¿Qué músculos se ubican entre las costillas? **]**

hacer más grande la cavidad torácica. Durante la respiración pausada, el movimiento del diafragma provoca la mayor parte del aumento en el volumen torácico. El diafragma es un músculo fuerte en forma de domo que está unido a la pared del cuerpo alrededor de la base de la caja torácica. La contracción y aplanamiento del diafragma provocan un movimiento descendente tipo pistón que aumenta la dimensión vertical del tórax. Otros músculos que participan en la respiración son los músculos intercostales externo e interno. Estos músculos funcionan en diferentes ángulos, en dos capas entre las costillas. Cuando los intercostales externos se contraen para la inhalación, levantan la caja torácica hacia arriba y afuera. Coloque las palmas de sus manos a cada lado de la caja torácica para sentir esta acción mientras inhala. Durante la inhalación forzada, la caja torácica se mueve aún más arriba y afuera por la contracción de los músculos en el cuello y la pared torácica.

A medida que la cavidad torácica aumenta de tamaño, la presión de gas dentro de la cavidad disminuye. Este fenómeno obedece una ley física que indica que cuando el volumen de una cantidad determinada de gas aumenta, la presión del gas disminuye. A la inversa, cuando el volumen disminuye, la presión aumenta. Si usted sopla para inflar un globo grueso que no se expande mucho, las partículas de gas están en contacto cercano y golpean la pared del globo con frecuencia, creando mayor presión (fig. 18-8). Si golpea este globo, rebotará sin problema a su forma original. Cuando sopla en un globo delgado que se expande con facilidad bajo presión, las partículas de gas se extienden en un área mayor y no golpean la pared del globo con tanta frecuencia. Si golpea el globo, su dedo dejará una depresión. Por tanto, la presión en la cavidad torácica cae a medida que el tórax se expande. Cuando la presión cae un poco por debajo de la presión del aire por afuera de los pulmones, entra aire a los pulmones, como mediante succión.

La facilidad con la que uno puede expandir los pulmones y el tórax se denomina **distensibilidad pulmonar.** La elasticidad normal del tejido pulmonar, con la ayuda de agente tensioactivo, permite a los pulmones expandirse bajo presión y llenarse en forma adecuada con aire durante la inhalación. La distensibilidad pulmonar disminuye cuando los pulmones se resisten a la expansión. Las condiciones que pueden disminuir la distensibilidad incluyen enfermedades que dañan o provocan cicatrices en el tejido pulmonar, acumulación de líquido en los pulmones, deficiencia de agente tensioactivo e interferencia con la acción de los músculos respiratorios.

El aire entra a las vías respiratorias y fluye a través de los conductos divisorios del árbol bronquial. A medida que el aire recorre esta vía, se mueve cada vez más lento a

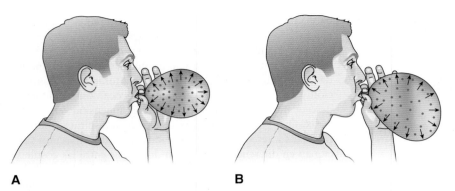

**A**          **B**

**Figura 18-8** **Relación de presión de gas a volumen. A)** El inflar un globo grueso crea una fuerte presión de aire contra la pared del globo. **B)** La misma cantidad de aire en un globo delgado se extiende en el espacio disponible, lo que resulta en una menor presión de gas.
[ **ACERCAMIENTO ➤** ¿Qué pasa con la presión de gas a medida que aumenta el volumen de su contenedor? ]

través del mayor número de bronquios, hasta que llega a los alvéolos. El aire entrante se mezcla con el aire residual que queda en los conductos respiratorios, de modo que los gases pronto quedan bien distribuidos. Cada respiración resulta en un cambio relativamente insignificante en la composición de gas en los alvéolos, pero la respiración normal continua asegura la presencia de oxígeno adecuado y la eliminación de dióxido de carbono.

thePoint ⚲   Visite *thePoint* para ilustraciones de los músculos respiratorios y la animación *ventilación pulmonar.*

En la **exhalación**, la fase pasiva de la respiración, los músculos respiratorios se relajan, lo que permite que las costillas y el diafragma regresen a su posición original. Los tejidos pulmonares son elásticos y se retraen a su tamaño original durante la exhalación. La tensión de superficie dentro de los alvéolos ayuda a que regresen a su tamaño en reposo. Durante la exhalación forzada, los músculos intercostales internos se

contraen, tirando del fondo de la caja torácica hacia adentro y abajo. Los músculos de la pared abdominal se contraen, empujando las vísceras abdominales hacia arriba, contra el diafragma relajado.

En la tabla 18-1 se presentan las definiciones y valores promedio de algunos de los volúmenes y capacidades respiratorios que son importantes para evaluar la función respiratoria. Una *capacidad* pulmonar es una suma de volúmenes. Estos mismos valores se muestran en una gráfica, como podrían aparecer en los trazos que se obtienen mediante el **espirómetro**, un instrumento que registra los volúmenes pulmonares (fig. 18-9). Al trazo se le llama **espirograma**.

**PUNTO DE REVISIÓN 18-8 ➤** ¿Cuáles son las dos fases de la respiración? ¿Cuál es la activa y cuál la pasiva?

## Intercambio de gases

El intercambio externo es el movimiento de gases entre los alvéolos y la sangre capilar en los pulmones (v. fig. 18-1). La barrera que separa el aire alveolar de la sangre está compuesta por la pared alveolar y la pared capilar, siendo ambas extremadamente delgadas. Esta membrana respiratoria no sólo es muy delgada, sino también húmeda. La humedad es importante porque el oxígeno y el dióxido de carbono deben entrar a una solución antes de que puedan difundirse a través de la membrana. Recuerde que la **difusión** se refiere al movimiento de moléculas de un área en la que se encuentran a concentración elevada a otra con concentración más baja. Por lo tanto, las concentraciones relativas de gas en los dos lados de una membrana determinan la dirección de

## Tabla 18-1    **Volúmenes y capacidades pulmonares**

| Volumen | Definición | Valor promedio (ml) |
|---|---|---|
| Volumen corriente | Cantidad de aire que se mueve al interior o exterior de los pulmones en la respiración tranquila y relajada | 500 |
| Volumen residual | Volumen de aire que permanece en los pulmones después de una exhalación máxima | 1200 |
| Volumen inspiratorio de reserva | Cantidad adicional que puede inspirarse a la fuerza después de una inhalación normal | 2600 |
| Volumen espiratorio de reserva | Cantidad adicional que puede espirarse a la fuerza después de una exhalación normal | 900 |
| Capacidad vital | Volumen de aire que puede expulsarse de los pulmones mediante una exhalación máxima después de una inhalación máxima | 4000 |
| Capacidad funcional residual | Cantidad de aire que permanece en los pulmones después de una exhalación normal | 2100 |
| Capacidad pulmonar total | Volumen total de aire que puede contenerse en los pulmones después de una inhalación máxima | 5200 |

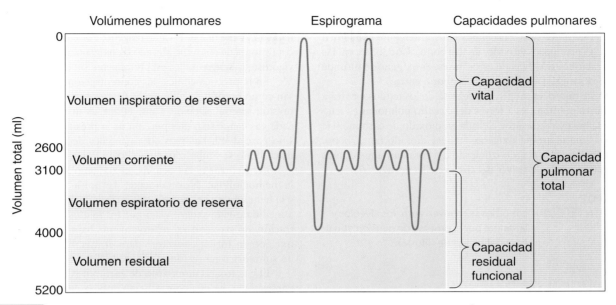

**Figura 18-9** **Un espirograma.** El trazo de los volúmenes pulmonares se realiza mediante un espirómetro. **[ ACERCAMIENTO ➤** ¿Qué volumen pulmonar no puede medirse con un espirómetro? **]**

la difusión. En condiciones normales, el aire inspirado contiene cerca de 21 % de oxígeno y 0.04 % de dióxido de carbono; el aire espirado sólo tiene 16 % de oxígeno y 3.5 % dióxido de carbono. Estos valores señalan que ocurre una difusión de dos vías a través de las paredes de los alvéolos y capilares (fig. 18-10).

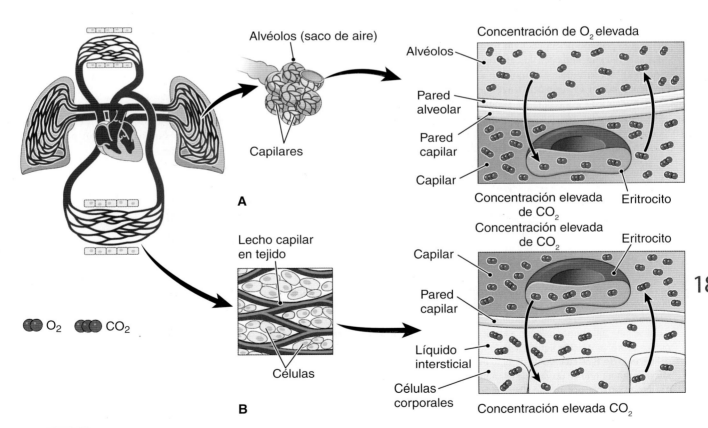

**Figura 18-10** **Intercambio de gases. A)** Intercambio externo entre los alvéolos y la sangre. El oxígeno se difunde hacia el interior de la sangre y el dióxido de carbono hacia el exterior, con base en las concentraciones de los dos gases en los alvéolos y en la sangre. **B)** Intercambio interno entre la sangre y las células. El oxígeno se difunde al exterior de la sangre y el interior de los tejidos, en tanto que el dióxido de carbono se difunde de las células hacia la sangre.

El intercambio interno ocurre entre la sangre y los tejidos. En el metabolismo, las células constantemente consumen oxígeno y producen dióxido de carbono. Con base en las concentraciones relativas de estos gases, el oxígeno se difunde fuera de la sangre y el dióxido de carbono entra.

En este punto, la sangre que regresa de los tejidos y entra a los capilares pulmonares a través del circuito pulmonar es relativamente baja en oxígeno y elevada en dióxido de carbono. De nuevo, la sangre atrapa oxígeno y libera dióxido de carbono. Después de regresar al lado izquierdo del corazón, una vez más comienza su camino a través del circuito sistémico.

**PUNTO DE REVISIÓN 18-9** ➤ Los gases se mueven entre los alvéolos y la sangre por el proceso de difusión. ¿Cuál es la definición de difusión?

## Transporte de oxígeno

Un porcentaje muy pequeño (1.5 %) del oxígeno en la sangre se transporta en solución en el plasma. (El oxígeno se disuelve en agua, como se sabe por el hecho de que los animales acuáticos obtienen su oxígeno del agua.) Sin embargo, casi todo el oxígeno (98.5 %) que se difunde en la sangre capilar en los pulmones se une a la **hemoglobina**, en los eritrocitos. Si no fuera por la hemoglobina y su capacidad para retener al oxígeno en la sangre, el corazón tendría que trabajar mucho más para suministrar oxígeno a los tejidos. La molécula de hemoglobina es una proteína grande, con cuatro pequeñas regiones que contienen hierro "hem". Cada porción hem puede unir una molécula de oxígeno.

La sangre oxigenada (en las arterias sistémicas y las venas pulmonares) está saturada con oxígeno al 97 %. Esto es, la hemoglobina total en los eritrocitos retiene 97 % de la cantidad máxima que puede contener. La sangre desoxigenada (en las venas sistémicas y las arterias pulmonares) suele estar saturada al 70 % con oxígeno. Esta diferencia de 27 % representa el oxígeno que ha sido captado por las células. Sin embargo, hay que tomar

en cuenta que incluso la sangre que se describe como desoxigenada aún tiene una reserva de oxígeno. Por ejemplo, incluso bajo condiciones de consumo elevado de oxígeno, como en el ejercicio vigoroso, la sangre nunca está totalmente sin oxígeno.

En la práctica clínica, las concentraciones de gas se expresan como presión en milímetros de mercurio (mmHg), como la presión arterial. Debido a que el aire es una mezcla de gases, cada gas ejerce sólo una porción de la presión total, o una **presión parcial** (P). Las presiones parciales de oxígeno y dióxido de carbono se simbolizan como $P_{O_2}$ y $P_{CO_2}$, respectivamente.

Para entrar a las células, el oxígeno debe separarse de la hemoglobina. Normalmente, la unión entre el oxígeno y la hemoglobina se rompe con facilidad y el oxígeno se libera a medida que la sangre viaja por los tejidos en que la concentración de oxígeno es relativamente baja. Las células usan oxígeno en forma constante para el metabolismo y obtienen un suministro renovado mediante la difusión de la sangre.

El gas tóxico monóxido de carbono (CO), a una presión parcial baja, se une con la hemoglobina en los mismos sitios moleculares que el oxígeno. Sin embargo, se acopla en forma más estrecha y desplaza al oxígeno. Incluso una pequeña cantidad de monóxido de carbono causa una reducción grave en la capacidad de la sangre para transportar oxígeno.

Para una variación interesante sobre el transporte gaseoso normal, véase el recuadro 18-1; sobre la ventilación líquida.

**PUNTO DE REVISIÓN 18-10** ➤ ¿Qué sustancia en los eritrocitos transporta casi todo el oxígeno en la sangre?

## Transporte de dióxido de carbono

El dióxido de carbono se produce en forma continua en los tejidos como un producto secundario del metabolismo. Se difunde de las células hacia la sangre y se transporta a los pulmones de tres formas:

---

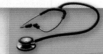

**Recuadro 18-1**    Perspectivas clínicas

### Ventilación líquida: respirar en una botella

Los investigadores han intentado durante años desarrollar un líquido que pueda transportar concentraciones elevadas de oxígeno en el cuerpo. Dicho líquido podría sustituir la sangre en las transfusiones o usarse para transportar oxígeno a los pulmones. Los trabajos tempranos sobre ventilación líquida llegaron a su máximo a mediados del decenio de 1960 cuando un pionero en el campo sumergió a un ratón de laboratorio en un vaso de laboratorio y el animal sobrevivió a la inmersión total por más de 10 minutos. El líquido era una sustancia que podía contener tanto oxígeno como el aire.

Una nueva versión de este líquido, un químico que contiene flúor conocido como PFC, se ha probado para ventilar los pulmo-

nes colapsados de los bebés prematuros. Además de suministrar oxígeno a los alvéolos pulmonares, también elimina dióxido de carbono. El líquido es menos dañino para el delicado tejido pulmonar que el aire, que tiene que bombearse a presiones elevadas. Otros que pueden beneficiarse de la ventilación líquida incluyen a personas cuyos pulmones se han dañado por una infección, inhalaron toxinas o tienen asma, enfisema o cáncer pulmonar, pero se requieren más investigaciones clínicas. Los científicos también investigan si la ventilación líquida podría usarse para llevar fármacos directamente al tejido pulmonar.

- Cerca de 10 % se disuelve en el plasma y en el líquido dentro de los eritrocitos. (Las bebidas carbonatadas son ejemplos de agua en que hay $CO_2$ disuelto.)

- Cerca de 15 % se combina con la porción proteínica de la hemoglobina y con las proteínas plasmáticas.

- Alrededor de 75 % se transporta como un ion, que se conoce como **ion bicarbonato**, el cual se forma cuando el dióxido de carbono se somete a un cambio químico después de que se disuelve en los líquidos corporales. Al principio se combina con agua para formar **ácido carbónico**, que después se separa (ioniza) en iones de hidrógeno y bicarbonato.

El ion bicarbonato se forma lentamente en el plasma, pero mucho más rápido dentro de los eritrocitos, donde una enzima llamada **anhidrasa carbónica** aumenta la velocidad de la reacción. El bicarbonato formado en los eritrocitos se mueve al plasma y después es transportado a los pulmones; ahí, el proceso se revierte a medida que el bicarbonato vuelve a entrar a los eritrocitos y libera dióxido de carbono para su difusión en los alvéolos y la exhalación. Para quienes tienen conocimientos de química, la ecuación para estas reacciones es la siguiente. La flecha que va en ambas direcciones significa que las reacciones son reversibles. Las flechas superiores describen lo que ocurre a medida que el $CO_2$ entra a la sangre; la flecha inferior indica lo que ocurre a medida que el $CO_2$ se libera de la sangre para ser exhalado de los pulmones.

$$CO_2 + H_2O \rightleftarrows H_2CO_3 \rightleftarrows H^+ + HCO_3^-$$

dióxido de   agua   ácido   ion   ion
carbono         carbónico  hidrógeno  bicarbonato

El dióxido de carbono es importante para regular el pH sanguíneo (equilibrio acidobásico). A medida que se forma un ion bicarbonato a partir del dióxido de carbono en el plasma, también se forma un ion hidrógeno ($H^+$). Por tanto, la sangre se vuelve más ácida a medida que la cantidad de dióxido de carbono en la sangre aumenta para generar más iones de hidrógeno y bicarbonato. La exhalación de dióxido de carbono desvía el pH sanguíneo más hacia el rango alcalino (básico). El ion bicarbonato también es un amortiguador (*buffer*) importante en la sangre, con una acción química para ayudar a mantener el pH de los líquidos corporales dentro de un rango estable de 7.35 a 7.45.

**PUNTO DE REVISIÓN** `18-11` ➤ ¿Cuál es la forma principal en que el dióxido de carbono se transporta en la sangre?

> the**Point**    Visite **thePoint** para ver las animaciones *Transporte de oxígeno* e *Intercambio de dióxido de carbono.*

## Regulación de la respiración

Los centros en el sistema nervioso central controlan el patrón respiratorio fundamental. Este patrón es modificado por receptores especiales que detectan cambios en la composición química de la sangre.

**CONTROL NERVIOSO** La regulación de la respiración es un proceso complejo que debe mantener el paso con los cam-

bios que se dan de un momento a otro en los requerimientos de oxígeno celular y la producción de dióxido de carbono. La regulación depende sobre todo del centro de control respiratorio que está ubicado por una parte en el bulbo raquídeo y por la otra en el puente del tallo encefálico. La principal parte del centro de control, ubicado en el bulbo, fija los patrones de la respiración. Este patrón puede modificarse por centros en el puente. Estas áreas regulan la respiración en forma continua, de modo que las concentraciones de oxígeno, dióxido de carbono y ácido se mantengan dentro de límites normales.

Del centro respiratorio en el bulbo, las fibras motoras nerviosas se extienden a la médula espinal. De la parte cervical (cuello) de la médula, estas fibras nerviosas continúan a través del **nervio frénico** (una rama del nervio vago) al diafragma. El diafragma y los otros músculos respiratorios son voluntarios en el sentido de que pueden regularse conscientemente por mensajes de los centros cerebrales superiores, notablemente la corteza cerebral. Es posible que una persona respire más rápido o más lento en forma deliberada, o bien que aguante la respiración y no respire en absoluto por cierto tiempo. Sin embargo, en poco tiempo, el centro respiratorio en el tallo encefálico supera el deseo voluntario de no respirar y la respiración se reanuda. La mayor parte del tiempo, respiramos sin pensar en ello, y el centro respiratorio tiene el control.

**PUNTO DE REVISIÓN** `18-12` ➤ ¿Qué parte del tallo encefálico fija el patrón básico de la respiración?

**PUNTO DE REVISIÓN** `18-13` ➤ ¿Cuál es el nombre del nervio motor que controla al diafragma?

**CONTROL QUÍMICO** Los **quimiorreceptores** son de vital importancia para el control de la respiración, pues, como los receptores del gusto y el tacto, son sensibles a los químicos que están disueltos en los líquidos corporales. Los quimiorreceptores que regulan la respiración tienen una ubicación central (cerca del tallo encefálico) y periférica (en las arterias).

Los quimiorreceptores centrales están en uno de los dos lados del tallo encefálico cerca del centro respiratorio bulbar. Estos receptores responden a la concentración de $CO_2$ en la sangre circulante, pero el gas actúa en forma indirecta. El $CO_2$ es capaz de difundirse a través de la barrera hematoencefálica capilar. Se disuelve en el LCR (el líquido en y alrededor del cerebro) y se separa en el ion hidrógeno y el ion bicarbonato, como ya se explicó. Es la presencia del ion hidrógeno y su efecto para reducir el pH lo que en realidad estimula a los quimiorreceptores centrales. La elevación de las concentraciones de $CO_2$, conocida como **hipercapnia**, desencadena así la ventilación.

Los quimiorreceptores periféricos que regulan la respiración se encuentran en estructuras llamadas *cuerpos carotídeos* y *aórticos*. Los cuerpos carotídeos se localizan cerca de la bifurcación de las arterias carótidas comunes en el cuello, en tanto que los cuerpos aórticos se ubican en el arco aórtico. Estos cuerpos contienen neuronas sensoriales que responden sobre todo a una disminución en el suministro de oxígeno. No suelen participar en la regulación de la respiración, porque no actúan hasta que el oxígeno desciende a concentraciones muy bajas. Debido a que suele haber una amplia reserva de oxígeno en la sangre, el dióxido de carbono tiene el mayor efecto inmediato en la regulación de la

18

respiración a nivel de los quimiorreceptores centrales. Cuando la concentración de dióxido de carbono aumenta, la respiración debe aumentar para eliminar el exceso de gas con la espiración. El oxígeno sólo se convierte en un factor de control cuando las concentraciones caen considerablemente por debajo de lo normal.

**PUNTO DE REVISIÓN 18-14** ➤ ¿Qué gas es el principal controlador químico de la respiración?

## Ventilación anormal

En la **hiperventilación**, una mayor cantidad de aire entra a los alvéolos. Esta situación resulta de una respiración profunda y rápida que suele ocurrir durante ataques de ansiedad, o cuando una persona experimenta dolor u otras formas de estrés. La hiperventilación causa un aumento en la concentración de oxígeno y una disminución en el dióxido de carbono en la sangre, fenómeno que se conoce como **hipocapnia**. La pérdida de dióxido de carbono aumenta el pH de la sangre (alcalosis) al eliminar productos ácidos, como se demuestra con la ecuación ya citada. El cambio en el pH produce mareo y sensación de cosquilleo. La respiración puede detenerse debido a que el centro de control de la respiración no se estimula. En forma gradual, la concentración de dióxido de carbono regresa a la normalidad y se reanuda un patrón de respiración regular. En casos extremos, una persona puede desmayarse y entonces la respiración regresa a la normalidad de manera involuntaria. Al ayudar a una persona que está hiperventilando, hay que hablarle con calma, asegurarle que su situación no es peligrosa y aconsejarle que respire con calma, desde el diafragma.

En la **hipoventilación** una cantidad insuficiente de aire entra a los alvéolos. Sus diversas causas posibles incluyen obstrucción respiratoria, enfermedad pulmonar, lesión al centro respiratorio, depresión del centro respiratorio, como ocurre con el consumo de drogas y ciertos fármacos, y deformación torácica. La hipoventilación resulta en un aumento en la concentración de dióxido de carbono en la sangre, lo que lleva a una reducción en el pH sanguíneo (acidosis), de nuevo, según la ecuación antes comentada.

## Patrones de respiración

La frecuencia de la respiración normal varía entre 12 a 20 respiraciones por minuto para los adultos. En los niños, la frecuencia puede variar de 20 a 40 respiraciones por minuto, dependiendo de la edad y el tamaño. En los lactantes, la frecuencia puede ser mayor de 40 respiraciones por minuto. Los cambios en las frecuencias respiratorias son importantes en diversos trastornos y deben registrarse con cuidado. Para determinar la frecuencia respiratoria, el profesional de atención a la salud cuenta la respiración de su paciente durante al menos 30 segundos, mirando cómo sube y baja el tórax con cada inhalación y exhalación. Es mejor si la persona no se da cuenta de que está siendo observada, porque al estar atento de ello puede alterarse la frecuencia de su respiración.

**ALGUNOS TÉRMINOS PARA LA RESPIRACIÓN ALTERADA** La siguiente es una lista de términos que designan varias anomalías respiratorias. Estos son síntomas, no enfermedades. Observe que el sufijo –*pnea* se refiere a la respiración.

- **Hiperpnea** se refiere a un aumento anormal en la profundidad y frecuencia de la respiración.

- **Hipopnea** es una disminución en la frecuencia y profundidad de la respiración.

- **Taquipnea** es una frecuencia excesiva de respiración que puede ser normal, como en el ejercicio.

- **Apnea** es una interrupción temporal de la respiración. Hay periodos breves de apnea, normalmente durante el sueño profundo. Una apnea del sueño más grave puede ser resultado de una obstrucción de los conductos respiratorios o, con menor frecuencia, por insuficiencia en el centro respiratorio central.

- **Disnea** es una sensación subjetiva de respiración difícil o laboriosa.

- **Ortopnea** se refiere a una dificultad en la respiración que se alivia al sentarse en posición erecta, ya sea con dos almohadas en la cama o en una silla.

- **Respiración de Kussmaul** es una respiración profunda y rápida característica de la acidosis (líquidos corporales demasiado ácidos) como se aprecia en la diabetes descontrolada.

- **Respiración de Cheyne-Stokes** es una variación rítmica en la profundidad de los movimientos respiratorios que alternan con periodos de apnea. Se debe a una depresión de los centros respiratorios y se observa en ciertos pacientes con enfermedades graves.

### RESULTADOS DE LA RESPIRACIÓN INADECUADA
Algunas alteraciones que pueden disminuir la respiración incluyen las siguientes:

- **Cianosis**, es un color azulado de la piel y las membranas mucosas que se debe a una cantidad insuficiente de oxígeno en la sangre (v. fig. 6-6).

- **Hipoxia** significa una concentración de oxígeno menor de lo normal en los tejidos. El término **anoxia** a veces se utiliza en su lugar, pero no es tan preciso porque significa una falta total de oxígeno.

- **Hipoxemia** se refiere a una concentración de oxígeno menor de lo normal en la sangre arterial.

- **Sofocación** es la suspensión de la respiración, a menudo como resultado de un bloqueo mecánico de los conductos respiratorios.

En el recuadro 18-2, Adaptaciones a altitudes elevadas, se ofrece información sobre los ajustes que se hacen a altitudes elevadas y otras situaciones de hipoxia.

# Trastornos del sistema respiratorio

Las infecciones son la principal causa de trastornos respiratorios. Éstas pueden afectar cualquier parte del sistema. Las alergias y factores ambientales también afectan la respiración y el cáncer pulmonar es la principal causa de muerte por cáncer, tanto en varones como en mujeres.

## Recuadro 18-2 Una mirada de cerca

### Adaptaciones a altitudes elevadas: viviendo con hipoxia

Nuestros cuerpos trabajan mejor a altitudes bajas donde el oxígeno es abundante. Sin embargo, las personas son capaces de vivir a altitudes elevadas donde el oxígeno es escaso e incluso pueden sobrevivir a escalar el Monte Everest, el pico más alto en nuestro planeta, demostrando así que el cuerpo humano puede adaptarse a condiciones de hipoxia. Este proceso de adaptación compensa la disminución de oxígeno atmosférico al aumentar la eficiencia de los sistemas respiratorio y cardiovascular.

La respuesta inmediata del cuerpo a la altitud elevada es aumentar la frecuencia de la ventilación (hiperventilación) y aumentar la frecuencia cardíaca para que el gasto cardíaco sea mayor. La hiperventilación hace que haya más oxígeno disponible para las células y aumenta el pH

sanguíneo (alcalosis), que favorece la capacidad de la hemoglobina para unirse al oxígeno. Con el tiempo, el cuerpo se adapta de otras formas. La hipoxia estimula a los riñones para que secreten eritropoyetina, que indica a la médula ósea que debe fabricar más eritrocitos y hemoglobina. Además, los capilares proliferan, lo que aumenta el flujo de sangre a los tejidos. Algunas personas son incapaces de adaptarse a las altitudes elevadas y para ellas la hipoxia y la alcalosis les producen el mal de montaña o **mal de altura**, que puede resultar mortal.

La adaptación exitosa a la altitud elevada ilustra el principio de la homeostasis y también ayuda a explicar cómo el cuerpo se ajusta a la hipoxia relacionada con trastornos como la enfermedad pulmonar obstructiva crónica.

## Trastornos de las cavidades nasales y estructuras relacionadas

Los senos paranasales se ubican en los huesos del cráneo, en la vecindad de las cavidades nasales. Las infecciones pueden propagarse con facilidad a estos senos desde la boca, nariz y garganta junto con sus membranas mucosas. La inflamación resultante se denomina **sinusitis**. Las infecciones crónicas (de tiempo prolongado) de los senos puede causar cambios en las células epiteliales, lo que resulta en la formación de tumores. Algunos de estos crecimientos tienen apariencia de uvas y causan obstrucción de las vías respiratorias; estos tumores se denominan pólipos.

La división que separa las dos cavidades nasales se conoce como *tabique nasal*. Debido a pequeños defectos estructurales, este tabique rara vez se encuentra exactamente en la línea media. Si está notoriamente a un lado, se describe como **tabique desviado**. En esta situación, un espacio nasal puede ser considerablemente más pequeño que el otro. Si la persona afectada tiene una crisis de fiebre del heno o desarrolla un resfriado con hinchazón acompañante de la mucosa, la menor cavidad nasal puede taparse por completo. En ocasiones, el tabique está curveado de forma tal que ambas cavidades nasales están ocluidas, lo que obliga a la persona a respirar por la boca. Esta oclusión también puede impedir un drenaje adecuado de los senos y agravar un caso de sinusitis.

La causa más frecuente de hemorragia nasal, llamada también **epistaxis** (de la palabra griega que significa "escurrir"), es una lesión a las membranas mucosas en la cavidad nasal. Algunas causas de esta lesión incluyen infección, sequedad de las membranas, hurgarse la nariz u otras formas de traumatismo. Estos sangrados nasales sencillos suelen detenerse por sí mismos, pero algunas medidas que ayudan son aplicar presión al labio superior debajo de la nariz, pellizcar la nariz con los dedos o aplicar hielo a la frente. La epistaxis puede ser señal de un problema más grave, como anomalías en la coagulación, presión arterial demasiado elevada o tumores. Algunas lesiones

que llevan a sangrado de la nariz, o una hemoragia que no se detiene, requieren de atención médica profesional. El tratamiento puede incluir taponear la nariz con gasa u otro material, administrar vasoconstrictores o cauterizar la herida.

## Infecciones

La mucosa de las vías respiratorias es uno de los portales de entrada más importantes para los microorganismos causales de enfermedad. La transferencia de un microorganismo patógeno del sistema respiratorio de una persona a otra ocurre con mayor rapidez en lugares muy concurridos, como escuelas, teatros e instituciones. Pequeñas gotas liberadas al estornudar pueden estar saturadas de miles de millones de microorganismos productores de enfermedad.

Las membranas mucosas pueden resistir la infección hasta cierto punto al producir grandes cantidades de moco. El escurrimiento nasal, un síntoma desagradable del resfriado común, es un intento del cuerpo de expulsar patógenos y proteger a los tejidos más internos de una infección más grave. Sin embargo, si disminuye la resistencia de la membrana, ésta puede actuar como transporte para la diseminación de la enfermedad. La infección puede viajar por esa vía hasta los senos nasales, o el oído medio, junto con los conductos respiratorios, o hacia el interior de los pulmones. Cada infección se denomina de acuerdo con la parte afectada, como faringitis (también conocida como *garganta irritada*), laringitis o bronquitis.

Entre las infecciones que se transmiten por los conductos respiratorios están el resfriado común, difteria, varicela, sarampión, gripe, neumonía y tuberculosis. Cualquier infección que se limita a la nariz y la garganta se llama **infección de las vías respiratorias superiores**. Muy a menudo, una infección respiratoria superior es la primera evidencia de una enfermedad infecciosa en niños. Dicha infección puede ser anterior al inicio de una enfermedad grave, como fiebre reumática, que puede ocurrir después de una infección de la garganta por estreptococos.

18

thePoint    Visite *thePoint* para ver un diagrama de infecciones respiratorias.

**RESFRIADO COMÚN** Ésta es la más diseminada de todas las enfermedades respiratorias —en realidad de todas las enfermedades contagiosas. Se pierde más tiempo de escuela y trabajo debido al resfriado común que por cualquier otra enfermedad. (v. recuadro 5-2 en cap. 5.) Los agentes causales son virus que probablemente sumen más de 200 tipos diferentes. La ciencia médica aún tiene que establecer la eficacia de cualquier método para prevenir el resfriado común. Debido a que hay tantos microorganismos implicados, la producción de una vacuna eficaz contra el resfriado parece poco probable.

Los síntomas del resfriado común son familiares: primero la mucosa hinchada e inflamada de la nariz y la garganta, después el flujo copioso de líquido acuoso de la nariz, y por último el moco espeso y fibroso que hay cuando el resfriado está cediendo. El nombre científico para el resfriado común es **coriza aguda**; la palabra coriza significa simplemente "descarga nasal".

**VIRUS RESPIRATORIO SINCITIAL** El **virus respiratorio sincitial** es la causa más frecuente de infecciones de las vías respiratorias inferiores en lactantes y niños pequeños en todo el mundo. El nombre se deriva del hecho de que el virus induce la fusión de células cultivadas (formando un sincitio) cuando se cultiva en el laboratorio. La infección puede producir bronquiolitis o neumonía, pero la mayoría de los virus afecta también las vías respiratorias superiores. Los lactantes prematuros son más susceptibles, así como aquellos con cardiopatía congénita o inmunodeficiencia. La exposición al humo del tabaco es un factor de riesgo definitivo.

El virus suele entrar a través de los ojos y la nariz después de tener contacto con aire, secreciones nasales u objetos contaminados. El período de incubación es de tres a cinco días, y una persona infectada libera partículas del virus durante el período de incubación y hasta dos semanas después en adelante. El lavado de manos cuidadoso ayuda a disminuir la diseminación del virus. La infección suele resolverse en cinco a siete días, aunque algunos casos requieren hospitalización y tratamiento con fármacos antivirales.

**CRUP** El **crup** suele afectar a niños menores de tres años de edad y se relaciona con diversas infecciones que producen inflamación de las vías respiratorias superiores. El estrechamiento (estenosis) de las vías aéreas produce una tos fuerte, como de perro, sibilancias, dificultad para respirar y ronquera. Si el crup es grave, el niño puede producir un ruido áspero y chillón (estridor) al respirar a través de una tráquea más angosta. Las infecciones virales, como las que tienen que ver con paragripal, adenovirus, virus respiratorio sincitial, gripe o sarampión, suelen ser la causa. Aunque el crup puede ser atemorizante para los niños y sus padres, casi todos los casos se recuperan por completo luego de una semana. El tratamiento en casa incluye humidificar el aire ambiental o hacer que el niño respire vapor. Asimismo, el aire fresco puede encoger los tejidos respiratorios lo suficiente para proporcionar alivio.

**GRIPE** La **gripe** es una enfermedad contagiosa caracterizada por una condición inflamatoria de las vías respiratorias superiores que se acompaña de molestias y dolorimiento generalizado. Es causada por un virus y puede extenderse a los senos y hacia abajo, a los pulmones. La inflamación de la tráquea y de los bronquios provoca la tos característica de la gripe y la infección general lleva a una situación de debilidad extrema. El gran riesgo de la gripe es su tendencia a desarrollarse en una forma particularmente grave de neumonía. A intervalos en la historia han ocurrido epidemias impresionantes en que millones de personas han muerto. Las vacunas han resultado eficaces, aunque la duración de su protección es breve.

**NEUMONÍA** La **neumonía** es una inflamación de los pulmones en que los espacios de aire se llenan de líquido. Una variedad de microorganismos, que incluye estafilococos, neumococos, estreptococos, *Legionella pneumophila* (causa de legionelosis), clamidias y virus pueden ser la causa. Muchos de estos patógenos pueden ser transportados por una persona sana en la mucosa de las vías respiratorias superiores. Si la persona se conserva con buena salud, puede portarlos por mucho tiempo sin ningún efecto negativo. Sin embargo, si la resistencia de la persona a las infecciones disminuye, los patógenos pueden invadir los tejidos y causar enfermedad.

La susceptibilidad a la neumonía aumenta en pacientes con enfermedades crónicas y debilitantes o con enfermedad respiratoria crónica, en fumadores y en alcohólicos. También se extiende en caso de exposición a gases tóxicos, supresión del sistema inmunitario o infecciones respiratorias virales.

Hay dos tipos principales de neumonía según lo determina la extensión de afección pulmonar y otros factores:

- **Bronconeumonía**, en que el proceso de la enfermedad está diseminado por todo el pulmón. La causa puede ser infección por estafilococos, especies del gramnegativo *Proteus*, bacilos del colon (que no suelen ser patógenos) o un virus. La bronconeumonía suele ser secundaria a una infección o a algún factor que ha disminuido la resistencia del paciente a la enfermedad. Esta es la forma más frecuente de neumonía.

- **Neumonía lobular**, en la cual todo el lóbulo del pulmón está infectado a la vez. El microorganismo causal suele ser un neumococo, aunque otros patógenos también pueden causar la enfermedad. *Legionella* es el agente de la legionelosis, una neumonía lobular grave que ocurre sobre todo en epidemias localizadas.

La mayor parte de los tipos de neumonía se caracterizan por la formación de un líquido, o **exudado**, en los alvéolos infectados; este exudado consiste sobre todo de suero y pus, productos de la infección. Pueden estar presentes algunos eritrocitos, según lo indican las estrías rojas en el esputo. En ocasiones, son tantos los sacos de aire que se llenan con líquido que el enfermo siente que es difícil absorber suficiente oxígeno para mantenerse con vida.

**Neumonía por Pneumocystis** Esta neumonía ocurre sobre todo en personas con sistemas inmunitarios debilitados, como personas positivas al VIH o receptores de trasplantes que reciben fármacos inmunosupresores. El agente infeccioso originalmente se denominó *P. carinii* y se clasificó como un

thePoint    Visite *thePoint* para observar una ilustración de los dos tipos de neumonía.

protozoario. Ahora se ha reclasificado como un hongo atípico y se ha renombrado *P. jiroveci*. El microorganismo crece en el líquido que recubre los alvéolos de los pulmones. La enfermedad se diagnostica mediante la identificación microscópica del microorganismo en una muestra de esputo, muestra de broncoscopia o muestra de biopsia pulmonar. Se trata con antimicrobianos, aunque estos medicamentos pueden causar efectos adversos considerables en pacientes inmunodeprimidos.

**TUBERCULOSIS** La **tuberculosis (TB)** es una enfermedad infecciosa causada por el bacilo *Mycobacterium tuberculosis*. Aunque este germen puede invadir cualquier tejido del cuerpo, suele crecer en los pulmones. La tuberculosis sigue siendo una causa importante de muerte por enfermedad contagiosa, sobre todo debido a la cantidad relativamente grande de casos entre inmigrantes, ancianos e indigentes de áreas metropolitanas. La diseminación del sida se ha relacionado con una incidencia cada vez mayor de tuberculosis debido a que esta enfermedad viral debilita las defensas del hospedador.

El nombre *tuberculosis* se deriva de las pequeñas lesiones, o tubérculos, que se forman en los sitios donde crecen los microorganismos. Si no se detienen, estas lesiones degeneran y pueden incluso "fundirse", causando cavidades dentro de un órgano. En sus etapas tempranas, la enfermedad puede estar en estado latente, sólo para reactivarse más adelante. Los microorganismos de la tuberculosis pueden diseminarse con facilidad hacia los ganglios linfáticos o a la sangre y llegar a otros órganos. Los ganglios linfáticos en el tórax, en particular los que rodean la tráquea y los bronquios, se ven afectados con frecuencia. La infección de la pleura resulta en pleuresía tuberculosa (inflamación de la pleura). En este caso, una acumulación de líquido, conocida como derrame, se deposita en el espacio pleural.

Hay fármacos muy eficaces para muchos casos de tuberculosis, aunque algunas cepas del microorganismo de TB son resistentes a los múltiples antibióticos que han aparecido en fechas recientes. Los mejores resultados se obtienen mediante la combinación de varios fármacos, con tratamiento oportuno, intensivo e ininterrumpido una vez que se inicia el programa. El esquema suele continuarse por un mínimo de 6 a 18 meses; por tanto, es importante la supervisión cuidadosa por un profesional de la salud. Las reacciones farmacológicas adversas son frecuentes, por lo que se requieren cambios en las combinaciones de fármacos. El tratamiento de los pacientes cuya infección no ha avanzado a enfermedad activa es bastante eficaz.

> thePoint Visite ***thePoint*** para ver una micrografía del microorganismo de la tuberculosis y un diagrama de su infección.

## Fiebre del heno y asma

La hipersensibilidad a los pólenes de plantas, polvo, ciertos alimentos y otros alergenos puede producir la **fiebre del heno, asma** o ambos. La fiebre del heno, que en términos médicos se conoce como *rinitis alérgica*, se caracteriza por flujo acuoso de los ojos y la nariz. La fiebre del heno suele aparecer en un patrón estacional debido a la alergia al polen. La respuesta puede ser crónica si los alergenos están presentes todo el año. Los síntomas del asma son causados por cambios reversibles, que incluyen inflamación de los tejidos de las vías aéreas y espasmo del músculo involuntario de los bronquios. Los espasmos estrechan los tubos, lo que provoca resistencia al flujo de aire. La persona experimenta una sensación de sofoco y respiración difícil (disnea), a menudo con sibilancias. El tratamiento incluye esteroides inhalados para prevenir la inflamación y broncodilatadores inhalados para abrir las vías aéreas durante los episodios agudos.

Los pacientes varían considerablemente en cuanto a sus respuestas y muchos casos de asma tienen causas múltiples. Las infecciones respiratorias, vapores nocivos o alergia a los fármacos pueden iniciar un episodio, pero uno de los desencadenantes más comunes para las crisis asmáticas es el ejercicio. El movimiento rápido del aire en las vías aéreas sensibles causa espasmos del músculo liso en los conductos respiratorios.

Una gran dificultad en el tratamiento de la fiebre del heno o el asma es la identificación de la sustancia en particular a la que el paciente es alérgico. Los alergólogos suelen realizar varias pruebas cutáneas, pero en la mayoría de los casos los resultados no son concluyentes. Las personas con alergias se pueden beneficiar mediante una serie de inyecciones destinadas a reducir su sensibilidad a sustancias específicas.

## Enfermedad pulmonar obstructiva crónica (EPOC)

El término enfermedad pulmonar obstructiva crónica (EPOC) se utiliza para describir diversos trastornos pulmonares, que incluyen a la **bronquitis crónica** y al **enfisema**. La mayoría de los pacientes afectados tiene síntomas y daño pulmonar característicos de ambas enfermedades. En la bronquitis crónica, el recubrimiento de las vías aéreas presenta inflamación crónica y produce secreciones excesivas. El enfisema se caracteriza por la dilatación y finalmente la destrucción de los alvéolos.

En la EPOC, la función respiratoria se ve afectada por la obstrucción del flujo de aire normal, lo que disminuye el intercambio de oxígeno y dióxido de carbono. Hay atrapamiento de aire e insuflación excesiva de algunas partes de los pulmones. En las etapas tempranas de estas enfermedades, las vías aéreas pequeñas están afectadas y pueden pasar varios años antes de que los síntomas se hagan evidentes. Más tarde, la persona afectada desarrolla disnea como resultado de la dificultad para exhalar aire a través de los conductos de aire obstruidos.

En ciertos fumadores, la EPOC puede resultar en discapacidad grave y muerte en un lapso de 10 años de haber iniciado los síntomas. El dejar de fumar revierte la progresión, en particular cuando se diagnostica en forma temprana y también se eliminan otros irritantes respiratorios. En ocasiones, la palabra *enfisema* se utiliza para referirse a la EPOC.

## Síndrome de muerte infantil intempestiva

El síndrome de muerte infantil intempestiva, también llamado "muerte de cuna" consiste en la muerte inexplicable de un

> thePoint Visite ***thePoint*** para ver una fotografía de efisema a tejido pulmonar.

18

lactante al parecer sano menor de un año de edad. La muerte suele ocurrir durante el sueño, sin dejar signos de su causa. Ni la necropsia ni la investigación cuidadosa de los antecedentes familiares y las circunstancias de la muerte proporcionan clave alguna. Ciertas situaciones de la madre durante el embarazo se relacionan con un mayor riesgo de muerte de cuna, aunque ninguna es un factor de predicción definitivo. Esto incluye tabaquismo, edad menor de 20 años, poco aumento de peso, anemia, drogadicción e infecciones de las vías urinarias o reproductoras.

Algunas directrices que han atenuado la incidencia de muerte de cuna incluyen:

- Colocar al bebé en posición supina (sobre su espalda) para dormir, a menos que exista un motivo médico para no hacerlo así. Un recordatorio para los padres y otros cuidadores es la frase "A dormir de espaldas". Una posición lateral no es recomendable, ya que el bebé puede rodarse; tampoco debe ponerse a dormir en pronación (bocabajo), ya que puede respirar su propio $CO_2$, con lo que este gas se acumula y disminuyen las concentraciones de $O_2$ en la sangre. La posición también puede obstruir las vías respiratorias superiores o producir un calentamiento excesivo, al reducir la pérdida de calor corporal.

- Mantener al bebé en un ambiente libre de humo. El tabaquismo de la madre durante el embarazo o fumar cerca del bebé aumenta el riesgo.

- Usar un colchón para bebé firme y plano, no de hule espuma, piel o ropa de cama rellena de fibra.

- Evitar el calentar en exceso al bebé con el aire ambiental, ropa o ropa de cama, en particular si está resfriado o padece alguna otra infección.

**PUNTO DE REVISIÓN 18-15** ➤ ¿Qué significa EPOC y cuáles dos enfermedades suelen estar involucradas en este trastorno?

## Síndrome de dificultad respiratoria

El síndrome de dificultad respiratoria abarca diversos trastornos inflamatorios resultantes de otros problemas médicos o de una lesión directa a los pulmones. El **síndrome de dificultad respiratoria aguda**, o de choque pulmonar, suele aparecer en adultos, en contraste con una forma del síndrome que ocurre en neonatos (recién nacidos) prematuros, como se describirá más adelante. Algunas causas del síndrome en su forma aguda son:

- Obstrucción de las vías aéreas, como por moco, cuerpos extraños, émbolos o tumores.
- Sepsis (infección sistémica).
- Broncoaspiración de contenidos estomacales.
- Alergia.
- Traumatismo pulmonar.

La inflamación y el daño a los alvéolos resultan en edema pulmonar, disnea (dificultad para respirar), disminución de la distensibilidad pulmonar, hipoxemia y formación de tejido cicatrizal fibroso en los pulmones. La expansión incompleta de un pulmón o de una parte de un pulmón, como la que resulta del síndrome agudo, se denomina **atelectasia** o pulmón colapsado.

En neonatos prematuros, la atelectasia puede ser resultado de una producción insuficiente de agente tensioactivo por parte de los pulmones inmaduros. El **síndrome de dificultad respiratoria del recién nacido** hoy se trata mediante la administración de un agente tensioactivo producido por bacterias mediante ingeniería genética. Anteriormente el síndrome se llamaba *enfermedad de membrana hialina*, debido a la membrana clara que se forma en el pulmón a partir de los exudados de los alvéolos.

## Cáncer

Surgen tumores en todas las partes de las vías respiratorias. Dos sitios frecuentes se describen a continuación.

**CÁNCER PULMONAR** El cáncer de los pulmones es la causa más frecuente de muertes relacionadas con cáncer tanto en varones como en mujeres. La tasa de incidencia en mujeres sigue elevándose, en tanto que en varones se ha reducido en fechas recientes. Por mucho, la causa más importante de cáncer pulmonar es el tabaquismo. Los fumadores sufren de cáncer pulmonar 10 veces más que los no fumadores. El riesgo de contraer cáncer pulmonar aumenta en personas que comenzaron a fumar al inicio de la vida, consumen muchos cigarrillos al día e inhalan profundamente. Los fumadores que están expuestos a químicos o partículas tóxicas en el aire tienen una tasa aún mayor de cáncer pulmonar. El tabaquismo también se ha relacionado con un aumento de EPOC y cánceres de vías respiratorias.

thePoint Visite *thePoint* para observar una ilustración de los efectos del tabaquismo.

Una forma frecuente de cáncer pulmonar es el **carcinoma broncógeno**, así llamado porque la neoplasia se origina en los bronquios. El tumor crece hasta bloquear el bronquio, interrumpiendo el suministro de aire a ese pulmón; entonces se colapsa y las secreciones atrapadas en los espacios pulmonares se infectan, con la resultante de una neumonía o la formación de abscesos pulmonares. Este tipo de cáncer pulmonar puede extenderse, causando crecimientos secundarios en los ganglios linfáticos del tórax y el cuello, así como en el cerebro y otras partes del cuerpo. Un tratamiento que ofrece una posibilidad de curación antes de que se formen crecimientos secundarios es la remoción completa del pulmón. Esta operación se llama **neumonectomía.**

Los tumores malignos del estómago, mamas y otros órganos pueden extenderse a los pulmones como crecimientos secundarios (metástasis).

**CÁNCER DE LA LARINGE** El cáncer de la laringe suele relacionarse con carcinoma escamocelular y su incidencia definitivamente se relaciona con tabaquismo y consumo de alcohol. Los síntomas incluyen garganta irritada, ronquera, dolor de oído y crecimiento de los ganglios linfáticos cervicales. La tasa de curación es elevada para tumores pequeños que no se han extendido cuando se tratan con radiación y (en ocasiones) cirugía. La remoción total o parcial de la laringe es necesaria en casos de cáncer avanzado que no responde a la radiación o quimioterapia. Durante y después de una laringectomía, el paciente puede necesitar de una abertura realizada con cirugía, o estoma, en la tráquea, con un tubo (sonda de traqueostomía) para respirar. Los pacientes tienen que cuidar del estoma y de la sonda. Si se extirpan las cuerdas vocales, el paciente puede aprender a hablar usando aire que expele con fuerza del esófago o mediante el uso de un dispositivo mecánico para generar sonido.

## Trastornos que afectan la pleura

La **pleuresía** o inflamación de la pleura suele acompañar a una infección pulmonar —en particular neumonía o tuberculosis. Esta alteración puede ser muy dolorosa porque la inflamación produce un exudado pegajoso que endurece la pleura tanto de los pulmones como de la pared torácica; cuando las dos superficies se rozan entre sí durante la ventilación, el endurecimiento provoca una irritación aguda. Este líquido puede acumularse en el espacio pleural en cantidades suficientes para comprimir el pulmón, lo que provoca incapacidad para obtener suficiente aire.

El **neumotórax** es una acumulación de aire en el espacio pleural (fig. 18-11). El pulmón en el lado afectado se colapsa, lo que hace que el paciente tenga gran dificultad para respirar. El neumotórax puede deberse a una herida en la pared torácica o por rotura de los espacios aéreos del pulmón. En el neumotórax causado por una herida penetrante en la pared torácica, una cubierta a prueba de aire sobre la abertura evita que entre más aire. El resto del pulmón puede entonces funcionar para proporcionar una cantidad adecuada de oxígeno.

La sangre en el espacio pleural, una alteración llamada **hemotórax**, también es causada por una herida penetrante en el tórax. En estos casos, la prioridad es detener la hemorragia.

La acumulación anormal de líquido o aire en el espacio pleural por cualquiera de las situaciones anteriores puede justificar la necesidad de procedimientos que promueven la expansión pulmonar. En la **toracocentesis** se inserta una aguja de grueso calibre entre las costillas, hacia el espacio pleural, para eliminar el líquido (fig. 18-12). La presencia tanto de aire como de agua en el espacio pleural puede requerir la inserción de una sonda torácica, un tubo grande con varias aberturas en su extremo interno. El tubo se conecta y asegura a un sistema de drenaje torácico. Estos procedimientos restauran la presión negativa en el espacio pleural y permiten la expansión del pulmón.

# Envejecimiento y vías respiratorias

Al paso de los años, los tejidos de las vías respiratorias pierden elasticidad y se hacen más rígidos. Una rigidez similar en la pared torácica, combinada con artritis y pérdida de fuerza en los músculos respiratorios, resulta en una reducción general en la distensibilidad y en la capacidad pulmonar. La disminución de los mecanismos protectores en los pulmones, como la fagocitosis, lleva a una mayor susceptibilidad a las infecciones. La incidencia de enfermedad pulmonar aumenta con la edad, acentuada por el tabaquismo y la exposición a otros irritantes ambientales. Aunque hay mucha variación individual, en especial en lo que se refiere al nivel acostumbrado de actividad, estos cambios conducen en forma gradual a una menor capacidad para el ejercicio.

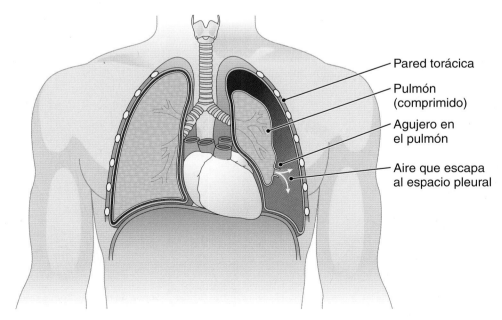

Pared torácica

Pulmón
(comprimido)

Agujero en
el pulmón

Aire que escapa
al espacio pleural

**Figura 18-11** **Neumotórax.** La lesión al tejido pulmonar permite que el aire se filtre al espacio pleural y ejerza presión sobre el pulmón. (Reimpreso con autorización de Cohen BJ. *Medical Terminology,* 5th ed. Philadelphia: Lippincott Williams & Wilkins, 2008.)

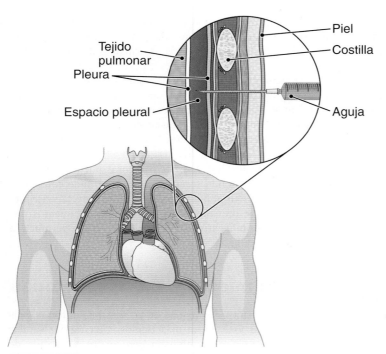

## Equipo especial para tratamiento respiratorio

El **broncoscopio** es un instrumento tubular rígido o flexible de fibra óptica que se utiliza para inspeccionar los bronquios primarios y los tubos bronquiales mayores (fig. 18-13). La mayor parte de los broncoscopios está ahora acoplada a un equipo de grabación en video. El broncoscopio se pasa hacia las vías respiratorias por la nariz o la boca y la faringe. Los médicos pueden usar un broncoscopio para extraer cuerpos extraños, examinar y tomar muestras de tejido (biopsias) de tumores, o recolectar otras muestras. Los niños inhalan

diversos objetos, como alfileres, frijoles, pedazos de nueces y monedas pequeñas, todos los cuales el médico puede extraer con la ayuda de un broncoscopio. Si estos objetos se dejan en los pulmones pueden provocar un absceso u otra complicación grave, e incluso la muerte.

La **oxigenoterapia** se utiliza para mantener la vida cuando alguna alteración interfiere con un suministro adecuado de oxígeno a los tejidos. Primero se humidifica el oxígeno mediante la formación de burbujas en agua, a temperatura ambiente o tibia. Los terapeutas pueden proporcionar oxígeno al paciente mediante una mascarilla, sonda o cánula nasal. Debido a que existe riesgo de incendio cuando se administra oxígeno, está absolutamente prohibido fumar en una habitación en que se administre oxígeno.

Se utiliza un **aparato de succión** para eliminar el moco u otras sustancias de las vías respiratorias mediante presión negativa. Hay un contenedor que atrapa las secreciones y está ubicado entre el paciente y la máquina. El tubo que va al paciente tiene una abertura para controlar la succión. Cuando se aplica succión, el drenaje fluye de las vías respiratorias del paciente hacia el contenedor de recolección.

Se usa una **sonda de traqueostomía** si la faringe o la laringe están obstruidas. Es un pequeño tubo de metal o plástico que se inserta a través de un corte que se hace en la tráquea y actúa como una vía aérea artificial para ventilación (fig. 18-14). El procedimiento para la

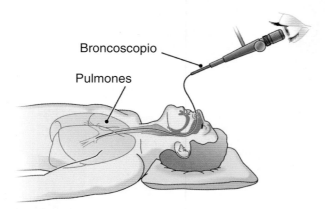

**Figura 18-13** **Uso de un broncoscopio.** (Reimpreso con autorización de Cohen BJ. *Medical Terminology,* 4$^{th}$ ed. Philadelphia: Lippincott Williams & Wilkins, 2004.)

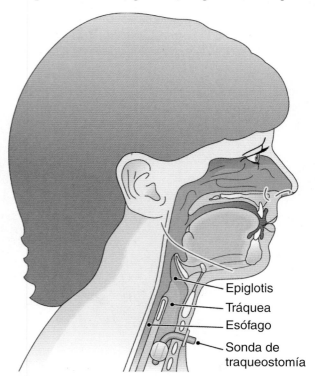

**Figura 18-14** **Sonda de traqueostomía colocada.** (Reimpreso con autorización de Cohen BJ. *Medical Terminology,* 5$^{th}$ ed. Philadelphia: Lippincott Williams & Wilkins, 2008.) **[ ACERCAMIENTO ➤** ¿Qué estructura se encuentra por detrás de la tráquea? **]**

inserción de uno de estos tubos es una *traqueostomía*. La palabra **traqueotomía** se refiere a una incisión en la tráquea.

Se utiliza **respiración artificial** cuando el paciente ha perdido en forma temporal la capacidad de realizar una ventilación normal. Esta urgencia incluye casos de inhalación de gas o humo, choque eléctrico, ahogamiento, intoxicación o parálisis de los músculos respiratorios. En el medio clínico se utilizan diversos aparatos para la respiración artificial; también hay varias técnicas que pueden usarse en una urgencia.

Algunas instituciones públicas ofrecen clases sobre técnicas de respiración boca a boca y masaje cardíaco para reanimar a personas que sufren un paro respiratorio o cardíaco. Esta técnica se conoce como **reanimación cardiopulmonar**. Los cursos también enseñan cómo despejar las vías aéreas en una urgencia usando presión abdominal (maniobra de Heimlich), presión torácica o golpeteo en la espalda para abrir las vías aéreas obstruidas.

## De vuelta a la enfermedad en contexto

### El asma de Emilia

Había pasado cerca de un mes desde la cita de Emilia con el Dr. Martínez. Durante ese tiempo, sus padres vigilaron su respiración con gran cuidado y notaron patrones en sus brotes de tos. "Al parecer Emilia se queda sin aliento antes que otros niños al hacer ejercicio", informó la mamá de Emilia al Dr. Martínez durante su cita de seguimiento. "Y ahora que el clima es más frío, he notado que tose más", continuó Nadia.

"Escuchemos los pulmones de Emilia", comentó el doctor mientras colocaba su estetoscopio en el tórax de la niña. "Sí", prosiguió, "puedo escuchar sibilancias, lo que sugiere que las vías aéreas de Emilia se están cerrando. Según esto, sus observaciones y los antecedentes familiares, creo que Emilia tiene asma".

Aunque Nadia ya esperaba que el médico le diera ese diagnóstico, de todas formas le causó una gran impresión escucharlo. Al ver su expresión alarmada, el Dr. Martínez continuó, "La mayoría de los niños lleva vidas muy normales y activas. Los medicamentos que existen hoy día atacan al asma justo en su origen —la inflamación. De hecho, con el tratamiento adecuado, muchos niños mantienen una función pulmonar casi normal. Vamos a iniciar con un medicamento que se conoce como antileucotrieno oral, que Emilia tomará a diario para controlar la inflamación de sus vías aéreas. Si después de algunas semanas no vemos una mejoría, complementaremos el esquema con un antiinflamatorio en forma de corticoesteroide inhalado, a dosis baja. También voy a prescribirle un inhalador a Emilia por si tiene un episodio grave de asma. El inhalador contiene un medicamento que relaja el músculo liso de sus vías aéreas, lo que le dará un alivio a corto plazo de sus síntomas".

En este caso, aprendimos que el asma de Emilia se debió a una inflamación de las vías aéreas. Los medicamentos que limitan la respuesta inflamatoria en los conductos respiratorios pueden evitar los síntomas del asma. Para una revisión de la función que tiene la inflamación en los mecanismos normales de defensa del cuerpo, véase el capítulo 17.

18

# Resumen

I.  **FASES DE LA RESPIRACIÓN**
   A.  Ventilación pulmonar
   B.  Intercambio externo de gases
   C.  Intercambio interno de gases

II.  **EL SISTEMA RESPIRATORIO**
   A.  Cavidades nasales —filtran, entibian y humedecen el aire
   B.  Faringe (garganta) —lleva el aire a las vías respiratorias y alimentos a las vías digestivas
   C.  Laringe (caja de voz) —contiene las cuerdas vocales
      1.  Glotis —espacio entre las cuerdas vocales
      2.  Epiglotis —cubre la laringe al deglutir para prevenir la entrada de los alimentos
   D.  Tráquea (tubo de aire)
   E.  Bronquios —ramas de la tráquea que entran a los pulmones y después se subdividen
      1.  Bronquiolos —subdivisiones más pequeñas
   F.  Pulmones
      1.  Órganos del intercambio de gases
      2.  Lóbulos —tres en el derecho; dos en el izquierdo
      3.  Alvéolos
         a.  Pequeños sacos de aire en los cuales ocurre el intercambio de gases
         b.  Agente tensioactivo —reduce la tensión superficial en los alvéolos; facilita la expansión de los pulmones
      4.  Pleura —membrana que rodea los pulmones
         a.  Pleura visceral —adherida a la superficie del pulmón
         b.  Pleura parietal —anexa a la pared torácica
         c.  Espacio pleural —espacio entre las capas
      5.  Mediastino y órganos entre los pulmones

III.  **EL PROCESO DE LA RESPIRACIÓN**
   A.  Ventilación pulmonar
      1.  Inhalación —jalar aire a los pulmones
         a.  Distensibilidad—facilidad con la que los pulmones y el tórax pueden expandirse
      2.  Exhalación —expulsión de aire de los pulmones
      3.  Volúmenes pulmonares —se usan para valorar la función respiratoria
   B.  Intercambio de gases
      1.  Los gases se difunden del área de mayor concentración a la de menor concentración
      2.  En los pulmones —el oxígeno entra a la sangre y el dióxido de carbono sale (intercambio externo)
      3.  En los tejidos —el oxígeno deja la sangre y el dióxido de carbono entra (intercambio interno)
   C.  Transporte de oxígeno
      1.  Casi totalmente unido a la porción hem de la hemoglobina en los eritrocitos
      2.  Se separa de la hemoglobina cuando las concentraciones de oxígeno son bajas (en los tejidos)
         a.  El monóxido de carbono sustituye al oxígeno en la hemoglobina
   D.  Transporte de dióxido de carbono
      1.  La mayor parte se transporta como ion bicarbonato
      2.  Regula el pH sanguíneo
   E.  Regulación de la respiración
      1.  Control nervioso —se centra en el bulbo raquídeo y en el puente
      2.  Control químico
         a.  Los quimiorreceptores centrales responden a $CO_2$, lo que reduce el pH
         b.  Quimiorreceptores periféricos —responden a concentraciones bajas de $O_2$
   F.  Ventilación anormal
      1.  Hiperventilación —respiración rápida y profunda
      2.  Hipoventilación —aire insuficiente en los alvéolos
   G.  Patrones de respiración
      1.  Normal —12 a 20 respiraciones por minuto en un adulto
      2.  Tipos de respiración alterada
         a.  Hiperpnea —aumento en la profundidad y frecuencia de la respiración
         b.  Taquipnea —frecuencia excesiva de la respiración
         c.  Apnea —suspensión temporal de la respiración
         d.  Disnea —dificultad para respirar
         e.  Ortopnea —dificultad que se alivia al estar en posición erguida
         f.  Kussmaul —característica de la acidosis
         g.  Cheyne-Stokes —irregularidad que se encuentra en personas con enfermedad grave
      3.  Posibles resultados —cianosis, hipoxia (anoxia), hipoxemia, sofocación

IV. **TRASTORNOS DEL SISTEMA RESPIRATORIO**
   A. Trastornos de las cavidades nasales y estructuras relacionadas —sinusitis, pólipos, tabique desviado, hemorragia nasal (epistaxis)
   B. Infección —resfriados, virus respiratorio sincitial, crup, influenza, neumonía, tuberculosis
   C. Fiebre del heno y asma —hipersensibilidad (alergia)
   D. EPOC —consiste en enfisema y bronquitis
   E. Muerte de cuna —Síndrome de muerte infantil intempestiva
   F. Síndrome de dificultad respiratoria
      1. Síndrome de dificultad respiratoria —debido a un problema médico distinto o lesión directa al pulmón
      2. Síndrome de dificultad respiratoria del recién nacido —debido a una falta de agente tensioactivo
   G. Cáncer —fumar es un importante factor causal
   H. Trastornos que afectan el espacio pleural
      1. Pleuresía —inflamación de la pleura
      2. Neumotórax —aire en el espacio pleural
      3. Hemotórax —sangre en el espacio pleural

V. **ENVEJECIMIENTO Y LAS VÍAS RESPIRATORIAS**

VI. **EQUIPO ESPECIAL PARA EL TRATAMIENTO RESPIRATORIO**
   A. Broncoscopio —tubo usado para examinar los conductos aéreos y extraer cuerpos extraños
   B. Oxigenoterapia
   C. Aparato de succión —elimina moco y otras sustancias
   D. Traqueostomía —vía aérea artificial
      a. Traqueotomía—incisión en la tráquea
   E. Respiración artificial —reanimación cardiopulmonar

# Preguntas para estudio y revisión

## PARA FORTALECER LA COMPRENSIÓN

*Complete las frases*

**1.** El intercambio de aire entre la atmósfera y los pulmones se llama _____.

**2.** El espacio entre las cuerdas vocales es _____.

**3.** La facilidad con la que los pulmones y el tórax pueden expandirse se denomina _____.

**4.** Una concentración de oxígeno en los tejidos más baja de lo normal se conoce como _____.

**5.** El término para la inflamación de la pleura es _____ _____.

18

*Correspondencia* > Relacione cada enunciado numerado con la frase que corresponda enlistada con letra.

___ **6.** Reducción en la frecuencia y profundidad de la respiración

___ **7.** Aumento en la frecuencia y profundidad de la respiración

___ **8.** Suspensión temporal de la respiración

___ **9.** Respiración difícil o laboriosa

___ **10.** Respiración difícil que se alivia al sentarse

**a.** Disnea

**b.** Hiperpnea

**c.** Ortopnea

**d.** Hipopnea

**e.** Apnea

*Opción múltiple*

___ **11.** Las proyecciones óseas en las cavidades nasales que aumentan el área de superficie se llaman

**a.** Narinas

**b.** Tabiques

**c.** Cornetes

**d.** Senos

___ **12.** ¿Cuál de las siguientes estructuras produce el habla?

**a.** Faringe

**b.** Laringe

**c.** Tráquea

**d.** Pulmones

___ **13.** El cartílago en forma de hoja que cubre la laringe durante la deglución es

**a.** Epiglotis

**b.** Glotis

**c.** Cornete

**d.** Seno

___ **14.** La regulación central de la respiración está a cargo de

**a.** Corteza cerebral

**b.** Diencéfalo

**c.** Tallo encefálico

**d.** Cerebelo

___ **15.** La expansión incompleta de un pulmón o de la porción de un pulmón se denomina

**a.** Derrame

**b.** Adhesión

**c.** Epistaxis

**d.** Atelectasia

## COMPRENSIÓN DE CONCEPTOS

**16.** Diferencie entre los términos en cada uno de los siguientes pares:

**a.** Intercambio de gas interno y externo

**b.** Pleura y diafragma

**c.** Inhalación y exhalación

**d.** Espirómetro y espirograma

**17.** Describa el camino que recorre el aire desde las narinas hasta los capilares pulmonares

**18.** ¿Cuál es la función de los cilios en las células que recubren los conductos respiratorios?

**19.** Compare y contraste el transporte de oxígeno y dióxido de carbono en la sangre.

**20.** Defina hiperventilación e hipoventilación. ¿Cuál es el efecto de cada una en las concentraciones de $CO_2$ y pH sanguíneo?

**21.** ¿Qué son los quimiorreceptores y cómo funcionan para regular la respiración?

**22.** Describa los cambios estructurales y funcionales que ocurren en el sistema respiratorio en la enfermedad pulmonar obstructiva crónica.

**23.** Compare y contraste las siguientes situaciones patológicas:

**a.** Respiración de Kussmaul y de Cheyne-Stokes

**b.** Coriza aguda e influenza

**c.** Bronconeumonía y neumonía lobular

**d.** Neumotórax y hemotórax

## PENSAMIENTO CONCEPTUAL

**24.** Raúl, un niño de cuatro años que a veces es exasperante, amenaza a su mamá con aguantar la respiración "hasta que se muera". ¿Debe su mamá preocuparse de que esto ocurra?

**25.** ¿Por qué es importante que el interior de los aviones esté presurizado? Si la cabina perdiera presión, ¿qué adapta-ciones fisiológicas a la respiración podrían ocurrir entre los pasajeros?

**26.** En el caso de Emilia se utilizó un antiinflamatorio para controlar sus síntomas de asma. Explique cómo funcionan estos medicamentos en el sistema respiratorio.

18

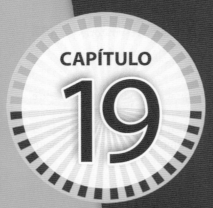

# CAPÍTULO 19

# El sistema digestivo

## Objetivos de aprendizaje

Después de estudiar cuidadosamente este capítulo, será capaz de:

1. Nombrar las tres funciones principales del sistema digestivo
2. Describir las cuatro capas de la pared de las vías digestivas
3. Diferenciar entre las dos capas del peritoneo
4. Designar y ubicar los diferentes tipos de dientes
5. Nombrar y describir las funciones de los órganos de las vías digestivas
6. Denominar y describir las funciones de los órganos accesorios de la digestión
7. Describir el funcionamiento de la bilis en la digestión
8. Referir y localizar los conductos que llevan bilis del hígado a las vías digestivas
9. Señalar la función de las enzimas en la digestión y dar ejemplos de enzimas
10. Nombrar los productos de la digestión de grasas, proteínas y carbohidratos
11. Definir *absorción*
12. Precisar *vellosidades* y explicar cómo funcionan en la absorción
13. Explicar el uso de la retroalimentación para regular la digestión y proporcionar varios ejemplos
14. Enlistar varias hormonas implicadas en la regulación de la digestión
15. Describir trastornos frecuentes de las vías digestivas y los órganos accesorios

the**Point**

Consulte la página web para el material complementario de este capítulo.

# La enfermedad en contexto

## El caso de Adán: la viva imagen de la salud

Adán estuvo de acuerdo con todo lo que el doctor le explicó en su examen médico habitual. "Bien, vamos a sacarle sangre para hacerle algunas pruebas", le dijo el Dr. Martínez. "No ha comido nada desde anoche, ¿cierto? Mandaremos la muestra al laboratorio para obtener información sobre sus células sanguíneas y química sanguínea, hemoglobina, lipoproteínas y otras cosas similares. Nos debe dejar una muestra de orina para revisar su azúcar y después Anita le tomará la presión arterial y le hará un electrocardiograma. Más tarde regresaré para hacerle algunas preguntas y realizar la exploración física, lo que incluye, por supuesto un examen de próstata. Y, Adán, como usted ya tiene algunos años que cumplió los 50, debe dejar de posponer la colonoscopia que le sugerí."

El entregar la muestra de heces para ver si había signos de sangre no fue problema para Adán, e incluso podía aguantar el examen de próstata, pero, ¡la colonoscopia le ponía los pelos de punta! Había escuchado que la preparación para limpiar el colon era incómoda. "Mire," protestó Adán, "estoy sano y no tengo antecedentes familiares de cáncer o pólipos en el colon, así que, ¿qué necesidad hay de hacerlo?"

"De hecho", contestó el Dr. Martínez, "casi todos los cánceres colorrectales aparecen en personas sin molestias ni antecedentes familiares o predisposición genética. En la población con mayor riesgo recomendamos pruebas mucho antes y con mayor frecuencia. Ahora hay una nueva 'colonoscopia virtual' que utiliza una radiografía por computadora en lugar de un endoscopio para generar imágenes detalladas del colon, pero para un estudio de referencia el proctólogo puede preferir el método tradicional. Además, en caso que sea necesario extirpar cualquier pólipo o tejido anormal, de todos modos tendríamos que usar ese método. Por favor, antes de irse, pídale a la recepcionista que le dé una cita".

Como parte de su examen físico, el doctor estudió muchos de los aparatos y sistemas de Adán, lo que incluyó al sistema digestivo. Debido a su edad, el médico recomendó un análisis más detallado del colon. En este capítulo aprenderemos sobre las vías digestivas y los órganos accesorios que contribuyen a la digestión. Además, visitaremos de nuevo a Adán para ver cómo le fue con la colonoscopia.

# Función y diseño del sistema digestivo

Cada célula del cuerpo necesita un suministro constante de nutrimentos. La energía contenida en estos nutrimentos se usa para realizar el trabajo de las células. Además, las células reacomodan los elementos constitutivos químicos de los nutrimentos para producir material celular para el metabolismo, crecimiento y restauración. Sin embargo, la comida como la consumimos es demasiado grande para entrar a las células. Primero debe degradarse en partículas lo bastante pequeñas para pasar por la membrana plasmática celular. Este proceso de degradación se conoce como **digestión**.

Después de la digestión, la circulación debe llevar los nutrimentos a las células en todas partes del cuerpo. La transferencia de nutrimentos a la circulación se conoce como **absorción**. Por último, el material de desecho no digerido debe eliminarse. La digestión, absorción y eliminación son las tres funciones principales del sistema digestivo.

Para fines de estudio en este libro, el sistema digestivo se divide en dos grupos de órganos:

■ Las **vías digestivas**, un conducto continuo que inicia en la boca, donde ingresa la comida, y termina en el ano, donde los productos sólidos de desecho de la digestión se expulsan del cuerpo.

■ Los **órganos accesorios**, que son necesarios para el proceso digestivo pero que no son parte directa de las vías digestivas. Liberan sustancias hacia las vías digestivas por medio de conductos. Estos órganos son las glándulas salivales, hígado, vesícula biliar y páncreas.

Antes de describir los órganos individuales de las vías digestivas, nos detendremos un momento a analizar la estructura general de estos órganos. También describiremos la gran membrana (peritoneo) que recubre la cavidad abdominopélvica, que contiene la mayor parte de los órganos digestivos.

**PUNTO DE REVISIÓN 19-1** ➤ ¿Por qué es necesario digerir la comida antes que el cuerpo pueda utilizarla?

## La pared de las vías digestivas

Aunque modificada para tareas específicas en diferentes órganos, la pared de las vías digestivas, desde el esófago al ano, es similar en estructura en toda su longitud. El patrón general consiste de cuatro capas, que son, de la más interna a la más externa:

1. Membrana mucosa
2. Submucosa
3. Músculo liso
4. Membrana serosa

Consulte el diagrama sobre el intestino delgado en la figura 19-1 mientras lee con mayor detalle acerca de las capas individuales de esta pared.

Primero se encuentra la **membrana mucosa**, o **mucosa**, llamada así porque su capa epitelial contiene múltiples células secretoras de moco. Desde la boca hasta el esófago, y también en el ano, el epitelio consiste de múltiples capas de células escamosas (planas), las cuales ayudan a proteger a los tejidos más profundos. A lo largo del resto de las vías digestivas, el epitelio en la

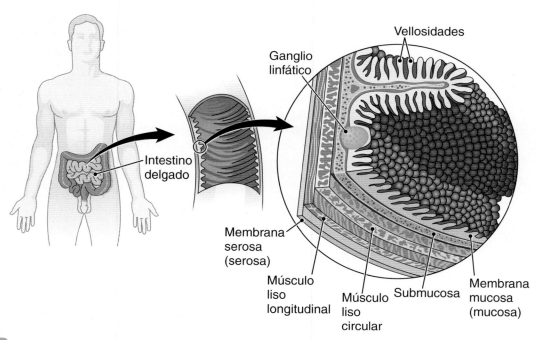

Labels: Vellosidades · Ganglio linfático · Intestino delgado · Membrana serosa (serosa) · Músculo liso longitudinal · Músculo liso circular · Submucosa · Membrana mucosa (mucosa)

**Figura 19-1**    **Pared de las vías digestivas.** La membrana mucosa del intestino delgado que se muestra aquí tiene numerosas proyecciones llamadas vellosidades. **[ ACERCAMIEINTO** ➤ ¿Qué tipo de tejido se encuentra entre la submucosa y la membrana serosa en la pared de las vías digestivas? **]**

mucosa es de tipo columnar simple. Muchas de las células que secretan jugos digestivos se ubican en la mucosa. La figura 19-2 es una vista microscópica de un corte representativo de las vías digestivas, tomada del intestino delgado. Las células secretoras de moco (células caliciformes) aparecen como áreas claras entre células epiteliales. Observe que el recubrimiento del intestino delgado tiene extensiones similares a dedos (vellosidades) que ayudan a la absorción de nutrimentos, como se describirá más adelante.

La capa de tejido conjuntivo debajo de la mucosa es la **submucosa**, que contiene los vasos sanguíneos y algunos de los nervios que ayudan a regular la actividad digestiva. En el intestino delgado, la submucosa tiene muchas glándulas que producen moco para protegerlo del material altamente ácido que recibe del estómago.

La siguiente capa está compuesta por **músculo liso**. La mayor parte de los órganos digestivos tiene dos capas de músculo liso: una capa interna de fibras circulares, y otra externa de fibras longitudinales. Cuando una parte del músculo circular se contrae, la luz del órgano se hace más estrecha; cuando el músculo longitudinal se contrae, una sección de la pared se acorta y la luz se hace más ancha. Estas contracciones musculares alternantes crean movimientos en forma de onda, llamados **peristalsis**, que empujan a la comida a lo largo de las vías digestivas y la mezclan con los jugos digestivos.

El esófago difiere un poco de este patrón en que tiene músculo estriado en la porción superior y el estómago tiene una tercera capa adicional de músculo liso en su pared, que le agrega fuerza para mezclar los alimentos.

Los órganos digestivos en la cavidad abdominopélvica tienen una capa más externa de **membrana serosa** o **serosa**, un tejido delgado y húmedo compuesto de epitelio escamoso simple y tejido conjuntivo laxo. Esta membrana forma parte del **peritoneo**. El esófago por arriba del diafragma tiene en lugar de ello una capa externa de tejido conjuntivo fibroso.

**PUNTO DE REVISIÓN 19-2** ➤ Las vías digestivas tienen una pared que básicamente es similar en toda su longitud y está compuesta de cuatro capas. ¿Cuáles son las cuatro capas típicas de esta pared?

## El peritoneo

La cavidad abdominopélvica está recubierta con una membrana serosa delgada y brillante que también se retrae para cubrir la mayor parte de los órganos que están contenidos en esa cavidad (fig. 19-3). La porción externa de esta membrana, la capa que recubre la cavidad, se llama **peritoneo parietal**; la que cubre los órganos es el **peritoneo visceral**. Esta membrana resbalosa permite que los órganos se deslicen uno sobre otro mientras realizan sus funciones. El peritoneo también contiene vasos sanguíneos, linfáticos y nervios. En algunos lugares sostiene a los órganos y los une entre sí. La cavidad peritoneal es el espacio potencial entre las dos capas de las membranas y contiene líquido seroso (líquido peritoneal). La cavidad peritoneal mayor es la porción principal, ubicada en la cavidad abdominal y que se extiende hacia la cavidad pélvica (v. fig. 19-3). La cavidad peritoneal menor está formada por una extensión más pequeña de estas membranas dorsales al estómago, que se extienden en sentido dorsal al hígado hasta la unión posterior del diafragma. Las subdivisiones del peritoneo alrededor de los diversos órganos tienen nombres especiales.

**SUBDIVISIONES DEL PERITONEO** El **mesenterio** es una porción del peritoneo con doble capa y apariencia de abanico. La parte del "mango" está unida a la pared abdominal posterior, y el extremo expandido y más largo está unido al intestino delgado. Entre las dos capas membranosas del mesenterio se encuentran los vasos y nervios que irrigan e inervan al intestino. La sección del peritoneo que se extiende desde el colon a la pared abdominal posterior es el **mesocolon**.

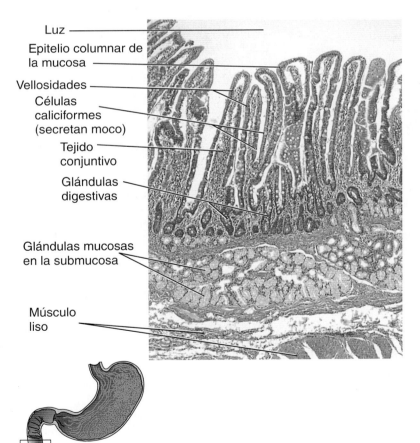

**Figura 19-2** **Vista microscópica del intestino delgado.** Las capas de pared intestinal son visibles (excepto por la membrana serosa). (Fotografía microscópica reimpresa con autorización de Cormack DH. *Essential Histology*, 2nd ed. Philadelphia: Lippincott Williams & Wilkins, 2001.)

Luz
Epitelio columnar de la mucosa
Vellosidades
Células caliciformes (secretan moco)
Tejido conjuntivo
Glándulas digestivas
Glándulas mucosas en la submucosa
Músculo liso

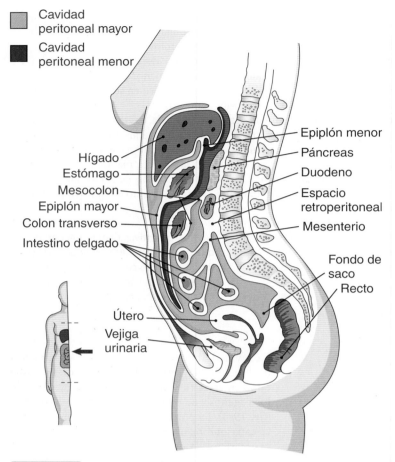

Cavidad peritoneal mayor
Cavidad peritoneal menor

Epiplón menor
Páncreas
Duodeno
Espacio retroperitoneal
Mesenterio
Fondo de saco
Recto

Hígado
Estómago
Mesocolon
Epiplón mayor
Colon transverso
Intestino delgado

Útero
Vejiga urinaria

**Figura19-3** **La cavidad abdominopélvica.** Las subdivisiones del peritoneo se pliegan, con lo que apoyan y separan a los órganos individuales. [ **ACERCAMIENTO** ➤ ¿Qué parte del peritoneo rodea al intestino delgado? ]

Una capa doble grande del peritoneo que contiene mucha grasa cuelga como un delantal sobre la parte frontal de los intestinos. Este **epiplón mayor** se extiende del borde inferior del estómago hacia la cavidad pélvica y después forma un asa de vuelta hacia la porción transversal del colon. Una membrana más pequeña, llamada **epiplón menor**, se extiende entre el estómago y el hígado.

**PUNTO DE REVISIÓN 19-3** ➤ ¿Cuál es el nombre de la membrana serosa grande que recubre la cavidad abdominopélvica y cubre a los órganos que contiene?

# Órganos de las vías digestivas

Mientras se describen los órganos del sistema digestivo, ubique cada uno de ellos en la figura 19-4. Las vías digestivas son un tubo muscular que se extiende a lo largo del cuerpo. Está compuesto por varias partes: **boca, faringe, esófago, estómago, intestino delgado** e **intestino grueso**. Las vías digestivas en ocasiones se denominan vías alimentarias, de la palabra *alimento*. Se les llama más a menudo vías **gastrointestinales** debido a la gran importancia del estómago y los intestinos en el proceso digestivo.

La siguiente sección describe la estructura y función de cada órgano digestivo. Estas descripciones van seguidas de una revisión de la forma en que los órganos actúan entre sí en la digestión.

## La boca

La **boca**, también llamada **cavidad oral**, es el lugar donde una sustancia comienza su viaje a través de las vías digestivas (fig. 19-5). Tiene las siguientes funciones digestivas:

■ Recibe alimento, una función llamada **ingestión.**

■ Fragmenta los alimentos en porciones más pequeñas. Esto se hace sobre todo con los dientes en el proceso llamado **masticación**, aunque también participan la lengua, mejillas y labios.

■ Mezcla la comida con la **saliva**, que es producida por las glándulas salivales. La saliva lubrica la comida y tiene una enzima digestiva llamada *amilasa salival*, que inicia la digestión de los almidones. Las glándulas salivales se describen con los demás órganos accesorios.

■ Mueve cantidades adecuadas de comida hacia la garganta para que pueda tragarse, un proceso que se denomina **deglución**.

La lengua, un órgano muscular que destaca en el interior de la boca, ayuda a la masticación y deglución, y es uno de los principales órganos del habla. La lengua tiene diversos receptores especiales de superficie, llamados *papilas gustativas*, que permiten diferenciar las sensaciones de sabor (p. ej., amargo, dulce, ácido o salado) (v. cap. 11).

## Los dientes

La cavidad oral también contiene a los dientes (v. fig. 19-5). Un niño entre dos y seis años de edad tiene 20 dientes, que se conocen como dientes de leche o **deciduos**. (La palabra deciduo significa que "se caen en un momento determinado", como cuando una hoja se cae del árbol en el otoño.) La serie completa de dientes en el adulto suma 32 piezas. Los dientes que cortan, o **incisivos**, ocupan la parte anterior de la cavidad oral. Los **colmillos**, que suelen llamarse *caninos* son dientes laterales a los incisivos. Son puntiagudos y tienen raíces profundas que se utilizan para sostener y desgarrar los alimentos con más fuerza. Los **molares**, los dientes más grandes que sirven para moler, se localizan en la parte posterior. Hay dos premolares y tres molares. En el adulto, cada cuadrante (cuarto) de la boca, en sentido anterior a posterior, tiene dos incisivos, un canino y cinco molares.

leche y son sustituidos por los bicúspides (premolares) permanentes.

Para este punto, los maxilares que han crecido están listos para la aparición de los molares permanentes de los 12 años, o segundos molares. Durante o después del final de la adolescencia pueden aparecer los terceros molares, o *muelas del juicio*. En algunos casos, los maxilares no son lo suficientemente grandes para estos dientes, o existen otras anomalías, por lo que es posible que los terceros molares no aparezcan o que sea necesario extraerlos. En la figura 19-6 se muestran las partes de un molar.

La principal sustancia del diente es la **dentina**, una sustancia calcificada más dura que el hueso. Dentro del diente hay una pulpa suave que contiene vasos sanguíneos y nervios. La corona del diente se proyecta por encima de la **encía**, y está cubierta por **esmalte**, la sustancia más dura en el cuerpo. Las raíces de los dientes, por debajo de la línea de la encía y dentro de un orificio en el hueso, están cubiertas por un tejido conjuntivo rígido (cemento) que ayuda a sostener al diente en su sitio. Cada raíz tiene un canal que contiene extensiones de la pulpa.

## La faringe

La **faringe** suele llamarse popularmente garganta (fig. 19-5). La parte oral de la faringe, la orofaringe, puede apreciarse al mirar la boca abierta y deprimir la lengua. Las amígdalas palatinas se observan a ambos lados de la orofaringe. La faringe también se extiende hacia arriba a la cavidad nasal, donde se le denomina nasofaringe, y más abajo hacia la laringe, donde se le llama faringe laríngea. El **paladar blando** consiste de tejido que se forma en el techo de la parte posterior de la cavidad oral. De él cuelga una masa suave y carnosa en forma de V llamada **úvula**.

Al tragar, la lengua empuja un **bolo** de alimento, es decir, una pequeña parte de comida masticada que se mezcla con saliva, hacia la faringe. Una vez que la comida llega a la faringe, se traga con rapidez mediante una acción refleja involuntaria. Al mismo tiempo, el paladar blando y la úvula se elevan para evitar que los alimentos y los líquidos entren a la cavidad nasal y la lengua se eleva para sellar la parte posterior de la cavidad oral. La entrada de la tráquea queda protegida durante la deglución por un cartílago en forma de hoja, la **epiglotis**, que cubre la abertura de la laringe. La comida que se traga se mueve entonces al esófago.

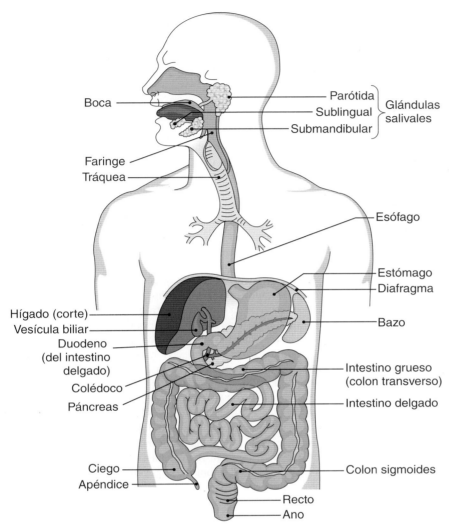

**Figura 19-4** **El sistema digestivo** La figura también muestra estructuras cercanas para fines de orientación. **[ ACERCAMIENTO ➤** ¿Qué órganos accesorios de la digestión secretan hacia la boca? **]**

Etiquetas de la figura:
- Boca
- Parótida · Sublingual · Submandibular — Glándulas salivales
- Faringe
- Tráquea
- Esófago
- Estómago
- Diafragma
- Hígado (corte)
- Vesícula biliar
- Duodeno (del intestino delgado)
- Colédoco
- Páncreas
- Bazo
- Intestino grueso (colon transverso)
- Intestino delgado
- Ciego
- Apéndice
- Colon sigmoides
- Recto
- Ano

Los primeros ocho dientes de leche que aparecen en las encías son los incisivos. Más tarde aparecen los colmillos y los molares. Por lo general, los 20 dientes de leche han aparecido en su totalidad para el momento en que el niño cumple dos o tres años de edad. Durante los primeros dos años, los dientes permanentes se desarrollan dentro del maxilar superior y el maxilar inferior a partir de papilas que están presentes al nacer. Los primeros dientes permanentes que aparecen son los cuatro molares de los seis años, que aparecen antes de que se pierda cualquier diente de leche. Debido a que las caries e infecciones de los molares de leche pueden extenderse a los dientes permanentes nuevos, los dientes de leche requieren de una atención adecuada.

A medida que el niño crece, los huesos de los maxilares crecen, lo que hace espacio para los dientes adicionales. Después de que aparecen los molares de los seis años, los incisivos de leche se aflojan y son sustituidos por incisivos permanentes. Después se pierden los colmillos de leche y se remplazan con los permanentes hasta que por último se pierden los molares de

**PUNTO DE REVISIÓN** `19-4` ➤ ¿Cuántos dientes de leche existen y cuál es su nombre científico?

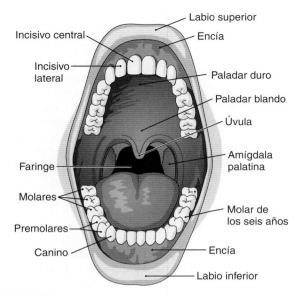

Labio superior
Incisivo central
Encía
Incisivo lateral
Paladar duro
Paladar blando
Úvula
Amígdala palatina
Faringe
Molares
Premolares
Molar de los seis años
Canino
Encía
Labio inferior

**Figura 19-5** **La boca.** Los dientes y las amígdalas pueden apreciarse en esta vista.

## El esófago

El **esófago** es un tubo muscular que mide cerca de 25 cm de largo; ahí, la comida se lubrica con moco y se mueve por peristalsis hacia el estómago. No hay otro proceso de digestión en el esófago.

Antes de unirse con el estómago, el esófago debe pasar a través del diafragma. Atraviesa una abertura en el diafragma que se denomina **hiato esofágico.** Si el diafragma está débil en este punto, una porción del estómago u otro órgano abdominal puede protruir por tal espacio, lo que se conoce como *hernia hiatal.*

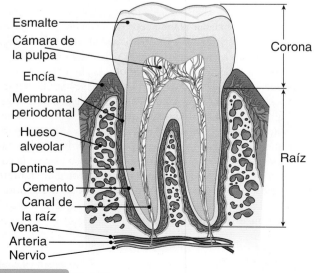

Esmalte
Cámara de la pulpa
Corona
Encía
Membrana periodontal
Hueso alveolar
Dentina
Raíz
Cemento
Canal de la raíz
Vena
Arteria
Nervio

**Figura 19-6** **Un molar.**

## El estómago

El estómago es un órgano expandido en forma de **J** y se ubica en la región superior izquierda de la cavidad abdominal (fig. 19-7). Además de las dos capas musculares que ya se describieron, tiene una tercera capa interna oblicua (angulada) que le ayuda a mezclar la comida con los jugos digestivos. El arco del estómago que mira a la izquierda es la **curvatura mayor,** en tanto que la superficie derecha forma la **curvatura menor.** La porción superior redondeada debajo del lado izquierdo del diafragma es el **fondo** del estómago.

**ESFÍNTERES** Un **esfínter** es un anillo muscular que regula el tamaño de una abertura. Hay dos esfínteres que separan el estómago de los órganos que están por arriba y por abajo de éste.

Entre el esófago y el estómago se encuentra el **esfínter esofágico inferior.** Este músculo también se conoce como **esfínter cardíaco** porque separa el esófago de la región del estómago que está cerca del corazón. En ocasiones nos percatamos de su existencia cuando no se relaja como debiera, lo que nos produce una sensación de ser incapaces de tragar más allá de este sitio.

Entre el extremo distal, o lejano, del estómago y el intestino delgado está el **esfínter pilórico.** La región del estómago que conduce a este esfínter, el **píloro,** es importante para regular la rapidez con la que los alimentos se mueven hacia el intestino delgado.

**FUNCIONES DEL ESTÓMAGO** El estómago sirve como bolsa de almacenamiento, órgano digestivo y molino. Cuando el estómago está vacío, el recubrimiento forma muchos pliegues que se denominan **rugosidades.** Estos pliegues desaparecen a medida que el estómago se expande. (El estómago puede estirarse para dar cabida a 1.9 L de alimentos y líquidos.) Las células especiales en el recubrimiento del estómago secretan sustancias que se mezclan para formar jugos gástricos. Algunas de estas células secretan gran cantidad de moco que protege el recubrimiento del estómago de las secreciones digestivas. Otras células producen los componentes activos de los jugos gástricos, los cuales son:

- Ácido clorhídrico (HCl), un ácido fuerte que ayuda a degradar las proteínas y destruir los microorganismos extraños.

- Pepsina, una enzima que digiere proteínas, producida en forma inactiva y que sólo se activa cuando los alimentos entran al estómago y se produce HCl.

El **quimo,** de la palabra griega que significa "jugo", es una mezcla semilíquida altamente ácida de jugo gástrico y comida que sale del estómago para entrar al intestino delgado.

**PUNTO DE REVISIÓN 19-5** ➤ ¿Qué tipo de alimentos se digieren en el estómago?

## El intestino delgado

El intestino delgado es la parte más larga de las vías digestivas (fig. 19-8). Se conoce como el intestino delgado porque,

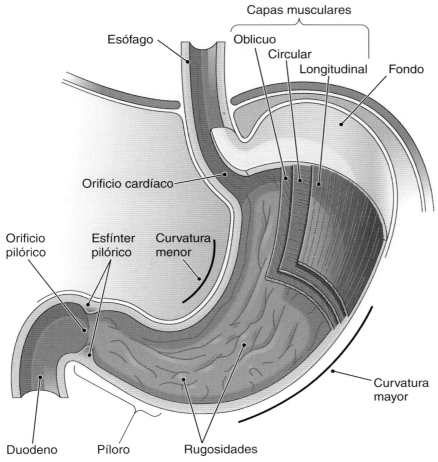

Capas musculares

Esófago · Oblicuo · Circular · Longitudinal · Fondo

Orificio cardíaco

Orificio pilórico · Esfínter pilórico · Curvatura menor

Curvatura mayor

Duodeno · Píloro · Rugosidades

**Figura 19-7** **Sección longitudinal del estómago.** El interior del estómago es visible, junto con una porción del esófago y el duodeno. [ **ACERCAMIENTO** ➤ ¿Qué capa muscular adicional está en la pared del estómago que no se encuentra en el resto de las vías digestivas? ]

Casi toda la absorción de los alimentos digeridos, el agua y los minerales ocurre a través de las paredes del intestino delgado. Para aumentar el área de superficie del órgano con este fin, la mucosa está formada por millones de pequeñas proyecciones en forma de dedos, llamadas **vellosidades** (fig. 19-9), las cuales dan a la superficie interna una apariencia de terciopelo (v. también figs. 19-1 y 19-2). Las células epiteliales de las vellosidades también tienen pequeños pliegues que se proyectan desde la membrana plasmática, conocidos como **microvellosidades**. Éstas aumentan bastante el área de superficie total disponible para la absorción en el intestino delgado.

Cada vellosidad contiene vasos sanguíneos a través de los cuales la mayor parte de los productos de la digestión se absorben en la sangre. Cada uno también contiene un capilar linfático especializado llamado **quilífero**, a través del cual se absorben grasas hacia la linfa. En el recuadro 19-1, El intestino plegado, se presenta más información sobre la relación del área de superficie y la absorción.

## El intestino grueso

El intestino grueso tiene un diámetro cercano a 6.5 cm y mide aproximadamente 1.5 m de largo (v. fig. 19-8). Recibe su nombre por su gran diámetro, más que por su longitud. Las fibras musculares longitudinales externas en la pared forman tres bandas separadas de superficie (v. fig. 19-8). Estas bandas, conocidas como **cintillas colónicas**, sostienen la pared del órgano para darle su apariencia arrugada distintiva; (también se conocen como bandeletas colónicas).

thePoint ✦ Visite **thePoint** para ver una microfotografía de una vellosidad.

**PUNTO DE REVISIÓN 19-6** ➤ ¿Cuáles son las tres divisiones del intestino delgado?

**PUNTO DE REVISIÓN 19-7** ➤ ¿Cómo funciona el intestino delgado en el proceso digestivo?

a pesar de que es más largo que el intestino grueso, es más pequeño en diámetro, con aproximadamente 2.5 cm de ancho. Después de la muerte, cuando se relaja a su longitud total, el intestino delgado mide cerca de 6 m. Durante la vida, el intestino delgado mide un promedio de 3 m de longitud. Los primeros 25 cm del intestino delgado constituyen el **duodeno** (que recibió su nombre de la palabra latina para "doce" según su longitud de 12 dedos de largo). Más allá del duodeno hay dos divisiones más: el **yeyuno** que incluye los dos quintos siguientes del intestino delgado y el **íleon**, que completa la parte restante.

**FUNCIONES DEL INTESTINO DELGADO** La mucosa duodenal y la submucosa contienen glándulas que secretan grandes cantidades de moco para proteger al intestino delgado del quimo altamente acídico que entra del estómago. Las células mucosas del intestino delgado también secretan enzimas que digieren proteínas y carbohidratos. Además, los jugos digestivos del hígado y el páncreas entran al intestino delgado a través de una pequeña abertura en el duodeno. La mayor parte de la digestión ocurre en el intestino delgado bajo el efecto de estos jugos.

**SUBDIVISIONES DEL INTESTINO GRUESO** El intestino grueso comienza en la región inferior derecha del abdomen. La primera parte es una pequeña bolsa llamada el **ciego**. Entre el íleon del intestino delgado y el ciego se encuentra un esfínter, la **válvula ileocecal**, que evita que la comida viaje en sentido contrario, de regreso al intestino delgado. Unido al ciego se encuentra un pequeño tubo sin salida que contiene tejido linfoide; su nombre completo es **apéndice vermiforme**

19

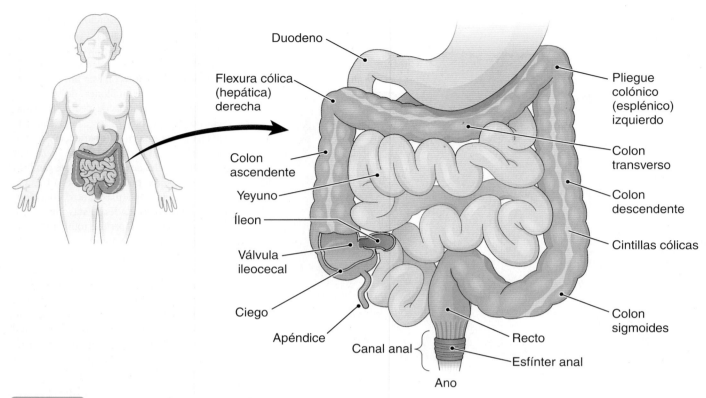

Duodeno

Flexura cólica
(hepática)
derecha

Colon
ascendente

Yeyuno

Íleon

Válvula
ileocecal

Ciego

Apéndice

Canal anal

Ano

Pliegue
colónico
(esplénico)
izquierdo

Colon
transverso

Colon
descendente

Cintillas cólicas

Colon
sigmoides

Recto

Esfínter anal

**Figura 19-8** **Los intestinos delgado y grueso.** [ **ACERCAMIENTO** ➤ ¿Qué parte del intestino delgado se une al ciego? ]

(vermiforme quiere decir "con forma de lombriz"), pero por lo general sólo se le llama "apéndice".

La segunda porción, el **colon ascendente**, se extiende en sentido superior a lo largo del lado derecho del abdomen hacia el

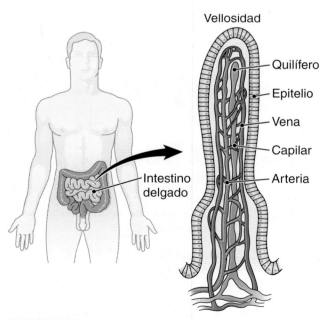

Vellosidad

Quilífero

Epitelio

Vena

Capilar

Arteria

Intestino
delgado

**Figura 19-9** **Una vellosidad del intestino delgado.** Cada vellosidad tiene vasos sanguíneos y quilíferos (capilares linfáticos) para la absorción de nutrimentos.

hígado. Se flexiona cerca del hígado en la flexura cólica (hepática) derecha y se extiende a lo largo del abdomen como el **colon transverso**. Vuelve a flexionarse en un ángulo cerrado en el pliegue colónico (esplénico) izquierdo y se extiende en sentido inferior en el lado izquierdo del abdomen hacia la pelvis, formando el **colon descendente**. El colon distal se flexiona hacia atrás en forma de **S** para constituir el **colon sigmoides** (llamado así por la letra griega *sigma*), que continúa hacia abajo para vaciarse en el **recto**, un área de almacenamiento temporal para los residuos de alimentos indigeribles o no absorbibles (v. fig. 19-8). La porción terminal estrecha del intestino grueso es el **canal anal**, que conduce al exterior del cuerpo a través de una abertura llamada **ano**.

**FUNCIONES DEL INTESTINO GRUESO** El intestino grueso secreta una gran cantidad de moco, pero no enzimas. Los alimentos no se digieren en este órgano, pero cierta cantidad de agua se reabsorbe y se almacenan los alimentos no digeridos, integrados como material de desecho sólido, lo que se conoce como **heces**, que después se eliminan.

A intervalos, por lo general después de las comidas, los músculos involuntarios dentro de las paredes del intestino grueso impulsan a los desechos sólidos hacia el recto. El estiramiento del recto estimula la contracción del músculo liso en la pared rectal. Con ayuda de las contracciones voluntarias del diafragma y los músculos abdominales, las heces se eliminan del cuerpo en un proceso llamado **defecación**. El esfínter anal posibilita el control voluntario sobre la defecación (v. fig. 19-8).

Mientras los residuos de los alimentos se almacenan en el intestino grueso, las bacterias que suelen vivir en el colon actúan por sí mismas para producir vitamina K y algunas de

## El intestino plegado: más absorción con menos longitud

Siempre que algún material pasa de un sistema a otro debe viajar a través de una membrana celular. Un factor importante en qué tanto transporte puede ocurrir por unidad de tiempo es el área de superficie de la membrana; entre mayor es el área de superficie, mayor es la tasa de transporte. El problema de acumular una gran cantidad de superficie en un espacio pequeño se resuelve en el cuerpo mediante el plegamiento de las membranas. Hacemos lo mismo en la vida diaria. ¡Imagine tratar de guardar una sábana en un clóset sin doblarla!

En el intestino delgado, donde los alimentos digeridos deben absorberse en el torrente sanguíneo, hay plegamiento de membranas hasta el nivel de células individuales.

- El órgano de 6 m está enrollado para caber en la cavidad abdominal.
- La pared interna del órgano se acomoda en pliegues circulares (*plicae circulares*) que no sólo aumentan el área de superficie, sino que ayudan a mezclar.
- Las vellosidades de la mucosa se proyectan hacia la luz, proporcionando una mayor área de superficie de lo que haría una membrana plana.
- Las células individuales que recubren el intestino delgado tienen microvellosidades, que son pliegues diminutos similares a dedos de la membrana plasmática que aumentan el área de superficie en forma considerable.

Todas estas características estructurales del intestino delgado dan como resultado un área de superficie de absorción que se calcula en ¡250 m²! También hay pliegues en otras partes del sistema digestivo y en otras partes del cuerpo. ¿Puede mencionar otros sistemas que presenten este patrón de plegado?

---

las vitaminas del complejo B. Como ya se mencionó, el tratamiento con antibióticos sistémicos puede destruir estas bacterias simbióticas (auxiliares) que viven en el intestino grueso, lo que provoca algunos efectos adversos.

**PUNTO DE REVISIÓN** `19-8` ➤ ¿Cuáles son las divisiones del intestino grueso?

**PUNTO DE REVISIÓN** `19-9` ➤ ¿Cuáles son las funciones del intestino grueso?

## Los órganos accesorios

Los órganos accesorios (fig. 19-10) liberan secreciones a través de conductos hacia el sistema digestivo. Las glándulas salivales liberan sus secreciones en la boca. Todos los demás órganos accesorios lo hacen en el duodeno.

## Las glándulas salivales

Mientras la comida está en la boca, se mezcla con saliva, que humedece la comida y facilita la masticación y la deglución. La saliva ayuda a mantener los dientes y la boca limpios. También contiene algunos anticuerpos y una enzima (lisozima) que ayuda a atenuar el crecimiento bacteriano.

Esta mezcla acuosa contiene moco y una enzima llamada **amilasa salival**, que comienza el proceso digestivo al convertir el almidón en azúcar. La saliva la fabrican tres pares de glándulas (v. fig. 19-4):

- Las **glándulas parótidas**, las más grandes del grupo, localizadas en la parte inferior y anterior al oído.
- Las **glándulas submandibulares** o **submaxilares** se ubican cerca del cuerpo del maxilar inferior.
- Las **glándulas sublinguales** están debajo de la lengua.

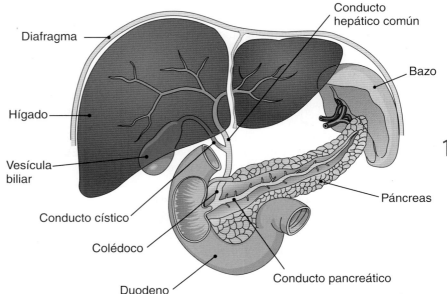

**Figura 19-10** **Órganos accesorios de la digestión.** [ **ACERCAMIENTO** ➤ ¿A qué parte del intestino llegan las secreciones de estos órganos accesorios? ]

Todas estas glándulas se vacían a través de conductos en la cavidad oral.

**PUNTO DE REVISIÓN 19-10** ➤ ¿Cuáles son los nombres de las glándulas salivales?

## El hígado

El **hígado**, al que suele hacerse referencia con el prefijo *hepato-*, es el órgano glandular más grande del cuerpo (v. fig. 19-10). Se localiza en la porción superior derecha de la cavidad abdominal debajo del domo del diafragma. El borde inferior de un hígado de tamaño normal está en el nivel del margen inferior de las costillas. El hígado humano tiene el mismo color pardo rojizo que el hígado de los animales. Tiene un lóbulo derecho grande y un lóbulo izquierdo más pequeño; el lóbulo derecho incluye dos lóbulos inferiores más pequeños. El hígado es irrigado por sangre que proviene de dos vasos: la vena porta y la arteria hepática (el sistema portal y el suministro de sangre al hígado se describieron en cap. 15). Estos vasos suministran cerca de 1.6 L de sangre al hígado cada minuto. La arteria hepática lleva sangre oxigenada, en tanto que el sistema venoso portal transporta sangre rica en productos terminales de la digestión. Este asombroso órgano tiene muchas funciones que afectan la digestión, el metabolismo, la composición de la sangre y la eliminación de desechos. Algunas de sus principales actividades son:

- La fabricación de **bilis**, una sustancia necesaria para la digestión de grasas.
- El almacenamiento de glucosa (un azúcar simple) en forma de **glucógeno**, el equivalente animal del almidón que se encuentra en las plantas. Cuando la concentración de azúcar en la sangre cae por debajo de lo normal, las células del hígado convierten el glucógeno en glucosa, que se libera a la sangre para restaurar su concentración normal de azúcar.
- La modificación de las grasas, de modo que puedan ser usadas en forma más eficiente por las células de todo el cuerpo.
- El almacenamiento de algunas vitaminas y de hierro.
- La formación de proteínas plasmáticas sanguíneas, como la albúmina, globulinas y factores de coagulación.
- La destrucción de los eritrocitos viejos y el reciclaje o eliminación de sus productos de degradación. Un producto secundario, el pigmento llamado **bilirrubina**, se elimina en la bilis y le da a las heces su color oscuro característico.
- La síntesis de **urea**, un producto de desecho del metabolismo de proteínas. La urea se libera en la sangre y se transporta a los riñones para su eliminación.
- La **desintoxicación** (eliminación de las propiedades tóxicas) de sustancias dañinas, como el alcohol y algunos fármacos y drogas.

**BILIS** La principal función digestiva del hígado es la producción de bilis, una sustancia necesaria para el procesamiento de grasas. Las sales contenidas en la bilis actúan como un detergente para **emulsificar** las grasas, es decir, para fragmentarlas

en pequeñas gotas, de modo que las enzimas digestivas puedan ejercer su acción en forma más eficaz. La bilis también ayuda a la absorción de grasas en el intestino delgado.

La bilis deja los lóbulos del hígado por dos conductos que se unen para formar el **conducto hepático común**. Después de recolectar bilis de la vesícula biliar, este conducto, que en este punto se llama **colédoco**, libera bilis hacia el duodeno. Éstos y los otros órganos accesorios se muestran en la figura 19-10.

## La vesícula biliar

La **vesícula biliar** es un saco muscular en la superficie interior del hígado que almacena la bilis. Aunque el hígado puede fabricar bilis en forma continua, el cuerpo sólo la necesita unas cuantas veces al día. Por tanto, la bilis del hígado fluye hacia los conductos hepáticos y después hacia arriba a través del **conducto cístico**, conectado con la vesícula biliar (v. fig. 19-10). Cuando el quimo entra al duodeno, la vesícula biliar se contrae, con lo que libera bilis a través del conducto cístico y hacia el colédoco, para llegar después al duodeno.

## El páncreas

El **páncreas** es una glándula larga que se extiende desde el duodeno hasta el bazo (v. fig. 19-10). El páncreas produce enzimas que digieren grasas, proteínas, carbohidratos y ácidos nucleicos. Las enzimas que digieren proteínas se producen en formas inactivas que deben convertirse a formas activas en el intestino delgado por la acción de otras enzimas.

El páncreas también libera grandes cantidades de bicarbonato de sodio ($NaHCO_3$), un líquido alcalino (básico) que neutraliza el quimo acídico en el intestino delgado, con lo que protege el recubrimiento de las vías digestivas. Estos jugos se acumulan en el conducto principal que se une al colédoco o que se vacía en el duodeno cerca del colédoco. La mayoría de las personas tienen un conducto adicional más pequeño que se abre hacia el duodeno.

Como ya se describió en el capítulo 12, el páncreas también funciona como glándula endocrina, produciendo las hormonas insulina y glucagon, encargadas de regular el metabolismo del azúcar. Estas secreciones de las células de los islotes son liberadas en la sangre.

**PUNTO DE REVISIÓN 19-11** ➤ ¿Cuál es la función de la vesícula biliar?

**PUNTO DE REVISIÓN 19-12** ➤ ¿Cuál es la función de la bilis en la digestión?

# Enzimas y el proceso digestivo

Aunque los órganos individuales de las vías digestivas se especializan en digerir diferentes tipos de alimentos, los procesos químicos fundamentales de la digestión es el mismo para las grasas, proteínas y carbohidratos. En cada caso, estos procesos requieren enzimas. Las enzimas son catalizadores, sustancias que aceleran la velocidad de las reacciones químicas, pero que no cambian en sí mismas o se consumen en la reacción.

Todas las enzimas son proteínas y son altamente específicas en cuanto a sus acciones. En la digestión, una enzima actúa sólo en un cierto tipo de reacción que implica a determinada clase de molécula de nutrimento. Por ejemplo, la enzima amilasa que digiere carbohidratos sólo fragmenta al almidón en el disacárido (azúcar doble) maltosa. Se requiere de otra enzima para fragmentar a la maltosa en dos moléculas del monosacárido (azúcar simple) glucosa. Otras enzimas fragmentan las grasas en sus bloques de construcción, glicerol y ácidos grasos, y hay otras enzimas más que fragmentan a las proteínas en unidades más pequeñas llamadas *péptidos* y en sus bloques de construcción, los aminoácidos (v. Enzimas en cap. 2).

## La función del agua

Dado que el agua se añade a las moléculas de nutrimentos mientras son fragmentadas por las enzimas, al proceso de la digestión se le conoce a nivel químico como **hidrólisis**, que significa "fragmentación por medio de agua" (v. fig. 2-2). En este proceso químico, el grupo hidroxilo (OH⁻) del agua se añade a un fragmento y el ion hidrógeno (H⁺) se añade al otro, lo que fragmenta la molécula. Cada día se secretan cerca de 7 L a las vías digestivas, además de los cerca de 2 L que se toman con los alimentos y bebidas. Así es posible entender por qué se necesita tanta agua. El agua no sólo se usa para producir jugos digestivos y para diluir los alimentos de modo que se muevan con facilidad a lo largo de las vías digestivas, sino también como parte del proceso químico de la digestión.

## Digestión, paso a paso

Veamos lo que sucede con una masa de comida desde el momento en que entra a la boca hasta la etapa en que está lista para ser absorbida (v. tabla 19-1).

En la boca, la comida se mastica y se mezcla con la saliva, ablandándola de modo que pueda tragarse con facilidad. La amilasa salival inicia el proceso digestivo al cambiar algunos de los almidones en azúcar.

**DIGESTIÓN EN EL ESTÓMAGO** Cuando la comida llega al estómago, el jugo gástrico actúa sobre ella, con su ácido clorhídrico (HCl) y enzimas. El ácido clorhídrico tiene la importante función de degradar las proteínas y prepararlas para la digestión. Además, el HCl activa la enzima pepsina, que es secretada por las células gástricas en una forma inactiva. Una vez activada por el ácido clorhídrico, la pepsina funciona para digerir las proteínas; esta enzima es la primera en digerir casi todos los tipos de proteínas en la dieta. El estómago también secreta una enzima que digiere grasas (lipasa), pero es de poca importancia en los adultos.

Los alimentos, los jugos gástricos y el moco (que también es secretado por las células del recubrimiento gástrico) se mezclan para formar el quimo. Esta sustancia semilíquida se mueve del estómago al intestino delgado para seguir la digestión.

**DIGESTIÓN EN EL INTESTINO DELGADO** En el duodeno, la primera parte del intestino delgado, el quimo se mezcla con la bilis amarillo-verdosa que se recibe del hígado y la vesícula biliar a través del colédoco. La bilis no contiene enzimas, sino sales que emulsifican las grasas para permitir que las poderosas secreciones del páncreas actúen sobre ellas con gran eficiencia.

El jugo pancreático contiene diversas enzimas, que incluyen:

- **Lipasa.** Después de que la bilis fragmenta las grasas en partículas diminutas, la enzima pancreática lipasa, altamente activa, las digiere casi todas. En este proceso, las grasas suelen degradarse en dos compuestos más simples, glicerol (glicerina) y ácidos grasos, que se absorben con mayor facilidad. Si no hay lipasa pancreática, las grasas se expulsan con las heces sin digerirse.

- **Amilasa.** Esta enzima cambia el almidón a azúcar.

| Tabla 19-1 | Resumen de la digestión | | |
| --- | --- | --- | --- |
| Órgano | Actividad | Nutrimentos digeridos | Secreciones activas |
| Boca | Mastica la comida y la mezcla con saliva; se forma un bolo para la deglución | Almidón | Amilasa salival |
| Esófago | Mueve la comida por peristalsis hacia el estómago | — | — |
| Estómago | Almacena la comida, la revuelve y la mezcla con los jugos digestivos | Proteínas | Ácido clorhídrico, pepsina |
| Intestino delgado | Secreta enzimas, neutraliza la acidez, recibe secreciones del páncreas y el hígado, absorbe los nutrimentos y el agua hacia la sangre y la linfa | Grasas, proteínas, carbohidratos, ácidos nucleicos | Enzimas intestinales, enzimas pancreáticas, bilis del hígado |
| Intestino grueso | Reabsorbe parte del agua; forma, almacena y elimina las heces | — | — |

19

- **Tripsina.** Esta enzima fragmenta las proteínas en aminoácidos, que son lo suficientemente pequeños para absorberse a través del intestino.
- **Nucleasas.** Estas enzimas digieren los ácidos nucleicos ADN y ARN.

Es importante notar que la mayor parte de la digestión ocurre en el intestino delgado bajo la acción del jugo pancreático, que tiene la capacidad de degradar todos los tipos de alimentos. Cuando no hay jugo pancreático, siempre ocurren alteraciones digestivas graves.

El intestino delgado también produce enzimas, que incluyen a tres que actúan sobre los azúcares complejos para transformarlos en formas más simples y absorbibles. Estas tres enzimas son la **maltasa, sucrasa** y **lactasa**, que actúan sobre los disacáridos maltosa, sacarosa y lactosa, respectivamente.

La tabla 19-2 resume las principales sustancias que se usan en la digestión. Nótese que, excepto por HCl, bicarbonato de sodio y sales biliares, todas las sustancias enlistadas son enzimas.

**PUNTO DE REVISIÓN 19-13** ➤ ¿Qué órgano produce las secreciones digestivas más completas?

## Absorción

La forma por la cual los nutrimentos digeridos llegan a la sangre se conoce como **absorción.** La mayor parte de la absorción ocurre a través de las vellosidades en la mucosa del intestino delgado (v. fig. 19-9). Dentro de cada vellosidad hay una arteriola y una vénula unidas con capilares. Los azúcares simples, las proteínas pequeñas (péptidos), los aminoácidos, algunos ácidos grasos simples y la mayor parte del agua en las vías digestivas se absorben hacia la sangre a través de estos capilares. De aquí, pasan por el sistema portal al hígado, para procesarse, almacenarse o liberarse, según se requiera.

### Absorción de grasas

La mayor parte de las grasas tiene un método alternativo para llegar a la sangre. En lugar de entrar a los capilares sanguíneos, se absorben por los quilíferos, que son los capilares linfáticos más permeables de las vellosidades. Las gotas de grasa absorbida le dan a la linfa una apariencia lechosa. La mezcla de linfa y glóbulos de grasa que drenan del intestino delgado después de que la grasa se ha digerido se denomina **quilo**. El quilo se une con la circulación linfática y a la larga entra a la sangre cuando la linfa drena hacia las venas, cerca del corazón. Las grasas absorbidas circulan entonces al hígado para seguir con su procesamiento.

### Absorción de vitaminas y minerales

Las vitaminas y los minerales que se ingieren con los alimentos también se digieren a partir del intestino delgado. Los minerales y algunas de las vitaminas se disuelven en el agua y se absorben directamente hacia la sangre. Otras vitaminas se incorporan en las grasas y se absorben junto con las grasas. La vitamina K y parte de las vitaminas B son producidas por la acción bacteriana en el colon y se absorben a partir del intestino grueso.

**PUNTO DE REVISIÓN 19-14** ➤ ¿Qué es absorción?

## Control de la digestión

Conforme la comida se mueve a través de las vías digestivas, su velocidad de movimiento y la actividad de cada órgano que pasa deben regularse con cuidado. Si los alimentos se desplazan con demasiada lentitud o las secreciones digestivas son inadecuadas, el cuerpo no se nutre lo suficiente; si la comida se mueve demasiado rápido o se produce un exceso de secre-

| Tabla 19-2 | Jugos digestivos producidos por los órganos de las vías digestivas y órganos accesorios | |
|---|---|---|
| **Órgano** | **Principales jugos digestivos secretados** | **Acción** |
| Glándulas salivales | Amilasa salival | Comienza la digestión del almidón |
| Estómago | Ácido clorhídrico (HCl)* | Degrada las proteínas |
| | Pepsina | Comienza la digestión de las proteínas |
| Intestino delgado | Peptidasas | Digiere las proteínas en aminoácidos |
| | Lactasa, maltasa, sucrasa | Digieren disacáridos en monosacáridos |
| Páncreas | Bicarbonato de sodio* | Neutraliza el HCl |
| | Amilasa | Digiere el almidón |
| | Tripsina | Digiere las proteínas en aminoácidos |
| | Lipasas | Digiere las grasas en ácidos grasos y glicerol |
| | Nucleasas | Digiere los ácidos nucleicos |
| Hígado | Sales biliares* | Emulsifican las grasas |

*No son enzimas

ciones, la digestión puede ser incompleta o el recubrimiento de las vías digestivas puede dañarse. Hay dos tipos de control sobre la digestión: nerviosa y hormonal. Ambas ilustran los principios de control de retroalimentación.

Los nervios que controlan la actividad digestiva se ubican en la submucosa y entre las capas musculares de las paredes de los órganos. Las instrucciones para iniciar la acción provienen del sistema nervioso autónomo (visceral). En general, la estimulación parasimpática aumenta la actividad y la estimulación simpática la disminuye. La estimulación simpática excesiva, como la del estrés, puede bloquear los movimientos de la comida a través de las vías digestivas e inhibir la secreción de moco, que es crucial para proteger el recubrimiento de las vías digestivas.

Los órganos digestivos en sí mismos producen las hormonas que participan en la regulación de la digestión. El siguiente es un análisis de algunos de estos controles (tabla 19-3).

La vista, el olor, el pensamiento, el sabor o la sensación de la comida en la boca estimulan, a través del sistema nervioso, la secreción de saliva y la liberación de jugos gástricos. Una vez en el estómago, la comida estimula la liberación hacia la sangre de la hormona **gastrina**, que promueve las secreciones gástricas y la motilidad (movimiento).

Cuando el quimo entra al duodeno, los impulsos nerviosos inhiben la motilidad del estómago, de modo que la comida no se mueva con demasiada rapidez al intestino delgado. Esta acción es un buen ejemplo de retroalimentación negativa. Al mismo tiempo, las hormonas liberadas desde el duodeno no sólo funcionan en la digestión, sino que también van de vuelta al estómago para disminuir su actividad. Una de estas hormonas es el **péptido inhibidor gástrico**. Actúa sobre el estómago para inhibir la liberación de jugo gástrico. Su acción más importante es estimular la liberación de insulina desde el páncreas cuando la glucosa entra al duodeno. Otra de estas hormonas, la **secretina**, estimula al páncreas para que libere agua y bicarbonato para diluir y neutralizar el quimo. La **colecistocinina** estimula la liberación de enzimas desde el páncreas y hace que la vesícula biliar libere bilis.

**PUNTO DE REVISIÓN 19-15** ➤ ¿Cuáles son los dos tipos de control sobre el proceso digestivo?

## Hambre y apetito

El hambre es el deseo de comer, que puede sacirse al ingerir una comida satisfactoria. El hambre se regula en los centros hipotalámicos que responden a las concentraciones de nutrimentos en la sangre. Cuando estas concentraciones son bajas, el hipotálamo estimula la sensación de hambre. Las contracciones fuertes y un tanto dolorosas del estómago vacío pueden estimular una sensación de hambre. Los mensajes que recibe el hipotálamo disminuyen el hambre a medida que se mastica y se deglute la comida, y el estómago comienza a llenarse. La regulación a corto plazo del consumo de alimentos funciona para mantener la cantidad de comida que se consume dentro de límites que el intestino puede procesar. La regulación a largo plazo del consumo de alimentos mantiene concentraciones sanguíneas apropiadas de nutrimentos.

El apetito se distingue del hambre en que, aunque básicamente es el deseo de comer, a menudo no tiene ninguna relación con la necesidad de comer. Incluso después de que una comida adecuada ha aliviado el hambre, una persona aún puede sentir apetito de más comida. Hay una variedad de factores, como el estado emocional, las influencias culturales, los hábitos y el recuerdo de un consumo previo de alimentos, que afectan al apetito. La regulación del apetito no se comprende bien. A pesar de las variaciones diarias en el consumo de alimentos y de la actividad física, un individuo sano mantiene un peso corporal constante y reservas de energía de grasa durante periodos prolongados. Con el descubrimiento de la hormona **leptina** (de la palabra griega *leptos*, que significa "delgado"), los investigadores han podido entender un mecanismo de largo plazo para regular el peso. La leptina es producida por los adipocitos en el tejido adiposo. Cuando la grasa se almacena debido a un consumo excesivo de alimentos, las células liberan más leptina. Los centros en el hipotálamo responden a la hormona al reducir el consumo de alimentos y aumentar el gasto de energía, lo que resulta en pérdida de peso. Si este mecanismo de retroalimentación está alterado, hay obesidad. Sin embargo, las esperanzas iniciales de usar leptina para tratar la obesidad en humanos han ido desapareciendo debido a que las personas obesas no tienen deficiencia de leptina. Esta falla en el sistema de los seres humanos parece deberse a la incapacidad del hipotálamo para responder a la leptina, más que una incapacidad en la producción de la hormona.

| **Tabla 19-3** | **Hormonas activas en la digestión** | |
|---|---|---|
| **Hormona** | **Fuente** | **Acción** |
| Gastrina | Estómago | Estimula la liberación de jugo gástrico |
| Péptido inhibitorio gástrico | Duodeno | Estimula la liberación de insulina del páncreas cuando la glucosa entra al duodeno; inhibe la liberación del jugo gástrico |
| Secretina | Duodeno | Estimula la liberación de agua y bicarbonato del páncreas, estimula la liberación de la bilis del hígado; inhibe al estómago |
| Colecistocinina | Duodeno | Estimula la liberación de enzimas digestivas del páncreas; estimula la liberación de bilis de la vesícula biliar; inhibe al estómago |

**PUNTO DE REVISIÓN 19-16** ➤ ¿Cuál es la diferencia entre hambre y apetito?

## Trastornos alimentarios

La pérdida crónica del apetito se conoce como **anorexia** y puede deberse a varios trastornos físicos y mentales. Debido a que el hipotálamo y los centros cerebrales superiores están involucrados en la regulación del hambre, es posible que algunos factores emocionales y sociales contribuyan al desarrollo de la anorexia.

La **anorexia nerviosa** es un trastorno psicológico que afecta sobre todo a mujeres jóvenes. Ante el deseo de ser excesivamente delgadas, las personas afectadas dejan de comer, en ocasiones al punto de morir. Un trastorno relacionado, la **bulimia**, también se conoce como *síndrome de atracones-purga*. Los sujetos afectados consumen grandes cantidades de alimento en una ocasión y después se inducen el vómito o consumen laxantes para evitar que esos alimentos se absorban.

Estos trastornos alteran todos los sistemas del cuerpo. En las mujeres, la falta de producción de estrógenos puede hacer que los periodos menstruales se interrumpan. La pérdida de masa ósea puede conducir a osteoporosis. La degeneración del miocardio puede resultar en insuficiencia cardiaca. Se afecta la función mental. El reflujo de sustancias acídicas en la bulimia provoca erosión del esófago y destrucción del esmalte dental.

## Trastornos del sistema digestivo

Las infecciones, úlceras, cánceres y diversas alteraciones estructurales afectan al sistema digestivo en casi cualquier nivel. Se forman cálculos en los órganos accesorios y sus conductos. La fuente de los problemas digestivos pueden ser factores mecánicos, nerviosos, químicos y hormonales.

### Peritonitis

La inflamación del peritoneo, denominada **peritonitis,** es una complicación grave que puede presentarse después de la infección de un órgano cubierto por el peritoneo —a menudo el apéndice. La frecuencia y gravedad de la peritonitis se han atenuado en gran medida gracias al uso de antibióticos. Sin embargo, el trastorno aún ocurre y puede ser peligroso. Si la infección se mantiene en una sola área, se dice que se trata de *peritonitis localizada.* Una *peritonitis generalizada,* como la que puede deberse a la rotura del apéndice, a una úlcera perforada o a una herida penetrante, puede conducir al crecimiento de tantos microorganismos patológicos y a la liberación de tantas toxinas bacterianas que resulta mortal. Se requiere cirugía inmediata para reparar la rotura, así como atención médica especializada.

### Enfermedades de la boca y los dientes

La descomposición de los dientes también se conoce como **caries** dental (de la palabra latina que significa "podredumbre"). Se debe a diversas causas, que incluyen dieta, factores hereditarios, problemas mecánicos y trastornos endocrinos. Las personas que consumen demasiada azúcar están particularmente predispuestas a esta enfermedad. Debido a que los dientes de leche comienzan a desarrollarse antes del nacimiento, la dieta

de la madre durante el embarazo es importante para asegurar la formación de dientes sanos en su bebé.

Cualquier infección de las encías se denomina **gingivitis.** Si la infección no se trata, puede llevar a una situación más grave, la **periodontitis,** que afecta no sólo el tejido de la encía, sino también al hueso en que se apoyan los dientes. Más tarde hay aflojamiento de los dientes y destrucción del hueso, a menos que se detenga la periodontitis mediante un tratamiento adecuado y mejoramiento de la higiene dental. La periodontitis se relaciona con casi 80 % de la pérdida de dientes en personas mayores de 45 años de edad.

La **enfermedad de Vincent,** un tipo de gingivitis causada por espiroquetas o bacilos, es más frecuente en adolescentes y adultos jóvenes. Se caracteriza por inflamación, ulceración e infección de las membranas de la mucosa oral; este trastorno es muy contagioso, en particular por contacto oral. Los pacientes que reciben tratamiento con antibióticos tienen más probabilidades de desarrollar infecciones micóticas en la lengua y la boca que la población normal, debido a que estos fármacos pueden destruir la flora bacteriana normal y permitir que los microorganismos se desarrollen.

La **leucoplaquia** se caracteriza por placas blancas engrosadas en las membranas mucosas de la boca. Es frecuente en fumadores y se considera precancerosa.

**PUNTO DE REVISIÓN 19-17** ➤ ¿Cuáles son algunas enfermedades frecuentes de la boca y los dientes?

## Trastornos del esófago y el estómago

La porción distal del esófago es un sitio frecuente para el desarrollo de úlceras debido a reflujo ácido (retrógrado) del estómago. En casos de enfermedad hepática, el esófago es susceptible a desarrollar venas varicosas, que sufren de hemorragia intensa.

Como ya se dijo, una debilidad en el diafragma en el sitio en que el esófago se une con el estómago permite que el estómago sobresalga hacia arriba y se produzca una **hernia hiatal.** Las irregularidades menores en esta área son frecuentes y puede ser que no causen problemas, pero la incidencia y gravedad de la hernia hiatal aumentan con la edad. Una hernia hiatal puede causar molestias después de las comidas, gastritis o ulceración, y los casos graves requieren cirugía.

thePoint ➤ Visite **thePoint** para ver una ilustración de una hernia hiatal.

La debilidad del esfínter esofágico inferior puede permitir que los contenidos acídicos del estómago fluyan de vuelta al esófago distal. El resultado es una sensación de ardor por debajo o por detrás del esternón que se describe como *agrura*. El síntoma no afecta al corazón de ninguna manera, pero se siente en las cercanías de dicho órgano. A menudo se confunde con un ataque cardíaco. Lo que es más peligroso es que se confunda un ataque cardíaco con agruras, ya que puede provocar que la persona no busque atención médica pensando que padece una alteración menor. El reflujo crónico se conoce como **enfermedad por reflujo gastroesofágico**. El llenado excesivo del estómago y las comidas ricas en grasas contribuyen al reflujo y a la enfermedad, al iniciar respuestas nerviosas que relajan al esfínter esofágico inferior. El reflujo ácido irriga la membrana mucosa del esófago, lo que conduce a esofagitis. A la larga puede haber edema y formación de tejido cicatrizal que hace al esófago más estrecho e interfiere con la digestión. La enfermedad por reflujo gastroesofágico también aumenta el riesgo de cáncer esofágico.

> thePoint Visite ***thePoint*** para una ilustración de las causas y efectos de la enfermedad por reflujo gastroesofágico.

El reflujo ácido y la enfermedad por reflujo gastroesofágico se tratan con antiácidos y fármacos que inhiben la producción de HCl. Las personas con este problema deben evitar ciertos alimentos y bebidas, que incluyen grasas, cafeína, chocolate y alcohol, y no deben fumar. Otras medidas que pueden ayudar son comer en posición erguida, no inclinarse por periodos prolongados, no acostarse durante varias horas después de comer, y dormir con la cabeza elevada. Perder peso también puede ayudar en casos de obesidad.

La **náusea** es una sensación desagradable que puede seguir a la distensión o irritación del esófago distal o del estómago, como resultado de varios factores nerviosos y mecánicos. Puede ser un síntoma de interferencia con la peristalsis normal en el estómago y el intestino, por lo que puede ir seguida de vómito.

El **vómito**, también llamado **emesis**, es la expulsión de contenidos gástricos (y en ocasiones intestinales) a través de la boca por peristalsis inversa. La contracción de los músculos en la pared abdominal fuerza el vaciamiento del estómago. El vómito suele deberse a comer en exceso o a la inflamación del recubrimiento del estómago, una situación llamada **gastritis**. La gastritis es resultado de la irritación de la mucosa por ciertos fármacos, alimentos o bebidas. Por ejemplo, el uso a largo plazo de ácido acetilsalicílico, alimentos muy condimentados o alcohol puede provocar gastritis. La nicotina de los cigarrillos también puede causar gastritis.

El término **flato** suele referirse a cantidades excesivas de aire (gas) en el estómago o los intestinos. La condición resultante se conoce como **flatulencia**. En algunos casos puede ser necesario que un médico inserte un tubo en el estómago o recto para ayudar al paciente a expulsar los flatos.

**CÁNCER GÁSTRICO** Aunque el cáncer gástrico es raro en Estados Unidos, es frecuente en muchas partes del mundo y es un trastorno de gravedad debido a la elevada tasa de mortalidad que conlleva. Los varones son más susceptibles que las mujeres al cáncer gástrico. El tumor casi siempre se desarrolla a partir del recubrimiento epitelial o de mucosa, y suele ser del tipo que se conoce como **adenocarcinoma**. En ocasiones, el paciente ha padecido de indigestión prolongada (molestias después de las comidas), pero no acude al médico sino hasta que el cáncer ha presentado metástasis (se ha extendido) a otros órganos, como el hígado o los ganglios linfáticos. La

indigestión persistente es uno de los importantes signos de advertencia del cáncer gástrico.

**ÚLCERA PÉPTICA** Una úlcera es un área de piel o membrana mucosa en que los tejidos se destruyen en forma gradual. Surgen **úlceras pépticas** (que reciben su nombre de la enzima pepsina) en la membrana mucosa del esófago, el estómago o el duodeno (la primera parte del intestino delgado) y son más frecuentes en personas entre los 30 y 45 años de edad. Las úlceras pépticas en el estómago se denominan *úlceras gástricas*; las del duodeno son *úlceras duodenales*.

El tabaquismo y el consumo de ácido acetilsalicílico y otros antiinflamatorios son los principales factores causales. También se ha encontrado que la infección con una bacteria, *Helicobacter pylori*, es un factor causal de úlceras pépticas. El microorganismo se relaciona con inflamación del estómago y el duodeno, y la mayoría de las personas con úlceras que tienen una infección con *H. pylori* se cura cuando se elimina el microorganismo con antibióticos. Los fármacos que inhiben la secreción de ácidos gástricos suelen ser eficaces para tratar las úlceras pépticas.

> thePoint Visite ***thePoint*** para aprender sobre sitios y tipos de úlceras.

**ESTENOSIS PILÓRICA** En situaciones normales, los contenidos gástricos se mueven a través del esfínter pilórico en unas 2 a 6 horas después de consumirlos. Sin embargo, algunos lactantes, a menudo varones, nacen con obstrucción del esfínter pilórico, lo que se conoce como **estenosis pilórica**. Por lo general se requiere cirugía en estos casos para modificar el músculo, de modo que la comida pueda pasar del estómago al duodeno.

> thePoint Visite ***thePoint*** para ver una ilustración de estenosis pilórica.

## Trastornos intestinales

Muchos trastornos intestinales se relacionan con inflamación. La **apendicitis** es la inflamación del apéndice, que puede resultar de infección u obstrucción. La causa de la obstrucción suele ser un **fecalito**, es decir, un pedazo endurecido de materia fecal. El primer signo de apendicitis aguda es dolor abdominal, con pérdida del apetito y a veces náusea o vómito. El dolor termina por localizarse en el cuadrante inferior derecho del abdomen. Las pruebas sanguíneas indican que los leucocitos están elevados. Se requiere cirugía (apendicectomía) para extirpar un apéndice inflamado. De no tratarse, puede romperse y la infección se extiende a la cavidad peritoneal.

Dos enfermedades similares se incluyen bajo la denominación **enfermedad intestinal inflamatoria: enfermedad de Crohn** y **colitis ulcerativa**. Ambas ocurren sobre todo en adolescentes y adultos jóvenes y causan síntomas similares de dolor, diarrea, pérdida de peso y hemorragia rectal. La enfermedad de Crohn consiste en inflamación del intestino delgado distal. Es autoinmunitaria, que en parte puede ser

19

hereditaria. La colitis ulcerativa se presenta con inflamación y ulceración del colon, y a menudo del recto.

theePoint    Visite **thePoint** para información sobre las complicaciones de colitis ulcerativa.

El **síndrome intestinal inflamatorio** es un trastorno gastrointestinal frecuente, sobre todo en mujeres jóvenes y de mediana edad. Los síntomas incluyen dolor y estreñimiento o diarrea, o en ocasiones ambos, alternados. En el síndrome intestinal inflamatorio, el intestino está excesivamente sensible a la estimulación, a menudo desencadenada por estrés. Aunque el trastorno es crónico y causa mucho dolor, frustración y ansiedad, no pone en riesgo la vida y no evoluciona hacia una enfermedad intestinal más grave.

Las dificultades con la digestión o absorción pueden deberse a **enteritis**, una inflamación intestinal. Cuando están afectados tanto el estómago como el intestino delgado, el trastorno se conoce como **gastroenteritis**. Los síntomas de gastroenteritis incluyen náusea, vómito y diarrea, así como dolor abdominal agudo (cólico). El trastorno puede deberse a varios microorganismos patógenos, que incluyen virus, bacterias y protozoarios. Se sabe que los irritantes químicos, como el alcohol, ciertos fármacos (p. ej., ácido acetilsalicílico) y otras toxinas también causan este trastorno.

Los **divertículos** son pequeños sacos en la pared del intestino, más a menudo del colon. Una dieta baja en fibra contribuye a la formación de grandes cantidades de divertículos, una situación llamada **diverticulosis**. La acumulación de desechos y bacterias en estos sacos produce **diverticulitis**, que se acompaña de dolor y a veces hemorragia. No hay cura para la diverticulitis; se trata con dieta, ablandadores de heces y fármacos que disminuyen la motilidad intestinal.

theePoint    Visite **thePoint** para ver una ilustración de diverticulitis.

**PUNTO DE REVISIÓN 19-18** ➤ ¿Cuáles dos enfermedades se clasifican como enfermedad intestinal inflamatoria?

**DIARREA** La **diarrea** es un síntoma que se caracteriza por heces acuosas y anormalmente frecuentes. Conlleva el riesgo de deshidratación y pérdida de sales, en particular en los lactantes. La diarrea puede ser resultado de un exceso de actividad del colon, absorción deficiente o infección. Las infecciones que resultan en diarrea incluyen cólera, disentería e intoxicación alimentaria. En las tablas 1 y 5 del Apéndice 5 aparece una lista de algunos de los microorganismos que provocan estas enfermedades. Dichas infecciones a menudo se extienden por instalaciones sanitarias deficientes y alimentos, leche o agua contaminados. Puede ser necesario hacer un análisis de las heces para establecer la causa de la diarrea; los exámenes de laboratorio pueden revelar la presencia de microorganismos patógenos, huevecillos de parásitos o sangre.

**ESTREÑIMIENTO** Cada año se gastan millones de dólares en un intento por aliviar el trastorno que se conoce como **estreñimiento**. ¿Qué es el estreñimiento? Muchas personas piensan en forma equivocada que están estreñidas si pasa uno o más días sin ir al baño. En realidad, lo normal varía mucho; puede ser normal que una persona defeque sólo una vez cada dos a tres días, en tanto que para otra es normal defecar más de una vez al día. El término *estreñimiento* también se usa para referirse a las heces duras o a la dificultad para defecar.

Con base en su inicio, el estreñimiento puede clasificarse como agudo o crónico. Hay estreñimiento agudo en forma repentina y puede deberse a una obstrucción intestinal, como un tumor o diverticulitis. También hay casos en que ocurre **estreñimiento extremo**. El estreñimiento crónico, en contraste, tiene un inicio más gradual y puede dividirse en dos grupos:

- **Estreñimiento espástico**, en que la musculatura intestinal se estimula excesivamente, de modo que el canal se estrecha y la luz (espacio) en el interior del intestino no es lo bastante grande para permitir el paso de la materia fecal.

- **Estreñimiento fláccido**, que se caracteriza por un músculo intestinal flojo, o **atónico**. Los ancianos y personas confinadas a una cama son en particular susceptibles a esta alteración. A menudo resulta de negar en forma repetida la necesidad de defecar. Los hábitos intestinales regulares, un ejercicio moderado y el consumo de vegetales y otros alimentos que producen volumen, así como aumentar el consumo de líquidos, pueden ayudar a las personas que tienen músculos intestinales poco activos.

Se debe evitar el consumo crónico de laxantes y enemas, que interfieren con el reflejo natural de la defecación; también pueden alterar el equilibrio electrolítico y producir pérdida de líquidos. La presión del chorro líquido que se usa para los edemas puede lesionar el recubrimiento intestinal al retirar el moco protector normal. Además, los enemas agravan las hemorroides. Los enemas sólo deben hacerse por prescripción médica y en esporádicas ocasiones.

**OBSTRUCCIÓN INTESTINAL** Una **intususcepción** es el deslizamiento de una parte del intestino dentro de la parte adyacente (fig. 19-11). Ocurre sobre todo en lactantes masculinos, en la región ileocecal. El **vólvulo** es la torsión del intestino, por lo general del colon sigmoides. Puede ser una malformación congénita o resultado de la presencia de un cuerpo extraño. Tanto la intususcepción o el vólvulo pueden ser mortales si no se tratan con rapidez. El **íleo** es una obstrucción intestinal causada por falta de peristalsis o por contracción muscular. El médico puede insertar una sonda para liberar material intestinal. Las **hemorroides** son venas varicosas en el recto. Estas venas agrandadas pueden causar dolor y sangrado, y a largo plazo extenderse fuera del recto.

**CÁNCER DE COLON Y RECTO** Los tumores del colon y el recto se encuentran entre los seis tipos más frecuentes de cáncer en Estados Unidos. Estos tumores suelen ser adenocarcinomas que se originan del recubrimiento de la mucosa. La frecuencia de cáncer colónico suele dividirse entre ambos gé-

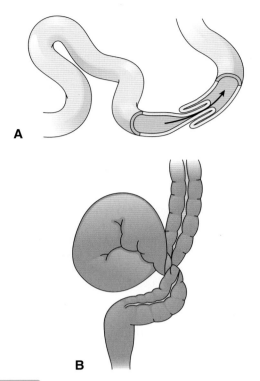

**A**

**B**

**Figura 19-11** **Obstrucciones intestinales. A)** Intususcepción. Una parte del intestino se desliza en una parte adyacente. **B)** Vólvulo. Acodamiento del intestino. (Modificada con autorización de Cohen BJ. *Medical Terminology*, 5a ed. Philadelphia: Lippincott Williams & Wilkins, 2008.)

neros, pero los tumores malignos del recto son más frecuentes entre varones.

Los tumores pueden detectarse mediante examen directo del recto y parte inferior del colon con un instrumento llamado **sigmoidoscopio** (que recibe su nombre por el colon

sigmoides). Un **colonoscopio** se usa para examinar regiones más profundas del colon (v. recuadro 19-2, Endoscopia). La presencia de sangre en las heces puede indicar cáncer del intestino u otra alteración gastrointestinal. Una simple prueba química puede detectar cantidades extremadamente pequeñas de sangre en las heces, lo que se denomina *sangre oculta* (escondida). La detección y tratamiento tempranos son clave para mejorar las tasas de supervivencia.

> thePoint  Visite *thePoint* para ilustraciones de colonoscopia y una imagen colonoscópica.

## Infección de las glándulas salivales

La enfermedad contagiosa comúnmente llamada *paperas* es una infección viral de las glándulas salivales parótidas. Este tipo de **parotiditis,** o inflamación de las glándulas parótidas, puede producir también inflamación de los testículos por el mismo virus. Los varones afectados después de la pubertad se encuentran en riesgo de sufrir daño permanente en los órganos sexuales, que puede llevar a esterilidad. Otra complicación de las paperas que ocurre en cerca de 10% de los casos es la meningitis. Las paperas ahora pueden prevenirse mediante la inmunización durante la infancia con una vacuna (MMR).

## Cirrosis y otras enfermedades hepáticas

La **cirrosis** hepática es una enfermedad crónica en que las células activas del hígado son sustituidas por tejido conjuntivo (cicatrices) inactivo. El tipo más frecuente de cirrosis es la cirrosis alcohólica (portal). El alcohol tiene un efecto dañino directo sobre las células hepáticas, que empeora si hay desnutrición. La destrucción de las células hepáticas altera la circulación portal, haciendo que la sangre se acumule en el bazo y

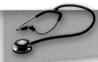

**Recuadro 19-2**    Perspectivas clínicas

### Endoscopia: una vista desde adentro

La medicina moderna ha hecho grandes avances que permiten ver dentro del cuerpo sin recurrir a una cirugía invasiva. Un instrumento que lo ha hecho posible es el **endoscopio**, que se inserta en el cuerpo a través de un orificio o pequeña incisión y se usa para examinar conductos, órganos huecos y cavidades corporales. Los primeros endoscopios eran tubos rígidos con luz que sólo se podían insertar a una corta distancia en el cuerpo. Hoy día, los médicos son capaces de navegar por los vericuetos y curvaturas del cuerpo usando **endoscopios de fibra óptica**, compuestos de haces flexibles de vidrio o plástico que transmiten luz.

En las vías gastrointestinales, el endoscopio permite detectar anomalías estructurales, úlceras sangrantes, inflamación y tumores. Además, los endoscopios pueden usarse para obtener muestras

de líquido o biopsias de tejido. Incluso pueden realizarse algunos tipos de cirugía mediante el endoscopio, como la extirpación de pólipos del colon o la expansión de un esfínter. La endoscopia también puede usarse para examinar y operar articulaciones (artroscopia), la vejiga (cistoscopia), vías respiratorias (broncoscopia) y la cavidad abdominal (laparoscopia).

La **endoscopia capsular**, un reciente avance tecnológico, ha hecho que la exploración de las vías gastrointestinales sea cada vez más sencilla. ¡Utiliza una cámara en forma de pastilla que puede tragarse! A medida que la cámara se mueve por las vías digestivas, transmite imágenes de video a una grabadora de datos que se coloca en el cinturón del paciente.

19

las vías gastrointestinales, lo que lleva a una acumulación de líquidos (ascitis) en la cavidad peritoneal.

> thePoint    Visite *thePoint* para ver una fotografía de un hígado cirrótico.

**ICTERICIA** El daño al hígado o el bloqueo de cualquiera de los conductos biliares puede hacer que el pigmento de la bilis se acumule en la sangre. Como resultado, las heces adquieren un color pálido, y la piel y la esclerótica de los ojos se ponen amarillentas; este síntoma se conoce como **ictericia** (del francés *jaune*, que significa amarillo) (v. fig. 6-6 B). La ictericia también puede deberse a una destrucción excesiva de los eritrocitos. Además, a menudo se presenta en recién nacidos, en quienes el hígado es inmaduro y aún no funciona en forma eficiente.

**HEPATITIS** La inflamación del hígado, llamada **hepatitis**, puede deberse al consumo de fármacos, alcohol o a una infección (v. tabla 2 del Apéndice 5). Los virus conocidos que causan hepatitis reciben nombres de la A a la E. Varían en cuanto a su vía de infección, gravedad y complicaciones. Todos los tipos de hepatitis están marcados por la destrucción de las células hepáticas y síntomas como pérdida del apetito, ictericia y agrandamiento del hígado. En la mayoría de los pacientes, las células hepáticas se regeneran con poco daño residual. Los tipos de virus de la hepatitis y sus vías primarias de transmisión son los siguientes:

**Hepatitis A:** a menudo se transmite en la materia fecal y en agua y comida contaminadas. Hay una vacuna para la hepatitis A, que se recomienda para personas que viajan a lugares donde esta enfermedad prevalece.

**Hepatitis B:** se transmite por la exposición al virus en la sangre o los líquidos corporales, aunque también puede diseminarse por contaminación fecal. Esta es la forma más prevalente de hepatitis. El virus de la hepatitis B (VHB) y otros tipos de virus de hepatitis transmitidos por la sangre (C y D) también se han relacionado con el desarrollo a largo plazo de cáncer hepático. Además, las personas con estas formas de hepatitis pueden convertirse en portadores, capaces de transmitir la enfermedad pero sin mostrar ningún síntoma. El VHB suele transmitirse por el uso de agujas que no están bien esterilizadas. Existe una vacuna que ahora se recomienda para inmunización en la infancia y para el personal de la salud y cuidado de niños.

**Hepatitis C:** se transmite sobre todo por la exposición a sangre infectada. Hay cierta evidencia de transmisión sexual limitada. Los síntomas clínicos de hepatitis B pueden desarrollarse muchos años después de la exposición al virus.

**Hepatitis D:** se transmite por intercambio directo de sangre. Sólo ocurre en aquellos con infección por hepatitis B.

**Hepatitis E:** se transmite por contaminación fecal del agua. La mayor parte de los casos se ha relacionado con epidemias en Asia, África y América Central.

Un virus adicional relacionado se ha designado como el de la hepatitis G. Es similar en estructura al de la hepatitis C y se encuentra en la sangre, aunque al parecer no causa hepatitis.

No hay un tratamiento específico para la hepatitis.

**PUNTO DE REVISIÓN 19-19** ➤ ¿Qué es la hepatitis?

**CÁNCER** La metástasis (diseminación) del cáncer al hígado es frecuente en casos que inician como cáncer de los órganos abdominales; las células tumorales son llevadas en la sangre por medio del sistema portal, hasta el hígado.

## Cálculos biliares

La enfermedad más frecuente de la vesícula biliar es la formación de cálculos o **colelitiasis**. Los cálculos se forman a partir de las sustancias contenidas en la bilis, sobre todo colesterol. Pueden permanecer en la vesícula biliar o alojarse en los conductos biliares, lo que causa un dolor intenso. La colelitiasis suele relacionarse con inflamación de la vesícula biliar o **colecistitis**.

## Pancreatitis

Debido a que suelen estar confinadas a canales específicos, las enzimas pancreáticas no dañan los tejidos corporales. Sin embargo, si los conductos biliares se bloquean, las enzimas pancreáticas regresan al páncreas. Asimismo, en algunos casos de inflamación gástrica por consumo excesivo de alcohol o enfermedades de la vesícula biliar, la irritación se puede extender al páncreas y causar la activación anormal de las enzimas pancreáticas. En cualquier circunstancia, el páncreas sufre destrucción por sus propios jugos y el resultado puede ser mortal; esta alteración se conoce como **pancreatitis aguda**.

> thePoint    Visite *thePoint* para una ilustración de cálculos biliares.

# Envejecimiento y el sistema digestivo

Con la edad, los receptores del gusto y el olfato se deterioran, lo que lleva a pérdida del apetito y menor disfrute de los alimentos. Una disminución en la saliva y un reflejo faríngeo deficiente dificultan la acción de tragar. La pérdida de dientes o las dentaduras mal ajustadas pueden dificultar la masticación.

La actividad de los órganos digestivos disminuye. Estos cambios pueden apreciarse en la absorción deficiente de ciertas vitaminas y en una limitada digestión de proteínas. La peristalsis es más lenta en el intestino grueso y hay mayor consumo de alimentos refinados, ya que se mastican con mayor facilidad, lo cual contribuye a que el estreñimiento sea frecuente.

Los tejidos del sistema digestivo requieren restituirse de manera constante. Al hacerse más lento este proceso es más fácil que se presenten diversos trastornos digestivos, que incluyen gastritis, úlceras y diverticulosis. Al igual que con muchos sistemas corporales, los tumores y el cáncer ocurren más a menudo en ancianos.

## De vuelta a la enfermedad en contexto

### ▶ La colonoscopia de Adán

A la hora fijada, Adán se presentó en el hospital como paciente externo para su colonoscopia. Había consumido una dieta de líquidos claros durante un día y tomado los laxantes necesarios para limpiar su colon. Se reunió con el Dr. Castro, quien describió el procedimiento. "Le daremos un sedante ligero y después usaremos un endoscopio flexible iluminado con una cámara para examinar todo su colon. El procedimiento debe tardar cerca de 30 minutos y su riesgo es muy bajo. Hizo arreglos para que alguien lo lleve a casa, ¿verdad?" Adán respondió que su hermano lo iba a recoger. Después de la prueba, el Dr. Castro le informó que todo se veía bien y que le enviaría los resultados al Dr. Martínez. "La buena noticia, Adán, es que no tiene que volver a hacerse esta prueba durante 10 años. Tal vez la próxima vez podremos obtener nuestras imágenes con una pequeña cámara, en una pastilla que pueda tragarse. Hay una que se está poniendo a prueba. Con la buena atención médica que usted tiene, con toda seguridad estará vivo para cuando la detección se haga mediante un estudio genético de las células que se desprenden del intestino y quedan en las heces —y eso no necesitará preparación alguna."

El caso de Adán muestra la importancia de los estudios anatómicos en el diagnóstico y tratamiento de las enfermedades. En el recuadro 1-2 se presenta información general sobre las imágenes médicas y se mencionan varios métodos en los capítulos y casos que aparecen a lo largo del libro. Visitaremos a Adán de nuevo en el capítulo 22 cuando descubra que su glándula prostática está afectando a su sistema urinario.

19

# Resumen

I.  **FUNCIÓN Y DISEÑO DEL SISTEMA DIGESTIVO**
    A. Funciones —digestión, absorción, eliminación
    B. Dos grupos de órganos —vías digestivas y órganos accesorios
    C. La pared de las vías digestivas —membranas mucosas (mucosa), submucosa, músculo liso, membrana serosa (serosa)
    D. El peritoneo
       1. Membrana serosa que recubre la cavidad abdominal y se pliega sobre los órganos
       2. Divisiones —mesenterio, mesocolon, epiplón mayor, epiplón menor

II. **ÓRGANOS DE LAS VÍAS DIGESTIVAS**
    A. Boca
       1. Funciones
          a. Ingerir comida
          b. Comenzar la digestión del almidón con la amilasa salival
          c. Masticación
          d. Deglución
       2. Lengua —ayuda a la masticación y la deglución; tiene papilas gustativas
    B. Dientes
       1. Deciduos (de leche) —20 (incisivos, caninos, molares)
       2. Dientes permanentes —32 (incisivos, caninos, premolares y molares)
    C. Faringe (garganta) —mueve el bolo (porción) de comida hacia el esófago mediante la deglución con reflejo
    D. Esófago —conducto muscular largo que transporta la comida al estómago, por medio de peristalsis
    E. Estómago
       1. Funciones
          a. Almacenamiento de comida
          b. Fragmentación de comida al mezclarla, para formar el quimo
          c. Degradación de proteínas con ácido clorhídrico (HCl)
          d. Digestión de las proteínas con la enzima pepsina

    F. Intestino delgado
       1. Funciones
          a. Digestión de la comida
          b. Absorción de nutrimentos y agua mediante las vellosidades (pequeñas proyecciones de recubrimiento intestinal)
       2. Divisiones —duodeno, yeyuno, íleon
    G. Intestino grueso
       1. Funciones
          a. Almacenamiento y eliminación de desechos (defecación)
          b. Reabsorción de agua
       2. Divisiones —ciego; colon ascendente, transverso, descendente y sigmoides; recto; ano

III. **ÓRGANOS ACCESORIOS**
     A. Glándulas salivales —secretan saliva
        1. Funciones de la saliva
           a. Humedecer la comida —ayuda en la masticación y deglución
           b. Limpieza de la boca y los dientes
           c. Digestión del almidón con amilasa
        2. Tres pares —parótidas, submandibulares, sublinguales
     B. Hígado
        1. Funciones
           a. Fabricación de bilis —emulsifican las grasas
           b. Almacenamiento de glucosa
           c. Modificación de grasas
           d. Almacenamiento de vitaminas y hierro
           e. Formación de proteínas plasmáticas sanguíneas
           f. Destrucción de eritrocitos viejos
           g. Síntesis de urea —productos de desecho de las proteínas
           h. Desintoxicación de sustancias dañinas
     C. Vesícula biliar
        1. Almacena bilis hasta que se necesita para la digestión
     D. Páncreas
        1. Secreta jugos digestivos potentes
        2. Secreta bicarbonato de sodio ($NaHCO_3$), un álcali (base) que neutraliza el quimo

IV.  **ENZIMAS Y EL PROCESO DIGESTIVO**
  A. Enzimas —catalizadores que aceleran las reacciones
     1. Productos de la digestión
        a. Azúcares simples (monosacáridos) de carbohidratos
        b. Péptidos y aminoácidos de proteínas
        c. Glicerol y ácidos grasos de las grasas
  B. La función del agua
     1. Se usa para fragmentar alimentos (hidrólisis)
     2. Lubrica y diluye los alimentos
  C. Digestión, paso a paso
     1. Boca —almidón
     2. Estómago —proteínas
     3. Intestino delgado —restos de la comida

V.  **ABSORCIÓN**
  A. Movimiento de los nutrimentos hacia la circulación
  B. Absorción de grasas —la mayor parte entra al sistema linfático
  C. Absorción de vitaminas y minerales

VI.  **CONTROL DE LA DIGESTIÓN**
  A. Control nervioso
     1. Sistema parasimpático —por lo general aumenta la actividad
     2. Sistema simpático —habitualmente disminuye la actividad
  B. Control hormonal
     1. Estimulación de la actividad digestiva
     2. Retroalimentación para inhibir la actividad del estómago
     3. Ejemplos —gastrina, péptido inhibitorio gástrico, secretina, colecistocinina
  C. Hambre y apetito
  D. Trastornos alimentarios —p. ej., anorexia, bulimia

VII.  **TRASTORNOS DEL SISTEMA DIGESTIVO**
  A. Peritonitis
  B. Enfermedades de la boca y los dientes —caries, gingivitis, periodontitis, enfermedad de Vincent, leucoplaquia
  C. Trastornos que afectan al esófago y al estómago
     1. Hernia hiatal —protrusión de un órgano a través del diafragma
     2. Enfermedad por reflujo gastroesofágico
     3. Náusea, vómito (emesis)
     4. Cáncer
     5. Úlcera —úlcera péptica en el esófago, estómago o duodeno
     6. Estenosis pilórica
  D. Trastornos intestinales
     1. Enfermedades inflamatorias —apendicitis, enfermedad de Crohn, colitis ulcerativa, síndrome de intestino irritable, diverticulitis
     2. Diarrea
     3. Estreñimiento
     4. Obstrucción —intususcepción, vólvulo, íleo, hemorroides
     5. Cáncer
  E. Infección de las glándulas salivales
     1. Paperas —infección viral de las glándulas salivales parótidas
  F. Cirrosis y otras enfermedades del hígado
     1. Ictericia —color amarillo debido a pigmentos biliares en la sangre
     2. Hepatitis —virus A a E
     3. Cáncer
  G. Cálculos biliares —colecistitis
  H. Pancreatitis

VIII.  **ENVEJECIMIENTO Y EL SISTEMA DIGESTIVO**

# Preguntas para estudio y revisión

## PARA FORTALECER LA COMPRENSIÓN

*Complete las frases*

  **1.** El movimiento similar a oleaje de la pared de las vías digestivas se llama _____.

  **2.** El intestino delgado está conectado a la pared abdominal posterior por _____.

  **3.** El hígado puede almacenar glucosa en forma de _____ _____.

  **4.** Las glándulas parótidas secretan _____.

  **5.** La inflamación de la vesícula biliar se denomina _____.

*Correspondencia* > Relacione cada enunciado numerado con la frase que corresponda enlistada con letra.

___ **6.** Digiere almidón

___ **7.** Comienza la digestión de proteínas

___ **8.** Digiere grasas

___ **9.** Digiere proteínas en aminoácidos

___ **10.** Emulsifica grasas

**a.** Lipasa

**b.** Amilasa

**c.** Tripsina

**d.** Pepsina

**e.** Sales biliares

*Opción múltiple*

___ **11.** Los dientes fragmentan la comida en partes pequeñas por un proceso conocido como

    **a.** Absorción

    **b.** Deglución

    **c.** Ingestión

    **d.** Masticación

___ **12.** El ácido clorhídrico y la pepsina son secretados por

    **a.** Glándulas salivales

    **b.** Estómago

    **c.** Páncreas

    **d.** Hígado

___ **13.** La capa doble de peritoneo que se extiende del borde
inferior del estómago y que cuelga por arriba del
intestino es

    **a.** Epiplón mayor

    **b.** Epiplón menor

    **c.** Mesenterio

    **d.** Mesocolon

___ **14.** La masa suave y carnosa de tejido en forma de V que
cuelga del paladar blando es

    **a.** Epiglotis

    **b.** Hiato esofágico

    **c.** Úvula

    **d.** Encía

___ **15.** Los parches blancos engrosados de la membrana
de la mucosa oral son característicos del trastorno
llamado

    **a.** Periodontitis

    **b.** Colelitiasis

    **c.** Pancreatitis

    **d.** Leucoplaquia

## COMPRENSIÓN DE CONCEPTOS

**16.** Diferenciar entre los términos en cada uno de los siguientes pares:

    **a.** Digestión y absorción

    **b.** Peritoneo visceral y parietal

    **c.** Gastrina y péptido inhibidor gástrico

    **d.** Secretina y colecistocinina

**17.** Nombre las cuatro capas de las vías digestivas. ¿Qué
tejido constituye cada capa? ¿Cuál es la función de cada
capa?

**18.** Indique el camino que sigue el bolo de alimento a través
del sistema digestivo.

**19.** Describa la estructura y función del hígado, el páncreas
y la vesícula biliar ¿Cómo llegan los productos de estos
órganos a las vías digestivas?

**20.** ¿En qué parte de las vías digestivas ocurre la absorción y
qué estructuras son necesarias para la absorción? ¿Qué
tipos de nutrimentos se absorben en la sangre? ¿Y en la
linfa?

**21.** Mencione varias hormonas que regulan la digestión.

**22.** Compare y contraste los siguientes trastornos:

    **a.** Anorexia y bulimia

    **b.** Enfermedad intestinal inflamatoria y síndrome de intestino irritable

    **c.** Intususcepción y vólvulo

**23.** ¿Cuáles son las causas y efectos de la hepatitis?

## PENSAMIENTO CONCEPTUAL

**24.** ¿Por qué una persona que sufre úlcera péptica debe evitar el consumo de ácido acetilsalicílico?

**25.** La colelitiasis puede causar pancreatitis. ¿Por qué?

**26.** En el caso de Adán, el proctólogo describió una prueba en el futuro en que los patólogos buscarían cambios genéticos en las células del colon que se desprenden en las heces. ¿Qué tipo de cambios podrían buscar?

**27.** Suele desarrollarse cáncer colorrectal a partir de pólipos en el recubrimiento del intestino. ¿Qué es un pólipo y por qué puede volverse canceroso?

19

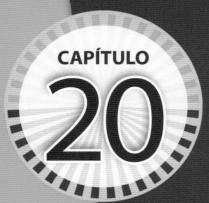

# CAPÍTULO 20

# Metabolismo, nutrición y temperatura corporal

## Objetivos de aprendizaje

Después de estudiar cuidadosamente este capítulo, será capaz de:

1. Diferenciar entre catabolismo y anabolismo
2. Diferenciar entre las fases aerobia y anaerobia de la respiración celular y mencionar los productos finales y la cantidad relativa de energía que libera cada uno
3. Definir *índice metabólico* y nombrar varios factores que afectan el índice metabólico
4. Explicar las funciones de la glucosa y el glucógeno en el metabolismo
5. Comparar los contenidos de energía de las grasas, proteínas y carbohidratos
6. Definir *aminoácido esencial*
7. Explicar las funciones de los minerales y las vitaminas en la nutrición y dar ejemplos de cada uno
8. Mencionar los porcentajes recomendados de carbohidratos, grasas y proteínas en la dieta
9. Diferenciar entre carbohidratos simples y complejos y dar ejemplos de cada uno
10. Comparar entre grasas saturadas y no saturadas
11. Mencionar algunos de los efectos adversos del consumo de alcohol
12. Describir algunos trastornos nutricionales
13. Explicar cómo se produce calor en el cuerpo y cómo se pierde
14. Describir la función del hipotálamo en la regulación de la temperatura corporal
15. Explicar la función de la fiebre en las enfermedades
16. Describir algunos efectos adversos del frío y el calor excesivos

## Términos clave escogidos

Los siguientes términos, y otros que aparecen en **negritas** dentro del capítulo, se definen en el Glosario

anabolismo
catabolismo
desnutrición
fiebre
glucógeno
glucosa
hipotálamo
hipotermia
índice metabólico
kilocaloría
mineral
oxidación
pirógeno
vitamina

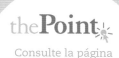

thePoint

Consulte la página web para el material complementario de este capítulo.

# La enfermedad en contexto

## El segundo caso de Rebeca: manejando su metabolismo

"Rebeca, ¿estás segura de haber empacado todo? Monitor de glucosa, insulina, jeringas..." preguntó la mamá de Rebeca mientras subía la mochila y la bolsa de dormir de su hija en el coche. Rebeca miró hacia el cielo y contestó, "Sí mamá, ya tengo todo. No te preocupes, ¡sólo estaré de campamento una semana!"

La mamá de Rebeca suspiró. Sabía que su hija tenía razón. Además, *este* campamento de verano era para niños con diabetes mellitus. No sólo haría todas las cosas divertidas que los niños acostumbran hacer en un campamento, sino que también estaría segura. Después de todo, contaban con personal médico experimentado y muchos de los consejeros del campamento también eran diabéticos. La mamá de Rebeca sabía que esta era una excelente oportunidad para que su hija aprendiera más sobre cómo manejar su enfermedad y conocer a otros niños con diabetes.

En el campamento, Rebeca la estaba pasando de maravilla. La líder de su cabaña, Wendy, era genial. ¡El día de hoy iba a enseñarles a remar en una canoa! "Muy bien chicas", dijo Wendy, "antes de que vayamos al muelle necesitamos revisar nuestras concentraciones de glucosa sanguínea. ¿Alguien sabe por qué?"

"Remar en canoa requiere de mucho esfuerzo y tenemos que asegurarnos de tener suficiente energía para que nuestros músculos puedan trabajar," respondió la compañera de litera de Rebeca.

"¡Así es!" contestó Wendy. Comenzó a explicarles que la glucosa sanguínea es la principal fuente de energía para el cuerpo. El páncreas libera la hormona insulina, que envía una señal a las células del cuerpo para que absorban glucosa del torrente sanguíneo. Entonces, las células pasan por una serie de reacciones químicas (llamadas respiración celular) que convierten a la glucosa en dióxido de carbono y agua. Durante estas reacciones catabólicas, las células producen trifosfato de adenosina (ATP), que usan para realizar sus actividades celulares. Las personas con diabetes mellitus no elaboran suficiente insulina, de modo que sus células no pueden absorber glucosa del torrente sanguíneo y usarla para producir ATP. Para asegurar un suministro constante de ATP celular, los diabéticos deben revisar sus concentraciones de glucosa sanguínea e inyectarse insulina.

La diabetes mellitus es un trastorno que afecta al metabolismo de la glucosa. En este capítulo aprenderemos más sobre el metabolismo, así como de la nutrición y regulación de la temperatura corporal. Más adelante en el capítulo volveremos con Rebeca y veremos qué más ha aprendido en el campamento.

# Metabolismo

Los nutrimentos que se absorben de las vías digestivas se usan para todas las actividades celulares del cuerpo, que en conjunto integran el **metabolismo**. Estas actividades se dividen en dos categorías:

- **Catabolismo,** que es la degradación de compuestos complejos en compuestos más simples. El catabolismo incluye la digestión de la comida en moléculas más pequeñas y la liberación de energía de estas moléculas dentro de la célula.

- **Anabolismo,** que es la construcción de compuestos simples en las sustancias que se requieren para las actividades celulares y para el crecimiento y restauración de los tejidos.

A través de los pasos del catabolismo y el anabolismo hay un recambio constante de materiales corporales a medida que se consume la energía, las células funcionan y crecen y se generan productos de desecho.

**PUNTO DE
REVISIÓN 20-1** ➤ ¿Cuáles son las dos fases del
metabolismo?

## Respiración celular

Se libera energía de los nutrimentos en una serie de reacciones que se conoce como **respiración celular** (tabla 20-1 y fig. 20-1). Los estudios celulares tempranos sobre respiración celular se realizaron con **glucosa** como el compuesto inicial. La glucosa es un azúcar simple que constituye la principal fuente de energía del cuerpo.

**LA FASE ANAEROBIA** Los primeros pasos en la degradación de glucosa no requieren oxígeno; esto es, son **anaerobios**. Esta fase del catabolismo, conocida como **glucólisis**, ocurre en el citoplasma celular. Produce una pequeña cantidad de energía, que se utiliza para fabricar ATP (trifosfato de adenosina), el compuesto energético de la célula. Cada molécula de glucosa genera suficiente energía mediante este proceso para producir dos moléculas de ATP.

La degradación anaerobia de la glucosa es incompleta y termina con la formación de un producto orgánico llamado **ácido pirúvico**. Este ácido orgánico se metaboliza aún más en la siguiente fase de la respiración celular, que requiere oxígeno. En las células musculares que operan brevemente bajo situaciones anaerobias, el ácido pirúvico se convierte a ácido láctico, que se acumula a medida que las células almacenan un déficit de oxígeno (descrito en el cap. 8). El ácido láctico induce a fatiga muscular, de modo que el cuerpo se ve obligado a descansar y recuperarse. Durante la fase de recuperación inmediatamente después del ejercicio, la respiración restaura el oxígeno

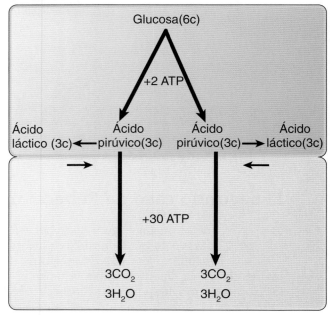

ANAEROBIA

AEROBIA

**Figura 20-1** **Respiración celular.** Este diagrama muestra el catabolismo de la glucosa sin oxígeno (anaerobio) y con oxígeno (aerobio). (c, átomos de carbono en una molécula de una sustancia.) En la respiración celular, la glucosa primero produce dos moléculas de ácido pirúvico, que se convertirán en ácido láctico bajo condiciones anaerobias, como durante el ejercicio intenso. (El ácido láctico a la larga debe convertirse nuevamente en ácido pirúvico.) Sin embargo, en forma típica el ácido pirúvico se degrada por vía aerobia (usando oxígeno) en $CO_2$ y $H_2O$. **[ACERCAMIENTO** ➤ ¿Qué produce el ácido pirúvico en la respiración celular bajo condiciones anaerobias? ¿Y bajo condiciones aerobias? **]**

necesario para convertir al ácido láctico de vuelta en ácido pirúvico, que se metaboliza aún más. Durante esta fase de recuperación, las reservas almacenadas en los músculos también se reabastecen. Estos compuestos son mioglobina, que almacena oxígeno; glucógeno, que puede degradarse en glucosa; y fosfato de creatina, que almacena energía.

**LA FASE AEROBIA** Para generar suficiente energía para la supervivencia, las células corporales deben fragmentar el ácido pirúvico aún más completamente en la segunda fase de la respiración celular, la cual requiere oxígeno. Estas reacciones **aerobias** ocurren dentro de las mitocondrias celulares. Resultan en la transferencia de casi toda la energía que queda en los nutrimentos al ATP. En promedio, las células son capaces de formar alrededor de 30 moléculas de ATP por vía aerobia por molécula

| Tabla 20-1 | Resumen de la respiración celular de glucosa | | |
|---|---|---|---|
| Fase | Ubicación en la célula | Producto(s) final(es) | Producción de energía/glucosa |
| Anaerobia (glucólisis) | Citoplasma | Ácido pirúvico | 2 ATP |
| Aerobia | Mitocondria | Dióxido de carbono y agua | 30 ATP |

de glucosa. Las afirmaciones sobre la energía producida pueden diferir un poco, pues las células en los diferentes tejidos varían en sus vías metabólicas y en la cantidad de energía que usan para apoyar a la respiración celular. En cualquier caso, esta producción adicional es bastante mayor de lo que se produce sólo con el metabolismo anaerobio, con un total de 32 moléculas de ATP por glucosa, en comparación con las dos primeras.

Durante los pasos aerobios de la respiración celular, las células forman dióxido de carbono, que debe entonces transportarse a los pulmones para su eliminación. Además, se forma agua por la combinación de oxígeno con el hidrógeno que se elimina de las moléculas de nutrimentos. Debido al tipo de reacciones químicas involucradas, y debido a que el oxígeno se usa en los pasos finales, la respiración celular se describe como la **oxidación** de nutrimentos. Nótese que se requieren enzimas como catabolistas de todas estas reacciones metabólicas. Muchas de las vitaminas y minerales que se describen más adelante en este capítulo son partes de estas enzimas.

Aunque la oxidación de los alimentos a menudo se compara con el consumo de combustibles, esta comparación es inexacta. El quemar combustible resulta en una liberación repentina y a menudo con desperdicio de energía en forma de calor y luz. En contraste, la oxidación metabólica ocurre en pasos pequeños y gran parte de la energía liberada se almacena como ATP para que las células lo usen más tarde; parte de la energía se libera como calor, que se usa para mantener la temperatura corporal, como se comenta después en este mismo capítulo.

Para quienes saben interpretar ecuaciones químicas, la ecuación balanceada neta para la respiración celular, iniciando con glucosa, es la siguiente:

$$C_6H_{12}O_6 + 6O_2 \rightarrow 6CO_2 + 6H_2O$$

glucosa          oxígeno     dióxido de carbomo     agua

**PUNTO DE REVISIÓN 20-2** ➤ ¿Qué nombre se le da a la serie de reacciones celulares que libera energía a partir de los nutrimentos?

**ÍNDICE METABÓLICO** El **índice metabólico** se refiere a la velocidad a la que se libera energía a partir de nutrimentos en las células. Se ve afectado por el tamaño de la persona, la cantidad de grasa corporal, el sexo, la edad, la actividad y las hormonas, en particular la hormona tiroidea (tiroxina). El índice metabólico es elevado en niños y adolescentes y disminuye con la edad. El **metabolismo basal** es la cantidad de energía que se requiere para mantener las funciones vitales mientras el cuerpo está en reposo.

La unidad que se utiliza para medir la energía es la kilocaloría (kcal), que es la cantidad de calor que se necesita para elevar en 1°C un kilogramo de agua. Para calcular las calorías que se necesitan a diario tomando en cuenta el nivel de actividad, véase el recuadro 20-1, Recuento de calorías.

---

**Recuadro 20-1**    Una mirada de cerca

## Recuento de calorías: cálculo de las necesidades energéticas diarias

Los requerimientos energéticos basales para el día pueden calcularse con una simple fórmula. Una mujer promedio requiere 0.9 kcal/kg por hora, y un varón 1.0 kcal/kg por hora. Al multiplicar 0.9 por el peso corporal en kilogramos por 24 en una mujer, o 1.0 por peso corporal en kilogramos por 24 en un varón resulta en los requerimientos energéticos basales por día. Por ejemplo, si una mujer pesa 60 kg, la ecuación sería la siguiente:

**0.9 kcal/kg por hora × 60 = 54 kcal/hora**

**54 kcal/hora × 24 horas/día = 1296 kcal/día**

Para calcular las necesidades energéticas totales por un día, un porcentaje basado en el nivel de actividad (desde muy sedentario a atleta profesional) también debe añadirse a los requerimientos basales. Estos porcentajes se muestran en la tabla que aparece más adelante.

La ecuación para calcular las necesidades energéticas totales para el día es:

**Necesidades energéticas basales + (necesidades energéticas basales × nivel de actividad)**

Usando el ejemplo anterior y considerando niveles bajos de actividad, se aplican las siguientes ecuaciones:

Con una actividad de 40 %:

**1296 kcal/día + (1296 kcal/día × 40%)**
**= 1814.4 kcal/día**

Con una actividad de 60 %

**1296 kcal/día + (1296 kcal/día × 60%)**
**= 2073.6 kcal/día**

Por tanto, la mujer del ejemplo requeriría entre 1814 y 2073 kcal/día.

| Nivel de actividad | Varones | Mujeres |
|---|---|---|
| Poca actividad (muy sedentario) | 25 % a 40 % | 25 % a 35 % |
| Actividad baja (p. ej., caminar entre clases, pero poco o ningún ejercicio intencional) | 50 % a 75 % | 40 % a 60 % |
| Actividad moderada (p. ej., aeróbicos varias veces a la semana) | 65 % a 80 % | 50 % a 70 % |
| Actividad intensa (atleta profesional) | 90 % a 120 % | 80 % a 100 % |

*Para convertir libras a kilogramos, divide el peso en libras 2.2.*

## El uso de nutrimentos para energía

Como se mencionó, la glucosa es la principal fuente de energía del cuerpo. La mayor parte de los carbohidratos en la dieta se convierten en glucosa en el curso del metabolismo. Las reservas de glucosa se almacenan en las células hepáticas y musculares como **glucógeno**, un compuesto constituido a partir de moléculas de glucosa. Cuando se requiere glucosa para energía, el glucógeno se degrada para obtener glucosa. También pueden usarse glicerol y ácidos grasos (de la digestión de grasas) y aminoácidos (de la digestión de proteínas) para obtener energía, pero estos entran al proceso de degradación en diferentes momentos.

La grasa en la dieta produce más del doble de energía que las proteínas y los carbohidratos (es decir, es más "engordante"); la grasa produce 9 kcal de energía por gramo, en tanto que las proteínas y los carbohidratos producen cada uno 4 kcal por gramo. Las calorías que se ingieren en exceso de se convierten en grasa y se almacenan en el tejido adiposo.

Antes de oxidarse para obtener energía, hay que eliminar los grupos nitrógeno (amino) de los aminoácidos. Esta remoción, llamada **desaminación**, ocurre en el hígado, donde los grupos nitrógeno se forman en urea mediante una combinación con dióxido de carbono. La sangre transporta la urea a los riñones para su eliminación.

No hay una forma de almacenamiento especializada para las proteínas, como la que existe para los carbohidratos (glucógeno) y grasas (tejido adiposo). Por tanto, cuando uno requiere más proteínas que las que se consiguen en la dieta, deben obtenerse de la sustancia corporal, como el tejido muscular o proteínas plasmáticas. El recurrir a estos recursos se vuelve peligroso cuando las necesidades son extremas. Las grasas y los carbohidratos se describen como "ahorradores de proteínas" porque se usan para energía antes de las proteínas y por tanto permiten ahorrar proteínas para la síntesis de los componentes corporales necesarios.

**PUNTO DE REVISIÓN 20-3** ➤ ¿Cuál es la principal fuente de energía para las células?

## Anabolismo

Las moléculas de nutrimentos se construyen en materiales para el cuerpo mediante los pasos del anabolismo, todos los cuales son catalizados por enzimas.

**AMINOÁCIDOS ESENCIALES** Once de los 20 aminoácidos necesarios para construir proteínas pueden sintetizarse internamente por reacciones metabólicas. Estos 11 aminoácidos se describen como *no esenciales* porque no necesitan consumirse como un alimento (tabla 20-2). Los nueve aminoácidos restantes no pueden fabricarse por medios metabólicos y por tanto deben tomarse como parte de la dieta; éstos son los **aminoácidos esenciales**. Nótese que algunos aminoácidos esenciales pueden convertirse esenciales bajo ciertas condiciones, como el estrés físico extremo o en algunas enfermedades metabólicas hereditarias.

**ÁCIDOS GRASOS ESENCIALES** También hay dos ácidos grasos esenciales, el **ácido linoleico** y el **ácido linolénico**, que deben ingerirse en los alimentos. Estos se obtienen con facilidad mediante una dieta saludable y balanceada.

**PUNTO DE REVISIÓN 20-4** ➤ ¿Qué quiere decirse cuando se describe a un aminoácido o a un ácido graso como esencial?

## Minerales y vitaminas

Además de necesitar grasas, proteínas y carbohidratos, el cuerpo necesita minerales y vitaminas.

---

| **Tabla 20-2**    **Aminoácidos** | |
|---|---|
| **Aminoácidos no esenciales*** | **Aminoácidos esenciales**** |
| **Nombre** | **Nombre** |
| Ácido aspártico | Fenilalanina |
| Ácido glutámico | Histidina |
| Alanina | Isoleucina |
| Arginina | Leucina |
| Asparagina | Lisina |
| Cisteína | Metionina |
| Glicina | Treonina |
| Glutamina | Triptófano |
| Prolina | Valina |
| Serina | |
| Tirosina | |

*Los aminoácidos no esenciales pueden ser sintetizados por el cuerpo.
**Los aminoácidos esenciales no pueden sintetizarse por el cuerpo; deben consumirse como parte de la dieta.

Los **minerales** son elementos químicos que se necesitan para la estructura corporal, equilibrio de líquidos y actividades como contracción muscular, conducción de impulsos nerviosos y coagulación sanguínea. Algunos minerales son componentes de las vitaminas. En la tabla 20-3 se presenta una lista de los principales minerales que se necesitan en una dieta adecuada. Algunos minerales adicionales que no se mencionan aquí también se requieren para una buena salud. Los minerales que se necesitan en cantidades extremadamente pequeñas se conocen como **oligoelementos.**

Las **vitaminas** son sustancias orgánicas complejas necesarias en cantidades muy pequeñas. Las vitaminas son parte de las enzimas u otras sustancias esenciales para el metabolismo y las deficiencias de vitaminas producen diversos trastornos nutricionales.

Las vitaminas hidrosolubles son las vitaminas B y la vitamina C. Estas no se almacenan y deben tomarse regularmente con los alimentos. Las vitaminas liposolubles son A, D, E y K. Estas vitaminas se mantienen en reserva en los tejidos grasos. El consumo excesivo de vitaminas hidrosolubles puede causar toxicidad. En la tabla 20-4 se presenta una lista de vitaminas.

Ciertas sustancias son valiosas en la dieta en forma de **antioxidantes.** Protegen contra los efectos dañinos de los **radicales libres,** que son moléculas altamente reactivas y muy inestables que se producen a partir de oxígeno en el curso normal del metabolismo (y también por radiación UV, contaminación del aire y tabaquismo). Los radicales libres contribuyen al envejecimiento y a las enfermedades. Los antioxidantes reaccionan con los radicales libres para estabilizarlos y minimizar sus efectos dañinos en las células. Las vitaminas C y E y el caroteno β, un pigmento anaranjado que se encuentra en las plantas y se convierte en vitamina A, son antioxidantes. También hay muchos compuestos que se encuentran en las plantas (p. ej., frijol de soya y tomates) y que son antioxidantes.

**PUNTO DE REVISIÓN 20-5** ➤ Tanto las vitaminas como los minerales son necesarios para el metabolismo. ¿Cuál es la diferencia entre vitaminas y minerales?

## Tabla 20-3    Minerales

| Mineral | Funciones | Fuentes | Resultados de su deficiencia |
|---|---|---|---|
| Calcio (Ca) | Formación de huesos y dientes, coagulación sanguínea, conducción nerviosa, contracción muscular | Lácteos, huevo, vegetales de hoja verde, legumbres (chícharos y frijoles) | Raquitismo, tetania, osteoporosis |
| Fósforo (P) | Formación de huesos y dientes; se encuentra en el ATP, ácidos nucleicos | Carne, pescado, pollo, yema de huevo, lácteos | Osteoporosis, metabolismo anormal |
| Sodio (Na) | Equilibrio de líquidos; conducción de los impulsos nerviosos, contracción muscular | La mayor parte de los alimentos, en particular los procesados, sal de mesa | Debilidad, calambres, diarrea, deshidratación |
| Potasio (K) | Equilibrio de líquidos, actividad muscular y nerviosa | Frutas, carnes, mariscos, leche, vegetales, granos | Trastornos musculares y neurológicos |
| Cloruro (Cl) | Equilibrio de líquidos, ácido clorhídrico en el estómago | Carne, leche, huevos, alimentos procesados, sal de mesa | Rara vez ocurre |
| Hierro (Fe) | Transporte de oxígeno (hemoglobina, mioglobina) | Carne, huevos, cereales fortificados, legumbres, frutas secas | Anemia, piel seca, indigestión |
| Yodo (I) | Hormonas tiroideas | Mariscos, sal yodada | Hipotiroidismo, bocio |
| Magnesio (Mg) | Catalizador para reacciones enzimáticas, metabolismo de los carbohidratos | Vegetales de hoja verde, granos, nueces, legumbres | Espasticidad, arritmia, vasodilatación |
| Manganeso (Mn) | Catalizador en las acciones del calcio y el fósforo; facilitador de muchos procesos celulares | Diversos alimentos | Posibles trastornos reproductivos |
| Cobre (Cu) | Necesario para la absorción y uso de hierro en la formación de hemoglobina; parte de algunas enzimas | Carne, agua | Anemia |
| Cromo (Cr) | Actúa con la insulina para regular las concentraciones de glucosa sanguínea | Carne, alimentos no refinados, grasas y aceites | Incapacidad para usar la glucosa |
| Cobalto (Co) | Parte de la vitamina $B_{12}$ | Productos animales | Anemia perniciosa |
| Zinc (Zn) | Promueve el transporte del dióxido de carbono y el metabolismo de la energía; se encuentra en las enzimas | Carne, pescado, pollo, granos, vegetales | Alopecia (calvicie); posiblemente se relaciona con diabetes |
| Fluoruro (F) | Previene las caries dentales | Agua fluorada, té, mariscos | Caries dental |

20

| Tabla 20-4 | Vitaminas | | |
|---|---|---|---|
| Vitaminas | Funciones | Fuentes | Resultados de su deficiencia |
| A (retinol) | Se necesita para un tejido epitelial sano y para los pigmentos oculares; participa en la reproducción y la inmunidad | Frutas y vegetales de color anaranjado, hígado, huevos, lácteos, vegetales verde oscuro | Ceguera nocturna; piel seca y descamada; disminución de la inmunidad |
| $B_1$ (tiamina) | Necesaria para las enzimas que participan en la oxidación de nutrimentos; función nerviosa | Carne de cerdo, cereales, granos, carnes, legumbres, nueces | Beriberi, una enfermedad de los nervios |
| $B_2$ (riboflavina) | La requieren las enzimas que realizan la oxidación de los nutrimentos | Leche, huevos, hígado, vegetales de hoja verde, granos | Trastornos de la piel y la lengua |
| $B_3$ (niacina, ácido nicotínico) | Participa en la oxidación de nutrimentos | Levadura, carne, hígado, granos, legumbres, nueces | Pelagra con dermatitis, diarrea, trastornos mentales |
| $B_6$ (piridoxina) | Metabolismo de los ácidos grasos y los aminoácidos; formación de niacina; producción de eritrocitos | Carne, pescado, pollo, fruta, granos, legumbres, vegetales | Anemia, irritabilidad, convulsiones, espasmos musculares, trastornos cutáneos |
| Ácido pantoténico | Esencial para el crecimiento normal; metabolismo de energía | Levadura, hígado, huevos y muchos otros alimentos | Alteraciones del sueño, trastornos digestivos |
| $B_{12}$ (cianocobalamina) | Producción de células; mantenimiento de células nerviosas; metabolismo de los ácidos grasos y los aminoácidos | Productos animales | Anemia perniciosa |
| Biotina (una vitamina B) | Participa en la formación de grasas y glucógeno, metabolismo de los aminoácidos | Cacahuate (maní), hígado, tomates, huevos, avena, soya y muchos otros alimentos | Falta de coordinación, dermatitis, fatiga |
| Folato (ácido fólico, una vitamina B) | Necesario para el metabolismo de aminoácidos, síntesis de ADN, maduración de los eritrocitos | Vegetales, hígado, legumbres, semillas | Anemia, trastornos digestivos, defectos del tubo neural en el embrión |
| C (ácido ascórbico) | Mantiene la piel y las mucosas saludables; participa en la síntesis de colágeno; antioxidante | Cítricos, vegetales verdes, papas, frutas de color naranja | Escorbuto, pobre cicatrización, anemia, huesos débiles |
| D (calciferol) | Ayuda en la absorción del calcio y el fósforo de las vías intestinales | Pescados grasosos, hígado, huevos, leche fortificada | Raquitismo, deformidades óseas |
| E (tocoferol) | Protege las membranas celulares; antioxidante | Semillas, vegetales verdes, nueces, granos, aceites | Anemia, degeneración muscular y hepática, dolor |
| K | Síntesis de los factores de la coagulación sanguínea | Bacterias en las vías digestivas, hígado, col, y vegetales de hoja verde | Hemorragia |

# Directrices nutricionales

Las cantidades relativas de carbohidratos, grasas y proteínas que deben incluirse en la dieta diaria varían hasta cierto punto en cada individuo. Las recomendaciones típicas para la cantidad de calorías que se obtienen a diario de cada uno de los tres tipos de alimentos son las siguientes:

- Carbohidratos: 55 % a 60 %
- Grasas: 30 % o menos
- Proteínas: 15 % a 20 %

Es importante tomar en cuenta que tanto el tipo como la cantidad de cada nutrimento son factores para una buena salud. Una dieta para perder peso debe seguir las mismas proporciones que se mencionan, pero con una reducción en los tamaños de las porciones.

## Carbohidratos

Los carbohidratos en la dieta deben ser sobre todo complejos, es decir, carbohidratos que ocurren en forma natural, manteniendo los azúcares simples al mínimo. Los azúcares simples son monosacáridos, como la glucosa y la fructosa (azúcar de las frutas), y disacáridos, como la sacarosa (azúcar de mesa) y lactosa (azúcar de la leche). Los azúcares simples son una fuente de energía rápida, pues se metabolizan con rapidez. Sin embargo, fomentan el gasto pancreático de insulina y, como resultado, hacen que las concentraciones sanguíneas de glucosa se eleven y bajen con rapidez. Es más sano mantener concentraciones estables de glucosa, que en situación de normalidad varían de 85 a 125 mg/100 ml aproximadamente a lo largo del día.

El **efecto glucémico** es una medida de la rapidez con que un alimento eleva las concentraciones de glucosa sanguínea y estimula la liberación de insulina. El efecto por lo general es bajo para granos enteros y productos lácteos y elevado para dulces y granos refinados ("blancos"). Sin embargo, hay que notar que el efecto glucémico de los alimentos también depende de la hora en que se consume durante el día y si se combina, o cómo se combina, con otros alimentos.

Los carbohidratos complejos son polisacáridos. Algunos ejemplos son:

- Almidones, que se encuentran en los granos, legumbres y papas.
- Fibras, como la celulosa, pectina y gomas, que son materiales estructurales de las plantas.

La fibra añade masa a las heces y promueve la eliminación de toxinas y desechos. También hace más lenta la digestión y la absorción de carbohidratos, con lo que se regula la liberación de glucosa. Ayuda en el control del peso al proporcionar una sensación de plenitud y limitar el consumo calórico. La fibra adecuada en la dieta disminuye el colesterol y ayuda a prevenir la diabetes, cáncer de colon, hemorroides, apendicitis y diverticulitis. Los alimentos ricos en fibra, como los granos enteros, frutas y vegetales, también son ricos en vitaminas y minerales (v. recuadro 20-2).

**PUNTO DE REVISIÓN** `20-6` ➤ ¿Cuál es el rango normal de la glucosa sanguínea?

## Grasas

Las grasas se subdividen en sus formas saturada y no saturada con base en su estructura química. Los ácidos grasos en las **gra-sas saturadas** tienen más átomos de hidrógeno en sus moléculas y menos del doble de uniones entre los átomos de carbono que las grasas no saturadas (fig. 20-2). La mayor parte de las grasas saturadas proviene de fuentes animales y son sólidas a temperatura ambiente, como la mantequilla y la manteca. También se incluyen en este grupo los llamados "aceites tropicales": aceite de coco y aceite de palma. Las **grasas no saturadas** se derivan de las plantas. Son líquidas a temperatura ambiental y suele llamárseles aceites, como los de cacahuate (maní), oliva y canola.

Las grasas saturadas deben constituir menos de la tercera parte de la grasa en la dieta (menos de 10 % de las calorías totales). Las dietas ricas en grasas saturadas se relacionan con una incidencia mayor de lo normal de cáncer, cardiopatía y problemas cardiovasculares, aunque la relación entre estos factores no se ha determinado por completo.

Muchos productos comerciales contienen grasas que están artificialmente saturadas para evitar que se pongan rancios y para dar una consistencia más sólida. Éstas se presentan en la etiqueta de los alimentos como aceites vegetales parcialmente hidrogenados y se encuentran en productos horneados, crema de cacahuate procesada, grasa vegetal y margarina sólida. Las evidencias muestran que los componentes de las grasas hidrogenadas, conocidos como *ácidos grasos trans*, pueden ser tan dañinos, si no es que más, que las grasas naturales saturadas y por tanto deben evitarse.

## Proteínas

Dado que las proteínas, a diferencia de los carbohidratos y las grasas, no se almacenan en reservas especiales, los alimentos con proteínas deben consumirse con regularidad, poniendo atención para obtener los aminoácidos esenciales. La mayor parte de las proteínas animales suministra todos los aminoácidos esenciales y se conocen como proteínas completas. Casi todos los vegetales carecen de uno o más de los aminoácidos esenciales. Las

---

**Recuadro 20-2** **Mantenimiento de la salud**

### Fibra alimentaria: formando masa

La fibra alimentaria se conoce mejor por su capacidad para mejorar los hábitos intestinales y facilitar la pérdida de peso. Pero la fibra también puede ayudar a evitar la diabetes, las cardiopatías y ciertos trastornos digestivos, como diverticulitis y cálculos biliares.

La fibra alimentaria es un tipo de carbohidrato indigerible que se encuentra en las frutas, vegetales y granos enteros. La cantidad de fibra recomendada para una dieta de 2000 calorías es de 25 gramos por día, pero la mayoría de la gente en Estados Unidos tiende a consumir sólo la mitad de esta cantidad. Deben consumirse alimentos ricos en fibra a lo largo del día para cumplir con los requerimientos. Es mejor aumentar la fibra en la dieta en forma gradual para evitar síntomas desagradables, como plenitud intestinal y flatulencias. Si su dieta es baja en fibra trate de añadir los siguientes alimentos en un periodo de varias semanas:

- Panes, cereales y pasta de grano entero, así como arroz integral. Estos añaden 1 a 3 más gramos de fibra por ración que los productos "blancos".
- Legumbres, que incluyen frijoles, chícharos y lentejas. Éstos añaden 4 a 12 gramos de fibra por ración.
- Frutas y vegetales. Las formas enteras, crudas y sin pelar contienen más fibra, y los jugos menos fibra. El jugo de manzana no tiene nada de fibra, en tanto que una manzana entera aporta 3 gramos.
- Salvado sin procesar, el cual puede espolvorearse casi sobre cualquier alimento: cereal, sopas y guisados. Una cucharada aporta 2 gramos de fibra. Asegúrese de tomar suficientes líquidos con el salvado.

Ácido graso
saturado
(ácido esteárico)

Ácido graso
no saturado
(ácido linoleico)

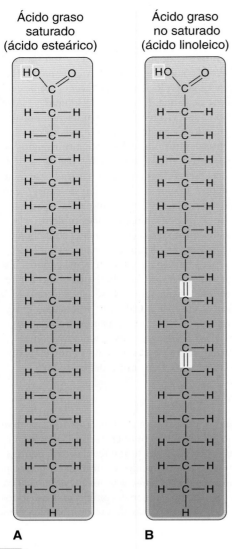

**A**            **B**

**Figura 20-2**  **Grasas saturadas y no saturadas. A)** Los ácidos grasos saturados contienen las cifras máximas de átomos de hidrógeno unidos a los carbonos sin uniones dobles entre los átomos de carbono. **B)** Los ácidos grasos no saturados tienen menos de la cifra máxima de átomos de hidrógeno unidos a los carbonos y una o más uniones dobles entre los átomos de carbono (resaltadas).

personas que siguen una dieta vegetariana estricta deben aprender a combinar alimentos como las legumbres (p. ej., frijoles y chícharos) con granos (p. ej., arroz, maíz o trigo), para obtener todos los aminoácidos esenciales a diario. En la tabla 20-5 se demuestran los principios para combinar dos alimentos, legumbres y granos, para suministrar los aminoácidos esenciales que pueden estar ausentes en un alimento o en el otro. Las legumbres son ricas en isoleucina y lisina, pero deficientes en metionina y triptófano, en tanto que en los granos es al revés. Para fines ilustrativos, la tabla sólo incluye los cuatro aminoácidos esenciales faltantes (hay nueve en total). Las dietas étnicas tradicionales reflejan estas combinaciones saludables, por ejemplo, los frijoles con maíz o arroz de algunos platillos mexicanos o los garbanzos y lentejas en la dieta del Medio Oriente.

## Complementos de vitaminas y minerales

La necesidad de complementos de vitaminas y minerales en la dieta está sujeta a controversia. Algunos investigadores mantienen que pueden obtenerse cantidades adecuadas de estas sustancias con una dieta variada y saludable. Muchos alimentos comerciales, que incluyen leche, cereales y pan, están fortificados con vitaminas y minerales. Otros sostienen que la contaminación, el agotamiento de los suelos y el almacenamiento, refinación y procesamiento de los alimentos hacen que los complementos adicionales resulten benéficos. Sin embargo, la mayoría coincide en que los niños, ancianos, mujeres que amamantan y embarazadas, así como los adolescentes que suelen no alimentarse en forma adecuada, se benefician al recibir minerales y vitaminas adicionales.

Cuando es necesario, es el médico o el nutriólogo quien debe elegir los complementos para ajustar las necesidades particulares del individuo. Las dosis de megavitaminas pueden provocar reacciones indeseables y en algunos casos hasta peligrosas. Se ha encontrado que tanto la vitamina A como la D provocan efectos tóxicos de gravedad cuando se consumen en exceso.

## Directrices alimentarias en Estados Unidos

El Departamento de Agricultura de Estados Unidos (USDA) ha publicado directrices alimentarias a intervalos regulares desde 1916.

| Tabla 20-5 | Combinación de alimentos para obtener aminoácidos esenciales | | | |
|---|---|---|---|---|
| **Aminoácidos esenciales\*** | | | | |
| | Isoleucina | Lisina | Metrionina | Triptófano |
| Legumbres | + | + | | |
| Granos | | | + | + |
| Legumbres y granos combinados | + | + | + | + |

*Existen 9 aminoácidos esenciales; la tabla incluye 4 con fines ilustrativos.*

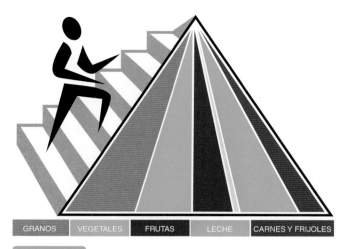

**Figura 20-3**  **Directrices alimentarias en Estados Unidos.** (*MyPyramid*, U. S. Department of Agriculture/Center for Nutrition Policy and Promotion.)

La versión más reciente, que incorpora información nutricional actualizada, es la guía de 2005, *MyPyramid* (fig. 20-3). Las bandas de colores de la pirámide muestran cinco categorías diferentes de alimentos que indican la cantidad relativa que debe elegirse de cada grupo. La banda amarilla delgada entre las frutas (rojo) y la leche (azul) representa los aceites, que deben consumirse con moderación.

La pirámide y las directrices que la acompañan destacan:

- Variedad en la dieta. Los alimentos en todos los grupos son necesarios a diario para una buena salud.

- Moderación. Una ración o porción es menor a lo que la mayoría de la gente piensa.

- Comer frutas y vegetales. Casi todos necesitamos una mayor cantidad de éstos en la dieta.

- Elección de alimentos "densos en nutrimentos" que son ricos en nutrimentos comparados con su contenido de calorías. Estas recomendaciones también incluyen comer alimentos no refinados, como granos enteros, y alimentos no procesados.

- La importancia del ejercicio, según se representa por la figura que sube las escaleras a un lado de la pirámide.

La gráfica de la pirámide no incluye azúcar, grasas sólidas o alcohol. Las directrices del USDA explican que éstas se consideran "calorías discrecionales", es decir, "extras" que pueden incluirse dentro del límite diario recomendado de energía después de satisfacer las necesidades de nutrimentos. Por supuesto, también se pueden elegir alimentos adicionales de entre los grupos ricos en nutrimentos recomendados para satisfacer las necesidades de energía.

Las nuevas directrices también destacan las variaciones individuales. En internet, en http://www.mypyramid.gov/sp-index.html se puede encontrar un cálculo personalizado de qué y cuánto debe usted comer con base en su talla, peso, edad, género y nivel de actividad física. También puede valorar su dieta en línea con el rastreador MiPirámide. La mayoría de las personas necesita hacer cambios graduales en su dieta para alcanzar objetivos de alimentación más sanos, según lo sugieren los escalones en el lado de la pirámide.

## Alcohol

El alcohol proporciona energía en cantidades de 7 kcal por gramo, pero no se considera un nutrimento porque no elabora productos finales útiles. De hecho, el alcohol interfiere con el metabolismo y contribuye a diversos trastornos.

El cuerpo puede metabolizar cerca de 15 ml de alcohol puro (etanol) por hora. Esta cantidad se traduce en una copa de vino, una lata de cerveza o una copa de algún licor. Si se consume a mayor velocidad, el alcohol entra al torrente sanguíneo y afecta a muchas células, en particular las del cerebro.

El alcohol se absorbe con rapidez a través del estómago y el intestino delgado y se destoxifica en el hígado. Cuando llega en exceso al hígado, el alcohol puede producir acumulación de grasa, así como inflamación y cicatrización del tejido hepático. A la larga puede provocar cirrosis, que consiste en daño irreversible a la estructura del hígado. El metabolismo del alcohol ocupa enzimas que se requieren para la oxidación de los nutrimentos y también resulta en productos secundarios que acidifican los líquidos corporales. Otros efectos incluyen obesidad, desnutrición, cáncer, úlceras y síndrome alcohólico fetal. El personal de salud aconseja a las embarazadas no beber alcohol en absoluto. Además, el alcohol altera el juicio y provoca una mayor incidencia de accidentes.

Aunque el consumo de alcohol es compatible con una buena salud y puede tener un efecto benéfico sobre el sistema cardiovascular, sólo debe consumirse con moderación.

 Visite **thePoint** para un resumen de los efectos del abuso de alcohol y fotografías de sus efectos en hígado y cerebro.

**PUNTO DE REVISIÓN 20-7** ➤ ¿Cuáles son las recomendaciones típicas para las cantidades relativas de carbohidratos, grasas y proteínas en la dieta?

# Trastornos nutricionales

Los problemas relacionados con la dieta pueden originarse de un exceso o una deficiencia de los nutrimentos necesarios. Hoy día, otro tema cotidiano en las noticias es el control de peso. Las alergias alimentarias también pueden afectar a algunas personas.

## Alergias alimentarias

Algunas personas desarrollan signos alérgicos inequívocos si consumen ciertos alimentos. Los alergenos frecuentes de los alimentos son el trigo, nueces, leche, mariscos y huevo, pero casi cualquier alimento puede causar una reacción alérgica en una persona determinada. También pueden presentarse reacciones alérgicas a los aditivos de los alimentos, como saborizantes, colorantes o conservadores. Los signos de reacciones alérgicas pueden incluir la piel, vías respiratorias o aparato gastrointestinal. Las alergias alimentarias pueden provocar choque anafiláctico que causa la muerte a personas extremadamente sensibles.

20

## Desnutrición

Si cualquiera de los nutrimentos vitales está ausente de la dieta, el cuerpo sufre desnutrición. Uno suele pensar que una persona desnutrida es aquella que no ingiere suficiente cantidad de comida, pero la desnutrición también puede ser resultado de comer demasiados alimentos equivocados. Los factores que contribuyen a la desnutrición incluyen pobreza, edad avanzada, enfermedad crónica, anorexia, mala salud dental, drogadicción o alcoholismo.

En países pobres y subdesarrollados muchos niños sufren desnutrición proteínica-energética. El término **marasmo** se utiliza para referirse a la desnutrición grave en la lactancia (del griego que significa "morir poco a poco").

El **kwashiorkor** afecta a niños mayores cuando se les desteta porque ha nacido un segundo hijo (eso es lo que significa el término). Una concentración baja de proteínas en el plasma sanguíneo interfiere con el retorno de líquido a los capilares, lo que resulta en edema. A menudo hay una acumulación del líquido excesivo en el abdomen, en forma de líquido ascítico, lo que produce un estómago prominente.

> **thePoint** Visite *thePoint* para apreciar los efectos del kwashiokor.

## Sobrepeso y obesidad

Las causas de la obesidad son complejas e implican factores sociales, económicos, genéticos, psicológicos y metabólicos. Es ampliamente conocido que el sobrepeso y la obesidad han aumentado en las últimas décadas en muchos países. En Estados Unidos, 35 % de los adultos presenta sobrepeso y un 30 % adicional tiene obesidad (v. "Índice de masa corporal" más adelante). La obesidad reduce la esperanza de vida y se relaciona con enfermedad cardiovascular, diabetes, algunos cánceres y otras enfermedades. La incidencia de diabetes tipo 2, que anteriormente se creía exclusiva de los adultos, ha aumentado en gran medida entre niños. Algunos investigadores sostienen que la obesidad se relaciona más con la enfermedad crónica que la pobreza, el tabaquismo o el alcoholismo.

> **thePoint** Visite *thePoint* para un resumen de las complicaciones a largo plazo de la diabetes.

Hoy los científicos estudian los controles nerviosos y hormonales sobre el peso, pero hasta ahora no han encontrado ningún fármaco eficaz y seguro para controlarlo. Para la mayoría de las personas una dieta variada consumida en moderación y acompañada de ejercicio regular es la manera más segura de evitar la obesidad. Se recomiendan cuando menos 30 minutos de ejercicio moderado a vigoroso cada día, para tener una buena salud y un control de peso adecuado.

**ÍNDICE DE MASA CORPORAL** El **índice de masa corporal** (IMC) es una medida que se usa para determinar el tamaño corporal. Se basa en la relación del peso con la talla (fig. 20-4). El IMC se calcula al dividir el peso en kilogramos por la talla en metros cuadrados. Un rango saludable para este parámetro

Cálculo del índice de masa corporal (IMC)

**Fórmula**

$$IMC = \frac{Peso\ (kg)}{Talla\ (m)^2}$$

**Ejemplo:**

Una mujer que mide 1.6 metros y pesa 61 kg tiene un índice de masa corporal de 23.5.

Peso: 61 kg

Talla: 1.6 m; $(1.6)^2 = 2.6$

$$IMC = \frac{61\ kg}{2.6\ m} = 23.5$$

**Figura 20-4** **Cálculo del índice de masa corporal**
**[ACERCAMIENTO ➤** ¿Cuál es el índice de masa corporal para un varón que mide 1.77 metros y pesa 77 kg? (Redondee hasta el primer decimal.)**]**

es de 19 a 24. El sobrepeso se define como un IMC de 25 a 30 y la obesidad como uno mayor de 30. Sin embargo, el IMC no toma en cuenta la cantidad relativa de músculo y grasa en el cuerpo. Por ejemplo, un fisicoculturista puede encontrarse sano con un índice de masa corporal mayor del normal porque sus músculos tienen mayor densidad que la grasa.

## Bajo peso

Las personas con bajo peso enfrentan tantos problemas para ganar peso como experimentan otros para perderlo. El problema de un peso insuficiente puede ser resultado de un crecimiento rápido, trastornos alimenticios, alergias, enfermedad o factores psicológicos. Se relaciona con bajas reservas de energía, problemas reproductivos y deficiencias nutricionales. Un IMC menor de 18.5 se define como bajo peso. Para aumentar de peso la persona debe aumentar su consumo de calorías, pero también debe ejercitarse para añadir tejido muscular, no sólo graso.

# Nutrición y envejecimiento

Con la edad, las personas pueden experimentar dificultades para mantener una dieta equilibrada. A menudo los ancianos pierden interés en comprar y preparar la comida o son incapaces de hacerlo. Debido a que el metabolismo suele hacerse más lento y se requiere menos comida para satisfacer las necesidades energéticas, pueden desarrollarse deficiencias nutricionales. Los medicamentos pueden interferir con el apetito y con la absorción y utilización de nutrimentos específicos.

Es importante que los ancianos busquen alimentos que sean "densos en nutrimentos", es decir, alimentos que tengan una alta proporción de nutrimentos en comparación con la cantidad de calorías que proporcionan. El ejercicio ayuda a promover el apetito y mantener el tejido muscular, que tiene mayor actividad metabólica.

# Temperatura corporal

El calor es un producto secundario importante de muchas actividades químicas que ocurren en los tejidos corporales en forma constante. Al mismo tiempo, el calor siempre se está perdiendo por diversas salidas. En circunstancias normales, varios dispositivos de regulación mantienen constante la temperatura corporal dentro de límites bastante estrechos. El mantenimiento de una temperatura constante a pesar de las influencias tanto internas como externas es una fase de la homeostasis, la tendencia de todos los procesos corporales de mantener un estado normal a pesar de las fuerzas que tienden a alterarlo.

## Producción de calor

El calor es un producto secundario de las oxidaciones celulares que generan energía. La cantidad de calor producido por un órgano determinado varía con el tipo de tejido y su actividad. En reposo, los músculos pueden producir porcentajes tan bajos como 25 % del calor corporal total, pero cuando los músculos se contraen la producción de calor se multiplica ampliamente, debido a su mayor índice metabólico. En condiciones basales (en reposo), el hígado y otros órganos abdominales producen cerca de 50 % del calor corporal total. El cerebro sólo produce 15 % del calor corporal en reposo y un aumento en la actividad del tejido nervioso genera un pequeño incremento en la producción de calor. Los tejidos que generan mucho calor no se calientan más que otros porque la sangre circulante lo distribuye en forma bastante equitativa.

**FACTORES QUE AFECTAN LA PRODUCCIÓN DE CALOR** La tasa a la que se produce calor se ve afectada por varios factores, que incluyen el ejercicio, producción de hormonas, consumo de alimentos y la edad. Las hormonas, como la tiroxina de la glándula tiroidea y la adrenalina de la médula suprarrenal, aumentan la producción de calor.

El consumo de alimentos también se acompaña de una mayor producción de calor. Los nutrimentos que entran en la sangre después de la digestión están disponibles para un mayor metabolismo celular. Además, las glándulas y los músculos del sistema digestivo generan calor a medida que inician su actividad. Sin embargo, estas respuestas no explican todo el aumento, ni tampoco lo hacen para un incremento mucho mayor en el metabolismo después de una comida que contiene grandes cantidades de proteínas.

**PUNTO DE REVISIÓN 20-8** ➤ ¿Cuáles son algunos factores que afectan la producción de calor en el cuerpo?

## Pérdida de calor

Aunque 15 % a 20 % de la pérdida de calor ocurre a través del sistema respiratorio, con la orina y las heces, más del 80 % de la pérdida de calor se registra por la piel. Las redes de vasos sanguíneos en la dermis de la piel (parte más profunda) pueden llevar cantidades considerables de sangre cerca de la superficie, de modo que el calor puede disiparse al exterior. Esta liberación puede ocurrir de diversas formas.

- El calor puede transferirse directamente al aire cercano por medio de **conducción.**
- El calor también viaja desde su fuente como ondas o rayos de calor, un proceso que se conoce como **radiación.**
- Si el aire está en movimiento, de modo que la capa de aire calentado cerca del cuerpo se aleja en forma constante y se sustituye con aire más frío (como ocurre con un ventilador), el proceso se conoce como **convección.**
- Por último, el calor puede perderse por **evaporación,** proceso por el cual un líquido cambia a su estado de vapor.

Para ilustrar la evaporación, frote un poco de alcohol sobre su piel; éste se evapora con rapidez, usando tanto calor que su piel se siente fría. La transpiración tiene el mismo efecto, aunque no con tanta rapidez. La tasa de pérdida de calor mediante evaporación depende de la humedad del aire cercano. Cuando la humedad es superior al 60 % o más, la transpiración no se evapora con tanta facilidad, causando una sensación incómoda, a menos que existan otros medios para perder calor, como convección con un ventilador.

**PREVENCIÓN DE LA PÉRDIDA DE CALOR** Los factores que desempeñan una función en la pérdida de calor a través de la piel incluyen el volumen de tejido comparado con la cantidad de superficie cutánea. Un niño pierde calor más rápido que un adulto. Algunas partes como los dedos de manos y pies se ven más afectadas por la exposición al frío debido a que tienen una mayor cantidad de piel en comparación con el volumen total de tejido.

Si la temperatura del aire que lo rodea es menor que la del cuerpo, la pérdida excesiva de calor se previene tanto por medios naturales como artificiales. La ropa disminuye la pérdida de calor al atrapar al aire aislante tanto en el material como en las capas de ropa. Un aislante natural eficaz contra el frío es la capa de grasa bajo la piel. El grado de aislamiento depende del grosor de la capa subcutánea. Incluso cuando la temperatura de la piel es baja, este tejido graso evita que los tejidos más profundos pierdan mucho calor. En promedio, esta capa es un poco más gruesa en las mujeres que en los varones.

## Regulación de la temperatura

La temperatura corporal permanece casi constante a pesar de las amplias variaciones en la tasa de producción o pérdida de calor debido a los mecanismos internos de regulación de la temperatura.

**LA FUNCIÓN DEL HIPOTÁLAMO** Muchas áreas del cuerpo actúan en la regulación del calor, pero el centro más importante es el hipotálamo, el área del cerebro ubicada justo arriba de la hipófisis. Un grupo de células hipotalámicas controla la producción de calor en los tejidos corporales, en tanto que otro grupo controla la pérdida de calor. La regulación se basa en la temperatura de la sangre que circula por el cerebro y también en los datos que proporcionan los receptores de temperatura en la piel.

Si estos dos factores indican que se está perdiendo demasiado calor, se envían rápidamente impulsos desde el hipotálamo al sistema nervioso autónomo (involuntario), que a su vez provoca la constricción de los vasos sanguíneos de la piel para reducir la pérdida de calor. Se envían otros impulsos a los músculos para causar escalofríos, una contracción rítmica que produce mayor cantidad de calor. De ser necesario se aumenta la producción de adrenalina, la cual aumenta el metabolismo celular por un breve periodo, y esto a su vez aumenta la producción de calor.

Si existe el riesgo de calentamiento excesivo, el hipotálamo estimula a las glándulas sudoríparas para que aumenten su actividad. Los impulsos del hipotálamo también hacen que los vasos cutáneos se dilaten, de modo que el mayor flujo sanguíneo promueva la pérdida de calor. El hipotálamo también puede inducir relajación muscular para minimizar la producción de calor.

Los músculos son especialmente importantes en la regulación de temperatura porque las variaciones en la actividad de estas grandes masas tisulares pueden aumentar o disminuir con facilidad la generación de calor. Dado que los músculos forman casi la tercera parte del cuerpo, un aumento ya sea involuntario o intencional en su actividad puede formar suficiente calor para contrarrestar una disminución considerable de la temperatura ambiental.

**PUNTO DE REVISIÓN** `20-9` ➤ ¿Qué parte del cerebro es la encargada de regular la temperatura corporal?

**FACTORES DE LA EDAD** Las personas muy jóvenes y muy viejas tienen limitaciones en su capacidad para regular la temperatura corporal cuando se exponen a extremos en el ambiente. La temperatura corporal de un recién nacido disminuye si se le expone a un ambiente frío por un periodo prolongado. Los ancianos tampoco son capaces de producir suficiente calor para mantener la temperatura corporal en un ambiente frío.

Con respecto al calentamiento excesivo en estos grupos de edad, los mecanismos de pérdida de calor no están completamente desarrollados en el recién nacido. Los ancianos no pierden tanto calor de la piel como lo hacen las personas más jóvenes. Ambos grupos deben protegerse de temperaturas extremas.

**TEMPERATURA CORPORAL NORMAL** El rango de temperatura normal obtenida ya sea con un termómetro de mercurio o con uno electrónico puede ir de 36.2 °C a 37.6 °C. La temperatura corporal varía con la hora del día. Por lo general es más baja temprano por la mañana, porque los músculos han estado relajados y no se ha ingerido comida en varias horas. La temperatura tiende a ser mayor entrada la tarde y al inicio de la noche, debido a la actividad física y el consumo de alimentos.

La temperatura normal también varía en diferentes partes del cuerpo. La temperatura corporal obtenida en la axila es más baja que la de la boca y la de la boca menos de un grado más baja que la rectal. Se cree que si fuera posible colocar el termómetro dentro del hígado registraría un grado o más por arriba de la temperatura rectal. La temperatura dentro de un músculo puede ser incluso más elevada durante la actividad.

Aunque hay lugares en que se utiliza la escala de Farenheit, como en Estados Unidos, en casi todo el mundo se mide la temperatura en grados **Celsius**. Con esta escala el punto de congelamiento es de 0 ° y el de ebullición normal del agua es de 100 °, dividiendo el intervalo entre estos dos extremos en 100 unidades iguales. La escala Celsius también se denomina **escala centígrada** (por ser el 100 su base). Véase el apéndice 2 para la comparación de las escalas Celsius y Farenheit y las fórmulas para hacer conversiones entre ellas.

**PUNTO DE REVISIÓN** `20-10` ➤ ¿Cuál es la temperatura corporal normal?

## Fiebre

La fiebre es una situación en la que la temperatura corporal es más alta de lo normal. Un individuo con fiebre se describe como **febril**. Por lo general, la presencia de fiebre se debe a una infección, pero pueden existir muchas otras causas, como neoplasias, lesiones encefálicas, reacciones tóxicas, reacciones a vacunas y enfermedades que afectan el sistema nervioso central (SNC). Algunas veces las alteraciones emocionales pueden causar fiebre. Sin importar la causa, el efecto es un reajuste en el termostato corporal del hipotálamo.

Curiosamente, la fiebre suele ir precedida de escalofrío —es decir, de un ataque violento de temblores y una sensación de frío que no puede quitarse con mantas o cobertores eléctricos. Como resultado de estas reacciones, se genera calor y se almacena, con lo que, al desaparecer el escalofrío, la temperatura corporal está elevada.

El refrán que sostiene que "hay que ayunar con fiebre" está completamente equivocado. Durante la fiebre hay un aumento en el metabolismo que suele ser proporcional a la intensidad de la fiebre. El cuerpo usa los azúcares y grasas disponibles y hay un aumento en el consumo de proteínas. Durante más o menos la primera semana de una fiebre hay evidencia concluyente de destrucción proteínica, de modo que se recomienda una dieta alta en calorías, con bastantes proteínas.

Cuando la fiebre concluye, a veces la caída en la temperatura hasta la normalidad ocurre con gran rapidez. Esta caída repentina de la temperatura se conoce como **crisis** y suele ir acompañada de síntomas que indican una pérdida rápida de calor: transpiración abundante, relajación muscular y dilatación de los vasos sanguíneos en la piel. En contraste, una caída gradual en la temperatura se conoce como **lisis**. Al fármaco que disminuye la fiebre se le conoce como **antipirético**.

El mecanismo de producción de fiebre no se entiende por completo, pero podríamos pensar que el hipotálamo es un termostato que durante la fiebre se ha ajustado a un valor más alto de lo normal. Este cambio en el mecanismo regulador de calor suele ser posterior a la introducción de una proteína extraña o a la entrada de una bacteria o sus toxinas al torrente sanguíneo. Las sustancias que producen fiebre se llaman **pirógenos**.

Hasta cierto punto, la fiebre puede ser benéfica porque acelera la fagocitosis (el proceso por el cual los leucocitos destruyen bacterias y otros materiales extraños), inhibe el crecimiento de ciertos microorganismos y aumenta el metabolismo celular, lo cual puede ayudar a recuperarse de la enfermedad.

## Respuesta al calor excesivo

Los dispositivos para regular calor del cuerpo son eficientes, pero existe un límite en lo que pueden lograr. Las temperaturas ambientales elevadas pueden avasallar los mecanismos de pérdida de calor del cuerpo, en cuyo caso la temperatura corporal se eleva y aumenta el metabolismo celular con una producción de calor acompañante. Cuando la temperatura corporal se eleva, la persona afectada puede sufrir una serie de trastornos: calambres por calor seguidos de agotamiento por calor, que, de no tratarse, llevan a una situación de insolación.

En los **calambres por calor** hay calambres musculares localizados en las extremidades y en ocasiones en el abdomen. El trastorno se alivia al descansar en un ambiente fresco y beber líquidos adecuados.

Ante una mayor retención de calor y pérdida de líquidos se presenta **agotamiento por calor**. Los síntomas de esta alteración incluyen cefalea, cansancio, vómito y pulso rápido, pero la piel está fresca debido a la evaporación del sudor. Puede haber una disminución en los volúmenes de sangre circulante y una menor presión arterial. El agotamiento por calor también se trata con reposo y restitución de líquidos.

La **insolación** (también llamada golpe de calor) es una urgencia médica. La insolación puede reconocerse por una temperatura corporal mayor a 41 °C; piel seca y caliente; y síntomas del SNC, que incluyen confusión, mareo y pérdida de la conciencia. El cuerpo responde a la pérdida de líquido circulante disminuyendo el flujo de sangre a la piel y a las glándulas sudoríparas.

Es importante bajar de inmediato la temperatura corporal de la persona insolada retirándole la ropa, colocándola en un ambiente fresco y enfriando su cuerpo con agua fría o hielo. Debe recibir líquidos apropiados con los electrólitos necesarios, que incluyen sodio, potasio, calcio y cloruro. También se requiere atención médica de apoyo para evitar complicaciones fatales.

**PUNTO DE REVISIÓN 20-11** ➤ ¿Cuáles son algunas de las manifestaciones provocadas por un exceso de calor?

## Respuesta al frío excesivo

El cuerpo no es más capaz de manejar una exposición prolongada al frío que una exposición prolongada al calor. Si, por ejemplo, el cuerpo se sumerge en agua fría durante algún tiempo, el agua (mejor conductor de calor que el aire) elimina más calor del cuerpo del que puede remplazarse, y la temperatura desciende. El aire frío puede producir el mismo resultado, en particular cuando la ropa es inadecuada. Las principales manifestaciones de una temperatura corporal excesivamente baja, conocida como **hipotermia**, son los escalofríos incontrolables, falta de coordinación y disminución en las frecuencias cardíaca y respiratoria. La persona tiene dificultad para hablar y experimenta una somnolencia casi incontrolable, que puede llevar a coma y a la muerte. Las actividades en exteriores en climas frescos, no necesariamente fríos, pueden provocar casos no reconocidos de hipotermia. El viento, la fatiga y el agotamiento de las reservas de agua y energía pueden ser factores para este trastorno.

Cuando el cuerpo se enfría por debajo de un cierto punto, el metabolismo celular se hace más lento y la producción de calor es inadecuada para mantener una temperatura normal. La persona debe ir calentándose en forma gradual con el calor de una fuente externa. La mejor medida de primeros auxilios es retirar la ropa de la persona y colocarla en una bolsa de dormir entibiada con un acompañante que tampoco tenga ropa, hasta que cese el escalofrío. La administración de líquidos tibios y endulzados también ayuda.

La exposición al frío, en particular al frío húmedo, puede llevar al **congelamiento**, que tiene el potencial de causar daño tisular local permanente. Las áreas con mayor probabilidad de verse afectadas por congelamiento son la cara, orejas y extremidades. La formación de cristales de hielo y la disminución en el suministro sanguíneo al área producen necrosis (muerte) del tejido y potencialmente gangrena. Los muy jóvenes, los muy viejos y personas con trastornos circulatorios son en particular susceptibles a las lesiones por frío.

Un área congelada nunca debe frotarse; más bien debe descongelarse mediante la aplicación de toallas entibiadas o inmersión en agua tibia (no caliente) circulante durante 20 a 30 minutos. El área afectada debe tratarse con cuidado; una persona con pies congelados no debe tratar de caminar. Las personas con extremidades dañadas a menudo presentan una disminución de la temperatura corporal. Hay que calentar todo el cuerpo al tiempo que se calienta la parte afectada.

La hipotermia se emplea en ciertos tipos de cirugía. En estas circunstancias se utilizan fármacos para deprimir el hipotálamo y bajar la temperatura corporal incluso hasta a 25 °C antes de que el cirujano comience con la operación. En la cirugía cardíaca la sangre se enfría aún más, a 20 °C, mientras circula por una máquina corazón-pulmón. Este método ha resultado exitoso incluso en lactantes.

**PUNTO DE REVISIÓN 20-12** ➤ ¿Qué término se utiliza para referirse a la temperatura corporal excesivamente baja?

20

# De vuelta a la enfermedad en contexto

## ➤ Rebeca aprende a manejar su diabetes

"¡Hola mamá!" Rebeca hablaba emocionada por teléfono desde el campamento. "No, todo está bien... De hecho, te llamo porque sabía que de seguro estabas preocupada. Me la estoy pasando de maravilla. Fuimos al lago en canoa, a caminar y a nadar todos los días. En la noche nos sentamos alrededor de la fogata y contamos historias de terror... Sí, tengo nuevos amigos— no sabes qué increíble es todo. Wendy, la líder de mi cabaña, es genial. También tiene diabetes y sabe todo lo que hay que saber. El otro día hicimos un experimento donde hicimos pruebas de nuestras concentraciones de glucosa antes y después de ir a caminar al bosque. ¿Sabías que las concentraciones de glucosa bajan después del ejercicio porque el cuerpo utiliza la glucosa para fabricar ATP?.... Y hoy durante el almuerzo aprendimos que los alimentos están hechos de carbohidratos, grasas y proteínas. ¿Sabías que la glucosa es un carbohidrato y que algunos alimentos pueden elevar el azúcar en la sangre muy rápido? Wendy nos explicó que es el 'efecto glucémico' o algo parecido. Como sea, por eso es que resulta mejor comer pan integral y fruta en lugar de pan blanco y dulces. También aprendimos sobre las grasas saturadas y no saturadas. Dile a mi papá que cuando regrese a casa, él y yo tenemos que hablar. Si sigue comiendo esas comidas grasosas que le gustan, ¡se va a enfermar del corazón!"

En este caso, vimos que la diabetes mellitus es una enfermedad endocrina que evita que las células metabolicen la glucosa. Para repasar el tema de diabetes mellitus, refiérase al capítulo 12.

# Resumen

I. **METABOLISMO**
   A. Fases
      1. Catabolismo —degradación de compuestos complejos en compuestos más simples
      2. Anabolismo —elaboración de compuestos simples en sustancias necesarias para las actividades celulares, crecimiento y restauración

   B. Respiración celular —serie de reacciones en que los alimentos se oxidan para obtener energía
      1. Fase anaerobia —no requiere oxígeno
         a. Ubicación —citoplasma
         b. Producción —2 ATP por glucosa
         c. Producto final —orgánico (es decir, ácido pirúvico)

2. Fase aerobia —requiere oxígeno
   a. Ubicación —mitocondria
   b. Producción —30 ATP por glucosa en promedio
   c. Productos finales —dióxido de carbono y agua
3. Índice metabólico —velocidad a la que se libera energía de los alimentos hacia las células
   a. Metabolismo basal —cantidad de energía necesaria para mantener las funciones vitales en reposo
C. Uso de nutrimentos para energía
   1. Glucosa —principal fuente de energía
   2. Grasas —mayor producción de energía
   3. Proteínas —pueden usarse para energía después de eliminar el nitrógeno (desaminación)
D. Anabolismo
   1. Los aminoácidos esenciales y los ácidos grasos deben ingerirse como parte de la dieta
E. Minerales y vitaminas
   1. Minerales —elementos necesarios para la estructura corporal y las actividades celulares
      a. Oligoelementos —elementos que se requieren en cantidades mínimas
   2. Vitaminas —sustancias orgánicas que se necesitan en pequeñas cantidades
      a. Antioxidantes (p. ej., vitaminas C y E) protegen contra los radicales libres

II. **DIRECTRICES NUTRICIONALES**
   A. Carbohidratos
      1. 55 % a 60 % de las calorías
      2. Deben ser complejos (no refinados) y no simples (azúcares)
         a. Efecto glucémico —rapidez con que un alimento eleva la glucosa sanguínea y la insulina
         b. Las fibras vegetales son importantes
   B. Grasas
      1. 30 % o menos de las calorías
      2. Las no saturadas son más sanas que las saturadas
         a. Las grasas hidrogenadas están artificialmente saturadas
   C. Proteínas
      1. 15 % a 20 % de calorías
      2. Completas —todos los aminoácidos esenciales
         a. Se necesita combinar los alimentos vegetales
   D. Complementos de vitaminas y minerales
   E. Directrices alimentarias en Estados Unidos —USDA MyPyramid
   F. Alcohol —se metaboliza en el hígado

III. **TRASTORNOS NUTRICIONALES**
   A. Alergias alimentarias
   B. Desnutrición

C. Sobrepeso y obesidad
   1. Índice de masa corporal (IMC) —peso (kg) ÷ (talla [m])$^2$
D. Bajo peso

IV. **NUTRICIÓN Y ENVEJECIMIENTO**

V. **TEMPERATURA CORPORAL**
   A. Producción de calor
      1. La mayor parte del calor se produce en los músculos y las glándulas
      2. Se distribuye por la circulación
      3. Se ve afectado por el ejercicio, hormonas, alimentos, edad
   B. Pérdida de calor
      1. Vías —piel, orina, heces, sistema respiratorio
      2. Mecanismos —conducción, radiación, convección, evaporación
      3. Prevención de la pérdida de calor —ropa, grasa subcutánea
   C. Regulación de la temperatura
      1. Hipotálamo —principal centro de regulación de la temperatura
         a. Responde a la temperatura de la sangre en el cerebro y a los receptores de temperatura en la piel
      2. Conservación de calor
         a. Constricción de los vasos sanguíneos en la piel
         b. Escalofríos
         c. Aumento de la liberación de adrenalina
      3. Liberación de calor
         a. Dilatación de los vasos sanguíneos
         b. Sudación
         c. Relajación de los músculos
      4. Factores de la edad
      5. Temperatura corporal normal —varía de 36.2 °C a 37.6 °C; varía con la hora del día y el sitio en que se mide
   D. Fiebre —temperatura corporal más alta de lo normal derivada de infección, lesión, toxinas, daño al SNC, etc.
      1. Pirógeno —sustancia que produce fiebre
      2. Antipirético —fármaco que disminuye la fiebre
   E. Respuesta al calor excesivo —calambres por calor, agotamiento por calor, insolación
   F. Respuesta al frío excesivo
      1. Hipotermia —temperatura corporal baja
         a. Resultado —coma y muerte
         b. Usos —cirugía
      2. Congelamiento —reducción del suministro de sangre a zonas como la cara, orejas y dedos de manos y pies
         a. Resultado —necrosis y gangrena

20

# Preguntas para estudio y revisión

## PARA FORTALECER LA COMPRENSIÓN

*Complete las frases*

**1.** Elaborar glucógeno a partir de glucosa es un ejemplo de _____.

**2.** La cantidad de energía que se requiere para mantener las funciones vitales en reposo es _____.

**3.** Las reservas de glucosa se almacenan en el hígado y el músculo en forma de _____.

**4.** El área más importante del cerebro para la regulación de la temperatura es _____.

**5.** Un fármaco que disminuye la fiebre se le denomina _____.

*Correspondencia* > Relacione cada enunciado numerado con la frase que corresponda enlistada con letra.

____ **6.** Principal fuente de energía para el cuerpo

____ **7.** Elemento químico necesario para el funcionamiento corporal normal

____ **8.** Sustancia orgánica compleja que se requiere para el funcionamiento corporal normal

____ **9.** Molécula de reserva de energía con sólo uniones sencillas entre los átomos de carbono

____ **10.** Molécula de reserva de energía con una o más uniones dobles entre los átomos de carbono

**a.** Grasa saturada

**b.** Vitamina

**c.** Mineral

**d.** Grasa no saturada

**e.** Glucosa

*Opción múltiple*

____ **11.** Durante el catabolismo de aminoácidos, el nitrógeno se elimina por
    **a.** Oxidación
    **b.** Efecto glucémico
    **c.** Lisis
    **d.** Desaminación

____ **12.** ¿Cuál de los siguientes tendría el menor efecto glucémico?
    **a.** Glucosa
    **b.** Sacarosa
    **c.** Lactosa
    **d.** Almidón

____ **13.** El alcohol es catabolizado por el
    **a.** Intestino delgado
    **b.** Hígado
    **c.** Páncreas
    **d.** Bazo

____ **14.** Se dice que los aminoácidos que no pueden fabricarse por el metabolismo son
    **a.** Esenciales
    **b.** No esenciales
    **c.** Antioxidantes
    **d.** Radicales libres

## COMPRENSIÓN DE CONCEPTOS

**15.** ¿En qué parte de la célula ocurre la respiración anaerobia y cuáles son sus productos finales? ¿En qué parte de la célula ocurre la respiración aerobia? ¿Cuáles son sus productos finales?

**16.** ¿Alrededor de cuántas kilocalorías se liberan de una cucharada de mantequilla (14 gramos)? ¿De una cucharada de azúcar (12 gramos)? ¿De una cucharada de clara de huevo (15 gramos)?

**17.** Si usted consume 2000 calorías al día, ¿cuántas kilocalorías deben provenir de los carbohidratos? ¿Y de las grasas? ¿De las proteínas?

**18.** ¿Cómo se produce el calor en el cuerpo? ¿Qué estructuras producen la mayor cantidad de calor durante un aumento de actividad?

## PENSAMIENTO CONCEPTUAL

**23.** La oxidación de la glucosa para formar ATP suele compararse con quemar un combustible. ¿Por qué esta analogía es inexacta?

**24.** En el caso, Rebeca aprendió sobre el efecto glucémico. Para evitar la hiperglucemia, ¿qué alimentos debe evitar Rebeca o si acaso comer en moderación?

**19.** La temperatura corporal de Emilia se elevó de 36.2 °C a 36.5 °C y después disminuyó a 36.2 °C. Describa el mecanismo de retroalimentación que regula la temperatura corporal de Emilia.

**20.** Defina *fiebre*. Mencione algunos aspectos del curso de la fiebre y haga una lista de algunos de sus efectos benéficos y perjudiciales.

**21.** ¿Qué es hipotermia? ¿Bajo qué circunstancias suele ocurrir? Mencione algunos de sus efectos.

**22.** Diferencie entre los términos en los siguientes pares:

    **a.** Conducción y convección
    **b.** Radiación y evaporación
    **c.** Marasmo y kwashiorkor
    **d.** Lisis y crisis
    **e.** Agotamiento por calor e insolación

**25.** Ricardo M, que se autodescribe como una persona muy sedentaria, mide 1.80 m y pesa 109 kg. Calcule el índice de masa corporal de Ricardo. ¿Presenta sobrepeso u obesidad? Mencione algunas enfermedades relacionadas con la obesidad.

20

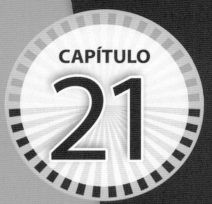

# CAPÍTULO 21

# Líquidos corporales

## Objetivos de aprendizaje

Después de estudiar cuidadosamente este capítulo, será capaz de:

1. Comparar los líquidos intracelulares y extracelulares
2. Mencionar cuatro tipos de líquidos extracelulares
3. Nombrar los sistemas que participan en el balance del agua
4. Explicar cómo se regula la sed
5. Definir *electrólitos* y describir algunas de sus funciones
6. Describir la función de las hormonas en el equilibrio de electrólitos
7. Explicar tres métodos para regular el pH de los líquidos corporales
8. Comparar acidosis y alcalosis, incluidas sus posibles causas
9. Describir tres trastornos relacionados con los líquidos corporales
10. Especificar algunos líquidos que se utilizan con fines terapéuticos

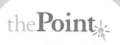

the**Point**

Consulte la página web para el material complementario de este capítulo.

# La enfermedad
## en contexto

> ## El segundo caso de Margarita: equilibrismo de líquidos

Ángela, una enfermera en la unidad de cuidados intensivos (UCI), se sentó en la estación de enfermeras para revisar el expediente de una paciente. Durante la ola de calor de la semana pasada, Margarita Rodríguez, de 78 años, fue ingresada al hospital con deshidratación (pérdida grave de agua). Esto se hizo evidente por el bajo gasto urinario y la elevada concentración de la orina. Mientras estuvo en urgencias, recibió líquidos intravenosos para restituir el agua que había perdido. En la UCI alentaron a Margarita para que bebiera bastantes líquidos, de modo que se mantuviera hidratada. En los siguientes días, el equipo de la UCI llevó un registro del consumo y gasto de líquidos de 24 horas de todo lo que Margarita había ingerido y excretado. El día de hoy regresa a casa. Pero antes de darla de alta, Ángela necesita proporcionarle cierta información para ayudarle a evitar que esta situación se presente de nuevo.

Considerando la ola de calor que se estaba viviendo, Ángela no estaba sorprendida con el diagnóstico de Margarita. Los ancianos como Margarita son particularmente susceptibles a la deshidratación porque suelen tener menores reservas de agua en los compartimientos de líquido corporal que los adultos más jóvenes; además, sus riñones tienden a ser menos eficientes para reabsorber agua. Margarita también presentó hipernatremia (exceso de iones de sodio en los líquidos corporales). Ángela sabía que esto estaba directamente relacionado con la pérdida de agua de Margarita —a medida que su volumen de líquidos corporales totales

disminuía, la concentración de sodio en ese líquido aumentaba. El sodio es esencial para algunas funciones del organismo, como la conducción de impulsos nerviosos. Sin embargo, su exceso puede causar problemas, que incluyen hipertensión, edema, convulsiones e incluso coma. Ahora que Margarita estaba rehidratada, sus concentraciones de iones de sodio también habían disminuido a concentraciones normales.

Al revisar la gráfica de Margarita, Ángela notó que también presentaba deficiencia en otros dos electrólitos esenciales —potasio y calcio. Al igual que el sodio, el potasio es necesario para una conducción adecuada de los impulsos nerviosos. El calcio es necesario para la formación de hueso y la coagulación sanguínea. La hipopotasemia de Margarita probablemente se debía al medicamento diurético que su médico le había recetado para bajar la presión arterial, lo que había provocado que perdiera potasio como efecto adverso. La hipocalcemia probablemente se relacionaba con la osteoporosis propia de su edad. Ángela se hizo el propósito de darle a Margarita una lista de alimentos ricos en potasio y calcio.

Para Margarita, el volumen de agua corporal y las concentraciones de iones anormales tuvieron graves consecuencias de salud. En este capítulo aprenderemos más sobre el equilibrio de líquidos y electrólitos corporales. Más adelante volveremos con Margarita para ver los consejos que Ángela le da al momento de darla de alta.

# La importancia del agua

El agua es importante para las células vivientes como solvente, medio de transporte y participante en las reacciones metabólicas. La proporción normal de agua corporal varía de 50 % a 70 % del peso de una persona. Es más elevada en los jóvenes y en individuos delgados y musculosos. A medida que la cantidad de grasa aumenta, el porcentaje de agua en el cuerpo disminuye, ya que el tejido adiposo contiene muy poca agua en comparación con el tejido muscular. En los lactantes el agua representa hasta 75 % de la masa corporal total. Es por este motivo que los lactantes están en mayor riesgo de deshidratación que los adultos.

Varios electrólitos (sales), nutrimentos, gases, desechos y sustancias especiales, como enzimas y hormonas, se encuentran suspendidos o disueltos en el agua corporal. La composición de los líquidos corporales es un factor importante en la homeostasis. Siempre que el volumen o la constitución química de estos líquidos varía siquiera un poco de lo normal, ocurre una enfermedad. (v. apéndice 4, tabla 3, para los valores normales.) La constancia de los líquidos corporales se mantiene de las siguientes formas:

- El mecanismo de la sed mantiene el volumen de agua a un nivel constante.

- La actividad de los riñones regula el volumen y la composición de los líquidos corporales (v. cap. 22).

- Las hormonas sirven para regular el volumen de líquidos y electrólitos (v. la sección sobre electrólitos más adelante en el capítulo).

- Reguladores del pH (acidez y alcalinidad), lo que incluye amortiguadores (*buffers*), respiración y función renal.

El mantenimiento de un balance adecuado de líquidos involucra muchos de los principios que se analizaron en capítulos anteriores, como el pH y los *buffers*, los efectos de la respiración en el pH, la tonicidad de las soluciones y las fuerzas que influyen sobre el intercambio de los capilares. Algunos de estos capítulos se mencionan específicamente en las siguientes secciones. Se presenta información adicional en el capítulo 22 sobre el sistema urinario.

# Compartimientos de líquidos

Aunque los líquidos corporales tienen mucho en común, sin importar dónde se ubiquen, hay algunas diferencias importantes entre el líquido que está en el interior y el exterior de las células. Por ello, los líquidos se agrupan en dos compartimientos principales (fig. 21-1):

- El **líquido intracelular** (LIC) se encuentra en el interior de las células. Alrededor de dos tercios a tres cuartos de todos los líquidos corporales pertenecen a esta categoría.

- El **líquido extracelular** (LEC) incluye todos los líquidos corporales en el exterior de las células. En este grupo se incluyen los siguientes:

  > **Líquido intersticial**, o simplemente, líquido tisular. Este líquido se ubica en los espacios localizados entre las células de tejidos de todo el cuerpo. Se calcula que el líquido tisular constituye cerca de 15 % del peso corporal.

  > **Plasma sanguíneo**, que constituye cerca de 4 % del peso corporal de la persona.

  > **Linfa**, el líquido que drena de los tejidos hacia el sistema linfático. Ésta representa cerca de 1 % del peso corporal.

  > **Líquido en compartimientos especiales,** como el líquido cefalorraquídeo, los humores vítreo y acuoso del ojo, el líquido seroso y el líquido sinovial. En conjunto, estos constituyen alrededor de 1 % a 3 % de los líquidos corporales totales.

Los líquidos no están contenidos en un compartimiento. Hay un intercambio constante entre compartimientos a medida que los líquidos se transfieren a través de las membranas plasmáticas semipermeables por difusión y ósmosis (v. fig. 21-1). Asimismo, los líquidos se pierden y remplazan cotidianamente.

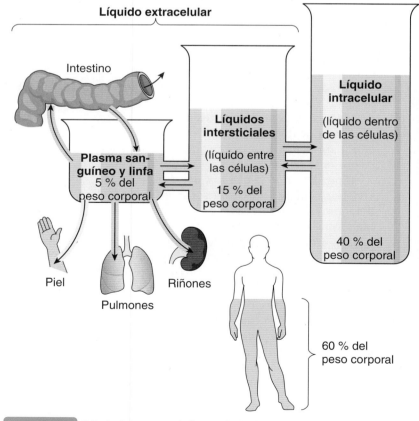

**Líquido extracelular**

Intestino

Plasma sanguíneo y linfa
5 % del peso corporal

Piel

Pulmones

Riñones

Líquidos intersticiales

(líquido entre las células)

15 % del peso corporal

Líquido intracelular

(líquido dentro de las células)

40 % del peso corporal

60 % del peso corporal

**Figura 21-1** **Principales compartimientos de líquido que muestran el porcentaje relativo según el peso del líquido corporal.** Los porcentajes de líquido varían pero constituyen 60 % del peso corporal. Los líquidos se intercambian constantemente entre los compartimientos y cada día se pierden y restituyen líquidos. **[ACERCAMIENTO ➤** ¿Cuáles son algunas vías por medio de las cuales se pierde agua?**]**

¿Cuáles son los dos principales compartimientos en que se agrupan los líquidos corporales?

# Balance de líquidos

En una persona sana, la cantidad de agua que se gana al día es aproximadamente igual a la cantidad que se pierde (gasto) (fig. 21-2). La cantidad de agua que se consume al día (consumo) varía en forma considerable. El adulto promedio en un ambiente cómodo consume cerca de 2300 ml de agua al día. Cerca de dos terceras partes de esta cantidad provienen del agua y otros líquidos que se beben; casi una tercera parte se obtiene de los alimentos —frutas, vegetales y sopas. Alrededor de 200 ml de agua se producen diariamente como producto secundario de la respiración celular. Esta agua, denominada *agua metabólica*, completa el promedio total de 2500 ml de ganancia al día.

El mismo volumen de agua se pierde en forma constante del cuerpo por las siguientes vías:

- Los **riñones** excretan la mayor cantidad de agua perdida al día. Cerca de 1 a 1.5 L de agua se eliminan a diario en la orina. (Las bebidas que contienen alcohol o cafeína actúan como diuréticos y aumentan la pérdida de agua por medio de los riñones.)

- La **piel**. Aunque el sebo y la queratina ayudan a prevenir la deshidratación, el agua se evapora en forma constante desde la superficie de la piel. Se pierden mayores cantidades de agua desde la piel, por el sudor, cuando es necesario enfriar el cuerpo.

- Los **pulmones** expulsan agua junto con el dióxido de carbono.

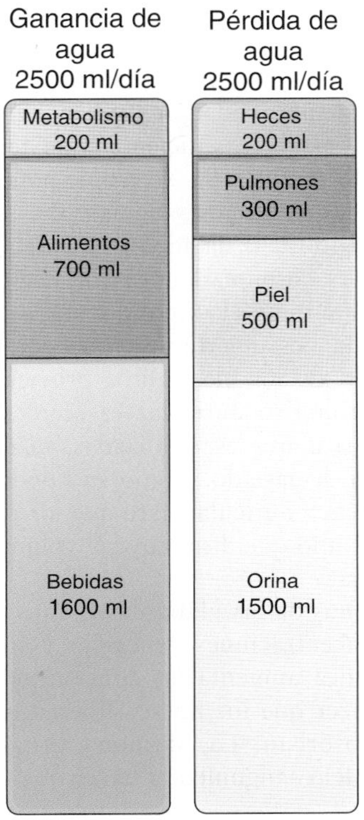

- Los **intestinos** eliminan agua junto con las heces.

En muchos trastornos es importante que el equipo de atención a la salud sepa si el consumo y gasto de líquidos del paciente está balanceado; en estos casos se registran el consumo y gasto en un periodo de 24 horas. El registro del consumo incluye *todos* los líquidos que entran al sistema del paciente; esto incluye aquellos que se administran por vía intravenosa, así como los que ingresan por la boca. El profesional de atención a la salud debe considerar la cantidad de agua, otras bebidas y alimentos líquidos, como sopas y helado. El registro de gasto incluye la cantidad de orina excretada en el mismo periodo de 24 horas, así como un cálculo de las pérdidas de líquidos debidas a fiebre, vómito, diarrea, hemorragia, flujo de la herida y otras causas.

¿Cuáles son las cuatro vías de pérdida de agua corporal?

## Sensación de sed

El centro de control para la sensación de sed se ubica en el hipotálamo en el cerebro. Este centro desempeña una importante función en la regulación del líquido corporal total. Una disminución en el volumen de líquido o un aumento en la concentración de los líquidos corporales estimulan el centro de la sed, lo que provoca que la persona beba agua u otros líquidos que contengan gran cantidad de agua. La sequedad de la boca también provoca una sensación de sed. La sed excesiva, como la que se produce por una pérdida excesiva de orina (en caso de diabetes), se denomina **polidipsia**.

El centro de la sed debe estimular que se beba lo suficiente para balancear los líquidos, pero no siempre es el caso. Durante el ejercicio vigoroso, en particular en climas calientes, el cuerpo puede deshidratarse con rapidez. Las personas pueden no beber lo suficiente para restituir los líquidos necesarios. Además, si se consume agua simple, la dilución de los líquidos corporales puede deprimir el centro de la sed. Los atletas que se ejercitan intensamente pueden requerir bebidas con carbohidratos para reponer energía y también algunos electrólitos para mantener el balance de líquidos. (v. recuadro 21-1, Osmorreceptores: meditando acerca de la sed, para más sobre regulación de la sed.)

¿Dónde se encuentra el centro de control de la sed?

# Electrólitos y sus funciones

Los electrólitos son constituyentes importantes de los líquidos corporales. Estos compuestos se separan en iones con carga positiva y negativa en una solución. Los iones con carga positiva se llaman *cationes;* los iones con carga negativa se llaman *aniones*. Los electrólitos reciben este nombre porque pueden conducir una corriente eléctrica en una solución. Unos cuantos de los iones más importantes se revisan más adelante:

- Iones positivos (cationes)
  - ➤ El **sodio** es el encargado principal de mantener el equilibrio osmótico y el volumen de líquido corporal.

Ganancia de agua
2500 ml/día

| Metabolismo 200 ml |
| Alimentos 700 ml |
| Bebidas 1600 ml |

Pérdida de agua
2500 ml/día

| Heces 200 ml |
| Pulmones 300 ml |
| Piel 500 ml |
| Orina 1500 ml |

**Figura 21-2** **Ganancia y pérdidas diarias de agua.**

## Osmorreceptores: meditando acerca de la sed

Los osmorreceptores son neuronas especializadas que ayudan a mantener el balance del agua al detectar cambios en la concentración de líquido extracelular (LEC). Se ubican en el hipotálamo del cerebro, en un región adyacente al tercer ventrículo, donde vigilan la presión osmótica (concentración) del plasma sanguíneo circulante.

Los osmorreceptores responden sobre todo a pequeños aumentos de sodio, el catión más prevalente en el LEC. A medida que la sangre se concentra más, el sodio drena agua desde el interior de las células, iniciando impulsos nerviosos. Al viajar a diferentes regiones del hipotálamo, estos impulsos pueden tener dos efectos diferentes pero relacionados:

- Estimulan al hipotálamo para producir hormona antidiurética, que se libera de la hipófisis posterior. La hormona antidiurética viaja a los riñones y hace que estos órganos conserven agua.

- Estimulan al centro de la sed del hipotálamo, provocando un mayor consumo de agua. Sin embargo, casi tan pronto como inicia el consumo de agua, la sensación de sed desaparece. Los receptores en la garganta y en el estómago envían señales inhibitorias al centro de la sed, lo que evita un consumo excesivo de agua y da tiempo para que la hormona antidiurética afecte a los riñones.

Los dos mecanismos sirven para diluir la sangre y otros líquidos corporales. Cualquier mecanismo por sí solo puede mantener el balance de agua. Si ambos fallan la persona se deshidrata en poco tiempo.

---

Es el principal ion positivo en los líquidos extracelulares. Se requiere sodio para la conducción de impulsos nerviosos y es importante para mantener el equilibrio acidobásico.

> El **potasio** también es importante en la conducción de impulsos nerviosos y es el principal ion positivo en los líquidos intracelulares. El potasio participa en las actividades enzimáticas y ayuda a regular las reacciones químicas por medio de las cuales un carbohidrato se convierte en energía y los aminoácidos se convierten en proteínas.

> El **calcio** es necesario para la formación de huesos, la contracción muscular, transmisión de impulsos nerviosos y coagulación sanguínea.

- Iones negativos (aniones):

> El **fosfato** es esencial en el metabolismo de los carbohidratos, formación de hueso y equilibrio acidobásico. Los fosfatos se encuentran en las membranas plasmáticas, ácidos nucleicos (ADN y ARN) y ATP.

> El **cloruro** es esencial para la formación de ácido clorhídrico en el estómago. También ayuda a regular el balance de líquido y el pH. Es el anión más abundante en los líquidos extracelulares.

**PUNTO DE REVISIÓN 21-4** ➤ ¿Cuál es el principal catión en el líquido extracelular? ¿Y en el líquido intracelular?

**PUNTO DE REVISIÓN 21-5** ➤ ¿Cuál es el principal anión en el líquido extracelular?

## Equilibrio de electrólitos

El cuerpo debe mantener concentraciones adecuadas de electrólitos tanto en el líquido intracelular como en el extracelular (v. recuadro 21-2, Sodio y potasio). La conservación de un balance de agua y electrólitos es uno de los problemas más difíciles para los trabajadores de la salud al cuidar a sus pacientes. Aunque se pierden algunos electrólitos en las heces y a través de la piel en forma de sudor, el esfuerzo de equilibrar los electrólitos se deja sobre todo a los riñones, como se describe en el capítulo 22 sobre el sistema urinario.

**LA FUNCIÓN DE LAS HORMONAS** Varias hormonas participan en el equilibrio de los electrólitos (v. cap. 12). La aldosterona, producida por la corteza suprarrenal, promueve la reabsorción de sodio (y agua) y la eliminación de potasio. En la enfermedad de Addison, en que la corteza suprarrenal no produce suficiente aldosterona, hay una pérdida de sodio y agua y un exceso de potasio.

Cuando la concentración sanguínea de sodio se eleva por arriba del rango normal, la hipófisis secreta más hormona antidiurética. Esta hormona aumenta la reabsorción de agua en los riñones para diluir el exceso de sodio.

La hormona descubierta recientemente con actividad en la regulación de los electrólitos proviene del corazón. El péptido natriurético auricular es secretado por células miocárdicas auriculares especializadas, cuando la presión arterial se eleva demasiado. Como su nombre lo indica, el péptido natriurético auricular hace que los riñones excreten sodio y agua, con lo que disminuye el volumen sanguíneo y la presión arterial.

Las hormonas de las glándulas paratiroides y tiroides regulan las concentraciones de calcio y fosfato. La hormona paratiroidea aumenta las concentraciones de calcio en sangre al hacer que los huesos liberen calcio y que los riñones lo reabsorban. La hormona tiroidea calcitonina disminuye el calcio sanguíneo al hacer que éste se deposite en los huesos.

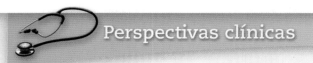

**Recuadro 21-2**    Perspectivas clínicas

### Sodio y potasio: causas y consecuencias del desequilibrio

Las concentraciones de sodio y potasio en los líquidos corporales son medidas importantes del equilibrio de agua y electrólitos. El exceso de sodio se conoce como **hipernatremia**, derivado del término en latín para el sodio, *natrium*. Esta alteración acompaña a la deshidratación y vómito intenso y puede provocar hipertensión, edema, convulsiones y coma. La **hiponatremia**, una deficiencia de sodio en los líquidos corporales, puede derivarse de intoxicación por agua, insuficiencia cardíaca, insuficiencia renal, cirrosis hepática, desequilibrio de pH o trastornos endocrinos. Puede causar debilidad muscular, hipotensión, confusión, choque, convulsiones y coma.

El término **hiperpotasemia** se deriva del latín para potasio, *kalium*. Se refiere a un exceso de potasio en los líquidos corporales, que puede derivar en insuficiencia renal, deshidratación y otras causas. Sus signos y síntomas incluyen náusea, vómito, debilidad muscular y arritmias cardíacas graves. La **hipopotasemia**, o potasio bajo en los líquidos corporales, puede resultar de tomar diuréticos, que hacen que se pierda potasio junto con el agua. También puede ser resultado del desequilibrio de pH o la secreción de demasiada aldosterona de la corteza suprarrenal y causa fatiga muscular, parálisis, confusión, hipoventilación y arritmias cardíacas.

---

**PUNTO DE REVISIÓN 21-6** ➤ ¿Cuáles son algunos de los mecanismos para regular los electrólitos en los líquidos corporales?

 Visite **thePoint** para ver una gráfica sobre hormonas y equilibrio electrolítico.

## Equilibrio acidobásico

La escala del pH es una medida de qué tan ácida o básica (alcalina) es una solución. Como se describe en el capítulo 2, la escala de pH mide la concentración del ion hidrógeno ($H^+$) en una solución. Los líquidos corporales son ligeramente alcalinos, con un rango de pH de 7.35 a 7.45. Estos líquidos deben mantenerse dentro de un estrecho rango de pH, de lo contrario puede ocurrir un daño importante o incluso la muerte. Una desviación en cualquier dirección por tres décimas de punto en la escala de pH, a 7.0 o 7.7, resulta letal.

### Regulación del pH

El cuerpo constantemente produce ácidos en el curso de su metabolismo. El catabolismo de las grasas produce ácidos grasos y otros productos secundarios ácidos; la respiración celular produce ácido pirúvico y, bajo condiciones anaerobias, ácido láctico; el dióxido de carbono se disuelve en la sangre y origina ácido carbónico (v. cap. 18). A la inversa, algunas situaciones anormales pueden causar desviaciones alcalinas en el pH. Varios sistemas actúan en conjunto para contrarrestar estos cambios y mantener el equilibrio acidobásico:

■ **Sistemas amortiguadores.** Los amortiguadores o *buffers* son sustancias que evitan los cambios bruscos en la concentración del ion hidrógeno ($H^+$) y por tanto mantienen un pH relativamente constante. Los *buffers* funcionan al aceptar o liberar estos iones, según se requiera, para mantener el pH estable. Los principales sistemas amortiguadores en el cuerpo

son los de bicarbonato, fosfato y proteínas, como la hemoglobina en los eritrocitos y las proteínas plasmáticas.

■ **Respiración.** La función de la respiración en el control del pH se describió en el capítulo 18. Recuerde que la liberación de dióxido de carbono de los pulmones hace que la sangre sea más alcalina al reducir la cantidad de ácido carbónico que se forma. En contraste, la retención de dióxido de carbono hace que la sangre sea más ácida. La frecuencia respiratoria puede ajustar el pH para una regulación a corto plazo.

■ **Función renal.** Los riñones regulan el pH al reabsorber o eliminar los iones hidrógeno según se requiera. Los riñones son los encargados de la regulación del pH a largo plazo. La actividad de los riñones se describe en el capítulo 22.

**PUNTO DE REVISIÓN 21-7** ➤ ¿Cuáles son los tres mecanismos para mantener el equilibrio acidobásico de los líquidos corporales?

### pH anormal

Si no pueden controlarse las desviaciones en el pH, el resultado es acidosis o alcalosis (tabla 21-1). La **acidosis** es una situación provocada por una caída en el pH de los líquidos corporales a un pH menor de 7.35. Esta circunstancia deprime el sistema nervioso, lo que conduce a confusión mental y a la larga a coma. La acidosis puede ser el resultado de una obstrucción respiratoria o de cualquier enfermedad pulmonar que evite la liberación de $CO_2$. También puede provenir de insuficiencia renal o de diarrea prolongada, que drena los contenidos alcalinos del intestino. El ejercicio excesivo a largo plazo bajo un entorno anaerobio puede producir acidosis láctica.

La acidosis también puede derivarse de un metabolismo inadecuado de carbohidratos, como ocurre en la diabetes mellitus, ingestión de una dieta baja en carbohidratos o inanición. En estos casos, el cuerpo metaboliza demasiada grasa y proteína de los alimentos o materiales corporales, lo que produce un exceso de ácido. Cuando la acidosis se debe a la acumula-

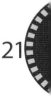

21

| Tabla 21-1 | Causas de acidosis y alcalosis | |
|---|---|---|
| | **Acidosis** | **Alcalosis** |
| Metabólica | Insuficiencia renal; metabolismo anaerobio; falta de un metabolismo de carbohidratos, como en diabetes, inanición; diarrea prolongada | Consumo excesivo de antiácidos; vómito prolongado |
| Respiratoria | Obstrucción respiratoria, enfermedad pulmonar como asma o enfisema, apnea o ventilación disminuida | Hiperventilación (frecuencia respiratoria elevada debida a ansiedad o deficiencia de oxígeno) |

ción de cuerpos cetónicos, como en el caso de la diabetes, la situación se describe con mayor precisión como cetoacidosis.

La **alcalosis** resulta de un aumento en el pH a más de 7.45. Esta anomalía excita al sistema nervioso para producir sensaciones de cosquilleo, espasmos musculares y a la larga parálisis. Las posibles causas de alcalosis incluyen hiperventilación (liberación de demasiado dióxido de carbono), ingestión excesiva de antiácidos y vómito prolongado con pérdida de ácido gástrico.

Es conveniente identificar si la acidosis o alcalosis es de origen respiratorio o metabólico. La acidosis o alcalosis respiratoria es resultado de una elevación o disminución del $CO_2$ sanguíneo. La acidosis o alcalosis metabólica resulta de un aumento o disminución no regulados de cualquier otro ácido (v. tabla 21-1).

**PUNTO DE REVISIÓN 21-8** ➤ ¿Cuáles son las condiciones que surgen de un pH anormalmente bajo o alto de los líquidos corporales?

## Trastornos de los líquidos corporales

El **edema** es la acumulación de un exceso de líquido en los espacios intercelulares (fig. 21-3).

Algunas causas de edema son las siguientes:

■ Interferencia con el retorno normal de líquido al corazón, como ocurre en la insuficiencia cardíaca congestiva o bloqueo de los sistemas venoso o linfático (v. caps. 14 y 15). La acumulación de líquido en los pulmones, el **edema pulmonar**, es consecuencia potencial grave de la insuficiencia cardíaca congestiva.

■ Falta de proteínas en la sangre. Esta deficiencia puede ser el resultado de una pérdida de proteínas o de la ingestión insuficiente de proteínas alimentarias durante un período prolongado. También puede ser resultado de una insuficiencia del hígado para producir cantidades suficientes de la proteína albúmina, como suele ocurrir en la enfermedad hepática. Esta disminución de las proteínas baja la presión osmótica de la sangre y altera el retorno de líquidos a la circulación. La reducción en el retorno de líquidos produce acumulación de líquidos en los tejidos.

■ La insuficiencia renal, una causa clínica frecuente de edema, es consecuencia de la incapacidad de los riñones para eliminar cantidades adecuadas de orina.

■ Aumento en la pérdida de líquido en los capilares, como ocurre en las lesiones, reacción alérgica o ciertas infecciones.

La **intoxicación con agua** consiste en la dilución de los líquidos corporales, tanto en los compartimientos intracelulares como extracelulares. El transporte de agua al interior de las células produce inflamación. En el encéfalo, esta alteración puede provocar convulsiones, coma y finalmente la muerte. Las causas de intoxicación por agua incluyen un exceso de hormona antidiurética y consumo excesivo de líquidos, por vía oral o inyección intravenosa.

**Derrame** es el escape de líquidos hacia una cavidad o espacio. Ejemplo de ello es el derrame pleural, donde hay líquido dentro del espacio pleural; en esta alteración, el líquido comprime los pulmones, por lo que no puede respirarse con normalidad. Trastornos como la tuberculosis, cáncer y algunas infecciones pueden provocar un derrame. El derrame en el saco pericárdico, que rodea al corazón, puede presentarse en trastornos autoinmunitarios, como el lupus eritematoso sistémico y la artritis reumatoide. La infección es otra causa de derrame pericárdico. El líquido puede interferir con las contracciones cardíacas normales y causar la muerte.

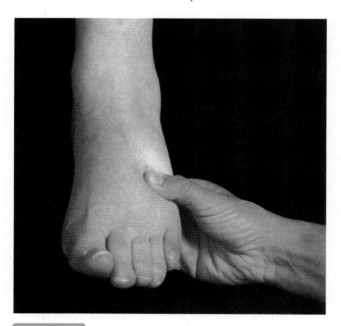

**Figura 21-3** **Edema del pie.** (Reimpreso con autorización de Bickley LS. *Bates' Guide to Physical Examination and History Taking,* 8th ed. Philadelphia: Lippincott Williams & Wilkins, 2003.)

## De vuelta a la enfermedad en contexto

### ➤ Margarita aprende a evitar la deshidratación

"Hola Margarita. ¿Estás lista para volver a casa?" preguntó Ángela a su paciente.

"Sí, claro que sí", respondió Margarita. "Me han tratado muy bien, ¡pero tengo muchas ganas de dormir en mi propia cama esta noche!"

"Bueno", continuó Ángela, "antes de que te vayas, ¿podríamos hablar un poco de cómo debes cuidarte en casa?" Con autorización de Margarita, Ángela le explicó que necesitaba hacer que su consumo de líquido correspondiera al líquido perdido, para asegurar un balance de agua y prevenir la deshidratación. "Yo sé que 2300 ml de agua al día parece mucho, pero no olvides que las bebidas no son tu única fuente. También puedes obtener agua de alimentos como frutas, vegetales y sopas", aseveró.

Ángela aconsejó a Margarita que también tomara en cuenta sus electrólitos. Le sugirió que consumiera alimentos bajos en sodio —que no sólo le ayudarían a permanecer hidratada, sino también a evitar que subiera su presión arterial. Puesto que las concentraciones de potasio de Margarita están un poco bajas (debido a un medicamento para la presión arterial que está tomando), Ángela le propuso que consumiera alimentos ricos en potasio, como melón, chabacano, pasitas y tomates. Las concentraciones de calcio de Margarita también están un poco bajas, de modo que Ángela le recomendó que comiera alimentos ricos en calcio, como lácteos, pescado y vegetales de hoja verde, como espinaca y brócoli.

Durante este caso vimos la importancia del equilibrio de líquidos y electrólitos para mantener la salud. Muchos de los mecanismos que usa el cuerpo para regular el volumen de líquido y las concentraciones de iones ocurren en los riñones. En el capítulo 22, El sistema urinario, examinaremos algunos de estos mecanismos homeostásicos.

---

La **ascitis** es un derrame con acumulación de líquido dentro de la cavidad abdominal. Puede ocurrir en trastornos del hígado, riñones y corazón, así como en cánceres, infección o desnutrición.

La **deshidratación** es un déficit grave de líquidos corporales que puede ser mortal si se prolonga. Las causas incluyen vómito, diarrea, drenaje de quemaduras o heridas, transpiración excesiva y consumo inadecuado de líquidos, como en los casos en que el mecanismo de la sed está dañado. Cuando esto ocurre puede ser necesario administrar líquidos intravenosos para corregir los desequilibrios de líquidos y electrólitos.

**PUNTO DE REVISIÓN 21-9** ➤ ¿Qué es el edema?

## Tratamiento con líquidos

En el capítulo 3 analizamos las reglas relacionadas con el movimiento de agua dentro y fuera de las células cuando se colocan en diferentes soluciones. Recuerde que una solución isotónica tiene la misma concentración que los líquidos celulares y no causa pérdida o ganancia neta de agua. Una solución hipertónica está más concentrada que el líquido celular y atrae agua al exterior de las células. Una solución hipotónica está menos concentrada que los líquidos celulares y una célula lleva agua al interior cuando se coloca en este tipo de solución. Deben considerarse estos datos al administrar un líquido.

Los líquidos se administran por vía venosa bajo diversas situaciones, para ayudar a mantener las funciones corporales normales cuando el consumo natural no es posible. También se administran líquidos para corregir desequilibrios específicos de líquidos y electrólitos en casos de pérdidas debidas a enfermedad o lesión.

El primer líquido que se administra por vía intravenosa en urgencias es la solución salina normal, que contiene 0.9 % de cloruro de sodio, una concentración igual a la del plasma. Dado que es isotónica, este tipo de solución no cambia la distribución de iones en los compartimientos de líquido corporal.

Con frecuencia, un paciente recibe dextrosa (glucosa) al 5 % en solución salina al 0.45 % (la mitad de la normal). Esta solución es hipertónica cuando se infunde, pero se vuelve hipotónica después que el azúcar se metaboliza. Otro líquido frecuente es la dextrosa (glucosa) al 5 % en agua. Esta solución es ligeramente hipotónica cuando se infunde. La cantidad de azúcar contenida en un litro de este líquido es igual a 170 calorías. El azúcar se utiliza sin demora, lo que hace que el líquido sea, efectivamente, agua pura. El uso de estos líquidos hipotónicos no se recomienda como tratamiento a largo plazo debido a la posibilidad de una intoxicación por agua. Estas dos soluciones de dextrosa aumentan el volumen del líquido plasmático. A menudo se añaden pequeñas cantidades de cloruro de potasio para restituir los electrólitos perdidos por vómito o diarrea.

La solución de lactato de Ringer contiene sodio, potasio, calcio, cloruro y lactato. En esta formulación las concentraciones electrolíticas son iguales a los valores plasmáticos normales. El lactato se metaboliza en bicarbonato, que actúa

21

como un *buffer*. Este líquido se administra cuando se requiere un volumen plasmático adicional con una concentración de electrólitos igual a la de la sangre.

En la albúmina sérica al 25 %, la concentración de la proteína plasmática albúmina es cinco veces mayor a lo normal. Esta solución hipertónica atrae líquido de los espacios intersticiales hacia la circulación.

Hoy se producen líquidos que contienen concentraciones variadas de dextrosa, cloruro de sodio, potasio y otros electrólitos y sustancias. Estos líquidos se usan para corregir desequilibrios específicos. También se dispone de soluciones nutricionales que contienen azúcar concentrada, proteínas y grasas para su administración cuando el consumo oral no es posible por un período prolongado.

# Resumen

I. **LA IMPORTANCIA DEL AGUA**
   A.  Funciones
      1.  Solvente
      2.  Medio de transporte
      3.  Participa en las reacciones metabólicas
   B.  50 % a 70 % del peso corporal
   C.  Contiene electrólitos, nutrimentos, gases, deshechos, hormonas y otras sustancias
   D.  Importante en la homeostasis

II. **COMPARTIMIENTOS DE LÍQUIDOS**
   A.  Líquido intracelular —contenido dentro de las células
   B.  Líquido extracelular —por fuera de las células
      1.  Plasma sanguíneo
      2.  Líquido intersticial (tejido)
      3.  Linfa
      4.  Líquido en compartimientos especiales

III. **BALANCE DE AGUA**
   A.  Pérdida —a través de los riñones, piel, pulmones, intestinos
   B.  Ganancia —por medio de bebidas, alimentos, agua metabólica
   C.  Sensación de sed
      1.  Centro de control en el hipotálamo
      2.  Responde al volumen del líquido y a la concentración de líquidos corporales

IV. **ELECTRÓLITOS Y SUS FUNCIONES**
   A.  Los electrólitos liberan iones en una solución
      1.  Iones positivos (cationes) —p. ej., sodio, potasio, calcio
      2.  Iones negativos (aniones) —p. ej., fosfato, cloruro
   B.  Equilibrio de electrólitos
      1.  Riñones —principales reguladores
      2.  Función de las hormonas
         a.  Aldosterona (de la corteza suprarrenal)
            (1)  Promueve la resorción de sodio
            (2)  Promueve la excreción de potasio
         b.  Hormona antidiurética (de la hipófisis)
            (1)  Hace que el riñón retenga agua
         c.  Péptido natriurético auricular (del corazón)
            (1)  Hace que los riñones excreten sodio y agua
         d.  Hormona paratiroidea (de las glándulas paratiroides)
            (1)  Aumenta las concentraciones de calcio en sangre
         e.  Calcitonina (de la tiroides)
            (1)  Disminuye las concentraciones de calcio en sangre

V. **EQUILIBRIO ACIDOBÁSICO**
   A.  Rango normal de pH de 7.35 a 7.45

B. Regulación del pH
 1. *Buffers* —mantienen un pH constante
 2. Respiración —la liberación de dióxido de carbono aumenta la alcalinidad; la retención de dióxido de carbono aumenta la acidez
 3. Riñones —regulan la cantidad del ion hidrógeno excretado
C. pH anormal
 1. Acidosis —disminución del pH; causas: obstrucción respiratoria, enfermedad pulmonar, insuficiencia renal, diarrea, diabetes mellitus, inanición
 2. Alcalosis —aumento del pH; causas: hiperventilación, ingestión de antiácidos, vómito prolongado

VI. **TRASTORNOS DE LOS LÍQUIDOS CORPORALES**
A. Edema —acumulación de líquido en los tejidos
 1. Causas
  a. Interferencia con el retorno de líquidos al corazón
  b. Falta de proteínas en la sangre
  c. Insuficiencia renal
  d. Pérdida de líquidos por los capilares
B. Intoxicación por agua —dilución de los líquidos corporales
C. Derrame —escape de líquido hacia una cavidad o espacio
D. Ascitis —acumulación de líquido en la cavidad abdominal
E. Deshidratación —deficiencia de líquido

VII. **TRATAMIENTO CON LÍQUIDOS**
A. Objetivo
 1. Corregir el balance de líquidos
 2. Corregir el equilibrio de electrólitos
 3. Proporcionar nutrimentos
B. Soluciones de uso frecuente
 1. Salina normal
 2. Dextrosa (glucosa) al 5 % en agua en salina al 0.45 % (1/2 de lo normal)
 3. Dextrosa al 5 % en agua
 4. Lactato de Ringer
 5. Albúmina sérica al 25 %

# Preguntas para estudio y revisión

## PARA FORTALECER LA COMPRENSIÓN

*Complete las frases*

1. La sed excesiva se denomina_____.
2. La pérdida de sodio y el exceso de potasio son signos clásicos de la enfermedad de _____.
3. Las sustancias en la sangre que evitan cambios agudos en la concentración del ion hidrógeno se llaman_____.
4. El derrame con acumulación de líquido dentro de la cavidad abdominal se denomina _____.
5. Un déficit grave en los líquidos corporales se conoce como _____.

21

*Correspondencia* > Relacione cada enunciado numerado con la frase que corresponda enlistada con letra

___ **6.** Esencial para mantener el equilibrio osmótico y el volumen de líquidos corporales; este catión abunda en el líquido extracelular

___ **7.** Importante en la conducción de impulsos nerviosos y actividades enzimáticas; este catión es abundante en el líquido intracelular

___ **8.** Necesario para la formación de hueso, contracción muscular y coagulación sanguínea

___ **9.** Esencial en la formación de hueso y equilibrio acidobásico; este anión se encuentra en las membranas plasmáticas, ATP y ácidos nucleicos

___ **10.** Importante para la formación de ácido gástrico; este anión es abundante en el líquido extracelular

**a.** Sodio
**b.** Potasio
**c.** Calcio
**d.** Fosfato
**e.** Cloruro

*Opción múltiple*

___ **11.** El contenido de agua corporal es mayor en
  **a.** Lactantes
  **b.** Niños
  **c.** Adultos jóvenes
  **d.** Ancianos

___ **12.** El líquido localizado en los espacios entre las células se denomina
  **a.** Citoplasma
  **b.** Plasma
  **c.** Líquido intersticial
  **d.** Linfa

___ **13.** El (los) órgano(s) a cargo de la pérdida de agua por evaporación es (son)
  **a.** Los riñones
  **b.** La piel
  **c.** Los pulmones
  **d.** Las vías intestinales

___ **14.** ¿Cuál de los siguientes es el encargado de la regulación a largo plazo del pH?
  **a.** Sistema amortiguador
  **b.** Sistema digestivo
  **c.** Sistema respiratorio
  **d.** Sistema urinario

___ **15.** El aumento del $CO_2$ en la sangre causa
  **a.** Acidosis respiratoria
  **b.** Alcalosis respiratoria
  **c.** Acidosis metabólica
  **d.** Alcalosis metabólica

## COMPRENSIÓN DE CONCEPTOS

**16.** Compare los términos en cada uno de los siguientes pares:
  **a.** Líquido intracelular y extracelular
  **b.** Aldosterona y hormona antidiurética
  **c.** Calcitonina y hormona paratiroidea

**17.** En una persona sana, ¿cuál es la relación entre la ingesta y la eliminación de líquidos?

**18.** Explique la función del hipotálamo en el balance del agua.

**19.** ¿Cómo regulan el pH los sistemas respiratorio y urinario?

**20.** Compare y contraste los siguientes trastornos
  **a.** Acidosis y alcalosis
  **b.** Edema y derrame
  **c.** Intoxicación por agua y deshidratación

**21.** Mencione algunas causas de edema.

**22.** Enliste tres motivos por los cuales se administran líquidos intravenosos.

**23.** Compare y contraste los siguientes tipos de líquidos intravenosos:
  **a.** Salina normal y salina con dextrosa al 5 %
  **b.** Solución de Ringer y albúmina sérica

## PENSAMIENTO CONCEPTUAL

**24.** Patricia García, de 55 años, informa que sufre cefalea intensa, además de sed y micción excesivas. ¿Cuál es la causa probable de los síntomas de Patricia?

**25.** ¿Por qué se relaciona al enfisema con una disminución en el pH urinario?

**26.** En el caso de Margarita se trató la deshidratación con una solución isotónica IV. ¿Qué hubiera pasado con su volumen de líquido intracelular si hubiera recibido una solución hipertónica IV?

21

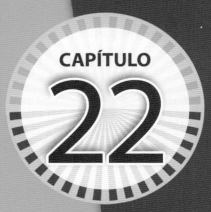

# El sistema urinario

## Objetivos de aprendizaje

Después de estudiar cuidadosamente este capítulo, será capaz de:

1. Enlistar los sistemas que eliminan desechos y enumerar las sustancias eliminadas por cada uno
2. Describir las partes del sistema urinario y mencionar las funciones de cada una
3. Enumerar las actividades de los riñones para mantener la homeostasis
4. Trazar el camino de una gota de sangre en su flujo hacia el riñón
5. Describir una nefrona
6. Mencionar los cuatro procesos que participan en la formación de orina y describir la acción de cada uno de ellos
7. Identificar la función de la hormona antidiurética (ADH) en la formación de orina
8. Describir los componentes y funciones del aparato yuxtaglomerular
9. Explicar el proceso de la micción
10. Enumerar tres constituyentes normales y seis anormales de la orina
11. Enlistar trastornos frecuentes del sistema urinario
12. Mencionar seis signos de insuficiencia renal crónica
13. Explicar el principio y objetivo de la diálisis renal

## Términos clave escogidos

Los siguientes términos, y otros que aparecen en **negritas** dentro del capítulo, se definen en el Glosario

análisis de orina
angiotensina
cistitis
diálisis
eritropoyetina
excreción
filtrado glomerular
glomérulo
glomerulonefritis
hemodiálisis
hormona antidiurética (ADH)
micción
nefrona
orina
pielonefritis
renina
riñón
urea
uréter
uretra
vejiga urinaria

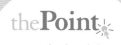

the**Point**

Consulte la página web para el material complementario de este capítulo.

# La enfermedad
## en contexto

> ## El segundo caso de Adán: bloqueo urinario

Adán se levantó de la cama y miró el reloj mientras se dirigía al baño. *Vaya, sólo han pasado dos horas desde la última vez que tuve que orinar*, pensó. *Esperemos que esta vez no me tarde tanto.* Pero justo eso fue lo que pasó, Adán tenía dificultad para orinar. Incluso cuando lograba empezar, sólo podía expeler un pequeño volumen de orina. Últimamente esto sucedía cada vez más seguido. Al principio lo atribuyó a la edad, pero ahora estaba empezando a pensar que podría tratarse de algún tipo de infección de la vejiga o los riñones. Mientras regresaba a la cama, Adán decidió hacer una cita con su médico familiar.

"A ver, déjeme repasar lo que me dice", dijo el Dr. Suárez. "Durante las últimas semanas ha experimentado cada vez más urgencia y frecuencia para orinar, incluso por la noche (nicturia). Mientras orina, ha experimentado vacilación para empezar, disminución del volumen y disminución de la fuerza del chorro. Incluso cuando termina, aún siente que la vejiga urinaria no se ha vaciado del todo." Con base en los síntomas de Adán, el Dr. Suárez sospechó que la glándula prostática (uno de los órganos reproductivos masculinos) estaba provocando problemas en el sistema urinario. La glándula prostática se encuentra inmediatamente por debajo de la vejiga urinaria, donde rodea la primera parte de la uretra. Si la glándula crece de tamaño puede obstruir la uretra y evitar que la vejiga urinaria se vacíe por completo. A los 55 años de edad, Adán estaba en el rango de edad habitual para esta alteración.

Las sospechas del Dr. Suárez se confirmaron mediante el tacto rectal. La próstata de Adán estaba agrandada y gomosa. El doctor palpó con cuidado la superficie de la próstata con su dedo —no pudo detectar nódulos en su superficie lisa. "Adán, mi diagnóstico inicial es que tiene hiperplasia prostática benigna —su próstata ha aumentado de tamaño y no permite que la orina salga de la vejiga urinaria. Debe saber que la superficie de la próstata se siente suave, lo que sugiere que el crecimiento no es canceroso, pero es necesario descartarlo con certeza. Voy a ordenar unas pruebas de sangre y un análisis de orina, y además lo enviaré con un urólogo."

La próstata de Adán está provocando problemas en su sistema urinario. En este capítulo examinaremos la anatomía y fisiología del sistema urinario. Más adelante, aprenderemos cómo se resolvió el trastorno de Adán.

# Excreción

El sistema urinario también se conoce como *sistema excretor* porque una de sus funciones principales es la **excreción**, remoción y eliminación de los productos de desecho metabólicos de la sangre. También tiene muchas otras funciones, que incluyen la regulación del volumen, el equilibrio acidobásico (pH) y la composición electrolítica de los líquidos corporales.

Aunque el enfoque de este capítulo es el sistema urinario, también analiza aspectos de otros aparatos, pues trabajan en forma interdependiente para mantener la homeostasis (equilibrio interno). Los sistemas que participan activamente en la excreción y algunas de las sustancias que eliminan son los siguientes:

- El **sistema urinario** excreta agua, productos de desecho que contienen nitrógeno, y sales. Todos son constituyentes de la orina.

- El **sistema digestivo** elimina agua, algunas sales y bilis, además de residuos digestivos, todos los cuales están contenidos en las heces. El hígado es importante para eliminar los productos de la destrucción de eritrocitos y para la degradación de ciertos fármacos y toxinas.

- El **sistema respiratorio** elimina el dióxido de carbono y el agua. Ésta aparece como vapor y puede demostrarse al respirar sobre un vidrio o un espejo, donde el agua se condensa.

- La piel, o **sistema tegumentario**, excreta agua, sales y cantidades muy pequeñas de desechos nitrogenados. Todos aparecen en la transpiración, aunque el agua también se evapora en forma continua de la piel sin que la persona se percate de ello.

**PUNTO DE REVISIÓN 22-1** ➤ La principal función del sistema urinario es eliminar desechos. ¿Cuáles otros sistemas eliminan desechos?

# Órganos del sistema urinario

Las principales partes del sistema urinario, que se muestran en la figura 22-1, son las siguientes:

- Dos **riñones**. Estos órganos extraen desechos de la sangre, balancean los líquidos corporales y forman la orina.

- Dos **uréteres**. Estos conductos llevan la orina de los riñones a la vejiga urinaria.

- Una **vejiga urinaria**. Este reservorio recibe y almacena la orina que le llega a través de los dos uréteres.

- Una **uretra**. Este conducto lleva la orina de la vejiga al exterior del cuerpo para su eliminación.

**PUNTO DE REVISIÓN 22-2** ➤ ¿Cuáles son los órganos del sistema urinario?

# Los riñones

Los riñones interactúan con otros sistemas como principales reguladores de la homeostasis. Después de una breve revisión de las muchas actividades de los riñones, describiremos su estructura y funciones específicas en la formación de orina y la regulación de la presión arterial.

## Actividades de los riñones

Los riñones participan en los siguientes procesos:

- Excreción de sustancias indeseables, como desechos metabólicos celulares, exceso de sales y toxinas. Un producto del metabolismo de aminoácidos es el material de desecho que contiene nitrógeno, en particular **urea**. Después de su síntesis en el hígado, la urea se transporta en la sangre hasta los riñones para su eliminación. Los riñones tienen un mecanismo especializado para la eliminación de urea y otros desechos nitrogenados.

- Balance del agua. Aunque la cantidad de agua que se gana y pierde en un día puede variar en gran medida, los riñones pueden adaptarse a estas variaciones, de modo que el volumen de agua permanece sorprendentemente estable de un día al otro.

- Equilibrio acidobásico de los líquidos corporales. Se producen ácidos en forma constante por el metabolismo celular. Ciertos alimentos pueden producir ácidos o bases, y las personas también pueden ingerir antiácidos, como el bicarbonato. Sin embargo, si el cuerpo funciona correctamente el pH de los líquidos corporales debe mantenerse en un rango de 7.35 a 7.45 (v. cap. 21).

- Regulación de la presión arterial. Los riñones dependen de la presión arterial para filtrar la sangre. Si la presión arterial disminuye demasiado para permitir una filtración efectiva, las células renales especializadas liberan renina. Esta enzima activa una proteína sanguínea, la angiotensina, que hace que los vasos sanguíneos se contraigan, con lo que se eleva la presión arterial. La angiotensina tiene efectos adicionales según se describe más adelante en este capítulo.

- Regulación de la producción de eritrocitos. Cuando los riñones no reciben suficiente oxígeno producen la hormona **eritropoyetina (EPO)**, la cual estimula la producción de eritrocitos en la médula ósea. Hoy se dispone de EPO elaborada mediante ingeniería genética, para tratar la anemia grave, como ocurre en la insuficiencia renal en etapa terminal.

## Estructura renal

Los riñones se ubican contra los músculos de la espalda, en la parte superior del abdomen, más o menos al nivel de la última vértebra torácica y las primeras tres vértebras lumbares. El riñón derecho está un poco más abajo que el izquierdo para dar espacio al hígado. Cada riñón está firmemente recubierto por una **cápsula renal** membranosa de tejido conjuntivo fibroso. Además, hay una capa protectora de grasa llamada **cápsula adiposa** alrededor del órgano. Una capa más externa de fascia (tejido conjuntivo) ancla

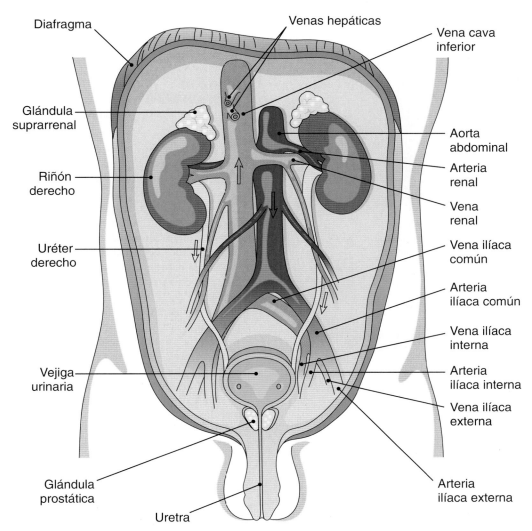

Diafragma

Venas hepáticas

Vena cava inferior

Glándula suprarrenal

Riñón derecho

Uréter derecho

Vejiga urinaria

Glándula prostática

Uretra

Aorta abdominal

Arteria renal

Vena renal

Vena ilíaca común

Arteria ilíaca común

Vena ilíaca interna

Arteria ilíaca interna

Vena ilíaca externa

Arteria ilíaca externa

**Figura 22-1** **Sistema urinario masculino que muestra los vasos sanguíneos.** [ ACERCAMIENTO ➤ ¿Qué vaso lleva sangre a los riñones? ¿Qué vaso drena los riñones? ]

el riñón al peritoneo y a la pared abdominal. Los riñones, al igual que los uréteres, se ubican en la parte posterior del peritoneo. Por tanto, no están en la cavidad peritoneal, sino más bien en un área que se conoce como el **espacio retroperitoneal.**

**PUNTO DE REVISIÓN** **22-3** ➤ Los riñones se ubican en el espacio retroperitoneal. ¿Dónde se localiza este espacio?

**SUMINISTRO DE SANGRE** El suministro de sangre a los riñones se ilustra en la figura 22-2. La sangre es llevada a los riñones por una rama corta de la aorta abdominal conocida como **arteria renal.**

Después de entrar al riñón, la arteria renal se subdivide en ramas cada vez más pequeñas, que a la larga entran en contacto con las unidades funcionales del riñón, las **nefronas.** La sangre deja el riñón por vasos que finalmente se unen para formar la **vena renal**, que transporta sangre hacia la vena cava inferior para su regreso al corazón.

**PUNTO DE REVISIÓN** **22-4** ➤ ¿Qué vaso suministra sangre al riñón y qué vaso drena sangre de los riñones?

**ORGANIZACIÓN** El riñón es un órgano ligeramente aplanado que mide cerca de 10 cm de largo, 5 cm de ancho y 2.5 cm de espesor (fig. 22-3). En el borde medial tiene una escotadura llamada **hilio**, donde la arteria renal, la vena renal y el uréter se conectan con el riñón. El borde lateral es convexo (curveado hacia afuera), lo que da a todo el órgano la apariencia de un frijol.

El riñón se divide en dos regiones: la corteza renal y la médula renal (fig. 22-3). La **corteza renal** es la porción externa del riñón. La **médula renal** contiene túbulos en los que se forma la orina y se recolecta. Estos túbulos forman estructuras en forma de cono llamadas **pirámides renales.** Las puntas de las pirámides apuntan hacia la **pelvis renal**, una cuenca en forma de embudo que forma el extremo superior del uréter. Las extensiones de la pelvis renal; que tienen forma de copa,

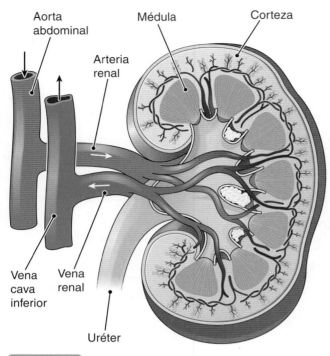

Aorta abdominal

Médula

Corteza

Arteria renal

Vena cava inferior

Vena renal

Uréter

**Figura 22-2** **Suministro de sangre y circulación en el riñón.**
**[ ACERCAMIENTO ➤** ¿Qué vaso suministra sangre a la arteria renal?
¿Qué vaso recibe sangre de la vena renal? **]**

rodean las puntas de las pirámides y recolectan la orina; estas extensiones se denominan **cálices**. La orina que se acumula en la pelvis pasa entonces por los uréteres hacia la vejiga.

**PUNTO DE REVISIÓN 22-5 ➤** ¿Cómo se llaman las regiones internas y externas de los riñones?

**LA NEFRONA** Como es el caso de la mayoría de los órganos, los aspectos más fascinantes de los riñones son pequeños para observarse a simple vista. Esta unidad básica, que en realidad realiza el trabajo del riñón, es la **nefrona** (fig. 22-4). La nefrona es esencialmente un diminuto túbulo enrollado con un bulbo en un extremo. Este bulbo, que se conoce como **cápsula glomerular**, rodea un grupo de capilares llamados **glomérulos**. Cada riñón contiene cerca de un millón de nefronas; si todos estos túbulos enrollados se separaran, estiraran y colocaran uno después del otro, ¡medirían cerca de 120 kilómetros! En la figura 22-5 se presenta una vista microscópica del tejido renal que muestra varios glomérulos, cada uno rodeado por una cápsula glomerular. Esta figura también muestra cortes a través de las porciones tubulares de la nefrona.

Un pequeño vaso sanguíneo, la **arteriola aferente**, lleva sangre a los glomérulos; otro, llamado **arteriola eferente**, lleva sangre desde los glomérulos. Cuando la sangre deja los glomérulos, no se dirige inmediatamente de vuelta al corazón. En lugar de ello, fluye hacia la red capilar que rodea la porción tubular de la nefrona. Estos **capilares peritubulares** reciben su nombre por su ubicación.

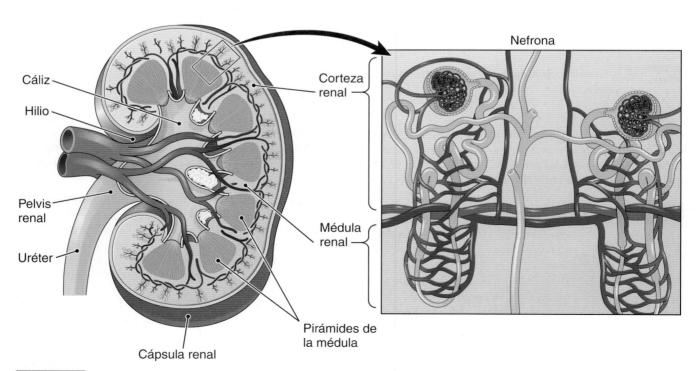

Cáliz

Hilio

Pelvis renal

Uréter

Corteza renal

Médula renal

Nefrona

Pirámides de la médula

Cápsula renal

**Figura 22-3** **Corte longitudinal del riñón.** La estructura interna se muestra *(izquierda)*, junto con un diagrama a mayor escala de una nefrona *(derecha)*. Cada riñón contiene más de un millón de nefronas. **[ ACERCAMIENTO ➤** ¿Cómo se llama a la región externa del riñón? ¿Cómo se denomina a la región interna del riñón? **]**

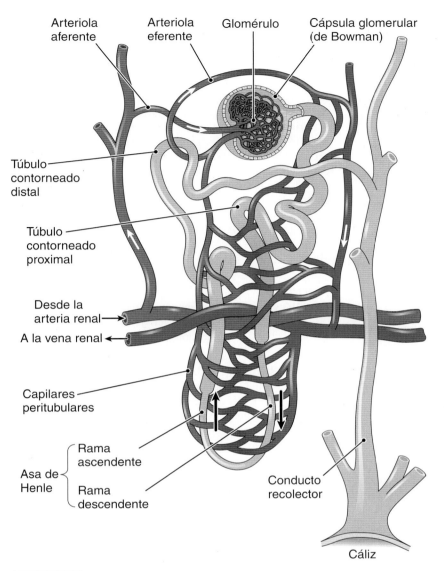

Arteriola aferente
Arteriola eferente
Glomérulo
Cápsula glomerular (de Bowman)
Túbulo contorneado distal
Túbulo contorneado proximal
Desde la arteria renal
A la vena renal
Capilares peritubulares
Rama ascendente
Asa de Henle
Rama descendente
Conducto recolector
Cáliz

La porción tubular de la nefrona consiste de varias partes. La parte enrollada que sale de la cápsula glomerular se denomina **túbulo contorneado proximal** (o sólo túbulo proximal). El túbulo entonces se desenrolla para formar un segmento en forma de pasador llamado **asa de la nefrona**, o asa de Henle. La primera parte del asa, que lleva líquido hacia la médula, es la rama **descendente** (v. fig. 22-4). La parte que continúa del ángulo del asa y lleva líquido lejos de la médula es la rama **ascendente**. Después de la rama ascendente, el túbulo vuelve a enrollarse para formar el **túbulo contorneado distal** (o sólo túbulo distal), llamado así porque está más adelante en el túbulo a partir de la cápsula glomerular que el túbulo proximal. Cada túbulo se vacía en un conducto recolector, que entonces continúa a través de la médula hacia la pelvis renal.

Los glomérulos, cápsula glomerular y túbulos contorneados proximal y distal de la nefrona están dentro de la corteza renal. El asa de la nefrona y el conducto recolector se extienden hacia la médula (v. fig. 22-3).

**PUNTO DE REVISIÓN 22-6** ➤ ¿Cómo se le llama a la unidad funcional del riñón?

**PUNTO DE REVISIÓN 22-7** ➤ ¿Qué nombre se le da al grupo de capilares en la cápsula glomerular (de Bowman)?

## Formación de orina

La siguiente explicación de la formación de orina describe un proceso complejo que involucra intercambios de ida y vuelta entre el torrente sanguíneo y los túbulos renales. A medida que el líquido que se ha filtrado de la sangre viaja lentamente a través de las curvas y rectas de la nefrona, hay tiempo suficiente para que ocurran los intercambios. Estos procesos en conjunto permiten que el riñón haga un "ajuste fino" a los líquidos corporales para fijar la composición de la orina.

**Figura 22-4** **Una nefrona y su suministro de sangre.** La nefrona regula las proporciones de agua, desechos y otros materiales según las necesidades siempre cambiantes del cuerpo. Los materiales que entran en la nefrona pueden regresar a la sangre por medio de los capilares que la rodean. [ **ACERCAMIENTO** ➤ ¿Cuál de los dos túbulos contorneados está más cerca de la cápsula glomerular? ¿Cuál está más lejos? ]

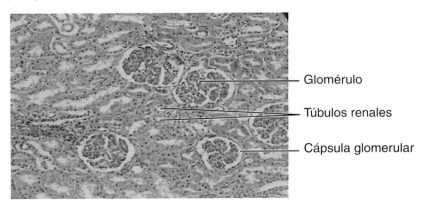

Glomérulo
Túbulos renales
Cápsula glomerular

**Figura 22-5** **Vista microscópica del riñón.** (Cortesía de Dana Morse Bittus y BJ Cohen.)

**FILTRACIÓN GLOMERULAR** El proceso de formación de orina comienza con el glomérulo en la cápsula glomerular. Las paredes de los capilares glomerulares son similares a un colador y permiten el libre flujo de agua y materiales solubles a través de ellas. Sin embargo, al igual que otras paredes de capilares, son impermeables a las células sanguíneas y a grandes moléculas de proteínas, y estos componentes permanecen en la sangre (fig. 22-6).

Debido a que el diámetro de la arteriola aferente es un poco mayor que el de la arteriola eferente (fig. 22-6) la sangre puede entrar al glomérulo con mayor facilidad de lo que puede salir. Por tanto, la presión arterial en el glomérulo es cerca de tres a cuatro veces más elevada que en otros capilares. Para entender este efecto, imagine que coloca su pulgar sobre el extremo de una manguera mientras sale agua de ella. A medida que hace el diámetro de la abertura más pequeño, el agua sale con más presión. Como resultado de la mayor presión de líquido (hidrostática) en los glomérulos, los materiales son constantemente empujados fuera de la sangre y hacia la cápsula glomerular de la nefrona. Como se describió en el capítulo 3, el movimiento de agua y de los materiales disueltos a través de la membrana bajo presión se denomina *filtración*. Este movimiento de materiales bajo presión de la sangre hacia la cápsula se conoce por tanto como **filtración glomerular.**

El líquido que entra en la cápsula glomerular, o **filtrado glomerular**, comienza su viaje a lo largo del sistema tubular de la nefrona. Además de agua y soluciones solubles normales en la sangre, otras sustancias, como vitaminas y fármacos, también pueden filtrarse y formar parte del filtrado glomerular.

**PUNTO DE REVISIÓN 22-8** ➤ El primer paso en la formación de orina es la filtración glomerular. ¿Qué es la filtración glomerular?

**REABSORCIÓN TUBULAR** Los riñones forman cerca de 160 a 180 L de filtrado cada día; sin embargo, sólo se eliminan 1 a 1.5 L de orina. Es obvio que casi toda el agua que entra a la nefrona no se excreta con la orina, sino más bien regresa a la circulación. Además del agua, muchas otras sustancias que necesita el cuerpo, como iones y nutrimentos, pasan hacia la nefrona como parte del filtrado, y éstas también deben regresarse. Por tanto, el proceso de filtración que ocurre en la cápsula glomerular va seguido por un proceso de **resorción tubular.** A medida que el filtrado viaja por el sistema tubular de la nefrona, el agua y otras sustancias necesarias dejan el túbulo y entran al líquido tisular que lo rodea, el líquido intersticial. Éstas se mueven por los diferentes procesos antes descritos en el capítulo 3, lo que incluye:

- Difusión. El movimiento de sustancias de un área de mayor concentración a otra de menor concentración (siguiendo el gradiente de concentración).
- Ósmosis. Difusión de agua a través de una membrana semipermeable.
- Transporte activo. Movimiento de materiales a través de la membrana plasmática contra el gradiente de concentración, usando energía y transportadores.

Varias hormonas mencionadas en el capítulo 21, que incluyen a la aldosterona y al péptido natriurético auricular, afectan estos cambios (tabla 22-1).

Las sustancias que dejan la nefrona y entran al líquido intersticial pasan después a los capilares peritubulares y regresan a la circulación. En contraste, la mayor parte de la urea y otros materiales de desecho nitrogenados se conservan dentro del túbulo para ser eliminados por la orina. En el recuadro 22-1, Transporte máximo, se presenta información adicional sobre la reabsorción tubular en la nefrona.

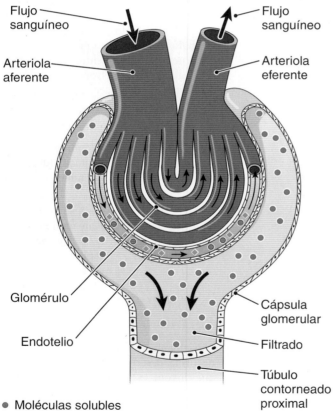

Flujo sanguíneo — Flujo sanguíneo — Arteriola aferente — Arteriola eferente — Glomérulo — Endotelio — Cápsula glomerular — Filtrado — Túbulo contorneado proximal

● Moléculas solubles
◆ Proteínas
● Células sanguíneas

**Figura 22-6** **Proceso de filtración en la formación de orina.** La presión arterial dentro del glomérulo fuerza al agua y a las sustancias disueltas hacia la cápsula glomerular (de Bowman). Las células sanguíneas y las proteínas se quedan en la sangre. El diámetro menor de la arteriola eferente, en comparación con la arteriola aferente, mantiene la presión hidrostática (de líquido). **[ ACERCAMIENTO** ➤ ¿Qué arteriola relacionada con los glomérulos tiene un mayor diámetro? **]**

| Tabla 22-1 | Sustancias que afectan la función renal | |
|---|---|---|
| **Sustancia** | **Fuente** | **Acción** |
| Aldosterona | Hormona que se libera de la corteza suprarrenal bajo los efectos de la angiotensina | Promueve la reabsorción de sodio y agua en el riñón para conservar el agua y aumentar la presión arterial |
| Péptido natriurético auricular | Células miocárdicas auriculares; se liberan cuando la presión arterial es muy elevada | Hace que los riñones excreten sodio y agua para disminuir el volumen sanguíneo y la presión arterial |
| Hormona antidiurética | Elaborada en el hipotálamo y liberada de la hipófisis posterior; se libera cuando la sangre se concentra demasiado | Promueve la reabsorción de agua del túbulo contorneado distal y el conducto recolector para concentrar la orina y conservar agua |
| Renina | Enzima producida por las células renales, cuando la presión arterial disminuye demasiado para permitir una filtración eficaz | Activa la angiotensina en la sangre |
| Angiotensina | Proteína en la sangre que es activada por la renina | Causa constricción de los vasos sanguíneos para elevar la presión arterial; también estimula la liberación de aldosterona de la corteza suprarrenal y la hormona antidiurética de la hipófisis posterior |

**SECRECIÓN TUBULAR** Antes de que el filtrado deje el cuerpo como orina, los riñones hacen unos últimos ajustes a su composición mediante la **secreción tubular**. En este proceso algunas sustancias se mueven en forma activa de la sangre a la nefrona. De esta forma los iones de potasio se mueven hacia la orina. Es importante notar que los riñones regulan el equilibrio acidobásico (pH) de los líquidos corporales mediante la secreción activa de iones hidrógeno. Algunos fármacos, como la penicilina, también se secretan en forma activa hacia la nefrona para su eliminación.

**CONCENTRACIÓN DE LA ORINA** La cantidad de agua que se elimina en la orina se regula mediante un mecanismo complejo dentro de la nefrona que recibe la influencia de la hormona antidiurética (ADH), la cual se libera desde la hipófisis anterior (v. tabla 22-1). El proceso se denomina **mecanismo de contracorriente** porque comprende el transporte de líquido en direcciones opuestas dentro de las ramas ascendente y descendente del asa de la nefrona. El mecanismo de contracorriente se ilustra en la figura 22-7. Esencialmente es como sigue.

A medida que el filtrado pasa a través del asa de la nefrona, los electrólitos, en particular el sodio, se bombean en forma activa al exterior por las células de la nefrona, lo que produce una mayor concentración de líquido intersticial. Debido a que la rama ascendente del asa no es muy permeable al agua, el filtrado se diluye cada vez más en este punto (v. fig. 22-7). A medida que el filtrado pasa a través del túbulo distal más permeable y el conducto recolector, los líquidos concen-

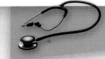

**Recuadro 22-1** Perspectivas clínicas

**Transporte máximo**

Los riñones trabajan con eficiencia para devolver sustancias valiosas a la sangre después de la filtración glomerular. Sin embargo, los transportadores que se necesitan para el transporte activo de estas sustancias en ocasiones se sobrecargan. Por tanto, hay un límite a la cantidad de cada sustancia que puede reabsorberse en un periodo determinado. El límite en la tasa de reabsorción se denomina **transporte máximo (Tm)**, o máximo tubular, y se mide en miligramos (mg) por minuto. Por ejemplo, el Tm para la glucosa es cercano a 375 mg/minuto.

Si una sustancia está presente en exceso en la sangre, puede exceder su transporte máximo y entonces, debido a que no puede reabsorberse por completo, una parte se excreta en la orina. Por tanto, el transporte máximo determina el **umbral renal** —o la concentración plasmática en que una sustancia comienza a excretarse en la orina, lo cual se mide en miligramos por 100 mililitros. Por ejemplo, si la concentración de glucosa en sangre es mayor a su umbral renal (180 mg/100 ml), la glucosa empieza a aparecer en la orina, lo que se conoce como **glucosuria**. La causa más frecuente de glucosuria es la diabetes mellitus mal controlada.

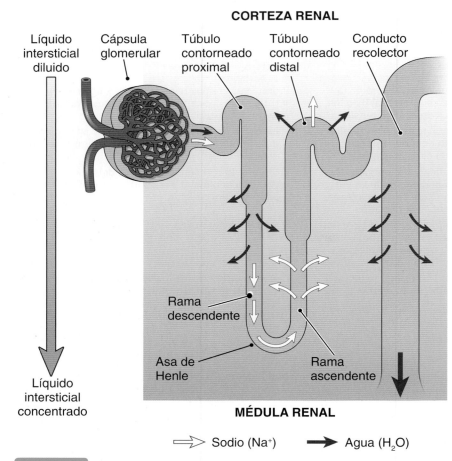

**CORTEZA RENAL**

Líquido intersticial diluido

Cápsula glomerular

Túbulo contorneado proximal

Túbulo contorneado distal

Conducto recolector

Rama descendente

Asa de Henle

Rama ascendente

Líquido intersticial concentrado

**MÉDULA RENAL**

⟹ Sodio (Na⁺)    ➡ Agua (H₂O)

**Figura 22-7**   **Mecanismo de contracorriente para la concentración de orina.** La concentración se regula por medio de intercambios intrincados de agua y electrólitos, sobre todo sodio, en el asa de la nefrona, túbulo contorneado distal y conducto recolector. La intensidad del color muestra los cambios en las concentraciones del líquido intersticial y el filtrado.

trados alrededor de la nefrona extraen agua para que regrese a la sangre. (Recuerde, según las leyes de la ósmosis, el agua sigue a la sal.) De esta manera, la orina se concentra más a medida que deja la nefrona y disminuye su volumen.

La hormona antidiurética hace que las paredes del túbulo contorneado distal y el conducto recolector sean más permeables al agua, de modo que se reabsorbe más agua y se excreta menos en la orina. La liberación de ADH de la hipófisis posterior se regula mediante un sistema de retroalimentación. A medida que la sangre se concentra más, el hipotálamo desencadena una mayor liberación de hormona antidiurética de la hipófisis posterior; a medida que la sangre se diluye más, se libera menos ADH. En la diabetes insípida hay una secreción inadecuada de ADH del hipotálamo, lo que produce grandes cantidades de orina diluida, acompañadas de sed excesiva.

**RESUMEN DE LA FORMACIÓN DE ORINA** El proceso que sigue la formación de orina se resume a continuación y se ilustra en la figura 22-8.

1.   La filtración glomerular permite que los materiales que se difunden pasen de la sangre a la nefrona.

2.   La reabsorción tubular mueve sustancias útiles de vuelta a la sangre al tiempo que mantiene los productos de desecho en la nefrona para que se eliminen en la orina.

3.   La secreción tubular mueve a las sustancias adicionales de la sangre hacia la nefrona para su eliminación. El movimiento de los iones hidrógeno es una forma por la cual el pH de los líquidos corporales se equilibra.

4.   El mecanismo de contracorriente concentra la orina y disminuye el volumen que se excreta. La hormona antidiurética proveniente de la hipófisis permite que se reabsorba más agua de la nefrona.

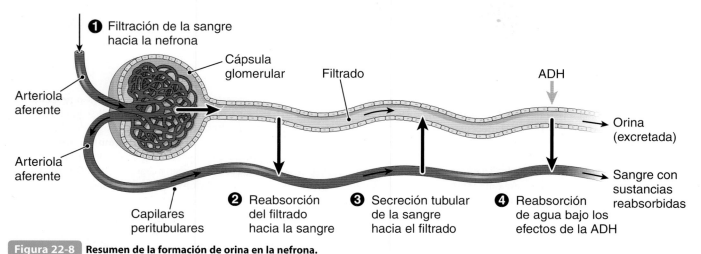

❶ Filtración de la sangre hacia la nefrona

Cápsula glomerular

Filtrado

ADH

Arteriola aferente

Orina (excretada)

Arteriola aferente

Sangre con sustancias reabsorbidas

Capilares peritubulares

❷ Reabsorción del filtrado hacia la sangre

❸ Secreción tubular de la sangre hacia el filtrado

❹ Reabsorción de agua bajo los efectos de la ADH

**Figura 22-8**   **Resumen de la formación de orina en la nefrona.**

**PUNTO DE REVISIÓN 22-9** ➤ ¿Cuáles son los cuatro procesos involucrados en la formación de orina?

## Control de la presión arterial

Los riñones tienen un mecanismo interno para mantener una presión de filtración adecuada. Una porción especializada de la nefrona, el **aparato yuxtaglomerular**, participa en este control. El aparato yuxtaglomerular incluye células en el túbulo distal, que llevan orina de la nefrona al conducto recolector, y las células en la arteriola aferente, que llevan sangre hacia los glomérulos. Como se observa en la figura 22-9, la primera porción del túbulo distal se curvea hacia atrás, hacia el glomérulo, para pasar entre las arteriolas aferente y eferente (*yuxtaglomerular* significa "cerca de los glomérulos"). En el sitio en que el túbulo distal hace contacto con la arteriola aferente hay células especializadas en cada uno de ellos, que en conjunto constituyen el aparato yuxtaglomerular.

Cuando los receptores del túbulo distal detectan un bajo volumen o bajo contenido de sodio en el filtrado que sale de la nefrona, desencadenan la acción de células en la arteriola aferente para que secreten la enzima **renina** (v. tabla 22-1). Esta sustancia inicia el proceso que activa la angiotensina, una proteína que eleva la presión arterial mediante diversos mecanismos. Promueve la liberación de aldosterona y ADH y estimula la sed, elevando la presión arterial al aumentar el volumen sanguíneo. También causa vasoconstricción y estimula la actividad cardíaca mediante el sistema nervioso simpático. En el recuadro 22-2, la vía renina-angiotensina, se presentan más detalles sobre estos fenómenos y sus aplicaciones clínicas.

Visite **thePoint** para consultar una gráfica que resume la regulación de la presión arterial por los riñones.

**PUNTO DE REVISIÓN 22-10** ➤ ¿Qué sustancia se produce en el aparato yuxtaglomerular y bajo qué condiciones se produce?

## Los uréteres

Cada uno de los dos uréteres es un conducto muscular largo y delgado que se extiende desde el riñón en sentido descendente y a través de la porción inferior de la vejiga urinaria (v. fig. 22-1). Los uréteres, que se ubican posteriores al peritoneo y en sentido distal debajo de éste, son por completo extraperitoneales. Su longitud varía en forma natural con el tamaño de la persona y pueden ir desde 25 cm a 32 cm. Casi 2.5 cm del uréter distal terminal entra en la vejiga al pasar en sentido oblicuo a través de la pared inferior de la vejiga. Debido a este trayecto en ángulo a través de la pared, la vejiga al estar llena comprime el uréter y evita el flujo retrógrado de orina.

La pared uretérica incluye un recubrimiento de células epiteliales, una capa relativamente gruesa de músculo involuntario y una capa externa de tejido conjuntivo fibroso. El epitelio es transicional, que se aplana en forma cuboide a medida que el conducto se estira. Este mismo tipo de epitelio recubre la pelvis renal, la vejiga y la porción proximal de la uretra. Los músculos uretéricos son capaces de la misma contracción rítmica (peristalsis) que ocurre en el sistema di-

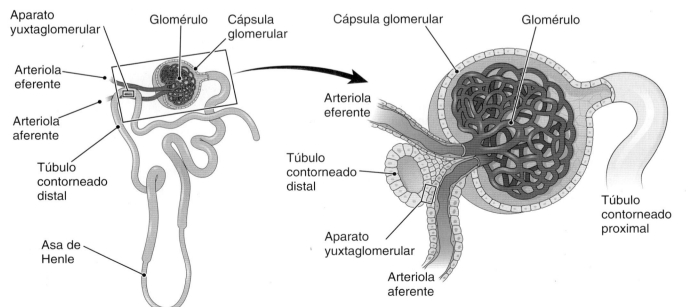

**Figura 22-9** **Estructura del aparato yuxtaglomerular.** Observe cómo el túbulo contorneado distal entra en contacto con la arteriola aferente *(derecha).* Las células en estas dos estructuras constituyen el aparato yuxtaglomerular. [ **ACERCAMIENTO** ➤ ¿De qué dos estructuras están constituidas las células del aparato yuxtaglomerular? ]

## La vía renina-angiotensina: vía renal para controlar la presión arterial

Además de formar orina los riñones desempeñan una función integral en la regulación de la presión arterial. Cuando la presión arterial disminuye, las células del aparato yuxtaglomerular secretan la enzima renina hacia la sangre. La renina actúa sobre otra proteína sanguínea, el **angiotensinógeno**, que es elaborado por el hígado. La renina convierte al angiotensinógeno en **angiotensina I** al separar algunos aminoácidos del extremo de la proteína. La angiotensina I se convierte entonces en **angiotensina II** gracias a la acción de otra enzima conocida como enzima convertidora de angiotensina, que es elaborada por el endotelio capilar, en particular en los pulmones. La angiotensina II aumenta la presión arterial de cuatro maneras:

1. Aumenta el gasto cardíaco y estimula la vasoconstricción.

2. Estimula la liberación de aldosterona, una hormona que actúa sobre el túbulo contorneado distal para aumentar la reabsorción de sodio, y en forma secundaria, la reabsorción de agua.

3. Estimula la liberación de hormona antidiurética, que actúa de manera directa con los túbulos contorneados distales para aumentar la reabsorción de agua.

4. Estimula los centros de la sed en el hipotálamo, lo que resulta en un mayor consumo de líquido.

Los efectos combinados de la angiotensina II producen un aumento espectacular de la presión arterial. De hecho, se calcula que la angiotensina II es cuatro a ocho veces más potente que la noradrenalina, otro estimulante de la hipertensión, y es por tanto un buen blanco para los fármacos que controlan la presión arterial. Una clase de fármacos usados para tratar la hipertensión son los **inhibidores de la enzima convertidora de la angiotensina**, que controlan la presión arterial al bloquear la producción de angiotensina II.

gestivo. La orina se mueve por el uréter desde los riñones a la vejiga por gravedad y por peristalsis a intervalos frecuentes.

## La vejiga urinaria

Cuando está vacía, la vejiga urinaria (fig. 22-10) se ubica por debajo del peritoneo parietal y posterior a la sínfisis del pubis. Cuando está llena, empuja al peritoneo hacia arriba y puede extenderse bastante en la propia cavidad abdominal. La vejiga urinaria es un reservorio temporal para la orina, así como la vesícula biliar lo es para almacenar bilis.

La pared de la vejiga tiene muchas capas. Está recubierta con membrana mucosa que contiene epitelio transicional. El recubrimiento de la vejiga, como el del estómago, se acomoda en pliegues llamados *rugosidades* cuando el órgano está vacío. Por debajo de la mucosa se encuentra una capa de tejido conjuntivo, seguida de una cubierta de tres capas de tejido liso involuntario que puede estirarse considerablemente. Por último, hay una cubierta incompleta de peritoneo que sólo cubre la porción superior de la vejiga.

Cuando la vejiga está vacía, la pared muscular se engruesa y todo el órgano se siente firme. A medida que la vejiga se llena, la pared muscular se hace más delgada y el órgano puede aumentar su longitud de 5 cm hasta incluso 12.5 cm o más. Una vejiga moderadamente llena contiene cerca de 470 ml de orina.

El **trígono** es la región de forma triangular en el piso de la vejiga. Está marcado por las aberturas de los dos uréteres y la uretra (v. fig. 22-10). Cuando la vejiga se llena con orina, se expande hacia arriba, dejando al trígono estacionario en la base.

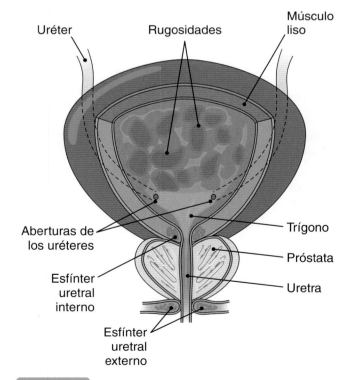

**Figura 22-10** **Interior de la vejiga urinaria en el varón.** El trígono es una región triangular en el piso de la vejiga urinaria marcada por las aberturas de los uréteres y la uretra. [ **ACERCAMIENTO** ➤ ¿Qué glándula atraviesa la uretra en el varón? ]

Esta estabilidad evita el estiramiento de las aberturas de los uréteres y el posible flujo retrógrado de orina hacia los mismos.

## La uretra

La **uretra** es un conducto que se extiende de la vejiga al exterior (v. fig. 22-1) y es el medio por el cual se vacía la vejiga. La uretra es distinta en varones y en mujeres; en el varón, forma parte tanto del sistema reproductor como del urinario, y es mucho más larga que la uretra femenina.

La uretra en el varón mide cerca de 20 cm de longitud. En sentido proximal, pasa a través de la glándula prostática, donde se le unen dos conductos que transportan las células germinales masculinas (espermatozoides) de los testículos y las secreciones glandulares. De aquí, llega al exterior a través del **pene**, el órgano masculino de la copulación. La uretra masculina sirve el doble propósito de dar paso al semen con las células germinales y de drenar la vejiga.

La uretra en la mujer es un conducto de paredes delgadas que mide cerca de 4 cm de largo. Es posterior a la sínfisis del pubis y está situada en el músculo de la pared vaginal anterior. La abertura externa, llamada **meato urinario**, se ubica justo anterior a la abertura vaginal entre los labios menores. La uretra femenina sólo drena la vejiga y está separada por completo del sistema reproductor.

### Micción

El proceso de expulsar orina (vaciamiento) de la vejiga se conoce como **micción** o **acción de orinar**. Este proceso se controla tanto en forma voluntaria como involuntaria con la ayuda de dos anillos musculares (esfínteres) que rodean a la uretra (v. fig. 22-10). Cerca de la salida de la vejiga está el **esfínter uretral interno** que es involuntario y está formado por la continuación del músculo liso de la vejiga. Por debajo de este músculo se ubica el **esfínter uretral externo** que es voluntario y está formado por los músculos del piso pélvico. Al aprender a controlar el esfínter voluntario, uno puede controlar el vaciamiento de la vejiga.

A medida que le vejiga se llena con orina, los receptores de estiramiento en su pared envían impulsos a un centro en la parte inferior de la médula espinal. Los impulsos motores de su centro estimulan la contracción de la pared vesical, forzando orina al exterior dado que tanto el esfínter interno como el externo se relajan. En el lactante, este vaciamiento ocurre en forma automática como un simple reflejo. Al inicio de la vida, la persona aprende a controlar la micción a partir de los centros superiores del cerebro en los momentos apropiados, proceso que se conoce como *control de esfínteres*. El impulso de orinar supera los controles conscientes si la vejiga se llena demasiado.

La vejiga puede vaciarse en forma voluntaria al relajar los músculos del piso pélvico y aumentar la presión del abdomen. El aumento de presión resultante en la vejiga desencadena el reflejo raquídeo que conduce a la micción.

**PUNTO DE REVISIÓN 22-11** ➤ ¿Cómo se le llama al conducto que lleva orina de los riñones a la vejiga?

**PUNTO DE REVISIÓN 22-12** ➤ ¿Cómo se le llama al conducto que lleva orina de la vejiga al exterior?

## La orina

La orina es un líquido amarillento compuesto aproximadamente de 95 % de agua y 5 % de sólidos y gases disueltos. El pH de la orina recién obtenida es en promedio de 6.0, con un rango de 4.5 a 8.0. La dieta puede causar variaciones considerables en el pH.

La cantidad de sustancias disueltas en la orina está indicada por la **densidad urinaria**. La densidad del agua pura, usada como estándar, es de 1.000. Debido a los materiales disueltos que contiene, la orina tiene una densidad que normalmente varía de 1.002 (muy diluida) a 1.040 (muy concentrada). Cuando hay enfermedad renal, los riñones pierden la capacidad de concentrar orina y la densidad ya no varía como lo hace cuando los riñones funcionan normalmente.

### Constituyentes normales

Algunas de las sustancias disueltas que suelen encontrarse en la orina son las siguientes:

- **Productos de desechos nitrogenados**, lo que incluye urea, ácido úrico y **creatinina**.

- **Electrólitos**, incluidos cloruro de sodio (como en la sal de mesa común) y diferentes tipos de sulfatos y fosfatos. Los electrólitos se excretan en cantidades apropiadas para mantener su concentración sanguínea constante.

- **Pigmento**, sobre todo un pigmento amarillo derivado de ciertos compuestos biliares. Los pigmentos de los alimentos y los fármacos también pueden aparecer en la orina.

### Constituyentes anormales

El examen de orina, conocido como **análisis de orina**, es una de las partes más importantes de la valoración médica. Un análisis de orina sistemático incluye la observación del color y la turbidez (enturbiamiento), así como la medición del pH y la densidad urinaria. Los laboratorios también hacen pruebas para diversos componentes anormales, lo que incluye:

- **Glucosa**, que suele ser un indicador importante de diabetes mellitus, en la que las células no metabolizan en forma adecuada la glucosa sanguínea. El exceso de glucosa, que no puede reabsorberse, se excreta por la orina. La presencia de glucosa en la orina se conoce como **glucosuria**

- **Albúmina.** La presencia de esta proteína, que normalmente se retiene en la sangre, puede indicar una alteración renal, como la glomerulonefritis. La albúmina en la orina se conoce como **albuminuria**.

- La **sangre** en la orina suele ser un indicador importante de enfermedad del sistema urinario, lo que incluye nefritis. La sangre en la orina se denomina **hematuria**.

■ **Cetonas.** Se producen cuando las grasas se oxidan en forma incompleta; las cetonas en la orina se aprecian en la diabetes mellitus y en la inanición.

■ **Leucocitos** (pus). Son evidencia de infección; pueden observarse al microscopio en una muestra centrifugada. La pus en la orina se conoce como **piuria**.

■ Los **cilindros** son materiales sólidos moldeados dentro de los túbulos renales microscópicos. Consisten de células de proteínas y, cuando están presentes en grandes cantidades, suelen indicar enfermedad de las nefronas.

Las pruebas más detalladas realizadas en la orina incluyen análisis para detectar fármacos, enzimas, hormonas y otros metabolitos, así como cultivos para microorganismos. Los valores normales para pruebas de orina usuales se presentan en el apéndice 4, tabla 1.

## Trastornos del sistema urinario

El riñón es más propenso a las enfermedades que cualquier otra porción del sistema urinario.

### Trastornos renales

Los trastornos renales pueden ser agudos o crónicos. Las alteraciones agudas suelen surgir en forma repentina, más a menudo como resultado de una infección con inflamación de las nefronas. Estas enfermedades suelen seguir su curso por unas cuantas semanas y van seguidas por la recuperación total. Los trastornos crónicos surgen lentamente y suelen ser progresivos, con pérdida gradual de la función renal.

La **glomerulonefritis aguda**, también conocida como *glomerulonefritis posestreptocócica aguda*, es la nefropatía más frecuente. Este trastorno ocurre en niños entre una y cuatro semanas después de una faringitis estreptocócica. Los anticuerpos que se forman como respuesta a los estreptococos se adhieren a la membrana glomerular y causan lesiones. Estos glomérulos dañados permiten que las proteínas, en particular la albúmina, se filtren hacia la cápsula glomerular y aparezcan en la orina (albuminuria). También permiten que los eritrocitos se filtren hacia la orina (hematuria). Por lo general el paciente se recupera sin daño renal permanente. En pacientes adultos la enfermedad tiene más probabilidades de volverse crónica, con una disminución gradual en la cantidad de nefronas funcionales, lo que lleva a insuficiencia renal crónica.

La **pielonefritis**, una inflamación de la pelvis renal y el tejido de los riñones, puede ser aguda o crónica. En la pielonefritis aguda, la inflamación es el resultado de una infección bacteriana. A menudo las bacterias llegan al riñón después de subir por la membrana de recubrimiento desde un sitio infectado de las vías urinarias distales (v. fig. 23-14 en el cap. 23). Rara vez la sangre lleva bacterias a los riñones.

La pielonefritis aguda suele apreciarse en personas con obstrucción parcial del flujo de orina con estancamiento (estasis urinaria). Es más probable que ocurra en mujeres embarazadas y en varones con próstata hiperplásica, ya que la próstata rodea la primera porción de la uretra en los varones. Otras causas incluyen vejiga neurógena, que es una disfun-

ción de la vejiga que resulta de lesiones neurológicas, como se observa en la diabetes mellitus, y defectos estructurales en el área donde los uréteres entran a la vejiga. La pielonefritis suele responder al tratamiento con antibióticos, restitución de líquidos, reposo y control de la fiebre.

La pielonefritis crónica, una enfermedad más grave, suele observarse en pacientes con estasis de las vías urinarias o flujo retrógrado. Puede deberse a infecciones bacterianas repetidas o persistentes. El daño renal progresivo se hace evidente por una presión arterial elevada, pérdida continua de proteínas en la orina y orina diluida.

La **hidronefrosis** es la distensión de la pelvis renal y los cálices con acumulación de líquido como resultado de la obstrucción de las vías urinarias. Las causas más frecuentes de obstrucción, además de embarazo o hiperplasia prostática, son cálculos renales que se forman en la pelvis y bajan al uréter, un tumor que presiona sobre el uréter, y cicatrices causadas por inflamación. La pronta eliminación de la obstrucción puede resultar en la recuperación total. Si no se elimina la obstrucción, el riñón sufre daño permanente.

En el **riñón poliquístico** se desarrollan muchos sacos que contienen líquido en el tejido activo, al cual destruyen en forma gradual por la presión. Este trastorno puede presentarse entre miembros de familias y el tratamiento habitual no es muy satisfactorio, excepto por el uso de máquinas de diálisis o trasplante renal.

Los **tumores** renales crecen con lentitud, pero en ocasiones se encuentran tipos de invasión rápida. La sangre en la orina y un dolor sordo en la región renal son advertencias que hay que atender de inmediato. La extirpación del riñón ofrece la mejor oportunidad de curación porque la mayor parte de los cánceres renales no responde a quimioterapia o radiación.

thePoint Visite **thePoint** para ver ilustraciones de las nefropatías que aquí se analizan..

**CÁLCULOS RENALES** Las piedras renales, o **cálculos**, están hechos de sustancias como las sales de calcio o el ácido úrico, que se precipitan fuera de la orina en lugar de permanecer en la solución. Suelen formarse en la pelvis renal, pero también en la vejiga.

Las causas de la formación de cálculos incluyen deshidratación, estasis urinaria (estancamiento) e infección de las vías urinarias. Los cálculos pueden variar de tamaño de pequeños gránulos similares a fragmentos de grava hasta grandes masas que llenan la pelvis renal y se extienden hacia los cálices. Estos últimos se describen como **cálculos en asta de venado**.

No hay manera de disolver estos cálculos porque las sustancias que podrían hacerlo también destruirían los tejidos renales. A veces pueden usarse instrumentos para destruir los cálculos pequeños y así permitir que se expulsen con la orina, pero con mayor frecuencia se requiere su remoción quirúrgica. Un **litotriptor**, que significa literalmente "destructor de piedras", es un dispositivo que emplea ondas de choque externas para destruir los cálculos renales. Este procedimiento se conoce como **litotripsia**.

Visite **thePoint** para observar ilustraciones de cálculos renales.

**INSUFICIENCIA RENAL** La **insuficiencia renal aguda** puede ser consecuencia de una urgencia médica o quirúrgica o por toxinas que dañan los túbulos. Esta alteración se caracteriza por una disminución importante y repentina de la función renal, acompañada de desequilibrios electrolíticos y acidobásicos. La insuficiencia renal aguda es una complicación preocupante de otras enfermedades graves y puede ser mortal.

La **insuficiencia renal crónica** es resultado de la pérdida gradual de nefronas. A medida que se destruyen más y más nefronas, los riñones lentamente pierden la capacidad para realizar sus funciones normales. Mientras avanza la enfermedad, los productos de desecho nitrogenado se acumulan hasta alcanzar concentraciones elevadas en la sangre, lo que causa un trastorno conocido como **uremia**. En muchos casos hay una reducción menor en la función renal, conocida como **falla renal**, la cual produce menos síntomas.

Algunos de los signos y síntomas característicos de la insuficiencia renal crónica son los siguientes:

- **Deshidratación.** Pérdida excesiva de líquido corporal que puede ocurrir en la insuficiencia renal temprana, cuando los riñones no pueden concentrar la orina y se eliminan grandes cantidades de agua.

- **Edema.** Acumulación de líquido en los espacios tisulares, que puede ocurrir en la enfermedad renal crónica avanzada, cuando los riñones no pueden eliminar agua en cantidades adecuadas.

- **Desequilibrio electrolítico,** que incluye la retención de sodio y acumulación de potasio.

- La **hipertensión** puede ocurrir como resultado de la sobrecarga de líquido y el incremento de la producción de renina (v. recuadro 22-2).

- **Anemia,** que ocurre cuando los riñones no pueden producir la hormona eritropoyetina para activar la producción de eritrocitos en la médula ósea.

- **Uremia,** un exceso de productos de desecho nitrogenado en la sangre. Cuando estas concentraciones están muy elevadas, la urea puede cambiar a amoniaco en el estómago y el intestino, y provocar ulceraciones y hemorragia.

**PUNTO DE REVISIÓN 22-13** ➤ ¿Cuál es la diferencia entre trastornos renales agudos y crónicos?

**DIÁLISIS RENAL Y TRASPLANTE DE RIÑÓN** El término **diálisis** significa "separación de moléculas disueltas con base en su capacidad de pasar a través de una membrana semipermeable" (fig. 22-11 A). Las moléculas que pueden pasar a través de la membrana se mueven de un área de mayor

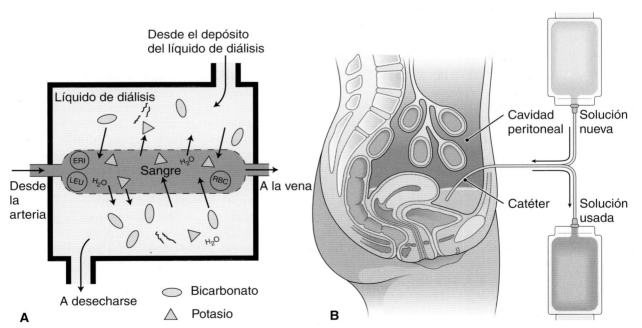

**Figura 22-11** **Sistema de hemodiálisis y sistema de diálisis peritoneal. A)** En la hemodiálisis, una membrana de celofán separa el compartimiento sanguíneo y el compartimiento del líquido de diálisis. Esta membrana es lo bastante permeable para permitir que todos los constituyentes, excepto las proteínas plasmáticas (PRO) y las células sanguíneas (ERI, LEU) se difundan entre los dos compartimientos. **B)** En la diálisis peritoneal, una membrana semipermeable ricamente irrigada con vasos sanguíneos recubre la cavidad peritoneal. Con el líquido de diálisis dentro de la cavidad peritoneal, los productos de desecho se difunden de la red de vasos sanguíneos al líquido de diálisis. (A,Reimpreso con autorización de Porth CM. *Pathophysiology*, 7th ed. Philadelphia: Lippincott Williams & Wilkins, 2004; B, Reimpreso con autorización de Cohen BJ. *Medical terminology*, 5th ed. Philadelphia: Lippincott Williams & Wilkins, 2008.)

concentración a otra de menor concentración. En pacientes con función renal deficiente, la acumulación de urea y otros productos nitrogenados de desecho pueden reducirse al pasar la sangre del paciente por una máquina de diálisis. El principio de que "las moléculas dejan el área de mayor concentración" opera aquí para eliminar los desechos de la sangre. El líquido en la máquina de diálisis, el dialisato, puede ajustarse para regular el flujo de sustancias fuera de la sangre.

Se utilizan dos métodos de diálisis: la hemodiálisis (diálisis sanguínea) y la diálisis peritoneal (diálisis en la cavidad abdominal). En la hemodiálisis, la membrana de diálisis está fabricada con celofán u otro material sintético. En la diálisis peritoneal, el área de superficie del peritoneo actúa como membrana (v. fig. 22-11 B). El líquido de diálisis se introduce a la cavidad peritoneal y se elimina periódicamente, junto con otros productos de desecho. Este procedimiento puede realizarse a intervalos a lo largo del día o durante la noche.

En 1973, una enmienda al *Social Security Act* en Estados Unidos decretó que se proporcionara asistencia financiera federal a las personas con insuficiencia renal crónica que requirieran diálisis. En este país la hemodiálisis se realiza en su mayor parte en clínicas independientes, aunque las legislaciones y los servicios prestados varían entre diferentes países. El tiempo de tratamiento se ha reducido; un esquema típico consiste en 2 a 3 h por sesión, tres veces a la semana. El acceso al torrente sanguíneo se ha hecho más seguro y fácil mediante la colocación quirúrgica de un sitio permanente de intercambio (derivación). La diálisis peritoneal también se ha mejorado y simplificado, lo que permite a los pacientes llevar a cabo el tratamiento en casa.

La opción final de tratamiento para la insuficiencia renal es el trasplante de riñón. Los cirujanos han realizado exitosamente muchos de estos procedimientos. Los riñones tienen tanto tejido funcional extra que la pérdida de un riñón no suele representar una pérdida importante para el donante. Los registros muestran que el trasplante tiene más éxito cuando se utiliza el riñón de un donante vivo emparentado con el paciente. Los órganos de donantes cadavéricos también han resultado satisfactorios en muchos casos. El problema de rechazo de tejidos (síndrome de rechazo) se analiza en el capítulo 17.

## Trastornos de los uréteres

Las anomalías en la estructura de los uréteres incluyen una subdivisión en la pelvis renal y partes constreñidas o anormalmente estrechas, llamadas **estenosis**. La presión anormal de un tumor u otra masa externa puede causar estenosis uretérica. La obstrucción también puede deberse a cálculos renales, o acodamiento de un conducto por un riñón caído, una alteración que se conoce como **ptosis renal**. En casos de **ureterocele**, el extremo del uréter se abulta hacia el interior

# De vuelta a la enfermedad en contexto

## ➤ Adán se somete a cirugía prostática para evitar daño renal

El urólogo insertó el cistoscopio en la uretra de Adán, guiándolo con cuidado hacia la vejiga urinaria. Al examinar el recubrimiento de la membrana mucosa de la vejiga, no observó ningún cálculo urinario o tumor de las rugosidades. Lo que sí notó es que el cuello de la vejiga urinaria de Adán estaba ocluido por la próstata agrandada. Esta observación coincidía con los resultados del pielograma (una radiografía especial del sistema urinario) que había solicitado para Adán hacía una semana. Las imágenes radiográficas indicaban un bloqueo en el cuello de la vejiga urinaria, que evitaba la salida de orina. La presión retrógrada de orina estaba causando distensión de los uréteres (hidrouréter) y riñones (hidronefrosis). El doctor retiró el cistoscopio e informó estos datos al paciente. "Adán, el diagnóstico del Dr. Suárez es correcto. El bloqueo en su sistema urinario se debe al crecimiento de la glándula prostática. Si no lo tratamos ahora, los riñones corren el riesgo de sufrir un daño grave e insuficiencia renal. Sugiero que

hagamos un procedimiento llamado *prostatectomía transuretral* para eliminar el crecimiento prostático excesivo y restablecer el flujo de orina."

Unos días después, Adán estaba de vuelta en el hospital para la cirugía. El urólogo insertó un instrumento llamado resectoscopio en la uretra de Adán. Con el asa eléctrica en el extremo del instrumento, extirpó fragmentos de la próstata y cauterizó los vasos sanguíneos para controlar la hemorragia. Para el final de la cirugía, el urólogo había retirado suficiente cantidad de próstata para restaurar el flujo urinario normal. Adán tardaría unas cuantas semanas en recuperarse, pero pronto todo volvería a la normalidad.

Durante este caso vimos que el agrandamiento de la glándula prostática puede afectar gravemente la función del sistema urinario. Para aprender más de la glándula prostática y otros órganos del sistema reproductor masculino, vea el capítulo 23.

de la vejiga (fig. 22-12). El resultado es una obstrucción urinaria que conduce a distensión del uréter (hidrouréter) y la pelvis renal (hidronefrosis). La causa habitual de ureterocele es una estenosis congénita (presente al nacimiento) de la abertura ureteral.

**CÁLCULOS RENALES** El paso de un pequeño cálculo por el uréter causa un dolor insoportable llamado *cólico renal*. Para aliviar este dolor se requiere morfina o un fármaco igualmente potente. Los primeros "cirujanos barberos" operaban sin el beneficio de anestesia y sus pacientes les permitían cortar a través de la piel y los músculos de la espalda para extraer los cálculos de los uréteres. "Cortar por un cálculo" de esa manera era bastante exitoso a pesar de no utilizar una técnica aséptica porque el abordaje a través de la espalda evitaba la cavidad peritoneal y el riesgo de peritonitis.

La cirugía moderna emplea varios instrumentos para eliminar cálculos del uréter, como endoscopios similares a los que se describieron en el capítulo 19. La vía transuretral que atraviesa la uretra y la vejiga urinaria para después pasar al uréter, así como el acceso por la piel y músculos dorsales, pueden usarse para extraer los cálculos de la pelvis renal o del uréter.

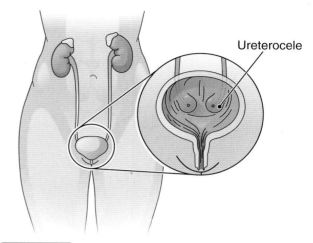

**Figura 22-12** **Ureterocele.** El uréter se abulta hacia la vejiga. La obstrucción resultante hace que la orina regrese a los uréteres y la pelvis renal. (Reimpreso con autorización de Cohen BJ. *Medical terminology,* 5ᵗʰ ed. Philadelphia: Lippincott Williams & Wilkins, 2008.)

Visite ***thePoint*** para ver un diagrama de sitios de obstrucción urinaria, reflujo e infección.

**PUNTO DE REVISIÓN 22-14** ➤ ¿Cuál es el nombre científico de las piedras como las que pueden aparecer en las vías urinarias?

## Trastornos vesicales

La vejiga llena (distendida) se sitúa en una posición desprotegida en la parte inferior del abdomen y un golpe puede romperla, lo que requiere una intervención quirúrgica inmediata. La sangre en la orina es un síntoma bastante frecuente de infección o tumores, los cuales pueden afectar a la vejiga.

**CISTITIS** La inflamación de la vejiga, llamada **cistitis**, es 10 veces más frecuente en mujeres que en varones. Esto puede deberse, por lo menos en parte, a que la uretra es más corta en las mujeres que en los varones. La vía habitual de infección es el ascenso de bacterias del exterior a través de la uretra y hacia la vejiga (v. fig. 23-14 en cap. 23). Los contaminantes más frecuentes son bacterias del colon, como *E. coli*, que se llevan a la uretra desde el ano. Otras fuentes posibles de infección son la estasis urinaria y la cateterización para extraer orina de la vejiga urinaria. Algunos síntomas frecuentes de cistitis son dolor, urgencia para orinar y frecuencia urinaria.

Otro tipo de cistitis, llamada **cistitis intersticial**, puede causar dolor pélvico con molestias antes y después de orinar. Los tejidos por debajo de la mucosa están afectados. La enfermedad sólo puede diagnosticarse mediante un **cistoscopio**, un tipo de endoscopio que se utiliza para explorar la vejiga (fig. 22-13). Debido a que no hay bacterias involucradas, los antibióticos no son un tratamiento eficaz e incluso pueden ser dañinos.

La obstrucción por una glándula prostática hipertrófica en el varón, o por embarazo, puede producir estasis urinaria y cistitis. La disminución de la resistencia general de una persona a la infección como la diabetes, también puede resultar en cistitis. El riesgo de la cistitis es que la infección puede ascender a otras partes de las vías urinarias.

**TUMORES** Los tumores vesicales, que son más prevalentes en varones mayores de 50 años de edad, incluyen papilomas benignos y varios tipos de cáncer. Alrededor de 90 % de estos tumores surgen del recubrimiento epitelial de la vejiga. Algunas causas posibles incluyen toxinas (en especial ciertos tintes de anilina), infestaciones crónicas (p. ej., esquistosomosis), tabaquismo intenso, y la presencia de cálculos urinarios que pueden desarrollarse y aumentar de tamaño dentro de la vejiga.

La sangre en la orina (hematuria) y la micción frecuente sin dolor o fiebre son signos tempranos de un tumor vesical. Debe realizarse un examen cistoscópico (v. fig. 22-13) y una biopsia tan pronto como se detecten estos signos. El tratamiento incluye la remoción del tumor, que puede hacerse por vía cistoscópica, y quimioterapia localizada. Los casos más graves pueden requerir radiación. La extirpación oportuna, antes que el tumor invada la pared muscular, conlleva un mejor pronóstico.

Si es necesario retirar la vejiga en una **cistectomía**, los uréteres deben dirigirse a otro lado. Pueden desviarse a la superficie corporal a través de un segmento de íleon, un procedimiento que se conoce como **conducto ileal** (fig. 22-14), o desviarse a otra porción del intestino. En forma alternativa, los cirujanos pueden crear una vejiga a partir de una sección del colon.

**INCONTINENCIA URINARIA** La **incontinencia urinaria** se refiere a la pérdida involuntaria de orina. El trastorno puede originarse con un problema neurológico, traumatismo de la médula espinal, debilidad de los músculos pélvicos, afección de la función vesical o medicamentos. Los

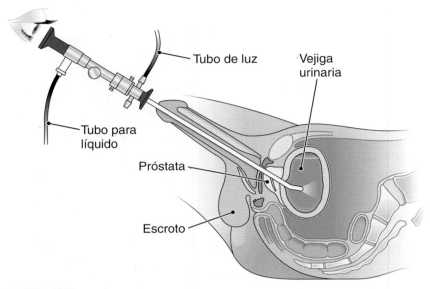

contracciones de la vejiga una vez que se percibe la sensación de una vejiga llena.

■ La incontinencia por desbordamiento surge por daño neurológico u obstrucción urinaria, que hace que la vejiga se llene en exceso. La presión excesiva en la vejiga produce pérdida involuntaria de orina.

■ La **enuresis** consiste en la micción involuntaria, por lo general en la noche (mojar la cama).

Ciertos abordajes terapéuticos para la incontinencia incluyen ejercicios musculares, cambios alimentarios, biorretroalimentación, medicamentos, cirugía o, en casos graves, autocateterización.

**PUNTO DE REVISIÓN 22-15** ➤ ¿Cuál es el término para designar a la inflamación de la vejiga?

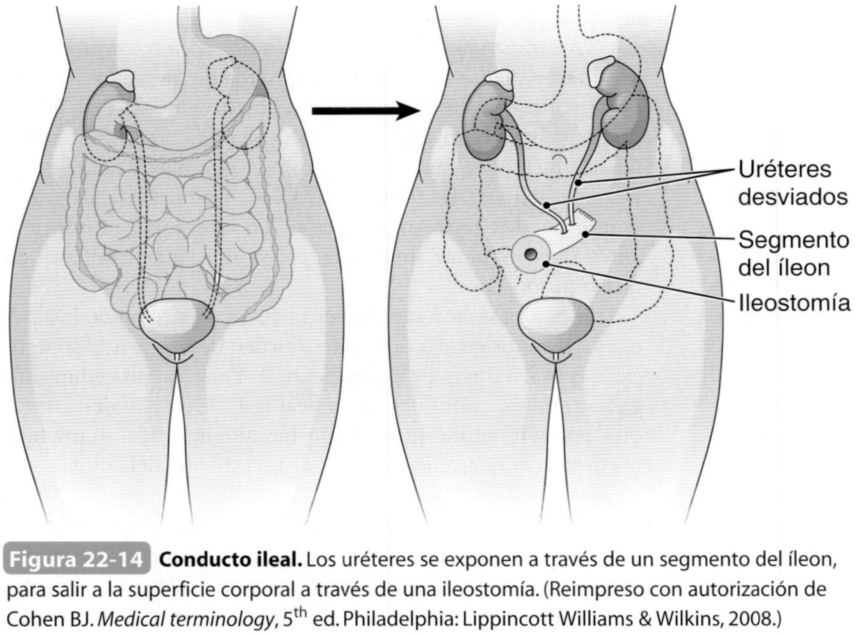

**Figura 22-13** **Cistoscopia.** Se introduce un cistoscopio iluminado a través de la uretra y al interior de la vejiga de este varón. Se utiliza un líquido estéril para inflar la vejiga. El cistoscopio se emplea para examinar la vejiga y obtener muestras para biopsia, y extirpar tumores. (Reimpreso con autorización de Cohen BJ. *Medical terminology,* 5th ed. Philadelphia: Lippincott Williams & Wilkins, 2008.)

diferentes tipos de incontinencia urinaria tienen nombres específicos:

■ La incontinencia por estrés resulta de incompetencia uretral que permite la liberación de pequeñas cantidades de orina cuando una actividad aumenta la presión en el abdomen. Estas actividades incluyen toser, estornudar, reírse, levantar objetos o ejercitarse.

■ La incontinencia de urgencia, también llamada *vejiga hiperactiva*, resulta de la incapacidad para controlar las

## Trastornos de la uretra

Las anomalías congénitas pueden afectar tanto la uretra como otras partes de las vías urinarias. La abertura de la uretra hacia el exterior puede ser demasiado pequeña, o la uretra en sí misma puede ser estrecha. En ocasiones, una estructura anormal similar a una válvula se encuentra en el punto en que la uretra entra a la vejiga. Si no se retira con cirugía puede causar presión retrógrada de la orina, con consecuencias graves. También existe una alteración en el varón en que la uretra se abre en la superficie inferior del pene en lugar de su extremo. Se denomina **hipospadias** (fig. 22-15).

La **uretritis**, que se caracteriza por la inflamación de la membrana mucosa y las glándulas de la uretra, es mucho más frecuente en varones que en mujeres. Se debe más a menudo a infección por gonococos o clamidias, aunque muchas otras bacterias pueden estar involucradas.

Las lesiones "a horcajadas" de la uretra son frecuentes en varones. Este tipo de lesión ocurre cuando, por ejemplo, un individuo que camina sobre una viga elevada se resbala y cae con la viga entre las piernas. Este tipo de accidente puede atrapar a la uretra entre la superficie dura de la viga y el arco púbico y romper la uretra. En accidentes en que hay fractura de los huesos de la pelvis, la rotura de la uretra es bastante frecuente.

Uréteres desviados
Segmento del íleon
Ileostomía

**Figura 22-14** **Conducto ileal.** Los uréteres se exponen a través de un segmento del íleon, para salir a la superficie corporal a través de una ileostomía. (Reimpreso con autorización de Cohen BJ. *Medical terminology,* 5th ed. Philadelphia: Lippincott Williams & Wilkins, 2008.)

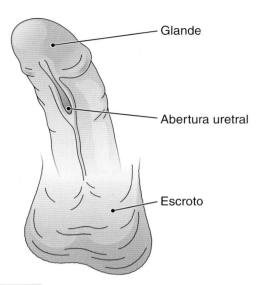

**Figura 22-15** **Hipospadias.** Vista ventral del pene. (Reimpreso con autorización de Cohen BJ. *Medical terminology,* 5th ed. Philadelphia: Lippincott Williams & Wilkins, 2008.)

Labels on figure: Glande, Abertura uretral, Escroto

# Efectos del envejecimiento

Incluso sin una enfermedad renal, el envejecimiento hace que los riñones pierdan parte de su capacidad para concentrar orina. Con la edad, se requiere cada vez más agua para excretar la misma cantidad de desechos. Los ancianos necesitan beber más agua que las personas más jóvenes y eliminan mayores cantidades de orina (poliuria), incluso por la noche (nicturia).

Desde los 40 años de edad disminuye la cantidad y tamaño de las nefronas. A menudo, más de la mitad de ellas se pierde antes de los 80 años de edad. Puede haber un incremento en el nitrógeno ureico sanguíneo sin síntomas de importancia. Los ancianos son más susceptibles que las personas jóvenes a las infecciones del sistema urinario. El dar a luz puede causar daños a la musculatura del piso pélvico, lo que deriva en problemas posteriores en las vías urinarias.

El crecimiento de la próstata, frecuente en varones mayores, puede causar obstrucción y presión retrógrada en los uréteres y riñones. Si esta alteración no se trata, causa daño permanente a los riñones. Los cambios con la edad, que incluyen disminución de la capacidad vesical y del tono muscular en la vejiga y los esfínteres urinarios, pueden predisponer a incontinencia. Sin embargo, la mayoría de los ancianos (60 % en asilos y hasta 85 % que viven en forma independiente) no presenta incontinencia.

# Resumen

**22**

I.   **EXCRECIÓN**
  A.  Remoción y eliminación de los desechos metabólicos
  B.  Sistemas que eliminan desechos
    1.  Urinario —elimina los desechos de la sangre
      a.  Otras funciones —regula el volumen sanguíneo, pH y electrólitos
    2.  Sistema digestivo —elimina agua, sales, bilis con residuos digestivos
    3.  Sistema respiratorio —elimina dióxido de carbono, agua
    4.  Piel —elimina agua, sales, desecho nitrogenado

II.  **ÓRGANOS DEL SISTEMA URINARIO**
  A.  Riñones (2)
  B.  Uréteres (2)
  C.  Vejiga urinaria (1)
  D.  Uretra (1)

III. **RIÑONES**
  A.  Actividades renales
    1.  Excreción de desechos, exceso de sales, toxinas
    2.  Balance de agua
    3.  Equilibrio acidobásico (pH)

4. Regulación de la presión arterial
5. Secreción de eritropoyetina (EPO) —hormona que estimula la producción de eritrocitos

B. Estructura renal
1. Ubicación
a. En la parte superior del abdomen contra la espalda
b. En el espacio retroperitoneal (posterior al peritoneo)
2. Suministro de sangre
a. Arteria renal —lleva sangre al riñón desde la aorta
b. Vena renal —lleva sangre del riñón a la vena cava inferior
3. Organización
a. Corteza —porción externa
b. Médula —porción interna
c. Pelvis
(1) Extremo superior del uréter
(2) Cálices —extensiones similares a copas que reciben orina
4. Nefrona
a. Unidad funcional del riñón
b. Partes
(1) Cápsula glomerular (de Bowman) —alrededor de los glomérulos
(2) Túbulo contorneado proximal
(3) Asa de la nefrona (de Henle) —ramas descendente y ascendente
(4) Túbulo contorneado distal
c. Suministro de sangre a la nefrona
(1) Arteriola aferente —entra a la cápsula glomerular
(2) Glomérulo —grupo de capilares en la cápsula glomerular
(3) Arteriola eferente —deja la cápsula glomerular
(4) Capilares peritubulares —rodean la nefrona

C. Formación de orina
1. Filtración glomerular —activada por la presión arterial en los glomérulos
a. Agua y sustancias solubles son forzadas fuera de la sangre y hacia la cápsula glomerular
b. Las células sanguíneas y las proteínas permanecen en la sangre
c. Filtrado glomerular —material que deja la sangre y entra a la nefrona
2. Reabsorción tubular
a. La mayor parte del filtrado deja la nefrona por difusión, ósmosis y transporte activo
b. Influida por hormonas (p. ej., aldosterona, péptido natriurético auricular)
c. Regresa a la sangre a través de los capilares peritubulares

3. Secreción tubular —materiales que se mueven de la sangre a la nefrona para su excreción
4. Concentración de orina
a. Mecanismo de contracorriente —método para concentrar orina basado en el movimiento de iones y permeabilidad de un túbulo
b. Hormona antidiurética
(1) Hormona de la hipófisis posterior
(2) Promueve la reabsorción de agua

D. Regulación de la presión arterial
1. Los riñones requieren de una presión arterial adecuada para filtrar la sangre
2. Aparato yuxtaglomerular
a. Consiste de células en la arteriola aferente y túbulo contorneado distal
b. Libera renina cuando la presión arterial es baja
c. La renina activa a la angiotensina para elevar la presión arterial
(1) Estimula la liberación de aldosterona
(2) Estimula la liberación de hormona antidiurética
(3) Promueve la vasoconstricción
(4) Estimula la sed
(5) Estimula al sistema nervioso simpático

IV. **URÉTERES**
A. Llevan orina de los riñones a la vejiga

V. **VEJIGA URINARIA**
A. Almacena orina hasta que se elimina
B. Trígono —región triangular en la base de la vejiga; permanece estable a medida que ésta se llena

VI. **URETRA**
A. Lleva la orina al exterior del cuerpo
B. Uretra masculina —20 cm de largo; lleva tanto orina como semen
C. Uretra femenina —4 cm de largo; abertura anterior a la vagina
D. Acción de orinar (micción)
1. Tanto voluntaria como involuntaria
2. Esfínteres
a. Esfínter uretral interno —involuntario (músculo liso)
b. Esfínter uretral externo —voluntario (músculo esquelético)
3. Los receptores de estiramiento en la pared vesical señalan el vaciado reflejo
4. Puede controlarse mediante los centros encefálicos superiores

VII. **ORINA**
A. pH promedio 6.0
B. Densidad urinaria —mide las sustancias disueltas
C. Constituyentes normales —agua, desechos nitrogenados, electrólitos, pigmentos

D. Constituyentes anormales —glucosa, albúmina, sangre, cetonas, leucocitos, cilindros

VIII. **TRASTORNOS DEL SISTEMA URINARIO**
   A. Trastornos renales
      1. Ejemplos
         a. Glomerulonefritis aguda —daña los glomérulos
         b. Pielonefritis —inflamación del riñón y la pelvis renal
         c. Hidronefrosis —distensión con líquidos obstruidos
         d. Riñón poliquístico —se desarrollan sacos que contienen líquidos
         e. Tumores
      2. Cálculos renales
      3. Insuficiencia renal
         a. Tipos
            (1) Aguda —resulta de una urgencia médica o toxinas
            (2) Crónica —los signos incluyen deshidratación, desequilibro electrolítico, edema, hipertensión, anemia, uremia
      4. Tratamiento
         a. Diálisis renal —elimina sustancias indeseables de la sangre cuando los riñones fallan

(1) Hemodiálisis —intercambio a través de una membrana sintética
(2) Diálisis peritoneal —el peritoneo es la membrana de intercambio
      b. Trasplante de riñón
   B. Trastornos de los uréteres
      1. Estenosis (estrechamiento)
      2. Piedras (cálculos)
   C. Trastornos de la vejiga
      1. Cistitis —inflamación; más frecuente en mujeres
      2. Tumores
      3. Incontinencia urinaria
   D. Trastornos de la uretra
      1. Hipospadias —la uretra se abre en la parte inferior del pene
      2. Uretritis —inflamación

IX. **EFECTOS DEL ENVEJECIMIENTO**
   A. Poliuria —aumento de la eliminación de orina
   B. Nicturia —micción en la noche
   C. Incontinencia
   D. Aumento del nitrógeno ureico sanguíneo
   E. Agrandamiento de la próstata

# Preguntas para estudio y revisión

## PARA FORTALECER LA COMPRENSIÓN

*Complete las frases*

**1.** Cada riñón se ubica afuera de la cavidad abdominal en el espacio _____.

**2.** La arteria renal, la vena renal y el uréter se conectan con el riñón en _____.

**3.** La parte de la vejiga marcada por las aberturas de los uréteres y la uretra se llama _____.

**4.** La cantidad de sustancias disueltas en la orina se determina por _____.

**5.** La presencia de glucosa en la orina se conoce como _____ _____.

*Correspondencia* > Relacione cada enunciado numerado con la frase que corresponda enlistada con letra

___ **6.** Producida por el riñón en respuesta a la presión arterial baja

___ **7.** Estimula la vasoconstricción

___ **8.** Producida por el riñón en respuesta a la hipoxia

___ **9.** Estimula a los riñones para producir orina concentrada

___ **10.** Producida por el hígado durante el catabolismo de las proteínas

**a.** Urea

**b.** Eritropoyetina

**c.** Hormona antidiurética

**d.** Renina

**e.** Angiotensina

22

*Opción múltiple*

___ **11.** La unidad funcional del sistema renal es

  **a.** Cápsula renal
  **b.** Riñón
  **c.** Nefrona
  **d.** Aparato yuxtaglomerular

___ **12.** El asa de la nefrona se ubica en esta parte del riñón

  **a.** Corteza
  **b.** Médula
  **c.** Pelvis
  **d.** Cáliz

___ **13.** El líquido se mueve al exterior de los glomérulos por

  **a.** Filtración
  **b.** Difusión
  **c.** Ósmosis
  **d.** Transporte activo

___ **14.** La capacidad para retrasar la micción se debe al control voluntario del

  **a.** Trígono
  **b.** Esfínter uretral interno
  **c.** Esfínter uretral externo
  **d.** Meato urinario

___ **15.** La presencia de pus en la orina se conoce como

  **a.** Piuria
  **b.** Uremia
  **c.** Anemia
  **d.** Enuresis

## COMPRENSIÓN DE CONCEPTOS

**16.** Mencione cuatro sistemas orgánicos activos en la excreción. ¿Cuáles son los productos que eliminan cada uno?

**17.** Compare y contraste los siguientes términos:

  **a.** Cápsula glomerular y glomérulo
  **b.** Arteriola aferente y eferente
  **c.** Túbulo contorneado proximal y distal
  **d.** Uréter y uretra

**18.** Trace el camino que recorre una molécula de urea desde la arteriola aferente al meato urinario.

**19.** Describa los cuatro procesos que participan en la formación de orina.

**20.** Compare la uretra masculina con la uretra femenina en cuanto a estructura y función. ¿Por qué la cistitis es más frecuente en las mujeres?

**21.** Enliste algunas de las sustancias disueltas que normalmente se encuentran en la orina.

**22.** Diferencie entre los siguientes trastornos:

  **a.** Albúmina y hematuria
  **b.** Glomerulonefritis y pielonefritis
  **c.** Hidronefrosis y riñón poliquístico
  **d.** Ptosis renal y ureterocele

**23.** ¿Qué significa la palabra diálisis y cómo se usa este principio para los pacientes con insuficiencia renal? ¿Qué tipos de membranas se utilizan para la hemodiálisis? ¿Y para la diálisis peritoneal?

## PENSAMIENTO CONCEPTUAL

**24.** Cristina tiene 14 años y sufre anorexia nerviosa. Sus padres la llevaron al hospital después de que informa un dolor agudo en la región lumbar en la espalda. Mientras está ahí, se le diagnostica hidronefrosis. ¿Cuál es la relación entre su trastorno alimenticio y el problema renal?

**25.** Una clase de fármaco antihipertensivo, llamado diurético de asa, evita la reabsorción de sodio en el asa de la nefrona. ¿Cómo puede un fármaco de este tipo disminuir la presión arterial?

**26.** En el segundo caso de Adán, la hipertrofia de la glándula prostática produjo hidronefrosis. ¿Qué efecto puede tener esta situación sobre la filtración glomerular?

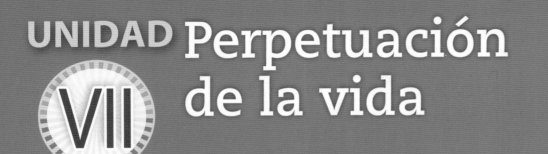

# UNIDAD Perpetuación de la vida

## VII

L a unidad final incluye tres capítulos sobre las estructuras y funciones relacionadas con la reproducción y la herencia. El sistema reproductor no está diseñado precisamente para la continuación de la vida del individuo, sino más bien es necesario para la continuación de la especie humana. Durante los últimos años se han estudiado con ahínco las células reproductivas y sus genes como parte de la ciencia de la genética, que avanza con gran rapidez.

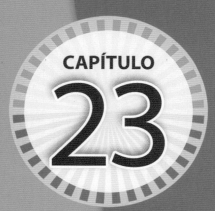

# Los sistemas reproductivos masculino y femenino

## Objetivos de aprendizaje

Después de estudiar cuidadosamente este capítulo, será capaz de:

1. Nombrar las gónadas masculinas y femeninas y describir la función de cada una de ellas
2. Establecer el propósito de la meiosis
3. Enlistar los órganos accesorios de las vías reproductivas masculina y femenina y citar la función de cada uno
4. Describir la composición y función del semen
5. Dibujar e identificar las partes de un espermatozoide
6. Mencionar en el orden correcto las hormonas producidas durante el ciclo menstrual y citar el origen de cada una
7. Describir las funciones de las principales hormonas masculinas y femeninas
8. Explicar cómo la retroalimentación negativa regula la función reproductiva tanto en varones como en mujeres
9. Describir los cambios que ocurren durante y después de la menopausia
10. Citar los métodos actuales principales de control natal
11. Describir brevemente los principales trastornos de las vías reproductivas masculina y femenina

## Términos clave escogidos

Los siguientes términos, y otros que aparecen en **negritas** dentro del capítulo, se definen en el Glosario

anticoncepción
cuerpo lúteo
endometrio
espermatozoide
estrógeno
folículo
flujo menstrual
gameto
hormona
    foliculoestimulante
hormona luteinizante
infertilidad
menopausia
menstruación
ovario
ovulación
óvulo
progesterona
semen
testículos
testosterona
útero

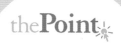

the**Point**

Consulte la página
web para el material
complementario de este
capítulo.

# La enfermedad
## en contexto

> ### El caso de Silvia: extirpación de un tumor uterino benigno

"Ay", se quejó Silvia con su esposo mientras entraba desde el jardín. "Yo sé que este verano hace más calor que de costumbre, pero por algún motivo este año me está costando más trabajar en el jardín. Siento como un tirón en la pierna y en la ingle, además de molestias en el abdomen. A lo mejor me lastimé un músculo; debería hacer una cita para un masaje y tal vez hablar con uno de los entrenadores en el gimnasio sobre ejercicios especiales para estirar los músculos de la cadera." "Tal vez deberías hacer una cita con tu ginecólogo", sugirió Juan. "¿Te acuerdas que la última vez que fuiste mencionó algo sobre un tumor?" "Cierto", contestó Silvia, "me dijo algo de un tumor benigno pequeño en mi útero. Creo que dijo que era fibroide. No creyó que fuera a darme problemas, por lo menos por un tiempo, pero tal vez debería ir a que me revisara. He notado un sangrado anormal, pero lo adjudiqué a que estoy cada vez más cerca de la menopausia."

Unos días más tarde, cuando Silvia consultó a su ginecólogo, el Dr. Bernal, ya se había hecho una ecografía pélvica del útero. Después de revisar sus resultados, el médico le dijo "No sé si este fibroide es la causa de sus síntomas, pero ha crecido desde la última vez que estuvo aquí. La ecografía muestra que el mioma, o fibroide, mide más o menos 3.5 cm, o sea que es como del tamaño de una pelota de golf. Me sorprende que haya cambiado tan rápido, pero eso puede relacionarse con cambios hormonales. Creo que debido a su localización interior podemos extraerlo y reparar el útero a través de la vagina. La voy a programar para cirugía ambulatoria en el Hospital Central. Si todo sale bien, se recuperará en poco tiempo".

El caso de Silvia utiliza algunos términos relacionados con las vías reproductivas femeninas. Más adelante volveremos con Silvia para saber qué pasó con su cirugía.

# Reproducción

Los capítulos en esta unidad tratan con lo que sin duda es uno de los atributos más interesantes y misteriosos de la vida: la capacidad de reproducirse. Las formas más simples de vida, los organismos unicelulares, no suelen requerir de una pareja para reproducirse; simplemente se dividen por sí mismos. Esta forma de reproducción se llama **asexual** (no sexual).

Sin embargo, en la mayor parte de los animales, la reproducción es **sexual**, lo que quiere decir que existen dos tipos de individuos, masculinos y femeninos, cada uno de los cuales tiene células especializadas diseñadas específicamente para la perpetuación de la especie. Estas células sexuales especializadas se conocen como **células germinales** o **gametos**. En el sexo masculino son los **espermatozoides** o simplemente células espermáticas; en el sexo femenino se llaman **óvulos** o células reproductoras femeninas.

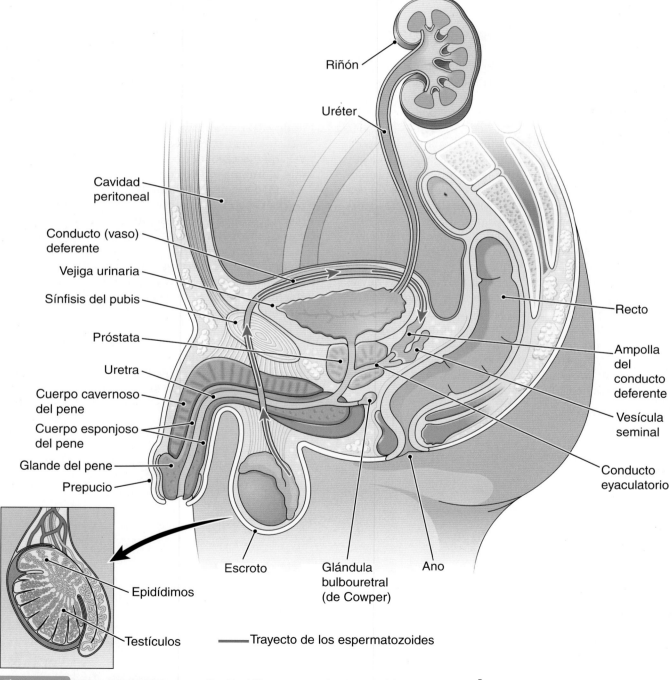

**Figura 23-1** **Sistema reproductor masculino.** También se muestran los órganos del sistema urinario. **[ ACERCAMIENTO ➤** ¿Cuáles glándulas (cuatro) vacían sus secreciones en la uretra? **]**

## Meiosis

Los gametos se caracterizan por tener la mitad de cromosomas que los que tiene cualquier otra célula del cuerpo. Durante su formación pasan por un proceso especial de división celular llamado **meiosis**, que divide a la mitad el número de cromosomas. En los humanos, la meiosis reduce el núme-ro de cromosomas en una célula de 46 a 23. La función de la meiosis en la reproducción se explica con más detalle en el capítulo 25.

**PUNTO DE REVISIÓN 23-1** ➤ ¿Cómo se llama el proceso de división celular que divide a la mitad el número de cromosomas en una célula para producir un gameto?

## El sistema reproductor masculino

El sistema reproductor masculino, al igual que el femenino, puede dividirse en dos grupos de órganos: primarios y accesorios (v. fig. 23-1).

■ Los órganos primarios son las **gónadas**, o glándulas sexuales; producen células germinales y producen hormonas. La gónada masculina es el testículo. (En comparación, la gónada femenina es el ovario, como se explica más adelante.)

■ Los **órganos accesorios** incluyen una serie de conductos que transportan las células germinales, así como varias glándulas exocrinas.

## Los testículos

Las gónadas masculinas, el par de **testículos**, se ubican en el exterior del cuerpo en sí, suspendidos entre los muslos en un saco conocido como **escroto**. Son órganos ovales que miden cerca de 4.0 cm de longitud y más o menos 2.5 cm en cada una de las otras dos dimensiones. Durante la vida embrionaria cada testículo se desarrolla del tejido cercano a los riñones.

Uno o dos meses antes del nacimiento, los testículos en condiciones normales descienden (se mueven hacia abajo) a través del **canal inguinal** en la pared abdominal hacia el escroto. Los testículos permanecen suspendidos por el **cordón espermático** (fig. 23-2) que se extiende a través del canal inguinal. Este cordón contiene vasos sanguíneos, linfáticos, nervios y el conducto deferente que transporta a los espermatozoides fuera de los testículos. La glándula debe descender por completo para poder funcionar con normalidad; para producir espermatozoides, los testículos deben mantenerse a la temperatura del escroto, que es varios grados más baja que la de la cavidad abdominal.

the**Point** Visite **thePoint** para ver una ilustración que muestra el descenso de los testículos.

**ESTRUCTURA INTERNA** La mayor parte del tejido especializado de los testículos consiste de diminutos **túbulos seminíferos** enrollados. Las células primitivas en las paredes de

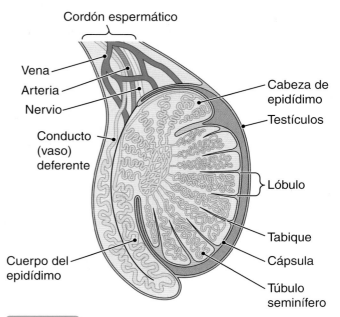

**Figura 23-2** **Estructura de los testículos.** También se muestran los epidídimos y el cordón espermático. [ **ACERCAMIENTO** ➤ ¿Qué conducto recibe secreciones del epidídimo? ]

estos túbulos se desarrollan para formar espermatozoides maduros, auxiliadas por células adyacentes denominadas **células sustentaculares (de Sertoli)**. Las llamadas células "enfermeras" nutren y protegen a los espermatozoides en desarrollo. También secretan una proteína que une a la testosterona en los túbulos seminíferos.

Las **células intersticiales** especializadas que secretan la hormona sexual masculina **testosterona** se ubican entre los túbulos seminíferos. En la figura 23-3 se presenta una vista microscópica del corte transversal de un testículo, donde se muestran los túbulos seminíferos, las células intersticiales y los espermatozoides en desarrollo.

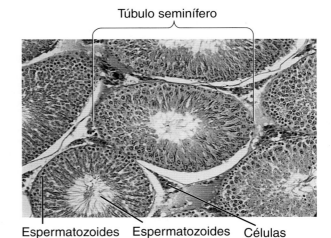

**Figura 23-3** **Vista microscópica de los testículos.** (Cortesía de Dana Morse Bittus y BJ Cohen.)

**TESTOSTERONA** Desde los testículos, la testosterona se difunde hacia los líquidos que la rodean y después se absorbe hacia el torrente sanguíneo. Esta hormona tiene tres funciones:

- Desarrollo y mantenimiento de las estructuras reproductivas.

- Desarrollo de espermatozoides.

- Desarrollo de **características sexuales secundarias** que caracterizan a los varones y a las mujeres pero que no se relacionan directamente con la reproducción. En los varones, estos rasgos incluyen voz grave, hombros anchos, caderas más estrechas, mayor porcentaje de tejido muscular y más vello corporal que lo que presentan las mujeres.

**LOS ESPERMATOZOIDES** Los espermatozoides son diminutas células individuales como la que se ilustra en la figura 23-4. Son tan pequeñas que por lo menos 200 millones están presentes en la eyaculación (liberación de semen) promedio. Después de la pubertad, las células espermáticas se producen en forma continua en los túbulos seminíferos de los testículos.

El espermatozoide tiene una cabeza oval que es sobre todo el núcleo que contiene los cromosomas. El **acrosoma**, que cubre la cabeza como una capucha, contiene enzimas que ayudan a la célula espermática a entrar en el óvulo.

Los movimientos de la cola (flagelo) son similares a latigazos e impulsan al espermatozoide por el sistema reproductor femenino hasta el óvulo. La sección media de la célula contiene muchas mitocondrias que proporcionan energía para los movimientos.

**PUNTO DE REVISIÓN** `23-2` ➤ ¿Cómo se llama la gónada masculina? ¿Cuál es la principal hormona sexual?

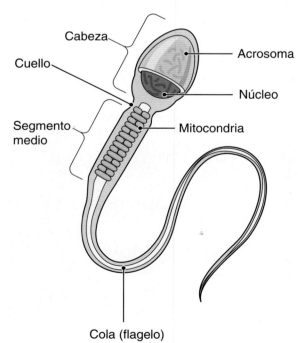

Cabeza
Cuello
Segmento medio
Acrosoma
Núcleo
Mitocondria
Cola (flagelo)

**Figura 23-4** **Diagrama de un espermatozoide humano.** Se muestran las principales características estructurales.
**[ ACERCAMIENTO** ➤ ¿Qué organelos proporcionan energía para la motilidad de las células espermáticas? **]**

**PUNTO DE REVISIÓN** `23-3` ➤ ¿Cómo se llama la hormona sexual masculina (gameto)?

**PUNTO DE REVISIÓN** `23-4` ➤ ¿Cuáles son las principales subdivisiones de un espermatozoide?

## Órganos accesorios

El sistema de conductos que transporta a los espermatozoides comienza con los túbulos dentro del propio testículo. Desde estos túbulos, las células se acumulan en un túbulo muy enrollado llamado **epidídimo**, que mide 6 m de largo y está ubicado en la superficie del testículo dentro del saco escrotal (v. fig. 23-2). Mientras se almacenan temporalmente en el epidídimo, las células espermáticas maduran y se vuelven móviles, capaces de moverse o "nadar" por sí mismas.

El epidídimo finalmente se extiende hacia arriba en el **conducto deferente**, también llamado **vaso deferente**. Este conducto, que forma parte del cordón espermático, continúa a través del canal inguinal hacia la cavidad abdominal. Aquí, se separa del resto del cordón espermático y se dobla detrás de la vejiga urinaria. El conducto deferente entonces se une con el conducto de la **vesícula seminal** en el mismo lado para formar el **conducto eyaculatorio**. Los conductos eyaculatorios derecho e izquierdo viajan a través del cuerpo de la glándula prostática y después se vacían en la uretra.

**PUNTO DE REVISIÓN** `23-5` ➤ ¿En qué orden viajan las células espermáticas a través de los conductos del sistema reproductor masculino?

## Semen

El **semen** (que quiere decir "semilla") es una mezcla de células espermáticas y varias secreciones que se expulsan del cuerpo. Es un líquido pegajoso con apariencia lechosa. El pH está en el rango alcalino de 7.2 a 7.8. Las secreciones en el semen tienen varias funciones:

- Nutren a los espermatozoides

- Transportan a los espermatozoides

- Neutralizan la acidez de la uretra masculina y las vías vaginales femeninas

- Lubrican las vías reproductivas durante el coito

- Previenen infecciones con enzimas antibacterianas y anticuerpos

Las glándulas que se analizan a continuación contribuyen con sus secreciones al semen (v. fig. 23-1).

**LAS VESÍCULAS SEMINALES** Las vesículas seminales son conductos musculares con múltiples lóbulos pequeños. Miden cerca de 7.5 cm de largo y están conectadas al tejido conjuntivo en la parte posterior de la vejiga urinaria. El recubrimiento glandular produce una secreción espesa, amarilla y alcalina que contiene grandes cantidades de azúcar simple y otras sustancias que nutren a los espermatozoides. El líquido seminal constituye gran parte del volumen del semen.

**LA GLÁNDULA PROSTÁTICA** La **glándula prostática** se ubica inmediatamente por debajo de la vejiga urinaria, donde rodea a la primera parte de la uretra. Los conductos de la próstata llevan sus secreciones hacia la uretra. La delgada y alcalina secreción prostática ayuda a neutralizar la acidez de las vías vaginales y promueve la movilidad de los espermatozoides. La glándula prostática también contiene tejido muscular que, ante la señal del sistema nervioso, se contrae para ayudar en la expulsión de semen del cuerpo.

**GLÁNDULAS BULBOURETRALES** Las **glándulas bulbouretrales**, también llamadas **glándulas de Cowper**, son un par de órganos en forma de chícharo ubicados en el piso pélvico justo por debajo de la glándula prostática. Secretan moco para lubricar la uretra y la punta del pene durante la estimulación sexual. Los conductos de estas glándulas se extienden cerca de 2.5 cm de cada lado y se vacían en la uretra antes de que se extienda hacia el pene.

Otras glándulas muy pequeñas secretan moco en la uretra en su trayecto por el pene.

**PUNTO DE REVISIÓN 23-6** ➤ ¿Qué glándulas, además de los testículos, contribuyen a las secreciones en el semen?

## La uretra y el pene

La uretra masculina, como se analiza en el capítulo 22, sirve al doble propósito de llevar orina de la vejiga y transportar las células reproductivas con sus secreciones acompañantes al exterior. La expulsión de semen es posible por la **erección**, es decir, el endurecimiento y crecimiento del pene, por el cual se extiende la parte más larga de la uretra. El pene está compuesto de tejido esponjoso que contiene muchos espacios sanguíneos que están relativamente vacíos cuando el órgano está flácido, pero se llenan de sangre y se distienden cuando el pene está erecto. Este tejido se subdivide en tres segmentos, cada uno de los cuales se denomina **cuerpo** (fig. 23-5). Un único **cuerpo esponjoso** de ubicación ventral contiene a la uretra. A cada lado se encuentra un **cuerpo cavernoso** de mayor tamaño. En el extremo distal del pene, el cuerpo esponjoso se agranda para formar el **glande del pene**, que está cubierto de un pliegue de piel laxa, el **prepucio**. Es justo el extremo de esta piel el que se corta en la **circuncisión**, una cirugía que se realiza con frecuencia en los bebés por motivos religiosos o culturales. Los expertos no están de acuerdo sobre el valor médico de la circuncisión en cuanto a una mejor limpieza y prevención de enfermedades.

El pene y el escroto en conjunto constituyen los **genitales externos** en el varón.

**EYACULACIÓN** La **eyaculación** es la expulsión forzada de semen a través de la uretra hasta el exterior. Este proceso lo inician centros reflejos en la médula espinal que estimulan la contracción del músculo liso en la próstata. A continuación ocurre la contracción del músculo esquelético en el piso pél-

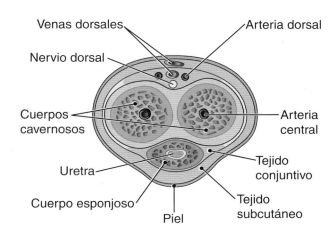

**Figura 23-5** **Sección transversal del pene.** [ **ACERCAMIENTO** ➤ ¿Qué subdivisión del pene contiene a la uretra? ]

vico, que proporciona la fuerza necesaria para la expulsión. Durante la eyaculación, el esfínter involuntario en la base de la vejiga se cierra para evitar la liberación de orina.

El varón suele eyacular de 2 a 5 ml de semen que contiene 50 a 150 millones de células espermáticas por mililitro. De todos los millones de espermatozoides de una eyaculación, sólo uno, si acaso, puede fertilizar al óvulo. El resto de las células viven desde sólo unas cuantas horas a un máximo de tres días.

# Control hormonal de la reproducción masculina

Las actividades de los testículos están bajo el control de dos hormonas producidas por la hipófisis anterior. Estas hormonas reciben su nombre por su actividad en la reproducción femenina (descrita más adelante), aunque son químicamente iguales en varones y en mujeres.

- La **hormona foliculoestimulante (FSH)** estimula a las células sustentaculares (de Sertoli) y promueve la formación de espermatozoides.

- La **hormona luteinizante (LH)** estimula a las células intersticiales entre los túbulos seminíferos para que produzcan testosterona, que también es necesaria para el desarrollo de las células espermáticas.

Al inicio de la pubertad, el hipotálamo comienza a secretar hormonas que desencadenan la liberación de estas dos hormonas, las cuales se secretan en forma continua en el varón.

La actividad del hipotálamo es regulada a su vez por un mecanismo de retroalimentación negativa en que participa la testosterona. A medida que la concentración sanguínea de testosterona aumenta, el hipotálamo secreta menos hormona liberadora; a medida que la concentración de testosterona disminuye, el hipotálamo secreta más hormona liberadora (v. fig. 12-3 en cap. 12).

**PUNTO DE REVISIÓN 23-7** ➤ ¿Cuáles dos hormonas hipofisarias regulan tanto la reproducción masculina como la femenina?

## Efectos del envejecimiento en la reproducción masculina

La declinación gradual en la producción de testosterona y espermatozoides comienza incluso desde los 20 años y continúa a lo largo de la vida. Las secreciones de la próstata y las vesículas seminales disminuyen en cantidad y se hacen menos viscosas. En algunos individuos (menos de 10 %) las células espermáticas permanecen hasta edades avanzadas, incluso hasta los 80 años de edad.

## Trastornos del sistema reproductivo masculino

Una variedad de trastornos pueden contribuir a la **infertilidad**, una capacidad menor a la normal para reproducirse. Si la incapacidad es total, el trastorno se denomina **esterilidad**. La proporción de infertilidad en parejas que puede atribuirse al varón se ha calculado de 40 % a 50 %. (V. también recuadro 23-1, Tratamiento de la disfunción eréctil.)

Los túbulos de los testículos son sensibles a los rayos X, infecciones, toxinas y desnutrición, todos los cuales provocan cambios degenerativos. Este daño puede causar una disminución en la cantidad de espermatozoides que se producen, lo que lleva a una alteración conocida como **oligoespermia**. Se requieren números adecuados de espermatozoides para dispersar la cubierta que rodea al óvulo, de modo que uno de ellos pueda fertilizarlo. La ausencia o una cifra inadecuada de células espermáticas es una causa importante de infertilidad.

Un individuo puede ser esterilizado en forma intencional mediante una operación conocida como **vasectomía**. En este procedimiento se extirpa una porción de los conductos deferentes en cada lado y el extremo cortado se cierra para evitar que los espermatozoides alcancen la uretra. Las células espermáticas diminutas simplemente se reabsorben. Un varón sometido a vasectomía conserva la capacidad de producir hormonas y todas las demás secreciones seminales, así como la capacidad para realizar el acto sexual, pero no puede fertilizar.

## Trastornos estructurales

La **criptorquidia** es una falla en el descenso de los testículos hacia el escroto. A menos que se corrija en la infancia, esta alteración lleva a esterilidad. Los testículos no descendidos también son particularmente susceptibles a la formación de tumores. La mayor parte de los testículos que no descienden al nacimiento lo hacen en forma espontánea hacia el año de edad. En los casos restantes, la corrección quirúrgica es el tratamiento habitual.

La **torsión testicular** es un doblez del cordón espermático resultado de la rotación de los testículos (fig. 23-6). Esta torsión puede ocurrir durante el descenso de los testículos o más adelante en la vida, con mayor frecuencia entre las edades de ocho a 18 años. La alteración se acompaña de dolor agudo, hinchazón y acortamiento del cordón espermático. Requiere cirugía urgente para corregir el defecto, y puede incluir la extirpación de los testículos (orquiectomía). La torsión testicular es un trastorno del desarrollo que suele afectar a ambas glándulas, de modo que el otro testículo debe examinarse para determinar si se requiere o no cirugía preventiva.

Una **hernia** o rotura se refiere a la protrusión abdominal de un órgano o de parte de un órgano a través de la pared de la cavidad en la que suele estar contenido (fig. 23-7). Las hernias

---

**Recuadro 23-1**  Perspectivas clínicas

## Tratando la disfunción eréctil: cuando NO quiere decir SÍ

Cerca de 25 millones de varones estadounidenses y sus parejas se ven afectados por la **disfunción eréctil** (DE), es decir, la incapacidad para lograr una erección. Aunque la DE es más frecuente en sujetos mayores de 65 años de edad, puede ocurrir a cualquier edad y tener muchas causas. Hasta hace poco, se creía que la DE era provocada por factores psicológicos, como estrés o depresión. Ahora se sabe que muchos casos de DE se deben a factores físicos, que incluyen enfermedad cardiovascular, diabetes, lesión de la médula espinal y daño a los nervios peneanos durante una cirugía prostática. Los medicamentos antidepresivos y antihipertensivos también pueden provocar disfunción eréctil.

La erección es resultado de la interacción entre el sistema nervioso autónomo y los vasos sanguíneos del pene. La excitación sexual estimula a los nervios parasimpáticos en el pene para liberar un compuesto llamado óxido nítrico, que activa la enzima del músculo liso vascular llamada ciclasa de guanilil. Esta enzima cataliza la producción de GMP cíclico, un vasodilatador potente que aumenta el flujo sanguíneo al pene para provocar la erección. Los factores físicos que causan DE evitan estos fenómenos fisiológicos.

Hasta hace poco, las opciones terapéuticas para DE, como inyecciones peneanas, bombas de vacío e inserción de medicamentos por la uretra desde el pene eran inadecuadas, inconvenientes y dolorosas. Hoy, los fármacos que se dirigen a los mecanismos fisiológicos que subyacen en la erección ofrecen una nueva esperanza para las personas que sufren DE. El más conocido de éstos es el sildenafilo que inhibe la enzima que degrada al GMP cíclico, con lo que se prolongan los efectos del óxido nítrico.

Aunque es eficaz en casi 80 % de todos los casos de DE, el sildenafilo puede causar algunos efectos adversos relativamente menores, que incluyen cefalea, congestión nasal, alteración gástrica y visión con tintes azulados. Los individuos que toman nitratos como tratamiento para angina de pecho jamás deben tomar sildenafilo, ya que los nitratos aumentan las concentraciones de óxido nítrico y al tomarlos junto con sildenafilo, un fármaco que prolonga los efectos del óxido nítrico, puede provocar hipotensión que pone en riesgo la vida.

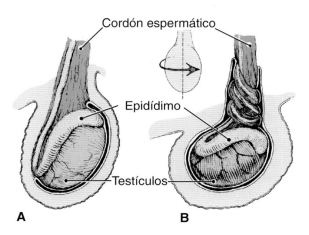

**Figura 23-6** **Torsión de los testículos. A)** Normal. **B)** Torsión. Los testículos giran, enredando el cordón espermático. (Reimpreso con autorización de LifeART Pediatrics 1 [CD-ROM]. Baltimore: Lippincott Williams & Wilkins, 2000.)

ocurren más a menudo cuando hay un área débil en la pared abdominal, por ejemplo en el canal inguinal. En esta región, durante el desarrollo, los testículos empujan para atravesar los músculos y tejidos conjuntivos de la pared abdominal, llevando con ellos los vasos sanguíneos y otras estructuras que forman el cordón espermático.

En condiciones normales, en el adulto, el área inguinal está bastante bien reforzada con tejido conjuntivo y no hay una conexión directa entre la cavidad abdominal y el saco del escroto. Como en otras regiones en que una abertura permite el paso de una estructura a través de la pared abdominal, esta región constituye un sitio débil donde puede ocurrir una hernia.

La **fimosis** es la rigidez del prepucio, de modo que no puede retraerse. La fimosis puede remediarse mediante la circuncisión, en la que una parte o todo el prepucio se elimina con cirugía.

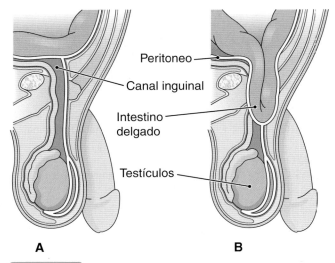

**Figura 23-7** **Hernia inguinal. A)** Normal. **B)** Hernia. El intestino protruye a través de un sitio débil de la pared abdominal, en el canal inguinal. (Reimpreso con autorización de Cohen BJ. *Medical Terminology*, 4th ed. Philadelphia: Lippincott williams & Wilkins, 2004.)

# Infecciones

Las **infecciones de transmisión sexual** (ITS), antes conocidas como *enfermedades de transmisión sexual* o *enfermedades venéreas*, se extienden por contacto sexual tanto en varones como en mujeres. Más a menudo se tratan de infecciones por clamidias y gonococos (gonorrea). En varones, estas enfermedades se manifiestan por una secreción de la uretra, que puede acompañarse de ardor y dolor, especialmente al orinar. La infección puede migrar a lo largo de la membrana mucosa y hasta la glándula prostática y el epidídimo; si ambos lados están afectados y se forma suficiente tejido cicatrizal para destruir los túbulos, el resultado puede ser esterilidad.

Otra ITS es una infección persistente llamada **herpes genital**. Causada por un virus, este trastorno se caracteriza por vesículas llenas de líquido (ampollas) sobre y alrededor de los órganos genitales.

La **sífilis**, también transmitida por vía sexual, se debe a una espiroqueta (*Treponema pallidum*). Debido a que la sífilis se disemina con rapidez por el torrente sanguíneo, se considera una enfermedad sistémica (v. apéndice 5, tabla 1). Las úlceras genitales causadas por sífilis aumentan las probabilidades de infección con el virus del sida. El virus de la inmunodeficiencia humana en sí mismo se considera una ITS porque esta es la vía más frecuente de diseminación. (V. recuadro 23-2, Infecciones de transmisión sexual.)

**EPIDIDIMITIS** Los microorganismos de una ITS o infección de las vías urinarias pueden viajar a través de los conductos del sistema reproductor hasta los epidídimos. Una malformación congénita en las vías urinarias puede predisponer a **epididimitis** y la infección también puede llegar al órgano por vía sistémica a través de la sangre o la linfa. El tratamiento incluye un antibiótico junto con reposo en cama, así como medidas auxiliares para el escroto para promover su drenaje linfático.

**PROSTATITIS** La causa habitual de inflamación de la próstata es una infección bacteriana, resultante de una infección ascendente de las vías urinarias. Pueden estar implicados diversos microorganismos intestinales y bacterias de otras fuentes, pero la más frecuente es *E. coli*. El tratamiento con antibióticos suele eliminar la infección, pero en caso de que el problema persista pueden necesitarse pruebas para diagnosticar la fuente de la infección. Otras posibles causas de **prostatitis** son la obstrucción del cuello de la vejiga que fuerza la orina al interior de la próstata, y trastornos autoinmunitarios.

**ORQUITIS** La **orquitis** es la inflamación de los testículos, que también puede ser resultado de una infección de las vías urinarias o reproductivas. Las paperas (parotiditis), una infección viral de la glándula salival parótida, también pueden afectar a los testículos. Las paperas, durante o después de la pubertad, pueden producir inflamación testicular, que posteriormente puede provocar esterilidad.

**PUNTO DE REVISIÓN** **23-8** ➤ ¿Cuáles son algunas de las enfermedades infecciosas de las vías reproductivas?

## Recuadro 23-2    Mantenimiento de la salud

### Infecciones de transmisión sexual: reducción de riesgos

Las infecciones de transmisión sexual (ITS), como la clamidia, gonorrea, herpes genital, enfermedad por virus de la inmunodeficiencia humana y sífilis son algunas de las enfermedades infecciosas más frecuentes en Estados Unidos, y afectan a más de 13 millones de varones y mujeres cada año. Estas enfermedades pueden complicarse con trastornos como la enfermedad pélvica inflamatoria, epididimitis, infertilidad, insuficiencia hepática, trastornos neurológicos, cáncer y sida. Las mujeres tienen más probabilidades de contraer una ITS que los varones. El mismo mecanismo que transporta células espermáticas a través de las vías reproductoras femeninas también mueve a los microorganismos infecciosos. La manera más segura de prevenir una ITS es evitar el contacto sexual con otros. Si la persona es sexualmente activa, las siguientes recomendaciones pueden reducir los riesgos:

- Mantener una relación sexual monógama con una pareja no infectada.
- Usar un condón en forma correcta y consistente. Aunque no son 100 % eficaces, los condones disminuyen en gran medida el riesgo de contraer una infección de transmisión sexual.
- Evitar contacto con líquidos corporales, como sangre, semen y líquidos vaginales, todos los cuales pueden albergar microorganismos infecciosos.
- Orinar y lavar los genitales después del sexo. Esto puede ayudar a eliminar microorganismos infecciosos antes de que causen enfermedad.
- Someterse a revisiones frecuentes en busca de ITS. La mayoría de las veces estas infecciones no causan síntomas, sobre todo en mujeres.

## Tumores

Los tumores de la próstata pueden ser benignos o malignos. Ambos tipos provocan presión sobre la uretra, de modo que la micción resulta difícil. La presión retrógrada puede destruir el tejido renal y producir estasis de orina en la vejiga, lo que origina una mayor susceptibilidad a las infecciones. Los varones con agrandamiento benigno de la próstata, que se conoce como hiperplasia prostática benigna, pueden responder a medicamentos para reducir la próstata. Un remedio herbario que puede ayudar a atenuar el avance de la hiperplasia prostática benigna es un extracto de moras de palma enana americana. Sin embargo, si la función urinaria se ve amenazada, se requiere cirugía. Tradicionalmente, esta cirugía se ha realizado a través de la uretra, en una prostatectomía radical. Nuevos métodos incluyen el uso de láser y ecografía para destruir el exceso de tejido o la colocación de una endoprótesis para ampliar la uretra.

El cáncer prostático es el cáncer más frecuente en varones en Estados Unidos, en particular entre mayores de 50 años de edad. Otros factores de riesgo, además de la edad, son la raza, antecedentes familiares y ciertos agentes ambientales. Una dieta rica en grasas puede aumentar el riesgo al fomentar la producción de hormonas sexuales masculinas. El cáncer prostático suele detectarse como un nódulo durante el examen rectal. La detección temprana ha mejorado mediante las pruebas anuales de sangre en busca del antígeno prostático específico. Esta proteína aumenta en casos de cáncer prostático, aunque también puede elevarse con otros trastornos prostáticos. Dependiendo de la edad del paciente y la naturaleza del cáncer, el curso del tratamiento puede incluir vigilancia, radioterapia, cirugía o tratamiento hormonal.

thePoint    Visite **thePoint** para encontrar ilustraciones de procedimientos de cirugía prostática.

El cáncer testicular afecta a adultos jóvenes y hasta de mediana edad. Casi todos los cánceres testiculares surgen en las células germinales y un tumor puede presentar metástasis a través del sistema linfático en una etapa temprana de su desarrollo. Sin embargo, la detección temprana con palpación testicular por parte del propio paciente mejora las probabilidades de un tratamiento eficaz. Hoy, la tasa de supervivencia a cinco años por este cáncer es mayor a 95 %. La fertilidad puede conservarse en muchos casos, aunque almacenar semen en un banco de esperma es una opción para quienes se van a someter a tratamiento para cáncer testicular.

# El sistema reproductivo femenino

Las gónadas femeninas son los dos **ovarios**, donde se forman las células sexuales femeninas, u óvulos (fig. 23-8). El resto de las vías reproductivas femeninas consisten de un órgano (útero) para albergar y nutrir a un feto en desarrollo, varios conductos y los órganos genitales externos.

**PUNTO DE REVISIÓN 23-9** ➤ ¿Cómo se llama a la gónada femenina?

**PUNTO DE REVISIÓN 23-10** ➤ ¿Cómo se llama al gameto femenino?

## Los ovarios

Un ovario es un cuerpo oval ligeramente aplanado que mide cerca de 4 cm de largo, 2 cm de ancho y 1 cm de profundidad. Al igual que los testículos, los ovarios descienden, pero sólo hasta la cavidad pélvica. Aquí, se mantienen en su lugar por ligamentos, que incluyen al ligamento ancho, ligamento ovárico y otros, que los sostienen al útero y a la pared del cuerpo.

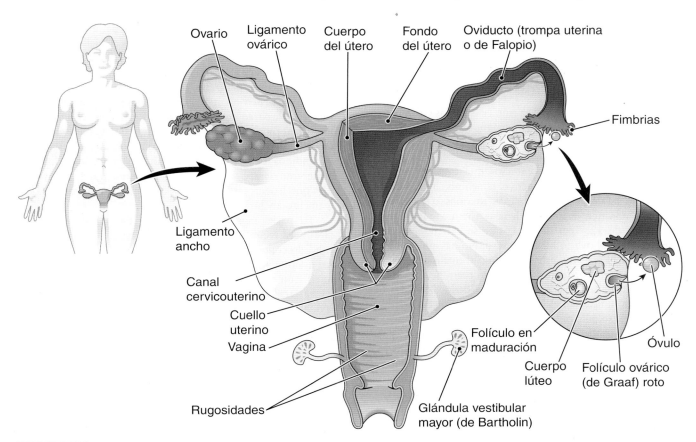

## Los óvulos y la ovulación

La capa externa del ovario se compone de una sola capa de epitelio. Por debajo de esta capa se producen los gametos femeninos, los óvulos. Cada mes, durante los años fértiles, varios maduran, pero por lo general sólo uno se libera.

El complicado proceso de maduración de un óvulo ocurre en un pequeño grupo de células lleno de líquido llamado **folículo ovárico** o **folículo de Graaf** (fig. 23-9). A medida que el folículo se desarrolla, las células en la pared secretan estrógenos, que estimulan el crecimiento del recubrimiento uterino. Cuando un óvulo ha madurado, el folículo ovárico puede romperse y liberar el óvulo de la superficie del ovario. La rotura de un folículo que permite la salida de un óvulo hacia la cavidad pélvica se llama **ovulación**. Cualquier óvulo en desarrollo que no es liberado simplemente se degenera.

Después que se libera, el óvulo es llevado al **oviducto** más cercano, es decir, al conducto que se curva sobre el ovario y conduce al útero (v. fig. 23-8).

**PUNTO DE REVISIÓN 23-11** ➤ ¿Qué estructura rodea al óvulo mientras madura?

**PUNTO DE REVISIÓN 23-12** ➤ ¿Cómo se llama al proceso que libera a un óvulo del ovario?

**EL CUERPO LÚTEO** Después de que el óvulo ha sido expulsado, el folículo remanente se transforma en una masa glandular sólida llamada **cuerpo lúteo**. Esta estructura secreta estrógeno y también progesterona, otra hormona necesaria en el ciclo reproductivo. A menudo, el cuerpo lúteo se contrae y es sustituido por tejido cicatrizal. Sin embargo, cuando hay un embarazo, esta estructura permanece activa durante algún tiempo. En ocasiones, como resultado de la ovulación normal, el cuerpo lúteo persiste y forma un pequeño quiste ovárico (saco lleno de líquido). Esta alteración suele resolverse sin tratamiento.

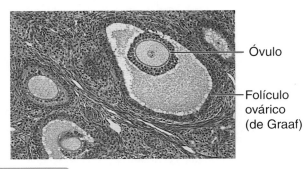

**Figura 23-9** **Vista microscópica del ovario.** La microfotografía muestra óvulos que se desarrollan dentro de los folículos ováricos (de Graaf). (Cortesía de Dana Morse Bittus y BJ Cohen.)

23

**PUNTO DE REVISIÓN 23-13** ➤ ¿En qué se convierte el folículo después que se libera el óvulo?

## Órganos accesorios

Los órganos accesorios en la mujer son las trompas de Falopio (oviductos), útero, vagina, glándulas vestibulares mayores, vulva y perineo.

**LOS OVIDUCTOS** Los conductos que transportan a los óvulos en el sistema reproductivo femenino, los oviductos, también se conocen como **trompas uterinas** o **trompas de Falopio.** Cada una es una pequeña estructura muscular que mide cerca de 12.5 cm de largo que se extiende desde un punto cercano al ovario hasta el útero. No hay una conexión directa entre el ovario y este conducto. El óvulo es llevado al oviducto por una corriente en el líquido peritoneal producida por las pequeñas extensiones similares a dedos llamadas **fimbrias,** que se ubican en el borde de la abertura del conducto hacia la cavidad pélvica (v. fig. 23-8).

A diferencia de las células espermáticas, el óvulo no puede moverse por sí mismo. Su avance a través del oviducto hacia el útero depende de la acción impulsora de los cilios en el recubrimiento del conducto y en la peristalsis del mismo. Un óvulo llega al útero desde el ovario en un promedio de cinco días.

**EL ÚTERO** Los oviductos llevan al **útero,** el órgano en que el feto se desarrolla hasta su madurez. El útero es un órgano muscular en forma de pera que mide cerca de 7.5 cm de largo, 5 cm de ancho y 2.5 cm de profundidad. (El órgano suele tener un mayor tamaño en las mujeres que han tenido hijos y es más pequeño en las que ya pasaron la menopausia.) La porción superior descansa en la superficie superior de la vejiga urinaria; la parte inferior se encuentra sobre el piso pélvico, entre la vejiga

y el recto. La región superior más ancha del útero se conoce como **cuerpo;** la inferior y más estrecha es el **cuello uterino.** La pequeña región redondeada por arriba del nivel al que entran las trompas se conoce como **fondo** (v. fig. 23-8).

Los pliegues del peritoneo, conocidos como *ligamentos anchos,* sostienen al útero, extendiéndose de cada lado del órgano a la pared corporal lateral. Junto con el útero, estas dos membranas forman una división que separa la pelvis femenina en las áreas posterior y anterior. Los ovarios están suspendidos de los ligamentos anchos y los oviductos se encuentran dentro de los bordes superiores. Los vasos sanguíneos que irrigan estos órganos se encuentran entre capas del ligamento ancho (v. fig. 23-8).

La pared muscular del útero se llama **miometrio** (fig. 23-10). El recubrimiento del útero consiste de epitelio especializado conocido como **endometrio.** Esta capa interna cambia durante el ciclo menstrual, primero preparándose para nutrir a un óvulo fertilizado, y después desprendiéndose si no ocurre fertilización para liberarse como flujo menstrual. La cavidad dentro del útero tiene la forma de una T mayúscula, pero puede transformarse y dilatarse a medida que el feto se desarrolla.

**PUNTO DE REVISIÓN 23-14** ➤ ¿En qué órgano se desarrolla el feto?

**LA VAGINA** El cuello uterino conduce a la **vagina,** la parte distal del canal de nacimiento, que se abre hacia el exterior del cuerpo. La vagina es un conducto muscular que mide cerca de 7.5 cm de largo. El cuello uterino desciende sobre la porción superior de la vagina, formando un recodo circular que se conoce como **fórnix.** El área más profunda del fórnix, ubicada detrás del cuello uterino, es el **fórnix posterior** (fig. 23-11). Este recodo en la parte posterior de la vagina yace

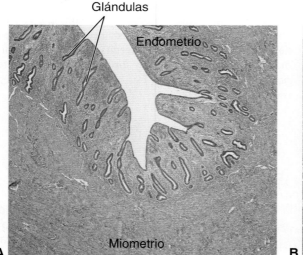

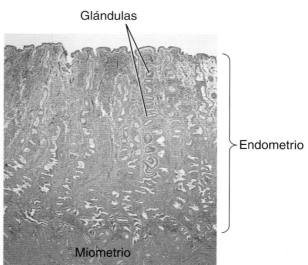

**Figura 23-10** **El útero como se observa bajo el microscopio.** La microfotografía muestra el miometrio y el endometrio e ilustra los cambios que ocurren en el endometrio durante el ciclo menstrual. **A)** Fase proliferativa (primera parte del ciclo). **B)** Fase secretora (segunda parte del ciclo). (Reimpreso con autorización de Cormack DH. *Essential Histology,* 2nd ed. Philadelphia: Lippincott Williams & Wilkins, 2001.) **[ ACERCAMIENTO ➤** ¿En qué parte del ciclo menstrual está más desarrollado el endometrio? **]**

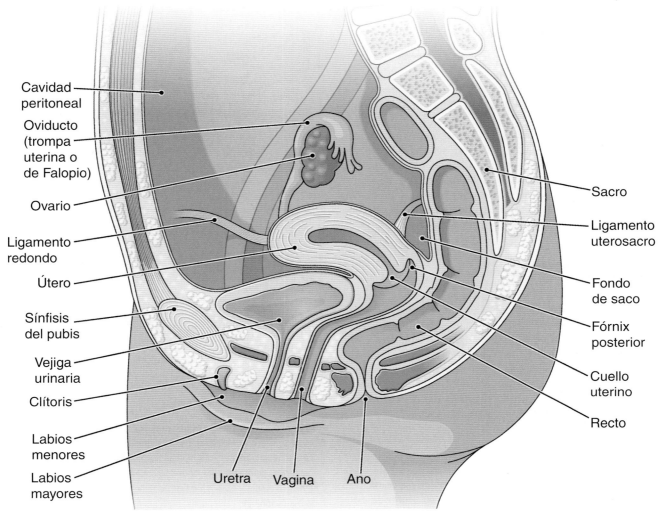

Cavidad peritoneal

Oviducto (trompa uterina o de Falopio)

Ovario

Ligamento redondo

Útero

Sínfisis del pubis

Vejiga urinaria

Clítoris

Labios menores

Labios mayores

Uretra    Vagina    Ano

Sacro

Ligamento uterosacro

Fondo de saco

Fórnix posterior

Cuello uterino

Recto

**Figura 23-11** **Sistema reproductivo femenino (corte sagital).** Esta imagen muestra la relación de los órganos reproductivos entre sí y con otras estructuras de la cavidad pélvica. **[ ACERCAMIENTO ➤** ¿Cuál tiene una abertura más anterior, la vagina o la uretra? **]**

junto a la porción más inferior de la cavidad peritoneal, un conducto estrecho entre el útero y el recto que se denomina **fondo de saco.** Esta área también se conoce como la *bolsa rectouterina* o *bolsa de Douglas.* Una capa un tanto delgada de tejido separa al fórnix posterior de esta región, por lo que los abscesos o tumores en la cavidad peritoneal a veces pueden detectarse mediante un examen vaginal.

El recubrimiento de la vagina es una membrana mucosa arrugada similar a la que se encuentra en el estómago. Los pliegues (rugosidades) permiten que se agrande, de modo que el parto no desgarre el recubrimiento. Además de ser parte del canal de nacimiento, la vagina es el órgano que recibe al pene durante el coito. El pliegue de membrana conocido como **himen** puede encontrarse en o cerca de la abertura del canal vaginal (fig. 23-12).

**LAS GLÁNDULAS VESTIBULARES MAYORES** Justo por arriba y a un lado de la abertura de la vagina se encuentran las dos **glándulas vestibulares mayores (de Bartholin)** que producen moco. Estas glándulas secretan en un área cerca

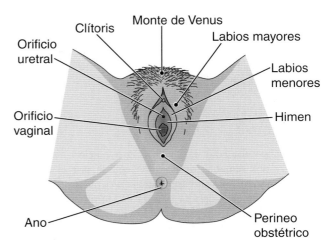

Clítoris

Monte de Venus

Labios mayores

Orificio uretral

Labios menores

Orificio vaginal

Himen

Ano

Perineo obstétrico

**Figura 23-12** **Partes externas del sistema reproductor femenino.** También se muestran estructuras cercanas.

23

de la abertura vaginal conocida como **vestíbulo**. Como las glándulas de Cowper en los varones, estas glándulas proporcionan lubricación durante el coito. Si la glándula se infecta, puede requerirse de una incisión quirúrgica para disminuir la hinchazón y favorecer su drenaje.

**LA VULVA Y EL PERINEO** Las partes externas del sistema reproductivo femenino, o genitales externos, incluyen a la **vulva**, con dos pares de **labios**; el **clítoris**, que es un pequeño órgano con gran sensibilidad; y las estructuras relacionadas (v. fig. 23-12). Aunque la totalidad del piso pélvico tanto en varones como en mujeres (v. fig. 8-15 en cap. 8) se denomina correctamente como **perineo**, quienes atienden a mujeres embarazadas suelen referirse al área limitada entre la abertura vaginal y el ano como *perineo* o *perineo obstétrico*.

# El ciclo menstrual

En la mujer, como en el varón, la función reproductiva está controlada por hormonas hipofisarias que son reguladas por el hipotálamo. Sin embargo, la actividad en la mujer difiere en que es cíclica; muestra patrones regulares de aumentos y disminuciones en su concentración hormonal. Estos cambios se regulan mediante retroalimentación hormonal. La duración típica del ciclo menstrual varía entre 22 y 45 días, pero en promedio toma 28 días, siendo el primer día del ciclo menstrual el día que inicia el flujo menstrual (fig. 23-13).

## Comienzo del ciclo

Al principio de cada ciclo, bajo la influencia de la FSH hipofisaria, varios folículos, cada uno con un óvulo, se comienzan a desarrollar en el ovario. Por lo general, sólo uno de estos folículos termina por liberar un óvulo del ovario en un solo mes. El folículo produce cantidades cada vez mayores de **estrógenos** mientras va madurando (v. fig. 23-13). (El término *estrógeno* se utiliza para un grupo de hormonas relacionadas, la más activa de las cuales es el estradiol.) El estrógeno se transporta en el torrente sanguíneo hasta el útero, donde comienza a preparar al endometrio para un posible embarazo. Estos preparativos incluyen engrosamiento del endometrio y alargamiento de las glándulas que producen la secreción uterina. El estrógeno en la sangre también actúa como un mensajero de retroalimentación para inhibir la liberación de FSH y estimular la liberación de LH de la hipófisis (v. fig. 12-3 en cap. 12).

## Ovulación

En un ciclo promedio de 28 días, la ovulación ocurre en el día 14 y dos semanas después es seguida por el inicio del flujo menstrual. Sin embargo, un óvulo puede liberarse en cualquier momento del día siete al 21, lo que explica la variación en la duración de los ciclos normales. Alrededor de un día antes de la ovulación, las concentraciones elevadas de estrógeno causan una **oleada de LH**, una elevación repentina de LH en la sangre. (Nótese que también hay una ligera elevación en FSH en este momento —como se muestra en

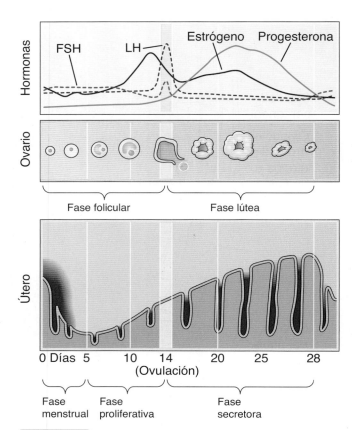

**Figura 23-13** **El ciclo menstrual.** Los cambios en las hormonas, ovario y útero se muestran durante un ciclo menstrual típico de 28 días con la ovulación en el día 14. (Las hormonas hipofisarias se muestran con líneas punteadas, las hormonas ováricas con líneas continuas.)

**[ ACERCAMIENTO ▶** ¿Qué hormona llega a su máximo muy cerca de la ovulación? **]**

la figura 23-13— causada por un aumento en la hormona liberadora de gonadotropina [GnRH] del hipotálamo, que promueve la elevación de LH). La LH causa la ovulación y transforma el folículo roto en el cuerpo lúteo, que produce un poco de estrógeno y grandes cantidades de **progesterona**. Bajo la influencia de estas hormonas, el endometrio sigue haciéndose más grueso y las glándulas y vasos sanguíneos aumentan de tamaño. Las concentraciones cada vez mayores de progesterona y estrógeno redundan en la inhibición de la liberación de FSH y LH de la hipófisis. Durante este tiempo, el óvulo hace su viaje al útero a través del oviducto. Si el óvulo no es fertilizado mientras pasa por la trompa de Falopio, muere dos a tres días después y luego se desintegra.

Durante cada ciclo menstrual ocurren cambios tanto en el ovario como en el útero (v. fig. 23-13). El periodo previo a la ovulación se describe como la fase folicular en el ovario, porque abarca el desarrollo de un folículo ovárico. El útero durante este mismo lapso está en fase proliferativa, marcada por el crecimiento del endometrio. Después de la ovulación, el ovario está en una fase lútea, con la transformación del folículo a cuerpo lúteo, y al útero se le describe como en fase secretora, por la actividad de las glándulas endometriales.

**PUNTO DE REVISIÓN 23-15** ➤ ¿Cuáles son las dos hormonas que se producen en los ovarios?

thePoint Visite **thePoint** para consultar una gráfica de hormonas reproductivas y la animación *Ovulación y fertililización*.

## La fase menstrual

Si no hay fertilización, el cuerpo lúteo se degenera y las concentraciones de estrógeno y progesterona disminuyen. Sin las hormonas que apoyan el crecimiento, el endometrio se degenera. Aparecen pequeñas hemorragias en este tejido, lo que produce una descarga de sangre conocida como **flujo menstrual**. Partes del endometrio se desprenden y acompañan al flujo sanguíneo durante este período de **menstruación**. La duración promedio de la menstruación es de dos a seis días.

Incluso antes de que termine el flujo menstrual, el endometrio comienza a repararse a sí mismo gracias al crecimiento de nuevas células. Las concentraciones más bajas de estrógeno y progesterona permiten la liberación de FSH de la hipófisis anterior. La FSH hace que nuevos folículos comiencen a madurar dentro de los ovarios y el ciclo comienza de nuevo.

La actividad de las hormonas ováricas como mensajeros de la retroalimentación negativa de mensajeros es la base de los métodos hormonales de anticoncepción (control de la natalidad). El estrógeno y la progesterona inhiben la liberación de FSH y LH de la hipófisis, lo que evita la ovulación. El período menstrual que sigue a la falta complementos de estrógeno y progesterona es anovulatorio, es decir, no va precedido por ovulación.

## Menopausia

La **menopausia** es el período durante el cual la menstruación cesa por completo. Suele ocurrir en forma gradual entre los 45 y 55 años de edad y se debe a la declinación normal en la función ovárica. El ovario se convierte sobre todo en tejido cicatrizal y deja de producir folículos maduros o cantidades importantes de estrógeno. A la larga, el útero, oviductos, vagina y vulva desarrollan cierto grado de atrofia y la mucosa vaginal se hace más delgada, más seca y más sensible.

La menopausia es una situación completamente normal, pero su inicio en ocasiones se acompaña de efectos que son temporalmente preocupantes. La disminución en las concentraciones de estrógeno provoca síntomas nerviosos, como ansiedad e insomnio. Dado que el estrógeno también ayuda a mantener la dilatación vascular que promueve la pérdida de calor, las concentraciones bajas pueden producir "bochornos".

### Tratamiento de restitución hormonal

Los médicos pueden prescribir tratamiento de reemplazo hormonal (TRH) para aliviar las molestias relacionadas con la menopausia. Estos medicamentos suelen ser una combinación de estrógeno con una progesterona sintética (progestina), que se incluye para prevenir el crecimiento excesivo del endometrio y el riesgo de cáncer endometrial. Las suposiciones tempranas sobre la función del estrógeno para prevenir ataques cardíacos se han desechado mediante estudios cuidadosamente controlados, por lo menos en relación con las formas prescritas con mayor frecuencia de TRH. La hormonoterapia disminuye la incidencia de cáncer colorrectal y fracturas de cadera, un signo de osteoporosis. Continúan estudios en que se incluye sólo estrógeno, que suele prescribirse a mujeres que se han sometido a una histerectomía y no tienen un útero.

Además de un mayor riesgo de cáncer mamario, el TRH también conlleva riesgo de trombosis y embolia, que es mayor entre mujeres que fuman. Todos los riesgos del TRH aumentan con la duración del mismo. Por tanto, debe administrarse sólo por un periodo breve y en la menor dosis posible. Las mujeres con antecedentes personales o familiares de cáncer mamario o problemas circulatorios no deben recibirlo.

**PUNTO DE REVISIÓN 23-16** ➤ ¿Cuál es la definición de menopausia?

## Control de la natalidad

El control de la natalidad se logra mediante la **anticoncepción**, que es el uso de métodos artificiales para evitar la fertilización del óvulo. Las medidas anticonceptivas que evitan la implantación del óvulo fertilizado también se consideran anticonceptivas, aunque técnicamente no previenen la concepción y con mayor precisión puede llamárseles **abortifacientes** (agentes que provocan un aborto). Algunos métodos actúan con los dos mecanismos. En la tabla 23-1 se presenta una breve descripción de los principales métodos anticonceptivos que se usan hoy día, junto con algunas de sus ventajas y desventajas. La lista se presenta en un orden aproximado de eficacia, de mayor a menor. A menos que se mencione en forma específica, un método determinado *no* previene la transmisión de infecciones de transmisión sexual.

thePoint Visite **thePoint** para una ilustración de esterilización quirúrgica.

Los diversos métodos hormonales para control natal difieren básicamente en la forma en que se administran las hormonas. La pastilla anticonceptiva de urgencia es una progesterona sintética (progestina) que se toma en un lapso de 72 horas después de la relación sexual sin protección. Esta llamada "pastilla del día después" sólo está diseñada para su uso de urgencia, no como un método regular para controlar la natalidad. Las hormonas para control natal también pueden implantarse como cápsulas bajo la piel del brazo. Este método es eficaz y tiene una duración de tres a cinco años, aunque las cápsulas deben ser implantadas y retiradas por un médico, y en algunos casos ha sido difícil su retiro.

Los investigadores han realizado estudios con una pastilla anticonceptiva para varones, pero hasta ahora no se comercializa ninguna. La versión masculina de "la píldora" también funciona al suprimir GnRH para inhibir la liberación de FSH y LH, que son importantes en la espermatogénesis. El

**23**

| Tabla 23-1 | Principales métodos actuales de control natal | | |
|---|---|---|---|
| **Método** | **Descripción** | **Ventajas** | **Desventajas** |
| **Quirúrgico** | | | |
| Vasectomía/ligadura de trompas | Cortar y atar los conductos que transportan a los gametos | Eficacia cercana al 100 %; no involucra dispositivos químicos o mecánicos | No suele ser reversible; rara vez hay complicaciones quirúrgicas |
| **Hormonal** | | | |
| Pastillas anticonceptivas | Estrógeno y progestina, o sólo progestina, que se toman por vía oral para evitar la ovulación | Altamente eficaz; no requiere preparación de último minuto | Altera la fisiología; el regreso a la fertilidad puede retrasarse; riesgo de enfermedad cardiovascular en mujeres mayores que fuman o tienen hipertensión |
| Inyección anticonceptiva | Inyección de progesterona sintética cada tres meses, para prevenir la ovulación | Altamente eficaz; dura de tres a cuatro meses | Altera la fisiología; mismos efectos adversos posibles que con la pastilla anticonceptiva; también puede haber irregularidad menstrual, amenorrea |
| Parche anticonceptivo | Parche adhesivo que se coloca en el cuerpo y administra estrógeno y progestina a través de la piel; se deja durante tres semanas y se retira durante una cuarta semana | Larga duración; altamente eficaz; no hay preparación de último minuto | Altera la fisiología; mismos efectos adversos posibles que con la pastilla anticonceptiva |
| Anillo anticonceptivo | Anillo flexible que se inserta en la vagina y libera hormonas en forma interna; se deja colocado durante tres semanas y se retira durante una cuarta semana | Larga duración; altamente eficaz; no hay preparación de último minuto | Posibles infecciones, irritación; mismos efectos adversos posibles que con la pastilla anticonceptiva |
| **Barrera** | | | |
| Condón masculino | Funda que se ajusta sobre el pene erecto y evita la liberación de semen | Fácilmente disponible, no afecta la fisiología; protege contra infecciones de transmisión sexual (ITS) | Debe aplicarse antes del coito; puede resbalarse o romperse |
| Diafragma (con espermicida) | Capuchón de goma que se ajusta sobre el cuello uterino y previene la entrada de esperma | No afecta la fisiología; cierta protección contra ITS; no tiene efectos adversos | Debe insertarse antes del coito y dejarse colocado durante seis horas; requiere ajustes por un médico |
| Esponja anticonceptiva (con espermicida) | Disco de esponja suave y desechable que contiene espermicida, la cual se humedece con agua y se inserta en la vagina | Protege durante el embarazo durante 24 horas; no hormonal; cierta protección contra ITS; sin receta médica; barata | Eficacia de 80 % a 90 %, dependiendo de su uso adecuado; posible irritación cutánea |
| Dispositivo intrauterino | Dispositivo de metal o plástico que se inserta en el útero a través de la vagina; evita la fertilización y la implantación mediante la liberación de cobre u hormonas para controlar la natalidad | Altamente eficaz durante cinco a 10 años, dependiendo del tipo; reversible; no se requiere preparación de último minuto | Debe ser colocado y retirado por un médico; flujo menstrual abundante |
| **Otros** | | | |
| Espermicida | Químicos usados para destruir a los espermatozoides; mejor cuando se usa en combinación con un método de barrera | Disponible sin receta médica; barato; no afecta la fisiología; cierta protección contra ITS | Puede causar irritación local; debe usarse justo antes del coito |
| Conocimiento de la fertilidad | Abstinencia durante la parte fértil del ciclo según se determina mediante antecedentes menstruales, temperatura corporal basal o calidad del moco cervicouterino | No afecta la fisiología; aceptado por ciertas religiones | Alta posibilidad de fracaso; requiere registros cuidadosos |

uso de testosterona como un mensajero de retroalimentación negativa requiere de inyecciones regulares y tiene algunos efectos adversos en las dosis necesarias. La administración de la hormona femenina progesterona evita la espermatogénesis, pero también inhibe la producción normal de testosterona. Se siguen realizando estudios para encontrar la mejor manera de administrar hormonas anticonceptivas masculinas adecuadas, a dosis seguras y eficaces.

El condón femenino es una funda que se ajusta en la vagina. Protege contra ITS, pero no es recomendable. La mifepristona (RU 486) es un fármaco que se toma después de la concepción para dar fin a un embarazo temprano. Bloquea la acción de la progesterona, lo que provoca que se desprenda el recubrimiento del útero y se libere el óvulo fertilizado. Debe combinarse con la administración de prostaglandinas para expulsar el tejido uterino. La mifepristona no se usa en Estados Unidos, pero sí en otros países.

**PUNTO DE REVISIÓN 23-17** ➤ ¿Cuál es la definición de anticoncepción?

## Trastornos del sistema reproductivo femenino

Los trastornos reproductivos femeninos incluyen alteraciones menstruales, varias formas de tumores e infecciones, cualquiera de los cuales puede producir infertilidad.

### Trastornos menstruales

La ausencia del flujo menstrual se conoce como **amenorrea**. Esta situación puede ser indicativa de una secreción insuficiente de hormonas o de una anomalía congénita de los órganos reproductivos. El estrés y otros factores psicológicos pueden ser factores que influyen en parte sobre la cesación del flujo menstrual. Por ejemplo, cualquier cambio significativo en el estado general de salud de la mujer o en sus hábitos de vida, como una variación en el horario de trabajo, puede interferir con la menstruación. Un peso corporal muy bajo, con porcentaje reducido de grasa corporal, puede provocar amenorrea al mermarse la síntesis de estrógeno, como ocurre entre atletas que entrenan demasiado sin comer lo suficiente y en mujeres que se "matan de hambre" o tienen trastornos alimentarios.

La **dismenorrea** significa menstruación dolorosa o difícil. En mujeres jóvenes, esto puede deberse a inmadurez del útero. A menudo, el dolor puede aliviarse con fármacos que bloquean las prostaglandinas; hoy se sabe que ciertas prostaglandinas causan contracciones uterinas dolorosas.

En muchos casos, las mujeres experimentan un alivio total de los cólicos menstruales después de su primer embarazo. Al parecer, el agrandamiento de la abertura del cuello uterino remedia la alteración. La dilatación artificial del cuello uterino puede aliviar la dismenorrea durante varios meses. A menudo, algunas medidas de salud como reposo adecuado, una dieta bien equilibrada y un programa de ejercicio apropiado remedian el problema. En casos de dismenorrea, la aplicación de calor sobre el abdomen puede mitigar el dolor, igual que lo puede hacer con los calambres musculares.

Otra causa posible de trastornos menstruales es la **endometriosis**. Es un crecimiento del tejido endometrial por afuera del útero, a menudo en los ovarios, oviductos, peritoneo u otros órganos pélvicos. La endometriosis causa inflamación y otras complicaciones, y puede requerir extirpación quirúrgica.

La **hemorragia uterina anormal** incluye flujo menstrual excesivo, menstruaciones demasiado frecuentes y sangrado no menstrual. Cualquiera de estos puede causar anemia grave y requiere de una atención médica cuidadosa. El sangrado independiente de la menstruación puede ser indicativo de un tumor, posiblemente cáncer.

El **síndrome premenstrual**, también conocido como **tensión premenstrual**, es una alteración en que los períodos menstruales van precedidos de nerviosismo, irritabilidad y depresión. Se cree que se debe a retención de líquidos en varios tejidos, incluido el cerebro. En ocasiones una dieta baja en sal y los medicamentos apropiados durante dos semanas antes de la menstruación evitan esta alteración. Este tratamiento también puede aliviar la dismenorrea.

## Tumores benignos y malignos

Los tumores **fibroides**, cuyo nombre más correcto es *miomas*, son tumores frecuentes del útero. Los estudios indican que cerca de 50 % de las mujeres que llegan a los 50 años de edad tienen uno o más de estos crecimientos en la pared uterina. A menudo, estos tumores son pequeños; suelen seguir siendo benignos y asintomáticos. Se desarrollan entre la pubertad y la menopausia y por lo general dejan de crecer después de que la mujer ha cumplido los 50 años de edad. En algunos casos, estos crecimientos interfieren con un embarazo. En una paciente menor de 40 años, el cirujano simplemente puede extirpar el tumor y dejar el útero bastante intacto. Han ocurrido embarazos normales después de estas cirugías.

Los fibroides pueden crecer tanto que la presión que ejercen sobre estructuras adyacentes constituye un problema. En ocasiones, la invasión de los vasos sanguíneos cerca de la cavidad uterina causa hemorragias graves. El tratamiento puede consistir en supresión de las hormonas que estimulan el desarrollo de fibroides, bloquear el suministro de sangre al fibroide o su extirpación quirúrgica. En algunos casos, el cirujano puede extirpar todo el útero o una gran parte de éste, procedimiento que se conoce como **histerectomía**.

thePoint ▸ Visite *thePoint* para ver una ilustración de los posibles sitios de formación de fibroides.

**CÁNCER MAMARIO** El cáncer de las mamas es la enfermedad neoplásica que ocurre con mayor frecuencia entre mujeres. Los factores de riesgo del cáncer mamario son edad mayor a 40 años, antecedentes familiares de cáncer mamario y factores que aumentan la exposición a estrógenos, como inicio temprano de la menstruación, menopausia tardía, embarazo tardío o ningún embarazo, TRH de largo plazo y obesidad (las células grasas producen estrógeno). Las mutaciones en dos genes (BRCA1 y BRCA2) son los causantes de las

23

# De **vuelta** a la **enfermedad** en **contexto**

## ➤ La miomectomía de Silvia

El Dr. Bernal visitó a Silvia en la sala de recuperación para pacientes ambulatorios para platicar sobre los resultados de su miomectomía. "El procedimiento fue un éxito", le informó. "Pudimos extirpar todo el tumor fibroide y restaurar el útero con un histeroscopio, que es un tipo de endoscopio. Hoy día se cuenta con varios métodos para evitar una histerectomía en casos de miomas y muchos médicos consideran que de ser posible se debe conservar el útero, incluso si ya han pasado los años fértiles. Si los tumores fibroides son más grandes o numerosos, o se localizan en ciertos sitios del útero, en ocasiones debemos usar un laparoscopio o hacer una incisión abdominal. Pero por ahora usted está bien. Tome las cosas con calma por ahora y no maneje por un par de días. Llámeme al consultorio si siente dolor o hay sangrado. Debe programar una cita de revisión en unos seis meses, para ver cómo está todo."

"Gracias, doctor", contestó Silvia. "Me siento bastante bien y estoy segura que estaré bien. De cualquier modo, estaré al pendiente de llamarle si hay cualquier problema."

El caso de Silvia incluye términos médicos que se encuentran en el glosario de este libro. Muchas de estas palabras tienen sufijos, raíces y prefijos que permiten conocer su significado y asumir el de términos nuevos y desconocidos.

---

formas hereditarias de cáncer mamario, los cuales constituyen sólo 8 % de todos los casos. Estas mismas mutaciones se relacionan con un mayor riesgo de cáncer ovárico.

Un tumor mamario suele ser una protuberancia indolora y móvil que a menudo la mujer percibe y con demasiada frecuencia ignora. Sin embargo, en años recientes se ha puesto mayor énfasis en la importancia del autoexamen mamario. (La mayoría de las protuberancias mamarias las descubren las propias mujeres.) Cualquier protuberancia, sin importar qué tan pequeña sea, debe informarse al médico de inmediato. Los **mamogramas**, que son estudios radiográficos de las mamas, han mejorado la detección temprana del cáncer mamario. Las directrices actuales recomiendan realizar mamogramas regulares después de los 40 años de edad, o antes si hay antecedentes familiares de cáncer mamario. Algunos médicos recomiendan también imágenes de resonancia magnética en pacientes de alto riesgo. Las áreas sospechosas requieren de un estudio más detallado con ecografía o biopsia (ya sea aspiración con aguja, extirpación de tejido del núcleo o extirpación de la protuberancia). En una biopsia estereotáctica, el médico utiliza un sistema de imagenología guiado por computadora para ubicar tejido sospechoso y obtener muestras con una aguja.

El tratamiento del cáncer mamario consiste de cirugía, con tratamiento de seguimiento que incluye radiación, quimioterapia o ambos. Es frecuente el tratamiento quirúrgico mediante extirpación de la protuberancia (lumpectomía) o un segmento de la mama. La extirpación de toda la mama y la disección de los ganglios linfáticos de la axila se denominan **mastectomía radical modificada**. La extensión de la diseminación del tumor a través de los ganglios linfáticos es un importante factor de pronóstico. En una biopsia de ganglio linfático centinela, el primer ganglio linfático (centinela) que recibe linfa de un tumor se identifica y examina en busca de células cancerosas. El tratamiento se orienta según la extensión de esta diseminación (v. recuadro 16-2). El tratamiento del cáncer mamario a menudo se acompaña con la administración de fármacos que inhiben la producción de estrógeno o bloquean los receptores de estrógeno en el tejido mamario (si el tumor responde a esa hormona) o fármacos que inhiben los factores de crecimiento tumoral.

La incidencia de varios tipos de cáncer no debe confundirse con las tasas de mortalidad de cada tipo. Debido a la educación del público y a los cada vez mejores métodos de diagnóstico y tratamiento, algunas formas de cáncer tienen una tasa de curación mayor que las otras. Por ejemplo, el cáncer mamario aparece mucho más a menudo en mujeres que el cáncer pulmonar, pero más mujeres mueren cada año de cáncer pulmonar que de cáncer mamario.

**CÁNCER ENDOMETRIAL** El cáncer más frecuente de las vías reproductivas femeninas es el cáncer del endometrio (el recubrimiento del útero). Este tipo de cáncer suele afectar a las mujeres durante o después de la menopausia. Se aprecia más a menudo en mujeres que han estado expuestas a concentraciones elevadas de estrógeno, las cuales causan crecimiento excesivo del endometrio. Este grupo incluye a quienes han recibido tratamiento con estrógeno sin oposición de progesterona, a quienes tuvieron pocos o ningún embarazo y a las obesas. Los síntomas incluyen flujo anormal o sangrado irregular; más tarde, hay cólicos y dolor pélvico. Este tipo de cáncer se diagnostica mediante biopsia endometrial. Los métodos habituales de tratamiento incluyen cirugía y radiación. El cáncer endometrial crece lentamente en sus etapas iniciales, por lo que el tratamiento temprano e intensivo suele salvar la vida de la paciente.

**CÁNCER OVÁRICO** El cáncer de ovarios es el segundo cáncer más frecuente de las vías reproductivas entre las edades de 40 y 65 años. Es la principal causa de muerte por cáncer en mujeres. Aunque la mayor parte de los quistes ováricos no son malignos, siempre deben investigarse por un posible cambio maligno. El cáncer ovárico es altamente curable si se trata antes de extenderse a otros órganos. Sin embargo, estas neoplasias tienden a avanzar con rapidez y es difícil detectarlas debido a que los síntomas son vagos, hay pocos factores de riesgo reconocidos y a la fecha no hay una prueba de detección confiable.

**CÁNCER CERVICOUTERINO** El cáncer del cuello uterino se relaciona con la infección por el virus del papiloma humano, que causa verrugas genitales y se transmite por contacto sexual. Por tanto, el cáncer cervicouterino puede considerarse una infección de transmisión sexual. Los factores de riesgo para la infección se relacionan con exposición al virus del papiloma humano, como edad temprana de inicio de la actividad sexual y múltiples parejas sexuales. Ciertas cepas del virus se encuentran en carcinomas cervicouterinos y células cervicouterinas precancerosas.

La detección temprana es posible porque el cáncer se desarrolla lentamente a partir de células cervicouterinas atípicas. La disminución en la tasa de mortalidad por cáncer cervicouterino se relaciona directamente con la aplicación de la **prueba de Papanicolaou**, también llamada *frotis de Papanicolaou*. Esta prueba consiste en la exploración microscópica de células obtenidas de raspados o frotis cervicouterinos del canal del cuello uterino. Se debe recomendar a todas las mujeres que se realicen esta prueba cada año. Incluso las mujeres menores de 18 años deben someterse a ella si son sexualmente activas. Las directrices ahora recomiendan pruebas menos frecuentes después de que se obtienen resultados normales en tres pruebas anuales.

Se recomienda la aplicación de una vacuna contra las cepas más prevalentes de virus del papiloma humano, en niñas de 11 a 12 años de edad.

## Infecciones

Las infecciones que afectan al sistema reproductor masculino también infectan los órganos genitales femeninos (fig. 23-14), aunque estas enfermedades pueden ser menos aparentes en mujeres. Las ITS más frecuentes en mujeres son las infecciones por clamidia, gonorrea, virus de la inmunodeficiencia humana y herpes genital, causada por el virus del herpes simple. La sífilis también ocurre en mujeres y puede atravesar la placenta y transmitirse de la madre al feto, lo que provoca parto prematuro o nacimiento de un lactante infectado.

La incidencia de **verrugas genitales**, causadas por el virus del papiloma humano, ha aumentado en los últimos años. Estas infecciones se han relacionado con cáncer de las vías reproductivas, sobre todo, como ya se mencionó, con cáncer del cuello uterino.

La **salpingitis** se refiere a la inflamación de cualquier conducto, pero suele referirse a la enfermedad de las trompas de Falopio (oviductos). La mayor parte de las infecciones de las trompas uterinas se deben a gonococos o a la bacteria *Clamydia trachomatis*, aunque también pueden ser causales otras bacterias. La salpingitis puede causar esterilidad por obstrucción de las trompas, ya que se evita el paso de los óvulos.

La **enfermedad pélvica inflamatoria** es resultado de la extensión de infecciones de los órganos reproductivos hacia la cavidad pélvica, y suele afectar al peritoneo. (V. la vía de flechas moradas en la fig. 23-14.) Los gonococos o las clamidias suelen ser la causa inicial de infección, pero la mayoría de los casos de enfermedad pélvica inflamatoria incluyen a múltiples microorganismos.

## Infertilidad

La infertilidad es más difícil de diagnosticar y valorar en mujeres que en varones. En tanto que una exploración al microscopio de una muestra de semen apropiadamente obtenida puede ser suficiente para determinar la presencia de células espermáticas insuficientes o anormales en el varón, no hay un estudio tan sencillo que pueda hacerse en la mujer. La infertilidad en las mujeres, como en los varones, puede ser relativa o absoluta. Las causas de la infertilidad femenina incluyen infecciones, trastornos endocrinos, factores psicógenos y anomalías en la estructura y función de los propios órganos reproductivos. En todos los casos de infertilidad aparente, hay que investigar primero al varón de la pareja porque los procedimientos para determinar la falta de fertilidad en el varón son mucho más sencillos y económicos que los utilizados en mujeres, además de ser esenciales para la evaluación.

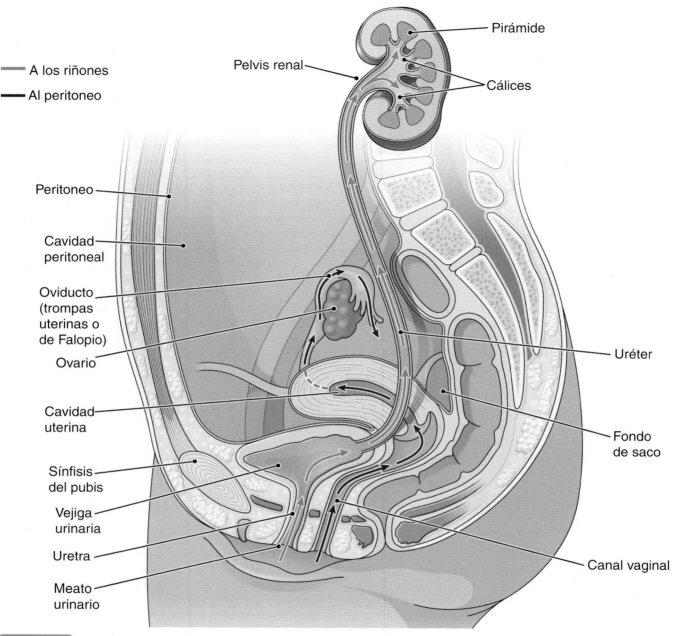

— A los riñones
— Al peritoneo

Pirámide

Pelvis renal

Cálices

Peritoneo

Cavidad peritoneal

Oviducto (trompas uterinas o de Falopio)

Ovario

Cavidad uterina

Sínfisis del pubis

Vejiga urinaria

Uretra

Meato urinario

Uréter

Fondo de saco

Canal vaginal

**Figura 23-14** **Vía de las infecciones.** Los microorganismos patógenos pueden viajar del exterior al peritoneo y hacia el sistema urinario.

# Resumen

I. **REPRODUCCIÓN**
A. Meiosis —reduce el número de cromosomas de 46 a 23
1. Gametos (células sexuales)
a. Espermatozoides (células espermáticas) —varones
b. Óvulos —mujeres

II. **SISTEMA REPRODUCTIVO MASCULINO**
A. Órganos primarios —gónadas
B. Órganos accesorios —conductos y glándulas exocrinas
C. Testículos
1. Escroto —saco que alberga a los testículos
2. Canal inguinal —canal a través del cual descienden los testículos
3. Estructura interna
a. Túbulos seminíferos —conductos en que se producen las células espermáticas
(1) Células sustentaculares (de Sertoli) —ayudan en el desarrollo de los espermatozoides
b. Células intersticiales (entre túbulos) —secretan hormonas
4. Testosterona —principal hormona masculina
a. Mantiene las estructuras reproductivas
b. Ayuda en el desarrollo de las características sexuales secundarias
5. Espermatozoides
a. Cabeza —contiene cromosomas
b. Acrosoma —cubre la cabeza; tiene enzimas para ayudar a la penetración en el óvulo
c. Segmento medio —contiene mitocondrias
d. Cola (flagelo) —impulsa al espermatozoide
D. Órganos accesorios
1. Epidídimos —almacenan a los espermatozoides hasta la eyaculación
2. Conductos (vasos) deferentes —transportan a las células espermáticas a través del cordón espermático
3. Conducto eyaculatorio —se vacía en la uretra
E. Semen
1. Funciones
a. Nutre a los espermatozoides
b. Transporta a los espermatozoides
c. Neutraliza a la uretra masculina y a la vagina
d. Lubrica las vías reproductivas durante el coito
e. Previene infecciones

2. Glándulas
a. Vesículas seminales
b. Próstata —alrededor de la primera porción de la uretra
c. Glándulas bulbouretrales (de Cowper)
F. Uretra y pene
1. Uretra
a. Lleva a la orina y al semen por el pene
2. Pene
a. Estructura
(1) Cuerpo esponjoso —central, contiene a la uretra
(2) Cuerpo cavernoso —lateral
(3) Glándulas —agrandamiento distal del cuerpo esponjoso
(4) Prepucio
b. Erección —endurecimiento y agrandamiento del pene
3. Eyaculación —expulsión con fuerza del semen

III. **CONTROL HORMONAL DE LA REPRODUCCIÓN MASCULINA**
A. Hormonas hipofisarias
1. FSH (hormona foliculoestimulante)
a. Estimula a las células de Sertoli
b. Promueve la formación de espermatozoides
2. LH (hormona luteinizante)
a. Estimula a las células intersticiales para producir testosterona
B. Efectos del envejecimiento sobre la reproducción masculina
1. Declinación de la testosterona, espermatozoides y semen

IV. **TRASTORNOS DEL SISTEMA REPRODUCTIVO MASCULINO**
A. Infertilidad —capacidad menor de lo normal para reproducirse
B. Trastornos estructurales
1. Criptorquidia —falla en el descenso de los testículos
2. Torsión de los testículos —el cordón espermático se enreda
3. Hernia inguinal
4. Fimosis —rigidez del prepucio
C. Infecciones
1. Infecciones de transmisión sexual (ITS)
2. Epididimitis —inflamación del epidídimo
3. Prostatitis —inflamación de la próstata

23

4. Orquitis —inflamación de los testículos
D. Tumores
   1. Tumores de la próstata
      a. Hiperplasia prostática benigna
   2. Cáncer testicular

V. **SISTEMA REPRODUCTIVO FEMENINO**
A. Ovarios —gónadas en las que se forman los óvulos
B. Óvulos y ovulación
   1. Los óvulos maduran en los folículos de Graaf
   2. Ovulación —liberación del óvulo del ovario
   3. Cuerpo lúteo
      a. Remanente del folículo en el ovario
      b. Sigue funcionando si se fertiliza el óvulo
      c. Desintegra el óvulo si no se fertiliza
C. Órganos accesorios
   1. Oviductos (trompas uterinas o de Falopio)
      a. Fimbrias —extensiones similares a dedos que impulsan al óvulo por el oviducto
   2. Útero
      a. Alberga al feto en desarrollo
      b. Está apoyado por el ligamento ancho
      c. Endometrio —recubrimiento del útero
      d. Miometrio —capa muscular
      e. Cuello uterino —parte inferior estrecha
   3. Vagina
      a. Canal que conecta al útero con el exterior
      b. Himen —pliegue de membrana sobre la abertura vaginal
      c. Glándulas vestibulares mayores (de Bartholin) —secretan moco
   4. Vulva y perineo
      a. Vulva —genitales externos
         (1) Labios —dos juegos de labios (mayores y menores)
         (2) Clítoris —órgano de gran sensibilidad
      b. Perineo —piso pélvico
         (1) En obstetricia —área entre la vagina y el ano

VI. **CICLO MENSTRUAL**
A. Promedio de 28 días
B. Inicio del ciclo
   1. FSH estimula la fase folículo —folicular
   2. Folículo secreta estrógeno
   3. El estrógeno hace más grueso el recubrimiento del útero —fase proliferativa

C. Ovulación
   1. Oleada de LH un día antes
   2. El cuerpo lúteo produce progesterona —fase lútea
   3. La progesterona continúa el crecimiento del endometrio —fase secretora
   4. El óvulo se desintegra si no se fertiliza
D. Fase menstrual (menstruación)
   1. Si el óvulo no se fertiliza, el cuerpo lúteo se degenera
   2. El recubrimiento del útero se desprende y se produce el flujo menstrual

VII. **MENOPAUSIA**
A. Periodo durante el cual se suspende la menstruación
B. Tratamiento de reemplazo hormonal (TRH)
   1. Disminuye los síntomas adversos de la menopausia
   2. Riesgos de TRH —trastornos cardiovasculares, cáncer mamario

VIII. **CONTROL DE LA NATALIDAD**
A. Anticoncepción —uso de métodos artificiales para evitar la fertilización o implantación del óvulo fertilizado
B. Métodos —cirugía, hormonal, barrera, DIU, espermicidas, conocimiento de la fertilidad

IX. **TRASTORNOS DEL SISTEMA REPRODUCTIVO FEMENINO**
A. Trastornos menstruales
   1. Amenorrea —ausencia de flujo menstrual
   2. Dismenorrea —menstruación difícil o dolorosa
   3. Sangrado uterino anormal
   4. Síndrome premenstrual
B. Tumores benignos y malignos
   1. Fibroides (miomas) —tumores frecuentes del útero
   2. Cáncer mamario
      a. Mamograma —estudio radiográfico de las mamas
      b. Mastectomía —extirpación de las mamas o de tejido mamario
   3. Cáncer endometrial —cáncer del recubrimiento uterino
   4. Cáncer ovárico

5. Cáncer cervicouterino —se debe a infección por el virus del papiloma humano
   a. Prueba de Papanicolaou para cáncer cervicouterino
D. Infecciones
   1. Infecciones de transmisión sexual

2. Verrugas genitales —por virus del papiloma humano
3. Salpingitis —inflamación de las trompas de Falopio
4. Enfermedad inflamatoria pélvica
E. Infertilidad

# Preguntas para estudio y revisión

## PARA FORTALECER LA COMPRENSIÓN

*Complete las frases*

**1.** Los gametos atraviesan un proceso especial de división celular que se llama _____.

**2.** Los espermatozoides comienzan su desarrollo en los diminutos y enrollados _____.

**3.** Un óvulo madura en un pequeño grupo de células llenas de líquido conocidas como _____.

**4.** La falla de los testículos para descender por el escroto es un trastorno llamado _____.

**5.** La extirpación quirúrgica del útero se conoce como _____.

*Correspondencia* > Relacione cada enunciado numerado con la frase que corresponda enlistada con letra

___ **6.** Hormona liberada por la hipófisis que promueve el desarrollo folicular en el ovario

___ **7.** Hormona liberada por los folículos en desarrollo que promueven el engrosamiento del endometrio

___ **8.** Hormona liberada por la hipófisis que estimula la ovulación

___ **9.** Hormona liberada por el cuerpo lúteo que promueve el engrosamiento del endometrio

**a.** Hormona foliculoestimulante
**b.** Estrógeno
**c.** Hormona luteinizante
**d.** Progesterona

23

*Opción múltiple*

___ **10.** Uno o dos meses antes del nacimiento, los testículos viajan de la cavidad abdominal al escroto a través de

    **a.** Cordón espermático
    **b.** Canal inguinal
    **c.** Túbulo seminífero
    **d.** Vaso deferente

___ **11.** Las enzimas que ayudan a la célula espermática a penetrar en el óvulo se encuentran en

    **a.** Acrosoma
    **b.** Cabeza
    **c.** Segmento medio
    **d.** Flagelo

___ **12.** La inflamación de los testículos se conoce como

    **a.** Fimosis
    **b.** Epididimitis
    **c.** Prostatitis
    **d.** Orquitis

___ **13.** El útero y los ovarios están sostenidos por

    **a.** Trompas de Falopio
    **b.** Ligamentos anchos
    **c.** Fimbrias
    **d.** Fórnix

___ **14.** El área entre la abertura vaginal y el ano se conoce como

    **a.** Vestíbulo
    **b.** Vulva
    **c.** Himen
    **d.** Perineo

___ **15.** El sitio más frecuente de cáncer en las vías reproductivas femeninas es

    **a.** Endometrio
    **b.** Miometrio
    **c.** Ovarios
    **d.** Cuello uterino

## COMPRENSIÓN DE CONCEPTOS

**16.** Compare y contraste los siguientes términos:

    **a.** Reproducción asexual y reproducción sexual
    **b.** Espermatozoides y óvulos
    **c.** Célula sustentacular y célula intersticial
    **d.** Folículo ovárico y cuerpo lúteo
    **e.** Miometrio y endometrio

**17.** Describa la ruta que siguen los espermatozoides desde su sitio de producción hasta la uretra.

**18.** Mencione los componentes del semen, sus sitios de producción y sus funciones.

**19.** Enliste las hormonas que controlan la reproducción masculina y explique sus funciones.

**20.** Describa el camino que sigue un óvulo desde su sitio de producción hasta su sitio de implantación.

**21.** Iniciando el primer día del flujo menstrual, describa los fenómenos de un ciclo completo, lo que incluye la función de las hormonas involucradas.

**22.** Defina *anticoncepción*. Escriba los métodos anticonceptivos que consisten en (1) barreras; (2) químicos; (3) hormonas; (4) prevención de la implantación.

**23.** Compare y contraste los siguientes trastornos:

    **a.** Epididimitis y prostatitis
    **b.** Hiperplasia prostática benigna y cáncer prostático
    **c.** Amenorrea y dismenorrea
    **d.** Tumores fibroides y cáncer endometrial
    **e.** Cáncer ovárico y cáncer cervical

## PENSAMIENTO CONCEPTUAL

**24.** En teoría, es posible que un individuo con muerte cerebral eyacule. ¿Qué característica anatómica y fisiológica hace esto posible?

**25.** Natalia, una mujer de mediana edad y madre de tres hijos, está considerando ligarse las trompas, un método anticonceptivo que consiste en cortar las trompas de Falopio. Natalia está preocupada de que esto pueda provocar un inicio temprano de la menopausia. ¿Debería estar preocupada?

**26.** El caso de Silvia se relaciona con un mioma. Defina mioma y explique cuál es su relación con el músculo.

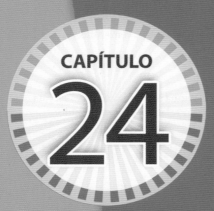

# CAPÍTULO 24

# Desarrollo y nacimiento

## Objetivos de aprendizaje

Después de estudiar cuidadosamente este capítulo, será capaz de:

1. Describir la fertilización y el desarrollo temprano del óvulo fertilizado
2. Explicar la estructura y función de la placenta
3. Describir cómo la circulación fetal difiere de la circulación en el adulto
4. Explicar brevemente los cambios que ocurren en el feto y en la madre durante el embarazo
5. Describir brevemente las cuatro etapas del parto
6. Comparar entre gemelos fraternos e idénticos
7. Comentar sobre las ventajas del amamantamiento
8. Describir trastornos relacionados con el embarazo, parto y lactancia

## Términos clave escogidos

Los siguientes términos, y otros que aparecen en **negritas** dentro del capítulo, se definen en el Glosario

aborto
cigoto
cordón umbilical
embrión
fertilización
feto
gestación
gonadotropina coriónica humana (hCG)
implantación
lactancia
oxitocina
parto
placenta
prolactina
saco amniótico

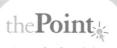

the**Point**

Consulte la página web para el material complementario de este capítulo.

# La enfermedad en contexto

> ## El tercer caso de Susana: la llegada de Emma

"Sus reflejos están bien", dijo la neuróloga de Susana. "¿Ha presentado algún síntoma extraño desde su última visita?"

"No", contestó Susana. "Me siento bastante bien. La esclerosis múltiple no me ha causado problemas últimamente."

"Maravilloso", contestó la neuróloga. "Le voy a dar una nueva receta para su medicamento, y ¿tenemos alguna otra cosa pendiente?"

"De hecho, sí", contestó Susana. Le dijo a su doctora que ella y su esposo estaban pensando en iniciar una familia, pero les preocupaban los posibles efectos negativos de la esclerosis múltiple sobre el desarrollo fetal. Susana también estaba preocupada de que el embarazo pudiera agravar el trastorno neurológico.

"No hay evidencia de que la esclerosis múltiple tenga un efecto negativo para el embarazo, el parto o el nacimiento, ni representa un riesgo significativo para el feto", le respondió la neuróloga. "El embarazo tampoco parece tener un efecto negativo en la esclerosis múltiple. En realidad, muchas mujeres con esclerosis múltiple dicen que sus síntomas disminuyen durante el embarazo, en especial en el segundo y tercer trimestres. Se cree que esto se debe a que los ovarios de la embarazada producen hormonas, como la progesterona, que actúan como inmunosupresores naturales, lo que evita que el cuerpo rechace al feto. La mayoría de las mujeres comentan que aumentan en frecuencia y gravedad sus síntomas de esclerosis múltiple durante los primeros seis meses después del parto. Y como usted ya sabe, las exacerbaciones en el futuro pueden emporar la fatiga y ello representa limitaciones físicas. Es importante que usted y su esposo planeen con anticipación y se aseguren de contar con los recursos y con el apoyo que puedan requerir."

"Cuando se sientan preparados para concebir", continuó la doctora, "tienen que venir a verme para que ajustemos la medicación. Por desgracia, los corticoesteroides y el interferón pueden atravesar la placenta y tener efectos adversos sobre el desarrollo fetal. Al igual que cualquier otra mujer que quiere tener hijos, debería empezar a tomar complementos de ácido fólico, el cual ha demostrado disminuir el riesgo de defectos del tubo neural en el embrión, como la espina bífida".

Susana se siente aliviada de saber que la esclerosis múltiple no impide sus deseos de empezar una familia. En este capítulo aprenderemos sobre el embarazo, el parto y el nacimiento. Más adelante regresaremos con Susana mientras se prepara para dar a luz a su bebé.

# Embarazo

El embarazo inicia con la fertilización del óvulo y termina con el nacimiento y la expulsión de la placenta. Durante este período de desarrollo de aproximadamente 38 semanas, conocido como **gestación**, todos los tejidos fetales se diferencian a partir de un solo óvulo fertilizado. En el intervalo ocurren muchos cambios, tanto en la madre como en el feto en desarrollo.

## Fertilización y el inicio del embarazo

Cuando el semen se deposita en la vagina, una multitud de espermatozoides se moviliza de inmediato en todas direcciones y algunos viajan por el útero y las trompas de Falopio (fig. 24-1). Si hay un óvulo en la trompa, muchos espermatozoides lo rodean. Ahí, utilizan enzimas para disolver la cubierta que rodea al óvulo, de modo que a la larga una célula espermática puede penetrar la membrana plasmática. Entonces, el núcleo del espermatozoide y el óvulo se combinan. (V. recuadro 24-1, Tecnología reproductiva asistida.)

El resultado de esta unión es una sola célula, llamada **cigoto**, con el número completo de cromosomas para el ser humano, 46. El cigoto se divide con rapidez en dos células y luego en cuatro, hasta que pronto forma un conjunto de células. Durante este período el conjunto de células viaja hacia la cavidad uterina, empujado por el recubrimiento ciliar de las trompas y por peristalsis (contracciones) de este conducto. Después de llegar al útero, el pequeño grupo celular se aloja en el recubrimiento uterino que se encuentra muy engrosado y pronto se implanta y queda cubierto por completo. Después de la **implantación** en el útero, un grupo de células dentro del conjunto en división se convierte en un **embrión**, término empleado para los descendientes en crecimiento en la etapa temprana de la gestación. El resto de las células dentro del conjunto se diferencian en diversos tejidos que apoyan al ser en desarrollo a lo largo de la gestación.

**PUNTO DE REVISIÓN 24-1** ➤ ¿Qué estructura está formada por la unión de un óvulo y un espermatozoide?

## La placenta

Unos cuantos días después de la implantación, el embrión obtiene su nutrición del endometrio. Sin embargo, para el final de la segunda semana, las células externas del conjunto embrionario forman vellosidades (proyecciones) que invaden la pared uterina y los canales de sangre materna (senos venosos). Gradualmente, el tejido en la capa embrionaria externa y en el recubrimiento uterino se une para formar la **placenta**, un órgano plano y circular que consiste de una red esponjosa de ca-

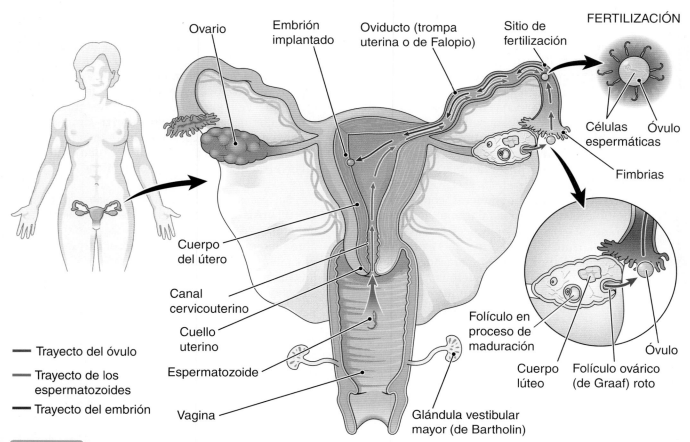

**Trayecto del óvulo**

**Trayecto de los espermatozoides**

**Trayecto del embrión**

Ovario

Embrión implantado

Oviducto (trompa uterina o de Falopio)

Sitio de fertilización

FERTILIZACIÓN

Células espermáticas

Óvulo

Fimbrias

Cuerpo del útero

Canal cervicouterino

Cuello uterino

Espermatozoide

Vagina

Folículo en proceso de maduración

Cuerpo lúteo

Folículo ovárico (de Graaf) roto

Óvulo

Glándula vestibular mayor (de Bartholin)

**Figura 24-1** **El sistema reproductivo femenino.** Las flechas muestran el trayecto que siguen el espermatozoide y el óvulo, así como el de la fertilización y la implantación del óvulo fertilizado. [ **ACERCAMIENTO** ➤ ¿En dónde se fertiliza el óvulo? ]

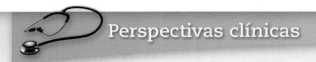

## Tecnología reproductiva asistida: el "arte" de la concepción

Cuando menos una en diez parejas estadounidenses se ve afectada por la infertilidad. Las tecnologías de reproducción asistida, como la fertilización *in vitro*, transferencia de gametos intrafalopiana y transferencia de cigoto intrafalopiana, pueden ayudar a estas parejas a conseguir un embarazo.

La fertilización *in vitro* se refiere a la fertilización del óvulo fuera del cuerpo de la madre en una placa de Petri. A menudo se utiliza cuando las trompas de Falopio están bloqueadas o cuando el varón tiene un recuento bajo de espermatozoides. La mujer que se somete a fertilización *in vitro* recibe hormonas para inducir la ovulación de varios óvulos. Entonces éstos se extraen con una aguja y se fertilizan con el semen del padre. Después de unas cuantas divisiones, algunos de los óvulos fertilizados se colocan directamente en el útero, con lo que se evitan las trompas. Los óvulos fertilizados adicionales se pueden congelar para repetir el procedimiento en caso de que el primero falle o para embarazos posteriores.

La transferencia de gametos intrafalopiana puede usarse cuando la mujer tiene por lo menos una trompa de Falopio normal y el varón tiene un recuento adecuado de espermatozoides. Igual que en el procedimiento *in vitro*, la mujer recibe hormonas para provocar la ovulación de varios óvulos, los cuales se recolectan. Después, los óvulos y el esperma del padre se colocan en la trompa usando un catéter. Así, en este procedimiento la fertilización ocurre dentro de la mujer, no en una placa de Petri.

En la transferencia intrafalopiana de cigoto se combinan los dos procedimientos ya descritos. La fertilización ocurre en una placa de Petri y después se coloca el cigoto en la trompa de Falopio.

Debido a la falta de directrices o restricciones en Estados Unidos en el campo de las tecnologías de reproducción asistida, han surgido algunos problemas. Estos aspectos se relacionan con el uso de embriones y gametos almacenados, el uso de los embriones sin consentimiento y la detección inadecuada en busca de enfermedades entre los donantes. Además, la implantación de más de un óvulo fertilizado ha causado una gran incidencia de nacimientos múltiples, incluso de hasta siete u ocho productos en un mismo embarazo, situación que pone en riesgo la supervivencia y la salud de los bebés.

---

nales llenos de sangre y vellos que contienen capilares (fig.24-2). (*Placenta* se deriva del latín y significa "panqueque".) La placenta es el órgano de la nutrición, respiración y excreción para el producto en desarrollo a lo largo de la gestación. Aunque la sangre de la madre y su descendiente no se mezclan —cada uno tiene su propio sistema sanguíneo y cardiovascular— ocurre un intercambio a través de los capilares en las vellosidades de la placenta. De esta manera, se intercambian gases ($CO_2$ y $O_2$), se proporcionan nutrimentos al feto y se liberan productos de desecho en la sangre materna para que se eliminen.

**EL CORDÓN UMBILICAL** El embrión se conecta a la placenta en desarrollo por un tallo de tejido que se convierte en el **cordón umbilical**. Esta estructura lleva sangre a y desde el embrión, que en una etapa posterior se conoce como **feto**. El cordón envuelve a dos arterias que transportan sangre desoxigenada del feto a la placenta y una vena que lleva sangre oxigenada de la placenta al feto (v. fig. 24-2). (Observe que, igual que los vasos pulmonares, estas arterias llevan sangre baja en oxígeno y las venas llevan sangre rica en oxígeno.)

**CIRCULACIÓN FETAL** El feto presenta adaptaciones circulatorias especiales para llevar sangre desde y hasta el cordón umbilical y para derivar los pulmones no funcionales. Una pequeña cantidad de la sangre oxigenada que viaja hacia el feto en la **vena umbilical** es enviada directamente al hígado. Sin embargo, la mayor parte de la sangre se añade a la sangre desoxigenada en la vena cava inferior a través de un pequeño vaso, el **conducto venoso**. Aunque mezclada, esta sangre aún contiene suficiente oxígeno para nutrir a los tejidos fetales. Una vez en la aurícula derecha, parte de la sangre fluye directamente

hacia la aurícula izquierda a través de un pequeño agujero en el tabique auricular, el **agujero oval**. Esta sangre pasa alrededor del ventrículo derecho y el circuito pulmonar. La sangre que sí entra al ventrículo derecho es bombeada hacia la arteria pulmonar. Aunque una pequeña cantidad de esta sangre pasa a los pulmones, la mayor parte se desvía directamente hacia el circuito sistémico a través de un pequeño vaso, el **conducto arterioso,** que conecta a la arteria pulmonar con la aorta descendente (v. fig. 24-2). La sangre regresa a la placenta para ser oxigenada por medio de dos **arterias umbilicales**.

Después del nacimiento, cuando los pulmones del bebé están funcionando, estas adaptaciones comienzan a cerrarse. El agujero oval se sella en forma gradual y los diversos vasos se constriñen para formar cuerdas fibrosas, por lo general unos cuantos minutos después del nacimiento (sólo las partes proximales de las arterias proximales persisten como arterias hacia la vejiga urinaria). El fracaso del cierre produce defectos cardíacos congénitos, según se muestra en la figura 14-13 B y C.

thePoint     Visite *thePoint* para ver la animación Circulación Fetal.

**HORMONAS PLACENTARIAS** Además de mantener al feto, la placenta es un órgano endocrino. Poco después de la implantación, algunas células embrionarias producen la hormona **gonadotropina coriónica humana (hCG)**. Esta hormona estimula al cuerpo lúteo ovárico, con lo que se prolonga su tiempo de vida durante 11 o 12 semanas y hace que secrete cantidades cada vez mayores de progesterona y estrógeno. Es la hCG la que se usa en pruebas como indicador de embarazo.

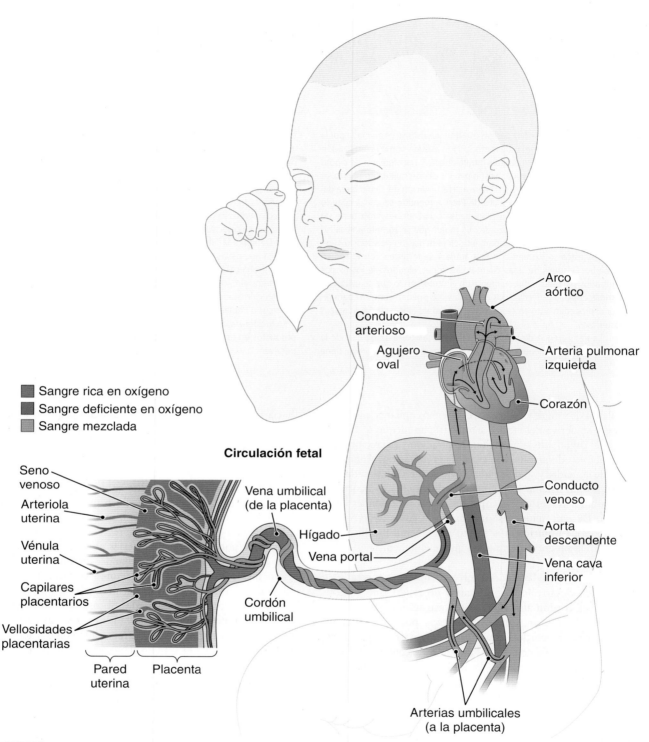

Arco
aórtico

Conducto
arterioso

Arteria pulmonar
izquierda

Agujero
oval

Corazón

Sangre rica en oxígeno
Sangre deficiente en oxígeno
Sangre mezclada

**Circulación fetal**

Seno
venoso

Arteriola
uterina

Vénula
uterina

Capilares
placentarios

Vellosidades
placentarias

Vena umbilical
(de la placenta)

Hígado

Vena portal

Cordón
umbilical

Conducto
venoso

Aorta
descendente

Vena cava
inferior

Pared
uterina

Placenta

Arterias umbilicales
(a la placenta)

**Figura 24-2**  **Circulación fetal y corte de la placenta.** Los colores muestran el contenido relativo de oxígeno en la sangre. [ **ACERCAMIENTO**
➤ ¿Qué representa el color púrpura en esta ilustración? ]

La progesterona es esencial para mantener el embarazo. Promueve la secreción endometrial para nutrir al embrión, mantener al endometrio y disminuir la capacidad del músculo uterino para contraerse, con lo que se evita la expulsión del embrión del cuerpo. Durante el embarazo, la progesterona

también ayuda a preparar a las mamas para que secreten leche. El estrógeno promueve el crecimiento del útero y las mamas. Para la 11ª o 12ª semana del embarazo, el cuerpo lúteo deja de ser necesario; para este momento, la placenta por sí misma puede secretar cantidades adecuadas de progesterona y estrógeno, y el cuerpo lúteo se desintegra. Las probabilidades de que ocurra un aborto (pérdida de un embrión o feto) son mayores durante este período crítico, cuando la secreción hormonal está transfiriéndose del cuerpo lúteo a la placenta.

El **lactógeno placentario humano** (**hPL**) es una hormona secretada por la placenta durante el embarazo, la cual alcanza su máximo al término, la conclusión normal del embarazo. El hPL estimula el crecimiento de las mamas para preparar a la madre para la producción de leche o **lactancia**. Lo que es más importante, regula las concentraciones de nutrimentos en la sangre de la madre para tenerlos disponibles para el feto. Esta segunda función le da un nombre alternativo a esta hormona: somatomamotropina coriónica humana.

La **relaxina** es una hormona placentaria que ablanda el cuello uterino y relaja las articulaciones del sacro y la sínfisis del pubis, lo que ensancha el canal del nacimiento y ayudan en el parto.

> the**Point** Visite **thePoint** para encontrar una gráfica sobre hormonas placentarias.

**PUNTO DE REVISIÓN** 24-2 ➤ ¿Qué órgano nutre al feto en desarrollo?

**PUNTO DE REVISIÓN** 24-3 ➤ ¿Cuál es la función del cordón umbilical?

**PUNTO DE REVISIÓN** 24-4 ➤ La circulación fetal está adaptada para bordear ¿qué órganos?

## Desarrollo del embrión

El producto en desarrollo se denomina embrión durante las primeras ocho semanas de vida (fig. 24-3), y el estudio de su crecimiento durante este período se conoce como **embriología**. El inicio de todos los sistemas corporales se establece en este período. El corazón y el encéfalo se encuentran entre los primeros órganos en desarrollarse. En la tercera semana se comienza a formar un sistema nervioso primitivo. El corazón

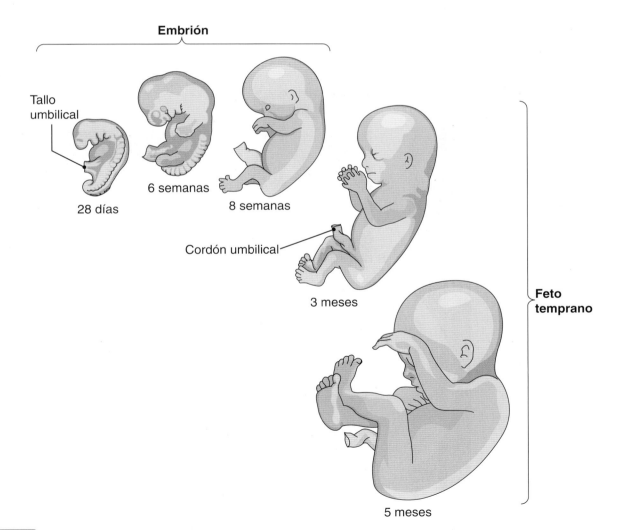

**Embrión**

Tallo umbilical

28 días

6 semanas

8 semanas

Cordón umbilical

3 meses

5 meses

**Feto temprano**

24

**Figura 24-3** Desarrollo de un embrión y feto temprano.

y los vasos sanguíneos se originan durante la segunda semana y el primer latido cardíaco aparece en la cuarta semana, al mismo tiempo que se comienzan a desarrollar los otros músculos.

Para el final del primer mes, el embrión mide cerca de 0.62 cm de largo, con cuatro pequeñas protuberancias a los lados que se conocen como **primordios de las extremidades**, los cuales se desarrollan para formar los brazos y piernas. En este momento, el corazón produce una prominencia en la parte anterior del embrión.

Para el final del segundo mes, el embrión toma una apariencia que se puede reconocer como humana. En los embriones masculinos ya se han formado los testículos primitivos y han empezado a secretar testosterona, la cual guía la formación de los órganos reproductivos masculinos a medida que avanza la gestación. La figura 24-4 muestra fotografías del desarrollo embrionario y fetal temprano.

**PUNTO DE REVISIÓN** **24-5** ➤ Todos los sistemas corporales se originan durante el desarrollo temprano del embrión. ¿En qué momento de la gestación aparece por vez primera el latido cardíaco?

## El feto

El término *feto* se utiliza para el producto en desarrollo desde el principio del tercer mes hasta el nacimiento. Durante este periodo, los sistemas orgánicos siguen creciendo y madurando. Los ovarios se forman en los fetos femeninos al inicio de este período fetal y en esta etapa contienen todas las células primitivas (oocitos) que más tarde se convierten en óvulos maduros.

Para su estudio, todo el período de la gestación puede dividirse en tres segmentos iguales o **trimestres**. El crecimiento más rápido del feto ocurre durante el segundo trimestre (meses cuatro a seis). Para el final del cuarto mes, el feto mide casi 15 cm de largo y sus genitales externos están lo bastante desarrollados para revelar el sexo. Para el séptimo mes, el feto suele medir cerca de 35 cm de largo y pesa más o menos 1.1 kg. Para el final del embarazo, la talla normal del feto es de 45 a 56 cm y el peso varía entre 2.7 a 4.5 kg.

El **saco amniótico**, que está lleno de un líquido claro conocido como **líquido amniótico**, rodea al feto y sirve como un colchón protector (fig. 24-5). El saco amniótico se rompe al nacimiento, en un fenómeno marcado por una expresión popular que dice que a la madre "se le rompe la fuente".

Durante el desarrollo, la piel fetal está protegida por una capa de material similar a queso llamado **vérnix caseosa** (literalmente, "barniz de queso").

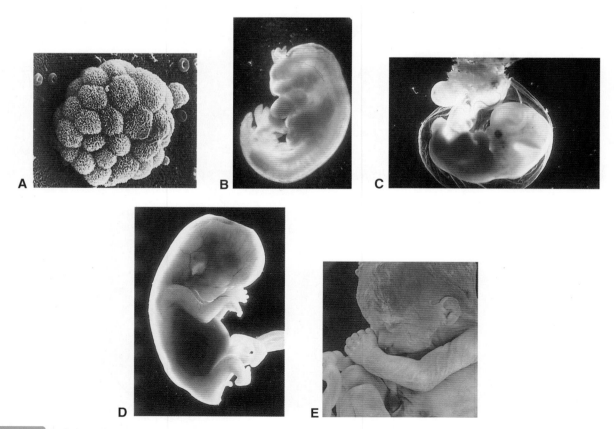

**Figura 24-4** **Embriones humanos en diferentes etapas y feto temprano. A)** Implantación en el útero 7 a 8 días después de la concepción. **B)** Embrión a los 32 días. **C)** A los 37 días. **D)** A los 41 días. **E)** Feto entre 12 y 15 semanas. (Reimpreso con autorización de Pillitteri A. *Maternal and Child Health Nursing*, 4th ed. Philadelphia: Lippincott Williams & Wilkins, 2003.)

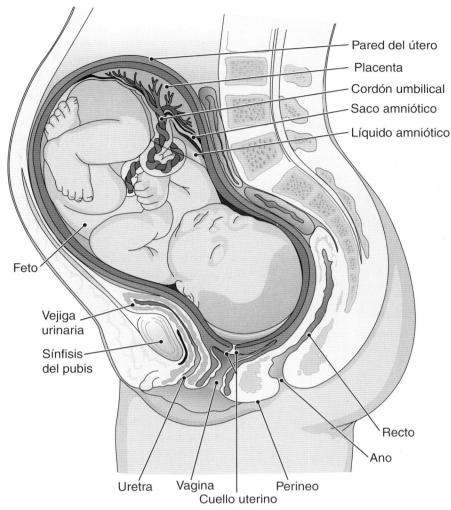

- Pared del útero
- Placenta
- Cordón umbilical
- Saco amniótico
- Líquido amniótico

Feto

Vejiga urinaria

Sínfisis del pubis

Recto

Ano

Uretra   Vagina   Perineo
Cuello uterino

**Figura 24-5** **Corte medio sagital de un útero gestante con feto intacto.**
**[ ACERCAMIENTO ➤** ¿Qué estructura conecta al feto con la placenta? **]**

**PUNTO DE REVISIÓN 24-6 ➤** ¿Cómo se llama al saco lleno de líquido que sostiene al feto?

## La madre

El período total del embarazo, desde la fertilización del óvulo al nacimiento, dura cerca de 266 días, también expresado como 280 días o 40 semanas desde el último período menstrual. Durante este tiempo, la madre debe proporcionar todos los alimentos y oxígeno para el feto y eliminar sus materiales de desecho. Para apoyar las demandas adicionales del feto en crecimiento, el metabolismo de la madre cambia en forma notoria y varios sistemas orgánicos aumentan su gasto:

- El corazón bombea más sangre para satisfacer las necesidades del útero y del feto.

- Los pulmones proporcionan más oxígeno al aumentar la frecuencia y profundidad de la respiración.

- Los riñones excretan desechos nitrogenados tanto del feto como de la madre.

- El sistema digestivo suministra nutrimentos adicionales para el crecimiento de los órganos maternos (útero y mamas) y el crecimiento fetal, así como para el parto subsiguiente y la secreción de leche.

La náusea y el vómito son algunas molestias frecuentes al principio del embarazo. Éstas ocurren más a menudo al levantarse o durante períodos de fatiga y son más habituales entre quienes fuman. No se conoce la causa específica de estos síntomas, pero pueden ser resultado de los cambios importantes en las concentraciones hormonales que se registran durante este período. La náusea y el vómito suelen durar de sólo unas cuantas semanas a varios meses.

La frecuencia urinaria y el estreñimiento suelen estar presentes durante las etapas tempranas del embarazo, para desaparecer más adelante. Es posible que reaparezcan casi terminada la gestación cuando la cabeza del feto baja de la región abdominal hacia la pelvis, presionando el recto y la vejiga urinaria.

### ULTRASONIDO EN OBSTETRICIA

El **ultrasonido** o **ecografía** es un método seguro, indoloro y no invasor para estudiar los tejidos blandos. Ha demostrado ser muy valioso para vigilar los embarazos y partos.

La imagen ecográfica, conocida como *ecografía*, se obtiene al enviar ondas sonoras de alta frecuencia al cuerpo (fig. 24-6). Cada vez que una onda se encuentra con una interfaz entre dos tejidos de diferentes densidades se produce un eco. Un instrumento llamado *transductor* convierte las ondas sonoras reflejadas en energía eléctrica y se utiliza una computadora para generar una imagen que puede observarse en una pantalla.

Las ecografías pueden usarse en obstetricia para diagnosticar el embarazo, calcular la edad fetal y determinar la ubicación de la placenta. Esta técnica también puede revelar la presencia de líquido amniótico excesivo y anomalías fetales.

**PUNTO DE REVISIÓN 24-7 ➤** ¿Cuál es la duración aproximada del embarazo, en días?

## Nacimiento

Aún no se conocen por completo los mecanismos exactos que desencadenan el comienzo de las contracciones uterinas llegado el nacimiento. Algunos factores maternos y fetales

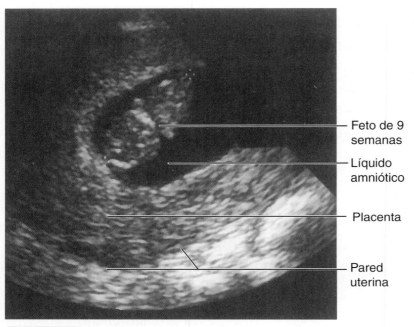

Feto de 9 semanas

Líquido amniótico

Placenta

Pared uterina

**Figura 24-6**  **Ecografía que muestra a un feto de nueve semanas de edad.** (Reimpreso con autorización de Erkonen WE. *Radiology 101: Basics and Fundamentals of Imaging.* Philadelphia: Lippincott Williams & Wilkins, 1998.)

que probablemente entran en acción en forma conjunta para iniciar el parto son:

■ El estiramiento de los músculos uterinos estimula la producción de prostaglandinas, que promueven las contracciones uterinas.

■ La presión sobre el cuello uterino por el bebé estimula la liberación de **oxitocina** desde la hipófisis posterior. El músculo uterino se vuelve cada vez más sensible a esta hormona al final del embarazo.

■ Los cambios en la placenta que ocurren con el tiempo pueden contribuir al inicio del parto.

■ El cortisol de la corteza suprarrenal fetal inhibe la progesterona de la madre. El aumento en la cantidad relativa de estrógeno en comparación con progesterona estimula las contracciones uterinas.

Después de que inicia el parto, los estímulos del cuello uterino y la vagina producen la secreción refleja de oxitocina, que a su vez aumenta las contracciones uterinas (un ejemplo de retroalimentación positiva).

## Las cuatro etapas del parto

El proceso por el cual el feto es expulsado del útero se conoce como **trabajo de parto** o **parto**. Se divide en cuatro etapas:

1. La **primera etapa** comienza con el inicio de contracciones uterinas regulares. Con cada contracción, el cuello uterino se hace más delgado y la abertura más grande. El saco amniótico puede romperse en cualquier momento, con una salida de abundante líquido por la vagina.

2. La **segunda etapa** comienza cuando el cuello uterino se ha dilatado por completo y termina con el nacimiento del bebé. Esta etapa consiste del paso del feto hacia el exterior, por lo general la cabeza primero, a través del canal del cuello uterino y la vagina.

3. La **tercera etapa** comienza después de que el bebé ha nacido y termina con la expulsión de las secundinas. Las secundinas incluyen la placenta, membranas del saco amniótico y el cordón umbilical, excepto por una pequeña porción que sigue adherida al ombligo del bebé. (Recuadro 24-2, Sangre del cordón umbilical, analiza los usos médicos de la sangre del cordón.)

4. La **cuarta etapa** comienza después de la expulsión de las secundinas y es el período durante el cual se controla la hemorragia. La contracción del músculo uterino actúa para cerrar los vasos sanguíneos que conducen al sitio de la placenta. Para evitar que los tejidos del piso pélvico se desgarren durante el parto, como suele ocurrir, el obstetra puede cortar el perineo de la madre justo antes de que nazca el bebé y después reparar este corte recto inmediatamente después del nacimiento; esta operación se conoce como **episiotomía**. El área entre la vagina y el ano que se corta en una episiotomía se conoce como el perineo quirúrgico u obstétrico (v. fig. 23-12 en cap. 23).

**PUNTO DE REVISIÓN 24-8** ➤ ¿Qué es el parto?

## Cesárea

Una **cesárea** es una incisión que se hace en las paredes abdominal y uterina para el nacimiento del feto. Puede requerirse una cesárea por diversos motivos, que incluyen anomalías placentarias, posición anormal del feto, desproporción entre la cabeza del feto y la pelvis de la madre que hace al parto por vía vaginal difícil o peligroso, y otros problemas que pueden surgir durante el embarazo y el parto.

**PUNTO DE REVISIÓN 24-9** ➤ ¿Qué es una cesárea?

## Nacimiento múltiple

Hasta fechas recientes las estadísticas indicaban que ocurría un parto gemelar en cerca de uno por cada 80 a 90 nacimientos, lo que varía hasta cierto punto en diferentes países. El nacimiento de trillizos ocurría con una frecuencia mucho menor, a

# De vuelta a la enfermedad en contexto

## ▶ Susana experimenta las cuatro etapas del parto

"Ay, creo que ya es hora", jadeó Susana cuando comenzó otra oleada de contracciones uterinas.

"Voy a llamar a la Dra. Fernández para avisarle que vamos en camino", contestó el esposo de Susana mientras entraba a la recámara para ir por la maleta que tenían preparada.

"¡Apúrate Sergio!, ¡creo que ya se rompió la fuente!"

La Dra. Fernández revisó a Susana en la sala de partos. El cuello uterino se estaba dilatando, lo que indicaba que se encontraba en la primera etapa del parto. Por solicitud de Susana, el anestesiólogo le puso una anestesia epidural para ayudar a controlar el dolor. Insertó una aguja entre las vértebras lumbares de Susana hacia el espacio epidural. A través de la aguja hizo pasar un catéter, que permanecería en la espalda de Susana durante todo el parto. Retiró la aguja y administró el medicamento para el dolor a través del catéter.

Cerca de 1 h después, el parto de Susana iba avanzando hacia la segunda etapa. El cuello uterino se había dilatado por completo y se le pidió que pujara con cada contracción. Después de que salió la cabeza de la bebé, la obstetra limpió las vías aéreas y verificó que el cordón umbilical estuviera libre. Poco después, Susana pujó por última vez y su pequeña hija, Emma, nació. La enfermera la envolvió en una tibia manta y la colocó sobre el pecho de Susana. Mientras Susana y Sergio admiraban a su nueva hija, la Dra. Fernández extraía la placenta. Esto marcaba la tercera etapa del parto. Un par de horas más tarde, Susana y Emma estaban en su habitación del hospital descansando cómodamente. Mientras Susana amamantaba a su hija, el útero se contraía y comenzaba a encogerse para volver a su tamaño original. Aunque Susana estaba demasiado concentrada en su hija como para darse cuenta, había completado la cuarta etapa del parto.

En este caso, Susana supo que la esclerosis múltiple no afecta su capacidad para tener hijos. Después de un embarazo normal, dio a luz exitosamente a una niña saludable. Para revisar la anatomía reproductiva analizada en este caso, véase el capítulo 23.

---

**Recuadro 24-2**  Temas candentes

## Sangre del cordón umbilical: dando vida después del nacimiento

Después del nacimiento es habitual desechar el cordón umbilical y la placenta. Sin embargo, algunas investigaciones sugieren que la sangre cosechada de estas estructuras puede salvar vidas. Al igual que la médula ósea, la sangre del cordón umbilical contiene células madre capaces de diferenciarse en todos los tipos de células sanguíneas. Los pacientes con cáncer cuya médula es destruida por la quimioterapia a menudo requieren trasplantes de células madre, al igual que aquellos con leucemia, anemia o ciertos trastornos inmunitarios.

Las células madre obtenidas de la sangre del cordón ofrecen importantes ventajas sobre las adquiridas de la médula ósea. Estas ventajas incluyen:

- Mayor facilidad de obtención y almacenamiento. En tanto que la obtención a partir de la médula ósea es un procedimiento quirúrgico, la sangre del cordón puede obtenerse de inmediato luego de que se corta el cordón umbilical. La sangre puede almacenarse y congelarse en un banco de sangre.

- Sin riesgo para el donante. Dado que la sangre del cordón se obtiene después de cortar el cordón, el procedimiento no es riesgoso para quien hace la donación.

- Menor riesgo para el receptor. Debido a que la sangre del cordón es inmadura, no tiene que ser tan compatible con los tejidos del receptor, como en el caso de la médula ósea, por lo que hay menos probabilidades de rechazo del trasplante y enfermedad de injerto contra hospedador que con la médula ósea. Además, es menos probable que la sangre del cordón contenga microorganismos infecciosos que la médula ósea.

- Mayores oportunidades de encontrar un donante. Dado que la sangre del cordón umbilical no tiene que ser tan compatible con los tejidos del receptor, la probabilidad de que el donante y el receptor sean compatibles es mayor.

Aunque la sangre del cordón umbilical es una fuente promisoria de células madre, sólo pueden cosecharse suficientes células para tratar a un niño o adulto pequeño a partir de un solo donante. Los científicos esperan que mejores técnicas de obtención y los avances en el área de cultivo celular aumenten el número de células madres disponibles de un solo donante, lo que permitirá que todos los pacientes que lo requieran se beneficien con este tratamiento.

24

menudo una vez en varios miles de nacimientos, en tanto que el nacimiento de cuatrillizos ocurría muy rara vez. El que nazcan quintillizos representa un suceso histórico, a menos que la madre haya tomado fármacos para la fertilidad. A la fecha, los fármacos para la fertilidad se administran más a menudo, por lo general gonadotropinas, y la cantidad de nacimientos múltiples ha aumentado en forma considerable. Los fetos múltiples tienden a nacer en forma prematura y por lo tanto tienen una tasa de mortalidad mayor. Sin embargo, el mejor cuidado de los lactantes y los tratamientos actuales han dado como resultado más nacidos vivos en partos múltiples.

Los gemelos se originan de dos formas distintas y sobre esta base se dividen en dos tipos:

- Los **gemelos fraternos** (dicigóticos) son resultado de la fertilización de dos diferentes óvulos por dos espermatozoides distintos. El resultado son dos individuos completamente diferentes, tan distintos uno del otro como lo son los hermanos y hermanas de diferentes edades. Cada feto tiene su propia placenta y su propio saco protector.

- Los **gemelos idénticos** (monovitelinos) se desarrollan de un solo cigoto formado de un solo óvulo fertilizado por un único espermatozoide. En algún momento durante las etapas tempranas del desarrollo, las células embrionarias se separan en dos unidades. Por lo general hay una sola placenta, aunque cada feto debe tener su propio cordón umbilical. Los gemelos idénticos son siempre del mismo sexo y portan los mismos rasgos heredados.

Otros nacimientos múltiples pueden ser fraternos, idénticos o combinación de éstos. La tendencia a los nacimientos múltiples parece ser hereditaria.

## Terminación del embarazo

El embarazo puede finalizar antes de que el feto haya llegado a término. El término **nacido vivo** se emplea si el bebé respira o muestra evidencias de vida, como latido cardíaco, pulsación del cordón o movimiento de los músculos voluntarios. Un lactante **inmaduro** o **prematuro** es aquél que nace antes de que los sistemas orgánicos hayan madurado. Los lactantes que nacen antes de la semana 37 de gestación o que pesan menos de 2500 gramos se consideran de **pretérmino**.

La pérdida del feto se clasifica de acuerdo con la duración del embarazo:

- El término **aborto** se refiere a la pérdida del embrión o feto antes de las 20 semanas o con un peso cercano a 500 gramos. Esta pérdida puede ser espontánea o inducida.

  > Un **aborto espontáneo** ocurre en forma natural sin interferencia. Las causas más frecuentes se relacionan con una anomalía en el embrión o feto. Otras causas incluyen alteración en los órganos reproductivos de la madre, infecciones o trastornos crónicos, como enfermedad renal o hipertensión. Al aborto espontáneo se le conoce también como **pérdida del embarazo**.

  > El **aborto inducido** ocurre como resultado de la interrupción artificial o mecánica del embarazo. Un **aborto terapéutico** es un aborto realizado por un médico con

fines de tratamiento, por diversas circunstancias. El acceso más liberal a este tipo de aborto ha disminuido la incidencia de muerte relacionada por aborto ilegal.

- El término **muerte fetal** se refiere a la pérdida del feto después de la octava semana del embarazo. **Mortinato** u **óbito fetal** se refiere al nacimiento de un lactante sin vida.

La inmadurez es la principal causa de muerte en el recién nacido. Después de la semana 20 de embarazo, el feto se considera **viable**, es decir, capaz de vivir fuera del útero. Un feto expulsado antes de la semana 24 o antes de alcanzar un peso de 1000 gramos tiene una probabilidad un poco mayor de 50 % de supervivencia; uno nacido más cerca de las 40 semanas completas tiene una probabilidad de supervivencia mucho mejor. Sin embargo, cada vez son más los lactantes inmaduros que se salvan debido a los avances en cuidados intensivos neonatales.

Los hospitales utilizan la calificación de Apgar para valorar la salud del neonato y predecir la supervivencia. Se califican cinco características con valores de 0, 1 o 2 luego de 1 min y 5 min después del nacimiento. La calificación máxima posible en cada prueba es de 10. Los lactantes con calificaciones bajas requieren atención médica y tienen tasas de supervivencia más bajas.

thePoint   Visite *thePoint* para consultar el sistema de calificación de Apgar.

**PUNTO DE REVISIÓN 24-10** ➤ ¿Qué significa el término *viable* en referencia al feto?

# Las glándulas mamarias y la lactancia

Las **glándulas mamarias**, o mamas, en la mujer son accesorias al sistema reproductivo. Proporcionan nutrición para el bebé después de su nacimiento. Las glándulas mamarias son similares en su estructura a las glándulas sudoríparas. Cada glándula está dividida en un número de lóbulos compuestos de tejido glandular y grasa, y cada lóbulo se subdivide aún más. Las secreciones de los lóbulos son transportadas a través de los **conductos lactíferos**, todos los cuales convergen en la papila (pezón) (fig. 24-7).

Las glándulas mamarias comienzan a desarrollarse durante la pubertad, pero no se vuelven funcionales sino hasta el final del embarazo. El lactógeno placentario (hPL) ayuda a preparar a las mamas para la lactancia, y la hormona **prolactina** (PRL), producida por la glándula hipófisis anterior, estimula las células secretoras en las glándulas mamarias. La primera secreción de la glándula mamaria es un líquido delgado llamado **calostro**. Es nutritivo, pero tiene una composición un tanto distinta de la leche. La secreción de leche comienza unos cuantos días después del nacimiento y puede continuar durante varios años siempre y cuando la leche se extraiga con frecuencia por un bebé que se alimenta o con un tiraleche. La estimulación de la mama por el bebé que se alimenta hace que se libere oxitocina de la hipófisis posterior. Esta hormona hace que los conductos lácteos se contraigan, lo que resulta en la eyección, o *descenso*, de leche.

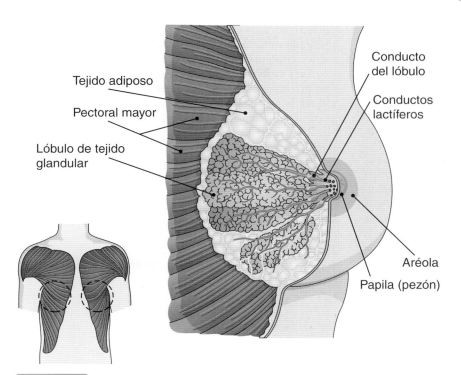

Tejido adiposo

Pectoral mayor

Lóbulo de tejido glandular

Conducto del lóbulo

Conductos lactíferos

Aréola

Papila (pezón)

**Figura 24-7** **Corte de la mama (glándula mamaria).** [ ACERCAMIENTO ➤¿Qué músculo se encuentra por debajo de la mama? ]

Las vías digestivas del recién nacido no están preparadas para recibir la dieta mixta habitual del adulto. La leche materna es más deseable para el lactante de corta edad que la leche de otros animales por distintos motivos, algunos de los cuales se enlistan a continuación:

■ Las infecciones que pueden transmitirse por alimentos expuestos al aire del exterior pueden evitarse con el amamantamiento.

■ Tanto la leche materna como el calostro contienen anticuerpos maternos que ayudan a proteger al bebé contra patógenos.

■ Las proporciones de varios nutrimentos y otras sustancias en la leche humana son más adecuadas para el lactante humano. Los sustitutos no son imitaciones precisas de la leche humana. Los nutrimentos están presentes en cantidades más adecuadas si la dieta de la madre está bien balanceada.

■ Los beneficios psicológicos y emocionales del amamantamiento son de valor infinito tanto para la madre como para el bebé.

**PUNTO DE REVISIÓN** ⏣24-11⏣ ➤ ¿Qué es la lactancia?

# Trastornos del embarazo, parto y lactancia

Un embarazo que se desarrolla en un sitio fuera de la cavidad uterina se denomina **embarazo ectópico** (fig. 24-8). El tipo más

frecuente es el embarazo ectópico tubario, en el cual el embrión empieza a crecer en una trompa de Falopio. Esta estructura no puede expandirse para contener al embrión en crecimiento y puede romperse. El embarazo ectópico puede amenazar la vida de la madre si no se recibe tratamiento quirúrgico sin demora.

En la **placenta previa**, la placenta, que suele estar adherida a la parte superior del útero, en lugar de ello se adhiere en o cerca de la abertura interna del cuello uterino. El ablandamiento y dilatación que normalmente ocurren en el cuello uterino al final el embarazo separan parte de la placenta de su sitio de adhesión. El resultado es una hemorragia indolora e interferencia con el suministro de oxígeno fetal.

En ocasiones la placenta se separa de la pared uterina en forma prematura, a menudo después de la semana 20 de embarazo, lo que provoca una hemorragia. Este trastorno, conocido como **desprendimiento placentario** o *separación prematura de la placenta*, ocurre con mayor frecuencia en multigrávidas, es decir, en mujeres que han tenido más de un embarazo o son mayores de 35 años de edad. El desprendimiento de la placenta es una causa frecuente de hemorragia durante

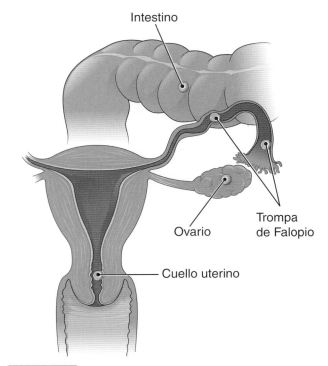

Intestino

Trompa de Falopio

Ovario

Cuello uterino

**Figura 24-8** **Sitios de embarazo ectópico.** El sitio más frecuente es la trompa de Falopio, en cuyo caso se trata de un embarazo ectópico tubario. (Reimpreso con autorización de Cohen BJ. *Medical Terminology*, 5th ed. Philadelphia: Lippincott Williams & Wilkins, 2008.)

24

la segunda mitad del embarazo y puede hacer necesaria la terminación del embarazo para salvar la vida de la madre.

## Hipertensión inducida por el embarazo

Un trastorno grave que puede desarrollarse en la parte final de embarazo es la **hipertensión inducida por el embarazo**, también llamada *preeclampsia* o *toxemia del embarazo*. Los signos incluyen hipertensión, proteínas en la orina (proteinuria), edema general y aumento de peso repentino. La causa de esta alteración es un desequilibrio hormonal que resulta en la constricción de los vasos sanguíneos. Se aprecia más a menudo en mujeres con un estado nutricional desfavorable y que recibieron pocos o ningún cuidado prenatal durante la gestación. Si la hipertensión inducida por el embarazo no se trata puede producir **eclampsia**, con el inicio de insuficiencia renal, convulsiones y coma durante el embarazo o después del parto. El resultado puede ser la muerte tanto de la madre como del lactante.

**PUNTO DE REVISIÓN 24-12** ➤ ¿Qué es un embarazo ectópico?

## Trastornos posparto

Las muertes relacionadas con el parto a menudo se deben a infecciones. Las **infecciones puerperales**, aquéllas relacionadas con el parto, en algún tiempo fueron causales de muerte de hasta 10 % a 12 % de las mujeres que daban a luz. La limpieza y técnicas estériles han mejorado las posibilidades de evitar este tipo de resultados del embarazo. A pesar de esto, en Estados Unidos todavía se registran infecciones puerpe-rales en cerca de 6 % de las pacientes. Los antibióticos han mejorado en forma espectacular las probabilidades de recuperación, tanto para el bebé como para la madre.

Una **mola hidatiforme**, o hidatídica, es un crecimiento excesivo benigno del tejido placentario. La placenta se dilata y toma la apariencia de un quiste en forma de uva. La mola puede invadir la pared uterina, provocando su rompimiento.

Un tumor extremadamente maligno que está formado por tejido placentario es el **coriocarcinoma**. Aunque es raro, este tumor se disemina con rapidez, y si no se trata a la mujer puede ser mortal en un lapso de 3 a 12 meses. Mediante la quimioterapia moderna, el panorama para la curación es bastante bueno. En caso que se hayan desarrollado metástasis puede ser necesario aplicar radiación y otras formas de tratamiento.

**PUNTO DE REVISIÓN 24-13** ➤ ¿Qué es una infección puerperal?

## Alteraciones de la lactancia

Las alteraciones de la lactancia pueden deberse a diversas causas, que incluyen las siguientes:

- Desnutrición o anemia, que pueden impedir la lactancia por completo.
- Alteraciones emocionales, que pueden afectar la lactancia (al igual que otras actividades glandulares).
- Anomalías de las glándulas mamarias o lesiones a estos órganos, que pueden interferir con su funcionamiento.
- **Mastitis** o "inflamación de las mamas", que es causada por una infección. El tratamiento con antibióticos suele permitir la continuación del amamantamiento.

# Resumen

I. **EMBARAZO (GESTACIÓN) —DURA CERCA DE 38 SEMANAS**
   A. Fertilización e inicio del embarazo
      1. La fertilización ocurre en las trompas de Falopio
      2. Cigoto (óvulo fertilizado) —formado por la fusión del óvulo y el núcleo del espermatozoide
         a. Se divide con rapidez
         b. Viaja al útero
         c. Se implanta en el recubrimiento y se convierte en embrión
   B. La placenta
      1. Formada por tejido alrededor del embrión y en el recubrimiento del útero
      2. Funciones
         a. Nutrición
         b. Intercambio de gases
         c. Eliminación de deshechos
         d. Producción de hormonas
      3. Cordón umbilical —conecta al feto con la placenta
         a. Vena umbilical —transporta sangre rica en oxígeno
         b. Arterias umbilicales (2) —transportan sangre baja en oxígeno
      4. Circulación fetal —bordea a los pulmones
         a. Conducto venoso —transporta sangre de la vena umbilical a la vena cava inferior
         b. Agujero oval —orificio en el tabique auricular que permite que la sangre fluya de la aurícula derecha a la izquierda.
         c. Conducto arterioso —conecta la arteria pulmonar a la aorta descendente
      5. Hormonas placentarias
         a. Gonadotropina coriónica humana (hCG) —mantiene el cuerpo lúteo durante 11 a 12 semanas
         b. Progesterona —mantiene al endometrio; limita las contracciones uterinas; prepara a las mamas para la lactancia
         c. Estrógeno —provoca el crecimiento del útero y las mamas
         d. Lactógeno placentario humano (hPL) —estimula la lactancia; regula los nutrimentos
         e. Relaxina —relaja el canal del nacimiento
   C. Desarrollo del embrión
      1. Primeras ocho semanas
      2. Todos los sistemas corporales comienzan a desarrollarse
   D. El feto
      1. Del tercer mes al nacimiento
      2. Saco amniótico
         a. Circunvala al feto
         b. Contiene líquido para acolchonar y proteger al feto

   E. La madre
      1. Mayores demandas sobre el corazón, pulmones, riñones
      2. Mayores necesidades nutricionales
      3. Ecografía utilizada para vigilar el embarazo y el parto

II. **NACIMIENTO**
   A. Inicia por cambios en el útero, placenta, feto
   B. Cuatro etapas del parto
      1. Contracciones
      2. Nacimiento del bebé
      3. Expulsión de las secundinas
      4. Contracción del útero
   C. Cesárea
      1. Incisión para sacar al feto
   D. Nacimientos múltiples
      1. Los gemelos fraternos se forman de dos óvulos distintos
      2. Los gemelos idénticos se forman a partir de un solo cigoto
      3. Los múltiplos mayores siguen cualquiera de los dos patrones o una combinación de ellos
      4. Más frecuentes por fármacos para fertilidad
   E. Terminación del embarazo
      1. Lactante prematuro —nacido antes que los sistemas orgánicos maduren
      2. Prematuro —nacido antes de la semana 37 o con un peso menor a 2500 gramos
      3. Aborto —pérdida del feto antes de la semana 20 o que pesa menos de 500 gramos; espontáneo o inducido
      4. Muerte fetal —pérdida del feto después de ocho semanas de embarazo

III. **GLÁNDULAS MAMARIAS Y LACTANCIA**
   A. Lactancia —secreción de leche
      1. Calostro —primera secreción mamaria
   B. Hormonas
      1. hPL —prepara a las mamas para la lactancia
      2. Prolactina —estimula a las células secretoras
      3. Oxitocina —promueve el descenso (expulsión) de la leche
   C. Ventajas del amamantamiento
      1. Disminuye las infecciones
      2. Transfiere anticuerpos
      3. Proporciona la mejor forma de nutrición
      4. Satisfacción emocional

IV. **TRASTORNOS DEL EMBARAZO, PARTO Y LACTANCIA**
   A. Trastornos del embarazo
      1. Embarazo ectópico —embarazo fuera del útero; a menudo en una trompa de Falopio
      2. Placenta previa —adhesión inadecuada de la placenta al útero

3.  Desprendimiento placentario —separación de la placenta del útero
4.  Hipertensión inducida por el embarazo
    a.  También conocida como preeclampsia, toxemia del embarazo
    b.  Eclampsia —resulta de hipertensión inducida por el embarazo, no tratada
B.  Trastornos posparto
    1.  Infección puerperal
    2.  Mola hidatiforme —crecimiento excesivo benigno de la placenta

3.  Coriocarcinoma —tumor maligno del tejido placentario
C.  Alteraciones de la lactancia
    1.  Causas posibles
        a.  Desnutrición
        b.  Alteraciones emocionales
        c.  Anomalías de las glándulas mamarias
        d.  Mastitis —inflamación de las mamas

# Preguntas para estudio y revisión

## PARA FORTALECER LA COMPRENSIÓN

*Complete las frases*

**1.** La piel del feto está protegida por un material similar a queso llamado_____.

**2.** La primera secreción mamaria se llama _____.

**3.** Las ondas sonoras pueden usarse para vigilar el embarazo de forma segura, mediante una técnica llamada _____.

**4.** Un embarazo que se desarrolla en un sitio por fuera de la cavidad uterina se conoce como embarazo _____.

**5.** La inflamación de las mamas como resultado de una infección se denomina _____.

*Correspondencia* > Relacione cada enunciado numerado con la frase que corresponda enlistada con letra.

___ **6.** Hormona placentaria que estimula a los ovarios para secretar progesterona y estrógeno

___ **7.** Hormona placentaria que regula las concentraciones de nutrimentos en la sangre materna

___ **8.** Hormona placentaria que ablanda el cuello uterino, que ensancha el canal de nacimiento

___ **9.** Hormona hipofisaria que estimula las contracciones uterinas

___ **10.** Hormona hipofisaria que estimula la producción de leche materna

**a.** Lactógeno placentario humano

**b.** Prolactina

**c.** Oxitocina

**d.** Relaxina

**e.** Gonadotropina coriónica humana

*Opción múltiple*

___ **11.** Durante unos cuantos días después de la implantación, el embrión se nutre mediante
    **a.** Endometrio
    **b.** Placenta
    **c.** Saco vitelino
    **d.** Cordón umbilical

___ **12.** ¿Alrededor de qué mes es posible determinar el sexo del feto con precisión?
    **a.** Segundo
    **b.** Tercero
    **c.** Cuarto
    **d.** Quinto

___ **13.** El período total del embarazo, de la fertilización al nacimiento, es de aproximadamente
    **a.** 37 semanas
    **b.** 38 semanas
    **c.** 39 semanas
    **d.** 40 semanas

___ **14.** En relación con los gemelos idénticos, ¿cuál de las siguientes afirmaciones es incorrecta?
    **a.** Se desarrollan a partir de un solo cigoto
    **b.** Cada uno tiene su propia placenta
    **c.** Siempre son del mismo sexo
    **d.** Portan los mismos rasgos hereditarios

___ **15.** Lo más temprano que un feto puede sobrevivir fuera del útero es después de la semana

    **a.** 20
    **b.** 24
    **c.** 28
    **d.** 30

## COMPRENSIÓN DE CONCEPTOS

**16.** Diferencie entre los siguientes: cigoto, embrión y feto.

**17.** Explique la función de la placenta en el desarrollo fetal.

**18.** ¿El contenido de oxígeno en las arterias umbilicales es relativamente alto o bajo? ¿Y en la vena umbilical?

**19.** Describa algunos de los cambios que ocurren en el cuerpo de la madre durante el embarazo.

**20.** ¿Cuál es el principal suceso en cada una de las cuatro etapas del parto?

**21.** Enliste diversos motivos por los cuales la leche materna es lo mejor para el bebé.

**22.** ¿Qué es una cesárea? Mencione varias razones por las cuales puede ser necesaria.

**23.** Compare y contraste los siguientes términos relacionados con alteraciones:

    **a.** Muerte fetal y óbito fetal
    **b.** Aborto espontáneo y aborto inducido
    **c.** Placenta previa y desprendimiento placentario
    **d.** Hipertensión inducida por el embarazo y eclampsia
    **e.** Mola hidatiforme y coriocarcinoma

## PENSAMIENTO CONCEPTUAL

**24.** ¿Por qué el riesgo de aborto es mayor en la semana 12 del embarazo?

**25.** Aunque se recomienda enfáticamente que la mujer no beba alcohol durante todo el embarazo, ¿por qué este consejo es de particular importancia durante el primer trimestre?

**26.** En el caso de Susana, el amamantamiento le ayudó a completar la cuarta etapa del parto. Explique los mecanismos fisiológicos encargados de ello.

24

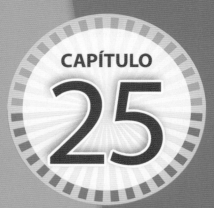

# Herencia y trastornos hereditarios

## Objetivos de aprendizaje

Después de estudiar cuidadosamente este capítulo, será capaz de:

1. Describir brevemente los mecanismos de la función de los genes
2. Explicar la diferencia entre genes dominantes y recesivos
3. Comparar *genotipo* y *fenotipo* y dar ejemplos de cada uno
4. Describir lo que significa que alguien sea *portador* de un rasgo genético
5. Definir *meiosis* y explicar su función en la reproducción
6. Explicar cómo se determina el sexo en el humano
7. Describir lo que significa el término *ligado al sexo* y enlistar varios rasgos ligados al sexo
8. Enlistar varios factores que pueden influir sobre la expresión de un gen
9. Definir *mutación*
10. Diferenciar entre trastornos congénitos, genéticos y hereditarios y proporcionar varios ejemplos de cada uno
11. Enlistar varios factores que pueden causar trastornos genéticos
12. Definir *cariotipo* y explicar cómo se usan los cariotipos en asesoría genética
13. Describir brevemente diversos métodos usados para tratar alteraciones genéticas

**the Point**

Consulte la página web para el material complementario de este capítulo.

# La enfermedad en contexto

> ## El segundo caso de Benjamín: la genética de la fibrosis quística

Cuando Benjamín, de dos años de edad fue diagnosticado con fibrosis quística, sus padres Alicia y David se sorprendieron al descubrir que había heredado la enfermedad genética de ellos. Al principio, su atención se centró sólo en Benjamín y en el tratamiento que recibiría, pero después empezaron a cuestionarse sobre la forma en que le habían transmitido la enfermedad y si otros hijos que tuvieran podrían estar en riesgo. Así que hicieron una cita con el consejero genético.

El Dr. Casanueva explicó, "Todos los rasgos de la persona se heredan de sus padres en la forma de genes, que son pequeñas unidades de ADN que están presentes en los cromosomas de los óvulos y los espermatozoides. La fibrosis quística se debe a un cambio, o mutación, en el gen ubicado en el cromosoma número 7. Este gen codifica para un canal del ion cloruro que es importante para elaborar sudor, líquidos digestivos y moco". "¿Pero cómo es que Benjamín tiene fibrosis quística que heredó de nosotros si nosotros no tenemos ningún signo de la enfermedad?", preguntó Alicia confundida.

"Bueno", continuó el Dr. Casanueva, "una enfermedad genética puede surgir de una mutación espontánea, pero lo más probable es que tanto David como usted sean portadores del gen para fibrosis quística".

"¿Y eso qué quiere decir?" preguntó David.

"Eso quiere decir que todos los rasgos genéticos se determinan por pares de genes, llamados alelos. Si incluso uno de esos alelos es de los llamados genes dominantes, siempre se expresará. Una persona con un gen de enfermedad dominante la manifestará y así se sabe que la padece. Sin embargo, la mayor parte de las enfermedades genéticas, que incluye a la fibrosis quística, son causadas por genes recesivos. Estos pueden enmascararse por un alelo dominante, por lo que se necesitan dos copias del gen para que la enfermedad se manifieste. Ambos están libres de la enfermedad, pero cada uno de ustedes lleva un gen de fibrosis quística que le heredaron a Benjamín."

"¿Eso quiere decir que todos nuestros hijos tendrán fibrosis quística?" preguntó Alicia. "¿Ya no debemos tener más hijos?"

"No necesariamente" respondió el Dr. Casanueva. "Podemos realizar un estudio familiar para buscar evidencia de fibrosis quística en sus parientes y existe una prueba de laboratorio que se hace con sangre o saliva para identificar a los portadores, pero podemos asumir en estos momentos que tanto usted como su esposo tienen el gen de fibrosis quística. Una vez entendido esto, hay una posibilidad de uno en cuatro de que sus hijos tengan fibrosis quística. Hay un riesgo constante de 25 % en cada nacimiento, sin importar que hayan tenido o no un hijo con fibrosis quística. Hay una prueba prenatal que puede identificar la enfermedad en el feto y pueden optar por basar sus decisiones en sus resultados. Pero ese es un tema de discusión para el futuro. Ahora deben concentrarse en Benjamín y en su cuidado".

Para el final del capítulo aprenderemos más sobre la herencia y los trastornos hereditarios. Más adelante conoceremos las distintas opciones terapéuticas disponibles para Benjamín.

A menudo nos sorprende el parecido entre un bebé con uno o ambos padres, pero rara vez no detenemos a pensar *cómo* es que se transmiten estos rasgos de los padres a sus hijos. Este tema —la herencia— ha fascinado a los humanos durante miles de años. En el *Antiguo testamento* aparecen varias referencias a la herencia (aunque por supuesto la palabra era desconocida en tiempos bíblicos). Sin embargo, no fue sino hasta finales del siglo XIX que comenzó la investigación metódica de la herencia. Fue entonces cuando un monje austriaco, Gregorio Mendel, descubrió a través de sus experimentos con un jardín de chícharos que había un patrón preciso en la apariencia de las diferencias entre los padres y su **progenie**, es decir, sus descendientes. La contribución más importante de Mendel a la comprensión de la herencia fue la demostración de que existen diferentes unidades de herencia en las células. Más tarde, estas unidades independientes recibieron el nombre de **genes**.

## Genes y cromosomas

Los genes son en realidad segmentos de ADN (ácido desoxirribonucleico) contenidos en cromosomas en forma de espiral dentro del núcleo de cada célula. Los genes gobiernan a la célula al controlar la fabricación de proteínas, en especial enzimas, que son necesarias para todas las reacciones químicas que ocurren dentro de las células. Otras proteínas que son reguladas por los genes son las que se utilizan para los materiales estructurales, hormonas y factores del crecimiento.

Cuando las células corporales se dividen por el proceso de mitosis, el ADN que constituye los cromosomas se replica y distribuye en las células hijas, de modo que cada célula hija obtiene la misma cantidad y tipo de cromosomas que la célula original. Cada cromosoma (excepto por el cromosoma Y,

que determina el sexo masculino) puede llevar miles de genes y cada gen lleva consigo el código para un rasgo específico (característico). Estos rasgos representan la constitución física, bioquímica y fisiológica de cada célula en el cuerpo. (V. recuadro 25-1 para aprender sobre el Proyecto del genoma humano.)

En los humanos, cada célula excepto por los gametos (células sexuales) contiene 46 cromosomas. Los cromosomas existen en pares. Un miembro de cada par se recibe al momento de la fertilización por parte del padre, en tanto otro se recibe por parte de la madre. Los cromosomas pareados, excepto por el par que determina el sexo, son similares en tamaño y apariencia. Así, cada célula del cuerpo tiene un par de cromosomas sexuales y 22 pares (44 cromosomas) que no participan en la determinación del sexo y se conocen como **autosomas**.

Los autosomas pareados portan genes para los mismos rasgos en exactamente los mismos sitios en cada uno. Cualquier forma de un gen que aparece en un sitio específico en un cromosoma se denomina **alelo**. En humanos y otros organismos con dos series de cromosomas (organismos diploides), los alelos para cada rasgo existen en pares.

**PUNTO DE REVISIÓN** `25-1` ➤ ¿Qué es un gen? ¿De qué está hecho un gen?

## Genes dominantes y recesivos

Otro de los descubrimientos de Mendel fue que un gen puede ser dominante o recesivo. Un gen **dominante** es uno que expresa su efecto en la célula sin importar si su alelo en el cromosoma correspondiente es igual o diferente al del gen dominante. El gen debe recibirse sólo de un padre para ex-

---

**Recuadro 25-1** **Temas candentes**

## El proyecto del genoma humano: la lectura del libro de la vida

Ajustados con precisión en casi cada una de las células de nuestro cuerpo (excepto por los eritrocitos) hay una copia completa de nuestro genoma— las instrucciones genéticas que dirigen todas las actividades celulares. Escrito en el idioma del ADN, estas instrucciones consisten de genes envueltos en 46 cromosomas que codifican las proteínas. En 1990, un grupo de científicos de todo el mundo se dieron a la tarea de descifrar el código genético y leer el genoma humanos, nuestro "libro de la vida". Esta tarea monumental, denominada Proyecto del genoma humano, se completó en 2003 y logró establecer el mapa de todo el genoma humano —3 mil millones de pares de bases de ADN acomodadas en cerca de 30,000 genes. Ahora, los científicos pueden localizar con precisión el sitio y el código químico exactos de cada gen en el cuerpo.

El genoma humano se decodificó usando una técnica llamada secuenciación. Muestras de ADN humano se frag-

mentaron en pedazos más pequeños y después se insertaron en bacterias. A medida que las bacterias se multiplicaron, produjeron más y más copias de los fragmentos de ADN, el cual extrajeron los científicos. Las copias de ADN se cargaron en una máquina de secuenciación capaz de "leer" el espiral de nucleótidos de ADN que compone cada fragmento. Después, usando computadoras, los científicos volvieron a ensamblar las secuencias de los fragmentos para obtener todo el genoma humano.

Ahora, los científicos esperan usar todas las páginas del libro de la vida para revolucionar el tratamiento de las enfermedades en el ser humano. La información obtenida del Proyecto del genoma humano puede conducir a un mejor diagnóstico de enfermedades, nuevos tratamientos farmacológicos e incluso genoterapia.

presarse en los descendientes. Cuando los genes emparejados para un rasgo son diferentes, los alelos se describen como **heterocigotos** o híbridos.

El efecto de un gen **recesivo** no es evidente a menos que su alelo pareado en el cromosoma correspondiente también sea recesivo. Por tanto, un rasgo recesivo sólo aparece si se reciben los genes recesivos para el rasgo de ambos padres. Por ejemplo, el gen para los ojos castaños es dominante en relación con el gen para los ojos azules, que es recesivo. Los ojos azules aparecen en los descendientes sólo si se reciben genes para ojos azules de ambos padres. Cuando ambos genes para un rasgo son iguales, es decir, ambos son dominantes o ambos son recesivos, se dice que los alelos son **homocigotos** o de raza pura. Un gen recesivo sólo aparece si los genes de la persona son homocigotos para ese rasgo.

Cualquier característica que pueda observarse o que pueda analizarse es parte del **fenotipo** de la persona. El color de los ojos, por ejemplo, puede observarse al mirar a la persona. El tipo sanguíneo no es visible, pero puede determinarse con análisis y también es parte del fenotipo de la persona. Cuando alguien tiene un fenotipo recesivo, su constitución genética o **genotipo**, es obviamente homocigoto recesivo. Cuando aparece un fenotipo dominante, el genotipo de la persona puede ser homocigoto dominante o heterocigoto. Sólo los estudios genéticos o los estudios familiares pueden revelar cuál es el genotipo de cada persona.

Un gen recesivo no se expresa si está presente en la célula junto con un alelo dominante. Sin embargo, el gen recesivo puede heredarse a los descendientes y aparecer por tanto en generaciones futuras. Un individuo que no muestra evidencias de un rasgo pero tiene un gen recesivo para el mismo se denomina **portador** de un gen. Usando terminología genética, el individuo muestra el fenotipo dominante pero tiene un genotipo heterocigótico para el rasgo.

**PUNTO DE REVISIÓN 25-2** ➤ ¿Cuál es la diferencia entre un gen dominante y uno recesivo?

## Distribución de los cromosomas a los descendientes

Las células reproductivas (óvulos y espermatozoides) son producidas por un proceso especial de división celular llamado **meiosis**, Este proceso divide el número de cromosomas a la mitad, de modo que cada célula reproductiva tiene 23 cromosomas. Lo que es más, la división ocurre en forma tal que cada célula recibe un miembro de cada par de cromosomas que estaba presente en la célula original. La separación ocurre al azar, lo que significa que cualquier miembro del par original puede incluirse en una célula madre determinada. Así, las series materna y paterna de cromosomas se mezclan y redistribuyen en este momento, lo que conduce a una mayor variedad dentro de la población. Los niños en una familia se parecen entre sí, pero no son exactamente iguales (a menos que se trate de gemelos idénticos), pues reciben diferentes combinaciones de cromosomas paternos o maternos.

Los genetistas utilizan una cuadrícula llamada **cuadro de Punnett** para mostrar todas las combinaciones de genes que

pueden resultar de una cruza paterna determinada (fig. 25-1). En estos cálculos, se usa una letra mayúscula para el gen dominante y el gen recesivo se representa por la misma letra en minúscula. Por ejemplo si *B* es el gen para el rasgo dominante de ojos castaños, entonces *b* sería el gen recesivo para ojos azules. En los descendientes, el genotipo BB es homocigoto dominante y el genotipo Bb es heterocigoto y ambos mostrarán el fenotipo dominante de ojos castaños. El genotipo homocigoto recesivo bb mostrará el fenotipo recesivo de ojos azules.

Un cuadro de Punnett muestra todas las posibles combinaciones genéticas de una cruza determinada y las posibilidades teóricas de todos los genotipos producidos. Las posibilidades o razones reales pueden variar si el número de descendientes es reducido. Por ejemplo, las probabilidades de tener un bebé masculino o femenino son de 50-50 en cada nacimiento, pero una familia puede tener varias niñas antes de tener un varón y a la inversa. Las probabilidades de observar las razones teóricas mejoran a medida que aumenta el número de descendientes.

**PUNTO DE REVISIÓN 25-3** ➤ ¿Cuál es el proceso de división celular que forma los gametos?

thePoint Visite *thePoint* para ver un diagrama de meiosis en el varón y formación del gameto femenino.

## Determinación del sexo

Los dos cromosomas que determinan el sexo de los descendientes, a diferencia de los autosomas (los otros 22 pares de cromosomas) no son similares en tamaño o apariencia. El cromosoma femenino X es más grande que la mayoría de los demás cromosomas y porta los genes para otras características

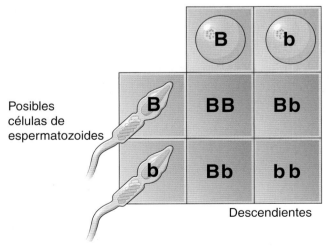

Posibles células del óvulo

Posibles células de espermatozoides

Descendientes

**Figura 25-1** **Cuadro de Punnett.** Los genetistas usan esta cuadrícula para mostrar todas las combinaciones posibles de un cruzamiento determinado, en este caso Bb × Bb. **[ ACERCAMIENTO** ➤ ¿Qué porcentaje de niños mostrará el fenotipo recesivo de pelo rubio? **]**

25

además de aquéllas para el sexo. El cromosoma masculino Y es más pequeño que los otros cromosomas y principalmente determina el sexo. La mujer tiene dos cromosomas X en cada célula del cuerpo; el varón tiene una X y una Y.

Mediante el proceso de meiosis, cada espermatozoide recibe un cromosoma X o uno Y, en tanto que cada óvulo recibe sólo un cromosoma X (fig. 25-2). Si un espermatozoide con un cromosoma X fertiliza a un óvulo, el lactante resultante será del sexo femenino; si el que fertiliza al óvulo tiene un cromosoma Y, el lactante resultante será masculino (v. fig. 25.2).

## Rasgos ligados al sexo

Se dice que cualquier rasgo que se encuentra en un cromosoma sexual está **ligado al sexo**. Debido a que el cromosoma Y lleva pocos rasgos además de los de la determinación sexual, la mayor parte de los rasgos ligados al sexo se encuentran en el cromosoma X y es más adecuado describirlos como *ligados a X*. Algunos ejemplos son hemofilia, ciertas formas de alopecia y el daltonismo.

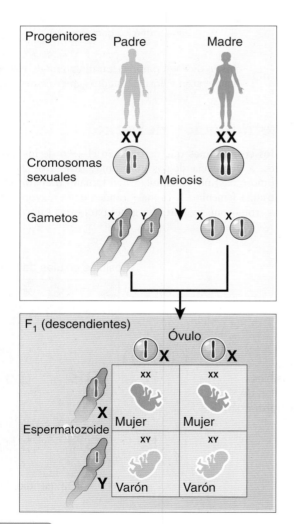

**Figura 25-2** **Determinación del sexo**. Si un cromosoma X de un varón se une con un cromosoma X de una mujer, el bebé será niña (XX); si un cromosoma Y de un varón se une con un cromosoma X de una mujer, el bebé será un niño (XY)

Los rasgos ligados al sexo aparecen casi exclusivamente en varones. La causa de ello es que la mayor parte de estos rasgos son recesivos y si un gen recesivo se ubica en el cromosoma X en un varón, no puede ser enmascarado por el gen dominante correspondiente. (Recuerde que el cromosoma Y con el cual el cromosoma X se une es muy pequeño y porta pocos genes.) Así, un varón que sólo tiene un gen recesivo para un rasgo exhibirá estas características, en tanto que una mujer necesita tener dos genes recesivos para exhibir el rasgo. La mujer debe heredar un gen recesivo para ese rasgo de cada uno de sus padres y ser homocigoto recesivo para que el rasgo aparezca.

**PUNTO DE REVISIÓN 25-4** ➤ ¿Qué combinación de cromosomas sexuales determina a una mujer? ¿Y a un varón?

**PUNTO DE REVISIÓN 25-5** ➤ ¿Qué término se utiliza para describir un rasgo que está presente en un cromosoma sexual?

# Rasgos hereditarios

Algunos rasgos hereditarios observables son el color de la piel, ojos y pelo, así como las características faciales. La genética también influye en rasgos definidos en forma menos clara, como el peso, la constitución corporal, el tiempo de vida y la susceptibilidad a las enfermedades.

Algunos rasgos en humanos, incluidos aquellos involucrados en muchas enfermedades genéticas, se determinan por un solo par de genes; la mayor parte, sin embargo, es resultado de dos o más pares de genes que actúan juntos en lo que se conoce como **herencia multifactorial.** Este tipo de herencia explica el amplio rango de variaciones dentro de las poblaciones en características como coloración, talla y peso, todos los cuales se determinan por más de un par de genes.

## Expresión genética

El efecto de un gen sobre el fenotipo de una persona puede verse influido por diversos factores, lo que incluye el sexo de la persona y la presencia de otros genes. Por ejemplo, los genes para ciertos tipos de alopecia y de daltonismo pueden heredarse ya sea por varones o por mujeres, pero los rasgos aparecen sobre todo en varones bajo los efectos de la hormona sexual masculina.

El ambiente también tiene una función en la expresión de los genes. Por ejemplo, uno hereda el potencial de una talla determinada, pero la talla real está influenciada de manera adicional por factores como la nutrición, desarrollo y estado general de salud. Lo mismo es cierto para el tiempo de vida y la susceptibilidad a las enfermedades.

## Mutación genética

Como regla, los cromosomas se duplican en forma exacta durante la división celular. Sin embargo, en ocasiones por motivos que no se entienden a la fecha, los genes o los cromosomas cambian. Este cambio puede afectar a un solo gen o a cromosomas enteros. De forma alternativa, puede consistir de una rotura en los cromosomas, en que hay una pérdida o reacomodo de los fragmentos del gen. A menudo, estos cambios ocurren durante la división celular (mitosis o meiosis) cuando los cromosomas se unen, reacomodan y distribuyen en las dos células nuevas. Este cambio se denomina **mutación** genética. Las mutaciones pueden ocurrir en forma espontánea o ser inducidas por algún agente, como radiación ionizante o sustancias químicas, por lo que se describen como **mutágenos.**

Si la mutación ocurre en un óvulo o un espermatozoide, el rasgo alterado lo heredarán los descendientes. La mayoría de las mutaciones dañinas nunca se expresan porque el feto afectado muere y ocurre un aborto espontáneo. Casi todas las mutaciones restantes son tan insignificantes que no tienen un efecto visible. Por otro lado, las mutaciones benéficas tienden a sobrevivir y aumentar a medida que evoluciona la población.

**PUNTO DE REVISIÓN 25-6** ➤ ¿Qué es una mutación?

## Enfermedades genéticas

Puede decirse que cualquier alteración que afecta a los genes es genética, pero no siempre es hereditaria, es decir, no siem-pre se pasa de un padre a sus descendientes en las células reproductivas. Los trastornos genéticos no hereditarios pueden iniciar durante la maduración de las células sexuales o incluso durante el desarrollo del embrión.

Los avances en la investigación genética han hecho posible la identificación de las causas de muchos trastornos hereditarios y el desarrollo de métodos para detección genética. En personas que están "en riesgo" de tener un hijo con un trastorno genético, así como en fetos o recién nacidos en quienes se sospecha una anomalía, las pruebas a menudo pueden confirmar o descartar la presencia de un defecto genético.

## Enfermedades genéticas frente a congénitas

Antes de analizar las enfermedades hereditarias, deben diferenciarse de otras enfermedades congénitas. Para ilustrarlo, pensemos que dos lactantes nacen a unos segundos entre sí en dos salas de parto contiguas en el mismo hospital. Se observa que uno de los lactantes tiene pie zambo, también conocido como **talipes**; el segundo lactante tiene un dedo rudimentario adicional adherido al quinto dedo de cada mano, alteración conocida como **polidactilia**. ¿Son ambas alteraciones hereditarias? ¿Son congénitas? Es posible responder a esta pregunta al definir los términos clave, es decir *congénito* y *hereditario*. **Congénito** significa presente al momento del nacimiento; **he-**

## De vuelta a la enfermedad en contexto

### ➤ Manejando la fibrosis quística de Benjamín

Después de enterarse del diagnóstico de Benjamín, sus padres se reunieron con el pediatra para hablar sobre el tratamiento que haría falta para manejar la fibrosis quística del niño. Aunque el doctor les dijo que aún no había cura para la fibrosis quística, se sintieron aliviados de escuchar que el tratamiento había mejorado en gran medida en los últimos años. Les explicó que los objetivos del tratamiento de la fibrosis quística consistían en minimizar los problemas respiratorios y digestivos.

Los tratamientos para los problemas respiratorios en las personas con fibrosis quística se centran en mantener los pulmones libres de moco, que puede bloquear los conductos respiratorios y proporcionar un excelente medio de cultivo para los microorganismos infecciosos. La fisioterapia torácica, que consiste en dar pequeños golpes en el tórax y la espalda con las manos o con una máquina, es el principal método para eliminar el moco de los pulmones y debe repetirse tres o cuatro veces al día. Los fármacos antiinflamatorios y mucolíticos (que disuelven moco) también son útiles para aflojar la mucosidad de los pulmones.

Por desgracia, es difícil eliminar todo el moco, por lo que las personas con fibrosis quística suelen tener infecciones pulmonares persistentes, que requieren tratamiento con antibióticos.

El manejo de los problemas digestivos también se centra en eliminar el moco de las vías digestivas, así como asegurar una nutrición adecuada. Se utilizan enemas y mucolíticos para tratar las obstrucciones intestinales de moco. Una dieta rica en calorías (baja en grasas y alta en proteínas) mejora el crecimiento y desarrollo, y ayuda al sistema inmunitario a resistir las infecciones pulmonares. Se toman enzimas pancreáticas orales antes de cada comida para ayudar al intestino delgado a digerir las grasas y proteínas y a absorber más vitaminas.

En este caso, los padres de Benjamín aprendieron sobre las causas genéticas y el tratamiento de la fibrosis quística. Les tomará cierto tiempo procesar toda esta información, pero tienen confianza en que lograrán minimizar los síntomas respiratorios y digestivos de Benjamín. Para revisar el sistema respiratorio, véase el capítulo 18. Para una revisión del sistema digestivo, véase el capítulo 19.

25

reditario significa que se transmite o es transmisible por vía genética. Así, una alteración puede ser tanto congénita como hereditaria; y otra congénita pero no hereditaria.

Las alteraciones hereditarias suelen ser evidentes al nacimiento o poco después. Sin embargo, ciertos trastornos hereditarios, como la enfermedad renal poliquística del adulto y la enfermedad de Huntington, un trastorno nervioso, no se manifiestan hasta la mitad de la vida (40 a 50 años de edad). Las personas con estos defectos genéticos pueden transmitirlos a sus hijos antes de estar conscientes de ellos a menos que una prueba genética revele su presencia. En el caso de los ejemplos anteriores, el pie zambo es congénito pero no hereditario, siendo el resultado de una distorsión grave de las extremidades en desarrollo durante el crecimiento intrauterino; los dedos adicionales son hereditarios, un rasgo familiar que aparece en otro pariente, un abuelo tal vez, o un progenitor, que es evidente al momento del nacimiento.

**CAUSAS DE TRASTORNOS CONGÉNITOS** Aunque a menudo se desconocen las causas de las deformidades congénitas y defectos del nacimiento, en algunos casos se conocen y pueden evitarse. Por ejemplo, ciertas infecciones y toxinas pueden transmitirse en la sangre de la madre a través de la placenta y hacia la circulación fetal. Algunas son causa de trastornos del desarrollo en los bebés afectados.

La rubéola es una infección viral contagiosa que suele ser una enfermedad leve, pero si ocurre en la madre durante los primeros tres o cuatro meses del embarazo, el feto tiene una probabilidad de 40% de desarrollar defectos en los ojos (cataratas), oídos (sordera), cerebro y corazón. La infección puede prevenirse mediante una inmunización adecuada.

La radiación ionizante y varias toxinas pueden dañar a los genes y los trastornos que producen en ocasiones son transmisibles. Se sabe que algunos agentes ambientales, como el mercurio y ciertos químicos usados en la industria (p. ej., algunos fenoles y PCB), así como algunos fármacos, notablemente el LSD, alteran la organización genética. (V. recuadro 25-2, Prevención del daño genético.)

El consumo de alcohol y el tabaquismo en una embarazada suelen provocar retraso del crecimiento y bajo peso al nacer en el lactante. Los lactantes más pequeños de lo normal no se desempeñan tan bien como los de peso promedio. Algunos defectos encefálicos y cardiacos congénitos se han relacionado con una alteración conocida como **síndrome alcohólico fetal**. Los profesionales de atención a la salud recomiendan enfáticamente la abstinencia total del alcohol y el cigarro durante el embarazo.

La **espina bífida** es el cierre incompleto de la columna, a través de la cual pueden proyectarse la médula espinal y sus membranas (fig. 25-3). El defecto suele ocurrir en la región lumbar. Si las meninges protruyen (se hernian), el defecto se denomina meningocele; si protruyen tanto la médula espinal como las meninges, se trata de un mielomeningocele. En este último caso, la médula espinal termina en el punto del defecto, lo que afecta la función por debajo de este punto. El ácido fólico, una vitamina B, reduce el riesgo de espina bífida y otros defectos del SNC en el feto. Las mujeres en edad fértil deben consumir alimentos ricos en ácido fólico (vegetales de hoja verde, frutas y leguminosas) y tomar complementos de ácido fólico incluso antes del embarazo, ya que el sistema nervioso se desarrolla al inicio. En Estados Unidos se añade ácido fólico a los productos de grano, como el pan, pastas, arroz y cereales.

**PUNTO DE REVISIÓN** `25-7` ➤ ¿Puede un trastorno ser congénito pero no hereditario? Explique.

**Recuadro 25-2** Mantenimiento de la salud

## Prevención del daño genético

En ocasiones es difícil determinar si un defecto genético es resultado de una mutación espontánea al azar o si se relaciona a la exposición de una célula madre a una toxina ambiental. Las células sexuales masculinas y femeninas están presentes al nacimiento pero no se activan hasta la edad reproductiva. Esto deja un largo período durante el cual puede haber exposición tóxica. La mayor parte de lo que se sabe sobre los químicos que causan mutaciones se ha aprendido de accidentes ambientales. Por ejemplo, compuestos de mercurio han llegado a la cadena alimenticia, lo que provoca daño neuronal en los hijos de padres que consumieron alimentos con mercurio. El plomo, que es tóxico cuando se ingiere, como por ejemplo a partir de la contaminación del aire o el agua, se ha implicado en anomalías de los espermatozoides y en recuentos espermáticos reducidos. Los accidentes con radiación se han relacionado con una mayor susceptibilidad a ciertos cánceres en niños nacidos después de estos accidentes.

La meiosis es el paso más susceptible a errores genéticos. Este proceso puede estudiarse en varones con muestras obtenidas de una biopsia testicular. Asimismo, las muestras de células espermáticas, que se producen en forma continua en los varones, pueden obtenerse con facilidad y estudiarse en busca de defectos visibles. Se sabe que la edad avanzada tanto en la madre como en el padre aumentan los errores en la meiosis. Los varones entre los 20 y 45 años de edad tienen el menor riesgo de transmitir un error genético. Para las mujeres, el menor riesgo es entre los 15 y 35 años. Dado que las nuevas células espermáticas se producen en un ciclo de 64 días, se aconseja a los varones que eviten la concepción durante algunos meses después de exponerse a rayos X, quimioterapia para cáncer u otros químicos capaces de causar mutaciones.

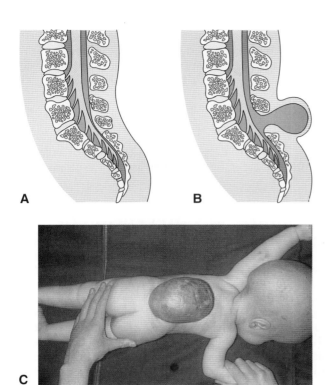

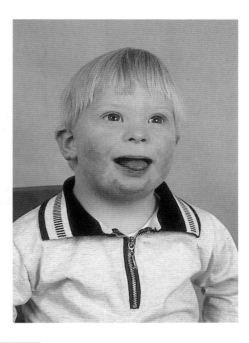

**Figura 25-4** **Niño con síndrome de Down (trisomía 21).** Las características faciales típicas son visibles en esta foto. (Reimpreso con autorización de Pillitteri A. *Maternal and child health nursing,* 4th ed. Philadelphia: Lippincott Williams & Wilkins, 2003.)

**Figura 25-3** **Espina bífida, cierre incompleto de la médula espinal. A)** Médula espinal normal. **B)** Espina bífida con protrusión de las meninges (meningocele). **C)** Protrusión de la médula espinal y las meninges (mielomeningocele). (Reimpreso con autorización de Pillitteri A. *Maternal and child health nursing,* 4th ed. Philadelphia: Lippincott Williams & Wilkins, 2003.)

## Ejemplos de enfermedades genéticas

El ejemplo mejor conocido de un trastorno genético que no es hereditario es la forma más frecuente del **síndrome de Down**, también conocido como **trisomía 21** porque resulta de un cromosoma extra número 21 en cada célula. Esta anomalía surge durante la formación de una célula sexual. El trastorno suele reconocerse al nacimiento por las características faciales distintivas del lactante (fig. 25-4). Los niños con síndrome de Down tienen un tono muscular disminuido. Su inmunidad es menor y también son propensos a enfermedades cardíacas, leucemia y enfermedad de Alzheimer. Sus funciones intelectuales están afectadas. Sin embargo, el grado de desarrollo de sus capacidades depende de la gravedad de la enfermedad y del ambiente en la casa y escuela. El síndrome de Down no suele heredarse, aunque existe una forma hereditaria del trastorno. En la mayoría de los casos, ambos padres son normales, al igual que los hermanos. La probabilidad de tener un hijo con síndrome de Down aumenta en forma importante en mujeres que se embarazan después de los 35 años de edad y puede ser consecuencia de un defecto en las células madre, masculinas o femeninas, debido a la edad.

La mayor parte de las enfermedades genéticas son **familiares** o **hereditarias**; es decir, se transmiten de un progenitor a un descendiente en el óvulo o el espermatozoide. En el caso de un trastorno presente en un gen dominante, sólo uno de los padres necesita ser portador del gen anormal para que la enfermedad se haga presente. Cualquier hijo que reciba el gen defectuoso tendrá la enfermedad. Cualquier niño que no manifieste la enfermedad no tiene el gen defectuoso ni es su portador. Un ejemplo es la **enfermedad de Huntington**, un trastorno degenerativo progresivo que se asocia con actividad muscular involuntaria rápida y deterioro mental. La enfermedad no aparece sino hasta cerca de los 40 años y produce la muerte en alrededor de 15 años. No hay cura para la enfermedad de Huntington, pero las personas con el gen defectuoso pueden identificarse con pruebas genéticas. Otro ejemplo es el **síndrome de Marfan**, una alteración del tejido conjuntivo. Las personas con síndrome de Marfan son delgadas, altas y tienen defectos cardíacos.

Si el rasgo de la enfermedad está presente en un gen recesivo, como es el caso en la mayor parte de los trastornos hereditarios, el gen defectuoso debe provenir de ambos padres. Más adelante se describen algunas enfermedades de herencia recesiva.

En la **fenilcetonuria**, la falta de una cierta enzima entorpece el metabolismo adecuado de la **fenilalanina**, uno de los aminoácidos comunes. Como resultado, la fenilalanina se acumula en la sangre del lactante y aparece en la orina. Si el trastorno no se trata, lleva a retraso mental antes de los dos años de edad. Los recién nacidos se someten a detección sistemática para fenilcetonuria.

En el capítulo 13 se describe la **enfermedad drepanocítica**, y se explica que la enfermedad se encuentra casi en forma exclusiva en personas de raza negra. En contraste, la **fibrosis quística** es más frecuente en personas de raza blanca; de hecho, es la enfermedad heredada más frecuente en este grupo. La fibrosis quística se caracteriza por secreciones excesivamente espesas en los bronquios, intestinos y conductos pancreáticos,

25

lo que causa obstrucción de estos órganos vitales. Se asocia con infecciones respiratorias frecuentes, heces viscosas, en especial de grasas y vitaminas liposolubles, así como con pérdida masiva de sal. El tratamiento incluye la administración oral de enzimas pancreáticas y ejercicios pulmonares especiales. La fibrosis quística en algún tiempo era mortal en la adolescencia, pero hoy, con una atención adecuada, la esperanza de vida se ha extendido hasta la tercera década de la vida. El gen responsable de la enfermedad se ha identificado, lo que trae nuevas esperanzas de un mejor diagnóstico, tratamiento, e incluso hasta la corrección del gen defectuoso que causa la enfermedad.

En la **enfermedad de Tay-Sachs** cierto tipo de grasa se deposita en las neuronas del SNC y la retina porque los lisosomas celulares carecen de una enzima que los fragmenta. La enfermedad ocurre sobre todo en judíos del este de Europa (asquenazíes) y suele causar la muerte alrededor de los cuatro años de edad. No hay cura para la enfermedad de Tay-Sachs, pero puede hacerse una prueba genética para identificar a los portadores genéticos de la enfermedad.

Otro grupo de trastornos musculares hereditarios se conoce en forma colectiva como **atrofias musculares progresivas.** Atrofia significa consunción debido a un descenso en el tamaño de una parte que se había desarrollado normalmente. La ausencia de movimiento muscular normal en el lactante precede por unos cuantos meses a la debilidad extrema de los músculos respiratorios, hasta que a la larga el lactante es incapaz de respirar en forma adecuada. La mayoría de los bebés que la padecen fallece en unos cuantos meses. El término *síndrome del bebé hipotónico o blando,* como se conoce a la enfermedad en forma habitual, permite hacerse una idea de sus efectos.

El **albinismo** es otro trastorno de herencia recesiva que afecta a las células que producen el pigmento melanina (melanocitos). El color de la piel y del pelo es sorprendentemente blanco y no se oscurece con la edad. La piel es muy sensible a la luz solar y puede verse rugosa. Las personas con albinismo son extremadamente susceptibles al cáncer de la piel y a ciertas alteraciones visuales graves, como miopía (vista de cerca) y sensibilidad anormal a la luz (fotofobia).

El **síndrome de X frágil** es la causa más frecuente de retraso mental heredado tanto en varones como en mujeres. Es un trastorno recesivo ligado al género que se relaciona con un sitio frágil en un brazo del cromosoma X. En varones, también causa hipertrofia de los testículos, hiperactividad, disfunción de la válvula mitral, frente elevada y mandíbula y orejas crecidas.

Otros trastornos heredados incluyen **osteogénesis imperfecta** o *enfermedad de huesos quebradizos,* en que pueden ocurrir múltiples fracturas durante y poco después de la vida fetal, y una enfermedad de la piel, músculos y huesos conocida como **neurofibromatosis.** En esta última crecen múltiples masas, a menudo en tallos (pedunculadas) a lo largo de los nervios de todo el cuerpo.

Se han relacionado más de 20 cánceres distintos con mutaciones génicas específicas. Éstos incluyen cánceres mamarios, ováricos y colónicos, así como algunas formas de leucemia. Sin embargo, las formas hereditarias de cáncer sólo representan cerca de 1 % de todos los cánceres. El desarrollo del cáncer es complejo, pues se relaciona no sólo con genes específicos, sino con interacciones génicas y factores ambientales.

Se han sugerido componentes genéticos en otras enfermedades, lo que incluye ciertas formas de cardiopatía, diabetes mellitus, tipos de paladar hendido y labio leporino, y tal vez hasta las enfermedades de Parkinson y Alzheimer.

**PUNTO DE REVISIÓN 25-8** ➤ ¿Qué causa la fenilcetonuria?

*thePoint* Visite *thePoint* para ilustraciones de enfermedades genéticas y una gráfica que resume algunas enfermedades genéticas.

# Tratamiento y prevención de enfermedades genéticas

La cantidad de enfermedades genéticas es tan amplia (más de 4000) que se necesitarían muchas páginas de este libro sólo para hacer una lista de ellas. Lo que es más, la lista sigue creciendo a medida que las modernas técnicas de investigación y los avances en la biología dejan en claro que varias enfermedades de origen antes desconocido son genéticas —algunas hereditarias, otras no. ¿Podemos identificar cuáles son trastornos genéticos heredados y cuáles se deben a factores ambientales? ¿Podemos evitar la ocurrencia de algunos de ellos?

## Consejo genético

Es posible prevenir trastornos genéticos en muchos casos e incluso tratar algunos de ellos. El método más eficaz para advertir una enfermedad genética es a través del consejo genético, un campo especializado de la atención a la salud. El consejo genético se centra en un abordaje de equipo que incluye profesionales médicos, de enfermería, laboratorio y servicios sociales, para asesorar y cuidar de los pacientes. Las personas que deben considerar el consejo genético incluyen a los padres potenciales que tienen más de 35 años, aquellos con antecedentes familiares de trastornos genéticos y quienes están considerando algún tipo de tratamiento para la fertilidad.

**LOS ANTECEDENTES FAMILIARES** Se requieren antecedentes familiares completos y precisos de los dos padres potenciales para el consejo genético. Estos antecedentes deben incluir información sobre los familiares en relación con la edad, inicio de una enfermedad específica, estado de salud y causa de muerte. Los orígenes étnicos de la familia pueden ser relevantes debido a que algunas enfermedades genéticas predominan en ciertos grupos étnicos. Se estudian los expedientes médicos y nosocomiales, así como las fotografías de los familiares. Se toma en cuenta la edad de los padres potenciales como un factor, al igual que la relación entre los padres y los ancestros (p. ej., matrimonio entre primos en primer grado). El árbol genealógico completo y detallado se conoce como linaje. Los linajes se utilizan para determinar el patrón de herencia de una enfermedad genética dentro de una familia (fig. 25-5). También pueden indicar cuando un miembro determinado de la familia es portador de la enfermedad. Nótese que en algunos casos no se cuenta con suficientes datos familiares para determinar el

El rasgo recesivo c es fibrosis quística.
El gen dominante normal es C.

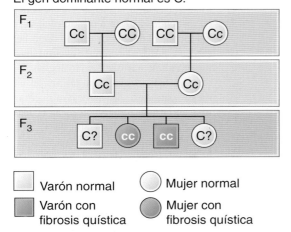

Varón normal
Mujer normal
Varón con fibrosis quística
Mujer con fibrosis quística

**Figura 25-5** **Un linaje (antecedentes familiares) que muestra tres generaciones (F₁-F₃).** El linaje es una herramienta usada en estudios genéticos y asesoría genética. En este ejemplo, un padre en cada cruzamiento F₁ y ambos padres en el cruzamiento F₂ son normales pero llevan el gen recesivo (c) para fibrosis quística. Para el niño normal en F₃, sólo se conoce un gen (el gen dominante normal). Nótese que la generación F₃ no muestra relaciones genéticas predecibles estrictas. En teoría, sólo uno en cuatro hijos debe ser homocigoto recesivo (tener dos genes recesivos). **[ ACERCAMIENTO ➤** ¿Cuáles son los posibles genotipos de los dos niños normales en la generación F₃? **]**

genotipo de todos los familiares en relación con un rasgo determinado. Además, un pequeño número de descendientes puede no manifestar las relaciones o probabilidades genéticas estrictas esperadas para un cruzamiento determinado (v. fig. 25-5).

**ESTUDIOS DE LABORATORIO** Una técnica que permite al genetista estudiar a un feto no nacido es la **amniocentesis**. Durante este procedimiento se extrae una pequeña cantidad del líquido amniótico que rodea al feto (fig. 25-6). Se obtienen las células de la piel fetal que se encuentran en el líquido amniótico, para luego cultivarse y separarse para su estudio. Se examinan los cromosomas y el líquido amniótico se analiza para detectar anomalías bioquímicas. Con estos métodos pueden detectarse casi 200 enfermedades genéticas antes del nacimiento.

Otro método para obtener células fetales para su estudio consiste en estudiar las vellosidades coriónicas a través del cuello uterino. Las vellosidades coriónicas son proyecciones semejantes a pelos de la membrana que rodea al embrión al inicio

del embarazo. Este método se conoce como **muestreo de las vellosidades coriónicas.** Pueden obtenerse muestras entre las 8 y 10 semanas de embarazo, y las células obtenidas pueden analizarse de inmediato. En contraste, la amniocentesis no puede realizarse antes de la semana 14 a 16 del embarazo, y no se dispone de los resultados hasta dos semanas después.

Las anomalías en el número de cromosomas y algunas dentro de los propios cromosomas pueden detectarse mediante cariotipificación. Se produce un **cariotipo** al cultivar las células obtenidas mediante amniocentesis o muestreo de las vellosidades coriónicas en un medio especial y detener la división celular en la etapa de metafase. El técnico utiliza tinciones especiales para revelar ciertos cambios en la estructura fina dentro de los cromosomas. Los cromosomas, visibles al microscopio, se fotografían y las imágenes se cortan y acomodan en grupos según su forma y tamaño (fig. 25-7). Las anomalías en el número o estructura de los cromosomas pueden detectarse con este método.

**ASESORÍA PARA LOS PADRES POTENCIALES** Una vez que cuenta con todos los datos pertinentes disponibles y con el conocimiento de los patrones de herencia genética, el consejero está capacitado para informar a los padres potenciales sobre la posibilidad de tener descendientes con anomalías genéticas. La pareja puede entonces tomar en cuenta esta información para decidir la planificación de su familia. Dependiendo de los individuos y su situación, pueden resolver no tener hijos, adoptar, usar un gameto de donador, terminar el embarazo o aceptar el riesgo.

**PUNTO DE REVISIÓN 25-9** ➤ ¿Qué es el linaje y cómo se utiliza en el consejo genético?

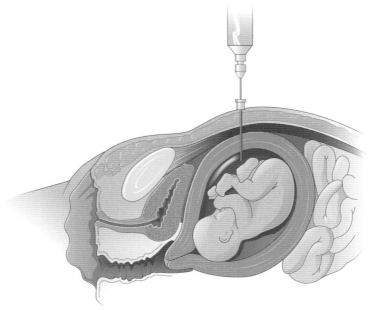

**Figura 25-6** **Amniocentesis.** Se extrae una muestra de líquido del saco amniótico. Las células y el líquido se examinan en busca de anomalías fetales. (Reimpreso con autorización de Cohen BJ. *Medical terminology,* 5th ed. Philadelphia: Lippincott Williams & Wilkins, 2008.)

25

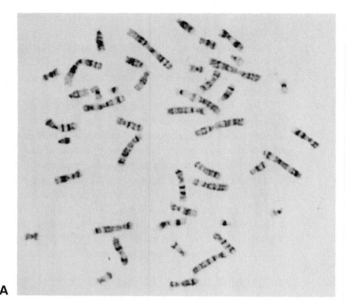

**A**

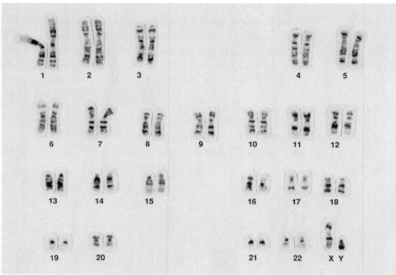

**B**

**Figura 25-7** **Cromosomas. A)** Desplegado de metafase de cromosomas masculinos normales. Los cromosomas se han duplicado y están listos para dividirse. Las bandas son producto de la tinción. **B)** Cariotipo. Los cromosomas están dispuestos en pares compatibles de acuerdo con su tamaño y otras características. (Cortesía de Wenda S. Long, Thomas Jefferson University, Philadelphia.) **[ ACERCAMIENTO ➤** ¿Cuántos autosomas se muestran en la figura B? **]**

**PUNTO DE REVISIÓN 25-10** ➤ ¿Qués es un cariotipo?

## Avances en el tratamiento químico

La devastación física y mental de muchas enfermedades genéticas puede prevenirse en gran medida, siempre y cuando las enfermedades se diagnostiquen y traten desde el inicio de la vida del individuo. Algunas de estas enfermedades responden bien a los controles en la dieta. Una de estas enfermedades, conocida como **enfermedad de la orina con olor a jarabe de arce**, responde a dosis muy altas de tiamina, junto con el control del consumo de ciertos aminoácidos. Los desastrosos efectos de la **enfermedad de Wilson**, en que acumulaciones anormalmente elevadas de cobre en los tejidos causan temblor, rigidez, tambaleo incontrolable y por último daño hepático extenso, pueden prevenirse al combinar tratamiento alimentario y farmacológico.

La fenilcetonuria es tal vez el ejemplo mejor conocido de manejo alimentario de una enfermedad hereditaria. Si el trastorno no se diagnostica y se trata, 98 % de los pacientes afectados sufre retraso mental grave hacia los 10 años de edad. En contraste, si la alteración se diagnostica y trata antes de que el bebé cumpla seis meses de edad y el tratamiento se mantiene hasta los 10 años, la deficiencia mental se previene, o por lo menos se minimiza. Hoy se realiza una simple prueba sanguínea para fenilcetonuria de forma sistemática en los hospitales de Estados Unidos y otros países. Los lactantes suelen analizarse inmediatamente después del nacimiento, pero deben repetirse las pruebas 24 a 48 h después de consumir proteínas.

El **síndrome de Klinefelter**, que ocurre aproximadamente en 1 de 600 varones, es una causa frecuente de desarrollo insuficiente de las gónadas con la infertilidad consecuente. Quienes heredan esta enfermedad tienen patrones anormales en los cromosomas sexuales, por lo general un cromosoma X adicional. En lugar del patrón masculino típico XY, las células contienen la combinación XXY debido a una falla en la separación de los cromosomas sexuales durante la división celular. El tratamiento de este trastorno incluye hormonas y psicoterapia.

En el futuro, podemos anticipar una gran mejoría en los métodos de detección, diagnóstico y tratamiento de las enfermedades genéticas. Existen informes de fetos que se han tratado con vitaminas y hormonas después del diagnóstico prenatal de un trastorno genético. Es muy posible que en el futuro los trastornos genéticos puedan tratarse o corregirse mediante ingeniería genética —al introducir células alteradas genéticamente para producir los factores faltantes, como enzimas u hormonas, o incluso corregir los genes defectuosos en las células del paciente. Los investigadores ya han hecho intentos por complementar los genes defectuosos con saludables.

A la fecha, es importante educar al público sobre la disponibilidad de métodos de detección tanto para los padres como para los descendientes. La gente también debe tomar conciencia sobre los efectos dañinos de la radiación, fármacos y otras sustancias tóxicas sobre los genes. Debido a que muchas enfermedades genéticas se asocian con factores ambientales, la información del público y mejores hábitos de salud probablemente darán mejores resultados generales que la manipulación genética.

# Resumen

I. **GENES Y CROMOSOMAS**
 A. Genes
  1. Unidades hereditarias
  2. Segmentos de ADN
  3. Controlan la elaboración de proteínas (p. ej., enzimas, hormonas)
 B. Cromosomas
  1. Cuerpos filiformes en el núcleo; 46 en el humano
  2. Compuestos de genes
  3. 22 pares son autosomas (cromosomas no sexuales)
  4. 1 par son cromosomas sexuales
 C. Genes dominantes y recesivos
  1. Gen dominante —siempre se expresa
   a. Puede ser heterocigoto (dos genes diferentes)
   b. Puede ser homocigoto dominante (dos genes iguales)
  2. Gen recesivo —sólo se expresa si es homocigoto recesivo (recibido de ambos padres)
   a. Portador —persona con un gen recesivo que no es aparente pero que puede transmitirse a los descendientes
   b. Fenotipo —característica que puede observarse o analizarse
   c. Genotipo —constitución genética
 D. Distribución de cromosomas a los descendientes
  1. Meiosis
   a. División celular que forma células sexuales con 23 cromosomas
   b. Cada célula recibe uno de cada par de cromosomas
   c. El cuadro de Punnett muestra los resultados de las cruzas
 E. Determinación del sexo
  1. El cromosoma X es más grande y lleva otros rasgos
  2. El cromosoma Y es más pequeño y lleva sobre todo genes para la determinación sexual
  3. Las células femeninas tienen XX; las células masculinas tienen XY
 F. Rasgos ligados al sexo
  1. Rasgos presentes en el cromosoma sexual (por lo general X)
  2. Rasgos ligados al sexo aparecen sobre todo en varones
   a. Pasan de la madre al hijo en el cromosoma X
   b. Si son recesivos, no se enmascaran por el gen dominante en Y
   c. Ejemplos —hemofilia, alopecia, daltonismo

II. **RASGOS HEREDITARIOS**
 A. Los genes determinan las características físicas, bioquímicas y fisiológicas de cada célula
  1. Algunos rasgos los determina un solo par de genes
  2. La mayor parte los determina la herencia multifactorial
   a. Involucra a múltiples pares de genes
   b. Produce una diversidad de variaciones en la población
   c. Ejemplos —talla, peso, coloración, susceptibilidad a la enfermedad
 B. Expresión de genes
  1. Factores
   a. Sexo
   b. Presencia de otros genes
   c. Ambiente
 C. Mutación genética
  1. Cambio en los genes o cromosomas
  2. Puede pasar a los descendientes si ocurre en las células germinales
  3. Mutágenos
   a. Factores que causan mutación
   b. Ejemplos —radiación ionizante, químicos

III. **ENFERMEDADES GENÉTICAS**—trastornos relacionados con genes
 A. Enfermedades congénitas frente a hereditarias
  1. Trastornos congénitos
   a. Presentes al nacimiento
   b. Pueden o no ser hereditarios
  2. Trastornos hereditarios (familiares)
   a. Pasan de un progenitor a un descendiente en las células sexuales
  3. Causas —infecciones, toxinas, radiación ionizante, alcohol, tabaquismo
   a. Ejemplos —defectos causados por rubéola, síndrome alcohólico fetal, espina bífida
 B. Ejemplos de enfermedades genéticas
  1. Síndrome de Down —resulta de un cromosoma 21 extra (trisomía 21)

25

2. Herencia dominante —enfermedad de Huntington, síndrome de Marfan
3. Herencia recesiva —fenilcetonuria, fibrosis quística, anemia drepanocítica, enfermedad de Tay-Sachs, atrofias musculares progresivas, albinismo, osteogénesis imperfecta, neurofibromatosis

IV. **TRATAMIENTO Y PREVENCIÓN DE ENFERMEDADES GENÉTICAS**
   A. Consejo genético
      1. Linaje —antecedentes familiares
      2. Estudios de laboratorio
         a. Amniocentesis —extracción de líquido amniótico para su estudio a las 14 a 16 semanas de embarazo
         b. Muestreo de vellosidades coriónicas —se realiza a las 8 a 10 semanas de embarazo
         c. Cariotipificación —análisis de cromosomas
      3. Asesoría para los padres potenciales
   B. Avances en el tratamiento médico
      1. Control con dieta —enfermedad de orina con olor a jarabe de arce, enfermedad de Wilson, fenilcetonuria
      2. Tratamiento con hormonas —enfermedad de Klinefelter
      3. Tratamiento fetal
      4. Corrección de los genes defectuosos —experimental

# Preguntas para estudio y revisión

## PARA FORTALECER LA COMPRENSIÓN

*Complete las frases*

**1.** La unidad básica de la herencia es _____.

**2.** Los cromosomas que no participan en la determinación sexual se conocen como _____.

**3.** Cualquier rasgo que está presente en un cromosoma sexual se denomina _____.

**4.** El cambio en un gen o cromosoma se llama _____ ____.

**5.** El cierre incompleto de la columna resulta en un trastorno que recibe el nombre de _____.

*Correspondencia* > Relacione cada enunciado numerado con la frase que corresponda enlistada con letra.

___ **6.** Un gen que siempre se expresa si está presente

___ **7.** Un gen que no siempre se expresa si está presente

___ **8.** Término para los genes pareados que son iguales

___ **9.** Término para los genes pareados que son diferentes

**a.** Dominante

**b.** Recesivo

**c.** Homocigoto

**d.** Heterocigoto

*Opción múltiple*

___ **10.** El código genético está compuesto de
  **a.** Ácido desoxirribonucleico
  **b.** Ácido ribonucleico
  **c.** Proteína
  **d.** Membrana nuclear

___ **11.** Los genes controlan a la célula al intervenir la fabricación de
  **a.** Carbohidratos
  **b.** Lípidos
  **c.** Proteínas
  **d.** Electrólitos

___ **12.** Los genes pareados para un rasgo determinado se conocen como
  **a.** Cromosomas
  **b.** Ribosomas
  **c.** Nucleótidos
  **d.** Alelos

___ **13.** Una alteración caracterizada por dedos extra en las manos o los pies se conoce como
  **a.** Talipes
  **b.** Polidactilia
  **c.** Osteogénesis imperfecta
  **d.** Neurofibromatosis

___ **14.** Es posible obtener antecedentes familiares detallados si se realiza
  **a.** Muestreo de las vellosidades coriónicas
  **b.** Amniocentesis
  **c.** Cariotipificación
  **d.** Linaje

## COMPRENSIÓN DE CONCEPTOS

**15.** ¿Cuántos cromosomas hay en una célula del cuerpo humano? ¿En el gameto humano?

**16.** Diana tiene un alelo dominante para ojos castaños (*B*) y uno recesivo para ojos azules. ¿Cuál es el genotipo de Diana? ¿Y su fenotipo?

**17.** Describa el proceso de la meiosis y explique cómo resulta en variación genética.

**18.** Explique la amplia variación en el color de la piel y el pelo en los humanos.

**19.** Describa cómo un mutágeno puede producir una variación genética.

**20.** ¿Cuál es la diferencia entre una enfermedad congénita y una hereditaria? Mencione algunas de las enfermedades congénitas y hereditarias.

**21.** ¿Qué es la fenilcetonuria y cómo debe tratarse esta enfermedad?

**22.** Compare y contraste la amniocentesis y el muestreo de vellosidades coriónicas. Enliste algunas enfermedades que pueden diagnosticarse usando estas técnicas.

**23.** ¿Cuál es la enfermedad hereditaria más frecuente entre personas de raza negra? ¿Y entre personas de raza blanca? ¿Cuáles son los síntomas de estas dos enfermedades?

## PENSAMIENTO CONCEPTUAL

**24.** Si la mitosis se usara para producir gametos, ¿qué consecuencias tendría esto sobre el genotipo, fenotipo y número de cromosomas de los descendientes?

**25.** Javier y Nancy están esperando a su primer hijo y se preguntan cuál será el color de ojos del bebé. Javier tiene ojos azules (un rasgo recesivo) y Nancy tiene los ojos castaños (un rasgo dominante). Los dos padres de Javier tienen los ojos azules. El padre de Nancy tiene ojos castaños y su madre ojos azules. ¿Cuáles son el fenotipo y el genotipo de Nancy y Javier? ¿Cuáles son los posibles genotipos y fenotipos de sus hijos?

**26.** En la historia del caso, ambos padres de Benjamín eran portadores del rasgo de fibrosis quística. Con un cuadro de Punnett, calcule las posibles combinaciones genotípicas y fenotípicas para sus descendientes.

25

# Glosario

**A**

**abdominopélvico** Relativo al abdomen y a la pelvis.

**abducción** Movimiento que se aleja de la línea media.

**abortifaciente** Fármaco que induce un aborto.

**aborto** Pérdida del embrión o feto antes de la semana 20 de embarazo.

**absceso** Área de degradación de tejido; espacio localizado en el cuerpo que contiene pus y tejido disuelto.

**absorción** Transferencia de nutrimentos digeridos de las vías digestivas a la circulación.

**accidente vascular cerebral** Alteración que consiste en la obstrucción del flujo de sangre al tejido cerebral o hemorragia al tejido cerebral, a menudo como resultado de hipertensión o arterioesclerosis; apoplejía, ictus.

**acetilcolina** Neurotransmisor; liberado en las sinapsis dentro del sistema nervioso y en la unión neuromuscular.

**ácido** Sustancia que puede donar un ion hidrógeno a otra sustancia.

**ácido carbónico** Ácido formado cuando el dióxido de carbono se disuelve en el agua; el ácido carbónico entonces se separa en el ion hidrógeno y el ion bicarbonato.

**ácido desoxirribonucleico (ADN)** Material genético de la célula; constituye los cromosomas en el núcleo celular.

**ácido láctico** Ácido orgánico que se acumula en las células musculares que funcionan sin oxígeno.

**ácido nucleico** Sustancia orgánica compleja compuesta de nucleótidos que constituye el ADN y el ARN.

**ácido pirúvico** Producto intermedio en la degradación de glucosa para obtener energía.

**ácido ribonucleico (ARN)** Sustancia necesaria para la producción de proteínas en la célula.

**acidosis** Situación que resulta de la disminución en el pH de los líquidos corporales.

**acné** Enfermedad de las glándulas sebáceas.

**acomodación** Cambios coordinados en el cristalino del ojo que permiten enfocar objetos cercanos y lejanos.

**acromegalia** Condición causada por la secreción excesiva de hormona de crecimiento en adultos; hay desarrollo excesivo de algunos huesos y afección de múltiples sistemas corporales.

**acrosoma** Estructura similar a una cubierta sobre la cabeza de la célula espermática que ayuda al espermatozoide a penetrar en el óvulo.

**ACTH** Véase hormona adrenocorticotrópica.

**actina** Una de las dos proteínas contráctiles en las células musculares, siendo la otra la miosina.

**acuoso** Perteneciente al agua; una solución acuosa es una en la que el agua es el solvente.

**acupuntura** Antiguo método chino de insertar agujas delgadas en el cuerpo en puntos específicos, para aliviar el dolor o promover la curación.

**adaptación sensorial** Pérdida gradual de la sensación cuando los receptores sensoriales están expuestos por estimulación continua.

**adenoides** Nombre popular para las amígdalas faríngeas que se ubican en la nasofaringe.

**ADH** Véase hormona antidiurética.

**adhesión** Unión resistente de dos superficies o partes; banda de tejido conjuntivo entre partes que suelen estar separadas; atracción molecular entre dos cuerpos que están en contacto.

**adiposo** Referente a las grasas o a un tipo de tejido conjuntivo que almacena grasa.

**ADN** Véase ácido desoxirribonucleico.

**adrenalina** Neurotransmisor y hormona; se libera de las neuronas del sistema nervioso simpático y de la médula suprarrenal; epinefrina.

**adrenérgico** Actividad o estructura que responde a la adrenalina (epinefrina).

**aducción** Movimiento hacia la línea media.

**aerobio** Que requiere oxígeno.

**afasia** Pérdida o defecto en la comunicación hablada; la pérdida de la capacidad para hablar o escribir es afasia expresiva; la falta de comprensión del lenguaje hablado o escrito es afasia receptiva.

**aferente** Que es llevado a un punto determinado, como una neurona sensorial que lleva impulsos nerviosos hacia el sistema nervioso central.

**agente tensioactivo** Sustancia en los alvéolos que previene su colapso al disminuir la tensión superficial de los líquidos que contienen.

**aglutinación** Agrupamiento de células debido a una reacción antígeno-anticuerpo.

**agranulocito** Leucocito sin gránulos visibles en el citoplasma cuando se tiñe; linfocito o monocito.

**agudo** Se refiere a una enfermedad o alteración grave pero de duración breve.

**agujero** Abertura o pasaje, como al interior o a través de un hueso.

**agujero magno** Abertura grande en el hueso occipital del cráneo a través de la cual pasa la médula espinal para unirse al encéfalo.

**agujero oval** Pequeño orificio en el tabique auricular del feto que permite el paso de la sangre directamente de la aurícula derecha a la aurícula izquierda.

**albinismo** Trastorno hereditario que afecta la producción de melanina.

**albúmina** Proteína en el plasma sanguíneo y otros líquidos corporales; ayuda a mantener la presión osmótica de la sangre.

**albuminuria** Presencia de albúmina en la orina, por lo general como resultado de un trastorno renal.

**álcali** Sustancia que puede aceptar un ion hidrógeno ($H^+$); sustancia que dona un ion hidróxido ($OH^-$); una base.

**alcalosis** Alteración que resulta de un aumento en el pH de los líquidos corporales.

**aldosterona** Hormona liberada por la corteza suprarrenal que promueve la reabsorción de sodio y agua en los riñones.

**alelo** Miembro de un par de genes que controla un rasgo determinado.

**alergeno** Sustancia que causa hipersensibilidad; sustancia que induce alergia.

**alergia** Tendencia a reaccionar de manera desfavorable a cierta sustancia que suele ser inocua para la mayoría de las personas; hipersensibilidad.

**alopecia** Calvicie.

**alvéolo** Pequeño saco o bolsa; suele ser un diminuto saco de aire en los pulmones a través del cual se intercambian los gases entre el aire del exterior y la sangre; cuenca del diente.

**ambliopía** Pérdida de la visión en un ojo saludable porque no puede trabajar en forma adecuada con el otro ojo.

**amígdala** Masa de tejido linfoide en la región de la faringe.

**aminoácido** Partícula fundamental de las proteínas.

**amniocentesis** Eliminación de líquido y células del saco amniótico para pruebas diagnósticas prenatales.

**amniótico** Perteneciente al saco que rodea y protege al feto en desarrollo o al líquido que llena el saco.

**amortiguador (*buffer*)** Sustancia que evita cambios bruscos en el pH de una solución.

**ampolla** Vesícula.

**anabolismo** Construcción metabólica de compuestos simples en sustancias más complejas necesarias para el cuerpo.

**anaerobio** Que no requiere oxígeno.

**anafase** La tercera etapa de la mitosis en que los cromosomas se separan a lados opuestos de la célula.

**anafilaxia** Respuesta alérgica grave que pone en riesgo la vida.

**analgésico** Que alivia el dolor; un fármaco para aliviar el dolor que no provoca pérdida de la conciencia.

**anastomosis** Comunicación entre dos estructuras, como los vasos sanguíneos.

**anatomía**   Estudio de la estructura corporal.

**andrógeno**   Cualquier hormona sexual masculina.

**anemia**   Concentración anormalmente baja de hemoglobina o eritrocitos en la sangre, lo que resulta en un suministro inadecuado de oxígeno a los tejidos.

**anemia de Cooley**   Forma grave de talasemia β, un trastorno sanguíneo hereditario que altera la formación de hemoglobina.

**anestesia**   Pérdida de sensación, en particular del dolor; un fármaco con este efecto es un anestésico.

**aneurisma**   Bolsa protuberante en la pared de un vaso.

**anfiartrosis**   Articulación ligeramente móvil.

**angina**   Dolor ahogante intenso; trastorno o afección que produce dolor de este tipo. La angina de pecho es un dolor sofocante en el tórax que suele deberse a una falta de oxígeno al músculo cardíaco.

**angioplastia**   Inserción de un catéter con balón para abrir un vaso bloqueado.

**angiotensina**   Sustancia que se forma en la sangre por la acción de la enzima renal renina; aumenta la presión arterial al provocar constricción vascular y estimular la liberación de aldosterona de la corteza suprarrenal.

**anhidrasa carbónica**   Enzima que cataliza la interconversión de dióxido de carbono con el ion bicarbonato y el ion hidrógeno.

**anión**   Partícula con carga negativa (ion).

**ano**   Abertura inferior de las vías digestivas.

**anorexia**   Pérdida crónica del apetito. Anorexia nerviosa es una condición psicológica en la que una persona puede estar extremadamente débil (incluso de muerte) por falta de alimento.

**anoxia**   Véase hipoxia.

**antagonista**   Músculo que tiene una acción opuesta a la de un movimiento determinado; sustancia que se opone a la acción de otra sustancia.

**anterior**   Hacia el frente o del lado del abdomen; ventral.

**antibiótico**   Sustancia producida por células vivientes que mata o detiene el crecimiento de las bacterias.

**anticoncepción**   Prevención de la fertilización de un óvulo o de la implantación de un óvulo fertilizado; control de la natalidad.

**anticuerpo**   Sustancia producida en respuesta a un antígeno específico; inmunoglobulina.

**antígeno**   Sustancia extraña que produce una respuesta inmunitaria.

**antihelmíntico**   Fármaco que actúa contra las lombrices; vermicida; vermífugo.

**antineoplásico**   Que actúa contra una neoplasia (tumor).

**antioxidantes**   Sustancias en la dieta que protegen contra los radicales libres dañinos.

**antipirético**   Fármaco que reduce la fiebre.

**antiséptico**   Sustancia que evita la multiplicación de patógenos, pero que no necesariamente los mata.

**antisuero**   Suero que contiene anticuerpos que pueden administrarse para proporcionar inmunidad pasiva; suero inmunitario.

**antitoxina**   Anticuerpo que neutraliza una toxina.

**antiveneno**   Anticuerpo que neutraliza el veneno de serpientes.

**aorta**   La arteria más grande; lleva sangre fuera del ventrículo izquierdo del corazón.

**aparato de Golgi**   Sistema de membranas celulares que formulan sustancias especiales; también llamado complejo de Golgi.

**aparato lagrimal**   Glándula lagrimal y sus conductos asociados.

**aparato vestibular**   Parte del oído interno encargada del equilibrio; consiste de los canales semicirculares y del vestíbulo.

**aparato yuxtaglomerular**   Estructura en los riñones compuesta de células de la arteriola aferente y los túbulos contorneados distales que secretan la enzima renina cuando la presión arterial disminuye por debajo de cierta concentración.

**apéndice**   Conducto en forma de dedo de tejido linfático unido a la primera porción del intestino grueso; apéndice vermiforme (similar a un gusano).

**apnea**   Interrupción temporal de la respiración.

**apocrino**   Se refiere a una glándula que libera un poco de material celular junto con sus secreciones.

**aponeurosis**   Capa extensa de tejido conjuntivo fibroso que une el músculo al hueso o a otro músculo.

**aracnoides**   Capa media de las meninges.

**arco reflejo**   Vía a través del sistema nervioso del estímulo a la respuesta; a menudo involucra a un receptor, neurona sensorial, neurona central, neurona motora y efector.

**área de Broca**   Área de la corteza cerebral relacionada con el control motor del habla.

**área de Wernicke**   Porción de la corteza cerebral involucrada en el reconocimiento del habla y el significado de las palabras.

**areolar**   Se refiere al tejido conjuntivo laxo, cualquier espacio pequeño o a una areola, es decir, un área circular de color marcado.

**ARN**   Véase ácido ribonucleico.

**arritmia**   Ritmo anormal del latido cardíaco; disritmia.

**arteria**   Vaso que lleva sangre fuera del corazón.

**arterioesclerosis**   Endurecimiento de las arterias.

**arteriola**   Vaso que lleva sangre entre una arteria pequeña y un capilar.

**articulación**   Área de unión entre dos o más huesos.

**articular**   Perteneciente a una articulación.

**artritis**   Inflamación de las articulaciones.

**artritis reumatoide**   Enfermedad del tejido conjuntivo que afecta a las articulaciones.

**artrocentesis**   Punción de una articulación para extraer líquido.

**artroscopio**   Instrumento para examinar el interior de la rodilla y para la reparación quirúrgica de la rodilla.

**asa de Henle**   Segmento en forma de horquilla del túbulo renal, entre los túbulos contorneados distales y proximales; asa de nefrona.

**asa de nefrona**   Segmento en forma de horquilla de los túbulos renales, entre los túbulos contorneados proximal y distal; asa de Henle.

**ascitis**   Acumulación anormal de líquido en la cavidad abdominal.

**asepsia**   Situación en que no hay presencia de patógenos; adj., aséptico.

**asma**   Inflamación y constricción de las vías aéreas inducida por alergia.

**astigmatismo**   Defecto visual debido a una irregularidad en la curvatura de la córnea o el cristalino.

**ataxia**   Falta de coordinación muscular; acción muscular irregular.

**atelectasia**   Expansión pulmonar incompleta; pulmón colapsado.

**atenuado**   Debilitado.

**ateroesclerosis**   Endurecimiento de las arterias debido al depósito de material amarillento similar a grasa en el recubrimiento de dichos vasos.

**átomo**   Subunidad más pequeña de un elemento químico.

**ATP**   Véase trifosfato de adenosina.

**atrofia**   Emaciación o disminución en el tamaño de una parte.

**aurícula**   Proyección externa del oído; oreja. Una de las dos cavidades superiores del corazón; adj., auricular.

**autoclave**   Instrumento utilizado para esterilizar material con vapor a presión.

**autoinmunidad**   Reactividad anormal a los propios tejidos.

**autólogo**   Relacionado con uno mismo, como sangre o tejidos obtenidos del propio cuerpo.

**autosoma**   Cromosoma que no participa en la determinación del sexo. Existen 44 autosomas (22 pares) en los seres humanos.

**axila**   Hueco por debajo del brazo donde éste se une con el cuerpo.

**axón**   Fibra de una neurona que conduce impulsos lejos del cuerpo celular.

## B

**bacilo**   Bacteria en forma de bastón.

**bacteria**   Tipo de microorganismo.

**bacteriostasis**   Situación en que el crecimiento bacteriano está inhibido pero los microorganismos no se eliminan.

**barorreceptor**   Receptor que responde a la presión, como aquellos en las paredes de los vasos que responden al estiramiento y ayudan a regular la presión arterial; tipo de mecanorreceptor.

**base**   Sustancia que puede aceptar un ion hidrógeno ($H^+$); sustancia que dona un ion hidróxido ($OH^-$); un álcali.

**basófilo**   Leucocito granular que muestra gránulos grandes color azul oscuro en el citoplasma cuando se tiñen con tinte básico.

**bastón**   Célula receptora en la retina del ojo; se usa para la visión en la luz tenue.

**bazo**   Órgano linfoide localizado en la región superior izquierda del abdomen.

**benigno**   Que denota una alteración leve, favorable a la recuperación, o un tumor que no produce metástasis (no se disemina).

**bilirrubina** Pigmento derivado de la degradación de hemoglobina que se encuentra en la bilis.

**bilis** Sustancia producida en el hígado que emulsifica las grasas.

**biopsia** Remoción de tejido u otros materiales del cuerpo viviente para exploración, por lo general al microscopio.

**biorretroalimentación** Método para controlar las respuestas involuntarias por medio de dispositivos electrónicos que vigilan los cambios y envían la información de vuelta a la persona.

**boca** Abertura proximal de las vías digestivas en que se ingiere la comida, mastica, mezcla con saliva y traga.

**bocio** Hipertrofia de la glándula tiroides.

**bolo** Masa concentrada; la porción de alimento que se mueve a la parte posterior de la boca y se traga.

**bolsa** (*bursa*) Pequeño saco lleno de líquido que se encuentra en un área sujeta a tensión alrededor de los huesos y las articulaciones.

**bradicardia** Frecuencia cardíaca menor a 60 latidos por minuto.

**broncoscopio** Endoscopio para la exploración de los bronquios y eliminación de pequeños objetos de los bronquios.

**bronquiolo** Rama microscópica de un bronquio.

**bronquios** Conducto aéreo grande en el pulmón.

**bulbo raquídeo** Parte del tallo encefálico que conecta al encéfalo con la médula espinal.

**bulimia** Trastorno alimenticio también conocido como síndrome de atracones y purga.

**bursitis** Inflamación de la bursa.

## C

**calcitonina** Hormona de la glándula tiroides que reduce las concentraciones sanguíneas de calcio y promueve el depósito de calcio en los huesos; tirocalcitonina.

**calcitriol** Forma activa de la vitamina D; dihidroxicolecalciferol.

**cálculo** Piedra, como una piedra urinaria.

**cáliz** Extensión similar a una copa de la pelvis renal que recolecta orina.

**calostro** Secreción de las glándulas mamarias liberada antes de la secreción de leche.

**canal de Havers** Canal en el centro de un osteón (sistema de Havers), subunidad de hueso compacto.

**canal de Volkmann** Véase canal perforante.

**canal perforante** Canal a través del hueso que contiene los vasos sanguíneos y los nervios; canal de Volkmann.

**canal semicircular** Canal óseo en el oído interno que contiene receptores para el sentido del equilibrio dinámico; hay tres canales semicirculares en cada oído.

**canceloso** Que se refiere al tejido óseo esponjoso.

**cáncer** Tumor que se extiende a otros tejidos; neoplasia maligna.

**capilar** Vaso microscópico en el cual ocurre el intercambio entre la sangre y los tejidos.

**cápsula de Bowman** Porción agrandada de la nefrona que contiene al glomérulo; cápsula glomerular.

**carbohidrato** Azúcar simple o compuesta hecha de azúcares simples unidas con enlaces, como un almidón o glucógeno.

**carbón** Elemento que es la base de la química orgánica.

**carcinógeno** Sustancia que causa cáncer.

**carcinoma** Crecimiento maligno de células epiteliales; una forma de cáncer.

**cardíaco(a)** Relativo al corazón.

**caries** Descomposición dental.

**cariotipo** Cuadro de los cromosomas acomodados de acuerdo con su tamaño y forma.

**carotenemia** Color amarillento de la piel provocado por consumir cantidades excesivas de zanahorias y otros vegetales de color intenso.

**cartílago** Tipo de tejido conjuntivo duro que se encuentra en los extremos de los huesos, la punta de la nariz, laringe, tráquea y esqueleto embrionario.

**catabolismo** Degradación metabólica de sustancias en sustancias más simples; incluye la digestión de alimentos y la oxidación de moléculas de nutrimentos para energía.

**catalizador** Sustancia que acelera la velocidad de una reacción química.

**catarata** Opacidad del cristalino del ojo o de la cápsula del cristalino.

**catéter** Sonda que puede insertarse dentro de un vaso o una cavidad; puede usarse para extraer líquido, como sangre u orina; v., cateterizar.

**catión** Partícula con carga positiva (ion).

**caudal** Hacia o más cerca de la región del sacro en la columna vertebral.

**cavidad medular** Canal en el centro de un hueso largo que contiene la médula ósea.

**CCK** Véase colecistocinina.

**célula** Unidad básica de la vida.

**células caliciformes** Glándula unicelular que secreta moco.

**células de Kupffer** Macrófagos en el hígado que ayudan a combatir la infección.

**células de la glía** Células que apoyan y protegen al sistema nervioso; neuroglia.

**células de Schwann** Célula en el sistema nervios que produce la vaina de mielina alrededor de los axones periféricos.

**células de Sertoli** Véase células sustentaculares.

**células en banda** Neutrófilo inmaduro.

**células madre** Célula que tiene el potencial de desarrollarse en diferentes tipos de células.

**células sustentaculares** Células en los túbulos seminíferos que ayudan al desarrollo de los espermatozoides; células de Sertoli.

**centrífuga** Instrumento que separa materiales en una mezcla con base en su densidad.

**centríolo** Cuerpo en forma de cilindro cerca del núcleo de una célula; funciona en la división celular.

**cerebelo** Pequeña sección del encéfalo ubicada debajo de los hemisferios cerebrales; funciona en la coordinación, equilibrio y tono muscular.

**cerebro** Parte más grande del encéfalo; está compuesto de dos hemisferios cerebrales.

**cerumen** Cera de los oídos; adj., ceruminoso.

**cetoacidosis** Acidosis que resulta de la acumulación de cuerpos cetónicos en la sangre.

**choque** Perteneciente a la circulación; alteración que pone en riesgo la vida cuando hay un suministro inadecuado de sangre a los tejidos.

**cianosis** Decoloración azulada de la piel y las membranas mucosas, resultante de oxígeno insuficiente en la sangre.

**cicatriz** Tejido conjuntivo fibroso que sustituye al tejido normal destruido por lesión o enfermedad.

**ciego** Pequeña bolsa al principio del intestino grueso.

**cifosis** Curvatura lumbar exagerada de la columna.

**cigoto** Óvulo fertilizado; célula formada por la unión de un óvulo y un espermatozoide.

**cilios** Pelos o extensiones similares a pelos, como las pestañas o extensiones microscópicas de la superficie celular.

**cinestesia** Sensación del movimiento del cuerpo.

**cintillas cólicas** Bandas de músculo liso en el intestino grueso.

**circuito pulmonar** Vía que transporta sangre del corazón a los pulmones para su oxigenación y después regresa la sangre al corazón.

**circuito sistémico** Vía que transporta sangre a todos los tejidos del cuerpo, excepto los pulmones.

**circuncisión** Cirugía para eliminar el prepucio del pene.

**circunducción** Movimiento circular de una articulación.

**circunvolución cerebral** Área elevada de la corteza cerebral.

**cirrosis** Enfermedad crónica, por lo general del hígado, en que las células activas se sustituyen por tejido cicatrizal inactivo.

**cisterna quilosa** Primera parte del conducto linfático torácico, que aumenta de tamaño para formar un área de almacenamiento temporal.

**cistitis** Inflamación de la vejiga urinaria.

**citología** Estudio de las células.

**citoplasma** Sustancia que llena la célula y consiste de citosol líquido y organelos.

**citosol** Porción líquida del citoplasma que consiste de nutrimentos, minerales, enzimas y otros materiales en agua.

**CK** Véase creatincinasa.

**clamidia** Tipo de bacterias muy pequeñas que sólo existen dentro de una célula viviente; miembros de este grupo causan conjuntivitis de inclusión, tracoma, infecciones de transmisión sexual y enfermedades respiratorias.

**clítoris**    Pequeño órgano de gran sensibilidad en los genitales externos de la mujer.

**coagulación**    Solidificación de un líquido, como la sangre.

**cóclea**    Porción enrollada del oído interno que contiene al órgano de la audición.

**coco**    Bacteria redonda.

**colágena**    Proteína blanca flexible que da fuerza y resistencia al tejido conjuntivo, como el hueso y el cartílago.

**colecistocinina (CCK)**    Hormona duodenal que estimula la liberación de enzimas pancreáticas y bilis de la vesícula biliar.

**colelitiasis**    Cálculos biliares.

**colesterol**    Compuesto orgánico similar a grasa que se encuentra en la grasa de animales, bilis, sangre, mielina, hígado y otras partes del cuerpo.

**cólico**    Espasmo de músculo visceral.

**colinérgico**    Actividad o estructura que responde a la acetilcolina.

**coloide**    Mezcla en la que partículas suspendidas no se disuelven, sino que permanecen distribuidas en el solvente debido a su pequeño tamaño (p. ej., citoplasma); suspensión coloidal.

**colon**    Porción principal del intestino grueso.

**complejo de histocompatibilidad mayor**    Grupo de genes que codifican para proteínas específicas (antígenos) en superficies celulares; estos antígenos son importantes en la correspondencia cruzada para trasplante de tejidos; también son importantes en las reacciones inmunitarias.

**complemento**    Grupo de proteínas sanguíneas que ayudan a los anticuerpos a destruir las células extrañas.

**compuesto**    Sustancia compuesta de dos o más elementos químicos.

**cóndilo**    Proyección redondeada, como de un hueso.

**condrocito**    Célula que produce cartílago.

**conducción a saltos**    Transmisión de un impulso eléctrico de un nodo a otro a lo largo de la fibra con mielina; es más rápida que la conducción continua a lo largo de toda la membrana.

**conducto**    Tubo o vaso.

**conducto arterioso**    Pequeño vaso en el feto que lleva sangre de la arteria pulmonar a la aorta descendente.

**conducto cístico**    Conducto que lleva bilis dentro y fuera de la vesícula biliar.

**conducto deferente**    Conducto que lleva células espermáticas de los testículos a la uretra; vaso deferente.

**conducto linfático**    Vaso del sistema linfático.

**conducto venoso**    Pequeño vaso en el feto que transporta sangre de la vena umbilical a la vena cava inferior.

**congénito**    Presente al nacimiento.

**conjuntiva**    Membrana que recubre el párpado y cubre la parte anterior de la esclerótica (el blanco del ojo).

**cono**    Célula receptora en la retina del ojo; se usa para la visión en la luz brillante.

**contracción isométrica**    Contracción muscular en que no hay cambio en la longitud del músculo sino un aumento en la tensión del mismo, como ocurre al empujar contra un objeto inamovible.

**contracción isotónica**    Contracción muscular en que el tono dentro del músculo permanece igual pero el músculo se acorta para producir movimiento.

**contusión**    Lesión que se deriva de un golpe violento o choque.

**convergencia**    Centrar ambos ojos en el mismo campo visual.

**convulsión**    Serie de espasmos musculares.

**corazón**    Órgano que bombea sangre a través del sistema cardiovascular.

**cordón espermático**    Cordón que se extiende a través del canal inguinal y suspende los testículos; contiene vasos sanguíneos, nervios y al conducto deferente.

**cordón umbilical**    Estructura que conecta al feto con la placenta; contiene vasos que llevan sangre entre el feto y la placenta.

**coriocarcinoma**    Tumor altamente maligno de tejido placentario.

**coriza**    Flujo nasal; la coriza aguda es el resfriado común.

**córnea**    Porción clara de la esclerótica que cubre la parte anterior del ojo.

**cornete**    Hueso de la cavidad nasal en forma de concha.

**coroides**    Capa intermedia pigmentada del ojo.

**coronario**    Relacionado con el corazón o las arterias que suministran sangre al corazón.

**corteza**    Capa externa de un órgano, como la del cerebro, riñones, o glándula suprarrenal.

**corteza cerebral**    Capa externa muy delgada de sustancia gris en la superficie de los hemisferios cerebrales.

**costilla**    Uno de los huesos delgados y curvos que constituyen la mayor parte del tórax; adj., costal.

**craneal**    Perteneciente al cráneo, el hueso de la cabeza que protege al encéfalo; hacia la cabeza o cerca de la cabeza.

**cráneo**    Marco óseo de la cabeza.

**creatincinasa (CK)**    Enzima de las células musculares que se libera en cantidades cada vez mayores cuando el tejido muscular está dañado; la forma específica de las células musculares cardíacas es la creatincinasa MB (CK-MB).

**creatinina**    Producto de desecho nitrogenado que se elimina en la orina.

**crenación**    Encogimiento de una célula, como cuando se coloca en una solución hipertónica.

**cresta**    Receptor para el sentido de equilibrio dinámico.

**crioprecipitado**    Precipitado formado cuando el plasma se congela y luego se descongela.

**criptorquidia**    Falla de los testículos para descender hacia el escroto; testículo no descendido.

**cristalino**    Estructura biconvexa del ojo que cambia su grosor para acomodar la visión de lejos o de cerca.

**cromosoma**    Cuerpo similar a un hilo que se tiñe de color oscuro en el núcleo de la célula; contiene genes que determinan los rasgos hereditarios.

**crónico**    Se refiere a la enfermedad que se desarrolla lentamente, persiste por mucho tiempo y es recurrente.

**crup**    Tos estruendosa similar a un ladrido, relacionada con una infección respiratoria superior en niños.

**cuello**    Porción estrecha de un órgano o parte, como la porción inferior del útero; adj., cervical.

**cuerdas tendinosas**    Filamentos fibrosos que estabilizan las valvas de las válvulas auriculoventriculares del corazón.

**cuerdas vocales**    Pliegues de membrana mucosa en la laringe que se usan para producir el habla.

**cuerpo calloso**    Grueso grupo de fibras mielinizadas de células nerviosas en la profundidad del cerebro que transporta impulsos nerviosos de un hemisferio cerebral al otro.

**cuerpo lúteo**    Cuerpo amarillo formado a partir del folículo ovárico después de la ovulación; produce progesterona.

**cuerpo vítreo**    Sustancia suave similar a gelatina que llena el globo ocular y mantiene la forma del ojo; humor vítreo.

**culebrilla**    Infección viral que sigue los trayectos nerviosos; causada por el mismo virus que provoca la rubéola; herpes zoster.

**cutáneo**    Que se relaciona con la piel.

**cutícula**    Extensión del estrato córneo que sella el espacio entre la placa ungueal y la piel por arriba de la raíz de la uña.

**D**

**decúbito**    Acostado.

**defecación**    Acto de eliminar los desechos no diferidos de las vías digestivas.

**déficit de oxígeno**    Cantidad de oxígeno necesaria para revertir los efectos producidos en los músculos que funcionan sin oxígeno.

**degeneración**    Deterioro, como por la edad, lesión o enfermedad.

**deglución**    Acto de tragar.

**demencia**    Pérdida gradual y por lo general irreversible de la función intelectual.

**dendrita**    Fibra de las neuronas que conduce los impulsos hacia el cuerpo celular.

**densidad**    El peso de una sustancia en comparación con el peso de un volumen igual de agua pura.

**dermatitis**    Cualquier enfermedad de la piel.

**dermatitis atópica**    Afección cutánea que puede consistir de enrojecimiento, ampollas, descamación y formación de costras; eccema.

**dermatoma**    Región de la piel inervada por un solo nervio raquídeo.

**dermis**    Piel verdadera; parte más profunda de la piel.

**derrame**    Escape de líquido hacia una cavidad o espacio; el líquido en sí mismo.

**desaminación**    Remoción de los grupos amino de las proteínas en el metabolismo.

**deshidratación**    Pérdida excesiva de líquido corporal.

**desinfección**    Eliminación de patógenos pero no necesariamente de microbios inocuos.

**desnaturalización** Cambio en la estructura de una proteína, como una enzima, de modo que ya no puede funcionar.

**desnutrición** Estado que resulta de falta de alimentos, falta de un componente esencial en la dieta o consumo erróneo de los alimentos en la dieta.

**despolarización** Reversión repentina de un cambio en la membrana celular.

**deuda de oxígeno** Cantidad de oxígeno necesaria para revertir los efectos producidos en los músculos que funcionan sin oxígeno.

**dextrosa** Glucosa, un azúcar simple.

**diabetes insípida** Alteración debida a la secreción insuficiente de ADH por la hipófisis posterior; hay una pérdida excesiva de agua.

**diabetes mellitus** Enfermedad en la cual la insulina es insuficiente y hay exceso de glucosa en la sangre y la orina; se caracteriza por un metabolismo anormal de la glucosa, proteínas y grasa.

**diáfisis** Cuerpo de un hueso largo.

**diafragma** Músculo en forma de domo debajo de los pulmones que se aplana durante la inhalación; membrana o estructura de separación.

**diagnóstico** Identificación de una enfermedad.

**diálisis** Método para separar moléculas en una solución con base en las diferencias de capacidad para pasar a través de una membrana semipermeable; método para eliminar desechos nitrogenados del cuerpo, como por hemodiálisis o diálisis peritoneal.

**diarrea** Movimientos intestinales anormalmente frecuentes y acuosos.

**diartrosis** Articulación de movimiento libre; articulación sinovial.

**diástole** Fase de relajación del ciclo cardíaco; adj., diastólico.

**diencéfalo** Región del cerebro entre los hemisferios cerebrales y el mesencéfalo; contiene al tálamo, hipotálamo e hipófisis.

**difusión** Movimiento de moléculas desde una región en que se encuentran en una mayor concentración a una región en que están presentes en menor concentración.

**difusión facilitada** Movimiento de material a través de la membrana plasmática, como fluiría normalmente por difusión pero usando transportadores para acelerar el movimiento.

**digestión** Proceso de fragmentar la comida en partículas absorbibles.

**dihidroxicolecalciferol** Forma activa de la vitamina D.

**dilatación** Ensanchamiento de una parte, como la pupila del ojo, un vaso sanguíneo o el cuello uterino.

**dióxido de carbono** ($CO_2$) Producto de desecho gaseoso del metabolismo celular.

**disacárido** Compuesto formado por dos azúcares simples unidas, como sucrosa y lactosa.

**disco intercalado** Membrana plasmática modificada del tejido cardíaco que permite la rápida transferencia de impulsos eléctricos entre las células.

**diseccionar** Cortar o separar tejidos para su estudio.

**dismenorrea** Menstruación dolorosa o difícil.

**disnea** Respiración difícil o laboriosa.

**distal** Más lejos del origen de una estructura o desde un punto de referencia determinado.

**distensibilidad pulmonar** Facilidad con la que los pulmones y el tórax pueden expandirse.

**diverticulosis** Presencia de divertículos (pequeñas bolsas) en la pared intestinal.

**dominante** Que se refiere a un gen que siempre se expresa si está presente.

**dopamina** Un neurotransmisor.

**dorsal** Hacia la espalda; posterior.

**dorsiflexión** Flexión del pie hacia arriba en el tobillo.

**duodeno** Primera porción del intestino delgado.

**duramadre** Capa más exterior de las meninges.

## E

**eccema** Véase dermatitis atópica.

**ECG** Véase electrocardiógrafo.

**eclampsia** Alteración grave y en ocasiones mortal que consiste en convulsiones, daño hepático e insuficiencia renal, que puede desarrollarse por hipertensión inducida por el embarazo.

**ecocardiógrafo** Instrumento para estudiar el corazón mediante ecografía; el registro que se obtiene es un ecocardiograma.

**ecrino** Referente a las glándulas sudoríparas que regulan la temperatura corporal y se vacían directamente hacia la superficie de la piel a través de un poro.

**ectópico** Fuera de su sitio normal, como un embarazo o latido cardíaco.

**edema** Acumulación de líquido en los espacios tisulares.

**EEG** Véase electroencefalográfico.

**efecto glucémico** Medida de qué tan rápido eleva un alimento la concentración de glucosa sanguínea y estimula la liberación de insulina.

**efector** Músculo o glándula que responde a un estímulo; órgano efector.

**eferente** Que va lejos de un punto determinado, como una neurona motora que lleva los impulsos nerviosos lejos del sistema nervioso central.

**EKG** Véase electrocardiógrafo.

**electrocardiógrafo** (ECG, EKG) Instrumento para estudiar la actividad eléctrica del corazón; el registro que se obtiene es un electrocardiograma.

**electroencefalógrafo** (EEG) Instrumento usado para estudiar la actividad eléctrica del cerebro; el registro que se obtiene es un electroencefalograma.

**electroforesis** Separación de componentes en una mezcla al pasar una corriente eléctrica a través de ésta; los componentes se separan con base en su carga.

**electrólito** Compuesto que se separa en iones en una solución; sustancia que conduce una corriente eléctrica en una solución.

**electrón** Partícula con carga negativa ubicada en un nivel de energía por fuera del núcleo de un átomo.

**elefantiasis** Agrandamiento de las extremidades debido al bloqueo del flujo linfático por pequeñas filarias.

**elemento** Una de las sustancias de las que está hecha toda la materia; sustancia que no puede descomponerse en una sustancia más simple.

**elementos formes** Células y fragmentos celulares en la sangre.

**embarazo** Período durante el cual un embrión o feto está desarrollándose en el cuerpo.

**embolia** Situación de tener un émbolo (obstrucción de la circulación).

**émbolo** Coágulo de sangre u otra obstrucción en la circulación.

**embrión** Producto en desarrollo durante los primeros dos meses del embarazo.

**emesis** Vómito.

**emulsificar** Fragmentación de las grasas en pequeñas partículas; s., emulsificación.

**encéfalo** Área de control central del sistema nervioso central (SNC).

**encía** Tejido alrededor de los dientes.

**endarterectomía** Procedimiento para eliminar placa relacionada con ateroesclerosis del recubrimiento de un vaso.

**endocardio** Membrana que recubre las cavidades del corazón y cubre las válvulas.

**endocitosis** Movimiento de grandes cantidades de material al interior de la célula (p. ej., fagocitosis y pinocitosis).

**endocrino** Referente a una glándula que secreta directamente en el torrente sanguíneo.

**endolinfa** Líquido que llena el laberinto membranoso del oído interno.

**endometrio** Recubrimiento del útero.

**endomisio** Tejido conjuntivo que rodea una fibra muscular individual.

**endoprótesis** Tubo pequeño que se inserta en un vaso para mantenerlo abierto.

**endorfina** Sustancia que alivia el dolor, liberada en forma natural del encéfalo.

**endostio** Membrana delgada que recubre al corazón, vasos sanguíneos y vasos linfáticos.

**endotelio** Epitelio que recubre el corazón, los vasos sanguíneos y vasos linfáticos.

**enfermedad** Trastorno, estado anormal en que parte o todo el cuerpo deja de funcionar en forma adecuada.

**enfermedad de Addison** Trastorno causado por hipofunción de la corteza suprarrenal.

**enfermedad de Alzheimer** Degeneración inexplicable de la corteza cerebral y el hipocampo, con afección intelectual, cambios en el estado de ánimo y confusión.

**enfermedad de Graves**   Forma frecuente de hipertiroidismo.

**enfermedad de Hodgkin**   Enfermedad neoplásica crónica del tejido linfoide.

**enfermedad de Huntington**   Enfermedad degenerativa progresiva portada por un gen dominante.

**enfermedad de la orina con olor a jarabe de arce**   Enfermedad hereditaria recesiva que afecta el metabolismo de los aminoácidos y, entre otros síntomas, produce el olor a jarabe de arce en la orina y en el cuerpo.

**enfermedad de Parkinson**   Alteración neurológica progresiva caracterizada por temblores, rigidez de las extremidades y articulaciones, movimiento lento y alteración del equilibrio.

**enfermedad de Tay-Sachs**   Enfermedad hereditaria que afecta al metabolismo de las grasas.

**enfermedad de von Willebrand**   Trastorno hereditario de la coagulación sanguínea en que hay escasez del factor de von Willebrand.

**enfermedad de Wilson**   Enfermedad hereditaria recesiva con un defecto en el metabolismo del cobre y la acumulación de este mineral en el hígado, encéfalo y otros tejidos.

**enfermedad drepanocítica**   Enfermedad hereditaria en que la hemoglobina anormal hace que los eritrocitos cambien de forma (hoz) cuando liberan oxígeno.

**enfermedad hemolítica del recién nacido**   Alteración que resulta de incompatibilidad Rh entre la madre y el feto; eritroblastosis fetal.

**enfermedad pélvica inflamatoria**   Infección ascendente que afecta a los órganos pélvicos; las causas frecuentes incluyen gonorrea y clamidia.

**enfermedad venérea**   Enfermedad infecciosa que se adquiere a través de la actividad sexual; infección de transmisión sexual.

**enfisema**   Enfermedad pulmonar caracterizada por la dilatación y destrucción de los alvéolos.

**enucleación**   Extirpación del globo ocular.

**enzima**   Catalizador orgánico; acelera la velocidad de una reacción pero no sufre cambios en la reacción.

**eosinófilo**   Leucocito granular que muestra gránulos citoplásmicos color rosa brillante cuando se tiñe con un tinte ácido; acidófilo.

**epicardio**   Membrana que forma la capa más externa de la pared cardíaca y que es continua con el recubrimiento del pericardio fibroso; pericardio visceral.

**epicóndilo**   Pequeña proyección de un hueso por arriba de un cóndilo.

**epidémico**   Surgimiento de una enfermedad entre muchas personas en una región determinada, al mismo tiempo.

**epidermis**   Capa más externa de la piel.

**epidídimos**   Conducto enroscado en la superficie de un testículo en que se almacenan los espermatozoides y sitio donde maduran.

**epífisis**   Extremo de un hueso largo; adj., epifisario.

**epigástrico**   Perteneciente a la región inferior del esternón.

**epiglotis**   Cartílago en forma de hoja que cubre la laringe durante la deglución.

**epilepsia**   Enfermedad neurológica crónica que consiste en actividad eléctrica anormal del cerebro; se caracteriza por convulsiones de gravedad variable.

**epimisio**   Funda de tejido conjuntivo fibroso que contiene a un músculo.

**epinefrina**   Véase adrenalina.

**epiplón**   Porción del peritoneo; el epiplón mayor se extiende sobre la parte anterior del abdomen; el epiplón menor se extiende entre el estómago y el hígado.

**episiotomía**   Corte del perineo entre la abertura vaginal y el ano para aminorar el desgarro de tejido durante el parto.

**epistaxis**   Hemorragia nasal.

**epitelio**   Uno de los cuatro tipos principales de tejido; forma glándulas, cubre superficies y recubre cavidades; adj., epitelial.

**EPO**   Véase eritropoyetina.

**equilibrio**   Sentido del balance.

**erector del pelo**   Músculo unido a un folículo piloso que levanta el pelo.

**eritema**   Enrojecimiento de la piel.

**eritrocito**   Glóbulo rojo.

**eritropoyetina (EPO)**   Hormona liberada del riñón que estimula la producción de eritrocitos en la médula ósea roja.

**erupción**   Lesiones cutáneas elevadas; exantema.

**escamoso**   Plano e irregular, como el epitelio escamoso.

**esclerodermia**   Enfermedad autoinmunitaria relacionada con producción excesiva de colágena.

**esclerosis lateral amiotrófica**   Trastorno del sistema nervioso central en que se destruyen células motoras.

**esclerosis múltiple**   Enfermedad que afecta la vaina de mielina alrededor de los axones que lleva a degeneración neuronal.

**esclerótica**   Capa más externa del ojo; está compuesta de tejido conjuntivo grueso; el "blanco" del ojo.

**escoliosis**   Curvatura lateral de la columna.

**escroto**   Saco en el que están suspendidos los testículos.

**esfigmomanómetro**   Dispositivo usado para medir la presión arterial; manguito o aparato para la presión arterial.

**esfínter**   Anillo muscular que regula el tamaño de una abertura.

**esófago**   Conducto muscular que transporta comida de la garganta al estómago.

**espasmo**   Contracción muscular repentina e involuntaria.

**espermatozoide**   Célula o gameto reproductivo masculino; célula espermática.

**espina bífida**   Cierre incompleto de la columna.

**espirilo**   Bacteria en forma de sacacorchos o espiral.

**espirómetro**   Instrumento para registrar los volúmenes pulmonares; su trazo es un espirograma.

**espiroqueta**   Microorganismo en forma de espiral que presenta movimientos ondulantes.

**espora**   Forma resistente de bacteria; célula reproductiva en plantas inferiores.

**esqueleto**   Marco óseo del cuerpo; adj., esquelético.

**esqueleto apendicular**   Parte del esqueleto que incluye los huesos de las extremidades superiores, extremidades inferiores, cintura escapular y caderas.

**esqueleto axial**   Parte del esqueleto que incluye al cráneo, columna vertebral, costillas y esternón.

**estadificación**   Procedimiento para valorar la extensión de una diseminación tumoral.

**estafilococo**   Bacteria redonda que se encuentra en un grupo similar a un racimo de uvas.

**estasis**   Detención del flujo normal de líquidos, como sangre, linfa, orina o los contenidos de las vías digestivas.

**estenosis**   Estrechamiento de un conducto o canal; estrechamiento de una parte.

**esterilidad**   Incapacidad total para reproducirse.

**esterilización**   Procedimiento de eliminar cada microorganismo vivo en o dentro de un objeto; procedimiento que hace a un individuo incapaz de reproducirse.

**esteroide**   Categoría de lípidos que incluyen a las hormonas de las glándulas sexuales y la corteza suprarrenal.

**estetoscopio**   Instrumento que transmite ruidos del cuerpo del paciente a los oídos del examinador.

**estímulo**   Cambio en el ambiente externo o interno que produce una respuesta.

**estómago**   Órgano de las vías digestivas que almacena la comida, la mezcla con los jugos digestivos y la mueve al intestino delgado.

**estrabismo**   Desviación de los ojos que se debe a una falta de coordinación de los músculos del globo ocular.

**estratificado**   En múltiples capas.

**estrato**   Una capa.

**estrato basal**   Capa más profunda de la epidermis; lecho que produce nuevas células epidérmicas; estrato germinativo.

**estrato córneo**   La capa gruesa y más superior de la epidermis.

**estreñimiento**   Poca frecuencia o dificultad para la defecación.

**estreñimiento grave**   Caso grave de estreñimiento.

**estriaciones**   Barras o bandas, como las que se observan en el músculo esquelético y el músculo cardíaco.

**estrógenos**   Grupo de hormonas sexuales femeninas que promueven el desarrollo del recubrimiento del útero y mantienen las características sexuales secundarias.

**etiología**   Estudio de la causa de una enfermedad o la teoría de su origen.

**eversión**   Voltear hacia afuera, con referencia al movimiento del pie.

**examen de orina**   Prueba de laboratorio de las propiedades físicas y químicas de la orina.

**exantema**   Lesión cutánea superficial.

**excitabilidad**   En las células, la capacidad de transmitir una corriente eléctrica a lo largo de la membrana plasmática.

**excoriación**   Arañazo en la piel.

**excreción**   Remoción y eliminación de productos de desecho metabólico de la sangre.

**exfoliación**   Pérdida de células de la superficie de un tejido, como la piel.

**exhalación**   Expulsión de aire de los pulmones; espiración.

**exocitosis**   Movimiento de grandes cantidades de material al exterior de la célula por medio de vesículas.

**exocrino**   Se refiere a una glándula que secreta a través de un conducto.

**exoftalmos**   Protrusión de los ojos, que suele apreciarse en la enfermedad de Graves.

**extensión**   Movimiento que aumenta el ángulo en la articulación.

**extracelular**   En el exterior de la célula.

**extremidad**   Una pierna o un brazo.

**exudado**   Cualquier líquido o semisólido que permea fuera de un tejido, en particular como resultado de una lesión o inflamación.

**eyaculación**   Expulsión de semen a través de la uretra.

**F**

**factor Rh**   Antígeno eritrocítico; antígeno D.

**fagocito**   Célula capaz de engullir partículas grandes, como material extraño o desechos celulares, por medio de su membrana plasmática.

**fagocitosis**   Engullición de partículas grandes a través de la membrana plasmática.

**faringe**   Garganta; paso entre la boca y el esófago.

**faringe laríngea**   Porción más inferior de la faringe, que se abre hacia la laringe y al esófago.

**fascia**   Banda o capa de tejido conjuntivo fibroso.

**fascículo**   Haz pequeño, como de células musculares o de fibras de células nerviosas.

**febril**   Relativo a la fiebre.

**fecalito**   Pedazo endurecido de material fecal que puede causar obstrucción.

**fenilcetonuria**   Trastorno metabólico hereditario que se relaciona con la incapacidad de metabolizar el aminoácido fenilalanina.

**fenotipo**   Todas las características de un organismo que pueden apreciarse o conocerse por un análisis.

**fertilización**   Unión de un óvulo y un espermatozoide.

**feto**   Descendiente en desarrollo denominado así a partir del tercer mes de embarazo y hasta el nacimiento.

**fibras de Purkinje**   Parte del sistema de conducción del corazón; miofibras de conducción.

**fibrilación**   Latido del corazón muy rápido y descoordinado.

**fibrina**   Proteína sanguínea que forma un coágulo sanguíneo.

**fibrinógeno**   Proteína plasmática que se convierte a fibrina en la coagulación sanguínea.

**fibrosis quística**   Enfermedad hereditaria que consiste en secreciones espesas y desequilibrios electrolíticos.

**fiebre**   Temperatura corporal anormalmente elevada.

**fiebre del heno**   Alergia estacional que suele deberse a polen.

**filtración**   Movimiento de material a través de una membrana semipermeable mediante fuerza mecánica.

**filtrado glomerular**   Líquido y materiales disueltos que dejan la sangre y entran a la nefrona renal a través de la cápsula glomerular (de Bowman).

**fimbrias**   Extensiones similares a dedos del oviducto que impulsan al óvulo liberado hacia el oviducto.

**fimosis**   Estrechez del prepucio.

**fisiología**   Estudio de la función de un organismo viviente.

**fisiopatología**   Estudio de las bases fisiológicas de la enfermedad.

**fisura**   Surco profundo.

**flácido**   Laxo, suave, fofo.

**flagelo**   Extensión larga (similar a un látigo) de una célula que utiliza para su locomoción.

**flato**   Gas en las vías digestivas; la situación de presentar gases se denomina flatulencia.

**flebitis**   Inflamación de una vena.

**flexión**   Movimiento de curvatura que reduce el ángulo entre los huesos en una articulación.

**flujo menstrual**   Flujo mensual de sangre de la vías reproductivas femeninas.

**folículo**   Saco o cavidad, como el folículo ovárico o el folículo piloso.

**folículo de Graaf**   Véase folículo ovárico.

**folículo ovárico**   Grupo de células en que el óvulo se desarrolla dentro del ovario; folículo de Graaf.

**fondo**   Porción más profunda de un órgano, como el ojo o el útero.

**fontanela**   Área membranosa en el cráneo del lactante donde aún no se ha formado hueso; "mollera".

**formación reticular**   Red en el sistema límbico que rige la vigilia y el sueño.

**fórnix**   Estructura similar a un arco o concavidad.

**fosa**   Depresión o hueco, como en un hueso.

**fosfato de creatina**   Compuesto en el tejido muscular que almacena energía en uniones de alta energía.

**fosfolípido**   Lípido complejo que contiene fósforo.

**fóvea**   Pequeña depresión o cavidad en una superficie; la fóvea central cerca del centro de la retina es el punto de mayor agudeza visual.

**frénico**   Perteneciente al diafragma.

**frontal**   Describe un plano que divide a una estructura en sus partes anterior y posterior.

**FSH**   Véase hormona foliculoestimulante.

**fulcro**   Punto de apoyo en un sistema de palanca; articulación en el sistema esquelético.

**G**

**gameto**   Célula reproductiva; óvulo o espermatozoide.

**gammaglobulina**   Fracción proteínica en el plasma sanguíneo que contiene anticuerpos.

**ganglio**   Pequeña masa de tejido, como un ganglio linfático.

**ganglión**   Acumulación de cuerpos celulares nerviosos ubicado fuera del sistema nervioso central.

**ganglios basales**   Masas grises en la parte inferior del prosencéfalo que ayudan a la coordinación muscular.

**ganglios linfáticos**   Masa de tejido linfoide a lo largo del trayecto de un vaso linfático que filtra la linfa y alberga linfocitos activos en la inmunidad.

**gangrena**   Muerte tisular acompañada de invasión bacteriana y putrefacción.

**gastrina**   Hormona liberada del estómago que estimula la actividad gástrica.

**gastrointestinal**   Perteneciente al estómago y el intestino o las vías digestivas como un todo.

**gen**   Factor hereditario; porción de ADN en un cromosoma.

**genético**   Perteneciente a los genes o a la herencia.

**genitales**   Órganos reproductivos, tanto externos como internos.

**genotipo**   Composición genética de un organismo.

**gestación**   Período de desarrollo desde la concepción al nacimiento.

**GH**   Véase hormona del crecimiento.

**gigantismo**   Crecimiento excesivo debido a la secreción excesiva de hormona del crecimiento en la infancia.

**glande**   Porción distal más grande del pene.

**glándula bulbouretral**   Glándula que secreta moco para lubricar la uretra y la punta del pene durante la estimulación sexual; glándula de Cowper.

**glándula de Meibomio**   Glándula que produce una secreción que lubrica las pestañas.

**glándula hipófisis**   Glándula endocrina ubicada por debajo del hipotálamo y controlada por éste; libera hormonas que controlan otras glándulas; pituitaria.

**glándula mamaria**   Seno, mama.

**glándula paratiroides**   Cualquiera de las cuatro a seis pequeñas glándulas que se encuentran en la cápsula que alberga a la glándula tiroides; producen hormona paratiroidea, que aumenta las concentraciones sanguíneas de calcio al provocar la liberación de calcio de los huesos.

**glándula pineal**   Glándula en el encéfalo que es regulada por la luz; participa en los ciclos de sueño-vigilia.

**glándula pituitaria**   Glándula hipófisis.

**glándula prostática**   Glándula que rodea la uretra por debajo de la vejiga y que contribuye a las secreciones del semen.

**glándula suprarrenal**   Glándula endocrina ubicada por arriba del riñón.

**glándula vestibular mayor**   Glándula que secreta moco hacia la vagina; glándula de Bartholin.

**glaucoma**   Trastorno que consiste en una mayor presión de líquido dentro del ojo.

**glioma**   Tumor de tejido de la neuroglia.

**glomérulo**   Conjunto de capilares en la cápsula glomerular (de Bowman) de la nefrona.

**glomerulonefritis**   Enfermedad renal que suele resultar de anticuerpos a una infección estreptocócica.

**glotis**   Espacio entre las cuerdas vocales.

**glucagon**   Hormona de los islotes pancreáticos que eleva las concentraciones de glucosa sanguínea.

**glucocorticoide**   Hormona esteroide de la corteza suprarrenal que aumenta los nutrimentos en la sangre durante momentos de estrés, p. ej., cortisol.

**glucógeno**   Compuesto formado por moléculas de glucosa que se almacenan para energía en el hígado y los músculos.

**glucólisis**   Primera fase anaerobia de la degradación metabólica de glucosa para energía.

**glucosa**   Azúcar simple; principal fuente de energía para las células; dextrosa.

**glucosuria**   Presencia de glucosa en la orina.

**gónada**   Glándula sexual; ovarios o testículos.

**gonadotropina**   Hormona que actúa sobre una glándula reproductiva (ovario o testículos), p. ej., FSH, LH.

**gonadotropina coriónica humana (hCG)**   Hormona producida por células embrionarias al poco tiempo del implante que mantiene el cuerpo lúteo.

**gota**   Tipo de artritis causada por una alteración metabólica.

**gramo (g)**   Unidad básica de peso en el sistema métrico.

**granulocito**   Leucocito con gránulos visibles en el citoplasma cuando se tiñe.

**grasa**   Tipo de lípido compuesto de glicerol y ácidos grasos; triglicérido.

**grasa insaturada**   Grasa que tiene menos átomos de hidrógeno y más uniones dobles entre carbonos que las grasas saturadas.

**grasa saturada**   Grasa que tiene más átomos de hidrógeno y menos uniones dobles entre carbonos que las grasas no saturadas.

**gripe**   Enfermedad viral aguda contagiosa de las vías respiratorias superiores.

**gusto**   Sentido del sabor; adj., gustativo.

## H

**haz**   Grupo de fibras neuronales dentro del sistema nervioso central.

**heces**   Material de desecho descargado del intestino grueso; excremento.

**helminto**   Lombriz.

**hemaféresis**   Retorno de los componentes sanguíneos a un donante después de la separación y extracción de componentes deseados.

**hematócrito**   Porcentaje de volumen de eritrocitos en sangre entera.

**hematoma**   Tumor o hinchazón llena de sangre.

**hematopoyesis**   Producción de células sanguíneas.

**hematuria**   Sangre en la orina.

**hemocitómetro**   Dispositivo para contar células sanguíneas bajo el microscopio.

**hemodiálisis**   Eliminación de impurezas de la sangre mediante su paso por una membrana semipermeable en un baño líquido.

**hemofilia**   Trastorno hemorrágico hereditario relacionado con una falta de factores de la coagulación en la sangre.

**hemoglobina**   Proteína eritrocítica que contiene hierro y se une al oxígeno.

**hemólisis**   Rotura de los eritrocitos; v., hemolizar.

**hemorragia**   Pérdida de sangre.

**hemorroides**   Venas varicosas en el recto.

**hemostasia**   Interrupción del sangrado.

**hemotórax**   Acumulación de sangre en el espacio pleural.

**heparina**   Sustancia que evita la coagulación sanguínea; anticoagulante.

**hepatitis**   Inflamación del hígado.

**hereditario**   Transmitido o transmisible a través de los genes; familiar.

**herencia**   Transmisión de características de un progenitor a su descendiente a través de los genes; constitución genética de un individuo.

**hernia**   Protrusión de un órgano o tejido a través de la pared de una cavidad en que suele estar limitado.

**heterocigoto**   Que tiene alelos impares para un rasgo determinado; híbrido.

**hialino**   Claro, similar a cristal; se refiere a un tipo de cartílago.

**hidrocefalia**   Acumulación anormal de LCR dentro del cerebro.

**hidrófilo**   Que se mezcla con o se disuelve en agua, como las sales; literalmente, "amante del agua".

**hidrófobo**   Que repele o no se disuelve en agua, como las grasas; literalmente "que teme al agua".

**hidrólisis**   División de moléculas grandes al añadir agua, como en la digestión.

**hígado**   Glándula grande inferior al diafragma en la parte superior derecha del abdomen; tiene muchas funciones, que incluyen la secreción de bilis, destoxificación, almacenamiento e interconversión de nutrimentos.

**hilio**   Región deprimida de un órgano donde los vasos y nervios entran o salen.

**himen**   Pliegue de membrana cerca de la abertura del canal vaginal.

**hipercapnia**   Concentración elevada de dióxido de carbono en la sangre.

**hiperglucemia**   Aumento anormal en la cantidad de glucosa en la sangre.

**hipermetropía**   Vista lejana.

**hiperpnea**   Elevación anormal en la profundidad y la frecuencia de la respiración.

**hipersensibilidad**   Reacción exagerada del sistema inmunitario ante una sustancia que normalmente es inocua para la mayoría de las personas; alergia.

**hipertensión**   Presión arterial elevada.

**hipertensión inducida por el embarazo**   Hipertensión, proteinuria y edema asociados con un desequilibrio hormonal en la parte final del embarazo; de no tratarse, puede llevar a eclampsia; preeclampsia; toxemia del embarazo.

**hipertónico**   Describe una solución que está más concentrada que los líquidos dentro de una célula.

**hipertrofia**   Agrandamiento o crecimiento excesivo de un órgano o parte.

**hiperventilación**   Aumento en la cantidad de aire que entra a los alvéolos pulmonares debido a una respiración rápida y profunda.

**hipocampo**   Región en forma de caballito de mar del sistema límbico que funciona en el aprendizaje y la formación de la memoria a largo plazo.

**hipocapnia**   Reducción en la concentración de dióxido de carbono en la sangre.

**hipocondrial**   Perteneciente a una región inferior a las costillas.

**hipogástrico**   Perteneciente a un área inferior al estómago o la región más inferior en la línea media del abdomen.

**hipoglucemia**   Disminución anormal en la cantidad de glucosa en la sangre.

**hipopnea**   Reducción en la profundidad y frecuencia de la respiración.

**hipospadias**   Abertura de la uretra en la superficie inferior del pene.

**hipotálamo**   Región del encéfalo que controla a la hipófisis y mantiene la homeostasis.

**hipotensión**   Presión arterial baja.

**hipotermia**   Temperatura corporal anormalmente baja.

**hipotónico**   Describe una solución que está menos concentrada que los líquidos dentro de la célula.

**hipoventilación**   Cantidad insuficiente de aire que entra a los alvéolos.

**hipoxemia**   Concentración de oxígeno en la sangre arterial por abajo de lo normal.

**hipoxia**   Concentración de oxígeno en los tejidos menor de lo normal.

**histamina**   Sustancia liberada de los tejidos durante una reacción antígeno-anticuerpo.

**histerectomía**   Extirpación quirúrgica del útero.

**histología**   Estudio de los tejidos.

**homeostasis**   Estado de equilibrio dentro del cuerpo; conservación de las condiciones corporales dentro de límites establecidos.

**homocigoto**   Qué tiene alelos idénticos para un rasgo determinado; de pura sangre.

**hongo**   Tipo de microorganismo de tipo vegetal; levadura o moho.

**hormona**   Secreción de una glándula endocrina; mensajero químico que tiene efectos regulatorios específicos sobre otras células determinadas.

**hormona adrenocorticotrópica (ACTH)** Hormona producida por la hipófisis que estimula la corteza suprarrenal.

**hormona antidiurética (ADH)** Hormona liberada por la glándula hipófisis posterior que aumenta la reabsorción de agua en los riñones, lo que disminuye el flujo urinario.

**hormona del crecimiento (GH)** Hormona producida por la hipófisis anterior que promueve el crecimiento de tejido; somatotropina.

**hormona estimulante de la tiroides (TSH)** Hormona producida por la hipófisis anterior que estimula la glándula tiroides; tirotropina.

**hormona foliculoestimulante (FSH)** Hormona producida por la hipófisis anterior que estimula el desarrollo de los óvulos en el ovario y de los espermatozoides en los testículos.

**hormona luteinizante (LH)** Hormona producida por la hipófisis anterior que induce la ovulación y formación del cuerpo lúteo en las mujeres; en los varones estimula a las células en los testículos para producir testosterona.

**hospedador** Organismo en que viven parásitos.

**huesecillo** Uno de los tres pequeños huesos del oído medio: martillo, yunque y estribo.

**hueso** Tejido conjuntivo duro que constituye la mayor parte del esqueleto, o cualquier estructura compuesta de este tipo de tejido.

**humor acuoso** Líquido acuoso que llena gran parte del globo ocular anterior al cristalino.

**humoral** Perteneciente a los líquidos corporales, como la inmunidad basada en anticuerpos que circulan en la sangre.

## I

**ictericia** Decoloración cutánea amarillenta que suele deberse a la presencia de bilis en la sangre.

**idiopático** Que describe una enfermedad sin conocer su causa.

**íleo** Obstrucción intestinal causada por falta de peristalsis o por contracción muscular.

**íleon** Tercera porción del intestino delgado.

**ilíaco** Perteneciente al ilion, la porción superior del hueso de la cadera.

**impétigo** Infección cutánea estafilocócica o estreptocócica contagiosa aguda.

**implantación** Alojamiento de un óvulo fertilizado en el recubrimiento uterino.

**impulso nervioso** Carga eléctrica que se extiende a lo largo de las membranas de una neurona; potencial de acción.

**incidencia** En epidemiología, el número de nuevos casos de una enfermedad que aparecen en una población en particular, durante un periodo específico.

**índice metabólico** Velocidad a la cual se libera energía de los nutrimentos en las células.

**infarto** Área de tejido dañado por falta de suministro sanguíneo causada por bloqueo de un vaso.

**infección** Invasión por patógenos.

**infección de transmisión sexual (ITS)** Enfermedad transmisible adquirida a través de relaciones sexuales; enfermedad de transmisión sexual (ETS); enfermedad venérea.

**inferior** Por debajo o hacia abajo.

**infertilidad** Disminución en la capacidad de reproducción.

**inflamación** Respuesta de los tejidos a la lesión; se caracteriza por calor, enrojecimiento, hinchazón y dolor.

**infundíbulo** Tallo que conecta a la glándula hipófisis con el hipotálamo en el encéfalo.

**ingestión** Consumo de comida.

**inguinal** Perteneciente a la región de la ingle o la región del canal inguinal.

**inhalación** Introducir aire a los pulmones; inspiración.

**inmunidad** Capacidad de un individuo de resistir o superar los efectos de una enfermedad particular o de un agente dañino.

**inmunización** Uso de una vacuna para producir inmunidad; vacunación.

**inmunodeficiencia** Cualquier falla en el sistema inmunitario.

**inmunoglobulina (Ig)** Véase anticuerpo.

**inmunoterapia** Estimulación del sistema inmunitario para combatir las enfermedades, como el cáncer.

**inserción** Unión muscular conectada a una parte móvil.

**insulina** Hormona de los islotes pancreáticos que disminuye las concentraciones de glucosa sanguínea.

**intercelular** Entre las células.

**intercostal** Entre las costillas.

**interfase** Etapa en la vida celular entre una mitosis y la siguiente cuando la célula no se está dividiendo.

**interferón (IFN)** Grupo de sustancias liberadas de células infectadas con virus que evitan que la infección se propague a otras células; también favorecen en forma inespecífica al sistema inmunitario.

**interleucina (IL)** Sustancia liberada por un linfocito T o un macrófago que estimula a otras células del sistema inmunitario.

**interneurona** Célula nerviosa que transmite impulsos dentro del sistema nervioso central.

**intersticial** Entre; perteneciente a los espacios o estructuras de un órgano entre tejidos activos.

**intestino** Órgano de las vías digestivas entre el estómago y el ano, que consiste del intestino grueso y el intestino delgado.

**intracelular** Dentro de una célula.

**intususcepción** Deslizamiento de una parte del intestino hacia una parte que está debajo de éste.

**inversión** Que gira hacia adentro, con referencia al movimiento del pie.

**ion** Partícula cargada formada cuando un electrólito entra en una solución.

**ion bicarbonato** Ion formado a partir de ácido carbónico con un ion hidrógeno.

**iris** Región circular coloreada en el ojo alrededor de la pupila.

**islotes** Grupos de células en el páncreas que producen hormonas; islotes de Langerhans.

**isotónico** Describe una solución que tiene la misma concentración que el líquido dentro de la célula.

**isótopo** Forma de un elemento que tiene el mismo número atómico que otra forma de ese elemento pero con un peso atómico distinto; los isótopos difieren en el número de neutrones.

**isquemia** Falta de suministro sanguíneo a un área.

**istmo** Banda estrecha, como la banda que conecta los dos lóbulos de la glándula tiroides.

**ITS** Véase infección de transmisión sexual.

## K

**kilocaloría** Medida del contenido de energía de un alimento; técnicamente, la cantidad de calor que se necesita para elevar la temperatura de 1 kg de agua en 1° centígrado.

**kwashiorkor** Desnutrición grave de proteínas y energía que puede apreciarse en los niños después del destete.

## L

**laberinto** Oído interno, que recibe su nombre de su forma compleja.

**labio** cada uno de los rebordes carnosos de la boca o de los repliegues cutáneos de la vulva.

**laceración** Herida de la piel con bordes irregulares.

**lactancia** Secreción de leche.

**lacteal** Capilar linfático que drena las grasas digeridas de las vellosidades del intestino delgado.

**lactógeno placentario humano (hPL)** Hormona producida por la placenta que prepara las mamas para la lactancia y mantiene las concentraciones de nutrimentos en la sangre materna.

**lagrimal** Referente a las lágrimas o a las glándulas que las producen.

**laringe** Estructura entre la faringe y la tráquea que contiene las cuerdas vocales; caja de voz.

**láser** Dispositivo que produce un rayo de luz muy intensa.

**lateral** Alejado de la línea media; hacia un lado.

**LCR** Véase líquido cefalorraquídeo.

**leptina** Hormona producida por los adipocitos que ayuda al control de peso al disminuir el consumo de comida y aumentar el gasto de energía.

**lesión** Herida o laceración local.

**leucemia** Enfermedad maligna de la sangre caracterizada por desarrollo anormal de los leucocitos.

**leucocito** Glóbulo blanco de la sangre.

**leucocitosis** Aumento en la cantidad de leucocitos en la sangre, como durante una infección.

**leucopenia** Deficiencia de leucocitos en la sangre.

**leucoplaquia** Parches blancos engrosados en las membranas mucosas orales, a menudo debido a tabaquismo.

**leyes de Mendel** Principios de la herencia descubiertos por un monje austriaco llamado Gregor Mendel.

**LH** Véase hormona luteinizante.

**ligado al sexo** Se refiere al gen presente en un cromosoma sexual, por lo general el cromosoma X.

**ligamento** Banda de tejido conjuntivo que conecta un hueso con otro hueso; porción engrosada o pliegue del peritoneo que apoya a un órgano o lo une a otro órgano.

**ligamentos suspensorios** Filamentos adheridos al músculo ciliar del ojo que mantienen al cristalino en su lugar.

**linaje** Antecedentes familiares; se usa en el estudio de la herencia; árbol genealógico.

**linfa** Líquido en el sistema linfático.

**linfadenitis** Inflamación de los ganglios linfáticos.

**linfadenopatía** Cualquier trastorno de los ganglios linfáticos.

**linfangitis** Inflamación de los vasos linfáticos.

**linfedema** Edema debido a obstrucción del flujo linfático.

**linfocito** Leucocito agranuloso que funciona en la inmunidad.

**linfocito B** Leucocito agranuloso que permite el surgimiento de las células plasmáticas productoras de anticuerpos en respuesta a un antígeno.

**linfocito citolítico natural** Tipo de linfocito que puede destruir en forma inespecífica a las células anormales.

**linfocito T** Linfocito activo en la inmunidad que madura en el timo; destruye células extrañas en forma directa.

**linfoma** Cualquier tumor, benigno o maligno, que aparece en el tejido linfoide.

**lípido** Tipo de compuesto orgánico, un ejemplo del cual es la grasa.

**líquido cefalorraquídeo (LCR)** Líquido que circula en y alrededor del encéfalo y la médula espinal.

**lisosoma** Organelo celular que contiene enzimas digestivas.

**litotripsia** Se utiliza para crear ondas de choque externas para fragmentar piedras (cálculos).

**litro (L)** Unidad básica de volumen en el sistema decimal; 1000 ml.

**lordosis** Curvatura lumbar exagerada de la columna.

**lumbar** Perteneciente a la región de la columna entre las vértebras torácicas y el sacro.

**lúnula** Área pálida en forma de media luna en el extremo proximal de la uña.

**lupus eritematoso** Enfermedad autoinmunitaria inflamatoria crónica que afecta la piel y en ocasiones otros órganos.

**luz (lumen)** Abertura central de un órgano o vaso.

**M**

**macrófago** Célula fagocítica grande que se desarrolla a partir de un monocito; presenta antígeno a los linfocitos en la respuesta inmunitaria.

**mácula** Mancha; mancha plana y decolorada en la piel, como una peca o lesión por sarampión; pequeña mancha amarilla en la retina del ojo que contiene a la fóvea, punto de visión más aguda; receptor para el sentido de equilibrio estático.

**maligno** Describe un tumor que se disemina; describe un trastorno que tiende a empeorar y causar la muerte.

**mamograma** Estudio radiográfico de la mama.

**marasmo** Desnutrición grave en lactantes.

**marcapasos** Nodo senoauricular del corazón; grupo de células o dispositivo artificial que establece la frecuencia de las contracciones cardíacas.

**mastectomía** Extirpación de la mama; mamectomía.

**masticación** Acción de masticar.

**mastitis** Inflamación de la mama.

**mastocito** Leucocito relacionado con un basófilo que está presente en los tejidos; activo en las reacciones inflamatorias y alérgicas.

**matriz** Material constitutivo no viviente en los tejidos; material intercelular.

**meato** Canal o conducto corto, como en el hueso.

**mecanismo de contracorriente** Mecanismo para concentrar orina a medida que fluye de la nefrona distal.

**medial** Cerca de la línea media del cuerpo.

**mediastino** Región entre los pulmones y los órganos y vasos que contiene.

**médula** Región interna de un órgano; médula ósea.

**médula espinal** Tejido nervioso contenido en la columna vertebral; principal área de transmisión entre el encéfalo y el sistema nervioso periférico.

**megacariocito** Célula muy grande que da origen a las plaquetas sanguíneas.

**meiosis** Proceso de división celular que divide a la mitad el número de cromosomas en la formación de las células reproductivas.

**melanina** Pigmento oscuro que se encuentra en la piel, pelo, partes del ojo y ciertas partes del encéfalo.

**melanocito** Célula que produce melanina.

**melanoma** Tumor maligno de los melanocitos.

**melatonina** Hormona producida por la glándula pineal.

**membrana** Capa delgada de tejido.

**membrana celular** Cobertura externa de la célula; regula lo que entra y sale de ésta; membrana plasmática.

**membrana plasmática** Cobertura externa de una célula; regula lo que entra y sale de la célula; membrana celular.

**membrana tectorial** Parte del aparato auditivo; genera impulsos nerviosos a medida que los cilios se mueven contra ella en respuesta a las ondas sonoras.

**membrana timpánica** Membrana entre el oído medio y el oído externo que transmite ondas sonoras a los huesos del oído medio; tímpano.

**meninges** Tres capas de membranas fibrosas que cubren al encéfalo y la médula espinal.

**menopausia** Tiempo durante el cual cesa la menstruación.

**menstruación** Período del flujo menstrual.

**mesencéfalo** Porción superior del tallo encefálico.

**mesenterio** Ligamento peritoneal membranoso que une al intestino delgado con la pared abdominal dorsal.

**mesocolon** Ligamento peritoneal que une al colon con la pared abdominal dorsal.

**mesotelio** Tejido epitelial que se encuentra en las membranas serosas.

**metabolismo** Todos los procesos físicos y químicos por el cual se mantiene un organismo.

**metafase** Segunda etapa de la mitosis, durante la cual los cromosomas se alinean a lo largo del ecuador o parte media de la célula.

**metarteriola** Pequeños vasos que conectan al sistema arterial directamente con el sistema venoso en una derivación sanguínea; canal de comunicación.

**metástasis** Diseminación de células tumorales.

**metro (m)** Unidad básica de longitud en el sistema métrico.

**mezcla** Combinación de dos o más sustancias.

**mialgia** Dolor muscular.

**micción** Acto de orinar; vaciar la vejiga urinaria.

**micología** Estudio de los hongos (levaduras y mohos).

**microbiología** Estudio de organismos microscópicos.

**micrómetro (µm)** 1/1000 de milímetro; micrón; instrumento para medir a través de un microscopio.

**microorganismo** Organismo microscópico.

**microscopio** Instrumento de amplificación que se utiliza para examinar células y otras estructuras que no son visibles a simple vista; algunos ejemplos son el microscopio óptico compuesto; microscopio electrónico de transmisión y microscopio de barrido electrónico.

**microvellosidades** Pequeñas proyecciones de la membrana plasmática que aumentan el área de superficie.

**mielina** Material graso que cubre y aísla los axones de algunas neuronas.

**mineral** Sustancia inorgánica; en la dieta, un elemento que se requiere en pequeñas cantidades para la salud.

**mineralocorticoide** Hormona esteroide de la corteza suprarrenal que regula el equilibrio de electrólitos, p. ej., aldosterona.

**miocardio** Capa media de la pared cardíaca; músculo cardíaco.

**mioglobina** Compuesto que almacena oxígeno en las células musculares.

**mioma** Tumor uterino que suele ser benigno; fibroma; fibroide.

**miometrio** Capa muscular del útero.

**miopía** Vista cercana.

**miosina** Una de las dos proteínas contráctiles en las células musculares, siendo la otra la actina.

**mitocondria** Organelo celular que fabrica ATP con la energía liberada de la oxidación de nutrimentos.

**mitosis** Tipo de división celular que produce dos células hijas exactamente iguales a la célula madre.

**mixedema** Alteración que resulta del hipotiroidismo en los adultos.

**moco** Líquido espeso protector secretado por las membranas mucosas y las glándulas; adj., mucoso.

**mola hidatiforme** Crecimiento excesivo benigno del tejido placentario.

**molécula** Partícula formada por la unión química de dos o más átomos; subunidad más pequeña de un compuesto.

**monocito** Leucocito agranular fagocítico.

**mononucleosis infecciosa** Infección viral aguda que provoca agrandamiento de los ganglios linfáticos.

**monosacárido** Azúcar simple; unidad básica de los carbohidratos.

**motor** Describe estructuras o actividades implicadas en la transmisión de impulsos lejos del sistema nervioso central; eferente.

**mucosa** Membrana de recubrimiento que produce moco; membrana mucosa.

**músculo** Tejido que se contrae para producir movimiento; incluye los tipos esquelético, liso y cardíaco; adj., muscular.

**músculo agonista** Músculo que realiza un movimiento determinado.

**músculo ciliar** Músculo del ojo que controla la forma del cristalino.

**músculos papilares** Músculos cilíndricos en las paredes ventriculares del corazón que anclan y tiran de las cuerdas tendinosas para evitar que las valvas sufran eversión al momento en que los ventrículos se contraen.

**mutación** Cambio en un gen o cromosoma.

**mutágeno** Agente que causa una mutación.

## N

**narcótico** Fármaco que actúa sobre el SNC para alterar la percepción y la respuesta al dolor.

**nasofaringe** Porción superior de la faringe ubicada por atrás de la cavidad nasal.

**naturopatía** Filosofía de ayudar a las personas a sanarse a sí mismas mediante el desarrollo de estilos de vida saludables.

**náusea** Sensación desagradable debida a una alteración en las vías gastrointestinales que puede ser previa al vómito.

**necrosis** Muerte tisular.

**nefrona** Unidad funcional microscópica de los riñones.

**neoplasia** Crecimiento celular anormal; tumor; adj., neoplásico.

**nervio** Haz de fibras nerviosas exterior al sistema nervioso central.

**nervio frénico** Nervio que activa al diafragma.

**neumonía** Inflamación de los pulmones, a menudo debido a una infección; neumonitis.

**neumotórax** Acumulación de aire en el espacio pleural.

**neuralgia** Dolor en un nervio.

**neuralgia del trigémino** Dolor espasmódico intenso que afecta al quinto par craneal; tic doloroso.

**neurilema** Vaina delgada que cubre ciertos axones periféricos; ayuda en la regeneración de los axones.

**neuritis** Inflamación de un nervio, con dolor, sensibilidad exagerada y pérdida de la sensación.

**neuritis periférica** Degeneración de nervios que inervan las extremidades distales; polineuritis.

**neuroglia** Células de protección y apoyo del sistema nervioso; células gliales.

**neurona** Célula conductora del sistema nervioso.

**neurotransmisor** Sustancia química liberada del extremo de un axón que permite que el impulso nervioso cruce una sinapsis.

**neutrófilo** Leucocito granular fagocítico; polimorfonuclear; segmentado.

**neutrón** Partícula no cargada en el núcleo de un átomo.

**nevo** Lunar o marca de nacimiento.

**nitrógeno** Elemento químico encontrado en todas las proteínas.

**nitrógeno ureico sanguíneo** Cantidad de nitrógeno a partir de urea en la sangre; prueba para analizar la función renal.

**nodo** Espacio entre las células en la vaina de mielina.

**nodo auriculoventricular (AV)** Parte del sistema de conducción del corazón.

**nodo AV** Véase nodo auriculoventricular.

**nodo SA** Véase nodo senoauricular.

**nodo senoauricular (SA)** Tejido en la pared superior de la aurícula derecha que determina la frecuencia de las contracciones cardíacas; el marcapasos del corazón.

**noradrenalina** Neurotransmisor similar a la adrenalina; norepinefrina.

**nosocomial** Adquirido en el hospital, como una infección.

**núcleo** Mayor organelo celular que contiene ADN, el cual dirige todas las actividades celulares; grupo de neuronas en el sistema nervioso central; en química, la parte central de un átomo.

**nucléolo** Pequeña unidad dentro del núcleo que ensambla ribosomas.

**nucleótido** Elemento fundamental del ADN y ARN.

**número atómico** Número de protones en el núcleo de los átomos de un elemento; número característico de cada elemento.

## O

**oclusión** Cierre, como de un vaso.

**oftálmico** Relativo al ojo.

**oftalmoscopio** Instrumento para examinar la parte posterior (fondo) del ojo.

**olfato** Sentido de la olfacción.

**ombligo** Pequeña cicatriz en el abdomen que marca el sitio donde estuvo unido el cordón umbilical al feto.

**oncología** Estudio de los tumores.

**oportunista** Describe una infección que ocurre debido a que el hospedador está afectado (debilitado) por una enfermedad.

**organelo** Subdivisión especializada dentro de la célula.

**orgánico** Se refiere a los compuestos complejos que se encuentran en los seres vivos que contienen carbono, y con frecuencia hidrógeno y oxígeno.

**organismo** Planta o animal individual; cualquier ser vivo organizado.

**órgano** Parte del cuerpo que contiene dos o más tejidos que funcionan en conjunto para fines específicos.

**órgano de Corti** Receptor para la audición localizado en la cóclea del oído interno.

**órgano terminal** Terminación modificada de una dendrita que funciona como un receptor sensorial.

**origen** Fuente; inicio; unión muscular conectada a la parte no móvil.

**orina** Desecho líquido excretado por los riñones.

**orofaringe** Porción media de la faringe, ubicada detrás de la boca.

**ortopnea** Dificultad para respirar que se alivia al sentarse en posición erecta.

**óseo** Perteneciente al tejido de los huesos.

**osificación** Proceso de la formación de hueso.

**ósmosis** Difusión de agua a través de una membrana semipermeable.

**osteoblasto** Célula formadora de hueso.

**osteocito** Célula ósea madura; mantiene al hueso pero no produce nuevo tejido óseo.

**osteoclasto** Célula que degrada al hueso.

**osteón** Subunidad de hueso compacto, consiste de anillos concéntricos de hueso alrededor de un canal central; sistema de Havers.

**osteopenia** Disminución en la densidad ósea a concentraciones más bajas del promedio.

**osteoporosis** Pérdida anormal de tejido óseo con tendencia a las fracturas.

**otolitos** Cristales que añaden peso a los líquidos en el oído interno y función en el sentido del equilibrio estático.

**ovario** Glándula reproductiva femenina.

**oviducto** Conducto que permite el paso de los óvulos desde los ovarios al útero; trompa de Falopio.

**ovulación** Liberación de óvulos maduros de un folículo ovárico.

**óvulo** Célula o gameto reproductivo femenino.

**oxidación** Degradación química de nutrimentos para energía.

**oxígeno** Gas necesario para degradar a los nutrimentos en su totalidad para obtener energía dentro de la célula.

**oxitocina** Hormona de la hipófisis posterior que causa contracción uterina y expulsión ("descenso") de la leche desde las mamas.

## P

**paladar** Techo de la cavidad oral; la porción anterior es el paladar duro y la posterior el paladar blando.

**palidez** Falta de color de la piel.

**páncreas**  Glándula grande y alargada localizada por detrás del estómago; produce enzimas digestivas y hormonas (p. ej., insulina).

**pandémico**  Se dice de una enfermedad prevalente en todo un país, continente o el mundo.

**papilas**  Pequeñas proyecciones o elevaciones similares a pezones.

**papilas dérmicas**  Extensiones de la dermis que se proyectan en sentido ascendente hacia la epidermis; contienen los vasos sanguíneos que irrigan a la epidermis.

**pápula**  Lesión elevada y firme de la piel.

**paracentesis**  Punción de la cavidad abdominal, por lo general para eliminar la acumulación de líquido, como ascitis; abdominocentesis.

**parálisis cerebral**  Trastorno causado por daño encefálico que ocurre antes o durante el parto y nacimiento.

**parálisis de Bell**  Parálisis facial causada por daño al nervio facial (VII), por lo general en un lado de la cara.

**parásito**  Organismo que vive en o dentro de otro (el hospedador) a costa de éste.

**parietal**  Perteneciente a la pared de un espacio o cavidad.

**parto**  Alumbramiento; trabajo de parto.

**patógeno**  Microorganismo que causa una enfermedad; adj., patógeno.

**patología**  Estudio de una enfermedad.

**pelvis**  Estructura similar a un recipiente, como la porción inferior del abdomen o la porción superior abierta del uréter (pelvis renal).

**pene**  Órgano masculino para la micción y el coito.

**pénfigo**  Enfermedad cutánea autoinmunitaria con ampollas en la piel.

**péptido inhibitorio gástrico**  Hormona duodenal que inhibe la liberación de jugo gástrico y estimula la liberación de insulina del páncreas.

**péptido natriurético auricular**  Hormona producida por la aurícula del corazón que disminuye la presión arterial.

**pericardio**  Saco fibroso recubierto con membrana serosa que envuelve al corazón.

**pericondrio**  Capa de tejido conjuntivo que cubre al cartílago.

**periférico**  Localizado lejos del centro o la estructura central.

**perilinfa**  Líquido que llena el laberinto óseo del oído interno.

**perimisio**  Tejido conjuntivo alrededor de un fascículo de tejido muscular.

**perineo**  Piso pélvico; región externa entre el ano y los órganos genitales.

**periostio**  Membrana de tejido conjuntivo que cubre un hueso.

**peristalsis**  Movimientos en forma de ola en la pared de un órgano o conducto que empujan sus contenidos hacia adelante.

**peritoneo**  Membrana serosa que recubre la cavidad abdominal y forma la capa externa de los órganos abdominales; forma los ligamentos de apoyo para algunos órganos.

**peritonitis**  Inflamación del peritoneo.

**peroxisoma**  Organelo celular que destruye mediante enzimas las sustancias dañinas producidas en el metabolismo.

**pH**  Símbolo que indica la concentración del ion hidrógeno ($H^+$): escala que mide la acidez y alcalinidad (bases) relativas de una solución.

**piamadre**  Capa más interna de las meninges.

**pielonefritis**  Inflamación del hígado, cálices y pelvis renal, a menudo debido a infección bacteriana.

**píloro**  Región distal del estómago que conduce al esfínter pilórico.

**pinocitosis**  Consumo de pequeñas partículas y gotas por parte de la membrana plasmática de una célula.

**pirógeno**  Sustancia que produce fiebre.

**placa**  Parche o área plana; material graso que se deposita en el recubrimiento de un vaso en la ateroesclerosis.

**placa terminal motora**  Región de la membrana de una célula muscular que recibe estimulación nerviosa.

**placas de Peyer**  Grupos de ganglios linfáticos en las membranas mucosas que recubren la porción distal del intestino delgado.

**placenta**  Estructura que nutre y mantiene al feto en desarrollo durante el embarazo.

**plaqueta**  Fragmento celular que forma un tapón para detener las hemorragias y que actúa en la coagulación de la sangre; trombocito.

**plasma**  Porción líquida de la sangre.

**plasmaféresis**  Separación y remoción de plasma de la sangre de un donador y devolución de los elementos formes al donador.

**plasmocito**  Célula derivada de un linfocito B que produce anticuerpos.

**pleura**  Membrana serosa que recubre la cavidad torácica y cubre los pulmones.

**pleuresía**  Inflamación de la pleura; pleuritis.

**plexo**  Red de vasos o nervios.

**plexo coroideo**  Red vascular en los ventrículos encefálicos que forman el líquido cefalorraquídeo.

**policitemia**  Aumento en la cantidad de eritrocitos en la sangre.

**polidipsia**  Sed excesiva.

**poliomielitis**  Enfermedad viral del sistema nervioso que ocurre más a menudo en niños (polio).

**pólipo**  Crecimiento que sobresale, a menudo similar a una uva, de la membrana mucosa.

**polisacárido**  Compuesto formado a partir de muchos azúcares simples unidos entre sí, como el almidón y el glucógeno.

**portador**  Individuo que tiene un gen que no se expresa pero que puede ser transmitido a sus descendientes.

**posterior**  Hacia la parte de atrás; dorsal.

**potencial**  Carga eléctrica, como en la membrana plasmática de una neurona.

**potencial de acción**  Cambio repentino en la carga eléctrica de una membrana celular, que se extiende por la membrana; impulso nervioso.

**precipitación**  Agrupamiento de pequeñas partículas como resultado de una reacción antígeno-anticuerpo; se aprecia como una opacidad.

**preeclampsia**  Véase hipertensión inducida por el embarazo.

**prepucio**  Pliegue laxo de piel que cubre el glande del pene.

**presbiacusia**  Pérdida lenta y progresiva de la audición que suele acompañar al envejecimiento.

**presbiopía**  Pérdida de acomodación visual que ocurre con la edad, lo que conduce a vista lejana.

**presión osmótica**  Tendencia de una solución de atraer agua hacia ella; se relaciona directamente con la concentración de la solución.

**prevalencia**  En epidemiología, la frecuencia general de una enfermedad en un grupo determinado.

**prion**  Partícula proteínica infecciosa que causa enfermedades degenerativas progresivas.

**PRL**  Véase prolactina.

**profase**  Primera etapa de la mitosis, durante la cual los cromosomas se vuelven visibles y los organelos desaparecen.

**profilaxia**  Prevención de enfermedades.

**progenie**  Descendientes.

**progesterona**  Hormona producida por el cuerpo lúteo y la placenta; mantiene el recubrimiento uterino para el embarazo.

**prolactina**  Hormona de la hipófisis anterior que estimula la producción de leche en las mamas; PRL.

**prono**  Bocabajo o palma abajo.

**pronóstico**  Predicción de un resultado probable de una enfermedad basada en la situación del paciente y el conocimiento que se tiene de la enfermedad.

**propioceptor**  Receptor sensorial que ayuda a juzgar la posición del cuerpo y los cambios de posición; se ubica en los músculos, tendones y articulaciones.

**prostaglandinas**  Cualquiera de un grupo de hormonas producida por muchas células; estas hormonas tienen diversos efectos.

**proteína**  Compuesto orgánico hecho de aminoácidos; contiene nitrógeno además de carbono, hidrógeno y oxígeno (algunas contienen azufre o fósforo).

**protón**  Partícula con carga positiva en el núcleo de un átomo.

**protozoario**  Microorganismo similar a un animal.

**protrombina**  Factor de coagulación; se convierte a trombina durante la coagulación sanguínea.

**protrombinasa**  Factor de coagulación que convierte a la protrombina en trombina.

**proximal**  Más cercano al punto de origen o punto de referencia.

**prueba de Papanicolaou**  Prueba histológica para cáncer cervicouterino; frotis de Papanicolaou.

**prurito**  Comezón intensa en la piel.

**psoriasis**  Enfermedad cutánea crónica con áreas rojas y planas cubiertas con escamas plateadas.

**ptosis**  Caída de una parte.

**puente**  Área en el encéfalo entre el mesencéfalo y el bulbo; conecta el cerebelo con el resto del sistema nervioso central.

**puerperal** Relacionado con el nacimiento.

**pulmón** Órgano de la respiración.

**pulso** Onda de presión elevada en los vasos producida por contracción del corazón.

**pupila** Abertura en el centro del ojo a través de la cual entra la luz.

**pus** Mezcla de bacterias y leucocitos que se forman en respuesta a la infección.

**pústula** Vesícula llena de pus.

**Q**

**queloide** Masa o área elevada que resulta de la producción excesiva de tejido cicatrizal.

**queratina** Proteína que hace más gruesa a la piel y la protege; constituye el pelo y las uñas.

**quilo** Líquido de apariencia lechosa que se absorbe en el sistema linfático desde el intestino delgado. Consiste de linfa y gotas de grasa digerida.

**química** Estudio de la composición y las propiedades de la materia.

**quimiorreceptor** Receptor que responde a sustancias químicas en los líquidos corporales.

**quimioterapia** Tratamiento de una enfermedad mediante la administración de una sustancia química.

**quimo** Mezcla de comida, agua y jugos digestivos parcialmente digeridos que se forma en el estómago.

**R**

**radiactividad** Emisión de partículas atómicas de un elemento.

**radiografía** Producción de una imagen por el paso de rayos X a través del cuerpo hacia una placa sensibilizada; el registro que se produce es una radiografía.

**raquitismo** Reblandecimiento del hueso (osteomalacia) en niños, a menudo causado por una deficiencia de vitamina D.

**rasgo** Característica.

**rayos X** Rayo o radiación de un largo de onda extremadamente corto que puede penetrar sustancias opacas y afectar las placas fotográficas y las pantallas fluorescentes.

**reanimación cardiopulmonar** Método para restaurar el latido cardíaco y la respiración mediante reanimación boca a boca y masaje torácico cerrado.

**receptor** Célula especializada o terminación de una neurona sensorial que puede excitarse por un estímulo. Un sitio en la membrana celular a la que puede unirse una sustancia especial (p. ej., hormona, anticuerpo).

**receptor sensorial** Parte del sistema nervioso que detecta un estímulo.

**recesivo** Referente a un gen que no se expresa si está presente un gen dominante para el mismo rasgo.

**reflejo** Respuesta simple, rápida y automática que afecta pocas neuronas.

**refracción** Desviación de los rayos de luz que pasan de un medio a otro de diferente densidad.

**regla de los nueves** Método para calcular la extensión de una quemadura con base en múltiplos de nueve.

**relaxina** Hormona placentaria que ablanda al cuello uterino y relaja las articulaciones pélvicas.

**renina** Enzima liberada del aparato yuxtaglomerular renal que aumenta en forma indirecta la presión arterial al activar la angiotensina.

**repolarización** Retorno repentino a la carga original en una membrana celular después de su despolarización.

**resonancia magnética** Método para estudiar tejidos, basado en un movimiento nuclear luego de la exposición a ondas de radio en un poderoso campo magnético.

**resorción** Pérdida de sustancia, como la de un hueso o diente.

**respiración** Proceso por el cual se obtiene oxígeno del ambiente y se envía a las células.

**respiración celular** Serie de reacciones por la que los nutrimentos se transforman en energía dentro de la célula.

**respiración de Cheyne-Stokes** Variación rítmica en la profundidad de los movimientos respiratorios, alternado con períodos de apnea debido a depresión en los centros de la respiración.

**respiración de Kussmaul** Respiración rápida y profunda característica de la acidosis (líquidos corporales excesivamente ácidos), como se presenta en la diabetes sin control.

**retículo endoplásmico** Red de membranas en el citoplasma celular; puede ser liso o rugoso, en ausencia o presencia de ribosomas.

**retículo sarcoplásmico** Membrana intracelular en las células musculares que es equivalente al retículo endoplásmico en otras células; se requieren reservas de calcio para la contracción muscular.

**retina** Capa más interna del ojo; contiene células sensibles a la luz (bastones y cilindros).

**retroalimentación** Regreso de información a un sistema de modo que pueda utilizarse para regular dicho sistema.

**retroalimentación negativa** Sistema de autorregulación en que el resultado de una acción es el control sobre dicha acción; método de mantener las condiciones corporales dentro de un rango normal y de mantener la homeostasis.

**retroalimentación positiva** Sustancia o situación que actúa dentro de un sistema para promover más de la misma actividad.

**retroperitoneal** Por detrás del peritoneo, como los riñones, páncreas y aorta abdominal.

**retrovirus** Virus que tiene ARN como material genético y copia el ARN en ADN para replicarse en las células del hospedador.

**ribosoma** Pequeño cuerpo en el citoplasma celular que se encuentra en el sitio de producción de las proteínas.

*Rickettsia* Bacteria oval extremadamente pequeña en forma de bastón que sólo puede crecer dentro de una célula viva.

**riñón** Órgano de excreción.

**ritmo sinusal** Ritmo cardíaco normal que se origina en el nodo SA.

**rodopsina** Pigmento sensible a la luz en los bastones del ojo; púrpura visual.

**roentgenograma** Imagen producida por medio de rayos X; radiografía.

**rotación** Giro o vuelta de un hueso sobre su propio eje.

**rugosidad** Pliegues en el recubrimiento de un órgano, como el estómago o la vesícula biliar.

**S**

**saco amniótico** Saco lleno de líquido que rodea y protege al feto en desarrollo.

**sagital** Describe un plano que divide una estructura en porciones derecha e izquierda.

**sal** Compuesto formado por la reacción entre un ácido y una base (p. ej., NaCl, sal de mesa).

**salina normal** Solución salina isotónica o fisiológica.

**saliva** Secreción de las glándulas salivales; humedece los alimentos y contiene una enzima que digiere el almidón.

**sarcoma** Tumor maligno de tejido conjuntivo; una forma de cáncer.

**sebáceo** Perteneciente al sebo; sustancia oleosa secretada por las glándulas cutáneas.

**sebo** Secreción oleosa que lubrica la piel; adj., sebáceo.

**secretina** Hormona del duodeno que estimula la liberación pancreática de agua y bicarbonato.

**selectivamente permeable** Describe una membrana que regula lo que puede pasar a través de ella (p. ej., membrana plasmática de la célula).

**semen** Mezcla de espermatozoides y secreciones de varias glándulas en las vías reproductivas masculinas.

**semilunar** En forma de media luna, como las valvas de las válvulas pulmonar y aórtica.

**semipermeable** Capaz de ser penetrado por algunas sustancias y no por otras.

**seno** Cavidad o canal, como los senos paranasales en los huesos del cráneo.

**seno venoso** Conducto grande que drena sangre desoxigenada.

**sensorial** Describe células o actividades involucradas en la transmisión de impulsos hacia el sistema nervioso central; aferente.

**sepsis** Presencia de microorganismos patógenos o sus toxinas en el torrente sanguíneo o en otros tejidos.

**septicemia** Presencia de microorganismos patógenos o sus toxinas en el flujo sanguíneo; intoxicación de la sangre.

**serosa** Membrana serosa; membrana epitelial que secreta un líquido acuoso.

**sida** Véase síndrome de inmunodeficiencia adquirida.

**signo** Manifestación de una enfermedad según puede apreciarla un observador.

**silla turca** Depresión en forma de silla de montar en el piso del cráneo que alberga a la hipófisis.

**sinapsis**  Unión entre dos neuronas o entre una neurona y un efector.

**sinartrosis**  Articulación inmóvil.

**síndrome**  Grupo de signos y síntomas característicos de una enfermedad.

**síndrome de Cushing**  Alteración causada por la actividad excesiva de la corteza suprarrenal.

**síndrome de Down**  Trastorno congénito que suele deberse a un cromosoma 21 adicional; trisomía 21.

**síndrome de inmunodeficiencia adquirida (sida)**  Enfermedad viral que ataca el sistema inmunitario, en particular los linfocitos T auxiliares con receptores CD4.

**síndrome de Klinefelter**  Trastorno genético que involucra cromosomas sexuales anormales, por lo general un cromosoma X adicional.

**síndrome de X frágil**  Forma hereditaria de retraso mental; trastorno recesivo ligado a X que aparece tanto en varones como en mujeres.

**síndrome metabólico**  Alteración relacionada con la diabetes mellitus tipo 2 con resistencia a la insulina, obesidad, hiperglucemia, presión arterial elevada y alteraciones metabólicas; también llamado síndrome X.

**sinergista**  Sustancia o estructura que estimula el trabajo de la otra. Músculo que trabaja con un antagonista para producir un movimiento determinado.

**sinovial**  Perteneciente al espeso líquido lubricante que se encuentra en las articulaciones, bursas y vainas de tendón; perteneciente a una articulación de movimiento libre (disartrósica).

**síntoma**  Evidencia de una enfermedad apreciada por el paciente; si dicha evidencia es notada por el examinador se denomina signo o síntoma objetivo.

**sinusoide**  Capilar crecido que sirve como canal para la sangre.

**sistema**  Grupo de órganos que funcionan en conjunto para el mismo objetivo general.

**sistema cardiovascular**  Sistema que consiste del corazón y los vasos sanguíneos que transportan sangre a lo largo del cuerpo.

**sistema de Havers**  Véase osteón.

**sistema digestivo**  Sistema implicado en la obtención de nutrimentos, conversión a una forma que el cuerpo puede usar y absorción hacia la circulación.

**sistema endocrino**  Sistema compuesto de glándulas que secretan hormonas.

**sistema esquelético**  El sistema del cuerpo que incluye los huesos y articulaciones.

**sistema límbico**  Área entre el encéfalo y el diencéfalo del cerebro, que participa en los estados emocionales y la conducta.

**sistema linfático**  Sistema que consiste de los vasos linfáticos y el tejido linfoide; participa en la inmunidad, digestión y equilibrio de líquidos.

**sistema muscular**  Sistema de músculos esqueléticos que mueven el esqueleto, apoyan y protegen los órganos y mantienen la postura.

**sistema nervioso**  El sistema que transporta información en el cuerpo por medio de impulsos eléctricos.

**sistema nervioso autónomo (SNA)**  Parte del sistema nervioso que controla el músculo liso, músculo cardíaco y glándulas; sistema nervioso visceral o involuntario.

**sistema nervioso central (SNC)**  Parte del sistema nervioso que incluye al encéfalo y a la médula espinal.

**sistema nervioso parasimpático**  División craneosacra del sistema nervioso autónomo; por lo general revierte la respuesta de lucha o huída (estrés).

**sistema nervioso periférico (SNP)**  Todos los nervios y tejido nervioso por afuera del sistema nervioso central.

**sistema nervioso simpático**  División toracolumbar del sistema nervioso autónomo; estimula la respuesta de lucha o huída.

**sistema nervioso somático**  División del sistema nervioso que controla las actividades voluntarias y estimula el músculo esquelético.

**sistema portal**  Sistema venoso que transporta sangre a un segundo lecho capilar a través del cual circula antes de regresar al corazón.

**sistema respiratorio**  Sistema que consiste de los pulmones y conductos respiratorios involucrados en el intercambio de oxígeno y dióxido de carbono entre el aire del exterior y la sangre.

**sistema reticuloendotelial**  Sistema protector que consiste de células altamente fagocíticas en los líquidos y tejidos corporales, como el bazo, ganglios linfáticos, médula ósea e hígado.

**sistema tegumentario**  La piel y todas sus estructuras asociadas.

**sistema urinario**  Sistema encargado de la eliminación de desechos solubles, balance del agua y regulación de los líquidos corporales.

**sistémico**  Referente a una infección o enfermedad generalizada.

**sístole**  Fase de contracción del ciclo cardíaco; adj., sistólico.

**SNA**  Véase sistema nervioso autónomo.

**SNC**  Véase sistema nervioso central.

**SNP**  Véase sistema nervioso periférico.

**solución**  Mezcla homogénea de una sustancia disuelta en otra; los componentes en una mezcla están distribuidos de manera uniforme y no pueden distinguirse unos de otros.

**soluto**  Sustancia que se disuelve en otra sustancia (el solvente)

**solvente**  Sustancia en que está disuelta otra sustancia (el soluto).

**solvente universal**  Término con el que se refiere al agua, porque disuelve más sustancias que ningún otro solvente.

**somatotropina**  Hormona del crecimiento.

**soplo**  Ruido cardíaco anormal.

**subagudo**  No tan grave como una infección aguda ni tan duradera como una infección crónica.

**subcutáneo**  Por debajo de la piel.

**submucosa**  Capa de tejido conjuntivo por debajo de la mucosa.

**sudorífero**  Que produce sudor; se refiere a las glándulas sudoríparas.

**suero**  Porción líquida de la sangre sin factores de coagulación; líquido acuoso; adj., seroso.

**superior**  Arriba; en una posición elevada.

**supino**  Cara arriba o palma arriba.

**surco**  Canal poco profundo, como entre las circunvoluciones de la corteza cerebral.

**suspensión**  Mezcla heterogénea que se separa a menos que se agite.

**sustancia blanca**  Tejido nervioso compuesto de fibras de mielina.

**sustancia gris**  Tejido nervioso compuesto de fibras y cuerpos celulares sin mielina.

**sustrato**  Sustancia sobre la cual trabaja una enzima.

**sutura**  Tipo de articulación en que las superficies óseas están estrechamente unidas, como en el cráneo; puntada que se utiliza en cirugía para aproximar una parte con otra o para coser y unir en una operación.

# T

**tabique**  Pared divisoria, como entre las cámaras del corazón o las cavidades nasales.

**táctil**  Perteneciente al sentido del tacto.

**tálamo**  Región del encéfalo ubicada en el diencéfalo; principal centro de transmisión para los impulsos sensoriales que viajan a la corteza cerebral.

**talasemia**  Trastorno sanguíneo hereditario que afecta la producción de hemoglobina; las dos formas son alfa (α) y beta (β).

**tallo encefálico**  Porción del encéfalo que conecta el cerebro con la médula espinal; contiene el mesencéfalo, el puente y el bulbo raquídeo.

**taquicardia**  Frecuencia cardíaca mayor a 100 latidos por minuto.

**taquipnea**  Frecuencia respiratoria excesiva.

**tasa de mortalidad**  Porcentaje de una población que fallece por una enfermedad específica dentro de un período determinado.

**tegumento**  Piel; adj., tegumentario.

**tejido**  Grupo de células similares que realizan una función especializada.

**tejido blanco**  Tejido que es capaz de responder a una hormona específica.

**tejido linfoide relacionado con la mucosa**  Tejido en las membranas mucosas que ayuda a combatir infecciones.

**telofase**  Etapa final de la mitosis, durante la cual se forman nuevos núcleos y los contenidos celulares suelen dividirse.

**tendinitis**  Inflamación de un tendón.

**tendón**  Cordón de tejido conjuntivo fibroso que une un músculo con un hueso.

**terapia**  Tratamiento.

**testículos**  Glándulas reproductivas del varón.

**testosterona** Hormona sexual masculina que se produce en los testículos; promueve el desarrollo de los espermatozoides y mantiene las características sexuales secundarias.

**tetania** Espasmos musculares debidos a calcio sanguíneo bajo, como en la deficiencia paratiroidea.

**tétanos** Contracción constante de un músculo; enfermedad infecciosa causada por una bacteria (*Clostridium tetani*); trismo.

**timo** Glándula endocrina en la porción superior del tórax; estimula el desarrollo de linfocitos T.

**timosina** Hormona producida por el timo.

**tinción** Tinte que ayuda a observar estructuras bajo el microscopio.

**tinción acidorresistente** Procedimiento usado para teñir células, de modo que puedan observarse bajo el microscopio.

**tinción de Gram** Procedimiento usado para teñir los microorganismos, de modo que puedan distinguirse bajo el microscopio.

**tiña** Término popular para una infección cutánea por hongos.

**tiroides** Glándula endocrina en el cuello.

**tiroiditis** Inflamación de la glándula tiroides.

**tiroxina** Hormona producida por la glándula tiroides; aumenta el índice metabólico y es necesario para el crecimiento normal; $T_4$.

**tomografía computarizada** Método imagenológico en que se obtienen múltiples imágenes radiográficas desde diferentes ángulos y se analizan por computadora, para mostrar la sección transversal de un área; se utiliza para detectar tumores y otras anomalías; también se llama tomografía axial computarizada.

**tomografía por emisión de positrones** Método imagenológico que utiliza una sustancia radiactiva para mostrar la actividad en un órgano.

**tonicidad** La concentración osmótica o presión osmótica de una solución. El efecto que una solución tiene sobre la osmosis.

**tono** Estado de contracción parcial de un músculo.

**toracocentesis** Punción del tórax para la aspiración de líquido en el espacio pleural.

**tórax** Pecho; adj., torácico.

**toxemia** Alteración tóxica general en que se absorben sustancias bacterianas tóxicas en el torrente sanguíneo; presencia de sustancias dañinas en la sangre como resultado de un metabolismo anormal.

**toxina** Veneno.

**toxoide** Toxina alterada que se usa para producir inmunidad activa.

**tracoma** Infección ocular aguda causada por clamidias.

**transcriptasa inversa** Enzima necesaria para transcribir ARN en ADN en un retrovirus.

**transfusión** Introducción de sangre o de componentes sanguíneos directamente hacia el torrente sanguíneo.

**transmisible** Capaz de transmitirse de una persona a otra, como una enfermedad; contagioso.

**transporte activo** Movimiento de una sustancia al interior o exterior de una célula en dirección opuesta a la que normalmente fluiría por difusión; el transporte activo requiere energía y transportadores.

**transporte en masa** Movimiento de grandes cantidades de material a través de la membrana plasmática celular.

**transporte vesicular** Uso de vesículas para mover grandes cantidades de material a través de la membrana plasmática de una célula.

**transversal** Describe un plano que divide una estructura en sus partes superior e inferior.

**tráquea** Conducto que se extiende desde la laringe a los bronquios.

**traqueostomía** Abertura quirúrgica hacia la tráquea para la introducción de una sonda, de modo que la persona pueda respirar.

**trasplante** El injertar en un receptor un órgano o tejido de un animal u otro humano para remplazar una parte corporal incompetente o lesionada.

**traumatismo** Herida o lesión.

**trifosfato de adenosina (ATP)** Compuesto que almacena energía encontrado en las células.

**triglicérido** Grasa simple compuesta de glicerol y tres ácidos grasos.

**trígono** Región de forma triangular en el piso de la vejiga que permanece estable a medida que se llena la vejiga.

**triyodotironina** Hormona tiroidea que funciona con la tiroxina para elevar el metabolismo celular; $T_3$.

**trombo** Coágulo sanguíneo dentro de un vaso.

**trombocito** Plaqueta sanguínea; fragmento celular que participa en la coagulación.

**trombocitopenia** Deficiencia de plaquetas en la sangre.

**trombolítico** Que disuelve los coágulos sanguíneos.

**trombosis** Alteración que consiste en tener un trombo (coágulo sanguíneo) en un vaso.

**trombosis coronaria** Formación de un coágulo sanguíneo en un vaso del corazón.

**trompa de Eustaquio** Conducto que conecta la cavidad del oído medio con la garganta; trompa auditiva.

**trompa de Falopio** Véase oviducto.

**tropomiosina** Proteína que trabaja con la troponina para regular la contracción en el músculo esquelético.

**troponina** Proteína que trabaja con la tropomiosina para regular las contracciones en el músculo esquelético.

**TSH** Véase hormona estimulante de la tiroides.

**tuberculosis** Enfermedad infecciosa, a menudo de los pulmones, causada por el bacilo *Mycobacterium tuberculosis*.

**túbulos seminíferos** Túbulos en que el esperma puede desarrollarse en los testículos.

**tumor** Crecimiento anormal o neoplasia.

## U

**úlcera** Llaga o lesión asociada con la muerte y desintegración de tejido.

**ultrasonido** Ondas sonoras de frecuencia muy elevada.

**unidad motora** Grupo que consiste de una sola neurona y de todas las fibras musculares que estimula.

**unión covalente** Unión química formada al compartir electrones entre átomos.

**unión iónica** Unión química formada por el intercambio de electrones entre los átomos.

**unión neuromuscular** Punto en que la fibra nerviosa contacta a una célula muscular.

**urea** Producto nitrogenado de desecho que se excreta en la orina; producto terminal del metabolismo de proteínas.

**uremia** Acumulación de productos nitrogenados de desecho en la sangre.

**uréter** Conducto que transporta orina del riñón a la vejiga urinaria.

**uretra** Conducto que lleva orina de la vejiga urinaria al exterior del cuerpo.

**urticaria** Ronchas; reacción cutánea alérgica con parches rojos elevados; verdugón.

**útero** Órgano muscular en forma de pera en la pelvis renal dentro del cual se desarrolla el feto durante el embarazo; adj., uterino.

**úvea** Capa media del ojo, que incluye a la coroides, iris y cuerpo ciliar; estructuras vasculares y pigmentadas del ojo.

**úvula** Masa suave y carnosa en forma de V que cuelga del paladar blando.

## V

**vacuna** Sustancia que se utiliza para producir inmunidad activa; por lo general una suspensión de patógenos atenuados o muertos o algún componente del patógeno que se administra por inoculación para prevenir una enfermedad específica.

**vacunación** Administración de una vacuna para proteger contra una enfermedad específica; inmunización.

**vagina** Parte distal del canal de nacimiento que se abre hacia el exterior del cuerpo; órgano femenino de la cópula.

**valencia** Capacidad de combinación de un átomo; número de electrones que pierde o gana el átomo de un elemento en las reacciones químicas.

**válvula** Estructura que evita el flujo retrógrado de un líquido, como en el corazón, venas y vasos linfáticos.

**válvula mitral** Válvula entre la aurícula izquierda y el ventrículo izquierdo del corazón; válvula AV izquierda; válvula bicúspide.

**válvula tricúspide** Válvula entre la aurícula derecha y el ventrículo derecho del corazón.

**varicoso** Perteneciente a un vaso crecido y enroscado, como una vena varicosa.

**vascular** Perteneciente a los vasos sanguíneos.

**vasectomía** Extirpación quirúrgica de parte o todo el conducto (vaso) deferente; suele realizarse en ambos lados para producir esterilidad.

**vaso deferente** Conducto que transporta espermatozoides de los testículos a la uretra; conducto deferente.

**vasoconstricción**   Disminución en el diámetro de un vaso sanguíneo.

**vasodilatación**   Aumento en el diámetro de un vaso sanguíneo.

**vector**   Un insecto u otro animal que transmite un microorganismo que causa enfermedad de un hospedador a otro.

**vejiga urinaria**   Órgano hueco que almacena orina hasta que se elimina.

**vellosidades**   Pequeñas proyecciones similares a dedos en la superficie de una membrana; las proyecciones en el recubrimiento del intestino delgado a través de las cuales se absorbe la comida digerida.

**vena**   Vaso que lleva sangre hacia el corazón.

**vena cava**   Gran vena que transporta sangre hacia la aurícula derecha del corazón; vena cava superior o vena cava inferior.

**vena cava inferior**   Vena grande que drena la parte inferior del cuerpo y se vacía en la aurícula derecha del corazón.

**vena cava superior**   Vena grande que drena la parte superior del cuerpo y se vacía en la aurícula derecha del corazón.

**ventilación**   Movimiento de aire al interior y exterior de los pulmones.

**ventral**   Hacia el frente o la superficie del vientre; anterior.

**ventrículo**   Cavidad o cámara; una de las dos cavidades inferiores del corazón; una de las cuatro cavidades del encéfalo en que se produce líquido cefalorraquídeo; adj., ventricular.

**vénula**   Vaso entre un capilar y una vena.

**vérnix caseosa**   Secreción sebácea similar a queso que cubre al recién nacido.

**verruga**   Excrecencia de piel.

**vértebra**   Hueso de la columna vertebral.

**vértice**   Región puntiaguda de una estructura en forma de cono.

**vesícula**   Pequeño saco o ampolla llena de líquido.

**vesícula biliar**   Saco muscular en la superficie inferior del hígado que almacena bilis.

**vesícula seminal**   Glándula que contribuye a las secreciones del semen.

**vestíbulo**   Parte del oído interno que contiene receptores para el sentido de equilibrio estático; cualquier espacio en la entrada de un canal o un órgano.

**vibrio**   Bacteria en forma de coma o ligeramente curveada.

**VIH**   Véase virus de la inmunodeficiencia humana.

**viroide**   Agente infeccioso compuesto de ARN sin proteínas. Los viroides son parásitos intracelulares que a la fecha sólo se relacionan con enfermedades en plantas.

**virulencia**   Capacidad de un microorganismo para penetrar las defensas del hospedador.

**virus**   Agente infeccioso extremadamente pequeño que sólo puede reproducirse dentro de una célula viva.

**virus de la inmunodeficiencia humana (VIH)**   Virus que causa el sida.

**vísceras**   Órganos en las cavidades corporales ventrales, en particular los órganos abdominales.

**viscosidad**   Cualidad de espeso, como la sangre u otro líquido.

**vitamina**   Compuesto orgánico necesario en pequeñas cantidades para la salud.

**vólvulo**   Torsión del intestino.

## Y

**yatrógeno**   Que resulta de los efectos adversos de un tratamiento.

**yeyuno**   Segunda porción del intestino delgado.

# Glosario de partes de palabras

## Uso de las partes de palabras en la terminología médica

La terminología médica, el lenguaje de los profesionales de la salud, se basa en la comprensión de unos pocos componentes relativamente básicos. Estos elementos —raíces, prefijos y sufijos— forman las bases de casi todos los términos médicos. Una forma útil de familiarizarse con cada término es aprendiendo a pronunciarlo correctamente y decirlo en voz alta varias veces. Pronto formará parte integral de su vocabulario.

La base de una palabra es su raíz. Algunos ejemplos de raíces de palabras son *abdomin*, que se refiere a la región del abdomen; y *aden*, perteneciente a una glándula. La raíz de la palabra suele ir seguida de una vocal para facilitar la pronunciación, como en *abdomino* y *adeno*. A esta partícula nos referimos como su "forma de combinación".

Un prefijo es una parte de la palabra que precede a la raíz y que cambia su significado. Por ejemplo, el prefijo *des* en desnutrición significa "anormal". El sufijo, o final de la palabra, es la parte que sigue a la raíz y que cambia su significado. El sufijo *–rrea* significa "flujo abundante" o "descarga", como en diarrea, una alteración que se caracteriza por la descarga excesiva de heces líquidas.

Muchas palabras médicas son palabras compuestas; esto es, están hechas de más de una raíz o forma de combinación. Algunos ejemplos de palabras compuestas son *eritrocito* (glóbulo rojo) e *hidrocele* (saco que contiene líquido) y muchas palabras más complicadas, como *esternoclavicular* (que indica relación tanto con el esternón como con la clavícula).

El conocimiento general de la estructura del lenguaje y de las reglas ortográficas también es útil para dominar la terminología médica. Por ejemplo, los adjetivos incluyen palabras que terminan en *–al*, como en esternal (el sustantivo es esternón) y palabras que terminan en *–oso*, como en mucoso (el adjetivo es moco).

La siguiente lista incluye algunas de las raíces, prefijos y sufijos de uso más frecuente, así como ejemplos de su aplicación. Los prefijos van seguidos de un guión; los sufijos van precedidos de un guión; las raíces no llevan ninguno. Se añaden las vocales de combinación más frecuentes luego de una diagonal.

## Partes de palabras

**a-, an-** ausente, deficiente, que carece de algo más: *afasia, atrofia, anemia, anuria*

**ab-** lejos de: *abducción, aboral*

**abdomin/o-** región del vientre o el abdomen: *abdominocentesis, abdominoscopia*

**acr/o-** extremo, extremidad: *acromegalia, acromion*

**actin/o, actin/i-** relacionado con estructuras en forma de rayo o, más a menudo, con la luz o rayos X, u otro tipo de radiación: *actiniforme, actinodermatitis*

**acu/e-** agua: *acuoso, acuático, acueducto*

**acus-** audición, sonido: *acústico, presbiacusia*

**ad-** (en ocasiones se convierte a *ac-, af,- ag-, ap-, as-, at,*) hacia, añadido a, cerca: *adrenal, acreción, aglomerado, aferente*

**adeno/o-** glándula: *adenectomía, adenitis, adenocarcinoma*

**aer/o-** aire, gas: *aerobio, aerofagia*

**-aféresis** quitar, retirar: *hemaféresis, plasmaféresis*

**-agogo** que induce, conduce, estimula: *colagogo, galactagogo*

**-al** perteneciente a, parecido: *ileal*

**alb/i-** blanco: *albinismo, albiduria*

**alge, alg/o, alges/i-** dolor: *algésico, algofobia, analgésico*

**-algia** dolor, alteración dolorosa: *mialgia, neuralgia*

**amb/i-** ambos, en dos lados: *ambidiestro, ambivalente*

**ambli-** falta de precisión, matidez: *ambliopía*

**amil/o-** almidón: *amilasa, amiloide*

**an-** ausente, deficiente, carente de: *anaerobio, anoxia, anémico*

**ana-** hacia arriba, de vuelta, de nuevo, excesivo: *anatomía, anastomosis, anabolismo*

**andr/o-** masculino: *andrógeno*

**anfi-** en ambos lados, alrededor, doble: *anfiartrosis, anfibio*

**angi/o-** vaso: *angiograma, angiotensina*

**ant/i-** contra; que previene, suprime o destruye: *antiartrítico, antibiótico, anticoagulante*

**ante-** antes, delante de: *antenatal, anteparto*

**anter/o-** posición delante de o en frente de (es decir, anterior a) otra parte: *anterolateral, anteroventral*

**ap/o-** separación, derivación de: *apocrino, apoptosis, apófisis*

**-ar** perteneciente a, parecido a: *muscular, nuclear*

**-ario** perteneciente a, parecido a: *alimentario, urinario*

**artr/o-** articulación: *artrólisis, artrostomía, artritis*

**-asa** enzima: *lipasa, proteasa*

**atel/o-** imperfecto: *atelectasia*

**ater/o-** papilla grumosa: *ateroesclerosis, ateroma*

**audi/o-** sonido, audición: *audiógeno, audiometría, audiovisual*

**aut/o-** propio, de sí mismo: *autista, autodigestión, autoinmunitario*

**bar/o-** presión: *barorreceptor, barómetro*

**bas/o-** alcalino: *básico, basófilo*

**bi-** dos, dos veces: *bifurcar, bisexual*

**bil/o-** bilis: *biliar, bilirrubina*

**bio-** vida, organismo viviente: *biopsia, antibiótico*

**blast/o, blasto-** etapa temprana de una célula, célula inmadura: *blástula, bastóforo, eritroblasto*

**blef, blefar/o-** pestaña, párpado: *blefarismo, blefaritis, blefaroespasmo*

**bradi-** lento: *bradicardia*

**braqui-** corto: *braquidactilia, braquiesófago*

**braqui, braqui/o-** brazo: *braquial, braquicefálico, braquiotomía*

**bronqui, bronco-** bronquio: *bronquiectasia, broncoscopio*

**buc-** mejilla: *bucal*

**capn/o-** dióxido de carbono: *hipocapnia, hipercapnia*

**carcin/o-** cáncer: *carcinógeno, carcinoma*

**cardi/o, cardi/a-** corazón: *carditis, cardíaco, cardiólogo*

**cari/o-** núcleo: *cariotipo, carioplasma*

**cata-** abajo: *catabolismo, catalizador*

**cefal/o-** cabeza: *cefalalgia, cefalopélvico*

**-cele** hinchazón; espacio o cavidad agrandados: *cistocele, meningocele, rectocele*

**celi/o-** abdomen: *celíaco, celiocentesis*

**-centesis** perforación, disminución gradual: *amniocentesis, paracentesis*

**centi-** relacionado con el 100 (usado en unidades de medidas): *centígrado, centímetro*

**cerebr/o-** encéfalo: *cerebroespinal, cerebro*
**cervi-** cuello: *cervical, cuello uterino*
**cian/o-** azul: *cianosis, cianógeno*
**-cidio, -cida** cortar, matar o destruir: *bactericida, germicida, suicidio*
**cig/o-** unido: *cigoto, heterocigoto, monocigoto*
**cine-** movimiento: *cinético, cinesiología, cinestesia*
**circun-** alrededor, que rodea: *circumorbital, circunrenal, circunducción*
**cist/i, cist/o-** saco, vejiga: *cistitis, cistoscopio*
**cit/o, cito-** célula: *citología, citoplasma, osteocito*
**-clasto** romper: *osteoclasto*
**clav/o, cleid/o-** clavícula: *cleidomastoideo, subclavio*
**co-** con, junto: *cofactor, cohesión, coinfección*
**col/e, col/o-** bilis, vesícula: *cologogo, colecisto, colelito*
**colecist/o-** vesícula biliar: *colecistitis, colecistocinina*
**colp/o-** vagina: *colpectasia, colposcopio, colpotomía*
**con-** con: *concéntrico, concentrado, conducto*
**condr/o, condri/o-** cartílago: *cóndrico, condrocito, condroma*
**contra-** opuesto, contrario: *contraindicación, contralateral*
**cori/o-** membrana: *corión, coroides, coriocarcinoma*
**corne/o-** cuerno: *córneo, cornificado, córnea*
**cortic/o-** corteza: *cortical, corticotrópico, cortisona*
**cost/a, cost/o-** costillas: *intercostal, costoesternal*
**crani/o-** cráneo: *cráneo, craniotomía*
**cri/o-** frío: *crialgesia, criogenia, crioterapia*
**cript/o-** escondido, cubierto: *críptico, criptógeno, criptorquidia*
**crom/o cromat/o-** color: *cromosoma, cromatina, cromófilo*
**cuadr/i-** cuatro: *cuádriceps, cuadripléjico*
**-cusis** audición: *acusia, presbiacusia*
**cut-** piel: *subcutáneo*

**dactil/o-** dedos (por lo general de las manos, aunque también pueden ser de los pies): *dactilitis, polidactilia*
**de-** eliminar: *destoxificar, deshidratación*
**dendr-** árbol: *dendrita*
**dent/o, dent/i-** diente: *dentición, dentina, dentífrico*
**derm/o, dermat/o-** piel: *dermatitis, dermatología, dermatosis*
**di-** dos veces, doble: *diplopía, diplococo*
**dia-** a través, entre, aparte: *diafragma, diáfisis*
**-dinia** dolor, sensibilidad: *miodinia, neurodinia*
**dis-** desacomodado, difícil, doloroso: *disentería, disfagia, disnea*
**dis-** separado, lejos de: *distal*
**dors/i, dors/o-** espalda (en el ser humano, esta forma es igual que poster/o): *dorsal, dorsiflexión, dorsonucal*

**e-** fuera: *enucleación, evisceración, eyección*
**-ectasia** expansión, dilatación estiramiento: *angiectasia, bronquiectasia*
**ecto-** fuera, externo: *ectodermo, ectógeno*
**-ectomía** remoción quirúrgica o destrucción por otros medios: *apendicectomía, tiroidectomía*
**edem-** hinchazón: *edema*
**-emia** condición de la sangre: *glucemia, hiperemia*
**encefal/o-** encéfalo: *encefalitis, encefalograma*
**end/o-** en, dentro, lo más interno: *endarterial, endocardio, endotelio*
**enter/o-** intestino: *enteritis, enterocolitis*
**epi-** en, sobre: *epicardio, epidermis*
**equi-** igual: *equidistante, equivalente, equilibrio*
**erg/o-** trabajo: *ergonómico, energía, sinergia*
**erit-, eritr/o-** rojo: *eritema, eritrocito*
**escler/o-** duro, dureza: *escleroderma, esclerosis*
**escoli/o-** torcido, chueco: *escoliosis, escoliosómetro*
**esfigm/o-** pulso: *esfigmomanómetro*
**esplacn/o-** órganos internos: *esplácnico, esplacnoptosis*
**esplen/o-** bazo: *esplenectomía, esplénico*
**estafil/o** -similar a un racimo de uvas: *estafilococo*
**estat, -estasis** detener, permanecer en reposo, estar inerte: *hemostasia, estático, homeostasis*
**esten/o-** contraído, estrecho: *estenosis*
**-estesia** sensación: *anestesia, parestesia*
**estet/o-** tórax: *estetoscopio*
**estoma, estomat/o-** boca: *estomatitis*
**estrept/o-** cadena: *estreptococo, estreptobacilo*
**eu-** bien, normal, bueno: *euforia, eupnea*

**ex/o-** fuera, en el exterior, lejos de: *excreción, exocrino, exoftálmico*
**extra-** más allá de, fuera de, además de: *extracelular, extrasístole, extravasación*

**fag/o-** comer, ingerir: *fagocito, fagosoma*
**-fagia** comer, tragar: *afagia, disfagia*
**fasci-** capas de tejido conjuntivo fibroso: *fascia, fascitis, fasículo*
**-fasia** habla, capacidad para hablar: *afasia, disfasia*
**fen/o-** mostrar: *fenotipo*
**fer, -ferente** que soporta, que carga: *aferente, eferente, transferir*
**fibr/o-** estructuras filiformes, fibras: *fibrilación, fibroblasto, fibrositis*
**-filo, -fílico** gustar de, tener afinidad por: *eosinofilia, hemofilia, hidrófilo*
**fisi/o-** natural, físico: *fisiología, fisiólogo*
**fleb/o-** vena: *flebitis, flebotomía*
**-fobia** miedo, temor, aversión anormal: *acrofobia, hidrofobia*
**fot/o-** luz: *fotorreceptor, fotofobia*
**fren/o-** diafragma: *frénico, frenicotomía*

**gastr/o-** estómago: *gastritis, gastroenterostomía*
**gen/o-** relacionado con la reproducción o el sexo: *genealogía, generar, genético, genotipo*
**-genia/e** manera de originarse, desarrollarse o producirse: *ontogenia, progenie*
**genit/o-** órganos de la reproducción: *genitoplasia, genitourinario*
**-geno** agente que produce u origina: *alergeno, patógeno, fibrinógeno*
**gest/o-** gestación, embarazo: *progesterona, gestágeno*
**gino, gine, ginec/o-** femenino, mujer: *ginecología, ginecomastia, ginoplastia*
**giro-** círculo: *giroscopio, giro*
**glio, -glia** material pegajoso; específicamente, el tejido de apoyo del sistema nervioso central: *glioma, neuroglia*
**glos/o-** lengua: *glositis, glosofaríngeo*
**gluc/o-** relacionado con el azúcar, glucosa, dulce: *glucemia, glucosuria*
**gnat/o-** relacionado con la mandíbula: *prógnata, gnatoplastia*
**gnos-** percibir, reconocer: *agnóstico, diagnóstico*
**gon-** semilla, rodilla: *gónada, gonartritis*
**-grafía** proceso de registrar datos: *fotografía, radiografía*
**-grafo** instrumento para registrar, grabar, escribir: *electrocardiógrafo, electroencefalógrafo, micrógrafo*
**-grama** que se registra, que se graba: *electrocardiograma, electroencefalograma*

**hema, hemo, hemat/o-** sangre: *hematoma, hematuria, hemorragia*
**hemi-** la mitad: *hemisferio, heminefrectomía, hemiplejía*
**hepat/o-** hígado: *hepatitis, hepatógeno*
**heter/o-** otro, diferente: *heterogéneo, heterosexual, heterocromía*
**hidr/o-** agua: *hidrólisis, hidrocefalia*
**hiper-** por arriba, excesivo, alto: *hiperestesia, hiperglucemia, hipertrofia*
**hipo-** deficiente, bajo, por abajo: *hipocondrio, hipodérmico, hipogastrio*
**hist/o, histi/o-** tejido: *histología, histiocito*
**hister/o-** útero: *histerectomía*
**homeo-, homo-** que no cambia, igual: *homeostasis, homosexual*

**-ia** estado de, condición de: *miopía, hipocondría, isquemia, tetania, atonía, disentería*
**-iatria, -icia** especialidad médica: *pediatría, obstetricia*
**-ico** perteneciente a, parecido: *métrico, psiquiátrico, geriátrico*
**idio-** propio, de uno mismo, separado, diferente: *idiopático, idiosincrasia*
**-il** perteneciente a, parecido: *febril, viril*
**im-, in-** en, dentro, carente: *implantación, infiltración, inanimado*
**infra-** por debajo, inferior: *infraespinoso, infracortical*
**insul/o-** islote pancreático, isla: *insulina, insulinoma*
**inter-** entre: *intercostal, intersticial*
**intra-** dentro de una parte o estructura: *intracraneal, intracelular, intraocular*
**-ismo** estado de: *alcoholismo, hipertiroidismo*
**iso-** igual, lo mismo: *isotónico, isométrico*
**isq-** supresión: *isquemia*
**-itis** inflamación: *dermatitis, queratitis, neuritis*

**lacri-, lagri-** lágrima: *lagrimal*
**lact/o-** leche: *lactancia, lactógeno*
**laring/o-** laringe: *laríngeo, laringectomía, laringitis*
**later/o** lado: *lateral*
**-lema** vaina: *neurilema, sarcolema*
**leuco/o-** blanco, incoloro: *leucocito, leucoplaquia*
**lig-** unir: *ligamento, ligadura*
**linf/o-** linfa, sistema linfático, linfocito: *linfoide, linfedema*
**lingu/o-** lengua: *lingual, linguodental*
**lip/o-** lípido, grasa: *lipasa, lipoma*
**liso-, -lisis, -lítico** que afloja, disuelve, separa: *hemólisis, parálisis, lisosoma*
**lit/o-** piedra (cálculo): *litiasis, litotripsia*
**-logía** estudio de: *fisiología, ginecología*
**lute/o-** amarillo: *mácula lútea, cuerpo lúteo*

**macr/o-** grande, de longitud anormal: *macrófago, macroblasto*. **Véase también** –mega, mega/o
**mal-** malo, enférmo, desordenado, anormal: *maloclusión*
**malac/o, -malacia** ablandamiento: *malacoma, osteomalacia*
**mam/o-** mamas, glándulas mamarias: *mamograma, mamoplastia, mamífero*
**man/o-** presión: *manómetro, esfigmomanómetro*
**mast/o** mama: *mastectomía, mastitis*
**meg/a-, megal/o, -megalia** inusual o excesivamente grande: *megacolon, megaloblasto, esplenomegalia, megacariocito*
**melan/o-** oscuro, negro: *melanina, melanocito, melanoma*
**men/o-** hemorragia uterina fisiológica, flujo menstrual: *menstrual, menorragia, menopausia*
**mening/o-** membranas que cubren al encéfalo y a la médula espinal: *meningitis, meningocele*
**mes/a, mes/o-** medio, en la línea media: *mesencéfalo, mesodermo*
**meta-** cambio, más allá de, después, cercano: *metabolismo, metacarpiano, metaplasia*
**metr/o-** útero: *endometrio, metroptosis, metrorragia*
**metro-** medida: *hemocitómetro, esfigmomanómetro, espirómetro, isométrico*
**mi/o-** músculo: *mienterio, miocardio, miometrio*
**mic/o, miceto-** hongo: *mícido, miceto, micología, micosis, micelio*
**micro-** muy pequeño: *microscopio, microbiología, microcirugía, micrómetro*
**miel/o-** médula (a menudo en referencia a la médula espinal): *mieloide, mieloblasto, osteomielitis, poliomielitis*
**miring/o-** membrana timpánica: *miringotomía, miringitis*
**mix/o-** moco: *mixoma, mixovirus*
**mon/o-** único, uno: *monocito, mononucleosis*
**morf/o-** forma: *morfogénesis, morfología*
**multi-** muchos: *múltiple, multifactorial, multípara*

**narc/o-** estupor: *narcosis, narcolepsia, narcótico*
**nas/o-** nariz: *nasofaríngeo, paranasal*
**natri-** sodio: *hiponatriemia, natriurético*
**necr/o-** muerte, cadáver: *necrosis*
**nef, nefr/o-** riñón: *nefrectomía, nefrona*
**neo-** nuevo: *neoplasia, neonatal*
**neum/o, neumat/o-** aire, gas, respiración: *neumotórax, neumógrafo, neumatocele*
**neumon/o-** pulmón: *neumonía, neumonectomía*
**neur/o, neur/i-** nervio, tejido nervioso: *neurona, neuralgia, neurona*
**neutr/o-** neutral: *neutrófilo, neutropenia*
**noct/i, nict/i-** noche: *noctámbulo, nicturia, noctifobia*

**ocul/o-** ojo: *oculista, oculomotor, oculomicosis*
**odont/o-** diente: *odontalgia, ortodoncia*
**oftalm/o-** ojo: *oftalmía, oftalmólogo, oftalmoscopio*
**-ógeno** producido a partir de, que produce: *neurógeno, piógeno, psicógeno*
**-oide** similar, parecido: *linfoide, mieloide*
**olig/o-** poco, una deficiencia: *oligospermia, oliguria*
**-ólogo** uno que se especializa en un campo de estudio: *cardiólogo, gastroenterólogo*
**-oma** tumor, hinchazón: *hematoma, sarcoma*
**-ona** terminación para hormona esteroide: *testosterona, progesterona*
**onic/o, oniqu/i-** uñas: *paroniquia, onicoma*
**oo-** huevo, óvulo: *oocito, oogénesis* (no confundir con oofor-)

**oofor/o** ovario: *ooforectomía, ooforitis, ooforocistectomía*. **Véase también** ovar-
**-opía** trastorno de los ojos o la vista: *heterotopía, miopía, hipermetropía*
**or/o-** boca: *orofaringe, oral*
**-orio** perteneciente a, parecido: *respiratorio, circulatorio*
**orqui/o, orquid/o-** testículos: *orquitis, criptorquidia*
**ort/o-** recto, normal: *ortopedia, ortopnea, ortosis*
**os/i, ose/o, oste/o-** hueso, tejido óseo: *óseo, osteocito, osteomielitis*
**oscil/o-** balancearse de un lado a otro: *oscilloscopio*
**-oscopio** instrumento usado para mirar dentro de o para examinar una parte: *broncoscopio, endoscopio, artroscopio*
**osmo-** ósmosis: *osmorreceptor, osmótico*
**-oso** perteneciente a, parecido: *fibroso, venoso*
**-ostomía** creación quirúrgica de una abertura en un órgano hueco o una abertura entre dos órganos: *colostomía, traqueostomía*
**ot/o-** oído: *otalgia, otitis, otomicosis*
**ov/o-** huevo, óvulo: *oviducto, ovulación*
**ovar, ovari/o-** ovario: *ovariectomía*. **Véase también** oofor
**ox-, -oxia** perteneciente al oxígeno: *hipoxemia, hipoxia, anoxia*
**oxi-** agudo, filoso: *oxígeno, oxitocia*

**pan-** todo: *pandémico, panacea*
**papil/o-** pezón: *papiloma, papilar*
**para-** cercano, más allá de, diferente a, junto: *paramédico, parametrio, paratiroides, parasagital*
**pariet/o-** pared: *parietal*
**-pastia** moldeamiento, formación quirúrgica: *cistoplastia, gastroplastia, cineplastia*
**pat/o, -patía** enfermedad, alteración, anormal: *patógeno, patología, neuropatía*
**ped/o, pedia-** niño, pie: *pedofobia, pediatra, pedialgia*
**-penia** falta de: *leucopenia, trombocitopenia*
**per-** a través, en forma excesiva: *percutáneo, perfusión*
**peri-** alrededor: *pericardio, pericondrio*
**-pexia** fijación: *nefropexia, proctopexia*
**pi/o-** pus: *piuria, piógeno, piorrea*
**piel/o-** pelvis renal: *pielitis, pielograma, pielonefrosis*
**pil/e, pil/i, pil/o-** pelo, similar a pelo: *piloso, piliación, pilonidal*
**pin/o-** beber: *pinocitosis*
**pir/o-** fuego, fiebre: *pirógeno, antipirético, piromanía*
**-plejía** accidente vascular cerebral, parálisis: *paraplejía, hemiplejía*
**pleur/o-** lado, costilla, pleura: *pleuresía, pleurotomía*
**-pnea** aire, respiración: *eupnea*
**pod/o-** pie: *podiatría, pododinia*
**poli-** muchos: *poliartritis, poliquístico, policitemia*
**polio-** gris: *polioencefalitis, poliomielitis*
**pos-** atrás, después, siguiente: *posnatal, posocular, posparto*
**-poyesis** elaborar, formar: *eritropoyesis, hematopoyesis*
**pre-** antes, delante de: *precanceroso, preclínico, prenatal*
**presbi-** vejez: *presbiacusia, presbiopía*
**pro-** antes, frente a, a favor de: *pródromo, prosencéfalo, prolapso, protrombina*
**proct/o-** recto: *proctitis, proctocele, proctólogo*
**propi/o-** propio: *propiocepción*
**psic/o-** mente: *psicosomático, psicoterapia*
**-ptosis** desplazamiento hacia abajo, caída, prolapso: *blefaroptosis, enteroptosis, nefroptosis*
**pulm/o, pulmon/o-** pulmón: *pulmonar, pulmonología*

**queil/o-** labios; borde u orilla: *queilitis, queilosis*
**querat/o-** córnea del ojo, ciertos tejidos córneos: *queratina, queratitis, queratoplastia*
**quim/o, quimi/o-** química, químico: *quimioterapia, quimiocauterio, quimiorreceptor*
**quir/o, queir/o-** mano: *queiralgia, queiromegalia, quiropráctico*

**radi/o-** emisión de rayos o radiación: *radiactivo, radiografía, radiología*
**raqui/o-** espina dorsal, columna: *raquídeo, raquicentesis*
**re-** de nuevo, de vuelta: *reabsorción, reacción, regenerar*
**rect/o-** recto: *rectal, renopatía*
**reticul/o-** red: *retículo, reticular*
**retro-** hacia atrás, ubicado atrás: *rectocecal, retroperitoneal*
**rin/o-** nariz: *rinitis, rinoplastia*

**-rrafia** suturar o coser un hueco o defecto en una parte: *herniorrafia, gastrorrafia, cistorrafia*
**-rragia** que se expulsa hacia adelante, flujo excesivo: *hemorragia, menorragia*
**-rrea** flujo, descarga: *diarrea, gonorrea, seborrea*

**sacar/o** azúcar: *monosacárido, polisacárido*
**salping/o** trompa de Falopio: *salpingitis, salpingoscopio*
**sarc/o-** carne: *sarcolema, sarcoplasma, sarcómero*
**semi-** parcial, mitad: *semipermeable, semicoma*
**semin/o-** semen, semilla: *seminífero, seminal*
**sep, séptico-** veneno, podredumbre, descomposición: *sepsis, septicemia*
**seud/o-** falso: *seudoartritis, seudoestratificado, seudópodo*
**sin-** con, junto: *sínfisis, sinapsis*
**sin/o-** seno: *sinusitis, sinusoide, senoauricular*
**siring/o** fístula, conducto, cavidad: *siringectomía, siringomielia*
**-sis** alteración o proceso, por lo general anormal: *dermatosis, osteoporosis*
**soma-, somat/o, -soma** cuerpo: *somático, somatotipo, somatotropina*
**son/o-** sonido: *sonograma, sonografía*
**spir/o-** respiración: *espirómetro, inspiración, espiración*
**sten/o, -stenia, -sténico** fuerza: *asténico, calisténico, neurastenia*
**sub-** por debajo, bajo, cerca, casi: *subclavia, subcutáneo, subluxación*
**super-** por arriba, excesivo: *superego, superficial*
**supra-** arriba, sobre, superior: *supranasal, suprarrenal*

**taqui-** rápido: *taquicardia, taquipnea*
**tars/o-** párpado, pie: *tarsitis, tarsoplastia, tarsoptosis*
**-taxia, -taxis** orden, acomodo: *ataxia, quimiotaxia, termotaxia*
**tel/o-** fin: *telofase, telómero*
**tens-** estirar, jalar: *extensión, tensor*
**term/o-, -termia** calor: *termalgesia, termocauterio, diatermia, termómetro*

**test/o-** testículos: *testosterona, testicular*
**tetr/a** -cuatro: *tetralogía, tetraplejía*
**timpan/o-** tambor: *timpánico, tímpano*
**toc/o-** parto: *eutocia, distocia, oxitocina*
**tom/o, -tomía** incisión de, corte: *anatomía, flebotomía, laparotomía*
**ton/o-** tono, tensión: *tonicidad, tónico*
**tox, toxic/o-** veneno: *toxina, citotóxico, toxemia, toxicología*
**trans-** a través de, más allá de: *transorbital, transpiración, trasplante, transporte*
**traque/o-** tráquea: *traqueal, traqueítis, traqueotomía*
**tri-** tres: *tríada, tríceps*
**tric/o-** pelo: *triquiasis, tricosis, tricología*
**trof/o, -trófico, -trofía** nutrición, nutrir: *atrófico, hipertrofia*
**tromb/o-** coágulo de sangre: *trombosis, trombocito*
**trop/o, -tropina, -trópico** que gira hacia algo, que actúa con, que influye, que cambia: *tirotropina, adrenocorticotrópico, gonadotropina*

**ultra-** más allá de o excesivo: *ultrasonido, ultravioleta, ultraestructura*
**uni-** uno: *unilateral, uniovular, unicelular*
**ur/o-** orina, vías urinarias: *urología, urogenital*
**-uria** orina: *glucosuria, hematuria, piuria*

**vas/o-** vaso, conducto: *vascular, vasectomía, vasodilatación*
**viscer/o-** órganos internos, vísceras: *visceral, visceroptosis*
**vitre/o-** similar a vidrio: *vítreo*

**xer/o-** sequedad: *xerodermia, xeroftalmía, xerosis*

**yatr/o-** médico, medicina: *yatrógeno*
**yuxta-** cerca de: *yuxtaglomerular, yuxtaposición*

# Apéndices

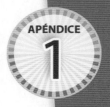

# Medidas métricas

## Apéndice 1-1    Medidas métricas

| Unidad | Abreviatura | Equivalente métrico | Equivalente en Estados Unidos |
| --- | --- | --- | --- |
| **Unidades de longitud** | | | |
| Kilómetro | km | 1000 metros | 0.62 millas; 1.6 km/milla |
| Metro* | m | 100 cm; 1000 mm | 39.4 pulgadas; 1.1 yardas |
| Centímetro | cm | 1/100 m; 0.01 m | 0.39 pulgadas; 2.5 cm/pulgada |
| Milímetro | mm | 1/1000 m; 0.001 m | 0.039 pulgadas; 25 mm/pulgada |
| Micrómetro | μm | 1/1000 mm; 0.001 mm | |
| **Unidades de peso** | | | |
| Kilogramo | kg | 1000 g | 2.2 lb |
| Gramo* | g | 1000 mg | 0.035 oz.; 28.5 g/oz |
| Miligramo | mg | 1/1000 g; 0.001 g | |
| Microgramo | μg | 1/1000 mg; 0.001 mg | |
| **Unidades de volumen** | | | |
| Litro* | L | 1,000 ml | 1.06 qt |
| Decilitro | dl | 1/10 L; 0.1 L; 100 ml | |
| Mililitro | ml | 1/1000 L; 0.001 L | 0.034 oz.; 29.4 ml/oz |
| Microlitro | μL, mcl | 1/1000 ml; 0.001 ml | |

* Unidad básica.

# Escala de conversión para temperatura de Celsius-Fahrenheit

## Celsius a Fahrenheit

Use la siguiente fórmula para convertir temperaturas en Celsius a temperaturas en Fahrenheit:

$$°F = 9/5°C + 32$$

Por ejemplo, si la temperatura en Celsius es 37°

$$°F = (9/5 × 37) + 32$$

$$= 66.6 + 32$$

**98.6°F (temperatura corporal normal)**

## Fahrenheit a Celsius

Utilice la siguiente fórmula para convertir temperaturas en Fahrenheit a temperaturas en Celsius:

$$°C = 5/9 (°F − 32)$$

Por ejemplo, si la temperatura Fahrenheit es 68°

$$°C = 5/9 (68 − 32)$$

$$= 5/9 × 36$$

**20°C (un agradable día de primavera)**

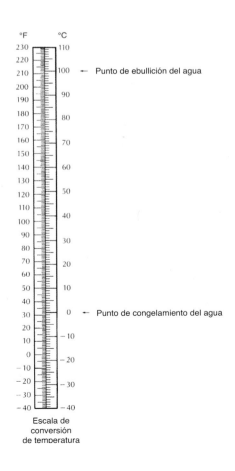

Escala de
conversión
de temperatura

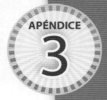

APÉNDICE

3

# Tabla periódica de los elementos

La tabla periódica enlista los elementos químicos de acuerdo con sus números atómicos. Los recuadros en la tabla contienen información sobre los elementos, como se muestra en el ejemplo en la parte superior de la tabla. El número superior en cada recuadro es el número atómico, que representa el número de protones en el núcleo del átomo. Bajo el nombre del elemento está el símbolo químico, una abreviatura de su nombre moderno o en latín. Los nombres en latín de cuatro elementos comunes se muestran debajo de la gráfica. El número inferior en cada recuadro representa el peso atómico (masa) de los átomos de ese elemento en comparación con el peso de los átomos de carbono. El peso atómico es la suma de los pesos de los protones y neutrones en el núcleo.

Todos los elementos en la columna comparten propiedades químicas similares con base en el número de elec-

trones en sus niveles de energía más externos. Aquellos en la columna VIII son no reactivos (inertes) y se les conoce como gases nobles. Los 26 elementos que se encuentran en el cuerpo están codificados con color de acuerdo con su cantidad (v. totales arriba de la gráfica). El carbono, hidrógeno, oxígeno y nitrógeno constituyen 96 % del peso corporal. Los primeros tres de éstos están presentes en todos los carbohidratos, lípidos, proteínas y ácidos nucleicos. El nitrógeno es un componente adicional de todas las proteínas. Nueve elementos más constituyen casi todo el resto del peso corporal. Los 13 elementos restantes están presentes en cantidades muy pequeñas y se les conoce como oligoelementos. Aunque se requieren en cantidades muy pequeñas, son esenciales para una buena salud, ya que son parte de las enzimas y otros compuestos utilizados en el metabolismo.

## TABLA PERIÓDICA DE LOS ELEMENTOS

**Anotación:**

- 96 % del peso corporal
- 3.9 % del peso corporal
- 0.1 % del peso corporal

| 6 | Número atómico |
| Carbono | Nombre |
| **C** | Símbolo |
| 12.01 | Peso atómico |

| I | II | | | | | | | | | | | III | IV | V | VI | VII | VIII |
|---|---|---|---|---|---|---|---|---|---|---|---|---|---|---|---|---|---|
| 1<br>Hidrógeno<br>**H**<br>1.01 | | | | | | | | | | | | | | | | | 2<br>Helio<br>**He**<br>4.00 |
| 3<br>Litio<br>**Li**<br>6.94 | 4<br>Berilio<br>**Be**<br>9.01 | | | | | | | | | | | 5<br>Boro<br>**B**<br>10.81 | 6<br>Carbono<br>**C**<br>12.01 | 7<br>Nitrógeno<br>**N**<br>14.01 | 8<br>Oxígeno<br>**O**<br>16.00 | 9<br>Flúor<br>**F**<br>19.00 | 10<br>Neón<br>**Ne**<br>20.18 |
| 11<br>Sodio<br>**Na**<br>22.99 | 12<br>Magnesio<br>**Mg**<br>24.31 | | | | | | | | | | | 13<br>Aluminio<br>**Al**<br>26.98 | 14<br>Silicio<br>**Si**<br>28.09 | 15<br>Fósforo<br>**P**<br>30.97 | 16<br>Azufre<br>**S**<br>32.07 | 17<br>Cloro<br>**Cl**<br>35.45 | 18<br>Argón<br>**Ar**<br>39.95 |
| 19<br>Potasio<br>**K**<br>39.10 | 20<br>Calcio<br>**Ca**<br>40.08 | 21<br>Escandio<br>**Sc**<br>44.96 | 22<br>Titanio<br>**Ti**<br>47.88 | 23<br>Vanadio<br>**V**<br>50.94 | 24<br>Cromo<br>**Cr**<br>52.00 | 25<br>Manganeso<br>**Mn**<br>54.94 | 26<br>Hierro<br>**Fe**<br>55.85 | 27<br>Cobalto<br>**Co**<br>58.93 | 28<br>Níquel<br>**Ni**<br>58.69 | 29<br>Cobre<br>**Cu**<br>63.55 | 30<br>Zinc<br>**Zn**<br>65.39 | 31<br>Galio<br>**Ga**<br>69.72 | 32<br>Germanio<br>**Ge**<br>72.59 | 33<br>Arsénico<br>**As**<br>74.92 | 34<br>Selenio<br>**Se**<br>78.96 | 35<br>Bromo<br>**Br**<br>79.90 | 36<br>Criptón<br>**Kr**<br>83.80 |
| 37<br>Rubidio<br>**Rb**<br>85.47 | 38<br>Estroncio<br>**Sr**<br>87.62 | 39<br>Ytrio<br>**Y**<br>88.91 | 40<br>Circonio<br>**Zr**<br>91.22 | 41<br>Niobio<br>**Nb**<br>92.91 | 42<br>Molibdeno<br>**Mo**<br>95.94 | 43<br>Tecnecio<br>**Tc**<br>(98) | 44<br>Rutenio<br>**Ru**<br>101.1 | 45<br>Rodio<br>**Rh**<br>102.9 | 46<br>Paladio<br>**Pd**<br>106.4 | 47<br>Plata<br>**Ag**<br>107.9 | 48<br>Cadmio<br>**Cd**<br>112.4 | 49<br>Indio<br>**In**<br>114.8 | 50<br>Estaño<br>**Sn**<br>118.7 | 51<br>Antimonio<br>**Sb**<br>121.8 | 52<br>Teluro<br>**Te**<br>127.6 | 53<br>Yodo<br>**I**<br>126.9 | 54<br>Xenón<br>**Xe**<br>131.3 |
| 55<br>Cesio<br>**Cs**<br>132.91 | 56<br>Bario<br>**Ba**<br>137.34 | | 72<br>Hafnio<br>**Hf**<br>178.5 | 73<br>Tantalio<br>**Ta**<br>180.9 | 74<br>Volframio<br>**W**<br>183.9 | 75<br>Renio<br>**Re**<br>186.2 | 76<br>Osmio<br>**Os**<br>190.2 | 77<br>Iridio<br>**Ir**<br>192.2 | 78<br>Platino<br>**Pt**<br>195.1 | 79<br>Oro<br>**Au**<br>196.9 | 80<br>Mercurio<br>**Hg**<br>200.6 | 81<br>Talio<br>**Tl**<br>204.4 | 82<br>Plomo<br>**Pb**<br>207.2 | 83<br>Bismuto<br>**Bi**<br>209.0 | 84<br>Polonio<br>**Po**<br>(210) | 85<br>Astato<br>**At**<br>(210) | 86<br>Radón<br>**Rn**<br>(222) |
| 87<br>Francio<br>**Fr**<br>(223) | 88<br>Radio<br>**Ra**<br>(226) | | 104<br>Rutherfordio<br>**Rf**<br>(257) | 105<br>Dubnio<br>**Db**<br>(260) | 106<br>Seaborgio<br>**Sg**<br>(263) | 107<br>Bohrio<br>**Bh**<br>(262) | 108<br>Hassio<br>**Hs**<br>(265) | 109<br>Meitnerio<br>**Mt**<br>(267) | 110<br>Darmstadtio<br>**Ds**<br>(271) | 111<br>Anónimo<br>(272) | 112<br>Anónimo<br>(277) | | | | | | |

**57-71 Lantánidos**

| 57<br>Lantano<br>**La**<br>138.9 | 58<br>Cerio<br>**Ce**<br>140.1 | 59<br>Praseodimio<br>**Pr**<br>140.9 | 60<br>Neodimio<br>**Nd**<br>144.2 | 61<br>Promecio<br>**Pm**<br>(145) | 62<br>Samario<br>**Sm**<br>(150.4) | 63<br>Europio<br>**Eu**<br>152.0 | 64<br>Gadolinio<br>**Gd**<br>157.3 | 65<br>Terbio<br>**Tb**<br>158.9 | 66<br>Disprosio<br>**Dy**<br>162.5 | 67<br>Holmio<br>**Ho**<br>164.9 | 68<br>Erbio<br>**Er**<br>167.3 | 69<br>Tulio<br>**Tm**<br>168.9 | 70<br>Iterbio<br>**Yb**<br>173.0 | 71<br>Lutecio<br>**Lu**<br>175.0 |
|---|---|---|---|---|---|---|---|---|---|---|---|---|---|---|

**89-103 Actínidos**

| 89<br>Actinio<br>**Ac**<br>(227) | 90<br>Torio<br>**Th**<br>232.0 | 91<br>Protactinio<br>**Pa**<br>(231) | 92<br>Uranio<br>**U**<br>(238) | 93<br>Neptunio<br>**Np**<br>(237) | 94<br>Plutonio<br>**Pu**<br>(244) | 95<br>Americio<br>**Am**<br>(243) | 96<br>Curio<br>**Cm**<br>(247) | 97<br>Berquelio<br>**Bk**<br>(247) | 98<br>Californio<br>**Cf**<br>(251) | 99<br>Einstenio<br>**Es**<br>(254) | 100<br>Fermio<br>**Fm**<br>(257) | 101<br>Mendelevio<br>**Md**<br>(256) | 102<br>Nobelio<br>**No**<br>(259) | 103<br>Laurencio<br>**Lr**<br>(257) |
|---|---|---|---|---|---|---|---|---|---|---|---|---|---|---|

| Nombre | Nombre en latín | Símbolo |
|---|---|---|
| Cobre | *cuprium* | Cu |
| Hierro | *ferrum* | Fe |
| Potasio | *kalium* | K |
| Sodio | *natrium* | Na |

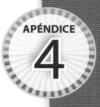

# Pruebas de laboratorio

## Apéndice 4-1  Examen de orina sistemático

| Pruebas | Valor normal | Importancia clínica |
|---|---|---|
| **Características generales y mediciones** | | |
| Color | Amarillo pálido a ámbar | El cambio de color puede deberse a concentración o dilución, fármacos, trastornos metabólicos o inflamatorios. |
| Olor | Ligeramente aromática | Olor desagradable típico de infección de las vías urinarias, olor frutal en diabetes mellitus no controlada. |
| Apariencia (claridad) | Clara a ligeramente turbia | Hay orina turbia con infección o luego de refrigeración; puede indicar la presencia de bacterias, células, moco o cristales. |
| Densidad | 1.003 a 1.030 (primer chorro de la mañana; las pruebas sistemáticas son al azar) | Disminuida en la diabetes insípida, insuficiencia renal aguda, intoxicación por agua; aumentada en hepatopatías, insuficiencia cardíaca, deshidratación. |
| pH | 4.5 a 8.0 | Orina ácida acompañada de acidosis, fiebre, dieta alta en proteínas alcalina en infecciones de las vías urinarias, acidosis metabólica, dieta vegetariana. |
| **Determinaciones químicas** | | |
| Glucosa | Negativa | Glucosa presente en diabetes mellitus descontrolada, exceso de esteroides. |
| Cetonas | Negativas | Presente en diabetes mellitus e inanición. |
| Proteínas | Negativas | Presente en trastornos renales, como glomerulonefritis, insuficiencia renal aguda. |
| Bilirrubina | Negativa | Producto de la degradación de la hemoglobina; presente en hepatopatías o en obstrucción de las vías biliares. |
| Urobilinógeno | 0.2 a 1.0 unidades Ehrlich/100 ml | Producto de la degradación de la bilirrubina; elevado en anemias hemolíticas y en hepatopatías; permanece negativo en la obstrucción biliar. |
| Sangre (oculta) | Negativa | Detecta pequeñas cantidades de células sanguíneas, hemoglobina o mioglobina; presente en traumatismo grave, trastornos metabólicos, infecciones vesicales. |
| Nitrito | Negativo | Producto de la degradación bacteriana de la orina; los resultados positivos sugieren infección de las vías urinarias y requiere seguimiento con un cultivo de orina. |
| **Al microscopio** | | |
| Eritrocitos | 0 a 3 por campo de alto poder | Aumentados por hemorragia dentro de las vías urinarias, por traumatismo, tumores, inflamación o daño en el interior de los riñones. |
| Leucocitos | 0 a 4 por campo de alto poder | Aumentados por infección renal o vesical. |
| Células epiteliales renales | Ocasional | Un mayor número indica daño a los túbulos renales. |
| Cilindros | Ninguno | Cilindros hialinos normales; gran cantidad de cilindros anormales indican inflamación o un trastorno sistémico. |
| Cristales | Presentes | La mayor parte son normales; pueden ser ácidos o alcalinos. |
| Bacterias | Pocas | Aumentan en la infección de las vías urinarias o contaminación por genitales infectados. |
| Otros | | Cualquier levadura, parásito, moco, espermatozoides u otros datos microscópicos deben informarse aquí. |

## Apéndice 4-2  Biometría hemática completa

| Pruebas | Valor normal* | Importancia clínica |
|---|---|---|
| Recuento eritrocítico | Varones: 4.2 a 5.4 millones/μL<br>Mujeres: 3.6 a 5.0 millones/μL | Disminuidos en la anemia; elevados en deshidratación, policitemia. |
| Hemoglobina (Hb) | Varones: 13.5 a 17.5 g/100 ml<br>Mujeres: 12 a 16 g/100 ml | Disminuida en anemia, hemorragia y reacciones hemolíticas; elevada en deshidratación y enfermedades cardíacas y hepáticas. |
| Hematócrito (Hct) o concentrado eritrocítico | Varones: 40 % a 50 %<br>Mujeres: 37 % a 47 % | Disminuido en anemia; elevado en policitemia, deshidratación. Estos valores, calculados a partir del recuento eritrocítico, Hb y Hct, proporcionan información valiosa para el diagnóstico y clasificación de las anemias. |
| Índices eritrocíticos (ejemplos) | | |
| Volumen corpuscular medio | 87 a 103 μL/eritrocito | Mide el tamaño o volumen promedio de cada eritrocito: pequeños (microcíticos) en la anemia por deficiencia de hierro; grandes (macrocíticos) típicos de la anemia perniciosa. |
| Hemoglobina corpuscular media | 26 a 34 pg/eritrocito | Mide el peso de la hemoglobina por eritrocito; útil para diferenciar tipos de anemia en un paciente con anemia grave. |
| Concentración de hemoglobina corpuscular media | 31 a 37 g/100 ml | Define el volumen de hemoglobina por eritrocito; se utiliza para determinar el color o concentración de hemoglobina por eritrocito. |
| Recuento del leucocitos | 5000 a 10,000 μL | Elevado en leucemia y en respuesta a infección, inflamación y deshidratación; disminuido en la supresión de médula ósea. |
| Plaquetas | 150,000 a 350,000/μL | Elevadas en muchas enfermedades neoplásicas; disminuidas en coagulación intravascular diseminada o por efectos farmacológicos tóxicos; puede ocurrir hemorragia espontánea con recuentos plaquetarios menores de 20,000 μL. |
| Diferencial (frotis de sangre periférica) | | Se requiere un portaobjetos con sangre teñida para realizar el diferencial. Se calculan los porcentajes de diferentes leucocitos y se verifica el portaobjetos al microscopio para revisar características anormales en los eritrocitos, leucocitos y plaquetas. |
| Leucocitos | | |
| Neutrófilos segmentados | 40 % a 74 % | Elevados en infecciones bacterianas; las cifras bajas dejan a la persona susceptible a infecciones. |
| Neutrófilos inmaduros (en banda) | 0 % a 3 % | Elevados cuando el recuento de neutrófilos se eleva. |
| Linfocitos | 20 % a 40 % | Elevados en infecciones virales; las cifras bajas dejan a la persona peligrosamente susceptible a infecciones. |
| Monocitos | 2 % a 6 % | Elevados en infecciones específicas. |
| Eosinófilos | 1 % a 4 % | Elevados en trastornos alérgicos. |
| Basófilos | 0.5 % a 1 % | Elevados en trastornos alérgicos. |

* Los valores dependen de la instrumentación y tipo de la prueba.

## Apéndice 4-3    Pruebas de química sanguínea

| Pruebas | Valor normal | Importancia clínica |
|---|---|---|
| **Panel básico: generalidades sobre electrólitos, manejo de los productos de desecho y metabolismo** | | |
| Cloruro (Cl) | 98 a 106 meq/L | Elevado en deshidratación, hiperventilación e insuficiencia cardíaca congestiva; disminuido en vómito, diarrea y fiebre. |
| Creatinina | 0.6 a 1.2 mg/100 ml | Se produce a una tasa constante y se excreta por los riñones; elevada en las nefropatías. |
| Dióxido de carbono (CO$_2$) (incluye bicarbonato) | 23 a 30 mmol/L | Útil para evaluar el equilibrio acidobásico al medir el dióxido de carbono total en sangre. Elevado en vómito y neumopatía; reducido en acidosis diabética, insuficiencia renal aguda e hiperventilación. |
| Glucosa | Ayuno: 70 a 110 mg/100 ml Al azar: 85 a 125 mg/100 ml | Elevada en diabetes y enfermedad grave; disminuida en sobredosis de insulina o hipoglucemia. |
| Nitrógeno de la urea sanguínea | 7 a 18 mg/100 ml | Elevado en nefropatía y deshidratación; disminuido en daño hepático y desnutrición. |
| Potasio (K) | 3.5 a 5 meq/L | Elevado en insuficiencia renal, daño celular extenso y acidosis; disminuido en vómito, diarrea y administración excesiva de diuréticos o líquidos I.V. |
| Sodio (Na) | 101 a 111 meq/L o 135 a 148 meq/L (depende de la prueba) | Elevado en deshidratación y diabetes insípida; disminuido en sobrecarga de líquidos I.V., quemaduras, diarrea o vómito. |
| **Pruebas de química sanguínea adicionales** | | |
| Ácido úrico | Varones: 3.5 a 7.2 mg/100 ml Mujeres: 2.6 a 6.0 mg/100 ml | Se produce por la degradación de purinas ingeridas en los alimentos y ácidos nucleicos; elevado en nefropatía, gota y leucemia. |
| Albúmina | 3.8 a 5.0 g/100 ml | La albúmina mantiene al agua en la sangre; disminuida hepatopatías y nefropatías. |
| Amilasa | 21 a 160 U/L | Se utiliza para diagnosticar y vigilar el tratamiento de la pancreatitis aguda y para detectar inflamación de las glándulas salivales. |
| Aminotransferasa de alanina (ALT) | 10 a 40 U/L | Se utiliza para diagnosticar y vigilar el tratamiento de hepatopatías y para vigilar los efectos de los fármacos sobre el hígado; elevado en el infarto miocárdico. |
| Aminotransferasa de aspartato (AST) | 0 a 41 U/L (varía) | Enzima presente en los tejidos con gran actividad metabólica; elevada en el infarto miocárdico y hepatopatías. |
| Bilirrubina total | 0.2 a 1.0 mg/100 ml | Producto de degradación de la hemoglobina en los eritrocitos; aumenta cuando se destruye un exceso de eritrocitos o en hepatopatía. |
| Calcio (Ca) | 8.8 a 10.0 mg/100 ml | Elevado con producción excesiva de hormona paratiroidea y en cáncer; reducido en alcalosis, fosfato elevado en insuficiencia renal y líquidos I.V. en exceso. |
| Colesterol | 120 a 220 mg/100 ml es el rango deseable | Se usan pruebas de detección para valorar el riesgo de cardiopatía; las concentraciones de 200 mg/100 ml o más indican mayor riesgo de cardiopatía y requiere más estudios. |
| Creatincinasa (CK) | Varones: 38 a 174 U/L Mujeres: 96 a 140 U/L | La concentración elevada de enzimas indica infarto miocárdico o daño al músculo esquelético. Cuando está elevada, se realizan pruebas para fracciones específicas (isoenzimas). |
| Deshidrogenasa láctica (LDH) | 95 a 200 U/L (Los rangos normales presentan grandes variaciones) | Enzima liberada en muchos tipos de daño tisular, que incluyen infarto miocárdico, infarto pulmonar y hepatopatía. |
| Fosfatasa alcalina | 20 a 70 U/L (varía con el método) | Enzima del metabolismo óseo; elevada en hepatopatías y osteopatía metastásica. |
| Fósforo (P) (inorgánico) | 2.7 a 4.5 mg/100 ml | Se valora en respuesta al calcio; las reservas principales están en el hueso: elevado en nefropatía; disminuido en exceso de hormona paratiroidea. |
| Globulinas | 2.3 a 3.5 g/dL | Proteínas activas en la inmunidad; ayuda a la albúmina a mantener agua en la sangre. |
| Glutamiltransferasa γ (GGT) | Varones: 6 a 26 U/L Mujeres: 4 a 18 U/L | Se utiliza para diagnosticar hepatopatías y para alcoholismo crónico. |

*(continúa)*

## Apéndice 4-3 — Pruebas de química sanguínea (continuación)

| Pruebas | Valor normal | Importancia clínica |
| --- | --- | --- |
| Hierro sérico (Fe) | Varones: 75 a 175 μg/100 ml<br>Mujeres: 65 a 165 μg/100 ml | Disminuido en la deficiencia de hierro y en anemia; elevado en alteraciones hemolíticas. |
| Hormona estimulante de la tiroides (TSH) | 0.5 a 6 mlU/L | Producida por la hipófisis para promover la función de la glándula tiroides; elevada cuando la tiroides no está funcionando. |
| Índice albúmina/globulina (índice A/G) | Mayor de 1 | Un índice A/G bajo significa una tendencia al edema porque la globulina es menos eficaz que la albúmina para mantener el agua en la sangre. |
| Lipasa | 4 a 24 U/L (varía con la prueba) | Enzima para diagnosticar pancreatitis. |
| Lipoproteínas de alta densidad (HDL) | Varones: 30 a 70 mg/100 ml<br>Mujeres: 30 a 85 mg/100 ml | Se utiliza para valorar el riesgo de cardiopatía. |
| Lipoproteínas de baja densidad (LDL) | 80 a 140 mg/100 ml | Se usa para valorar el riesgo de cardiopatía. |
| Magnesio (Mg) | 1.3 a 2.1 meq/L | Vital en la función neuromuscular; se presentan concentraciones reducidas en la desnutrición, alcoholismo, pancreatitis, diarrea. |
| Proteínas totales | 6 a 8 g/100 ml | Elevadas en deshidratación, mieloma múltiple; disminuido en nefropatía, hepatopatía, desnutrición, quemaduras graves, hemorragia excesiva. |
| Tiroxina (T4) | 5 a 12.5 μg/100 ml (varía) | Prueba de detección de la función tiroidea; elevada en hipertiroidismo; disminuida en mixedema e hipotiroidismo. |
| Transaminasa glutámico oxalacética sérica (SGOT) | | Véase Aminotransferasa de aspartato (AST). |
| Transaminasa glutámico pirúvica sérica (SGPT) | | Véase Aminotransferasa de alanina (ALT). |
| Triglicéridos | Varones: 40 a 160 mg/100 ml<br>Mujeres: 35 a 135 mg/100 ml | Indica la capacidad para metabolizar grasas; los triglicéridos y el colesterol elevados indican un gran riesgo de ateroesclerosis. |
| Triyodotironina (T3) | 120 a 195 mg/100 ml | Elevada en tipos específicos de hipertiroidismo. |

# Enfermedades infecciosas

## Apéndice 5-1    Enfermedades bacterianas

| Microorganismo | Enfermedad y descripción |
|---|---|
| **Cocos** | |
| *Neisseria gonorrhoeae* (gonococo) | Gonorrea. Inflamación aguda de las membranas mucosas de las vías reproductivas y urinarias (con posible diseminación al peritoneo en las mujeres). La infección sistémica puede causar artritis gonocócica y endocarditis. El microorganismo también causa oftalmía neonatal, una inflamación ocular del recién nacido. |
| *Neisseria meningitidis* (meningococo) | Meningitis epidémica. Inflamación de las membranas que cubren al encéfalo y la médula espinal. Existe una vacuna que puede usarse en poblaciones de riesgo elevado. |
| *Staphylococcus aureus* y otros estafilococos | Furúnculos, carbunco, impétigo, osteomielitis, neumonía estafilocócica, cistitis, pielonefritis, empiema, septicemia, choque tóxico e intoxicación por alimentos. Las cepas resistentes a antibióticos son causa de infecciones que se originan en los hospitales, como infecciones de heridas. |
| *Streptococcus pneumoniae* | Neumonía; inflamación de los alvéolos, bronquiolos y bronquios; infecciones del oído medio; meningitis. Puede prevenirse con la aplicación de la vacuna neumocócica polivalente. |
| *Streptococcus pyogenes, Streptococcus hemolyticus,* y otros estreptococos | Septicemia, faringitis séptica, escarlatina, sepsis puerperal, erisipela, neumonía estreptocócica, fiebre reumática, endocarditis bacteriana subaguda, glomerulonefritis aguda. |
| **Bacilos** | |
| *Bordetella pertussis* | Tos ferina (pertusis). Infección grave de la tráquea y los bronquios. El ruido característico se debe al esfuerzo para recuperar el aliento después de toser. Todos los niños deben vacunarse contra la tos ferina. |
| *Brucella abortus* (y otras) | Brucelosis o fiebre ondulante. Enfermedad de animales como ganado y cabras que se transmite mediante lácteos no pasteurizados o carne mal cocida. Fase aguda con fiebre y pérdida de peso; enfermedad crónica con formación de abscesos y depresión. |
| *Clostridium botulinum* | Botulismo. Intoxicación muy grave causada por consumir alimentos en que el microorganismo ha crecido y excretado sus toxinas. Causa parálisis muscular y puede provocar muerte por asfixia. El botulismo en lactantes ocurre por la ingestión de esporas. Provoca problemas respiratorios y parálisis flácida, que suele responder al tratamiento. |
| *Clostridium perfringens* | Gangrena gaseosa. Infección aguda de heridas. Los microorganismos causan la muerte de los tejidos, acompañada de gangrena gaseosa dentro de ellos. |
| *Clostridium tetani* | Tétanos. Intoxicación aguda y a menudo mortal provocada por la introducción del microorganismo en heridas profundas. Se caracteriza por espasmos musculares graves. |
| *Corynebacterium diphtheriae* | Difteria. Inflamación faríngea aguda con la formación de una excrecencia similar a una membrana correosa que puede obstruir el paso del aire y provocar la muerte por asfixia. La toxina producida por este microorganismo puede dañar al corazón, nervios, riñones y otros órganos. La enfermedad se previene con la vacuna adecuada. |
| *Escherichia coli,* especies de *Proteus* y otros bacilos del colon | Habitantes normales del colon, donde suelen ser inofensivos. Causan infecciones locales y sistémicas, intoxicación con alimentos, diarrea (sobre todo en niños), septicemia y choque séptico. *E. coli* causa una infección intrahospitalaria frecuente. |

*(continúa)*

## Apéndice 5-1   Enfermedades bacterianas (*continuación*)

| Microorganismo | Enfermedad y descripción |
|---|---|
| *Francisella tularensis* | Tularemia o fiebre de los conejos. Se transmite por contacto con un animal infectado o por la picadura de una garrapata o mosca. Los síntomas son fiebre, ulceración de la piel e hipertrofia de los ganglios linfáticos. |
| *Haemophilus influenzae* tipo b (Hib) | Infecciones graves en niños menores de tres años de edad. Causa meningitis, también epiglotitis, septicemia, neumonía, pericarditis y artritis séptica. Las vacunas en preescolares son parte del esquema sistemático. |
| *Helicobacter pylori* | Inflamación aguda del estómago (gastritis), úlceras del área pilórica en el estómago y en el duodeno. |
| *Legionella pneumophila* | Enfermedad de los Legionarios (neumonía). Se observa en epidemias localizadas; puede transmitirse por los tubos de aire acondicionado y por tierra contaminada en sitios de excavación. No se disemina de una persona a otra. Se caracteriza por fiebre elevada, vómito, diarrea, tos y bradicardia. La forma leve de la enfermedad se conoce como fiebre de Pontiac. |
| *Mycobacterium leprae* (bacilo de Hansen) | Lepra. Enfermedad crónica en que aparecen inflamaciones duras bajo la piel, sobre todo en la cara, que causan una apariencia distorsionada. En una forma de lepra los nervios se ven afectados, lo que produce pérdida de sensación en las extremidades. |
| *Mycobacterium tuberculosis* (bacilo tuberculoso) | Tuberculosis. Enfermedad infecciosa en que el microorganismo causa lesiones tuberculosas primarias que se fragmentan en masas de tejido similares a queso, proceso que se conoce como *caseificación*. Cualquier órgano del cuerpo puede estar infectado, pero el sitio habitual en adultos son los pulmones. Sigue siendo una de las enfermedades más extendidas en el mundo y se trata con fármacos; algunas cepas del bacilo han desarrollado resistencia a los medicamentos. |
| *Pseudomonas aeruginosa* | Microorganismo común que es causal frecuente de infecciones urinarias y en heridas en pacientes hospitalizados debilitados. A menudo se encuentra en soluciones que han permanecido almacenadas por periodos prolongados. |
| *Salmonella typhi* (y otras) | Ocurre salmonelosis en forma de enterocolitis, bacteriemia, infección localizada o tifoidea. Dependiendo del tipo, los síntomas de presentación pueden ser fiebre, diarrea o abscesos; las complicaciones incluyen perforación intestinal y endocarditis. Se transmite en el agua, leche, carne y otros alimentos. |
| *Shigella dysenteriae* (y otras) | Disentería bacilar grave. Infección intestinal aguda con diarrea (en ocasiones sanguinolenta); puede causar deshidratación con desequilibrio de electrólitos o septicemia. Se transmite por la vía fecal-oral o por otra forma de higiene deficiente. |
| *Yersinia pestis* | Peste, la "peste negra" de la Edad Media. Se transmite a los humanos por pulgas de roedores infectados. Los síntomas de la forma más usual son ganglios linfáticos hinchados e infectados, o *bubones*. Otra forma puede causar neumonía. Todos los tipos pueden causar septicemia rápidamente mortal. |
| **Bacilos curvos** | |
| *Vibrio* | |
| *Vibrio cholerae* | Cólera. Infección intestinal aguda caracterizada por vómito prolongado y diarrea, que produce deshidratación grave, desequilibrio electrolítico y, en algunos casos, la muerte. |
| **Espiroquetas** | |
| *Borrelia burgdorferi* | Enfermedad de Lyme, transmitida por la diminuta garrapata del venado. Suele iniciar con exantema en escarapela seguido de síntomas similares a los de la gripe, momento en que los antibióticos son eficaces. Puede complicarse con problemas neurológicos e inflamación articular. |
| *Borrelia recurrentis* (y otras) | Fiebre recurrente. Infección generalizada en que las crisis de fiebre alternan con periodos de recuperación aparente. El microorganismo se transmite por garrapatas, piojos y otros insectos. |
| *Treponema pallidum* | Sífilis. Enfermedad infecciosa que se transmite sobre todo por contacto sexual. La sífilis que no se trata pasa por las siguientes tres etapas: primaria —formación de la lesión primaria (chancro); secundaria —erupciones cutáneas y placas infecciosos en las membranas mucosas; terciaria —desarrollo de lesiones generalizadas (gomas) y destrucción de tejidos que causan aneurisma, cardiopatía y cambios degenerativos en el encéfalo, médula espinal, ganglios y meninges. También es causa de muerte fetal intrauterina u óbito fetal. |
| *Treponema vincentii* | Enfermedad de Vincent (gingivitis ulcerativa necrosante aguda). Infección de la boca y la garganta acompañada de formación de seudomembranas, con ulceración. |

(continúa)

## Apéndice 5-1   Enfermedades bacterianas (*continuación*)

| Microorganismo | Enfermedad y descripción |
|---|---|
| **Otras bacterias** | |
| *(Nota:* los siguientes microorganismos son más pequeños que otras bacterias y su forma varía. Como los virus, crecen dentro de las células, pero difieren de éstos en que se ven afectados por los antibióticos.) | |
| *Chlamydia oculogenitalis* | Conjuntivitis de inclusión, infección ocular aguda. Presente en los órganos genitales; se transmite al nacimiento o por agua en albercas que no se han clorado en forma adecuada. |
| *Chlamydia psittaci* | Psitacosis, también llamada ornitosis. Enfermedad transmitida por varias aves, que incluyen pericos, patos, gansos y pavos. Los síntomas iniciales son escalofríos, cefalea y fiebre, más graves en ancianos. La duración puede ser de dos a tres semanas, a menudo con una convalecencia prolongada. Los antibióticos son eficaces. |
| *Chlamydia trachomatis* | Infección de transmisión sexual que causa enfermedad pélvica inflamatoria y otras infecciones de las vías reproductivas. También provoca conjuntivitis de inclusión, una infección ocular aguda, y tracoma, una infección crónica que es causa frecuente de ceguera en países subdesarrollados. La infección de la conjuntiva y la córnea se caracteriza por enrojecimiento, dolor y lagrimeo. La antibioticoterapia es eficaz si se inicia antes de la formación de cicatrices. El mismo microorganismo causa linfogranuloma venéreo, una enfermedad de transmisión sexual caracterizada por hinchazón de los ganglios linfáticos inguinales, con signos de infección general. |
| *Coxiella burnetti* | Fiebre Q. La infección se transmite por ganado vacuno, ovino y caprino a los humanos por polvo contaminado y también es transmitida por artrópodos. Los síntomas son fiebre, cefalea, escalofríos y neumonitis. El trastorno casi nunca es mortal. |
| *Rickettsia prowazekii* | Tifo epidémico. Se transmite a los humanos por los piojos; se relaciona con higiene deficiente y guerra. Los síntomas principales son cefalea, hipotensión, delirio y un exantema rojo. Suele ser mortal en ancianos. |
| *Rickettsia rickettsii* | Fiebre exantemática de las Montañas Rocosas. Enfermedad transmitida por garrapatas que ocurre en todo Estados Unidos. Los síntomas son fiebre, dolores musculares y un exantema que puede avanzar a gangrena sobre las prominencias óseas. La enfermedad rara vez es mortal. |
| *Rickettsia typhi* | Tifo endémico o murino. Enfermedad más leve transmitida a los humanos por pulgas de las ratas. Los síntomas son fiebre, cefalea y tos. La enfermedad rara vez es mortal. |

## Apéndice 5-2   Enfermedades virales

| Microorganismo | Enfermedad y descripción |
|---|---|
| Citomegalovirus (CMV) | Infección leve frecuente de las glándulas salivales. En una persona inmunosuprimida puede causar infección de la retina, pulmones e hígado, ulceración de las vías gastrointestinales e inflamación del encéfalo. Causa daño fetal o neonatal grave. |
| Hantavirus | Síndrome pulmonar por hantavirus con una elevada tasa de mortalidad. Se disemina por la inhalación del virus a partir de orina seca de roedores infectados. |
| Poliovirus | Poliomielitis (polio). Infección viral aguda que puede atacar las astas anteriores de la médula espinal y provocar parálisis de ciertos músculos voluntarios. La mayoría de los países han erradicado la polio mediante programas de vacunación. |
| Rabdovirus | Rabia. Enfermedad aguda mortal que se transmite a los humanos a través de la saliva de un animal infectado. La rabia se caracteriza por espasmos musculares violentos inducidos por las sensaciones más leves. Debido a que la deglución de agua provoca espasmos en la garganta, la enfermedad también se conoce como hidrofobia ("temor al agua"). La etapa final de la parálisis termina en la muerte. Se cuenta con vacuna contra la rabia para humanos y animales. |
| Rotavirus | Ataca el recubrimiento del intestino delgado, lo que provoca diarrea grave en niños. Se aprobó una nueva vacuna en 2006. |

*(continúa)*

## Apéndice 5-2 Enfermedades virales *(continuación)*

| Microorganismo | Enfermedad y descripción |
|---|---|
| Varicela zoster | Varicela. Suele ser una infección leve, casi completamente limitada a niños, se caracteriza por erupciones cutáneas similares a ampollas. Ahora existe una vacuna. |
| | Culebrilla (herpes zoster). Erupción muy dolorosa de ampollas cutáneas que sigue el curso de ciertos nervios periféricos. Estas ampollas a la larga se secan y forman costras. Ahora se cuenta con una vacuna para personas de 60 años de edad y mayores. |
| Virus Epstein-Barr (EBV) | Mononucleosis, una enfermedad muy infecciosa transmitida en la saliva. Frecuente entre adolescentes y adultos jóvenes. Hay fiebre, faringitis, fatiga importante e hipertrofia del bazo y los ganglios linfáticos. Infecta a los linfocitos B (leucocitos mononucleares) y hace que se multipliquen. El virus permanece latente de por vida después de la infección. También ocasiona linfoma de Burkitt, un tumor maligno de linfocitos B frecuente en algunas regiones de África. |
| Virus de la encefalitis | Encefalitis, que suele referirse a cualquier tipo de inflamación del encéfalo acompañada de cambios tisulares degenerativos. La encefalitis tiene varias causas además de los virus. Las formas virales de encefalitis incluyen epidemia occidental y oriental, equina, de San Luis, japonesa B y otras. Se sabe que algunas se transmiten por aves y otros animales a los humanos mediante insectos, sobre todo mosquitos. |
| Virus de la gripe | Infección viral epidémica, caracterizada por escalofríos, fiebre, dolores musculares y postración. La complicación más grave es bronconeumonía por *Haemophilus influenzae* (un bacilo) o estreptococos. |
| Virus de la hepatitis | Inflamación hepática. Se reconocen variedades de la A a la E. |
| Virus de la hepatitis A | Transmitido por contaminación fecal. No se vuelve crónico o produce un estado de portador. La infección proporciona inmunidad de por vida. Se dispone de una vacuna. |
| Virus de la hepatitis B | Se transmite por intercambio directo de sangre y líquidos corporales. Puede causar infección mortal con rapidez o evolucionar hacia enfermedad crónica y estado de portador. Riesgo de avanzar a cáncer hepático. Hay vacuna disponible. |
| Virus de la hepatitis C | Se disemina por intercambio sanguíneo (a menudo transfusiones antes de 1992, cuando se inició la detección) o agujas compartidas. Puede volverse crónica y producir cirrosis, insuficiencia hepática, cáncer hepático. Los antivirales pueden limitar la infección. |
| Virus de la hepatitis D | Se disemina por intercambio sanguíneo y ocurre como coinfección con hepatitis B. Causal de la mitad de los casos de insuficiencia hepática rápidamente mortal y de la tasa elevada de hepatopatía crónica que lleva a la muerte. |
| Virus de la hepatitis E | Se transmite por contaminación fecal y ocurre en epidemias en el Medio Oriente y Asia. Similar a la hepatitis A. Puede ser mortal en embarazadas. |
| Virus de la inmunodeficiencia humana (VIH) | Síndrome de inmunodeficiencia adquirida (sida). Enfermedad que infecta los linfocitos T del sistema inmunitario y suele ser mortal si no se trata. Se diagnostica mediante pruebas de anticuerpos, declinación de células específicas (CD4) y enfermedad de presentación que incluye infección por *Candida albicans*, neumonía por *Pneumocystis jirovici*, sarcoma de Kaposi, inflamación persistente de los ganglios linfáticos (linfadenopatía), diarrea crónica y emaciación. Se transmite por contacto con líquidos contaminados y por vía trasplacentaria. |
| Virus de la neumonía | Infecciones pulmonares causadas por diversos virus, como el paragripal y gripal, adenovirus y virus de la varicela. |
| Virus de la rubéola | Rubéola. Forma menos grave de sarampión, pero particularmente peligrosa durante los primeros tres meses del embarazo porque el microorganismo patógeno puede causar defectos cardíacos, sordera, deficiencia mental y otros daños permanentes en el feto. |
| Virus de las paperas | Parotiditis epidémica. Inflamación aguda con inflamación de las glándulas salivales parótidas. Las paperas pueden provocar muchas complicaciones, como orquitis (inflamación de los testículos) en varones jóvenes y meningitis en niños pequeños. |
| Virus del herpes simple tipo 1 | Fuegos que aparecen alrededor de la boca y la nariz de personas con resfriados u otras enfermedades, acompañados por fiebre. |
| Virus del herpes simple tipo 2 | Herpes genital. Enfermedad inflamatoria aguda de los genitales, a menudo recurrente. Infección de transmisión sexual muy frecuente. |
| Virus del papiloma humano | Verrugas genitales (condiloma acuminado). Verrugas de transmisión sexual de los genitales y área perianal en varones y mujeres. Se relaciona con displasia cervicouterina y cáncer. Se dispone de una vacuna contra las cepas más prevalentes. |

*(continúa)*

## Apéndice 5-2   Enfermedades virales *(continuación)*

| Microorganismo | Enfermedad y descripción |
|---|---|
| Virus del resfriado común | Resfriado común (coriza), infección viral de las vías respiratorias superiores. Pueden estar involucrados diversos microorganismos. En ocasiones produce complicaciones como neumonía y gripe. |
| Virus del sarampión | Sarampión. Inflamación respiratoria aguda seguida de fiebre y un exantema cutáneo generalizado. Los pacientes son susceptibles a desarrollar complicaciones peligrosas, como bronconeumonía y otras infecciones secundarias causadas por estafilococos y estreptococos. |
| Virus del síndrome respiratorio agudo grave | Enfermedad respiratoria altamente infecciosa conocida como síndrome respiratorio agudo grave. Surgió en China a principios de 2003 y se extendió a otros países antes de aislarse e identificarse como una infección viral. Se cree que se transmitió de mamíferos pequeños a humanos. |

## Apéndice 5-3   Enfermedades por priones

| Agente | Enfermedad |
|---|---|
| (Nota: los priones son agentes infecciosos que contienen proteínas, pero no ácidos nucleicos. Causan una degeneración esponjosa del tejido encefálico, conocida como encefalitis espongiforme en humanos y animales.) | |
| Agente de Creutzfeldt-Jakob | Enfermedad de Creutzfeldt-Jacob, una encefalopatía espongiforme en humanos. |
| Agente de encefalopatía espongiforme ovina | Enfermedad que aparece en ovejas. |
| Agente de enfermedad por emaciación crónica | Enfermedad de emaciación crónica en venados y alces. |
| Agente de las vacas locas | Encefalopatía espongiforme de vacas locas, o encefalopatía espongiforme bovina en vacas y humanos. |
| Agente Kuru | Encefalopatía espongiforme Kuru en humanos. |

## Apéndice 5-4   Enfermedades micóticas

| Enfermedad/microorganismo | Descripción |
|---|---|
| Actinomicosis | "Mandíbula abultada" en ganado y humanos. Los hongos provocan la formación de grandes masas de tejido, que suelen acompañarse de abscesos. Los pulmones y el hígado pueden estar afectados. |
| Blastomicosis (*Blastomyces dermatitidis*) | Término general para cualquier infección causada por un microorganismo similar a levadura. Pueden apreciarse tumores cutáneos y lesiones en pulmones, huesos, hígado, bazo y riñones. |
| Candidosis (*Candida albicans*) | Infección que puede afectar la piel y las membranas mucosas. Puede causar exantema del pañal, infección de los lechos ungueales e infección de las membranas mucosas de la boca (algodoncillo), garganta y vagina. |
| Coccidioidomicosis (*Coccidioides immitis*) | Enfermedad micótica sistémica, también conocida como *fiebre del valle de San Joaquín*. Como afecta a los pulmones, puede confundirse con tuberculosis. |
| Histoplasmosis (*Histoplasma capsulatum*) | Variedad de trastornos que van de síntomas respiratorios leves a síntomas de hipertrofia del hígado, bazo y ganglios linfáticos a las cavidades en los pulmones, con síntomas similares a los de la tuberculosis. |
| *Pneumocystis jiroveci* (antes *carinii*) | Neumonía. Infección oportunista en personas con un sistema inmunitario deprimido. Invade los pulmones y provoca un exudado espumoso que se acumula en los alvéolos. |
| Tiña<br>  Tiña de la cabeza<br>  Tiña del cuerpo<br>  Tiña del pie | Infecciones micóticas frecuentes, muchas de las cuales causan ampollas y descamación con decoloración de las áreas afectadas. Todas son causadas por microorganismos similares de un grupo de hongos llamados *dermatofitos*. Se transmiten con facilidad por contacto de una persona a otra o por artículos contaminados. |

## Apéndice 5-5    Enfermedades por protozoarios

| Microorganismo | Enfermedad y descripción |
| --- | --- |
| **Amebas** | |
| *Entamoeba histolytica* | Disentería amebiana. Ulceración grave de la pared del intestino grueso causada por amebas. La diarrea aguda puede ser un síntoma importante. Este microorganismo también puede causar abscesos hepáticos. |
| **Ciliados** | |
| *Balantidium coli* | Alteraciones gastrointestinales y úlceras del colon. |
| **Flagelados** | |
| *Giardia lamblia* | Alteraciones gastrointestinales. |
| *Leishmania donovani* (y otras) | Kala-azar. En esta enfermedad hay hipertrofia del hígado y el bazo, así como lesiones cutáneas. |
| *Trichomonas vaginalis* | Inflamación y flujo de la vagina. En varones afecta la uretra y provoca micción dolorosa. |
| *Trypanosoma* | Enfermedad del sueño africana. La enfermedad inicia con fiebre elevada, seguida por la invasión del encéfalo y la médula espinal por el microorganismo. Por lo general, la enfermedad termina con somnolencia continua, coma y muerte. |
| **Esporozoarios (apicomplexans)** | |
| *Cryptosporidium* | Cólicos y diarrea que pueden durar períodos prolongados y ser graves en personas con un sistema inmunitario debilitado, como aquellos con sida. Se transmite en el agua y por contacto personal cercano. |
| *Plasmodium*; variedades incluyen *vivax, falciparum, malariae* | Paludismo. Se caracteriza por crisis recurrentes de escalofríos seguidas de fiebre alta. Las crisis graves de paludismo pueden ser mortales por insuficiencia renal, alteraciones cerebrales y otras complicaciones. |
| *Toxoplasma gondii* | Toxoplasmosis. Enfermedad infecciosa frecuente transmitida por gatos y carne cruda. Las formas leves desencadenan fiebre e hipertrofia de los ganglios linfáticos. Puede causar encefalitis mortal en pacientes inmunosuprimidos. La infección en embarazadas es causal de muerte fetal o daño congénito. |

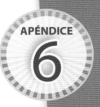

# APÉNDICE 6

# Respuestas a las preguntas de Punto de revisión y Acercamiento

## Capítulo 1

### Respuestas a las preguntas de Punto de revisión

**1-1** El estudio de la estructura corporal se llama anatomía; el estudio de la función corporal es la fisiología.

**1-2** La fase de degradación del metabolismo es el catabolismo; la fase de construcción del metabolismo es el anabolismo.

**1-3** Los sistemas de retroalimentación negativa se usan sobre todo para mantener la homeostasia.

**1-4** Los tres planos en que puede dividirse el cuerpo son sagital, frontal (coronal) y transverso (horizontal). El plano medio sagital divide el cuerpo en dos mitades iguales.

**1-5** La cavidad posterior es la cavidad dorsal; la cavidad anterior es la cavidad ventral.

**1-6** Las tres regiones centrales del abdomen son epigástrica, umbilical e hipogástrica; las tres regiones laterales izquierda y derecha del abdomen son la hipocondrial, lumbar e ilíaca (inguinal).

**1-7** La unidad básica de longitud es el metro; de peso es el gramo; de volumen el litro.

### Respuestas a las preguntas de Acercamiento

**1-7** Las figuras están de pie en posición anatómica.

**1-8** El plano transversal (horizontal) divide el cuerpo en las partes superior e inferior. El plano frontal (coronal) divide al cuerpo en las partes anterior y posterior.

**1-11** La cavidad ventral contiene al diafragma.

## Capítulo 2

### Respuestas a las preguntas de Punto de revisión

**2-1** Los átomos son subunidades de elementos.

**2-2** Los tres tipos de partículas que se encuentran en los átomos son protones, neutrones y electrones.

**2-3** Las moléculas son unidades compuestas de dos o más átomos. Son subunidades de compuestos.

**2-4** El agua es el compuesto más abundante en el organismo.

**2-5** En una solución, los componentes se disuelven y permanecen distribuidos en forma igual (la mezcla es homogénea); en una suspensión, las partículas se asientan a menos que la mezcla se agite (la mezcla es heterogénea).

**2-6** Cuando un electrólito forma parte de una solución, se separa en partículas cargadas llamadas iones (cationes y aniones).

**2-7** Se forma una unión covalente al compartir electrones.

**2-8** Una cifra de 7.0 es neutral en la escala de pH. En un ácido es menor de 7.0; en una base es mayor de 7.0.

**2-9** Un amortiguador o *buffer* es una sustancia que mantiene un pH estable en una solución.

**2-10** Los isótopos que se fragmentan para producir radiación se denominan radiactivos.

**2-11** Los compuestos orgánicos suelen encontrarse en los seres vivos.

**2-12** El elemento carbono es la base de la química orgánica.

**2-13** Las tres principales categorías de los compuestos orgánicos son carbohidratos, lípidos y proteínas.

**2-14** Un catalizador es un compuesto que acelera la velocidad de una reacción química.

### Respuestas a las preguntas de Acercamiento

**2-1** El número de protones es igual al número de electrones. Hay ocho protones y ocho electrones.

**2-2** Dos átomos de hidrógeno se unen con un átomo de oxígeno para formar agua.

**2-4** Se necesitan dos electrones para completar el nivel de energía de cada átomo de hidrógeno.

**2-5** La cantidad de ion hidróxido ($OH^-$) en una solución reduce cuando la cantidad del ion hidrógeno ($H^+$) aumenta.

**2-7** Los monosacáridos son las bases o componentes básicos de los disacáridos y polisacáridos.

**2-8** Hay tres átomos de carbono en el glicerol.

**2-9** El grupo amino de un aminoácido contiene nitrógeno.

**2-10** La forma de una enzima después de la reacción es igual que antes de la reacción.

## Capítulo 3

### Respuestas a las preguntas de Punto de revisión

**3-1** La célula muestra organización, metabolismo, capacidad de respuesta, homeostasia, crecimiento y reproducción.

**3-2**    Tres tipos de microscopios son el óptico compuesto, electrónico de transmisión y electrónico de barrido.

**3-3**    La principal sustancia de la membrana plasmática es una bicapa de fosfolípidos. Tres tipos de materiales que se encuentran dentro de la membrana son el colesterol, proteínas y carbohidratos (glucoproteínas y glucolípidos).

**3-4**    Los organelos celulares son estructuras especializadas que realizan diferentes tareas.

**3-5**    El núcleo se conoce como el centro de control en la célula porque contiene cromosomas, unidades hereditarias que controlan las actividades celulares.

**3-6**    Los dos tipos de organelos usados para el movimiento son los cilios, que son pequeños y similares a pelos, y los flagelos, que son largos y en forma de látigo.

**3-7**    Los nucleótidos son las bases o bloques de construcción de los ácidos nucleicos.

**3-8**    El ADN codifica para proteínas en la célula.

**3-9**    Los tres tipos principales de ARN activo en la síntesis de proteínas son el ARN mensajero, (ARNm), el ARN ribosómico (ARNr) y el ARN de transferencia (ARNt).

**3-10**   Antes de que pueda ocurrir la mitosis, el ADN debe replicarse (duplicarse). La replicación ocurre durante la interfase.

**3-11**   Las cuatro etapas de la mitosis son profase, metafase, anafase y telofase.

**3-12**   La difusión, ósmosis, filtración y difusión facilitada no requieren energía celular; el transporte activo, endocitosis (fagocitosis y pinocitosis) y exocitosis requieren energía celular.

**3-13**   Una solución isotónica tiene la misma concentración que el líquido dentro de la célula; una solución hipotónica está menos concentrada; una solución hipertónica está más concentrada.

## Respuestas a las preguntas de Acercamiento

**3-1**    El microscopio electrónico de transmisión muestra la estructura más interna (B). El microscopio electrónico de barrido muestra cilios en tres dimensiones (C).

**3-2**    Los ribosomas adheridos al retículo endoplásmico hacen que tenga una apariencia rugosa. El citosol es la parte líquida del citoplasma.

**3-3**    Dos capas constituyen la sustancia principal de la membrana plasmática.

**3-4**    Las células epiteliales (B) cubrirían mejor un área de superficie mayor porque son planas.

**3-6**    Los nucleótidos se aparean de modo que hay un nucleótido grande y un nucleótido más pequeño en cada par.

**3-9**    Si la célula original tiene 46 cromosomas, cada célula hija tendría 46 cromosomas después de la mitosis.

**3-11**   Si la difusión ocurriera en el cuerpo, la red sería la membrana plasmática.

**3-12**   Si el soluto pudiera pasar a través de la membrana, las moléculas del soluto y el solvente se igualarían en ambos lados de la membrana, y el nivel del líquido sería igual en ambos lados.

**3-13**   Si la concentración del soluto estuviera elevada en el lado B de este sistema, la presión osmótica aumentaría.

**3-15**   Una elevación en la cantidad de transportadores aumentaría la velocidad de la difusión facilitada. Una disminución en la cantidad de transportadores reduciría la velocidad de la difusión facilitada.

**3-16**   Un lisosoma probablemente ayudaría a destruir una partícula introducida por fagocitosis.

**3-18**   Si la sangre perdida se reemplazara con agua pura, los eritrocitos se hincharían debido a que la sangre se volvería hipotónica en las células.

# Capítulo 4

## Respuestas a las preguntas de Punto de revisión

**4-1**    Las tres formas básicas del epitelio son escamoso (plano e irregular), cuboide (cuadrado) y cilíndrico (largo y estrecho).

**4-2**    Las glándulas exocrinas secretan a través de conductos; las glándulas endocrinas no tienen conductos y secretan directamente en el tejido colindante y el torrente sanguíneo.

**4-3**    El material intercelular en el tejido conjuntivo es la matriz.

**4-4**    El principal tipo de fibra en el tejido conjuntivo se compone de colágeno.

**4-5**    Los tejidos conjuntivos circulantes son la sangre y la linfa. Los tejidos conjuntivos generalizados son laxo (areolar, adiposo) y denso, como el que se encuentra en las membranas, cápsulas, ligamentos y tendones. Los tejidos conjuntivos estructurales son cartílago y hueso.

**4-6**    Los tres tipos de tejido muscular son esquelético (voluntario), cardíaco y liso (visceral).

**4-7**    La unidad celular básica del sistema nervioso es la neurona y transmite impulsos nerviosos.

**4-8**    Las células de apoyo no conductoras del sistema nervioso son las neuroglias (células gliales).

**4-9**    Los tres tipos de membranas epiteliales son las membranas cutáneas (piel), membranas serosas y membranas mucosas.

**4-10**   Un tumor benigno no se extiende; un tumor maligno se extiende (metastatiza) a otros tejidos.

**4-11**   Los tres enfoques habituales de tratamiento para el cáncer son la cirugía, radiación y quimioterapia.

## Respuestas a las preguntas de Acercamiento

**4-1**    Las células epiteliales se encuentran en una sola capa.

**4-5**    El tejido conjuntivo areolar tiene más fibras; el tejido adiposo se modifica para su almacenamiento.

# Capítulo 5

## Respuestas a las preguntas de Punto de revisión

**5-1**    La enfermedad es una anomalía de una estructura o función de una parte, órgano o sistema.

**5-2** Una causa predisponente de una enfermedad es un factor que en sí mismo puede no originar la enfermedad, pero que sí aumenta la probabilidad de que la persona se enferme.

**5-3** Las dos ciencias médicas que están involucradas en el estudio de una enfermedad son la patología (estudio de la enfermedad) y la fisiología (estudio de la función).

**5-4** Una enfermedad transmisible es una que puede pasar de una persona a otra.

**5-5** El diagnóstico es la identificación de una enfermedad basada en sus signos y síntomas.

**5-6** Un parásito es un microorganismo que vive en o dentro de un hospedador y a expensas de éste.

**5-7** Un patógeno es cualquier microorganismo capaz de provocar una enfermedad.

**5-8** La piel, vías respiratorias y los sistemas digestivo, urinario y reproductivo son portales de entrada y salida para los microorganismos.

**5-9** La microbiología incluye el estudio de bacterias, virus, hongos, protozoarios y algas.

**5-10** El término flora normal se refiere a los microorganismos que normalmente viven dentro o sobre el cuerpo.

**5-11** Las formas resistentes de bacterias se denominan endosporas.

**5-12** Las tres formas básicas de las bacterias son cocos (redondas), bacilos (en forma de bastón) y bastones curvos, que incluyen vibrios, espirilas y espiroquetas.

**5-13** Los virus son más pequeños que las bacterias, no son celulares, y no tienen un sistema enzimático. Sólo contienen ADN o ARN, no ambos.

**5-14** Los protozoarios son similares a los animales.

**5-15** La helmintología es el estudio de las lombrices.

**5-16** Tres niveles de asepsia son la esterilización, desinfección y antisepsia.

**5-17** El lavado de manos es la medida aislada más importante para prevenir la diseminación de enfermedades.

**5-18** Un antibiótico es una sustancia producida por células vivas que tiene el poder de matar o detener el crecimiento de una bacteria.

**5-19** La tinción se utiliza para colorear las células, de modo que puedan examinarse bajo el microscopio.

## Respuestas a las preguntas de Acercamiento

**5-3** Los estreptococos son las células que se muestran en la figura 5-3D.

**5-5** Los flagelos indican que las células en A son capaces de moverse.

**5-9** El término intracelular significa que los parásitos se encuentran en el interior de las células. Los vectores transmiten microorganismos patológicos de un hospedador a otro.

**5-10** El tejido del músculo esquelético (estriado) se muestra en B.

# Capítulo 6

## Respuestas a las preguntas de Punto de revisión

**6-1** La piel y todas sus estructuras asociadas constituyen el sistema tegumentario.

**6-2** La capa superficial de la piel es la epidermis; la capa más profunda es la dermis.

**6-3** La capa subcutánea está compuesta de tejido conjuntivo laxo y tejido adiposo (grasa).

**6-4** Las glándulas sebáceas producen una secreción oleosa llamada sebo.

**6-5** Las glándulas del sudor son las glándulas sudoríparas.

**6-6** Cada pelo se desarrolla dentro de una vaina llamada folículo piloso.

**6-7** La temperatura se regula a través de la piel por dilatación (ampliación) y constricción (estenosis) de los vasos sanguíneos y por evaporación de la transpiración de la superficie corporal.

**6-8** La melanina, hemoglobina y caroteno dan color a la piel.

**6-9** Una lesión es cualquier herida o daño local a los tejidos.

**6-10** Los tejidos epitelial y conjuntivo se reparan a sí mismos con gran facilidad.

**6-11** Dermatosis es cualquier enfermedad cutánea; dermatitis es una inflamación de la piel.

**6-12** El melanoma es un cáncer de las células que producen el pigmento de la piel.

**6-13** Algunos virus que afectan la piel son el virus del herpes simple, el virus del herpes zoster y el virus del papiloma.

**6-14** Un hongo causa una tiña o infección micótica.

**6-15** Algunas alteraciones autoinmunitarias que afectan la piel son el pénfigo, lupus eritematoso y esclerodermia.

## Respuestas a las preguntas de Acercamiento

**6-4** Las glándulas sebáceas y las glándulas sudoríparas apocrinas secretan al exterior a través de los folículos pilosos. Las glándulas sudoríparas están compuestas de epitelio cuboide.

**6-6** El color azul se asocia con cianosis. El color amarillo se relaciona con ictericia.

# Capítulo 7

## Respuestas a las preguntas de Punto de revisión

**7-1** La columna de un hueso largo es la diáfisis; el extremo de un hueso largo es la epífisis.

**7-2** El hueso compacto constituye la columna principal de los huesos largos y la capa externa de otros huesos; el hueso esponjoso (canceloso) constituye los extremos de los huesos largos y el centro de otros huesos.

**7-3** Las células que se encuentran en el hueso son los osteoblastos, que constituyen el tejido óseo, los osteocitos, que mantienen el hueso, y osteoclastos, que degradan (resorben) hueso.

**7-4** Los compuestos de calcio se depositan en la matriz ósea para endurecerla.

**7-5** Las placas epifisarias son los centros secundarios de crecimiento de un hueso largo.

**7-6** Las marcas de los huesos ayudan a formar articulaciones, sirven como punto para la unión de los músculos y permiten el paso de nervios y vasos sanguíneos.

**7-7** El esqueleto del tronco consiste de la columna vertebral y los huesos del tórax, que son las costillas y el esternón.

**7-8** Las cinco regiones de la columna vertebral son las vértebras cervicales, vértebras dorsales, vértebras lumbares, sacro y cóccix.

**7-9** El esqueleto apendicular consiste de los huesos de la cintura escapular, cadera y extremidades.

**7-10** Los tres tipos de articulaciones clasificadas de acuerdo con el material entre los huesos adyacentes son fibrosa, cartilaginosa y sinovial.

**7-11** Una articulación sinovial o diartrosis es el tipo de articulación con mayor movimiento libre.

**7-12** La artritis es el tipo más frecuente de trastorno articular.

## Respuestas a las preguntas de Acercamiento

**7-5** Una sutura es un tipo de articulación entre los huesos del cráneo.

**7-6** Los huesos del maxilar y palatinos constituyen cada lado del paladar duro.

**7-7** Un foramen es un agujero.

**7-9** La fontanela anterior es la fontanela más grande.

**7-10** Las vértebras cervicales y lumbares forman la curvatura convexa; las vértebras dorsales y del sacro forman la curvatura cóncava.

**7-14** Los cartílagos costales se unen a las costillas.

**7-15** El prefijo *supra* significa superior; el prefijo *infra* significa inferior.

**7-17** El radio es el hueso lateral del antebrazo.

**7-19** El olecranon del cúbito forma la prominencia ósea del codo.

**7-21** El isquion se conoce también como "hueso para sentarse".

**7-24** La tibia es el hueso medial de la pierna.

**7-25** El calcáneo es el cuello del talón.

# Capítulo 8

## Respuestas a las preguntas de Punto de revisión

**8-1** Los tres tipos de músculo son liso, cardíaco y esquelético.

**8-2** Las tres principales funciones del músculo esquelético son movimiento del esqueleto, mantenimiento de la postura y generación de calor.

**8-3** La unión neuromuscular es una sinapsis especial donde una célula nerviosa entra en contacto con una célula muscular.

**8-4** La acetilcolina (ACh) es el neurotransmisor implicado en la estimulación de las células del músculo esquelético.

**8-5** La excitabilidad y la contractilidad son las dos propiedades de las células musculares que se requieren para la respuesta a un estímulo.

**8-6** La actina y miosina son los filamentos que interactúan para producir contracción muscular.

**8-7** Se requiere calcio para permitir la interacción de la actina y la miosina.

**8-8** El ATP es el compuesto producido por la oxidación de nutrimentos que suministra la energía para la contracción de las células musculares.

**8-9** Se produce ácido láctico cuando los músculos trabajan sin oxígeno, lo que provoca fatiga muscular.

**8-10** La unión de un músculo a una parte menos móvil del esqueleto es el origen; la unión de un músculo a una parte móvil del esqueleto es la inserción.

**8-11** El músculo que produce un movimiento se denomina agonista; el músculo que produce un movimiento opuesto es un antagonista.

**8-12** La acción de la mayoría de los músculos está representada por una palanca de tercera clase en que el punto de apoyo está por detrás del punto de esfuerzo y el peso.

**8-13** El diafragma es el músculo más importante en la respiración.

**8-14** Los músculos de la pared abdominal se ven fortalecidos por tener fibras musculares que corren en diferentes direcciones.

## Respuestas a las preguntas de Acercamiento

**8-1** El endomisio es la capa más interna de tejido conjuntivo en el músculo esquelético. El perimisio rodea un fascículo de fibras musculares.

**8-5** Los filamentos de actina y miosina no cambian de longitud cuando el músculo se contrae, simplemente se superponen más entre sí.

**8-7** La contracción del bíceps del brazo produce flexión en el codo.

**8-11** Los músculos frontal, temporal, nasal y cigomático se llaman así por los huesos que tienen cerca.

# Capítulo 9

## Respuestas a las preguntas de Punto de revisión

**9-1** Estructuralmente, el sistema nervioso puede dividirse en sistema nervioso central y periférico.

**9-2** El sistema nervioso somático es voluntario y controla al músculo esquelético; el sistema nervioso autónomo (visceral) es involuntario y controla a los músculos involuntarios y glándulas.

**9-3**  La fibra de la neurona que transmite impulsos hacia el cuerpo celular es la dendrita; la fibra que transmite impulsos lejos del cuerpo celular es el axón.

**9-4**  Las fibras mielinizadas son blancas y los tejidos sin mielina son grises.

**9-5**  Los nervios sensoriales (aferentes) llevan impulsos hacia el SNC; los nervios motores (eferentes) llevan impulsos lejos del SNC.

**9-6**  Las neuroglias (células de la glía) son células no conductoras del sistema nervioso que protegen, nutren y apoyan a las neuronas.

**9-7**  En un potencial de acción, la despolarización es la etapa en que la carga de la membrana se revierte; la repolarización ocurre cuando la carga regresa a su estado de reposo.

**9-8**  El ion sodio ($Na^+$) y el ion potasio ($K^+$) son los dos iones implicados en la generación de un potencial de acción.

**9-9**  Los neurotransmisores son sustancias químicas que se utilizan para transmitir información a lo largo de la hendidura sináptica.

**9-10**  En la médula espinal, una sección de sustancia gris con forma de H se ubica en la parte interna y la sustancia blanca se ubica alrededor de ésta. La sustancia gris se extiende en dos pares de columnas conocidas como astas dorsal y ventral.

**9-11**  Las vías o tractos en la sustancia blanca de la médula espinal transmiten impulsos desde y hacia el encéfalo. Las vías ascendentes conducen hacia el encéfalo; las vías descendentes lo hacen lejos del encéfalo.

**9-12**  Un arco reflejo es una vía a través del sistema nervioso a partir de un estímulo a un efector.

**9-13**  Hay 31 pares de nervios raquídeos.

**9-14**  Hay dos neuronas en cada vía motora del sistema nervioso autónomo.

**9-15**  El sistema simpático estimula la respuesta ante el estrés y el sistema parasimpático la revierte.

## Respuestas a las preguntas de Acercamiento

**9-2**  La neurona mostrada es una neurona motora.

**9-11**  No. La médula espinal no es tan larga como la columna vertebral. Hay siete vértebras cervicales y ocho nervios raquídeos cervicales.

**9-13**  El arco reflejo que se muestra es un arco reflejo somático. La interneurona se ubica entre las neuronas sensoriales y motoras en el SNC.

**9-14**  Hay dos neuronas en este reflejo espinal. El neurotransmisor liberado en la sinapsis que se indica como el número 5 es acetilcolina, dado que es un arco reflejo somático que involucra músculo esquelético.

**9-15**  Los nervios raquídeos del sacro (S1) transmiten impulso desde la piel de los dedos del pie. Los nervios raquídeos cervicales (C6, 7, 8) transmiten impulsos de la piel de la parte anterior de la mano y los dedos.

**9-16**  La división parasimpática del sistema nervioso autónomo tiene ganglios más cerca del órgano efector que el sistema simpático.

## Capítulo 10

## Respuestas a las preguntas de Punto de revisión

**10-1**  Las principales divisiones del encéfalo son el cerebro, diencéfalo, tallo encefálico y cerebelo.

**10-2**  Las tres capas de las meninges son la duramadre, aracnoides y piamadre.

**10-3**  El líquido cefalorraquídeo se produce en los ventrículos del encéfalo. Los dos ventrículos laterales se ubican en los hemisferios cerebrales, el tercer ventrículo está en el diencéfalo y el cuarto está en el tallo encefálico y el cerebelo.

**10-4**  El frontal, parietal, temporal y occipital son los cuatro lóbulos de superficie de cada hemisferio cerebral.

**10-5**  La corteza cerebral es la capa externa de la sustancia gris de los hemisferios cerebrales donde ocurren funciones superiores.

**10-6**  El tálamo del diencéfalo dirige datos sensoriales a la corteza cerebral; el hipotálamo ayuda a mantener la homeostasia.

**10-7**  Las tres divisiones del tallo encefálico son mesencéfalo, puente y bulbo raquídeo.

**10-8**  El cerebelo ayuda en la coordinación de los músculos voluntarios, mantenimiento del equilibrio y conservación del tono muscular.

**10-9**  Apoplejía o ictus son términos usuales para referirse al accidente vascular cerebral.

**10-10**  Las neuroglias suelen estar involucradas en los tumores encefálicos.

**10-11**  Hay 12 pares de nervios craneales.

**10-12**  Un nervio mixto tiene tanto fibras sensoriales como motoras.

## Respuestas a las preguntas de Acercamiento

**10-3**  Los senos durales (venosos) se ubican en el espacio en que la duramadre se divide en dos capas.

**10-4**  El cuarto ventrículo es continuo con el canal central de la médula espinal.

**10-5**  Los ventrículos laterales son los ventrículos más grandes.

**10-6**  El surco central separa al lóbulo frontal del parietal.

**10-7**  Los pliegues dan a la corteza una mayor área de superficie.

**10-8**  El área sensorial primaria (corteza) es posterior al surco central. El área motora primaria (corteza) es anterior al surco central.

**10-10**  La hipófisis está anexa al hipotálamo del encéfalo.

## Capítulo 11

## Respuestas a las preguntas de Punto de revisión

**11-1**  Las estructuras que protegen al ojo incluyen los huesos del cráneo, párpados, pestañas, conjuntiva y glándula lagrimal.

**11-2**  La esclerótica, coroides y retina son las túnicas (capas) del globo ocular.

**11-3**  Las estructuras que refractan luz a medida que pasa por el ojo son la córnea, humor acuoso, cristalino y cuerpo vítreo.

**11-4**  Los bastones y conos son las células receptoras de la retina.

**11-5**  Los músculos extrínsecos del ojo tiran del globo ocular de modo que ambos ojos se centren en un campo visual, proceso que se conoce como convergencia.

**11-6**  El iris ajusta el tamaño de la pupila para regular la cantidad de luz que entra al ojo.

**11-7**  El músculo ciliar ajusta el grosor del cristalino para acomodarse y poder ver de cerca.

**11-8**  El par craneal II es el nervio óptico. Transmite impulsos de los conos y bastones de la retina al encéfalo.

**11-9**  Algunos errores de la refracción incluyen hipermetropía, miopía y astigmatismo.

**11-10**  Los huesecillos del oído medio son tres huesos diminutos: el martillo, yunque y estribo, que transmiten ondas sonoras de la membrana timpánica al oído interno,

**11-11**  El órgano de la audición es el órgano de Corti que se ubica en el conducto coclear dentro de la cóclea.

**11-12**  Los receptores para el equilibrio se ubican en el vestíbulo y los canales semicirculares.

**11-13**  El equilibrio estático y el equilibrio dinámico son dos formas de equilibrio.

**11-14**  Los sentidos del gusto y el olfato son sentidos especiales que responden a estímulos químicos.

**11-15**  Los sentidos generales son el tacto, presión, temperatura, posición (propiocepción) y dolor.

**11-16**  Los propioceptores son receptores que responden a los cambios de posición. Se ubican en los músculos, tendones y articulaciones.

## Respuestas a las preguntas de Acercamiento

**11-6**  La ubicación y dirección de las fibras son características que se utilizan para denominar a los músculos extrínsecos del ojo.

**11-7**  Los músculos circulares del iris se contraen para hacer más pequeña a la pupila; los músculos radiales se contraen para hacerla más grande.

**11-8**  Los ligamentos suspensorios del músculo ciliar mantienen al cristalino en su lugar.

**11-10**  El nervio oculomotor (III) mueve al ojo.

**11-16**  Los cilios en las células receptoras se doblan cuando el líquido que los rodea se mueve.

## Capítulo 12

## Respuestas a las preguntas de Punto de revisión

**12-1**  Las hormonas son sustancias químicas que tienen efectos regulatorios específicos sobre ciertas células u órganos en el cuerpo. Algunas de sus acciones son regular el crecimiento, metabolismo, reproducción y conducta.

**12-2**  La retroalimentación negativa es el principal método utilizado para regular la secreción de hormonas.

**12-3**  El hipotálamo controla a la hipófisis.

**12-4**  La hipófisis anterior produce la hormona del crecimiento (GH), hormona estimulante de la tiroides (TSH), hormona adrenocorticotrópica (ACTH), prolactina (PRL), hormona foliculoestimulante (FSH) y hormona luteinizante.

**12-5**  La hipófisis anterior libera hormona antidiurética y oxitocina.

**12-6**  Las hormonas tiroideas aumentan el índice metabólico en las células.

**12-7**  La calcitonina y la hormona paratiroidea (PTH) regulan el mineral calcio.

**12-8**  La adrenalina es la principal hormona de la médula suprarrenal.

**12-9**  Los glucocorticoides, mineralocorticoides y hormonas sexuales son liberados por la corteza suprarrenal.

**12-10**  El cortisol eleva las concentraciones de glucosa en la sangre.

**12-11**  La insulina y el glucagon son dos hormonas producidas por los islotes pancreáticos para regular las concentraciones de glucosa.

**12-12**  La insulina es baja o ineficaz en casos de diabetes mellitus.

**12-13**  Las características sexuales secundarias se relacionan con el género, pero no incluyen a la actividad reproductiva.

**12-14**  El estómago, intestino delgado, riñón, encéfalo, corazón y placenta son algunos órganos que producen hormonas, aunque no son glándulas endocrinas.

**12-15**  Algunas de las hormonas liberadas en momentos de estrés incluyen adrenalina, noradrenalina, ACTH, cortisol, hormona del crecimiento, hormonas tiroideas, hormonas sexuales e insulina.

## Respuestas a las preguntas de Acercamiento

**12-3**  El infundíbulo conecta al hipotálamo y a la hipófisis.

**12-4**  La laringe se encuentra superior a la tiroides, la tráquea es inferior a la tiroides.

**12-7**  La región externa de las glándulas suprarrenales es la corteza; la región interna es la médula.

## Capítulo 13

## Respuestas a las preguntas de Punto de revisión

**13-1**  Algunas sustancias transportadas en la sangre son el oxígeno, dióxido de carbono, nutrimentos, electrólitos, vitaminas, hormonas, urea y toxinas.

**13-2** El rango de pH de la sangre es de 7.35 a 7.45.

**13-3** Los dos componentes principales de la sangre son la porción líquida o plasma, y los elementos formes, que incluyen células y fragmentos celulares.

**13-4** Las proteínas son el tipo de sustancia más abundante en el plasma además del agua.

**13-5** Las células sanguíneas se forman en la médula ósea roja.

**13-6** Las células madre hematopoyéticas permiten el surgimiento de todas las células sanguíneas.

**13-7** La principal función de la hemoglobina es transportar oxígeno en la sangre.

**13-8** Los neutrófilos, eosinófilos y basófilos son leucocitos granulares. Los linfocitos y monocitos son leucocitos agranulares.

**13-9** La principal función de los leucocitos es destruir a los patógenos.

**13-10** Las plaquetas son esenciales para la coagulación de la sangre.

**13-11** Cuando el fibrinógeno se convierte en fibrina se forma un coágulo sanguíneo.

**13-12** Los cuatro tipos de grupos sanguíneos son A, B, AB y O.

**13-13** Los antígenos sanguíneos que están involucrados más a menudo en reacciones de incompatibilidad son el antígeno A, antígeno B y antígeno Rh.

**13-14** La sangre suele separarse en las partes que la componen mediante una centrifugación.

**13-15** La anemia es una concentración anormalmente baja de eritrocitos o hemoglobina en la sangre.

**13-16** La leucemia es un cáncer en los tejidos que producen leucocitos, lo que da como resultado cifras excesivas de leucocitos en la sangre.

**13-17** El recuento de plaquetas está bajo en casos de trombocitopenia.

**13-18** El hematócrito es el porcentaje del volumen eritrocítico en la sangre completa.

## Respuestas a las preguntas de Acercamiento

**13-2** Los eritrocitos (glóbulos rojos) son las células más numerosas en la sangre.

**13-3** Los eritrocitos se describen como bicóncavos porque tienen una depresión hacia adentro en ambos lados.

**13-4** Los granulocitos tienen núcleos segmentados. Los monocitos son más grandes. Los linfocitos son los más pequeños.

**13-6** La pared capilar está compuesta por epitelio escamoso simple.

**13-8** La fibrina en la sangre forma un coágulo.

**13-9** No. Para hacer una prueba de antígeno Rh hay que usar suero anti-Rh. Los dos tipos de antígenos son independientes.

**13-10** En la esquina superior izquierda de la ilustración se observa un neutrófilo. Las plaquetas son los pequeños cuerpos oscuros entre las células.

# Capítulo 14

## Respuestas a las preguntas de Punto de revisión

**14-1** La capa más interna del corazón es el endocardio, la media es el miocardio y la más externa el epicardio.

**14-2** El pericardio es el saco que cubre al corazón.

**14-3** Las cámaras superiores en cada lado del corazón son las aurículas; las inferiores son los ventrículos.

**14-4** Las válvulas dirigen el flujo de sangre a través del corazón.

**14-5** La circulación coronaria es el suministro de sangre al miocardio.

**14-6** La fase de contracción del ciclo cardíaco es la sístole; la fase de relajación es la diástole.

**14-7** El gasto cardíaco se determina por el volumen sistólico, el volumen de sangre expulsada del ventrículo con cada latido, y por la frecuencia cardíaca, el número de veces que el corazón late por minuto.

**14-8** La pequeña masa de tejido que inicia el latido cardíaco es el nodo senoauricular.

**14-9** El sistema nervioso autónomo es la principal influencia sobre la frecuencia y fuerza de las contracciones cardíacas.

**14-10** Un soplo cardíaco es un ruido cardíaco anormal.

**14-11** Una cardiopatía congénita es un defecto presente al nacimiento.

**14-12** La fiebre reumática es causada por ciertos estreptococos.

**14-13** La ateroesclerosis suele causar el estrechamiento de los vasos coronarios.

**14-14** ECG y EKG quieren decir electrocardiografía.

**14-15** La angioplastia coronaria es una técnica para abrir una arteria coronaria obstruida mediante un catéter con balón.

## Respuestas a las preguntas de Acercamiento

**14-1** El pulmón izquierdo es más pequeño que el derecho porque el corazón está ubicado más hacia la izquierda del tórax.

**14-2** El ventrículo izquierdo tiene la pared más gruesa.

**14-4** La aorta lleva sangre hacia el circuito sistémico.

**14-5** El miocardio es la capa más gruesa de la pared cardíaca.

**14-6** La válvula auriculoventricular derecha tiene tres valvas; la válvula auriculoventricular izquierda tiene dos.

**14-10** Las válvulas auriculoventriculares (tricúspide y mitral) se cierran cuando los ventrículos se contraen y las válvulas semilunares (pulmonar y aórtica) se abren.

**14-11** Las vías internodales conectan los nodos senoauricular y auriculoventricular.

**14-12** Los nodos senoauricular y auriculoventricular son regulados por el sistema nervioso autónomo.

**14-16** El ciclo cardíaco que se muestra en el diagrama es de 0.8 segundos.

# Capítulo 15

## Respuestas a las preguntas de Punto de revisión

**15-1**   Los cinco tipos de vasos sanguíneos son arterias, arteriolas, capilares, vénulas y venas.

**15-2**   El circuito pulmonar transporta sangre del corazón a los pulmones y de regreso al corazón; el circuito sistémico lleva sangre de y hasta todos los demás tejidos en el cuerpo.

**15-3**   El músculo liso constituye la capa media de las arterias y venas. El músculo liso es músculo involuntario controlado por el sistema nervioso autónomo.

**15-4**   Sólo hay una capa celular en la pared de un capilar.

**15-5**   La aorta está dividida en la aorta ascendente, arco aórtico, aorta torácica y aorta abdominal.

**15-6**   Las arterias ilíacas comunes están formadas por la división final de la aorta abdominal.

**15-7**   La arteria braquiocefálica irriga al brazo y cabeza del lado derecho.

**15-8**   Una anastomosis es una comunicación entre dos vasos.

**15-9**   Superficial significa cerca de la superficie.

**15-10**   La vena cava superior y la vena cava inferior drenan el circuito sistémico y se vacían en la aurícula derecha.

**15-11**   Un seno venoso es un gran canal que drena sangre desoxigenada.

**15-12**   El sistema portal hepático obtiene sangre de los órganos abdominales para llevarla al hígado.

**15-13**   A medida que los materiales se difunden a través de la pared capilar, la presión arterial ayuda a impulsar materiales fuera de los capilares y la presión osmótica de la sangre ayuda a atraer materiales hacia los capilares.

**15-14**   La vasodilatación y la vasoconstricción son los dos tipos de cambios vasomotores.

**15-15**   Las actividades vasomotoras se regulan en el bulbo del tallo encefálico.

**15-16**   El pulso es la onda de presión que inicia en el corazón y viaja por las arterias.

**15-17**   La presión arterial es la fuerza que ejerce la sangre contra las paredes de los vasos.

**15-18**   Se miden las presiones arteriales sistólica y diastólica.

**15-19**   La hipertensión es la presión arterial elevada y la hipotensión es la presión arterial baja.

**15-20**   El choque circulatorio es un flujo sanguíneo inadecuado a los tejidos.

## Respuestas a las preguntas de Acercamiento

**15-1**   Los capilares pulmonares recogen oxígeno. Los capilares sistémicos liberan oxígeno.

**15-2**   Las venas tienen válvulas para controlar el flujo de sangre.

**15-3**   La arteria tiene una pared más gruesa que la vena.

**15-4**   Hay una arteria braquiocefálica.

**15-8**   Hay dos venas braquiocefálicas.

**15-10**   Las venas hepáticas drenan hacia la vena cava inferior.

**15-12**   La válvula proximal está más cerca del corazón.

# Capítulo 16

## Respuestas a las preguntas de Punto de revisión

**16-1**   El sistema linfático drena el exceso de líquido y proteínas de los tejidos, protege contra los patógenos y absorbe grasas del intestino delgado.

**16-2**   Los capilares linfáticos son más permeables que los capilares sanguíneos y tienen un inicio ciego. Están cerrados en un extremo y no unen a dos vasos.

**16-3**   Los dos principales vasos linfáticos son el conducto linfático derecho y el conducto torácico.

**16-4**   Los ganglios linfáticos filtran linfa. También tienen linfocitos y monocitos para combatir las infecciones.

**16-5**   El bazo filtra sangre.

**16-6**   Los linfocitos T del sistema inmunitario se desarrollan en el timo.

**16-7**   Las amígdalas se localizan en la proximidad de la faringe (garganta).

**16-8**   Linfadenopatía es cualquier enfermedad de los ganglios linfáticos.

**16-9**   Un linfoma es cualquier tumor de tejido linfoide. Dos ejemplos de linfoma maligno son la enfermedad de Hodgkin y el linfoma no Hodgkin.

## Respuestas a las preguntas de Acercamiento

**16-1**   Una vena recibe linfa que se recolecta del cuerpo.

**16-5**   Un vaso aferente lleva linfa a un ganglio. Un vaso eferente lleva linfa fuera de un ganglio.

# Capítulo 17

## Respuestas a las preguntas de Punto de revisión

**17-1**   Los factores que influyen sobre la ocurrencia de una infección incluyen acceso a los tejidos corporales elegidos, portal de entrada, virulencia, dosis y la predisposición del individuo para las infecciones.

**17-2**   La piel y las membranas mucosas intactas constituyen la primera línea de defensa contra la invasión de patógenos.

**17-3**   Algunos factores inespecíficos que ayudan a controlar las infecciones son las barreras químicas y mecánicas, fagocitosis, linfocitos citolíticos naturales, inflamación, fiebre e interferón.

**17-4**   La inmunidad innata se hereda en el material genético de la persona; la inmunidad adaptativa se adquiere durante la vida de la persona.

**17-5** Un antígeno es cualquier sustancia extraña, por lo general una proteína, que induce una respuesta inmunitaria.

**17-6** Cuatro tipos de linfocitos T son citotóxicos, auxiliares, reguladores y de memoria.

**17-7** Un anticuerpo es una sustancia producida en respuesta a un antígeno.

**17-8** Las células plasmáticas, derivadas de los linfocitos T, producen anticuerpos.

**17-9** El complemento es un grupo de proteínas en la sangre que en ocasiones es necesario para la destrucción de células extrañas.

**17-10** La forma activa de la inmunidad adaptativa natural proviene del contacto con un microorganismo patógeno; la forma pasiva proviene del paso de anticuerpos de una madre al feto a través de la placenta, calostro o leche materna.

**17-11** Las enfermedades bacterianas para las cuales existen vacunas incluyen tos ferina (pertusis), difteria, tétano, *Haemophilus influenzae* tipo b (Hib) y neumococos.

**17-12** Las enfermedades virales para las cuales existen vacunas incluyen poliomielitis, sarampión, paperas, rubéola, hepatitis A y B, viruela, gripe, rotavirus, virus del papiloma humano y rabias.

**17-13** Un suero inmunitario es un antisuero preparado en un animal; los sueros inmunitarios pueden usarse en urgencias para proporcionar inmunización pasiva.

**17-14** Los trastornos del sistema inmunitario incluyen alergias, autoinmunidad y enfermedades por deficiencias inmunitarias.

**17-15** La tendencia de cada organismo de destruir sustancias extrañas es el mayor obstáculo para el trasplante de tejidos de un individuo a otro.

## Respuestas a las preguntas de Acercamiento

**17-2** Las enzimas digestivas están contenidas en los lisosomas que se unen a las vesículas fagocíticas.

**17-3** Las células plasmáticas y las células de memoria se desarrollan a partir de linfocitos B activados.

## Capítulo 18

## Respuestas a las preguntas de Punto de revisión

**18-1** Las tres fases de la respiración son la ventilación pulmonar, intercambio gaseoso externo e intercambio gaseoso interno.

**18-2** A medida que el aire pasa por la mucosa nasal, se filtra, entibia y humedece.

**18-3** El nombre científico para la garganta es *faringe*, para la caja sonora es *laringe* y para el conducto aéreo es *tráquea*.

**18-4** Las tres regiones de la faringe son nasofaringe, orofaringe y faringe laríngea.

**18-5** Las células que recubren los conductos respiratorios tienen cilios para filtrar impurezas y mover líquidos.

**18-6** El intercambio de gases en los pulmones ocurre en los alvéolos.

**18-7** La pleura es la membrana que rodea a los pulmones.

**18-8** Las dos fases de la respiración son inhalación, que es activa, y la exhalación, que es pasiva.

**18-9** Difusión es el movimiento de moléculas de un área en que se encuentran a una concentración más elevada a un área en que están en una concentración más baja.

**18-10** Hemoglobina es la sustancia en los eritrocitos que lleva casi todo el oxígeno en la sangre.

**18-11** La principal forma en que se transporta dióxido de carbono en la sangre es como ion bicarbonato.

**18-12** El bulbo en el tallo encefálico establece el patrón básico de la respiración.

**18-13** El nervio frénico es el nervio motor que controla al diafragma.

**18-14** El dióxido de carbono es el principal controlador químico de la respiración.

**18-15** EPOC es enfermedad pulmonar obstructiva crónica. La bronquitis crónica y el enfisema suelen estar involucrados en la EPOC.

## Respuestas a las preguntas de Acercamiento

**18-2** El corazón se ubica en la depresión medial del pulmón izquierdo.

**18-4** La epiglotis recibe su nombre por su posición por arriba de la glotis.

**18-7** Los intercostales externo e interno son los músculos entre las costillas.

**18-8** La presión del gas disminuye a medida que el volumen de lo que lo contiene aumenta.

**18-9** El volumen residual no puede medirse con un espirómetro.

**18-14** El esófago está por detrás de la tráquea.

## Capítulo 19

## Respuestas a las preguntas de Punto de revisión

**19-1** La comida debe fragmentarse por la digestión en partículas lo bastante pequeñas para pasar a través de la membrana plasmática.

**19-2** Las vías digestivas tienen una pared compuesta de una membrana mucosa, una submucosa, músculo liso y membrana serosa.

**19-3** El peritoneo es la membrana serosa más grande que recubre la cavidad abdominopélvica y cubre a los órganos que contiene.

**19-4** Hay 20 dientes de leche, que también se conocen como deciduos.

**19-5** Las proteínas se digieren en el estómago.

**19-6** Las tres divisiones del intestino delgado son el duodeno, yeyuno e íleon.

**19-7** La mayor parte de la digestión ocurre en el intestino delgado bajo los efectos de los jugos digestivos del intestino delgado y los órganos accesorios. Casi toda la absorción de la comida digestiva y el agua también ocurre en el intestino delgado.

**19-8** Las divisiones en el intestino grueso son el ciego, colon ascendente, colon transverso, colon descendente, colon sigmoides y recto.

**19-9** El intestino grueso reabsorbe algo de agua y la almacena, forma y elimina las heces. También alberga bacterias que proporcionan ciertas vitaminas.

**19-10** Las glándulas salivales son las parótidas, submandibulares (submaxilares) y sublinguales.

**19-11** La vesícula biliar almacena bilis.

**19-12** La bilis emulsifica las grasas.

**19-13** El páncreas produce las secreciones digestivas más completas.

**19-14** La absorción es el movimiento de nutrimentos digeridos hacia la circulación.

**19-15** Los dos tipos de control sobre el proceso digestivo son el control nervioso y el control hormonal.

**19-16** El hambre es el deseo de alimentos que puede satisfacerse mediante la ingestión de una comida abundante. El apetito es un deseo por comida que no se relaciona con la necesidad de alimentos.

**19-17** Algunas enfermedades frecuentes de la boca y los dientes incluyen caries, gingivitis y periodontitis.

**19-18** La enfermedad de Crohn y la colitis ulcerativa son enfermedades intestinales inflamatorias.

**19-19** Hepatitis es la inflamación del hígado.

## Respuestas a las preguntas de Acercamiento

**19-1** El músculo liso (circular y longitudinal) se encuentra entre la submucosa y la membrana serosa en las paredes de las vías digestivas.

**19-3** El mesenterio es la parte del peritoneo alrededor del intestino delgado.

**19-4** Las glándulas salivales son los órganos accesorios que secretan en la boca.

**19-7** La capa de músculo oblicuo es una capa muscular adicional en el estómago en comparación con el resto de las vías digestivas.

**19-8** El íleon del intestino delgado se une con el ciego.

**19-10** Los órganos accesorios mostrados secretan hacia el duodeno.

## Capítulo 20

## Respuestas a las preguntas de Punto de revisión

**20-1** Las dos fases del metabolismo son catabolismo, la fase de degradación del metabolismo, y anabolismo, la fase de construcción del metabolismo.

**20-2** La respiración celular es una serie de reacciones que liberan energía de los nutrimentos hacia la célula.

**20-3** La glucosa es la principal fuente de energía para las células.

**20-4** Un aminoácido o ácido graso esencial no puede elaborarse por medios metabólicos y debe obtenerse como parte de la dieta.

**20-5** Los minerales son elementos químicos y las vitaminas son sustancias orgánicas complejas.

**20-6** El rango normal de la glucosa sanguínea es de 85 a 125 mg/100 ml.

**20-7** Las recomendaciones típicas son 55 % a 60 % de carbohidratos; 30 % o menos de grasas; 15 % a 20 % de proteínas.

**20-8** Algunos factores que afectan la producción del calor son el ejercicio, producción de hormonas, consumo de alimentos y la edad.

**20-9** El hipotálamo del encéfalo es el encargado de la regulación de la temperatura corporal.

**20-10** La temperatura corporal normal es de 36.2°C a 37.6°C.

**20-11** El calor excesivo provoca calambres por calor, agotamiento por calor e insolación.

**20-12** La hipotermia es la temperatura corporal excesivamente baja.

## Respuestas a las preguntas de Acercamiento

**20-1** El ácido pirúvico produce ácido láctico bajo condiciones anaerobias; produce $CO_2$ y $H_2O$ bajo condiciones aerobias.

**20-4** El índice de masa corporal es 24 (77 ÷ 3.2 = 24).

## Capítulo 21

## Respuestas a las preguntas de Punto de revisión

**21-1** Los líquidos corporales se agrupan en líquido extracelular y líquido intracelular.

**21-2** Se pierde agua del cuerpo a través de los riñones, piel, pulmones y vías intestinales.

**21-3** El centro de control para el sentido de la sed se ubica en el hipotálamo del encéfalo.

**21-4** El sodio es el principal catión en el líquido extracelular. El potasio es el principal catión en el líquido intracelular.

**21-5** El cloruro es el principal anión en el líquido extracelular.

**21-6** Algunos electrólitos se pierden a través de las heces y el sudor. Una importante función de los riñones es equilibrar los electrólitos. Varias hormonas, como la aldosterona, hormona paratiroidea y calcitonina, también participan.

**21-7** El equilibrio acidobásico de los líquidos corporales se mantiene mediante sistemas amortiguadores, respiración y función renal.

**21-8** Un pH anormalmente bajo de los líquidos corporales resulta en acidosis; un pH anormalmente elevado de los líquidos corporales resulta en alcalosis.

**21-9** Edema es la acumulación de un exceso de líquido en los espacios intercelulares.

## Respuestas a las preguntas de Acercamiento

**21-1** Se pierde agua a través de la piel, pulmones, riñones e intestino.

# Capítulo 22

## Respuestas a las preguntas de Punto de revisión

**22-1** Los sistemas distintos al urinario que eliminan agua incluyen al digestivo, respiratorio y tegumentario.

**22-2** El sistema urinario consiste de dos riñones, dos uréteres, la vejiga y la uretra.

**22-3** El espacio retroperitoneal se encuentra posterior al peritoneo.

**22-4** La arteria renal lleva sangre a los riñones y la vena renal drena sangre de los riñones.

**22-5** La región externa del riñón es la corteza renal; la región interna es la médula renal.

**22-6** La nefrona es la unidad funcional del riñón.

**22-7** El glomérulo es una espiral de capilares en la cápsula glomerular (de Bowman).

**22-8** La filtración glomerular es el movimiento de materiales bajo presión de la sangre hacia la cápsula glomerular de la nefrona.

**22-9** Los cuatro procesos involucrados en la formación de la orina son la filtración glomerular, reabsorción tubular, secreción tubular y los mecanismos de contracorriente para concentrar orina.

**22-10** El aparato yuxtaglomerular produce renina cuando la presión arterial baja tanto que los riñones no pueden funcionar adecuadamente. La señal para la producción de renina es un volumen bajo o sodio bajo en el filtrado que sale de la nefrona.

**22-11** El uréter transporta orina de los riñones a la vejiga.

**22-12** La uretra transporta orina de la vejiga al exterior.

**22-13** Los trastornos renales agudos surgen en forma repentina, por lo general como resultado de una infección. Las condiciones crónicas surgen lentamente y suelen ser progresivas, con una pérdida gradual de las funciones renales.

**22-14** El nombre científico para las piedras son cálculos.

**22-15** La inflamación de la vejiga se denomina *cistitis*.

## Respuestas a las preguntas de Acercamiento

**22-1** La arteria renal suministra sangre a los riñones. La vena renal drena sangre de los riñones.

**22-2** La aorta suministra sangre a la arteria renal. La vena cava inferior recibe sangre de la vena renal.

**22-3** La región externa del riñón es la corteza renal. La región interna del riñón es la médula renal.

**22-4** El túbulo contorneado proximal está más cerca de la cápsula glomerular. El túbulo contorneado distal está más alejado de la cápsula glomerular.

**22-6** La arteriola aferente tiene mayor diámetro que la arteriola eferente.

**22-9** El aparato yuxtaglomerular está constituido por células de la arteriola aferente y del túbulo contorneado distal.

**22-10** La uretra pasa a través de la glándula prostática en el varón.

# Capítulo 23

## Respuestas a las preguntas de Punto de revisión

**23-1** La meiosis es el proceso de división celular que divide a la mitad el número de cromosomas en una célula para producir un gameto.

**23-2** Los testículos son las gónadas masculinas. La testosterona es la principal hormona sexual en los varones.

**23-3** Los espermatozoides, o células espermáticas, son la célula sexual masculina (gameto)

**23-4** Las principales subdivisiones de la célula espermática son la cabeza, segmento medio y cola (flagelo).

**23-5** Las células espermáticas dejan los túbulos seminíferos dentro de los testículos y después viajan a través de los epidídimos, conductos (vasos) deferentes, conducto eyaculatorio y uretra.

**23-6** Las glándulas que producen secreciones para el semen, además de los testículos, son las vesículas seminales, la próstata y las glándulas bulbouretrales.

**23-7** La hormona foliculoestimulante (FSH) y la hormona luteinizante (LH) son las hormonas hipofisarias que regulan la reproducción masculina y femenina.

**23-8** Las enfermedades infecciosas de las vías reproductivas incluyen infecciones por clamidias y gonococos, herpes genital, sífilis, infecciones por *E. coli*, paperas (parotiditis).

**23-9** El ovario es la gónada femenina.

**23-10** El óvulo es el gameto femenino.

**23-11** El folículo ovárico (de Graaf) rodea al óvulo mientras madura.

**23-12** La ovulación es el proceso por el cual se libera un óvulo del ovario.

**23-13** El folículo se convierte en el cuerpo lúteo después de la ovulación.

**23-14** El feto se desarrolla en el útero.

**23-15** Las dos hormonas producidas en los ovarios son los estrógenos y la progesterona.

**23-16** La menopausia es el período durante el cual cesa la menstruación.

**23-17** La anticoncepción es el uso de métodos artificiales para evitar la fertilización del óvulo o la implantación del óvulo fertilizado.

## Respuestas a las preguntas de Acercamiento

**23-1**  Las cuatro glándulas que vacían sus secreciones a la uretra son los testículos, vesículas seminales, próstata y glándulas bulbouretrales.

**23-2**  Los conductos (vasos) deferentes reciben secreciones del epidídimo.

**23-4**  Las mitocondrias son los organelos que proporcionan energía para la motilidad de los espermatozoides.

**23-5**  El cuerpo esponjoso del pene contiene a la uretra.

**23-8**  El fondo del útero es la parte más profunda.

**23-10**  El endometrio está más desarrollado en la segunda parte del ciclo menstrual.

**23-11**  La abertura de la uretra se encuentra en la parte anterior a la abertura de la vagina.

**23-13**  LH está elevada al momento de la ovulación.

## Capítulo 24

## Respuestas a las preguntas de Punto de revisión ·

**24-1**  Se forma un cigoto por la unión de un óvulo y un espermatozoide.

**24-2**  La placenta nutre al feto en desarrollo.

**24-3**  El cordón umbilical transporta sangre entre el feto y la placenta.

**24-4**  La circulación fetal está adaptada para bordear a los pulmones.

**24-5**  El latido cardíaco aparece por primera vez durante la cuarta semana de desarrollo embrionario.

**24-6**  El saco amniótico es un saco lleno de líquido que alberga al feto.

**24-7**  La duración aproximada del embarazo en días es de 266.

**24-8**  El parto es el proceso de trabajo de parto y alumbramiento.

**24-9**  Una cesárea es una incisión que se realiza en la pared abdominal y la pared uterina para el nacimiento del feto.

**24-10**  El término viable en referencia al feto significa que es capaz de vivir fuera del útero.

**24-11**  La lactación es la secreción de leche por las glándulas mamarias.

**24-12**  Un embarazo ectópico es aquel que se desarrolla en un sitio fuera de la cavidad uterina.

**24-13**  Una infección puerperal es una infección que se relaciona con el parto y el alumbramiento.

## Respuestas a las preguntas de Acercamiento

**24-1**  El óvulo se fertiliza en las trompas de Falopio.

**24-2**  El color púrpura significa una mezcla de sangre oxigenada y desoxigenada.

**24-5**  El cordón umbilical conecta el feto con la placenta.

**24-7**  El pectoral mayor se encuentra por debajo de las mamas.

## Capítulo 25

## Respuestas a las preguntas de Punto de revisión

**25-1**  Un gen es una unidad independiente de la herencia. Cada uno es un segmento de ADN que está contenido en un cromosoma.

**25-2**  Un gen dominante siempre se expresa, sin importar el gen en el cromosoma correspondiente. Un gen recesivo sólo se expresa si el gen en el cromosoma correspondiente también es recesivo.

**25-3**  La meiosis es el proceso de división celular que forma los gametos.

**25-4**  La combinación de cromosomas sexuales que determina una mujer es XX y para el varón es XY.

**25-5**  Un rasgo presente en un cromosoma sexual se describe como ligado al sexo.

**25-6**  Una mutación es un cambio en el material genético de la célula (un gen o cromosoma).

**25-7**  Una enfermedad congénita es aquella presente al nacimiento. Una enfermedad hereditaria se transmite por vía genética. Puede ocurrir un trastorno durante el desarrollo y estar presente al nacimiento, pero no haberse heredado a través de los genes.

**25-8**  La fenilcetonuria se debe a la ausencia hereditaria de una enzima necesaria para el metabolismo de la fenilalanina.

**25-9**  El linaje contiene los antecedentes familiares, completos y detallados. Se utiliza para determinar el patrón de herencia de una enfermedad genética dentro de una familia.

**25-10**  El cariotipo es una descripción de los cromosomas que se determina y dispone en grupos según su tamaño y forma.

## Respuestas a las preguntas de Acercamiento

**25-1**  25 % de los niños muestra el fenotipo recesivo de cabello rubio. 50 % de los niños son heterocigotos.

**25-5**  Los posibles genotipos de los dos niños normales en la generación F3 son CC o Cc.

**25-7**  Hay 44 autosomas en B.

# Índice

Los números de página en *cursivas* se refieren a figuras; los números de página seguidos de una *t* indican una tabla; y los números de página seguidos de una *R* se refieren a un recuadro.

## A

Abdomen
  músculos de, 174–175, *176–177*, 176*t*
  regiones de, 12, *13–14*
Abducción, 150, *153*
Ablandadores de heces, 424
Abortifacientes, 497
Aborto, 518
  espontáneo, 518
  inducido, 518
  terapéutico, 518
Absceso, 285
Absorción, 410
  de grasas, 353
  por el intestino, 417*R*
  por el sistema digestivo, 420
Accidente vascular cerebral, 211*R*, *223–224*, 223–225, 227*R*
Acetábulo, 141, *143*
Acetilcolina (ACh), 162, *163*, 194
ACh. *Véase* Acetilcolina
Acidez, 24–25, *26*
Ácidos, 24
  acetilsalicílico, 271, 299*R*, 316, 365*R*, 375, 423–424
  carbónico, 395
  clorhídrico, 414, 419
  desoxirribonucleico (ADN), 42–45, *43–45*, 43*t*, 45*t*, 46*R*
  fólico, 290, 530
  grasos, 28, *29*
  grasos *trans*, 439
  láctico, 166
  linoleico, 436
  linolénico, 436
  nucleicos, 42–45, *43–45*, 43*t*, 45*t*, 46*R*
  pirúvico, *434*, 434
  ribonucleico (ARN) 42–45, *43–45*, 43*t*, 45*t*, 46*R*
Acidosis, 25, 455–456, 456*t*
Acné, 120, *120*
  vulgar, 120
Acomodación, para la vista, 240–241, *241*
Acromegalia, 265
Acromion, 137
Acrosoma, 488
Actina, 162, *164*, 166*R*
Activador del plasminógeno tisular, 211*R*, 299*R*, 342*R*
Actividades reflejas, 196–197, *199*
Acueducto cerebral, 215
Acupuntura, 84
Adaptación
  a la oscuridad, 238
  a las grandes alturas, 397*R*
  de los sentidos, 253
  sensorial, 253
Addison, enfermedad de, 268
Adenocarcinoma gástrico, 423
Adenoides, 358
Adenoma, 71
ADH. *Véase* Hormona antidiurética
Administración para la salud ocupacional y la salud (OSHA), estándares de control de infecciones, 97

ADN. *Véase* Ácido desoxirribonucleico
Adrenalina, 194, 267, 271, 376
Aducción, 150, *153*
Aductor
  largo, 175, 177*t*
  magno, 175, 177*t*
Afasia, 224
Agentes
  infecciosos más pequeños que los virus, 91
  tensioactivos, 390
Aglutinación, 287
Aglutininas, 286–287
Aglutinógenos, 287
Agotamiento por calor, 445
Agranulocitos, 283*t*, 284, *284*
Agua
  difusión de, 48, *49*, 51*t*, *52*
  en la digestión, 419
  importancia de, 22, 452
  metabólica, 453
  microbios en, 95–96
  unión de, *21*, 24, 25*R*
Aguda, enfermedad, 83
Agujas, precauciones para, 97
Agujero, 131
  interventricular, 215
  intervertebral, 135
  magno, 132
  obturador, 141
  oval, *311*, 311–312, 511
  transverso, 135
AINE. *Véase* Antiinflamatorios no esteroideos
Aislamiento
  de bacterias, 99, *98*
  de sustancias corporales, 97
Albinismo, 114, 532
Albúmina, 281, 473
Albuminuria, 473
Alcalinidad, 24–25, *26*
Álcalis. *Véase* Bases
Alcalosis, 25, 456, 456*t*
Alcohol, 441, 530
Aldosterona, 263*t*, 268, 469*t*
Aldosteronismo, 268
Alelo, 525*R*, 526
  heterocigotos, 527
  homocigotos, 527
Alergenos, 375
Alergia, 120–121, 375–376, 441
  a los alimentos, 441
Aleteo, 313
Algas, 86, 87*t*
Algología, 86, 87*t*
Alimentos, microbios en, 96
Almidones, 439
Alopecia, 120
Alumbramiento. *Véase* Nacimiento
Alvéolo, 390, *390*
Alzheimer, enfermedad de, 225, *226*
Ambliopía, 242
Amebas, 92, *93*
Amenorrea, 499
Amígdalas, 358, *358*
  faríngeas, 358
  linguales, 358

palatinas, 358
Amilasa, 419
  salival, 412, 417
Aminoácidos, 28, *29*, 436, 436*t*, 440*t*
  esenciales, 436, 436*t*, 440*t*
  no esenciales, 436, 436*t*
Amniocentesis, 533, *533*
Amortiguadores, 25, 455
Ampolla, 115
Anabolismo, 5, *6*, 434, 436, 436*t*
Anaerobio facultativo, 87–88
Anafase, 46, *47*
Anafilaxis, 271
Analgésicos
  no narcóticos para el dolor, 252
  para el dolor, 252
Anastomosis, 331, *332–333*
  arteriovenosas, 331
Anatomía, 4
Ancianos, corazón en, 314
Andrógenos, 270–271
Anemia, 289–291, *290*, *292*, 475
  aplásica, 291
  drepanocítica, 289–290, *290*, 292*R*
  ferropénica, 290
  hemolítica, 289
  hemorrágica, 289
  nutricional, 290
  perniciosa, 290
  por deficiencia, 290
Anestésicos, 113, 180, 200
  administración en la médula espinal de, 198
  para el dolor, 252
Aneurisma, 343, *343*
Anfiartrosis, 148
Angina de pecho, 313
Angioma, 71
Angioplastia, 317, *318*
Angiotensina, 469*t*, 472*R*
Angiotensinógeno, 472*R*
Ángulo esternal, 136
Anhidrasa carbónica, 395
Anillo anticonceptivo, 498*t*
Anion, 23, 453
Ano, 416
Anorexia nerviosa, 422
Anquilostomas, 92–94
Antagonistas, 168
Antebrazo, músculos del, 173*t*, 174, *174*
Antecedentes familiares, 532–533, *533*
Antiácidos, 423, 456
Antiarrítmicos, 316
Antibacterianos. *Véase* Antibióticos
Antibióticos, 86*R*, 90, 94, 98, 146, 217B, 247, 359*R*, 365*R*, 375, 399, 417, 422–423, 474, 477, 491, 520, 529*R*
  de amplio espectro, 97
Anticoagulantes, 286, 316, 325*R*, 344
Anticoncepción, 497
Anticuerpos, 281, 286–287, 369–370, *370*, 371*B*. *Véase también* Reacción antígeno-anticuerpo
  monoclonales, 376
Antidepresivos, 194, 270*R*

racial, 368
reacción antígeno-anticuerpo, 273*t*, 370
síndrome de trasplante y rechazo, 377
trastornos de, 375–377
Inmunitarios, trastornos, 82, 120–121.
 ***Véase también*** Enfermedad autoinmunitaria
Inmunización, 371
Inmunodeficiencias, enfermedades por,
 376
Inmunoglobulina (Ig), 369, 371*R*, 375
 de hepatitis B, 375
 Rho(D) (Rho-GAM), 288, 375
 tetánica, 375
Inmunosupresor, 399
Inmunoterapia, 73, 377
Inserción del músculo, 168, *168*
Insolación, 445
Insuficiencia
 cardíaca, 311, 314
 congestiva, 314
 renal, 475
 aguda, 475
 crónica, 475
Ínsula, 216
Insulina, 7, *7*, 263*t*, *268*, 268–269, 271
Intercambio
 capilar, 335, *337*
 de gases durante la respiración, 386, *386*,
 392–394, *393*
 de gases externo, 386, *386*, 392–393,
 *393*
 interno de gases, 386, *386*, *392*, 394
Interencéfalo. ***Véase*** Diencéfalo
Interfase, 45, *47*
Interferón, 202*R*, 367, 509*R*
Interleucinas, 369, 377
Interneuronas, 190
Intestino
 delgado, 412, 414–415, *416*, 417*R*, 419*t*
 digestión de, 419–420
 funciones de, 415, *416*, 417
 grueso, 412, 415–417, *416*, 419*t*
 funciones del, 416–417
 subdivisiones del, 415–416
Intoxicación por agua, 456
Intususcepción, 424, *425*
Inversión, 150, *153*
Inyección anticonceptiva, 498*t*
Iones, 23–24
 bicarbonato, 395
 hidróxido en soluciones alcalinas, 24–25,
 *26*
Iontoforesis, 113*R*
Iris, 240, *240*
Irritación física, como factor de riesgo para
 cáncer, 53
Islotes de Langerhans, 268, *268*
Isótopos, 26, 27*R*
Isquemia, 225, 312, *313*. ***Véase también***
 Accidente vascular cerebral
Isquion, 139
Istmo de la tiroides, 265
ITS. ***Véase*** Infecciones de transmisión
 sexual

**J**

Joroba de viuda, 178
Juanetes, 180

**K**

Kwashiorkor, 442

**L**

Laberinto, 245–246, *246*
 membranoso, 246, *246*
 óseo, 245–246, *246*
Labios genitales, 496
Laceración, 115
Lactancia, 513, 518–519, *519*
 trastornos de, *519*, 519–520
Lactante
 inmaduro, 518
Lactasa, 420
Lacteales, 353, 415
Lactógeno placentario (hPL), 518
 humano (hPL), 513
Laringe, 388, *388–389*
 cáncer de, 400–401
Láser, tratamiento de cáncer con, 73
LASIK. ***Véase*** Queratomileusis láser
 ***in situ***
Latido prematuro, 310
Lavado de manos, 97
LDH. ***Véase*** Deshidrogenasa láctica
b-dopa, 217*R*, 227
Lecho ungueal, 112
Lengua, músculos de la, 171–172
Lente cristalino. ***Véase*** Cristalino
Leptina, 421
Lesión
 cutáneas, 115, *115–116*
 de la médula espinal, 199, 200*R*
 encefálica, 225, *225*, 226*R*
 ocular, 243
 profundas de la piel, 115, *116*
 superficiales de la piel, 115, *115*
Leucemia, 71, 289, 291
 linfocítica, 291
 mielógena, 291
Leucocitos, 280, 281*t*, 283–285, 283*t*,
 *284–285*
 en la orina, 474
 funciones de, 284–285, *285*
Leucocitosis, 293
Leucopenia, 291, 293
Leucoplaquia, 422
Levaduras, 91, *91*
LH. ***Véase*** Hormona luteinizante
Ligamentos, 149
 suspensorios, 240
Linaje, 532–533, *533*
Línea
 alba, 175
 áspera, 142
Linfa, 5, 352–353, 355, 452
Linfadenitis, 360
Linfadenopatía, 360
Linfangitis, 360
Linfedema, 360
Linfocitos, 283*t*, 284, *284*
 B, 369–370, 370, 371*R*
 citolíticos naturales, 367
 T, 369, *369*
 auxiliares, 369, *369*
 citotóxicos, 369
 de memoria, 369
 reguladores, 369
 sensibilizados, 369
Linfoma, 71, 360–361, *361*
 no Hodgkin, 360–361
Lipasa, 419
Lípidos, 28, *29*, 260
Lipoma, 71
Lipoproteínas, 315*R*
 de alta densidad, 315*R*

de baja densidad, 315*R*
 de muy baja densidad, 315*R*
Líquido
 amniótico, 514
 cefalorraquídeo, 215, *215–216*, 217*R*
 corporales, 450–461
 balance de agua, 453, *453*, 454*R*
 compartimientos de, 452, 452
 electrólitos en, 453–454, 455*R*
 equilibrio acidobásico, 455–456,
 456*t*
 equilibrio de, 6
 importancia del agua, 452
 trastornos de, 456–457, *457*
 tratamiento con, 457–458
 de los tejidos. ***Véase*** Líquido intersticial
 extracelular, 6, 452
 intersticial, 335, 452
 intracelular, 6, 452
 sinovial, 149
Lisis después de fiebre, 445
Lisosoma, *37*, 38*t*, 40, 41*R*
Litotripsia, 474
Litotriptor, 474
Litros, 13
Llagas por la cama. ***Véase*** Úlceras por decúbito
Lóbulos del cerebro, 216
 anterior de la hipófisis, 261, 264
 frontal, 218
 occipital, 218
 parietal, 218
 posterior de la hipófisis, 261
 temporal, 218
Lombrices parasitarias, 92–94, *94–95*
 nematodos, 92–94, *94*
 platelmintos, 94, *95*
Longitud, unidades de, 12, *14*
Lordosis, 146, *147*
Lucha o huída, reacción de, 204, 267
Lumbalgia, 152
 lumbar, 135
Lúnula, 112
Lupus
 eritematoso, 121.
 sistémico, 70

**M**

Macrófagos, 285, 359, 369, *369*
 alveolares, 359
Mácula, 115, *115*, 247, *248*
 lútea, 238
Madre, durante el embarazo, 515, *516*
Mal de montaña, 397*R*
Maléolo
 lateral, 142
 medial, 142
Maltasa, 420
Mamas, 518–519, *519*
Mamografía, 500
Mandíbula, 132, *135*
Manguito rotador, 173
Mano
 huesos de, 143
 músculos de, 173*t*, 174, *174*
Manubrio, 136
Manzana de Adán, 388
Marasmo, 442
Marcadores
 de identidad celular en la membrana
 plasmática, 38, 40*t*
 de tumores cancerosos, 72
 en la membrana plasmática, 38, 40*t*